中医临床必读丛书

杂病源流犀烛

清·沈金鳌　撰
田思胜　整理

人民卫生出版社

图书在版编目(CIP)数据

杂病源流犀烛/清·沈金鳌撰　田思胜整理. —北京：人民卫生出版社，2006.7

(中医临床必读丛书)

ISBN 978-7-117-07700-2

Ⅰ. 杂…　Ⅱ. ①沈…②田…　Ⅲ. 疑难病-中医学临床　Ⅳ. R24

中国版本图书馆 CIP 数据核字(2006)第 058881 号

中医临床必读丛书

杂病源流犀烛

撰　　者：清·沈金鳌
整　　理：田思胜
出版发行：人民卫生出版社(中继线 010-59780011)
地　　址：北京市朝阳区潘家园南里 19 号
邮　　编：100021
E - mail：pmph @ pmph.com
购书热线：010-59787592　010-59787584　010-65264830
印　　刷：北京盛通数码印刷有限公司
经　　销：新华书店
开　　本：850×1168　1/32　　**印张：**34.75
字　　数：866 千字
版　　次：2006 年 7 月第 1 版　2023 年 11 月第 1 版第 12 次印刷
标准书号：ISBN 978-7-117-07700-2/R·7701
定　　价：49.00 元

出版者的话

中医要发展创新，提高临床疗效是必由之路。而提高临床疗效的捷径，就是继承前人宝贵的诊疗理论和丰富的临床经验。古今大凡著名医家，无不是在熟读古籍，继承前人经验的基础上而成为一代宗师的。厚积薄发，由博返约，是读书成才的必然过程。步入21世纪，中医的发展与创新仍然离不开继承，而继承的第一步必须是熟读中医古籍，奠定基础。这好比万丈高楼，筑基必坚；参天大树，扎根必深。

为了在新世纪进一步发展中医，提高中医临床疗效水平，针对目前中医现状，国家中医药管理局启动了“优秀中医临床人才研修项目”。该计划首批精选培养名中医200名左右，期望在新世纪再培养一大批中医临床大家，为我国人民的医疗保健再做贡献。做临床，必读古籍；做名医，更需要熟悉古籍并能灵活应用。为了适应中医临床人才培养计划，我们从“优秀中医临床人才研修项目”必读书目中先期精选了中医各科必读的20种予以整理出版，后51种相继出版发行，《中医临床必读丛书》的出版渐臻完备。本丛书共71种，所选精当，涵盖面广，多为历代医家推崇，尊为必读经典著作，在中医学发展的长河中，占有重要的学术地位。

本次整理突出了以下特点：①力求原文准确，每种医籍均由各科专家遴选精善底本，加以严谨校勘，为读者提供精确的原文。②原则上只收原文，不作校记和注释，旨在使读者在研习之中渐得旨趣，体悟真谛。③每书撰写了导读，介绍该书的作者生平、成书背景、学术特点，及对临床的指导意义以及如何学习运用等内容，提要钩玄，以启迪读者。为便于读者检索，书后附以索引。

期望本丛书的出版，能真正起到读古籍，筑根基，做临床，提疗效的作用，有助于中医临床人才的培养和成长，以推动我国中医药事业的发展与创新。

一、经典著作

《黄帝内经素问》
《灵枢经》
《伤寒论》
《金匮要略》
《温病条辨》
《温热经纬》

二、通用著作

《素问玄机原病式》
《素问病机气宜保命集》
《儒门事亲》
《脾胃论》
《兰室秘藏》
《格致余论》
《丹溪心法》
《景岳全书》
《医贯》
《理虚元鉴》
《慎柔五书》
《医宗金鉴》
《石室秘录》
《杂病源流犀烛》
《类证治裁》
《医林改错》
《血证论》
《本草备要》
《医方集解》
《名医类案》
《医学衷中参西录》

三、各科著作

（一）内科

《金匮钩玄》
《秘传证治要诀及类方》
《医宗必读》
《医学心悟》
《证治汇补》
《医门法律》
《张氏医通》
《张聿青医案》

《临证指南医案》
《症因脉治》
《医学入门》
《医醇賸义》

(二) 外科

《外科证治全生集》
《外科发挥》
《疡科心得集》
《外科精义》

(三) 妇科

《妇人大全良方》
《女科经纶》
《傅青主女科》
《竹林寺女科秘传》
《济阴纲目》

(四) 儿科

《小儿药证直诀》
《活幼心书》
《幼科发挥》
《幼幼集成》

(五) 眼科

《秘传眼科龙木论》
《审视瑶函》
《银海精微》
《目经大成》
《眼科金镜》

(六) 耳鼻喉科

《重楼玉钥》
《口齿类要》
《喉科秘诀》

(七) 针灸科

《针灸甲乙经》
《针灸大成》
《针灸聚英》

(八) 骨伤科

《永类钤方》
《仙授理伤续断秘方》
《世医得效方》
《正体类要》
《伤科汇纂》
《厘正按摩要术》

(九) 养生

《遵生八笺》
《老老恒言》

人民卫生出版社

2006 年 5 月

序

中医药学是具有中国特色的生命科学，是科学与人文融合得比较好的学科，在人才培养方面，只要遵循中医药学自身发展的规律，只要把中医理论知识的深厚积淀与临床经验的活用有机的结合起来，就能培养出优秀的中医临床人才。

近百余年西学东渐，再加上当今市场经济价值取向的作用，使得一些中医师诊治疾病，常以西药打头阵，中药作陪衬，不论病情是否需要，一概是中药加西药。更有甚者不切脉、不辨证，凡遇炎症均以解毒消炎处理，如此失去了中医理论对诊疗实践的指导，则不可能培养出合格的中医临床人才。对此，中医学界许多有识之士颇感忧虑而痛心疾首。中医中药人才的培养，从国家社会的需求出发，应该在多种模式多个层面展开。当务之急是创造良好的育人环境。要倡导求真求异，学术民主的学风。国家中医药管理局设立了培育名医的研修项目，首先是参师襄诊，拜名师制订好读书计划，因人因材施教，务求实效。论其共性则需重视“悟性”的提高，医理与易理相通，重视易经相关理论的学习；还有文献学、逻辑学，生命科学原理与生物信息学等知识的学习运用。“悟性”主要体现在联系临床，提高思想思考思辩的能力，破解疑难病例获取疗效。再者是熟读一本临证案头书，研修项目精选的书目可以任选，作为读经典医籍研修晋阶保底的基本功。第二是诊疗环境，我建议城市与乡村、医院与诊所、病房与门诊可以兼顾，总以多临证多研讨为主。若参师三五位以上，年诊千例以上，必有上乘学问。第三是求真务实，“读经典做临床”关键在“做”字上苦下功夫，敢于置疑而后验证、诠释进而创新，诠证创新自然寓于继承之中。

中医治学当溯本求源，古为今用，继承是基础，创新是归宿，认真继承中医经典理论与临床诊疗经验，做到中医不能丢，进而才是中医现代化的实施。厚积薄发、厚今薄古为治学常理。所谓勤求古训、融汇新知，即是运用科学的临床思维方法，将理论与实践紧密联系，以显著的疗效、诠释、求证前贤的理论，寓继承之中求创新发展，从理论层面阐发古人前贤之未备，以推进中医学科的进步。

综观古往今来贤哲名医均是熟谙经典，勤于临证，发遑古义，创立新说者。通常所言的“学术思想”应是高层次的成就，是锲而不舍长期坚持“读经典做临床”在取得若干鲜活的诊疗经验的基础上，应是学术闪光点凝聚提炼出的精华。笔者以弘扬中医学学科的学术思想为己任而决不敢言自己有什么学术思想，因为学术思想一定要具备有创新思维与创新成果，当然是在继承为基础上的创新；学术思想必有理论内涵指导临床实践，能以提高防治水平；再者学术思想不应是一病一证一法一方的诊治经验与心得体会。如金元大家刘完素著有《素问玄机原病式》，自述“法之与术，悉出《内经》之玄机”，于刻苦钻研运气学说之后，倡“六气皆从火化”，阐发火热病证脉治，创立脏腑六气病机、玄府气液理论。其学术思想至今仍能指导温热、瘟疫的防治。非典型传染性肺炎(SARS)流行时，运用玄府气液理论分析证候病机，确立治则治法，遣药组方获取疗效，应对突发公共卫生事件造福群众。毋庸置疑刘完素是“读经典做临床”的楷模，而学习历史，凡成中医大家名师者基本如此，即使当今名医具有卓越学术思想者，亦无例外，因为经典医籍所提供的科学原理至今仍是维护健康防治疾病的准则，至今仍葆其青春，因此“读经典做临床”具有重要的现实意义。

值得指出，培养临床中坚骨干人才，造就学科领军人物是当务之急。在需要强化“读经典做临床”的同时，以唯物主义史观学习易经易道易图，与文、史、哲，逻辑学交叉渗透融合，提高“悟性”指导诊疗工作。面对新世纪东学西渐是另一股潮流，国外学者研究老聃、孔丘、朱熹、沈括之学，以应对技术高速发展与理论相对滞后的矛盾日趋突出的现状。譬如老聃是中国宇宙论的开拓者，惠施则注重宇宙中一般事物的观察。他解释宇宙为总包一切之“大一”与极微无内之“小一”构成，大而无外小而无内，大一寓有小一，小一中又涵有大一，两者相兼容而为用。如此见解不仅对中医学术研究具有指导作用，对宏观生物学与分子生物学的链接，纳入到系统复杂科学的领域至关重要。近日有学者撰文讨论自我感受的主观症状对医学的贡献和医师参照的意义；有学者从分子水平寻求直接调节整体功能的物质，而突破靶细胞的发病机制；有医生运用助阳化气，通利小便的方药能同时改善胃肠症状治疗幽门螺杆菌引起的胃炎，还有医生使用中成药治疗老年良性前列腺增生，运用非线性方法，优化观察指标，不把增生前列腺的直径作为惟一的“金”指标，用综合量表评价疗效而获得认许，这就是中医的思维，要坚定地走中国人自己的路。

人民卫生出版社为了落实国家中医药管理局设立的培育名医的研修项目，先从研修项目中精选 20 种古典医籍予以出版，余下 50 余种陆续刊行，为我们学习提供了便利条件，只要我们“博学之，审问之，慎思之，明辩之，笃行之”，就会学有所得、学有所长、学有所进、学有所成。治经典之学要落脚临床，实实在在去“做”，切忌坐而论道，应端正学风，尊重参师，教学相长，使自己成为中医界骨干人才。名医不是自封的，需要同行认可，而社会认可更为重要。让我们互相勉励，为中国中医名医战略实施取得实效多做有益的工作。

王永炎

2005 年 7 月 5 日

导读

《杂病源流犀烛》对92种中医病证，从源到流，探其由来，审其变迁，明其证治，是一部系统探析中医证治源流的专书。对中医临床具有重大意义，是学习中医的必读之书。

一、《杂病源流犀烛》与作者

沈金鳌，字芊绿，号汲门，晚年自号尊生老人，清代江苏无锡人。生于清康熙五十六年（1717），卒于清乾隆四十一年（1776），享年59岁。早年专攻儒学，乾隆年间中举，候选训导。壮年博通经史，攻诗文，颇具文才。著有《芊绿堂文稿》等多种著作。因考进士屡试不第，40岁弃文从医，从师于孙庆曾。孙氏与吴门（今苏州）叶天士同学，医术颇精，尤善治痘，沈氏尽得其传，遂以医术名世。时有名士周文俊者，患肝病，医生误作湿治，投以燥劫之药，拖延20余日，以至咽干舌涸，齿腭皆黑，日夜不能入睡，自认为必死无疑。沈氏诊治后，力排众议，投以平肝清火之剂，很快病愈。沈氏医德高尚，贵人重生，认为："人之生至重，必知其重而有以尊之，庶不致草菅人命"，且医术十分全面，精通内、外、妇、儿各科。一生著述颇丰，有《杂病源流犀烛》三十卷、《伤寒论纲目》十八卷等凡七种，统名之曰《沈氏尊生书》。《杂病源流犀烛》一书定稿于乾隆三十八年（1773）春，刊行于乾隆三十九年。其书系沈氏二十余年心血的结晶，也是其临床心得的总结。

二、主要学术特点及对临床的指导意义

杂病，作为一类病证命名，最早见于张仲景《伤寒杂病论》。仲景将伤寒以外的多种疾病均称为杂病。沈氏所言杂病，与之不同，范围极广，不分内伤外感，无论什么原因，凡发生于皮毛、肌肉、经脉、脏腑的病证，在辨证和治疗方面极易杂乱混淆，皆归为杂病，如内伤有肺病、脾病、心病等源流，外感有风病、寒病、瘟疫源流，小儿科有疹子源流，外科有痈疽源流等，均分别从源到流，探其由来，审其变迁，明其治法，并附列导引运功保健之法。

1. 溯源流，系统辨证论治

沈氏在《杂病源流犀烛》中，对疾病分类，首列脏腑门，在编排体例上以经脉流注为次第。在论述疾病方面，于每篇源流之下，首列《灵枢·经脉》的十二经脉起止循行及某经之气血多少，再以《内经》、《难经》的脏腑学说以澄其源，并采后世各家论述来析其流。在论述每一种病证时，均进行系统整理，首析其病证，定其概念，然后明其生理、病理，再言其治法、所用方剂，后汇列名家论述及方药制服方法。对每一种病证均如此辨析，条理清楚，层次分明，从源到流，从总病证至某一具体病证，详悉辨识，系统明了。

2. 举诸家，探讨辨证理论

沈氏认为，历代医家师承有别，流派不一，故对某一病证的认识未免南辕北辙，但因其为同一病证，本质则一，推其源，莫不导源于《内》、《难》、《伤寒》，于是汇列诸家之说，以揭示其辨证论治规律。如中风一证，其在《中风源流》中云："中风，风乘虚而为病也。向来惟东垣主虚，而河间主火，丹溪则主痰，似乎各异，不知惟虚也，故无根之火发焉；惟虚也，故逆上之痰生焉。特东垣举其本，河间、丹溪举其标耳。未有痰与火之发，不由虚者也"。沈氏汲取各家学说，通过分析综合，

找出标本主从，揭示其本质规律，构筑成较为系统的辨证论治方法。不仅如此，沈氏在治疗疾病时，强调诸脏器之间的关系，注重协调，重视深层次辨证关系的运用。如沈氏治肺病，认为肺主气，气血相因，而强调治血。他说："血生于脾，统于心，藏于肝，宣布于肺，根于肾。"只有血液充沛，气血得布，肺金得养，方能行治节之令。

3. 尚导引，重视预防养生

沈氏认为气功导引可以祛病延年，足补方药之所不及。其云："百病之生，皆由气之滞涩，药物之外，更加调养，则病可却而生可延。况古云，医道通仙道，修仙之术，端由练气练形入手，以至变化生神。而《素问》首卷亦曰恬淡无为，敛神内守，实以静功调养真气"。因此，崇尚气功导引，于是，"于每病方论后，有导引运功之法"，详细介绍了归元、周天、行庭、通关等运功方法，以辅助治疗。同时，强调配合养生调摄，主张修性情、节淫欲、服药饵、调饮食。

4. 求实效，讲究实事求是

沈氏治学严谨，凡事必求其详，治病务求其效，其在《杂病源流犀烛·自序》中云："予自弱冠时，读《左》、《国》、《史》、《汉》，一人一事必求其详"。读医书，亦如是，必求其有据，方敢议论。云："盖以人之生至重，必知其重而有以尊之，庶不至草菅人命也。"故此，凡论必有据，治必有效，注重实事求是。其所著述，"皆晓然于心与手目"者，其治学严谨如是。

三、如何学习运用《杂病源流犀烛》

本书是一部临床专著，对每一种病证从源到流、从病证到方药均详细论述，脉络清晰，并创制了许多独具特色的方剂和治法，是一部不可多得的论述内科杂病专书。如何掌握该书的核心思想，并将之应用于临床，在阅读的过程中应当注意以下两点：

1. 全面学习沈氏医著，融通其学术思想

《杂病源流犀烛》是《沈氏尊生书》所含多种医书中的一种，另外尚有《伤寒论纲目》、《幼科释谜》、《妇科玉尺》、《要药分剂》等，内容涉猎伤寒、妇科、儿科、中药、方剂多方面，因此，全面把握沈氏的学术思想，不仅是深刻理解《杂病源流犀烛》的关键，而且也是灵活运用沈氏学术思想在临床治疗疾病的关键。

沈氏早年攻儒学，通经史，因此，沈氏儒学功底深厚，其医学著作受其儒学思想影响较大，全书始终贯穿其“尊生重命”的儒家思想。另外，清乾隆年间，学风崇古，求本溯源、务求其真之风盛行，沈氏受其影响，在医学上追本溯源，重在其效，是沈氏医书的又一个重要学术思想。《杂病源流犀烛》也始终将这两种思想贯穿其中。

2. 联系临床实际，理清病证源流

《杂病源流犀烛》的特色优势在于对中医病证辨治进行全面、系统地论述，对临床具有极大的参考价值。如痢疾源流，首言其定义，认为痢疾是由于湿热壅郁，气血凝滞于胃肠的一种疾病。次言其病证，云：“其主证除泻痢之外，又有里急后重，小便赤涩”。又将痢疾分为三类：一则赤痢，二则白痢，三则痢而兼黄。赤痢病机为湿热壅郁，气血凝滞，“心移病小肠，则血凝而成赤痢”；白痢病机为“肺移病大肠”；痢而兼黄则是“血与气之凝结，必挟饮食痰涎，始成积滞”。在病位上，认为痢疾不可一概归为胃肠，而是赤痢根于心，白痢根于肺，痢而兼黄则根于胃。其治疗当从根而治，投以引经药，根于心，加黄连、细辛；根于肺加桔梗、升麻；根于胃加白芷、大黄。同时，告诫治疗痢疾以清热祛湿为要，但亦“必兼理脾胃”，此乃治痢之总则。另外，痢疾日久易于伤肾，伤及肾阴用熟地炭、丹皮、山药等，伤及肾阳用肉桂、补骨脂、五味子。治痢不当，攻伐无度，常致壅滞气血，变为肿胀喘急，用木香调气汤、苏子降气汤。辨析可谓详尽。在综述痢疾之后，列脉法、辨便色、痢疾原委、痢疾宜从六淫例治、痢疾四大忌、八痢危证、白痢变证、治痢用药大法、痢疾吉凶辨 9 个标题，汇编张仲景、王叔和、朱丹溪、缪仲淳以及《脉诀》、《医学入门》、《医鉴》、《仁斋直指》、《内经》、《永类钤方》等文献，以佐痢疾证治，条列其理法源流。后汇列治痢方 42 首，又附载缪仲淳治痢诸法及诸药要品，以备检录。由此可见，结合临床细细品味该书内容，则会对提高临床疗效大有裨益。

总之，《杂病源流犀烛》是一部详尽辨析中医临床病证不可多得的好书，临床医务工作者和医学专业高年级学生均有必要阅读此书，以系统梳理中医病证，掌握中医病证治疗源流，以提高临床疗效。

田思胜

2006 年 4 月

整理说明

沈金鳌，字芊绿，号汲门，晚年自号尊生老人，清代江苏无锡人。乾隆年间中举，候选训导。壮年以博通闻名，精通儒学，颇具文才。著有《芊绿堂文稿》、《尚书随笔》、《文赋诗词稿》等。因考进士屡试不第，40岁后专攻医学，他从师于孙庆曾，孙氏与吴门（今苏州）叶天士同学，医术颇精，尤善治痘，沈氏尽得其传，遂以医术名世。沈氏医德高尚，贵人重生，认为："人之生至重，必知其重而有以尊之，庶不致草菅人命"，且医术十分全面，精通内、外、妇、儿各科。一生著述颇丰，有《杂病源流犀烛》30卷、《伤寒论纲目》18卷、《幼科释谜》6卷、《妇科玉尺》6卷、《要药分剂》10卷等多种，又统名之曰《沈氏尊生书》。另据《全国中医图书联合目录》记载，尚有《痧胀源流》、《痧症燃犀照》、《沈芊绿医案》、《妇婴三书》四种，经考证认为，或系伪作，或为他人述辑，非沈氏之作。

《杂病源流犀烛》广泛吸收自《灵枢》、《素问》到宋、元、明诸大医家精华，参照脉证，结合自己的经验，究其原委，悉其证形，考其方法，条理井然，具有较高的学术和应用价值。

本次整理，以清乾隆三十九年甲午刻本为底本，以清乾隆四十九年甲辰无锡沈氏师俭堂刻本为参校本。在整理过程中，力求保持底本原貌，但也作了如下调整和处理。

1. 底本与校本有异，而文义均通者，悉从底本。

2. 由于版式变更，原方位词，如"左"、"右"等一律改作

“下”、“上”。

3. 全书加注标点符号。

4. 异体字、通假字、古今字一律径改，不出注。

5. 中药名力求规范统一，如白芨改为白及等。

《杂病源流犀烛》序

余弟芊绿，博古明经，一生笃学，大约四十以前专志儒书，四十以后专攻医学，故著作甚富，于儒则有《芊绿草堂稿》若干种，于医则有《沈氏尊生书》若干种。余于所著儒书能读之，以余所知也，于所著医书，虽读之，实不能知也。然不知者医之理，犹能知者医之文，兹读《杂病源流犀烛》，共计长短一百七十余篇，篇各一法，法各宗诸《左》、《史》，无一散乱，无一重复，于所著儒书，知其能独发心裁，成一家言，则于所著医书，即文法之变妙，亦可知其能独发心裁，成一家言也。此余不知其医书，而犹能即所知者以知之也，特书此以弁《杂病源流犀烛》云。

愚兄岵瞻书

《杂病源流犀烛》自叙

极天下能烛幽者，犀之角而已。角何能烛？以犀性之通灵也。犀之神力，全注于角，其通灵之性亦全聚于角，是以燃之而幽无弗烛也。夫人得天地最秀最灵之气，失其灵者，私汩之耳，私汩其灵，必是非莫辨，矧能烛幽？若是者，吾于医有感焉。人之有病，或感七情，或染六淫，皮毛肌肉，经络脏腑，受其邪即成病，而病即发于皮毛肌肉经络脏腑之间，故曰杂也。杂者，表里易蒙，寒热易混，虚实易淆，阴阳易蔽，纷形错出，似是实非，欲于易蒙易混易淆易蔽中，确定为勿蒙勿混勿淆勿蔽之证，非本通灵之性，洞彻精微，安能如犀之无幽弗烛？秦越人视病，洞见人脏腑癖结，能烛幽也，能本通灵之性，以烛乎至幽也。夫医何能尽如秦越人？然切脉辨证，就证合脉，反复推究，从流溯源，纵不能洞见癖结，当必求昭悉于皮毛肌肉、经络脏腑之间，或为七情所伤，或为六淫所犯，知其由来，审其变迁，夫而后表里不相蒙，寒热不相混，虚实不相淆，阴阳不相蔽，皆通灵之为用也。悉皆通灵之用，原本于性生者也，虽不燃犀，奚翅幽之能烛乎？亦何忧病之纷形错出于皮毛肌肉、经络脏腑间乎？书既成，因名之曰《杂病源流犀烛》。

乾隆癸巳清明前一日锡山
沈金鳌芊绿氏自书

凡　例

——是书之成，每病各著源流一篇，便记诵也。每篇之中，无不究其原委，悉其形证，考其方治，与夫病情之变幻，病势之缓急，病体之轻重，一一推极而详言之，或有奇变百出，篇中所未之及，是在医者随时审量焉。

——每篇正文，余所自撰，其中援引古人论说，必载明书目，如《灵枢》曰、《内经》曰之类。而古人之论，有精当不磨，篇中却不及援引，而其义又足补篇中之未逮也，则采录于每篇之后，仍各冠名目，使人晓然知谁氏之语。

——每病必有病脉，而脉法准的，莫备于古人，故每篇之后，必于第一条先录脉法，盖欲知病必先知脉，既知脉，方可识病也。

——书中如春温、夏热、瘟疫、眼目、咽喉、跌扑闪挫等篇，皆采取前人议论而成，各于本篇后注明，不敢掠美也。

——一病之成，或脏腑，或六淫，要各有所因之处，因于每篇首句即为提明。如咳嗽，肺病也；霍乱，胃虚病也之类。其有兼及他因者，则于篇中分析言之，以宾主不可紊也。

——每病既各有因，其病即隶于所因之脏腑，或所因之六淫，及内伤外感，与身形、面部之所属，阅者庶益晓然于病所由来矣。

——脏腑，内因也，六淫，外因也。既详脏腑六淫之病，而又必立内伤外感一门者，以所属病，伤于内者，并不专由脏腑，感于外者，亦不专主六淫，故必另立此一门也。

——脏腑先后之次，则以脏腑经脉之连属为主，如肺脉注于手阳明大肠，大肠脉注于足阳明胃，胃脉注于足太阴脾，故以为次也，余悉仿此。

——面部、身形之病，亦由脏腑六淫，然证既现于面部、身形，则必立此二门，从部位也。

——奇经八脉，所以总持十二经，不明乎此，并不知十二经之纲维、十二经之出入。如肝藏血，其人本血病，治其肝而勿愈，必求其原于冲，冲为血海也；肺主气，其人本气病，治其肺而勿愈，必求其原于督，督为气海也。其任、带、蹻、维六经，可以类推。

——古人治病，温凉补泻，各有偏主。是书所引诸方，惟祈有当于病，当温则温，当凉则凉，当补则补，当泻则泻，因病用方，不敢稍存成见。

——导引、运功，本养生家修炼要诀，但欲长生，必先却病，其所导所运，皆属却病之法，今各附于篇末，病者遵而行之，实可佐参药力所不逮。

——疮疡之病，无不传染六淫而发于脏腑，虽证之未成，脉必先现，若不审此，有诊其脉而不知所由，且误认为内证而错治者，故名家内外必兼及，良有以也。

——跌扑闪挫，古谓之伤科，虽伤于外，必致侵及于内，有害于脏腑经络，今列为篇，庶不至临时束手，并详金疮、杖伤、诸疮、诸伤等，以类及也。

沈金鳌志

目录

卷首上 脉象统类

直看横推

提纲要脉，不越浮、沉、迟、数、滑、涩六字，以足该表里阴阳、冷热虚实、风寒燥湿、脏腑气血也。盖浮为阳、为表；沉为阴、为里；迟为在脏，为冷、为虚、为寒；数为在腑，为热、为燥、为实；滑为血有余；涩为气独滞。能于是缕晰以求之，而疢疾莫能逃矣。顾浮沉以举按轻重言，若洪、芤、弦、虚、濡、长、散，皆轻按而得之类，故统于浮；短、细、实、伏、牢、革、代，皆重手而得之类，故统于沉。迟数以息至多少言，若微、弱、缓、结，皆迟之类，故统于迟；紧、促、动，皆数之类，故统于数。至如滑虽似数，涩虽似迟，而其理自殊，缘迟数以呼吸察其至数，滑涩则以往来察其形状，且滑涩二脉，多主气血故也，故此二脉，虽无所统，亦平列于后，以为六纲云。

浮 ㈠ 浮以候表。其象轻手乃得，重手不见，动在肌肉以上。

浮为风虚眩掉之候。阳脉浮，表热。阴脉浮，表虚。秋为正，肺脉宜，久病则忌。

左寸伤风、发热、头疼、目眩、风痰。兼虚迟，心气不足、心神不安。兼散，心耗虚烦。兼洪散，心热。

左关腹胀。兼数，风热入肝经。兼促，怒气伤肝，心胸满逆。

左尺膀胱风热，小便赤涩。兼芤，男子尿血，女子崩漏。兼迟，冷疝，脐下痛。

右寸肺感风寒，咳喘、鼻寒、清涕、自汗、体倦。兼洪，肺热而咳。兼迟，肺寒喘嗽。

右关脾虚，中满不食。兼大涩，宿食。兼迟，脾胃虚。兼滑，痰饮。

右尺风邪客下焦，大便秘。兼数，下焦风热，大便秘。兼虚，元气不足。

浮而有力为洪 

即大脉，又名钩脉。其象极大而数，按之满指，如群波之涌，来盛去衰，来大去长也。

洪为经络大热，血气燔灼之候，夏为正，心脉宜。

血久嗽忌。形瘦多气者死。凡脉洪则病进。

为表里皆热，为大小便秘，为烦，为口燥咽干。

左寸心经热，目赤、口疮、头疼痛、心内烦。

左关肝热，身痛、四肢浮热。

左尺膀胱热，小便赤涩。

右寸肺热，毛焦、唾粘、咽干。

右关胃热，反胃、呕吐、口干。兼紧，胸中胀满。

右尺腹满、大便难或下血。

浮而无力为芤 

其象浮大而软，按之中有两边无，中空两边实，指下成窟，诊在浮举重按之间得之。

芤为失血之候，大抵气有余，血不足，血不足以载气，故虚而大，为芤之状。火犯阳经，血上溢，火侵阴络，血下流，三部脉芤，久病生，卒病死。

左寸心血妄行、吐衄。

左关胁间血气动，腹中瘀血、吐血，目暗而常昏。

左尺小便血、女子月事为病。

右寸胸有积血，或衄或呕。

右关肠痈瘀血，呕血不食。

右尺大便血。

古人云：前大后细，脱血也。夫前大后细，非芤而何？

浮而端直为弦 

其象按之不移，举之应手，端直如新张弓弦之状。

弦为血气收敛，为阳中伏阴，或经络间为寒所滞之候。弦紧数劲为太过，弦紧而细为不及。弦而软病轻，弦而硬病重。轻虚以滑者平，实滑如循长竿者病，劲急如新张弓弦者死。春为正，肝脉宜，若肝木克土而至不食难治。疟病自弦。

凡脉弦，为痛，为疟，为疝，为饮，为冷痹，为劳倦，为拘急，为寒热，为血虚盗汗，为寒凝气结。兼数，劳疟。兼长，中有积滞。双弦，胁急痛。

左寸头疼、心惕、劳伤、盗汗、乏力。

左关胁肋痛、痃癖。兼小，寒冷癖。兼紧，瘀血、疝瘕。

左尺小腹痛。兼滑，腰脚痛。

右寸肺经受风寒，咳嗽胸膈间有寒痰。

右关脾胃伤冷、宿食不化、心腹冷痛，又为饮。

右尺脐下急痛不安，下焦停水。

浮而迟大为虚 

其象迟软散大，举按少力，豁豁然空，不能自固。

虚为气血俱虚之候，气血虚则脉虚，主多在内不足之证，久病脉虚，多不治。

凡脉虚，为伤暑，为虚烦，为自汗，为小儿惊风。

寸血不荣心、怔忡、恍惚、惊悸。

关腹胀、食不易化。

尺骨蒸、痿痹、精血亏损。

浮而迟细为濡 

即软脉。其象虚软无力，应手细散，如绵絮之在水中，轻手相得，重手按之，即随手而没。

濡为气血两虚之候，亦主脾湿，病后产后可治，平人脉濡难治。

凡脉濡，为疲损，为自汗，为痹，为下冷，为无血少气。

左寸心虚易惊、盗汗、短气。

左关荣卫不和、精神离散、体虚懒、少力。

左尺男伤精女脱血、小便数、自汗多。

右寸烘热憎寒、气乏体虚。

右关脾弱，食不化；胃虚，食不进。

右尺下元冷惫、肠虚泄泻。

浮而迢亘为长 

其象不大不小，迢迢自若，指下有余，过于本位。

长为气血皆有余之候，有三部之长，有一部之长，按之如牵绳，则病矣。长属肝，宜于春，诊无病肝脉，自见。

凡脉长，为壮热，为癫痫，为阳毒内蕴，为三焦烦热，为阳明热甚。

浮而虚大为散 

其象有表无里，有阴无阳，按之满指，散而不聚，来去不明，漫无根柢，如涣散不收。

散为气血耗散，脏腑气绝之候，在病脉主虚阳不敛，又主心气不足，大抵非佳兆也。心浮大而散，肺短涩而散，犹为平脉。若病脉见代散，必死。产妇脉散，临盆之兆，如未到产期，必致堕胎。

寸怔忡、雨汗。

关溢饮、胕肿。

尺肾绝。

沉  沉以候里其象轻手不见，重手乃得，按至肌肉以下，着于筋骨之间。

沉为阴逆阳虚之候，主阴经、主气、主水、主寒、主骨，太过病在外，不及病在内，冬为正，女寸男尺俱宜。

凡脉沉，为停饮，为癖瘕，为胁胀，为厥逆，为洞泄。兼细，少气。兼滑，宿食停滞。兼迟，痼冷内寒。兼伏，霍乱吐泻。兼数，内热甚。兼弦，心腹冷痛。

左寸心内寒邪痛、胸中寒饮、胁痛。

左关伏寒在经，两胁刺痛。兼弦，痃癖内痛。

左尺肾脏寒，腰背冷痛、小便浊而频、男为精冷、女为血结。兼细，胫酸阴痒、溺有余沥。

右寸肺冷，寒痰停蓄、虚喘少气。兼紧滑，咳嗽。兼细滑，骨蒸寒热、皮毛焦干。

右关胃中寒积，中满吐酸。兼紧，悬饮。

右尺病水，腰脚痛。兼细，下利、小便滑、脐下冷痛。

沉而不及为短 

其象两头无，中间有，不及本位，应手而回。

短为气不足以前导其血之候，俱主不及之病。短脉只见寸尺，若关部短，则上不通寸，下不通尺，是阴阳绝脉，必死，故关不诊短。短属肺，宜于秋，诊无病肺脉，其形自可见。

凡脉短，为三焦气壅，为宿食不消。兼浮，血涩。兼沉，痞块。兼滑数，酒伤肠胃。

寸头痛。

尺腹痛。

沉而微软为细 

其象小于微而常有，细直而软，指下寻之，往来如蚕丝状。

细为血冷气虚不足以充之候，故主诸虚劳损，或湿浸腰肾，应病则顺，否则逆。吐衄得之生，春夏与少年不利，秋冬与老弱可治。忧劳过度者脉亦细。凡细脉，病俱在内、在下。

凡脉细，为元气不足，乏力，无精，内外俱冷，痿弱，洞泄，为积，为痛。

寸呕吐。

关胃虚，腹胀。

尺丹田冷，泄痢，遗精。

沉而弦长为实 

其象举按不绝，迢亘而长，不疾不徐，动而有力。

实为三焦气满之候，俱主有余之病。

凡脉实，为呕，为痛，为利，为气塞，为气聚，为食积，为伏阳在内。

左寸心中积热，口舌疮、咽喉痛。兼大，头面热风、烦躁、体痛、面赤。

左关腹胁痛满。兼浮大，肝盛，目暗、痛而赤色。

左尺少腹痛、小便涩。兼滑，茎中痛、淋沥不止、溺赤色。兼大，膀胱热结，小便难。兼紧，腰脊疼痛。

右寸胸中热，痰嗽、烦满。兼浮，肺热，咽燥而疼、喘嗽、气壅。

右关伏阳蒸内、脾虚食少、胃气壅滞。兼浮，脾热，消中善饥、口干、劳倦。

右尺脐下痛、便难或时下利。

沉极几无为伏 

其象极重按之，至于透筋着骨，指下始觉隐隐然。

伏为阴阳潜伏，关格闭塞之候，关前得之为阳伏，关后得之为阴伏。脉伏者不可发汗，痛甚者脉必伏。

凡脉伏，为积聚，为瘕癥，为霍乱，为水气，为食不消，为荣卫气闭而厥逆。

左寸心气不足、神不守常、忧郁。

左关血冷、腰脚痛、胁下寒气。

左尺肾寒精虚、瘕疝寒痛。

右寸胸中冷滞、寒痰积冷。

右关中脘积块作痛、脾胃间停滞痞积。

右尺脐下冷痛、下焦虚寒或痛、腹中痛冷、少腹痛。

沉而有力为牢 

其象似沉似伏，实大而长，少弦，按之动而不移，若牢固然。

牢为里实表虚，胸中气促，劳伤痿极之候。大抵牢脉近乎无胃气者，故为危殆之脉。如失血人宜沉细，若浮大而牢，必死，以虚病反见实脉也。

凡脉牢，为气居于表，为骨节疼痛。

寸

关木乘土而心腹寒疼。

尺癞疝、癥瘕。

沉失常度为革

其象沉伏实大，如按鼓皮一般。

革为虚寒失血之候，其实即芤弦二脉相合之象，芤为虚，弦为寒，虚寒相搏，故主男子亡血失精，女子半产漏下，又为中风感湿之证。久病死，卒病生。脉来浑浊变革，急如涌泉，出而不反，病进而危，去如弦绝者死。

寸

关

尺

沉而更代为代

其象动而中止，不能自还，因而复动，由是复止，寻之良久，乃复强起而动。

代为脏气多衰，形容羸瘦，口不能言之候。若不病而羸瘦，脉代止，是一脏无气，他脏代之，必危。若因病而气血骤损，致元气卒不相续，或风家痛家，只为病脉，故伤寒亦有心悸而脉代者复脉汤主之。腹心疼亦有结涩止代不匀者，久痛之脉，不可准也。妊娠脉代，必怀胎三月，代脉有生有死，非定为死脉，宜辨之。

凡脉代，为腹痛，为便脓血，为泄利吐泻，为下元虚损。

迟 ㊀ 迟以候脏其象呼吸之间，脉仅三至，去来极慢。

迟为阴盛阳虚之候，阳不胜阴，故脉来不及也。居寸为气不足，气寒则缩也；居尺为血不足，血寒则凝也。

凡脉迟，为寒、为虚。兼浮，表寒。兼沉，里寒。

左寸心上寒、精气多惨。

左关筋寒急、胁下痛、手足冷。

左尺肾虚便溺、女人不月。

右寸肺感寒，冷痰、气短。

右关中焦寒，脾胃伤冷物。不食，食不化。兼沉为积。

右尺脏寒泄泻、小腹冷痛、腰脚重。

迟而细软为微 ㊀

其象极细而软，若有若无，多兼于迟，按之如欲绝。

微为久虚血弱之候，又主阴寒或伤寒蓄热在里，脉道不利，亦有微细濡弱，不可为寒者，当以标本别之，总之气血微脉即微。

凡脉微，为虚弱，为虚汗，为泄泻，为少气，为崩漏不止。兼浮，阳不足，必身恶寒冷。兼沉，阴不足，必脏寒下利。

左寸心虚忧惕、荣血不足。

左关胸满气乏、四肢恶寒、拘急。

左尺男子伤精尿血，女子崩漏败血不止或赤白带下。

右寸上焦寒、痞痛、冷痰凝结不化、中寒少气。

右关胃寒气胀、食不能化、脾虚噫气、心腹冷痛。

右尺脏寒泄泻、脐下冷痛。

迟而无力为弱 ㊀

其象极软而沉细，怏怏不前，无息以动，按之如欲绝，略举手即无。

弱为阳陷入阴，精气不足之候，亦主筋。脉弱以滑，是有胃气；脉弱以涩，是为久病；阳浮阴弱，应为血虚筋急、恶寒发热之病。老得之顺，壮得之逆。

凡脉弱，为痼冷，为烘热，为泄精，为虚汗，为元气亏耗，为痿弱不前。

左寸阳虚心悸、自汗。

左关筋痿无力，女人主产后客风面肿。

左尺小便频数、肾元虚、耳鸣或聋、骨肉间酸疼。

右寸身冷多寒、胸中短气。

右关脾胃虚、食不化。

右尺下焦冷痛、大便滑泄不禁。

迟而有力为缓

其象比浮而稍大，似迟而小疾，一息四至，来往纡缓，呼吸徐徐。

缓为气血向衰之候。若不沉不浮，从容和缓，乃脾家之正脉。四季亦为平脉，非时即病。和缓而匀，无浮沉徐疾微弱之偏，即为胃气脉。

凡脉缓，为风，为虚，为痹，为弱，为疼。在上为项强，在下为脚弱。兼浮，感风。兼沉，血气弱。

左寸心气不足，怔忡、健忘。亦主项背拘急而痛。

左关风虚眩晕、腹胁气结。

左尺肾元虚冷、小便频数、女人主月事过多。

右寸肺气浮、言语短气。

右关胃弱、气虚。兼浮，脾虚。

右尺下寒脚弱、风气秘滞。兼浮，肠风泄泻。兼沉，小腹感冷。

迟而时止为结

其象来时迟缓，时一止，复又来。

结为阴独盛而阳不能相入之候，此为阴脉之极。按之累累如循长竿曰阴结，蔼蔼如张车盖曰阳结，又有如麻子动抽、旋引旋收、聚散不常之结，此三脉，名虽同而实则异。

凡脉结，为亡阳，为汗下，为疝瘕，为癥结，为老痰滞结，为气血凝结，为七情郁结。内为积聚，外为痈肿。兼浮，寒邪滞结。兼沉，积气在内。

又为气，为血，为痰，为饮，为食。盖先因气寒脉缓，五者有一留滞其间，因而为结，故仲景谓促结皆病脉。

数 数以候腑其象一息六至，数数然来。

数为君相二火炎热之候。阴不胜阳，故脉来太过，小儿吉，肺病秋深皆忌。

寸头疼、上热咽喉口舌疮、上血咳嗽。

关胃火，脾热口臭、烦满、呕逆；肝火，目赤。

尺肾火炽，小便黄赤、大便秘涩。兼浮，表热。兼沉，里热。

数而弦急为紧

其象来时劲急，按之长，左右弹指，举之若牵绳转索之状。

紧为寒风搏急，伏于营卫之间之候。凡紧脉皆主寒与痛，内而腹，外而身，有痛必见紧象。亦有热痛者，必兼实数，热为寒束，故急数如此，但须有神气为妙。

凡脉紧，人迎伤寒，气口伤食。兼浮，伤寒而身痛。兼沉，腹中有寒，或为风痫。

左寸头热目痛，项强。兼沉，心中气逆，或多寒冷。

左关心腹满痛、腰痛、胁痛、筋急。紧甚，伤寒浑身痛。兼实，痃癖。

左尺腰连脐下及脚痛，小便难。

右寸鼻塞、膈壅。兼沉滑，肺实咳嗽或多痰。

右关吐逆、脾腹痛。紧太盛，腹胀伤食。

右尺下焦筑痛。

数而时止为促

其象来时数，时一止，复又来，徐疾无一定之状。

促为阳独盛而阴不能相和之候。怒气逆上，亦令脉促。此阳脉之极。

凡脉促为气痛，为狂闷，为毒疽，为瘀血发斑，为三焦郁火，为痰积咳嗽或喘逆。

又为气，为血，为食，为痰，为饮，盖先因气热脉数，五者有一留滞其间，则因之而促。此促与结，非定为恶脉也，虽然，有加即死，能退则生。

数见关中为动

其象数见关中，形圆如豆，无头无尾，厥厥动摇，寻之有，举之无，不往不来，不离其处。

动为阴阳相搏之候，关位前半属阳，后半属阴，阴与阳搏，阳虚则阳动，阴虚则阴动。动脉即滑数二脉相兼为极甚者，故女人心脉动甚妊子。

凡脉动，为痛，为惊，为泄利，为拘挛，为崩脱，为虚劳体痛。阳动汗出，阴动发热。

滑 ⊙ 滑以候气其象往来流利，如珠走盘，不进不退。

滑为血实气壅之候，血不胜于气也，主痰饮诸病。脉为血府，血盛则脉滑，惟肾宜之。女人脉滑断绝不匀，经闭之验，诸脉调，尺独滑，必有胎。上为吐逆，下为气结。滑数，为热结。

左寸心独热。兼实大，心惊舌强。

左关肝热，头目为患。

左尺尿赤、茎中痛、小便淋漓。

右寸痰饮、呕逆。兼实，肺热、毛发焦、膈壅、咽干、痰嗽、头目昏、涕唾稠粘。

右关脾热，口臭、吐逆、宿食不化。兼实，胃热。

右尺因相火炎而引饮多，脐冷、腹鸣或时下利。女人主血热气壅、月事不通，若和滑，为有孕。

涩 ⊖ 涩以候血其象虚细而迟，往来极难，或一止复来，三五不调。

涩为气多血少之候，故主血少精伤之病，盖气盛则血少，脉因涩，惟肺宜之。女人有孕而脉涩，为胎病；无孕而脉涩，为败血凡脉滑为无汗，或为血痹痛。

左寸心肺虚耗不安、冷气心痛。

左关肝虚血散、肋胀胁满、身痛。

左尺男子伤精、癫疝，女人月事虚败。若有孕，主胎漏不安。

右寸荣卫不和、上焦冷痞、气短、臂酸。

右关脾弱不食、胃冷多呕。

右尺大便秘、津液不足、少腹寒、足胫逆冷。经云：滑者伤热，涩者伤雾露。

附载：人迎气口脉法

以上统类所载二十七脉，皆按各脉之寸关尺三部诊候。人迎、气口二脉，无从列入，故特附于后。

人迎 ⊙ 人迎候天六气左手关前一分为人迎。寸关尺，每部各有前中后三分，关前一分者，乃是关部上之前一分，非言关部之前寸部上之一分也，切勿误认。气口同。

六淫之邪，袭于经络而未入胃腑，致左手人迎脉紧盛，大于气口一倍，为外感风寒，皆属表，阳也，腑也。人迎之脉，浮伤风，紧伤寒，虚弱伤暑，沉细伤湿，虚数伤热，洪数伤火，皆属外因，法当表散渗泄。又阳经取决于人迎，左人迎脉不和，病在表为阳，主四肢。士材曰：左关前一分，正当肝部，肝为风木之脏，故外伤于风者，内应风脏而为紧盛也。又曰：但言伤于风，勿泥外因，而概以六气所伤者，亦取人迎也。

气口 ○ 气口候人七情右手关前一分为气口。

七情之气，郁于心腹不能散，饮食五味之伤，留于肠胃不得通，致右手气口脉紧盛，大于人迎一倍，为内伤七情饮食，皆属里，阴也，脏也。气口之脉，喜则散，怒则濡，忧则涩，思则结，悲则紧，恐则沉，惊则动，皆属内因。诊与何部相应，即知何脏受病，法宜温润以消平之。又阴经取决于气口，右气口脉不和，病在里为阴，主腹脏。士材曰：右关前一分，正当脾部，脾为仓廪之官，故内伤于食者，内应食脏而为紧盛也。又曰：但言伤于食，勿泥内因，而概以七情所伤者，亦取气口也。

人迎气口俱紧盛，则为夹食伤寒，内伤外感俱见。

附载：奇经八脉

此八脉亦以不能混列统类二十七脉中，故又附人迎气口二脉之后。八脉不拘制于十二正经，无表里相配，故名曰奇。凡诊，八脉所见，统两手皆然，其从寸部斜至外、斜至内者，左手之外，即右手之内，左手之内，即右手之外，相反推之自见。

阳维 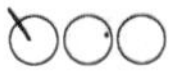 阳维候一身之表以左手为主，其脉从寸部斜至外者是也。右手反看，下同。

本脉起于诸阳之会，所以维于阳，盖人身之卫分即是阳，阳维维阳即维卫，卫主表，故阳维受邪为病亦在表。寸为阳部，外亦为阳位，故阳维之脉，从寸斜至外，不离乎阳也。

阴维  阴维候一身之里以左手为主，其脉从寸部斜至内者是也。右手反看。

本脉起于诸阴之交，所以维于阴，盖人身之营分即是阴，阴维维阴即维营，营主里，故阴维受邪为病亦在里。寸虽为阳部，内实为阴位，阴维之脉，从寸斜至内，是根于阳而归于阴也。

阳跷 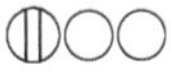 阳跷候一身左右之阳其脉从寸部左右弹者是也。不论左右手。

本脉为足太阳经别脉，起跟中，循外踝上行于身之左右，所以使机关之跷捷也。阳跷在肌肉之上，阳脉所行，通贯六腑，主持诸表，故其为病，亦表病里和。

阴跷 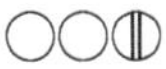 阴跷候一身左右之阴。不论左右手，其脉从尺部左右弹者是也。

本脉为足少阴经别脉，起跟中，循内踝上行于身之左右，所以使机关之跷捷也。阴跷在肌肉之下，阴脉所行，通贯五脏，主持诸里，故其为病，亦里病表和。

督 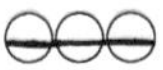 督候身后之阳不论左右手，其脉三部中央俱浮，直上直下者是也。

本脉起肾下胞中，循背而行于身之后，为阳脉之总督，故曰阳脉之海，故其为病，往往自下冲上而痛。

任 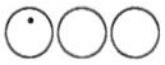 任候身前之阴不论左右手，其脉丸丸，横于寸口者是也。

本脉起肾下胞中，循腹而行于身之前，为阴脉之承任，故曰阴脉之海，故其为病，亦往往自下冲上而痛。

冲 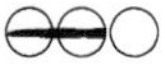 冲候身前之阴不论左右手，其脉来寸口中央坚实，径至关者是也。

本脉起肾下胞中，夹脐而行，直冲于上，为诸脉之冲要，故曰十二经脉之海。又以其为先天精血之主，能上灌诸阳，下渗诸阴，以至足跗，故又曰血海，而其为病，多气逆而里急。

带 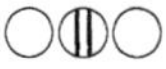 带候诸脉之约束不论左右手，其脉来关部左右弹者是也。

本脉起少腹之侧，季胁之下，环身一周，络腰而过，如束带状，所以总约诸脉，故名曰带。而冲任二脉，循腹胁，夹脐旁，传流于气街，属于带脉，络于督脉，冲任督三脉，同起而异行，一源而三岐，皆络带，因诸经上下往来，遗热于带脉之间，客热郁抑，白物淫溢，男子随溲而下，女子绵绵而下，皆湿热之过，故带脉为病，即谓之带下。

卷首下 诸脉主病诗

《濒湖脉诀》各有主病歌辞，然只言其梗概。余撰《脉象统类》，各脉所主之病已详，但琐碎无文义相贯，难于记识，因仿濒湖法，作二十七脉主病诗。阅者读此，复按核统类，则某脉主某病，某病合某脉，庶益洞然于中矣。

浮其象轻手乃得，重手不见，动在肌肉以上。

浮脉为阳表病真，迟风数热紧寒因是浮脉兼迟、兼数、兼紧也，各脉相兼仿此。浮而有力是风热，无力而浮血弱人。此首总言浮脉病。

寸头疼眩目眩热身热因风，更有风痰左寸病右咳攻右寸，肺感风邪作咳。关右脾虚中满不食左腹胀，溲多赤涩左尺，膀胱风热。粪难通右尺风邪客下焦，故大便秘。

浮而有力为洪即大脉，其象极大而数，按之满指，如群波之涌起，来盛去衰，来大去长。

脉洪阳盛血应虚，相火炎炎热病居，胀满胃翻须早治，阴虚泄痢急当除。此首总言洪脉病。

心经火盛内多烦左寸病，又兼目赤、口疮、头疼，肺热毛焦咽更干右寸病，又兼涎唾稠粘，肝火身疼左关病，又兼四肢浮热胃虚呕右关病，又兼口枯舌干，肾虚阴火便相难左尺，膀胱热、小便赤涩。右尺，腹满、大便难或下血。

浮而无力为芤其象浮大而软，按之中空两边实，指下成窟，诊在轻举重按之间。

左芤吐衄兼心血左寸病，关上为瘀胁痛真腹中瘀血，胁间血气痛，吐血，目暗，左尺男人小便血，女人月事病相因。此首单言左手芤脉病。

右芤积血在于胸右寸病，又兼衄血、呕血，关内逢之肠胃痈，呕血不食兼瘀血，尺多血痢与肠红。此首单言右手芤脉病。

浮而端直为弦其象按之不移，举之应手，端直如筝弦。

左弦头痛还心惕，盗汗劳伤力懒牵，关左胁疼兼痃癖，尺疼小腹脚拘挛。此首单言左手弦脉病。

右寸膈痰多咳嗽由肺受风寒，右关胃冷腹心疼脾胃伤冷，宿食不化，多饮，下焦停水弦逢尺，阴疝常从脐下侵。此首单言右手弦脉病。

浮而迟大为虚其象迟软散大，举按无力，豁豁然空，不能自固。

脉虚血气虚，故脉亦虚身热为伤暑，虚损疲烦汗自多，发热阴虚宜早治，养荣益气莫蹉跎。此首总言虚脉病。

怔忡惊悸寸常虚，血不荣心奈若何，腹胀诊关食不化尺痹痿，损伤精血骨蒸俱。此首统言左右两手虚脉病。

浮而迟细为濡即软脉，其象虚软无力，应手如散，如绵絮之在水中，轻手乃得，重按随手而没。

濡为亡血阴虚病，髓海丹田暗已亏，汗雨夜来蒸入骨，血山崩倒湿浸脾。此首总言濡脉病。

左寸心虚故惊悸盗汗还短气，精神离散左关濡又兼荣卫不和，体虚少力，尺男精败女脱血，自汗淋漓溲数俱。此首单言左手濡脉病。

憎寒烘热濡右寸，气乏身疲怎得安，关上胃虚饮食不进脾更弱食不消，尺肠虚泻下元寒。此首单言右手濡脉病。

浮而迢亘为长其象不大不小，迢迢自若，指下有余，过于本位。

气血有余长脉见长脉主有余之病，阳明热势自然深，若非阳毒阳毒内蕴癫和痫，即是焦烦壮热侵。

浮而虚大为散其象有表无里，有阴无阳，按之满指，散而不聚，去来不明，漫无根柢，涣散不收。

左寸怔忡右寸汗，溢饮左关应软散，右关软散胁胻胕，散居两尺魂当断。

沉其象轻手不得，重手乃得，按至肌肉以下，着于筋骨之间。

沉潜脉主阴经病，数热迟寒滑有痰，无力而沉虚与气，沉而有力积兼寒。此首总言沉脉病。

寸沉痰郁右寸病饮停胸左寸病，关主中寒痛不通左右关病同，尺部浊遗精血冷左尺病，男精冷，女血冷，肾虚腰及下元痌。右尺病。此首统言左右手沉脉病。

沉而不及为短其象两头无，中间有，不及本位，应手而回，短脉只见寸尺，若在关部，将上不接寸，下不接尺矣，故前人云，短不诊关。

短脉内虚真气弱，三焦气壅是真因，胃衰宿食多停滞，寸主头疼尺腹疼左右手同。

沉而微软为细其象小于微而常有，细直而软，指下寻之，往来如蚕丝。

寸细应知呕吐频，入关腹胀胃虚形，尺逢定是丹田冷，泄痢遗精号脱阴。此首统言左右两手细脉病。

沉而弦长为实其象举手不绝，迢亘而长，不疾不徐，动而有力。血实则脉实。

实脉为阳火郁成，发狂谵语吐频频，或为阳毒或伤食古云：脉实者，水谷为病，大便不通或气疼。此首总言实脉病。

寸心与面热兼风左寸实，心中积热，口舌疮，咽喉痛，痰嗽中烦气积胸右寸实，胸膈中热，痰嗽烦满，肝火左关实，腹胁痛满脾虚右关实，脾虚少食，又兼胃气滞，伏阳蒸内关上见，尺脐腹痛便难通左尺实，小腹痛，小便涩，右尺实，脐下痛，便难或时下痢。此首统言左右手脉实病。

沉极几无为伏其象极重，按之着骨，指下隐隐然。伤寒病一手伏曰单伏，两手伏曰双伏，不可以阳证见阴为诊，乃火邪内郁，不得发越，阳极似阴，故脉伏也，必得大汗乃解。又夹阴伤寒，先有伏阴在内，外又感寒，阴盛阳衰，四肢厥逆，六脉沉伏，须投姜桂，脉乃复出。若太溪、冲阳皆无脉，则必死矣。古云：伏为真气不行，邪气积伏。又云：痛甚者脉必伏。

伏为霍乱食常停，蓄饮顽痰积聚真，荣卫气凝凝，闭也而厥逆，散寒温里莫因循。此首总言伏脉病。

忧郁伤心神不守左寸病，胸中气滞冷痰凝右寸病，当关腹痛分寒食左关伏，胁下有寒气，血冷，腰脚痛。右关伏，中脘积块痛，脾胃停滞，尺部腹疼与疝疼左尺伏，肾寒精虚，疝痛。右尺伏，脐下冷痛，下焦虚寒，旋中冷痛。此首统言左右手伏脉病。

沉而有力为牢其象似沉似伏，实大而长，少弦，按之动而不移。牢而疾，必发热，牢而迟，必发寒，迟疾不常，寒热往来。

牢为喘气促息皮肤肿两寸病，心腹寒疼肝克脾两关病，癥瘕疝癞犹可治，阴虚失血怎相宜两尺病，失血，脉宜沉细，反浮大而牢，是虚病见实脉，必死。此首统言左右手牢脉病。

沉失常度曰革其象沉硬实大，如按鼓皮一般。革为阴阳不交之名。

革合芤弦寒与虚芤为虚，弦为寒，虚寒相搏，故芤弦相合而成革脉，革因为虚寒失血之候，中风感湿胀兼医，女人半产并崩漏，男子营虚或梦遗。此首总言革脉病。

沉而更代为代其象动而中止，不能自还，因而复动又复止，寻之良久，乃复强起而动。

代脉原因脏气衰，腹疼便脓下元亏，或为吐泻兼泄痢，女子怀胎三月兮。此首总言代脉病。

迟其象呼吸之间脉仅三至，来去极慢迟司脏病或多痰，沉痼癥瘕仔细看，有力而迟为冷痛，迟而无力是虚寒。此首总言迟脉病。

寸迟心左肺右上焦寒左寸迟，心上寒，精气多惨，右寸迟，肺受寒，冷痰气短，关主中寒痛不堪左关，筋寒急，手足冷，胁下痛，右关，中焦寒，脾胃伤冷，食不化，左尺肾虚故便浊女不月，右为泄泻疝牵丸脏寒泄泻，小腹冷痛，腰脚重而无力。此首统言左右两手迟脉病。

迟而细软为微其象极细而软，若有若无，多兼于迟，按之无欲绝之状。

气血微兮脉亦微，恶寒阳微也发热阴微也汗淋漓，男为劳极诸虚候，女作崩中带下医。此首总言微脉病。

寸微气促与心惊右寸，中寒少气，又兼上焦寒痞、冷痰不化，左寸，心忧惕，荣血不足，关脉微时胀满形左关微，中满气乏，四肢寒冷，拘急，右关微，胃寒气胀，食不化，脾虚噫气，心腹间冷疼，尺部见之精血弱左尺微，伤精尿血，脏寒泄泻痛呻吟右尺微，脏寒泄痢，脐下冷积痛疼。此首统言左右两手微脉病。

迟而无力为弱其象极软而沉细，怏怏不前，按之如欲绝，举手即无。弱犹愈于微。

脉弱阴虚阳气衰气虚则脉弱，寸弱阳虚，关弱胃虚，尺弱阴虚，恶寒发热骨筋萎，多惊多汗精多泄，益气调营弱脉必宜补及早医。此首总言弱脉病。

寸汗心虚左寸弱，阳虚心悸自汗右身冷右寸弱病，又兼短气，关中筋萎肝主筋，左关弱，故筋萎少力，又兼女人主产后客风面肿胃脾虚右关弱，脾胃虚而食不能化，欲知阳陷阴微病，骨痛耳聋左尺弱，胃虚之故粪数遗右尺弱，大便滑，又兼下焦冷痛。此首统言左右手弱脉病。

迟而有力为缓其象比浮而稍大，似迟而小疾，一息四至，来往纡缓，呼吸徐徐。缓脉有二，从容和缓者为正脉，前人所云，诸病脉缓，为胃气回，不治自愈者是。若气血衰而迟缓，则为缓病脉。

缓脉驶驶营卫衰，或痹缓而细或湿沉而缓或脾虚缓而涩，上为项强下脚软，浮风缓兼浮，伤风沉弱缓兼沉，血气衰弱细区分。此首总言缓脉病。

寸缓心虚左寸缓，心气不足，怔忡多忘，又兼项背拘急痛肺则浮右寸缓，肺气浮，言语短气，当关风眩左关缓，风虚眩晕，又兼腹胁气急胃虚求右关缓，胃弱气虚，尺为肾冷便频数左尺缓，肾虚冷，小便多，下寒风秘便常忧右尺缓，下寒脚弱，风气闭滞。

迟而时止时结其象来时缓甚，时一止，复又来。前人云：阴凝则结。又云：结脉亦因思虑过度，脾气不足。又云：脉结者，亦病四肢不快，为气所结。

结脉皆因气血凝，老痰结滞苦沉吟，内生积聚外痈肿，疝瘕亡阳汗自淋凡结脉，主疝瘕癥结，七情郁结，老痰滞结，一切气血凝结，又为亡阳、为汗下，内为积聚，外为痈肿。兼浮寒结，兼沉气结。此首总言结脉病。

数其象一息六至，数数然来

数脉为阳热可知，只将君相火来医，实宜凉泻虚温补，肺病秋深却忌之。此首总言数脉病。

寸数咽喉右寸数口舌左寸数疮，吐红咳嗽肺生疡左右寸同，又兼头疼上热，当关胃火右关数，胃火，脾热口臭，烦满呕逆并肝火左关数，肝火目赤，尺用滋阴降火汤左右尺同，主肾火炽，小便黄赤，大便闭塞。此首统言左右两手数脉病。

数而弦急为紧其象来时劲急，按之长，左右弹指，举之若牵绳转索之状，又名急脉。

紧为诸痛主于寒，癖积风痫吐冷痰，浮紧汗之紧兼浮，表寒身痛沉紧下紧兼沉，里寒腹痛，人迎因伤寒气口因伤食更须看。此首总言紧脉病。

左头目项左寸紧，头热、目痛、项强右鼻膈右寸紧，鼻塞、膈壅，关从心腹胁筋寻左关，心腹满痛、胁痛筋急，右关，脾腹痛、吐逆，尺为腰脚脐下痛，知是奔豚与疝疼左尺，腰脚脐下痛，又兼小便难，右尺，下焦气筑痛。此首统言左右手紧脉病。

数而时止为促其象来时数，时一止，复又来，徐疾无一定，有迫促之状。凡脉促者，亦病气痛，亦病怫郁，亦病气血不疏通。

脉促惟将火病医三焦有郁火，其因有五细推之气、血、热、痰、饮，时时咳嗽皆痰积，或发狂癍与毒疽皆瘀血之故。此首总言促脉病。

数见关中为动其象数见关中，形圆如豆，无头无尾，厥厥动摇，寻之有，举之无，不往不来，不离其处。动脉亦为神气不安，脱血虚劳。

动脉专司气与惊，汗因阳动热因阴，或为泄痢拘挛病，男子亡阳女子崩。此首总言动脉病。

滑其象往来流利，如珠走盘，不进不退

滑脉为阳元气衰，痰生百病食生灾浮滑风痰，滑数痰火，短滑宿食，上为吐逆下蓄血，女脉和时定有胎女人督脉滑，血热、经不通，和滑为有孕。此首总言滑脉病。

寸滑膈痰生呕吐右寸病，心惊舌强缘热故左寸病，当关宿食肝脾热左关，肝热，头目为患；右关，脾热，口臭、吐逆、宿食不化，渴痢癞淋看尺部左右同。此首统言左右手滑脉病。

涩其象虚细而迟，来往极难，一止复来，三五不调

涩缘血少或伤精，反胃亡阳汗雨淋，寒湿入营痹为血，女人非孕即无经女人左尺涩，无孕主血少，有孕胎病或漏。此首总言涩脉病。

寸心虚痛乖营卫左寸心肺虚耗不安，及冷气心痛，右寸营卫不和，上焦冷痞，气短，臂酸，脾弱右关涩，脾弱不食，胃冷多呕肝虚左关弱，肝虚血散，肋胀胁满，身痛关内逢，左尺伤精兼及疝，右寒小腹足胫痫又兼大便闭，津液不足。此首统言左右两手涩脉病。

人迎左手关前一分为人迎

表候人迎属腑阳人迎主外感六淫，属表，腑也，阳也，风浮暑弱紧寒伤如人迎脉浮，主伤风，六淫仿此，湿应沉细火热数热虚数，

火洪数，四末清寒表散良人迎又主四肢病。

气口右手关前一分为气口

气口为阴里脏看气口候内伤七情及伤饮食，属里，脏也，阴也，怒濡忧涩散因欢如气口脉濡，即因伤怒，余皆仿此，恐沉思结惊多动，悲紧还推何部干诊得气口濡涩等脉，并看与何部相关，即知何脏受病。如气口脉濡即属肝病，而肝脉又适弦硬是也。此首单言气口内伤七情之病。

饮食伤留脾脏因，通肠快胃法相应，人迎气口俱沉紧，夹食伤寒病日增。此首言气口内伤饮食之病，及人迎气口俱伤之病。

阳维以左手为主，其脉从寸部斜至外者是也。右手反看，则从寸部斜至内矣

阳维脉起会诸阳阳维脉从少阴斜至太阳，发足太阳之金门，而与手足少阳阳明五脉会于阳白，故所会皆阳，根柢于阴表是彰阳维主一身之表，风府风池应并刺，长沙法设桂枝汤风池风府二穴，阳维之会也。仲景法，先刺二穴，却与桂枝汤。

阴维左手为主，其脉从寸部斜至内者是也。右手反看，则从寸部斜至外矣

阴维主里会诸阴阴维主一身之里，其脉从少阳斜至厥阴，发足少阴之筑宾，至顶前而终，故所发所至皆阴也，却起于阳根自深阳根阴，阴根阳，故此二脉，又为荣卫之纲领，心痛病来详洁古，理中四逆法堪寻洁古云：阴维为病苦心痛，其治在足少阳三阴交，乃阴维所起也。又按仲景法，太阴证用理中汤，少阴证用四逆汤，厥阴证用当归四逆汤，酌其剂以治阴维之病。即洁古所以治足少阳三阴交也。

阳跷不论左右手，其脉从寸左右弹者是也

一身左右阳专候阳跷主一身左右之阳，脉得阳跷六腑和，表病里安阳分愆阳跷在肌肉之上，阳脉所行，通贯六腑，主持诸表，故其为病，亦表病里和，法兼汗下治无讹洁古云：阳病则寒。若在阳表当汗，桂枝汤、麻黄汤。若在阴里当下，大小承气汤。

阴跷不论左右手，其脉从尺部左右弹者是也

诸里相持通五脏阴跷在肌肉之下，阴脉所行，通贯五脏，主持诸

里，故其为病，亦里病表和，脉行左右有阴跷阴跷主一身左右之阴，病来阳缓阴多急阳跷病，阴缓阳急，阴跷病，阳缓阴急，诊察须从阴热调洁古云：阴病则热，甘草干姜汤。

督不论左右手，其脉三部中央俱浮，直上直下者是也

督司阳脉称为海，循背而行遍后身督脉起胞中，循背而行于身之后，为阳脉之总督，故为阳脉之海，脊强头沉虚实判督脉为病，实则脊强而发厥，虚则头重，上冲作痛苦吟呻督病又往往自下冲上而痛。

任不论左右手，其脉丸丸，横于寸口者是也

任承阴海因名任任脉亦起胞中，循腹而行于身之前，为阴脉之承任，故曰阴脉之海，天癸从生阴有阳任主天癸，乃天之元气，任脉充，然后冲脉旺，月事时下而有子，故真阴之盛，必由真阳之实，若使结阴阳气绝，疝瘕崩带腹前殃任脉病，非阴自病，实由阴中无阳，故疝瘕崩带，皆结阴之故。

冲不论左右手，其脉来寸口中央坚实，径至关者是也

冲俱督任起胞中，独主先天精血充冲脉亦起胞中，夹脐而行，直冲于上，为诸脉冲要，故曰十二经脉之海，又为先天精血之主，故又曰血海，本病须分寒火逆冲脉病，一曰寒逆，阳不足也，一曰火逆，阴不足也，更传肝肾患无穷经云：冲病传肝肾，发为痿厥。

带不论左右手，脉来关部左右弹者是也

约持诸脉遍腰环带脉起少腹侧、季胁下，环身一周，络腰而过，如束带状，所以总约诸脉，肝肾心脾上下安带之上心脾，带之下肝肾，湿热滞留中间断，淫淫白物下无端心脾上郁，肝肾下虚，停湿为热，留滞中分，必病作而流白物。

附录：运功规法

余辑《杂病源流》，凡脉证方药，所以讲明调治之者，似已详备。然刘海蟾云：医道通仙道，则修炼家导引运功之法，所以却病延年者，未始不可助方药所不逮。盖既已却病，自可延年。在修炼家固以延年为主，而欲求延年，必先却病，在医药

家则以却病为主也。故《杂病源流》中，于每病方论后，有导引运功之法，可以却此病，即附载于末，总期医者、病者，展览及之，以备采用，庶获万病回春也。但其法有专治一病者，既分载于各病之后，而又有总法数条，不必每病皆为遵用。而时有必采取者，亦不必一病全用总法。而或有此病则用何法，彼病又用何法者，既不得赘列于各病之末，而又无处可以混入，故特附于此，如于各病运功中，见有宜用归元、周天、艮背、行庭，及绦法、通关、涤秽等法者，查明此处所载诸法，应如何引运，遵而行之，无漏无遗，自可却病，且可延年也。

南北规中引诸法皆本《保生秘要》，系明俞俞道人曹士珩元白氏所著

凡人妄念奔驰，不思回头，盖不知有己。然学道初入门，及乎却病初下手，每云先要筑基炼己者，何也？己者，意中之土也，时时返念守中。然昆仑至于涌泉，周身前后之窍，虽各家传授，各取其善，若能精守其一，皆可起病，不必得一望二，持两可之见，而辨孰是孰非。余诀云：总之摄心归一，专其一处，皆可止念，故取身中前后二窍为则，其归元取用父母生人受气之初，而能聚气之原，运动周天，可参艮背通关之效。然艮背者，昔林子阐教为最，余受之家传捷径而更妙。若夫运动，则贯彻任督二脉，兼以导引，则神功烁见矣。

南 旋 式

【归元诀窍】 归元者，父母生人受气之初，剪断脐带，一点落根元也。有生之后，情欲雕琢，未免精耗气散，不能返本，须求安土敦仁之法。盖土者，归元也，人者，仁也，以一点仁心，敦养于土，六根皆归于元，心有所注，久久凝定，便觉真种常在，方可用意运行。行之之法，提意出上，斡旋造化，从左而右，先运脐轮，收而放，放而复收，以还本位，不离这个，

念自归真矣。

【周天】 先立安土守中，得诀纯熟，后行周天，流通一身，散彻四肢滞气。其法从前运于脐轮，由小而大，大而收小，依次而上，至璇玑穴向左臂打圈而下，至曲池，经内关溯掌心及指尖，圈出手背外关，而上肘后肩井，及大椎而下，运于尾闾，由上复下，过玉枕，逾昆仑泥丸面部，上鹊桥，降重楼，达胃口过脐，至玉柱，复气海，行于右腿，历膝关，由鞋劳穴穿足背，至指尖转涌泉踵后，上运过阴谷，通尾闾，又圈至顶门，如前下鹊桥，依次送左腿，似右法而落涌泉，又升泥丸及璇玑穴右行，照左手转过肩背，贯昆仑而下摄元海，如此将周身经脉宣畅，徐徐回转，但意至而气相随，是为有作之周天法，亦可与造化参。

北旋式

【艮背诀窍】 易曰：艮其背。艮者，止也，其象属土。背从北方水，属于阴。心从南方火，属于阳。人能以南火而投于北水之中，得以水火交而既济，所谓洗心退藏于密也。盖五脏六腑根蒂，皆系于此。所谓止者，先立内念之正，而止外念之邪也。然大道贵无念，虽立正念亦是念也。当明内外两忘，以妄而离妄，必先忘其外者，而后定其心，自忘其内也。故初学之士，静坐片时，将万虑扫除，凝神定志于本穴之中，背之腔子里，平心元虚处，初起口念太乙救苦咒四，而渐归于心、归于背，存无守有，念兹在兹，有复冥于无，神自虚而灵矣。

【行庭】 吾身一小天地也，周身三百六十骨节，七孔八窍。一窍相通，窍窍光明，而乾旋坤转。前属于天，后属于地。前从左旋，后运右转。前后相通，周乎其天，则知人与天一矣。其法，从艮背守念，念而提出腔子，行其背数十回，复收归腔，稍空，又运行至两肾之间，念刻许，从肾中意想，溯尾闾，起运上泥丸，经明堂、人中接下承浆，降重楼至于心脐之间，约以脐上三指为则，不前不后，不左不右之中，而为立极定枢。悬一斗杓行于脐下一寸三分，斡旋上升，左转于心之后，右旋下降于肾之前，循环不息，上行由背之北，下行由脐之南，如北极定枢，斗柄推旋者，若转则以意随之，不转则以意引之，久而炼度，所以混其气，且所以和其神也。

【通关】 从北极定枢，斗柄大旋三遍，天地包罗，行于脐下，分开两路，旋下两腿之前，联络不绝，双行转脚底，向后绕元海，上至命门会合，从右转左，大旋三遍，从椎骨下分行两肩，经肘后外关达掌心，循内关过肩井，由项后透泥丸，行明堂，渐落双瞳，自面部下胸膈，会心窝，从左转下降，大旋三遍，如前脐下分开，循环遍体，周流运行。卯酉二辰行之，或九度，或二十一度而止，慎勿执着，若有若无，此所谓炼其形和其气也。

【绦法】 从归元注念起用意左边，运绦过腰，从右旋上，至左肩膊，绦至胸前行旋过右膊，后下旋至腰，如法运数十回，而又复绦上行，周而复始，不必计筹，使前后融洽。或从艮背起手，转绦而前，左右次序，会意行之。

【涤秽】 其法，在胃口旋入，凭虚而行，运入大肠，由左绕右，回旋九曲，以真气涤垢，转出谷道，嘘往吸回，自右而左，旋出胃口，收归元海，静念刻许，以还本位。此法不宜轻用，凡送浊气出谷道外，即随念吸转，慎泄真气。丹法有云，勿使尾闾坠，盖谓此也。

【运规十二则】 身若安和，气不必运，宜当守静定息，节饮除欲，则百病不生。若身稍有丝毫不快，宜速行运动，免气久滞，积成大病。故设调养之功，用之须得其宜。然运法如风车样，不疾不徐，皮里膜外，挨次运去，可大可小，任意收而放，放而复收，男左女右，阴阳之分，一动一静，天之行也。

行功之时，目视顶门，微露一线，迎天地之光，返照内景，勿全下视，免致昏沉驰念。

却病坐功，不比真修磨炼，每按时坐香后，欲睡即睡，睡则病者精神完足。若心血少不寐，可定意想归元，或依法运转，神自安而寐矣。

开关之说，学者不必用意，候到自然通透。盖静中运用，无念自是水升，不然则为火矣。或腹中响声，或两肾微动，或背或眉端隐隐如蚁行，手足似一线冷风，皆现真境也。亦有阳火冲病根，肠内有声，即用真意逐响运旋，撤而散之。

凡行气过峡处或昆顶，须多旋绕数十匝，令气浸灌为妙。闲时如不守前后二窍，悬心于空虚地，四大皆空，无人无我，极为养火之法。又名休息以养其气。若运法无时度，则神敝疲，譬如伐兵劳顿，而又遇劲敌，岂不危乎？

观灯玩月，目向外射则伤神，返照于我，多益于我，其他自可以类推。

却病工夫，须立课程，逐日检点，勿失其时，日日如是，提醒缜密，自不间断而效。

运气当由后而前，以取西北方水而灌东南方火，不可逆此。或有传法，各关节处，不必打圈，直行亦可，行后定要收归元位。退欲火法，注念气海，记数斡旋，或记运尾闾升降之法，邪火自散，大固元阳。

入定看书，易于通悟，坐下止念为先，定神元海，不以目睹，而以心视，不以心视，而以内观，盖神有所敛，不至散于外，受益自无穷尽矣。

嘻笑场中，最易耗神，令人疲倦，得以内敛音声，言语少减，或气穴中发，神气亦不觉其耗。

上丹田穴，最可养性，亦可注念，为藏神之府。运法，旋至鼻柱七窍之宗，斡行入内些些，则耳目口三宝，皆有灵矣。

想涌泉穴，最能健步行动，略得运法，血脉自可以渐渐流通，而不伤筋，省气。

杂病源流犀烛卷一 脏腑门

肺病源流

肺胀　肺痿　肺痈　息贲

手太阴肺脉，起于中焦，下络大肠，还循胃口，上膈到肺，从肺系横出胁下，下循臑内，行少阴心主之前，下肘中，循臂内骨上廉，入寸口，上鱼际，出大指之端，少商穴止。其支者从腕后直出次指内廉之端，次注于手阳明大肠经。每日寅时，周身气血俱荟萃而注于肺。手太阴肺经，多气而少血。

肺主气，上连喉系，下通心肝之窍，司呼吸出入。居上以镇诸脏，而压糟粕，以行于大肠，出纳清气，以出浊物。所受者太阳之阴，以固阳气。所司者太阴之阳，以行阴物。又与足太阴脾，同行气以给众脏，故亦名太阴。其属则位西方金，其配则为秋令。秋则气化清肃，万物赖以成遂。金则为水之母，其气恒下行，静时下澄于肾宫，与水相通，经所谓母隐子胎是也。但肾为真水，天一所生，肺既为其母，故居华盖之顶，犹据天河之上源以注昆仑，而入龙门以汇于海也。其输精脏腑，犹在天之雨露，广沛群生也。然尝病燥与寒热，以输精布众，或太过未及滋化，或邪乘不得行令，故反病燥宜滋燥饮，反病寒热也寒宜紫苏饮子，热宜泻肺汤，古人娇脏之名所由来矣。夫肺主皮毛，而皮毛则纯属太阳之部，太阳之伤风伤寒，汗出中风，与形寒饮冷，皆能伤肺，故其现症，如鼻塞、声重、喘咳、气逆、肩背痛、嚏喷、胸满、烦心，亦与太阳同。五志之火上炎，阴虚内烁，肝火挟心而刑金，亦能伤肺，故其现症，如肺痿、肺痈、痿躄、吐血、声嘶、息有音、衄衄、掌热、喘不休、口血出、皮毛焦，皆由火燥焦卷之故。若虚，则有少气不能报息、耳聋、嗌干诸症。而此诸症，或由外伤，治与足太阳所感病同法。或邪盛郁塞，必于足太阳泻之。若伤于内者，正气衰，金被残贼，必于足少阴养之，使子能助母，而金气不至耗泄，于足太阴培之，使母能生子，而金气得以涵育。昔人云：补水培土，是养金善法，洵有然也，抑犹有进者。金性下沉，隐于子胎，肾家水火两病，肺俱能受其害，故有时肾水上泛为痰，肺受之，则喘壅而嗽。有时肾火上凌其母，肺受之，则喘息而鸣。皆肾气上逆而为病也。要不外足太阳、足太阴、足少阴三经，从而治之。

【脉法】《脉经》曰：肺伤者，其脉细紧浮数，其人劳倦咳唾血。

【肺病证】 经曰：风寒入舍于肺，名曰肺痹，发咳上气。又曰：大骨枯，大肉陷，胸中气满，喘息不便，其气动形，期六月死，真脏脉见，乃与之期日。注曰：肺之脏也。《难经》曰：外证，面白善嚏，悲愁欲哭；内证，右有动气，按之牢若痛，其病喘咳，洒淅而寒热也。《灵枢》曰：肺气虚则鼻息不利，少气，实则喘咳，胸频伸息。

【肺病间甚】 经曰：肺病者，下晡慧，日中甚，夜半静。

【肺病治法】 经曰：肺苦气上逆，急食苦以泄之。注曰：此肺气有余也，肺欲收，急食酸以收之，用酸补之，辛泻之。又曰：肺病禁寒饮食，寒衣。

【肺绝候】 经曰：手太阴气绝则皮毛焦。太阴者，行气温于皮毛者也，故气不荣则皮毛焦。皮毛焦则津液去、皮节伤，皮节伤则爪枯毛折。毛折者，毛先死，丙日笃，丁日死。又曰：肺绝，三日死，何以知之？口张，但气出而不返。一云口鼻虚张，短气。仲景曰：汗出发润，喘不休者，此为肺绝。

【肺气滞涩保养法】《保生秘要》曰：凡人气旺则血荣而润泽，气绝则血枯而灭形，故气虚弱滞涩而成病。如涩于肺，则肺气不清，液凝滞而为痰。诸痰膹郁，皆属肺。上焦之疾，或传于大肠。秋月金旺，宜常呬吸，以和其气，慎勿用诸肺，则不厌其魄。时秋初夏末，热气酷甚，宜少贪风凉一切行立坐卧饮食衣服，皆慎之，免伤背之腧穴。中风之证，盖感此也。肃杀之天，杀中有生。秋分之日，戒伤生命。大抵时至万物收敛，人心更要持守，勿为驰逞发扬，以散其气。

肺胀　肺家气分病也。仲景曰：咳而上气烦躁者，为肺胀，欲作风水，发汗自愈。又曰：咳而上气，此为肺胀，其人喘，目如脱状，脉浮大者，越婢加半夏汤主之。又曰：肺胀咳而上气，烦躁而喘，脉浮者心下有水气，小青龙汤加石膏主之。丹溪曰：肺胀而嗽，或左或右，不得眠，此痰挟瘀血碍气而病，宜养血以流动乎气，降火疏肝以清痰，四物汤加桃仁、诃子、青皮、竹沥之类。据二家说，可知肺胀本为肺经气分之病，故宜以收敛为主宜诃子青黛丸、清化丸。即挟痰挟血者，亦不离乎气，不得专议血，专议痰也。

肺痿　久嗽气虚而热在上焦病也。其证之发，必寒热往来自汗，气急，烦闷多唾，或带红线脓血，宜急治之宜举肺汤、元参清肺饮，切忌升散辛燥温热。仲景云：或有患此证吐涎沫而咳者宜生姜甘草汤，有吐涎沫而不咳者，其人不渴必遗尿，小便数，所以然者，以上虚不能制下故也，此为肺中冷，必眩，多吐涎必温之宜甘草干姜汤。又有火盛者宜人参平肺散，有喘急而面浮者宜葶枣散。大约此证总以养肺、养气、养血，清金降火为主。若肺痿将变为痈，又必兼理脓毒宜紫菀散。

【脉法】《脉经》曰：左寸脉数虚涩，肺痿也。

【肺痿之因】 仲景曰：热在上焦者，因咳为肺痿。此从何得之？盖以或从汗出，或从呕吐，或从消渴，小便利数，或从便难，又被快药下利，重亡津液，故得之。又曰：寸口脉数，其人渴，口中反有浊唾涎沫者，此为肺痿之病。《脉经》曰：肺痿咳唾，咽燥欲饮水者，自愈。自张口者，短气也。

肺痈 肺热极而成病也。其证痰中腥臭，或带脓也总治宜清金饮，皆缘土虚金弱，不能生水，阴火烁金之败证，故补脾亦是要着。而其条治之法，如初起，咳嗽气急，胸中隐痛，吐脓痰，急平之宜麦冬平肺饮。或咳吐脓痰，胸膈胀满，喘气，发热，急清之宜元参清肺饮。或病重不能卧，急安之宜宁肺桔梗汤。或已吐脓血，必以去脓补气为要宜排脓散，勿论已成未成，总当清热涤痰，使无留壅，自然易愈宜金鲤汤。凡患肺痈，手掌皮粗，气急脉数，颧红鼻煽，不能饮食者，皆不治。

【脉法】《脉经》曰：右寸脉数实，肺痈也。但色白而脉兼短涩者生，色赤而脉兼浮大者死。

【肺痈之因】 仲景曰：寸口脉数，若口中辟辟燥咳，胸中隐隐痛，脉反兼滑，此为肺痈。

息贲 肺积病也，在右胁下，如覆盆状，令人洒洒寒热，背痛，呕逆，喘咳，发肺痈，脉必浮而长，皆由肺气虚，痰热壅结也宜调息丸、息贲丸，当以降气清热，开痰散结为主。

治肺病诸药要品及方五

肺实宜降气清润苏子　桑皮　天冬　贝母　枇杷叶　杏仁　前胡　白前　知母　瓜蒌根　竹茹　石膏　黄芩　麦冬　车前子　竹叶　桑叶　牛蒡子　葶苈

肺虚宜顺气清热苏子　贝母　百部　沙参　枇杷叶　百合　桑皮　杏仁　天冬　五味子　麦冬　梨肉　柿子　无热可加人参

滋燥饮〔肺燥〕 天冬　麦冬　生地　花粉　白芍　秦艽

加蜜、童便服。

紫苏饮子 〔肺寒〕 苏叶 桑皮 青皮 杏仁 麻黄 陈皮 甘草 五味子各一钱 人参 半夏各六分 姜三片

泻肺汤 〔肺热〕 山栀 黄芩 薄荷 枳壳 杏仁 连翘 桑皮 桔梗 甘草 酒大黄各七分

泻白散 〔肺实〕 地骨皮 桑皮各二钱 甘草一钱

或加知母、贝母、桔梗、山栀、生地、麦冬亦可。

补肺散 〔肺虚〕 阿胶二钱 牛蒡 炒糯米各一钱 马兜铃七分 杏仁麸炒，九个 甘草五分

治肺胀方五

越婢加半夏汤 〔总治〕 麻黄 石膏 甘草 半夏 姜 枣

小青龙汤 〔水气〕 桂枝 麻黄 干姜 酒白芍 炙甘草 细辛 半夏 五味子

四物汤 〔挟瘀〕 川芎 当归 白芍 生地

诃子青黛丸 〔收敛〕 诃子 青黛 杏仁 海粉 便香附 瓜蒌仁 半夏曲 姜汁

蜜丸，含化。

清化丸 〔总治〕 贝母一两 杏仁五钱 青黛二钱

姜汁、砂糖丸，含化。

治肺痿方七

生姜甘草汤 〔吐咳〕 生姜五钱 炙甘草三钱 人参二钱 枣五枚

甘草干姜汤 〔吐而不咳〕 炙草四钱 炮干姜二钱

人参平肺散 〔火盛〕 桑皮二钱 知母 人参 地骨皮 炙草各一钱 天冬 赤苓各八分 陈皮 青皮各五分 五味子二十粒 姜三片

葶枣散 〔喘急面浮〕 炒葶苈为末，大枣十枚，煎汤去枣，调末二钱服。

举肺汤 〔总治〕 桔梗　甘草　天冬　竹茹　阿胶　沙参　贝母　百合

元参清肺饮 〔又〕 元参　柴胡　桔梗　陈皮　地骨皮　茯苓　麦冬　苡仁　人参　甘草　槟榔

加童便一小杯，冲服。

紫菀散 〔肺痿成痈〕 紫菀　人参　知母　五味子　桔梗　贝母　甘草　茯苓　阿胶　姜

治肺痈方六

清金饮 〔总治〕 苡仁　橘叶　黄芩　花粉　贝母　桑皮　桔梗　牛蒡　白蒺藜

麦冬平肺饮 〔初起〕 麦冬　人参　赤芍　槟榔　甘草　赤苓　陈皮　桔梗

元参清肺饮 〔吐脓〕 方详上。

宁肺桔梗汤 〔不卧〕 桔梗　贝母　当归　黄芪　枳壳　桑皮　防己　瓜蒌仁　甘草节　五味子　百合　苡仁　葶苈　杏仁　地骨皮　知母

咳甚倍百合，身热加柴胡，便秘加大黄。

排脓散 〔已成〕 人参　黄芪　白芷　五味子等分

金鲤汤 〔总治〕 鲤鱼重四两者，去肠，勿见水，入贝母末二钱缝好，童便半碗浸之，重汤煮至睛出，去鳞骨，将肉仍浸童便内顿热，一日分三次，便肉俱食之，其效至速。

治息贲方二

调息丸 〔总治〕 陈皮　蔻仁　射干　紫菀　桑皮　桔梗　石咸　海浮石　旋覆花

水泛丸。

息贲丸〔又〕 川连一两三钱　厚朴八钱　干姜　茯苓　紫菀　川椒各钱半　人参二钱　桂枝　桔梗　三棱　天冬　陈皮　川乌　蔻仁各一钱　青皮五分　巴霜四分　茯苓另研

余为末，筛出，和茯苓末研匀，再入巴霜研匀，蜜丸，梧子大，初服二丸，每日加一丸，渐加至大便微溏，再从两丸加服，积去大半，便勿服。

咳嗽哮喘源流

咳嗽，肺病也，然虽为肺之主病，五脏六腑皆有之。盖肺不伤不咳，脾不伤不久咳，肾不伤火不炽，咳不甚，其大较也。而咳与嗽异，先不可不辨，有声无痰曰咳，非无痰，痰不易出也，病在肺，肺主声，故声先而痰后。有痰无声曰嗽，非无声，痰随嗽出，声不甚响也，病在脾，脾藏痰，故痰出而嗽止。二者总因心火困土克金所致。因咳有痰，重在咳，肺为主，急宜顺气，肺恶温燥，橘红、贝母、桔梗、桑皮、知母、麦冬、紫菀为要药。因痰致嗽，重在痰，脾为主，速宜消痰，脾恶寒润，二术、南星、半夏为要药，清火兼之，最是要法。而致咳之由，则有两大头脑，一曰内伤，七情饥饱是也；一曰外感，风寒暑湿是也。而风寒暑湿所感，竟有不咳者，感太重径伤脏腑，不留于肺，故不咳。不然，先中皮毛以次传及五脏，故亦不复咳。七情饥饱所伤，竟有不嗽者，病尚浅，止在本脏，不上干于肺，故不咳。否则，脏气受伤以次病及上焦，故一时不遽咳。所以伤寒以有嗽为轻，七情之咳，必久而后见也。自表入者病在阳，若用寒凉收敛，必连绵不解，变生他证，故宜辛温宁嗽汤，或二陈汤加防风紫苏之属，以求其属，散其邪，肺清而嗽自愈。自内生者伤其阴，阴虚阳浮，水涸金燥，喉痒而咳，最忌辛香助阳，故宜甘润宜保和汤、滋阴清化丸，以滋养肺，水旺气畅，而咳自愈。然外治虽宜散，若病气形气俱虚，又当补益以温解，如参苏饮之用参，桂枝汤之用甘芍，实脾也，脾实则肺金得养，前邪易出，后邪难入矣。内治虽宜润，若命门火衰，气不化水，不得概执滋阴之说，而参羌附桂不妨酌用也。

然则内伤外感之殊，不可先悉其源流乎，而其发于五脏移于六腑者，可更条析言之。经曰：肺咳之状，喘息有音，甚则唾血宜以肺经药治之，如桔梗、贝母、瓜蒌、桑皮、苏子、花粉等。咳不已，大肠受之，咳则遗尿引上加升麻，引下加大黄。主治余粮汤。心咳之状，心痛，喉中介介如梗状，甚则咽肿喉痹宜以心经药治之，如黄连、细辛、郁金、麦冬、远志等。咳不已，小肠受之，咳则失气，气与咳俱失引上加桔梗，引下加木通、小茴。主治芍药汤。脾咳之状，右胠下痛引肩背，甚或不可动，动则咳剧宜以脾经药治之，如半夏、二术、陈皮、腹皮之属。咳不已，胃受之，咳则呕，或长虫出引上加升麻，引下加石膏、益智、厚朴。主治乌梅丸。肝咳之状，左胁下痛，甚则不可以转，转则两胠下满宜以肝经药治之，如柴胡、前胡、川芎、青皮、青黛等。咳不已，胆受之，咳则呕胆汁引上加川芎，引下加青皮。主治黄芩汤。肾咳之状，腰背相引痛，舌本干，咽作咸，甚则咳涎宜以肾经药治之，如独活、天冬、山萸、故纸等。咳不已，膀胱受之，咳则遗溺引上加羌活，引下加橘核。主治茯苓汤。久嗽不已，三焦又受之，咳则腹满，不欲饮食引上加川芎，引下加青皮。主治木香顺气散。心包络咳，心胸间隐隐作痛宜以心经药治之，如丹皮、山栀、肉桂等。此经言脏腑相因之咳，所当分别而治者也。其余又有肺胀，痰挟瘀血，或左或右，不得眠，动则喘急者宜四物汤加山栀、红花、诃子、青皮、竹沥、姜汁等。不得卧者不治。又有肺劳热，生虫如蚕，咳逆气喘，谓之膏肓病，针灸不至者宜驱二竖丸。又有脾胃先虚，不能制水，水泛为痰，水冷金寒而咳者宜六君子汤加减。又有过服凉冷，脾胃受伤，寒水挟木势而上侵肺胃，前病未除，新病更甚，若进寒凉，必至危殆者，急补土母宜八味丸、六君子汤加炮附。又有因火烁肺金而咳者，清金降火，谁不知之，芩连二冬知柏误用，必至更甚，急补北方以泻南方宜六味丸、桔梗汤。补阴后，随用参芪救肺，使金土相生，方可谓识先后着，若用参芪于壮水之先，阳火愈旺，金愈伤矣。以上皆脏腑余证，未可忽视者也。且夫咳之为病，有新久虚实之殊。新咳者，肺有实邪，风则散之宜参苏饮，寒则发之宜二陈汤加紫苏、葛根、杏仁、桔梗，热则清之宜金沸草散去麻黄、半夏，加薄荷、五味、杏仁、桑皮、贝母、茯苓、桔梗、枇杷叶之属，火则泻之宜清火止咳汤，湿则除之宜白术汤，痰则涤之宜加味二陈汤。有久病忽咳，病虽久而咳则暴，亦为新咳，必新伤风食也，风则疏之宜消风宁嗽汤，食则消之宜大安丸去连翘、黄连，加桔梗、枳实等，即愈矣。久咳者，属虚属郁。有由气虚者宜补中益气汤。有由血虚者宜阿胶四物汤。有由血虚火盛，喘咳声嘶者宜芩连四物汤。有气血两虚者宜宁肺汤。有虚劳嗽，痰热渴汗者宜滋阴清化丸。有虚劳咳血痰喘者宜五汁膏。有虚劳嗽一二声，无痰，夜则发热，过则冷，睡多梦者宜劫劳散。有火郁于肺，咳则有声无痰者宜桔梗汤。有湿痰内郁，痰出则咳少止，少顷又咳者宜加味二陈汤。而又有咳久伤脾，满面生疮者宜人参蛤蚧散。有久咳失音者宜杏仁膏、清肺汤。有久咳失气者宜劫嗽丸。有久咳面目浮肿者宜葶苈散。有久咳不止，诸药不效者宜噙化丸、立效方。有久咳成痨者宜保和汤。有久咳经年百药不效，余无他症，与劳嗽异者宜百部膏、乌梅膏。有痰郁火邪在中，成干咳嗽者，此证极难治，先用开剂宜逍遥散重加桔梗，后用补阴之品宜本事鳖甲丸加熟地、当归、白芍、麦冬、阿胶、茯苓之属。咳之为病，又有四时昼夜之异：春嗽，春气上升也，宜清气宜二陈汤加川芎。凡咳遇春即发，为脾病，健脾为主宜异功散加止嗽药。夏嗽，炎火逼肺也，无黄连不愈宜桔梗汤加石膏、黄连。秋嗽，燥金用事也宜二陈汤加桑皮、天冬。秋末发嗽，交夏方愈，乃寒包热也，还须解表宜二陈汤加柴胡、葛根。冬嗽，风寒外束也，亦须发散宜二陈汤加麻黄、杏仁、羌活、防风。五更嗽，或五更痰多，或清晨痰多，总皆脾虚所致宜六君子汤加炮姜。日夜不咳，但朝晨咳几声，火空则发也宜二陈加黄芩、桔梗、桑皮。日夜亦嗽，惟早晨嗽更甚，胃中有食积，至此时火气流入肺中也宜泻白散加知母，或二母散，五更嗽同。上半日咳，痰稠黄，胃火也宜二陈汤加竹茹、贝母、石膏。午后咳，痰黑粘滞，阴虚火动也宜六味作汤，加止嗽药。黄昏咳，肾经阳衰阴弱，虚火上炎也，当补脾肺，生肾水，不可专用嗽药宜六味丸、六君子汤间服。不论大人小儿，黄昏熟睡中忽咳两三声，食积痰也，消其痰而咳自止宜二陈汤加山楂、神曲、麦芽。后半夜嗽，风也宜二陈汤加防风。日轻夜重咳，血少也宜二陈汤多加当归即止。凡黄昏五更，上半夜咳属实，后半夜咳属虚，此又不可不知者。

总而言之，咳嗽之因，共十有六：一曰风嗽，风乘肺也，其脉浮，必兼鼻塞，流涕声重，口干喉痒，憎寒发热，自汗恶风，烦躁，语未竟而咳宜款冬花散、金沸草散。二曰寒嗽，脾肺皆受寒邪也，其脉弦微，必兼面白口甘，水反侮土，寡于畏也，腹中大寒，痰白作泡，口甘涎沫者，胃寒不和，必以辛甘热去之宜紫苏饮子、半夏温肺汤。或有遇寒即发者，乃寒包热也，解表则热自除宜桔梗汤加麻黄、防风、杏仁、陈皮、紫苏、木通、黄芩。大概寒伤肺而咳者，其脉紧，必兼鼻塞声重，憎寒发热，无汗，烦躁，不渴胸紧，甚至音哑宜二陈汤加麻黄、杏仁、桔梗。三曰热嗽，伤于暑热而得嗽也，其脉数，必兼口燥，声嘶，烦热引饮，或吐涎沫，甚至咯血宜洗肺散、芩半丸、黄连化痰丸。须知咳嗽面赤，胸腹胁常热，惟足乍有时冷，其脉洪滑者，必热痰留滞于内，故嗽而胸满也宜半黄丸、小陷胸汤。四曰湿嗽，湿伤脾也，其脉濡细，必兼骨节烦疼，四肢沉重，或有汗，小便不利，痰多宜白术汤、白术丸。五曰郁嗽，即火嗽也，其脉数，必兼面赤，或肺胀喘急，睡不安，痰少，甚者干咳而无痰，乃肾水枯涸，邪火独炎所致宜清化丸、清金降火汤。六曰劳嗽，虚劳咳嗽也，其脉细数，必兼盗汗出，痰多，作寒热，火升喘促，盖缘酒色过度，虚劳少血，津液内耗，心火上炎，遂使燥热乘肺，唾咯脓血，上气涎潮，其嗽连续不已也宜人参清肺汤、诃黎勒丸、人参芎归汤。七曰食积嗽，伤食生痰，久积发咳也，其脉数硬，必兼胸满噫酸，发热，或稠痰壅滞喘满，皆由胃火上炎，冲逼肺气，久而不愈也，此非青黛、瓜蒌不除瓜蒌丸、二母宁嗽汤。总之，凡有食积者，必面青黄白不常，面上如蟹爪路，一黄一白者，此又可望色而知也。八曰气嗽，七气积伤成咳也，其脉浮洪滑数，必兼上气喘急，痰涎凝结，或如败絮，或如梅核，滞塞咽喉，吐不出，咽不下，多因七情郁结，或劳伤脾肺，甚而多吐脓血，渐成肺痿，将作劳瘵也。然气嗽一证，妇人多有之宜团参饮子、苏子降气汤、星香丸。九曰痰嗽，嗽动便有痰声，痰出即嗽止也，其脉浮滑，必兼胸膈满，痰涎多，或寒热交作，面浮如盘，缘湿痰在胃，上干于肺也宜半瓜丸、滴油散、澄清饮。其有一种发咳时，直至顿吐饮食，痰物俱尽，方小安者，此乃肝木克脾土，风痰壅盛所致也宜白圆子。十曰干嗽，肺中无津液也，其脉细涩，必兼气弱或促，乃痰郁火邪于肺中，轻则连咳数十声，方有痰出，重则虽多咳亦无痰，故为干咳嗽，极难治，始宜用苦桔梗以开之，再用补阴降火之剂，不已，则成劳瘵，在不得志者多患此宜干嗽补肺膏、加味二母丸、琼玉膏。十一曰血嗽，嗽而多唾瘀血也，其脉浮芤而数，必兼喉中有腥气，或因上焦有热，血瘀沉闷，嗽声连并，气不得透宜桑皮散，或因打扑损伤肺气作咳，多吐黑血宜当归散。十二曰酒嗽，伤酒而成也，盖酒大热有毒，或冷热兼饮，日久渐伤胃脘，其气结聚不流，致成湿痰作嗽宜瓜蒌青黛丸、瓜蒌杏连丸、蜂姜丸。十三曰久嗽，诸般嗽久也，盖积痰留聚肺脘，粘滞如胶，以致气不升降，或上气喘急宜蜂姜丸、贝母汤、加味百花膏。并有至数十年不愈者宜马兜铃丸、润肺除嗽饮。十四曰火嗽，火热嗽也，其脉洪数，必兼面赤，烦渴引饮，有声痰少，或由肺家积热宜清肺饮。或由伤寒潮热，痰盛，胸胁痛宜柴胡枳桔汤。或由火郁肺胀，气急息重宜海青丸。盖以肺肾二经，乃人身之化源，二经有亏，则化源绝，故痰火益盛，而嗽发不止也宜滋阴清化丸。十五曰夜嗽，阴虚嗽也，多属肾气亏损，火炎水涸，或津液壅而为痰，故夜间属阴分，阴气相感，故咳声不绝，至晓方缓，或兼口苦，胸痞，胁痛，多吐涎沫，不进饮食，故夜咳必用知母，切忌生姜，以其辛散，恐复伤阴也。古人多以六味丸加知、柏、天冬、贝母、橘红治之，所以滋化源也宜滋阴清化丸、麻黄苍术汤。十六曰天行嗽，感时行之气作咳也，盖因时令不正，人多感冒，以致痰盛，寒热，或鼻塞声重宜人参饮子、一服散。而亦有四时感受风寒作嗽，不尽由一时天行之气者宜参苏饮。由是以治诸咳，庶几用药皆有关窍，而罔弗奏功矣。

【脉法】 咳嗽哮喘肺痿肺痈。《内经》曰：喘鸣肩息者，脉实也，缓则生，急则死也。《脉诀》曰：咳嗽所因，浮风紧寒，数热细湿，房劳涩难。右关濡者，饮食伤肺。左关弦短，疲极肝衰。浮短肺伤，法当咳嗽。五脏之嗽，各视本部。浮紧虚寒，沉数实热，洪滑多痰，弦涩少血。形盛脉细，不足以息，沉小伏匿，皆是死脉。惟有浮大而嗽者生。外证内脉，参考调停。《正传》曰：关上脉微为咳，脉弦或紧为寒，脉浮为风，脉细为湿，脉数为热，脉沉为留饮，沉数为实热，洪滑为多痰，脉浮软者生，沉小伏匿者死。又曰：喘脉滑而浮者生，涩而数者死，大抵宜浮迟，不宜急数。又曰：咳逆脉浮而缓者易治；弦急而按之不数者难治；脉急或促或微皆可治；脉代者死；右关脉弦者，木乘土位，难治。仲景曰：咳唾脓血，脉数虚，为肺痿；数实，为肺痈。《脉经》曰：喘脉滑而手足温者生，脉涩而手足寒者死，数者亦死，为其形损故也。又曰：肺痈唾血，脉紧强者死，滑者生。《回春》曰：喘急脉沉，肺胀停水，气逆填胸，脉必沉取，沉而实滑，身温易愈，身冷脉浮，尺涩难补。《入门》曰：咳逆上气，脉散者死。散即数也，咳逆脉数，为火刑金，故必死。

【咳嗽之因】 《内经》曰：人感于寒，微则为咳，甚则为泄、为痛。河间曰：经云，秋伤于湿，冬生咳嗽者，盖伤湿积于脾也。大抵秋气宜清肃，若反动之，气必上冲为咳嗽，甚则动脾湿而为痰也，是知脾无留湿，虽伤肺气，亦不为痰。若有痰而寒少热多，故咳嗽。是咳嗽非专主于肺病，以肺主皮毛，而司于外，故风寒先能伤之也。经云：五脏六腑皆能使人咳，非独肺也。各以其时主之而受病焉，非其时，则传以与之也，所病不等。风寒燥湿火，皆能令人咳，惟湿病痰饮入胃，留之而不行，上入于肺则为嗽。假令湿在心经，谓之热痰；湿在肝经，谓之风痰；湿在肺经，谓之气痰；湿在肾经，谓之寒痰。各随证用药。又曰：无痰有声曰咳，肺气伤而不清也。无声有痰曰嗽，脾湿动而为痰也。有痰又有声则曰咳嗽耳。

【喘咳由肾家虚】《直指》曰：肾虚不能纳气归元，故气逆。咳喘痰盛，或喘或胀，髓虚多唾，足冷骨痿，胸腹百骸俱为牵掣，咳愈重，声愈干，当于受病之处图之。又曰：肺出气，肾纳气，凡咳嗽暴重，动引百骸，自觉气于脐下逆奔而上，此肾虚不能纳气也，当以补肾为主，毋徒宁肺。

【咳嗽不治证】《灵枢》曰：咳而羸瘦，脉坚大者死；咳而脱形发热，脉小坚急者死。《入门》曰：凡咳喘至肺胀有咽疮，失音者必死。脉数有热，喘嗽吐血上气不得卧者死。《正传》曰：久嗽不止，成痨声哑，或喉中生疮者不治。丹溪曰：咳嗽肺胀，郁遏不得眠者，为难治也。

【禁忌法】《入门》曰：凡久嗽，忌用人参、半夏、陈皮等燥药，久喘亦忌人参。凡气嗽，忌罂粟壳、肉豆蔻等涩药。丹溪曰：凡咳嗽，口干咽燥而有痰者，忌南星、半夏，宜瓜蒌仁、贝母。若有饮水者，又忌瓜蒌，恐腻膈。

【导引】《保生秘要》曰：伸足坐定双捏儿诀，用力撑起，低头躬身渐下，以两手扳足尖三次，随原诀用力仰起，次咽津下降幽阙。如此躬法二十四回，养静半香效。

【运功】《保生秘要》曰：此证有三种：或感风寒而嗽，或因心火妄动，灾于肺窍，但用归元凝神一法封固，火不上行，肺窍不痒，其嗽自止。却寒嗽持守微用闭法，却火嗽但用封固取静，后引肾水浇灌肺火，周旋度数，肺得水润，嗽自然止。

哮，肺病也，当先辨哮与喘与短气三证之相似而不同。李氏士材曰：喘者，促促气急，喝喝痰声，张口抬肩，摇身撷肚。哮者，与喘相类，但不似喘开口出气之多，而有呀呷之音。呷者口开，呀者口闭，开口闭口，俱有声音，呀呷二音，合成哮字，以痰结喉间，与气相系，故呷呀作声。短气者呼吸虽急，而不能接续，似喘而无痰声，亦不抬肩，但肺壅而不能下。按士材分别三证，至为精细，临证时所当详察。哮之一证，古人专主痰，后人谓寒包热，治须表散宜陈皮汤，冬加桂枝。窃思之，大都感于幼稚之时，客犯盐醋，渗透气脘，一遇风寒，便窒塞道路，气息急促，故多发于冬初，必须淡饮食，行气化痰为主宜千金汤能治一切哮。禁凉剂，恐风邪难解也，禁热剂，恐痰火易升也，苏子、枳壳、青皮、桑皮、桔梗、半夏、前胡、杏仁、山栀皆治哮必用之药。士材谓先于八九月未寒时，用大承气下其热，至冬寒无热可包，此法大妙。而又有食哮宜清金丹，有水哮宜水哮方，有风痰哮宜千缗导痰汤，有年久哮宜皂荚丸、青皮散，若服青皮散愈后，宜用半夏八两，石膏四两，苏子二两，丸服。皆当随证治之，无不可以断其根也宜定喘汤。

【哮病证治】《入门》曰：哮以声响言，喘以气息言。《纲目》曰：哮喘遇冬则发者有二证，一由内外皆寒，须用东垣参苏温肺汤，一由寒包热，须用越婢加半夏汤表散之。《正传》曰：喘促喉中如水鸡声者谓之哮，气促而连续不能以息者谓之喘。

喘，肺病也。《内经》论喘之因甚多，独诸病喘满，皆属乎热一语，足为纲领。王海藏云：气盛有余便是火，气盛当作气衰，有余当作不足，肺气果盛有余，则清肃下行，岂复为喘，皆以其火入肺，炎烁真阴，气衰不足，故喘。所谓盛有余者，非肺之气，肺中之火也。海藏诚发千古之精奥，而犹未究火所由来。火之有余，即水之不足，诸逆冲上，皆缘壮火食气，销烁肺金，真阴虚，故火益旺。其证多自小腹下火起而上，左尺大而虚，非四物阴血之剂可疗。下焦龙火，亦非寒凉可降。其挟痰者，乃水挟木火而上，非竹沥枳半能消，必当补泻兼行宜六味作汤，加麦冬、五味子，大剂浓煎服之，则水自升，火自降，痰自消。若六脉俱沉实，遍身痰气火气，坐卧不得，则又不在此例宜黄连膏。总之，喘因虽多，而其原未有不由虚者，元气衰微，阴阳不接续，最易汗脱而亡，一时难救。古人言诸般喘证，皆属恶候是也。盖人身气血阴阳，如连环式样一般，㊉两圈交合之中，一点真阳，命也。牵扯和匀即呼吸调息也，若不接续，即见鼻扇唇青，掀胸抬肚，张口摇肩等状，脉亦不续，无神即死，故凡喘皆不可忽视也。试条列之：火郁喘，六脉俱涩，或沉伏，四肢厥冷，拂拂气促而喘，以为有余，脉却不紧数，以为阴虚，尺脉又鼓指，寒热俱难投，惟当宣散蓄热宜逍遥散加黄连、吴萸，使之发汗，既愈，再养阴和阳宜六味丸乃佳。水气喘促，乃水气逆行乘肺，肺得水而浮，喘不能卧，气不宣通，当从小便去之宜桂苓甘术汤、肾气丸。风寒外束喘，喘必有力，其气粗，有余之喘也宜三拗汤。劳碌气虚喘，必呼吸急促宜六君子汤。胃虚喘，抬肩撷肚，喘而不休宜五味子汤。食喘，凡病初起即喘急，多食，或放屁，或咬人，或见壮脉，皆食重之故，消其食自愈宜资生丸。痰喘，动作便有痰声宜先服定喘汤加瓜蒌三剂，次照痰证治。痰甚喘，痰声更甚，喘不休宜神仙住喘汤。气喘，呼吸急促无痰声宜定喘汤。火喘，乍进乍退，食则减，已则发宜桔梗二陈汤。暑喘，遇暑热即病宜清暑益气汤。湿喘，不论内蒸外感，皆胸满，张口促急，以利水为要宜渗湿汤。阴虚喘，火自脐下上冲，便喘不休宜四物汤加知柏、麦冬、五味，间服六味丸。肺痈喘，必口燥，胸中隐隐痛，吐脓，右寸脉数实，以保金化毒为主宜桔梗汤加防风、橘红、金银花、麦冬。肺痿喘，唾有脓血，或浊痰宜紫菀散。肺胀喘，上气烦躁，目如脱状，脉浮而大宜越婢加半夏汤。脉浮，心下必有水气宜小青龙汤加石膏。药后喘，或其人素来劳倦气虚，或当病后用攻伐药太过，以致喘不能收宜补中益气汤。忽作喘，必因感风感气，或多食饮酒而然，须兼所感治之宜以定喘汤为主，各加所感药。似喘非喘之喘，由阳明之气下行，胃络不和，逆而上出也宜六君子汤。似火非火之喘，真元耗极，肾气上奔，四肢厥冷，面赤烦躁恶热，此非邪火，乃命门真火离宫不归，两寸浮数，两尺微弱，用凉药似稍快，少顷依然，此当细求其绪，与以助元接真镇坠之品宜六味丸、肾气丸，生脉散送下，觉气稍定，复用大剂以镇于下，或可回生宜大剂参、芪，加故纸、牛膝、阿胶。小儿行走气急作喘，必是食，食喘必兼感，如感风疏风，感气开气，受惊镇惊，加入消食药中自愈宜以平胃散为主，各加所感药。老人动即作喘，皆由虚衰，必用补益，不可专任定喘之剂宜嵩崖脾肾丸。喘遇秋冬即发，寒包热也，解表则愈宜陈皮汤。喘不休，汗出如油，气脱也，不治，惟独参汤浓煎多服，或可少延时日。种种喘证，皆当详察治之，至用药，通忌敛涩升发燥热酸咸之品，降气清火润肺，方为治喘平和之法宜通用苏子、桑皮、枇杷叶、前胡、乌药、枳壳、半夏、山栀、元参、知母、青黛、黄芩、梨肉、贝母、杏仁、花粉、桔梗、橘红、天冬、麦冬等。孙庆曾先生云：凡喘，皆不可轻视，言易治，旨哉言乎，诚见乎喘病之重，而治喘之难也，临证者慎旃。

【喘急形证】《内经》曰：肺主气，形寒饮冷则伤肺，故其气逆而上行，冲冲而气急，喝喝而息数，张口抬肩，摇身撷肚者是为喘。丹溪曰：喘急者，气因火郁，而成稠痰在肺胃也。《入门》曰：呼吸急促者谓之喘，喉中有声响者谓之哮，虚者气乏身冷，痰如冰，实者气壮胸满，身热便硬。又曰：有起居如故，而息有音者，乃肺之络脉逆，而不得随经上下也。又曰：喘非风寒伤肺，则痰火胀急，风寒则祛散，痰火则疏导，但火热者亦不可纯用苦寒，宜温以劫之。又曰：凡喘未发，以扶正为主，已发以散邪为主。

【喘由肾虚】《得效》曰：下元虚冷，肾气不得归元，上喘气急，安肾丸、八味丸主之。

【喘嗽声嘶】 丹溪曰：声嘶者，由血虚受热也，蛤粉、青黛，蜜丸，时常含化。

【喘病不治证】 仲景曰：凡喘，烦躁无脉，身冷神昏者死。发汗如油，汗出如珠不流，抬肩撷肚，喘而不休，及膈前高起，手足厥冷，脉散及数者，皆死。《直指》曰：汗出发润喘者为肺绝，身汗如油喘者为命绝，直视谵语喘满者不治。诸有病笃，正气欲绝之时，邪气盛行，都壅逆而为喘。然则喘之危急，又何可以寻常小证目之哉！

【导引】 哮喘同。《保生秘要》曰：用手法于十一椎下脊中穴，掐之六十四度，擦亦如数，兼行后功，喘自然安。

【运功】 哮喘同。《保生秘要》曰：以手摩擦两乳下数遍，后擦背，擦两肩，定心咽津降气，以伏其喘。

治咳嗽方八十三

宁嗽汤 〔表病嗽〕 桔梗 半夏 枳壳 陈皮 前胡 葛根 桑皮 茯苓 苏叶 杏仁 甘草

加姜、葱。 冬加麻黄取汗。服此方后，再用加味二陈汤一剂，痊愈，不必多服。

二陈汤 〔寒嗽〕 半夏 陈皮 茯苓 甘草

保和汤 〔内伤咳〕 贝母 知母 天冬 麦冬 款冬花 苡仁 杏仁 五味 炙草 紫苏 薄荷 马兜铃 紫菀 桔梗 百合 阿胶 当归 百部 饴糖

加姜。失血加蒲黄、生地、小蓟；痰多加橘红、茯苓、瓜蒌仁；喘者，去紫苏、薄荷，加苏子、桑皮、陈皮。

滋阴清化丸 〔内伤咳〕 天冬 麦冬 生地 熟地 知母 贝母 茯苓 山药 花粉 五味子 甘草

蜜丸弹子大，含化。

芍药汤 〔小肠咳〕 白芍、甘草各四钱煎。

余粮汤 〔大肠咳〕禹余粮　赤石脂

乌梅丸 〔胃咳〕 乌梅　细辛　炮附　桂枝　人参　黄柏　干姜　黄连　当归　蜀漆

饭丸。

黄芩汤 〔胆咳〕黄芩　生姜　半夏　甘草

茯苓汤 〔膀胱咳〕 茯苓　桂枝　生姜　炙甘草

木香顺气散 〔三焦咳〕 木香　香附　青皮　陈皮　厚朴　苍术　枳壳　砂仁　甘草

四物汤 〔肺胀〕 川芎　当归　白芍　地黄

驱二竖汤 〔肺劳生虫〕 麦冬　炮姜　川椒　黄芪　人参　肉桂　百部　白术　远志肉　细辛　炙甘草　杏仁

蜜丸，含化。

六君子汤 〔水冷金寒咳〕 人参　茯苓　白术　甘草　半夏　广皮

八味丸 〔过服寒凉〕地黄　萸肉　山药　茯苓　丹皮　泽泻　附子　肉桂

六味丸 〔火烁肺金〕 地黄　山药　萸肉　丹皮　泽泻　茯苓

桔梗汤 〔火郁于肺〕 桔梗　香附　山栀　黄芩　前胡　贝母　知母

参苏饮 〔风嗽〕 人参　紫苏　葛根　半夏　前胡　桔梗　枳壳　广皮　茯苓　甘草　木香

金沸草散 〔热嗽〕 金沸草　麻黄　前胡　荆芥　甘草　半夏　赤苓　细辛

加姜、枣。

清火止咳汤 〔火嗽〕 枳壳　杏仁　黄芩　石膏　山栀　瓜蒌霜　桔梗　桑皮　知母　贝母　前胡　甘草

加生姜。

白术汤 〔湿嗽〕 白术三钱　半夏　橘红　茯苓　五味各一

钱半　甘草五分　姜五片

人参饮子〔天行嗽〕人参　桔梗　五味子　赤苓　半夏各一钱半　枳壳　甘草各七分

加姜。

麻黄苍术汤〔夜嗽〕麻黄　苍术　黄芪　草蔻仁　柴胡　羌活　防风　归尾　炙草　生草　黄芩　五味子　姜

加味二陈汤〔痰嗽〕茯苓　陈皮　半夏　甘草　枳壳　桔梗　瓜蒌仁　杏仁　黄芩　前胡　山栀

消风宁嗽汤〔新风嗽〕桔梗　枳壳　半夏　陈皮　前胡　葛根　茯苓　紫苏　杏仁　桑皮　甘草

大安丸〔食嗽〕白术　山楂　橘红　半夏　神曲　麦芽　茯苓　苏子　连翘　黄连

补中益气汤〔气虚嗽〕人参　黄芪　甘草　陈皮　白术　归身　升麻　柴胡

阿胶四物汤〔血虚嗽〕阿胶　川芎　当归　白芍　地黄

芩连四物汤〔声嘶〕黄芩　黄连　麦冬　川芎　当归　白芍　地黄

宁肺汤〔气血两虚〕人参　当归　白芍　桑皮　阿胶　麦冬　茯苓　白术　熟地　炙甘草　五味子　川芎

五汁膏〔虚劳咳血〕天冬　麦冬各二钱半　生地　薄荷各二钱　贝母　丹皮各一钱　茯苓八分　犀角　羚羊角各五分　梨汁　藕汁　莱菔汁　蔗汁　人乳汁各二杯

水八杯，将诸药煎至三杯，去渣，入五汁炼成膏，收蜜二两，重汤顿半日。

劫劳散〔虚劳嗽〕白芍　黄芪　人参　甘草　熟地　麦冬　茯苓　当归　五味　阿胶　半夏

人参蛤蚧散〔久嗽生疮〕人参　蛤蚧　杏仁　甘草　茯苓　桑皮　知母　贝母

杏仁膏〔失音〕杏仁三两　姜汁　砂糖　白蜜各一两五钱

桑皮　木通一两二钱半　紫菀　五味各一两

将后四味先熬三炷香，去渣，入前四味炼成膏，含化。

清肺汤〔又〕五味子　五倍子　黄芩　甘草等分

劫嗽丸〔久嗽失气〕诃子　百药煎　荆芥

蜜丸，含化。

葶苈散〔浮肿〕葶苈隔纸炒　郁李仁　桑皮各一钱　旋覆花　槟榔　木通各八分　大腹皮七分半

加生姜。

噙化丸〔久嗽〕熟地　阿胶　五味子　贝母　款冬花　杏仁　人参　炙草

蜜丸。

立效方〔又〕五味子四钱　贝母　瓜蒌各五钱　杏仁　苏梗　天冬各一两　款冬花八钱　葱白七根　川椒每岁一粒

共为末，入猪肺中，荷叶包，蒸熟，五更作一次食尽，大妙，否则留第二日五更再食，同淡烧酒食，食完另饮陈酒少许，安卧至晓。

百部膏〔经年咳〕百部只一味，煎膏，每含化。

乌梅膏〔又〕乌梅，只一味，煎膏，每含化。

逍遥散〔干咳〕白术　白芍　当归　柴胡　茯苓　丹皮　薄荷　麦冬　山栀　牛膝　甘草

本事鳖甲丸〔补阴〕鳖甲　五味　地骨皮

蜜丸，食前盐汤下。

异功散〔春嗽复发〕人参　白术　茯苓　甘草　陈皮

泻白散〔晨嗽〕桑皮　地骨皮　甘草　粳米　人参　茯苓　知母　黄芩

款冬花散〔风嗽〕麻黄　贝母　阿胶　杏仁　炙草　知母　桑皮　半夏　款冬花

加姜。

紫苏饮子〔寒嗽〕苏叶　杏仁　桑皮　青皮　陈皮　五

味　麻黄　甘草　人参　半夏　姜

半夏温肺汤　〔胃虚冷嗽〕　半夏　细辛　桂心　旋覆花　陈皮　人参　桔梗　白芍　甘草各一钱　赤苓六分

加姜五片。

桔梗汤　〔寒包热嗽〕　桔梗　去白陈皮各一两　半夏八钱　枳实二钱

为粗末，每三钱，姜五片煎。

洗肺散　〔热嗽〕　半夏三钱　黄芩　天冬　麦冬各二钱　五味　杏仁各一钱　甘草五分　姜五片

芩半丸　〔又〕　黄芩　半夏各一两

姜汁糊丸，每姜汤下五七十丸。

黄连化痰丸　〔又〕　黄连　梨汁　藕汁　莱菔汁　生薄荷汁等分

入砂糖，细火熬膏，以匙挑服。

半黄丸　〔热痰嗽〕　黄芩一两半　南星　半夏各一两

姜汁打糊丸，姜汤下三五十丸。

小陷胸汤　〔又〕

白术丸　〔湿嗽〕　白术一两半　南星　半夏各一两

姜汁糊丸，姜汤下五七十丸。

清化丸　〔郁嗽〕　贝母一两　杏仁五钱　青黛三钱

姜汁、砂糖丸，含化。

清金降火汤　〔肺胃痰火〕　陈皮　杏仁各一钱半　赤苓　半夏　桔梗　贝母　前胡　瓜蒌仁　黄芩　石膏各一钱　枳壳八分　甘草三分　姜一片

水煎，食后服。

诃黎勒丸　〔劳嗽〕　诃子皮五钱　海粉　瓜蒌仁　青黛　便香附　杏仁　贝母各二钱半

姜汁和蜜丸，樱桃大，含化。

人参芎归汤　〔嗽血〕　当归　川芎　白芍各一钱半　赤苓

人参　陈皮　半夏　阿胶　细辛　五味　甘草各七分

加姜三片，枣二枚。

瓜蒌丸〔食嗽〕瓜蒌实　山楂　半夏曲　神曲等分

瓜蒌瓤、竹沥和丸，姜汤下。

二母宁嗽汤〔又〕石膏二钱　知母　贝母各一钱半　山栀　黄芩各一钱二分　瓜蒌仁　赤苓　桑皮　陈皮各一钱　枳实七分　甘草二分　五味子十粒　姜二片

团参饮子〔肺痿痨瘵〕人参　半夏　紫菀　阿胶　百合　天冬　款冬花　杏仁　桑叶各一钱　细辛　甘草各五分　五味子十五粒　加姜二片

苏子降气汤〔气嗽〕橘红　半夏　当归　前胡　厚朴各一钱　炙甘草　沉香各五分　姜

星香丸〔又〕南星　半夏　去白陈皮各三两　香附二两　皂角水浸一伏时，晒干

姜汁糊丸。

半瓜丸〔痰嗽〕半夏　瓜蒌仁各五两　贝母　桔梗各二两　枳壳一两半　知母一两

姜汁糊丸。

滴油散〔又〕蚌壳煅，一两　青黛二钱

研和，淡齑水滴入麻油数点，调服三钱。

澄清饮〔痰嗽他药不效〕蚌粉　南星　半夏　知母　贝母　白矾各一钱　姜五片

水煎，澄清。

干嗽补肺膏〔干嗽〕生地二斤　杏仁二两　生姜　白蜜各四两

捣如泥，饭上蒸五七度，每于五更挑三匙咽下。

加味二母丸〔又〕知母、贝母，同巴霜十粒炒黄色，入明矾、白及，四味等分，姜汁蜜丸，含化。

琼玉膏〔又〕生地十六斤，捣，绞取汁　人参细末二十四两

白茯苓细末，四十八两　白蜜炼，去渣，十斤

一方加天冬、麦冬、地骨皮各八两，名益寿永真膏。制法、治法，详在喘病方后。

桑皮散〔血嗽〕　甘草一钱半　薄荷　桔梗　川芎　防风　桑皮　黄芩　前胡　柴胡　苏叶　赤苓　枳壳　川贝母各八分

加姜三片，枣二枚。

当归饮〔又〕　川大黄　苏木　生地　当归　赤芍等分

为末，每三钱，温酒调服。

瓜蒌青黛丸〔酒嗽〕　瓜蒌仁一两　青黛三钱

蜜丸，含化。

瓜蒌杏连丸〔又〕　瓜蒌仁　杏仁　黄连等分

竹沥、姜汁丸。

蜂姜丸〔又〕　便香附　白僵蚕　蛤粉　瓜蒌仁　蜂房　杏仁　神曲等分

姜汁、竹沥加蜜和丸，噙化。一方无便香附，有茜根。

贝母汤〔久嗽〕　贝母姜制　干姜　五味子　陈皮　半夏　柴胡　肉桂各五钱　黄芩　桑皮各二钱半　木香　甘草各一钱二分半

共为粗末，每五钱，入杏仁七枚、姜五片煎。

加味百花膏〔久咳不愈〕　紫菀　款冬花各一两　百部五钱

每用末三钱，姜三片、梅一枚煎汤下。

马兜铃丸〔又〕　马兜铃　杏仁　半夏各一两

另研巴豆二十一粒，去皮、心、油，皂角煎膏和丸，雄黄为衣，每用十丸，空心，乌梅二个煎汤送下，以能利为度。

润肺除嗽饮〔又〕　款冬花　紫菀　麻黄　陈皮　石膏　半夏　桔梗　桑皮　枳壳　乌梅肉　罂粟壳各七分　杏仁　薄荷　甘草各五分　五味子九粒　加姜三片　茶叶三分

清肺饮〔火嗽〕　前胡　荆芥　桑皮　枳壳各一钱　知母　贝母　薄荷　赤苓　桔梗　苏叶　阿胶　杏仁　天冬　甘草各

七分　姜三片　梅一个

柴胡枳桔汤〔又〕麻黄　杏仁　枳壳　桔梗　柴胡　黄芩　半夏　知母　石膏　葛根各一钱　甘草五分

加生姜三片。

海青丸〔又〕海蛤粉　青黛　瓜蒌仁　诃子皮　便香附　半夏各一两

姜汁糊丸，姜汤下三十丸。

滋阴清化丸〔又〕生地　熟地并酒浸　天冬　麦冬各二两　黄柏盐酒炒，一两半　酒白芍　茯苓　山药　杞子　元参　苡仁各一两　五味子七钱　甘草五钱

蜜丸，弹子大，空心含化下一丸。如痰嗽太甚，加入陈皮、贝母各一两。

一服散〔天行嗽〕大半夏三个　杏仁七个　罂粟壳二个　乌梅二个　阿胶一钱　生姜十片　紫苏十叶　甘草一钱

治哮方九

陈皮汤〔表散〕陈皮　半夏　茯苓　甘草　枳壳　紫苏　桔梗　苍术　黄芩

冬加桂枝。

千金汤〔总治〕麻黄　桑皮　苏子　杏仁　白果　黄芩　半夏　甘草　款冬花

清金丹〔食哮〕萝卜子蒸晒为末，一两　猪牙皂角烧，存性，三钱

姜汁糊丸。

水哮方〔水哮〕芫花　大水上浮萍　米粉

三味搜为粿，清水煮熟，恣意食之。

皂荚丸〔久哮〕皂荚去皮、子、弦，蜜丸，二钱　明矾　杏仁　白丑头末，各一钱　紫菀　炙甘草　桑皮　石菖蒲　半夏各二钱　胆星一钱半　百部一两二钱

煎膏丸前药。

千缗导痰汤 〔风痰哮〕 半夏七个，泡，切四片 南星 陈皮 赤苓 枳壳各一钱 皂角 甘草各一寸，并蜜炙

加姜五片，煎服。

参苏温肺汤 〔内外皆寒〕 人参 紫苏 木香 肉桂 五味子 桑皮 陈皮 半夏 白术 茯苓各一钱 甘草五分

加姜三片。

越婢加半夏汤 〔寒包热〕 石膏四钱 麻黄二钱 半夏一钱半 甘草一钱 姜五片 枣二枚

定喘汤 〔除根〕 麻黄八分 杏仁一钱半 黄芩 半夏 桑皮 苏子 款冬花 甘草各一钱 白果二十一粒，去壳，炒黄色

治喘方二十四

六味丸 〔总治〕 地黄 山药 山萸 丹皮 茯苓 泽泻

黄连膏 〔喘难坐卧〕 川连四两，金银各一锭，水九碗，煎二碗，再用水六碗，煎一碗，再用水二碗，煎半碗，共成膏，入人乳一碗、童便一碗、姜韭拍田螺汁各一碗，薄蜜收，贮瓷器中，渐渐服。

逍遥散 〔火郁〕 当归 茯苓 白术 白芍 柴胡 甘草

桂苓甘术汤 〔水气〕 茯苓四钱 桂枝 白术各三钱 甘草二钱

金匮肾气丸 〔又〕 地黄 萸肉 山药 丹皮 泽泻 茯苓 附子 肉桂 牛膝 车前子

三拗汤 〔风寒〕 麻黄不去节 杏仁不去尖 甘草不炙，等分

加姜取汗。

六君子汤 〔劳碌〕 人参 茯苓 白术 甘草 半夏 陈皮

五味子汤 〔胃虚〕 五味子 人参 杏仁 麦冬 陈皮

白术

加姜、枣。

资生丸〔食喘〕 人参　白术　茯苓　橘红　山楂　神曲　川连　白蔻仁　泽泻　桔梗　广藿香　白扁豆子　建莲肉　薏苡仁　山药　芡实　麦芽

定喘汤〔痰喘〕 紫菀　五味子　橘红　炙甘草　苏子　桑皮　苏叶　杏仁　半夏　枳壳

加生姜。甚者加葶苈子、厚朴、陈皮、前胡。

神仙住喘汤〔痰甚〕 黑丑头末，一钱　明矾三分　皂角四分　木香三分　人参一分

共为末，用莱菔汁调下十服，无不愈者。

桔梗二陈汤〔火喘〕 茯苓　陈皮　半夏　甘草　桔梗　枳壳　黑山栀　黄芩　黄连

清暑益气汤〔暑喘〕 人参　黄芪　苍术　白术　升麻　陈皮　神曲　泽泻　当归　青皮　麦冬　葛根　甘草　五味子

渗湿汤〔湿喘〕 苍术　白术　甘草　干姜　茯苓　橘红　丁香

加姜、枣。

四物汤〔阴虚〕 川芎　当归　白芍　地黄

桔梗汤〔肺痈〕 桔梗　贝母　当归　瓜蒌仁　枳壳　苡仁　桑皮　黄芪　汉防己　甘草节　杏仁　干百合

紫菀散〔肺痿〕 紫菀　知母　贝母　人参　桔梗　甘草　茯苓　阿胶　五味子

越婢加半夏汤〔肺胀〕 麻黄　石膏　生姜　甘草　半夏　大枣

先煮麻黄去沫，再入诸药合煎。

小青龙汤〔水气〕 麻黄　桂枝　白芍　细辛　甘草　干姜　半夏　五味子

补中益气汤〔药后喘〕 人参　黄芪　归身　白术　甘草

陈皮　升麻　柴胡

生脉散〔似火非火〕　人参　麦冬　五味子

平胃散〔小儿〕　苍术　厚朴　陈皮　甘草

加姜、枣。

嵩崖脾肾丸〔老人〕　熟地　山萸　山药　补骨脂　益智仁　砂仁　丹皮　茯苓　泽泻　桂　附子　车前子　牛膝

蜜丸。

琼玉膏〔干咳〕　生地十六斤，捣，绞取汁　人参末一斤半　茯苓末三斤　白蜜炼，去渣，十斤

上和匀，入磁缸内，以油纸五重，厚布一重，紧封缸口，置铜锅内水中，悬胎令缸口出水上，以桑柴火煮三昼夜，锅内水减，用暖水添之。日满取出，再用蜡纸紧封缸口，纳井中浸一日夜，取出，再入旧汤内煮一日夜，以出水气，乃取出，先用少许祭天地神祇，然后每取一二匙，温酒调服。如不饮酒，白汤下，日进二三服。如夏热天置阴凉处，或藏水中，或埋地中，须于不闻鸡犬声幽静处，不令妇女丧妇人见之。制时终始勿犯铁器，服时忌食葱、蒜、莱菔、醋、酸等物。此膏填精补髓，调真养性，返老还童，补百损，除百病，万神俱足，五脏充溢，发白还黑，齿落更生，行如奔马。日进数服，可免饥渴，功效不可尽述。一料分五剂，可救瘫痪五人。一料分十人，可救劳瘵十人。

杂病源流犀烛　卷二

诸气源流

诸气，肺病也。经曰：肺主气。又曰：诸气皆属于肺。凡人清纯元气，与血流行，循环无端，若冲击横行于脏腑间，而为痛、为痞满、为积聚等病者，气失其平也。下手脉沉，便知是气极则伏。若感气，肺脉必洪大。若动怒，肝脉亦必洪。轩岐分九气，喜怒劳思悲恐惊寒暑，喜则气缓，怒则气逆，劳则气耗，思则气结，悲则气沮，恐则气凝，惊则气乱，寒则气收，暑则气泄。又喜恐惊属心肾胆，过则耗散真气，怔忡、健忘、失志，不足诸证作。怒忧思属肝脾肺，过则郁抑邪气，癫狂、噎膈、肿胀、疼痛，有余诸证作以上诸证治法，各详本条内。法宜高者抑之，下者与之，寒者温之，热者清之，惊者平之，劳者和之，然后诸气可得而治也。古人云：人有病在七情，非药可治也，还即以情治之。此旨甚微。医者亦所宜审，如恐可治喜，以遽迫死亡之言怖之。悲可治怒，以怆悴苦楚之言感之。喜可治忧，以谑浪亵狎之言调之。怒可治思，以污辱欺妄之言触之。思可治恐，以虑彼忘此之言夺之。此足救医药之所不逮者。丹溪云：气有余便是火。盖言邪气有余，非言元气也。经云：壮火食气。亦谓邪气之实而壮者，能耗元气，宜稍清之，使有余之邪，不为元气之害宜黄芩、山栀、黄连、生地、黄柏、连翘等。但苦寒之药，施于邪气有余者方可，若元气不足，邪气有余，苦寒之品，最伤脾胃，切勿妄投。总之，用药有四法：气虚当补宜人参、黄芪、白术、茯苓、河车、炙草；气升当降宜苏子、橘红、乌药、枇杷叶，重则降香、沉香；气逆当调宜木香、白蔻仁、砂仁、香附、陈皮；气实当破宜枳壳、枳实、青皮、槟榔、厚朴。循是四法，再能各因病证而治之，自无不效矣。所谓病因若何？有病人自觉冷气从下而上者，非真冷也，上升之气，自肝而出，中挟相火，阳亢阴微，火极似寒者宜六味丸。有气结，痰在喉间吞吐不得，膈痞呕恶者宜四七汤。有气虚，胸中虚痞喜按者宜补中益气汤。有气逆，上盛下虚，痰盛胸嗌者宜苏子降气汤。有气逆，胁满积聚胀痛者宜沉香化气丸。有气收，胸寒上喘，腹胀不和者宜分气紫苏饮。有气不宣流，成疮疖并挫闪腰胁痛者宜复元通气散。有气聚而不得散者宜大七气汤。有昏迷痰塞，牙紧似中风，但身冷无汗者，急以苏合丸灌之。再依次服药次宜顺气散，再次宜调气散。如余痰未平，再换方药治之宜星香散。一切气郁，总宜以化滞为主宜木香化滞汤。

【脉法】 仲景曰：脉浮而汗出如珠者，卫气衰也。又曰：寸口脉微而涩，微者卫气衰，涩者荣气不足。又曰：趺阳脉微而紧，紧则为寒，微则为虚，微紧相搏，则为短气。《脉经》曰：寸口脉瞥瞥如羹上肥者，阳气微；萦萦如蜘蛛丝者，阴气衰。又曰：代者气衰，细者气少，浮而绝者气欲绝。《脉经》曰：下手脉沉，便知是气。沉极则伏，涩弱难治。其或沉滑，气兼痰饮。又曰：脉沉细动，皆气痛证。心痛在寸，腹痛在关，下部在尺，脉象显然。

【气为诸病】 子和曰：诸病皆生于气，诸痛皆因于气。《回春》曰：风伤气者为疼痛，寒伤气者为战栗，湿伤气者为肿满，燥伤气者为闭结。《直指》曰：人有七情，病生七气，气结则生痰，痰盛则气愈结，故调气必先豁痰，如七气汤以半夏主治，官桂佐之，盖良法也。又曰：七气相干，痰涎凝结，如絮如膜，甚如梅核，窒碍于咽喉之间，或中满艰食，或上气喘急，曰气膈，曰气滞，曰气秘，曰气中，以至五积六聚，疝癖癥瘕，心腹块痛，发则欲绝，殆无往而不至矣，当治以七气汤、四七汤。

【气逸则滞】《入门》曰：凡人逸则气滞，亦令气结。轻者行动而愈，重者橘皮一物汤。

【气不足病】《灵枢》曰：邪之所在，皆为不足。故上气不足，脑为之不满，耳为之鸣，头为之倾，目为之瞑。中气不足，溲便为之变，肠为之鸣。下气不足，乃为痿厥心悗。

【气绝候】《灵枢》曰：五阴气俱绝则目系转，转则目运。目运者，为志先死，志先死则远一日死矣。六阳气俱绝，则阴与阳相离，离则腠理发泄，绝汗乃出，故旦占夕死，夕占旦死。又曰：六腑气绝于外者，上气脚缩。五脏气绝于内者，下利不禁，甚者手足不仁。又曰：阳气前绝，阴气后竭者，其人死，身色必青。阴气前绝，阳气后竭者，其人死，身色必黄，胁下温，心下热。

中气 暴病也。凡人暴喜伤阳，暴怒伤阴，忧愁怫意，气多厥逆，皆能致中气之病，要惟忿怒为尤甚。盖怒则气惟一往，有升无降，便觉痰涎壅塞，牙关紧闭，一时昏倒，不省人事，若以姜汤急灌之，立时可醒。既醒之后，随证调治，当无不痊。非若中风之病，猝难为之救治也宜八味顺气散、木香顺气散。

【脉法】《得效》曰：中风，脉浮、身温、口多痰涎。中气，脉沉、身凉、口无痰涎。

【中气非中风可比】《得效》曰：中风而以中气药治之，亦无所伤；中气而以中风药治之，祸不旋踵。《入门》曰：中气，虚者八味顺气散，实者四七汤。《医鉴》曰：《内经》云，无故而喑，气不至，不治自已，谓气暴逆也，气复则已。审如是，虽不服药亦可。

上气 肺病也。经曰：邪在肺，则寒热上气。又曰：肺藏气，气有余，则喘咳上气。盖由肺经受邪，气道窒塞，呼多吸少，其息促急也。经言气有余，只邪气耳宜苏子降气汤、沉香降气汤、快气汤。

【上气不治证】《正传》曰：上气而面浮肿，肩息，脉浮大者不治。如又加胀，则更甚矣。

下气 肠胃郁结病也。盖惟郁结，则肠胃之气不能健运，所纳谷食之气，从内而发，不得宣通，往往上行则多噫气。上行不快，还而下行，因复下气也。此下气之常证也。经云：夏脉者心也，心脉不及，下为气泄。此言下气之原由于脏病者。又云：癫痫痨瘵，若气下泄不止，必死。以真气竭绝，肠胃腠理闭塞，故气不能宣通于肠胃之外，故从肠胃中泄出。此言下气之原由于真元虚者。经所言，俱非常病也宜七气汤。

【伤寒亦有下气】 仲景曰：伤寒阳明病，胃中有燥屎者，必转矢气，下之即愈。转矢气者，气下泄也。

短气 元气虚乏病也，当补气，不可泻肺，治法无二宜加味生脉散。其气出多入少者，最为难治宜拯阴理痨汤加黄芪、白术。

【脉法】 仲景曰：趺阳脉微而紧，微为虚，紧为寒，微紧相搏，为短气。《脉经》曰：趺阳脉浮而涩，涩则卫气虚，虚则短气。又曰：寸口脉沉，胸中短气也。

【短气证治】 仲景曰：平人寒热，短气不足以息者，实也。又曰：短气有微饮，当从小便去之。《入门》曰：短气者，呼吸不相接续也，有结胸者，有停水怔忡者，有风湿相搏者，有素弱气虚者。大抵心腹胀满者，为实，为邪在里。心腹濡满者，为虚，为邪在表。又曰：气散则中虚，倦怠无力，短气不足以息，当补中益气。

少气 肺肾二经病也。经曰：肾生气，肾虚则少气，力言吸吸，骨酸懈惰，不能举动。又曰：肺藏气，肺不足则息微少气。以是知肾虚则气无所生，既不克壮气之原，肺虚则气无由藏，又不克充气之府。曰少者，犹言所剩无多，虚虚怯怯，非如短气之不相接续也。知此，则少气可得而治矣宜四君子汤、人参黄芪汤、益气丸。

【少气症状】 东垣曰：内伤脾胃，致中气虚少。易老曰：真气虚耗，脉弱懒语。《纲目》曰：少气者，气少不足以言也。

气逆 火病也。故《内经》曰：诸逆冲上，皆属于火也。又曰：何谓逆而乱？曰：清气在阴，浊气在阳，荣气顺脉，卫气逆行，清浊相干。乱于胸中，是为太悗闷，故气乱于心，则烦心密默，俯首静伏。乱于肺，则俯仰喘喝，按手以呼。乱于肠胃，则为霍乱。乱于臂胫，则为四厥。乱于头则为厥逆，头重眩仆。则知逆乱之故，皆由火热上冲，气不得顺之所致也。然则治逆惟有散火，而散火必先降气，气降则火自清，火清而逆自平也宜退热清气汤。若火盛者，必当以清火为重，兼以理气，自合治法宜滋阴降火汤加便香附、茯神、沉香。

【气逆证】 丹溪曰：病人自言冷气从下而上者，此上升之气自肝而出，中挟相火，其热为甚，自觉其冷，非真冷也。又曰：气之上逆属阳，无寒之理，觉恶寒者，乃火极似水也。

气郁 内外因俱有之病也。其始或因七情，或因饮食，或因六淫，虽其端甚微，而清浊相干，往往由气成积，由积成痰，痰甚则气不得宣而愈郁，或痞或痛，盖有必至者矣宜交感丹、木香匀气散、降气汤、上下分消导气汤。

【脉法】《千金方》曰：诸气逆上，脉必沉涩。

【气郁证】《正传》曰：气郁而湿滞，湿滞而成热，故气郁之病，多兼浮胀满也。此气郁条，当与诸郁篇参看。

气滞涩 五脏俱有病也。凡人之生，不外气血，而此气血，五脏皆兼有之。但气为先天之用，阳也，无形而有影；血为后天之用，阴也，有形而成质。阳常足以统阴，故血之荣枯，一随乎气之盛衰，气盛则血亦荣而润泽，气衰则血必枯而灭形。甚哉！人生之重乎气也，盖气苟衰弱，渐必滞涩，气既滞涩，每各随乎所滞之脏腑而成病。治之者，宜先其滞涩宜调气散、木香化滞汤，俟宣通后，再加补益宜补中益气汤、益气丸。

【五气滞涩】《保生秘要》曰：气涩于肝，则肝气不顺，或搠胁而疼，或成疸证，或成目疾，或成风患。诸风掉眩，皆属于肝也。春月木旺，常宜嘘吸为补泻之法，和其肝气，勿食诸肝，以免死气入肝伤其魂也，宜烧苍术香，清晨饮屠苏酒、马齿苋，以祛一年不正之气。大抵阳春初升，景物融和，当眺览园林，寻春郊外，以畅春生之气。气涩于心，心为一身之主，统领血海，故心血少则神不定，寝不安，百病集作。诸痛痒疮疡，皆属心火，当常呵以泄其火，吸以和其心，诸心切勿食，秽气伤我灵。夏至夜半后，地气一阴生，大热勿食冷，受寒霍乱侵，更忌房中事，元气离命门。大抵甚暑天，善于养心则无秋患，时当饮六一灯心汤、草蔻香薷水，饱醉勿顶风前卧，慎此则无患矣。气涩于肺，则肺气不清，液凝滞而生痰。诸痰膹郁，皆属肺上焦之疾，或传于大肠。秋月金旺，宜常呬吸，以和其肺气，慎勿食诸肺，则不厌其魄。时秋初夏末，热气酷甚，少贪风凉，免伤背之腧穴。中风之证，盖感此也。肃杀之天，杀中有生。秋分之日，戒伤生命。大抵万物收敛，人心更要时守，勿为驰逞发扬。气涩于肾，诸寒收引，皆属肾水，气弱或作腰疼，水枯瞳人昏暗，两耳难察律音。冬月水旺，常吐纳，按节吹气调和，会意掌心，所忌须避寒冷，最宜早卧迟升。大抵冬月敛藏气闭，至阴已极，宜节欲养一阳之初生，盖阴阳交精，子午合璧，万物气微，在下不可动摇，守此则保寿无疆。气涩于脾，则胃口凝滞，不克饮食，而多泻泄。久不疏通，则成中满之证。诸湿肿满，皆属于脾。四季脾居土，轻呼稍宽胸，大病须服气，能伏养谷神。盖脾为一身之主，气滞于内，却内五脏之患，滞于外，防疖疥之忧。皮里隔膜有积热，而内外相感，犹防疸毒，所感者七情六欲而生也。

鳌按：《保生秘要》论五气滞涩篇，本与医道无关，然明乎此，亦可知百病之生，皆由气之滞涩。药物之外，更加调养，则病可却而生可延。况古云，医道通仙道，修仙之术，端由炼气炼形入手，以至变化生神。而《素问》首卷，亦曰恬淡无为，敛神内守，实以静功调养真气。《灵枢》用针灸，亦是以行气之法，起膏肓之疾。可见上古医经专从理气治患，非徒恃土石草木之药物已也。微哉此旨，凡医者病者安可略而不论，徒恃方药乎？故附录于此。

气痛 三焦内外俱有病也。人身之气，周流不息，本无停止，多因七情六气、饮食劳役所郁，以致凝滞上焦，则为心胸痞痛宜枳橘汤、清膈苍莎丸；凝滞中焦，则为腹胁刺痛宜木香破气散、撞气阿魏丸；凝滞下焦，则为疝瘕腰痛宜四磨汤、木香槟榔丸；凝滞于内，则为癖积疼痛宜化积丸、三棱散；凝滞于外，则为遍身刺痛，或浮肿，或膜胀宜流气饮子、木香流气饮。总而言之，何莫非气之为病哉？

【气痛证治】《入门》曰：人身元气，与血循环，彼横于脏腑之间，而为疼痛、积聚痃癖，壅逆胸臆之上，而为痞满、刺痛等症，皆由气结甚，为痰饮初起，宜辛温开郁行气，豁痰消积，久则宜用辛寒降火以除根。

鳌按：本条气痛与气滞涩条相类，而有虚实之别，气滞涩为病，由于气之虚，气痛为病，由于气之实。

治诸气方十三

六味丸 〔火极似寒〕 地黄 山药 山萸 丹皮 茯苓 泽泻

四七汤 〔气结〕 半夏 茯苓 厚朴 苏叶 姜

七气汤 〔又〕 半夏二钱 人参 肉桂 炙草各七分 姜二片

补中益气汤 〔气虚〕 人参 当归 黄芪 白术 柴胡 升麻 陈皮 炙草

苏子降气汤 〔气逆〕 苏子 半夏 前胡 炙草 当归 陈皮 沉香

虚加黄芪，冷加肉桂。

沉香化气丸 〔又〕 淡黄芩　大黄　白术　沉香

竹沥、姜汁丸，朱砂为衣，每服一钱。

分气紫苏饮 〔气收〕

复元通气散 〔气不宣通〕 大茴香　穿山甲　延胡索　白丑　木香　炙甘草　陈皮

大七气汤 〔气聚〕 三棱　莪术　青皮　陈皮　桔梗　香附　藿香　甘草　肉桂　益智仁

顺气散 〔痰塞〕 人参　茯苓　白术　白芷　青皮　陈皮　乌药各一钱　香附二钱　炙草五分

调气散 〔又〕 白蔻仁　丁香　檀香　木香各二分　藿叶八分　砂仁四分　炙草七分　盐少许

星香散 〔又〕 南星　木香　姜

木香化滞汤 〔总治气郁〕 枳实　当归　柴胡　木香　陈皮　草蔻仁　香附　甘草　半夏　红花

胸满加枳壳、桔梗、砂仁，腹胀加厚朴、枳实，小腹痛加青皮、尖槟榔，易怒加黑山栀、柴胡，气痛加乌药，热加黑山栀。

治中气方三

八味顺气散 〔中气〕 人参　白术　白芷　茯苓　陈皮　青皮　乌药各七分　甘草三分

木香顺气散 〔又〕 陈皮　青皮　乌药　香附　半夏　枳壳　厚朴各一钱　木香　砂仁各五分　肉桂　干姜　炙甘草各三分

加生姜三片。

四七汤 〔又〕 半夏二钱　赤苓一钱六分　厚朴一钱二分　苏叶八分　姜三片　枣二枚

治上气方三

苏子降气汤 〔上气〕 半夏曲　苏子各一钱　肉桂　陈皮各

七分半　当归　前胡　炙甘草　厚朴各五分

加生姜、大枣、苏叶。

沉香降气汤〔又〕香附四两　炙甘草一两二钱　砂仁五钱　沉香四钱

共末，每二钱，苏叶、盐汤下。

快气汤〔又〕香附三两五钱　砂仁八钱　炙甘草四钱

共末，每一钱，盐汤下。

治下气方一

七气汤〔下气〕半夏三钱　人参　肉桂　炙草各七分　姜三片

治短气方二

加味生脉散〔短气〕人参　麦冬　五味子　阿胶　白术　陈皮

拯阴理痨汤〔又〕酒姜汁炒生地　归身　麦冬　五味　人参　白芍　炙草　莲子　薏苡仁　牡丹皮　橘红

治少气方三

四君子汤〔少气〕人参补肺扶元　白术健脾燥湿　茯苓渗湿降气　甘草补胃和中

人参黄芪汤〔又〕人参二钱　黄芪　白术　陈皮各一钱　当归　茯苓　炙草各五分　姜三　枣二

益气丸〔又〕人参　麦冬各七钱　陈皮　炙草各五钱　五味二十一粒

水浸和油烧饼丸。

治气逆方二

退热清气汤〔气逆〕柴胡　陈皮　赤苓各一钱　半夏　枳

壳各八分　便香附七分　川芎　砂仁各五分　木香　炙草各三分

滋阴降火汤　〔又〕　白芍一钱三分　当归一钱二分　熟地　天冬　麦冬　白术各一钱　生地八分　陈皮七分　蜜炒知母　蜜炒黄柏　炙甘草各五分　姜三　枣二

治气郁方四

交感丹　〔气郁〕　香附一斤，长流水浸三日，炒　茯神四两

蜜丸，弹子大，每丸细嚼，煎降气汤下。

降气汤　〔又〕　香附　茯神　甘草各一钱

木香匀气散　〔又〕　藿香　炙草各八钱　砂仁四钱　沉香　木香　丁香　檀香　蔻仁各一钱

共为末，每用二钱，加生姜三片、紫苏叶五片、食盐少许，煎汤调下。

上下分消导气汤　〔又〕　枳壳　川芎　桑皮　桔梗　赤苓　厚朴　青皮　香附各二两　半夏　泽泻　木通　槟榔　麦芽　瓜蒌仁　姜汁炒黄连各一两　炙甘草三钱

共末，每一两加姜三片煎服。或神曲糊丸，白汤下七八十丸亦可，名分消丸。

治气滞涩方四

调气散　〔先调〕　蔻仁　丁香　檀香　木香各二分　藿叶八分　砂仁四分　炙草七分　盐少许

木香化滞汤　〔又〕　枳实　当归　柴胡　木香　陈皮　草蔻仁　香附　甘草　红花　半夏

补中益气汤　〔后补〕

益气丸　〔又〕　人参　麦冬各七钱　陈皮　炙草各五钱　五味二十一粒

水浸油饼丸。

治气痛方十

枳橘汤 〔上焦痞痛〕 枳壳一钱半 陈皮八钱 姜四片

煎服。郁甚，加姜黄少许。

清膈苍莎丸 〔上焦湿热郁痛〕 苍术二两 便香附一两半 黄连 黄芩各五钱

共为末，用红熟瓜蒌同捣为丸，梧子大，每服五七丸。

木香破气散 〔中焦气痛〕 香附四两 乌药 姜黄各二两 炙甘草 木香各五钱

每末二钱，盐汤下。

撞气阿魏丸 〔又〕 莪术 丁香 青皮 陈皮 川芎 炙草 茴香各一两 砂仁 肉桂 白芷各五钱 胡椒二钱半 阿魏二钱半，酒浸一夜，打糊 生姜四两，切片，用盐一两，淹一夜，炒至褐色

共为末，以阿魏糊丸，芡子大，朱砂为衣，每取三丸，空心细嚼，姜、盐汤下。亦治一切气痛。

四磨汤 〔下焦气痛〕 枳实 乌药 槟榔 沉香

虚者以人参代枳实。

木香槟榔丸 〔又〕 大黄四两 黑丑 黄芩各二两 木香 槟榔 黄连 当归 枳壳 青皮 便香附 陈皮 莪术 黄柏各一两

水泛丸，开水下五七十丸。亦治湿热痞痛。

化积丸 〔内痛〕 三棱 莪术 阿魏 海浮石 瓦楞子 香附 雄黄 五灵脂 苏木

水丸。

三棱散 〔又〕 三棱八钱 川芎四钱 酸煨大黄一钱

流气饮子 〔外痛〕 大腹子一钱 陈皮 赤苓 当归 白芍 川芎 黄芪 半夏 枳实 甘草 防风各七分半 苏叶 乌药 青皮 桔梗各一钱半 木香二分半 姜三 枣二

木香流气饮〔又〕 陈皮一钱 藿香 木香 厚朴 青皮 香附 麦冬 沉香 白芷各七分半 白术 肉桂 木通 槟榔 苏叶各六分 草蔻仁 甘草各五分 大腹皮 人参 莪术 半夏 丁香皮 赤苓 石菖蒲各三分

姜三、枣二，水煎服。

疹子源流

疹子，肺经病也。脾为肺之母，风邪热毒，感受最易，感之久，则毒邪凝聚于脾也，且移其祸于肺。又以脾主肌肉，肺主皮毛，疹子之发，由肌肉以越皮毛，肺之受制独甚，故曰肺病也。观其未出之先，咳嗽鼻涕嚏喷可验矣。其有眼胞浮肿，目泪汪汪者，肺乘所克，毒侵于肝也。其有恶心干呕烦闷者，肺与心连，毒邪熏灼于心也。故前人云，疹子一证，四脏俱受其伤，惟肾无忌，而肺则病之所由以发者也。惟病发于肺，故极疹之变，亦以毒邪陷入于肺而致弊。惟病发于肺，故治疹大法，亦必以清肺消毒为主，此疹之原也。或云疹子之发，为时行疠气传染，故沿门遍及，而要必因冬温太过，其反常之气，郁于脏腑，留于经络，故当春夏发泄之期，感此一时风热之疠气，发为疹也。夫冬温之气，人人中之，一时风热，又人人受之，故疹毒之发泄，亦人人患之。其曰传染者，以疹发毒泄，一种热蒸秽气，随汗而出，即随风而流，在他人曾中冬温之气，又适感一时之风热者，今触此随风而流之秽气，随亦发疹，固不啻由此传彼，由寡传众也。其元气壮，未曾受感者，则不发。且以疹之盛于今也，向来惟婴儿患之，今则毋论男妇壮老，皆患疹矣。向来之疹，不至死生交关，今则治稍不善，往往而死矣，岂尽天道使然欤，良由人禀受日薄，元气虚衰，邪气之相袭益深也。故向来疹科独少全书，间有言及者，多附于痘书中，略而未备，兹试详而论之，凡旧说之得当者，即参录焉。

疹即痧也，北方谓之疹，南方谓之痧。未出两三日前，即憎寒壮热，鼻流清涕，身体疼痛，呕吐泄泻，咳嗽气急，腮红眼赤，干呕恶心，目泪嚏喷，便是疹候宜苏葛汤、加味升麻汤。及其既出，则有颗粒绽起于皮肤之外，必自头至足，无一处不有，而尤以头面多出为吉。自出至没，约以三日为准，或出一日即没者，乃为风寒所冲，必致毒邪内陷宜羚羊散、大青汤、元参解毒汤，倘不早治，胃烂而死宜犀角解毒汤。已过三日不没者，乃内有湿热之故宜四物汤加犀角汁。然所谓三日渐没，第以手摸之无痕耳，肌肤之内隐隐红点，虽至五六日亦有。至疹子之色，则以鲜明红润为佳，赤紫干燥晦暗，皆火盛毒炽，急治始无变证宜六一散，或四物去地黄加炒黄芩、番红花等类。若浑身如锦纹，则为夹斑疹宜化斑汤。若色白，则为血不足宜养血益荣汤。若黑色，则九死一生矣急与大青汤。既没之后，必慎风寒，戒劳碌，静养三七日。至色欲一事，非七七日后断不可犯，盖疹虽已痊，余邪万不能一时即尽，使伤精丧血，欲火煽动，恐邪复乘虚肆横，致生别证。设有此患，急宜大补气血，仍兼消毒清火宜十全大补汤加减。饮食禁忌，尤宜小心，五辛早，令生惊搐；盐醋早，令咳不止；鸡鱼早，令天行时即重出。此皆终身为患，故须切戒。总之，疹子出必贵速，没必贵渐。速出则毒得尽泄，不致停留于中，渐没则自无冲遏，而余毒亦解。故出不速者，必用药以开其腠理，而催发之宜麻黄散、消毒饮。凡用方剂，必要参合岁气时令。没不渐者，必用药以清其实热，而和解之宜犀角消毒散。至于发热时有汗自出者，有鼻衄血者，皆不得遽止之，以毒能随汗衄泄也。然衄血者少，而自汗者多，以衄必其人阳素盛，复因热毒熏灼而伤血分，故上溢而从鼻出，鼻为肺窍，疹又为肺病故也。然其症必重，衄太过，亦须止之宜茅花汤。汗者，乃心之液，疹家之汗，则不尽出于心，而出于肺，盖肺之气化，本下输于脏腑，滋灌于经络，兹为疹毒所蒸，遂越皮毛而出，毒亦因之以泄。是汗固疹家必不可无，故发热时或不得汗，必表散以出之也宜苏葛汤、升麻葛根汤、葱白汤。虽然，汗固宜矣，毕竟当以亡阳为戒。在无汗而以药发之者，既得之后，切不可再汗。在自有汗者，即不得轻用表药，迨疹出既齐，汗犹外溢，须审其情势而止之宜黄连汤。此又于常法之外，曲防其变者也。大抵强壮人汗或多出，犹不妨，虚弱人则急宜斟酌耳。

夫疹之根由既悉，则疹之变故宜参。疹之情状既明，其疹之治法宜备。大约发热之时，审知必是出疹，急与疏散透肌，固已，但必明乎岁气所属，辨乎时令所宜，而后用之以配君臣佐使。盖所谓岁气所属者，人中黄属土甲己年为君，黄芩属金乙庚年为君，黄柏属水丙辛年为君，黄连属火戊癸年为君，栀子黄属木丁壬年为君，既以其年所属为君，即以余年所属为臣，而荆防苏翘苦参牛蒡山豆根，皆其佐也、使也。所谓时令攸宜者，如温暖时必用辛凉宜防风解毒汤，暄热时必用辛寒宜黄连解毒汤，大寒时必用辛温宜桂枝解毒汤，时寒时暖必用辛平宜升麻解毒汤，不得妄施汗下，此即师韩飞霞修造五瘟丹之意。出齐之后，风邪之宣散，已十去八九，热毒之未泄者正多，急与清金降火清金，知母、石膏、麦冬、牛蒡、花粉之属；降火，芩、连、山栀、连翘、元参、大青之属而毒自解矣，此即遵胥门施氏疗治之法。收没之后，则以滋阴养血为主，而兼带清凉。昔人云：麻疹出六腑，先动阳分，而后归于阴经，故当发热，必火在荣分煎熬，以至血多虚耗，又必内多实热，故须用养阴退阳之剂宜四物汤加黄连、防风、连翘。凡一切燥热升阳动气者，皆在禁例如参、术、半夏等。此即采支氏录本之遗，斯为三大纲领，治疹之总要也，诚能按法治之，宁虑其有变端乎，而亦有不能免者。在透发前，或皮肤干，毛孔闭，淹延难出，是毒邪怫郁于内也宜麻黄散。或依岁气时令，用表散解毒药，仍不能出，应再服前药，更用外治法宜胡荽酒之类。如此三四次，仍不出，反见腹胀疼痛，上气喘急，昏眩闷乱，烦躁不安，此必死，可勿药。或发热时多渴宜人参白虎汤、绿豆灯心炒糯米汤等，过于饮水，定生水蓄之证。水入肺，必喘必咳宜葶苈丸；水入脾，必肿必胀，必自利；入胃，必利，必呕哕俱宜二苓泽泻汤；水入心，必惊必悸宜赤苓木通汤；水入肝，必胁痛宜芫花等；水入肾与膀胱，必小便不利宜车前子、通草等。务各以对经之药，宣泄五脏之水。或咽喉肿痛，不能饮食，毒邪怫郁，激而上熏也宜甘桔汤加元参、连翘、牛蒡。或咳嗽口干，心烦，毒邪在心肺，透发未尽也宜泻白散加翘、葛、元参、花粉以泻肺，导赤散加翘、葛、黄连、竹叶以泻心。或发热时吐利滞下，毒邪内迫，上则吐，下则利，甚则里急后重而滞下也吐宜竹茹石膏汤，自利宜猪苓汤，滞下宜黄芩汤。或初出时频泻稀水，最为恶候。但疹出稠密，或色紫赤太甚者，反不妨，由毒邪郁遏大肠，惟泻斯解宜平胃散加翘、葛等。迨疹发透收没，自然泻止，若既收仍泻，毒必未尽，急须分利解毒宜平胃散加翘、葛、黄连、木通、牛蒡、泽泻，万万不可止涩，以致痞胀喘急，便为不治之证。凡此皆收没以前之患，所当于三大纲领外，随证调治者也。

至于疹后四大证，其害尤为不小，医者更宜着急。一曰疹后痨，疹既收没，毒邪犹郁于肌肉间，昼夜发热，渐至发焦肤槁，羸瘦如柴，变成骨蒸痨瘵，急须调治宜金花丸、清火消毒汤加当归、连翘、川芎、芦荟、使君子、龙胆草等，胃弱兼用胃苓汤，迟则口鼻气冷，睡卧露睛，手足厥冷搐掣，必至不救。即未羸瘦，而遍身壮热，瘛疭烦躁，实由阴亏血耗，至余毒入肝而传于心，故如此宜当归养荣汤、金花丸、清火消毒汤、黄连安神丸加朱砂、枣仁以清其毒。一曰疹后疳，余毒未尽，陷入胃家，忽发走马疳，牙根臭烂，血出颊肿，环口青黑，久则腮穿齿落，唇缺鼻坏，急救勿缓，内治以速清胃火为主宜金花丸、清胃汤，外治以散毒去腐为主宜文蛤散、雄黄散。如疮色白者，其胃已烂，必死。一曰疹后痢，疹前曾作泻痢，调解未清，至是变成休息痢，日夜无度，里急后重，余毒流入大肠也，不论赤白，总应养血行气宜黄芩汤，盖血和而痢自止，气行而后重除也。然须分虚实，实者不妨微利宜三黄汤，虚者只可调和宜香连丸。一曰疹后嗽，气喘息高，连声不止，甚至咳血，或呛出饮食，此毒归于肺，肺焦叶举也，名曰顿嗽宜麦冬清肺饮加连翘。而或体实宜宁肺汤，或神虚宜清肺饮，亦当分别。如胸高肩耸，手摆头摇，口鼻出血，面色青赤，或枯白，或晦黯，皆不可治。而亦有肺气极虚，毒遏发喘，不至呛食咳血者，不得泥乎肺热，专为解毒清肺也宜麦冬清肺饮倍加人参。此四者，皆为疹后坏病，关乎生死，切勿妄治。而此四证之外，容有烧热不退者，血虚血热也，只须滋阴补血，其热自除宜四物汤为主，渴加麦冬、犀角，嗽加瓜蒌霜，痰加贝母、陈皮，切忌参、术、半夏。有身热不退呕吐而烦者，毒犹未尽，留连于肺胃间也宜化斑汤。有大便秘者，余火内结也宜于清火药中少加大黄。有泄泻者，积热移于大肠也宜四苓散加芩、连、木通。久则心伤脾或酌用木香、砂仁、诃子、肉豆蔻。有疹退热除不能食者，胃气弱也宜四物汤加砂仁、神曲，或酌加地黄。有疹后出入动作如常，忽然心腹绞痛死者，气虚中恶也，盖因元气虚弱，或曾受疫疠之气，外虽无病，内实亏损，故一发而死。有疹没后三四日又出，至五六次不止者，由发热时风寒侵袭，邪郁肌肉，前虽藉药发出，终属勉强，故留连不散而屡发也宜照前治疹之法治之。以上七证，亦属余邪为患，所当急治者。

然而疹类不一，其源流形似处，更不可不辨。今人多曰麻斑瘾疹，大约相似，不知麻为太阳经病，其经感受深山邃谷毒风积热，因发为麻，形如心经痘子一般，头不尖锐，较疹稍稀疏，西北人常患之，南方不多见。斑则有阴阳之别，阳斑乃少阳相火与风热相搏之病，如温毒发斑、冬温夏热发斑之类皆是，其形焮肿，如蚊蚤所啮，或成片如锦纹云霞宜大青汤、化斑汤、羚角散。若伤寒发斑，全由胃热，当从伤寒门治。吐泻发斑，全由胃虚，治法可补不可泻，可温不可凉。二者皆不在此例，故本论不列方。阴斑则如阴证发斑，伏寒在下，迫其无根失守之火，聚于胸中，热上蒸肺所致宜麻、桂、芎、芷、羌、芍、苍、夏、藿、桔、陈皮、枳壳、砂仁、甘草、生姜。又如内伤寒物发斑，先由伤暑，次食生冷冰水，并睡卧凉处，内外皆寒，逼暑火于外，故色微红，或带白，与阳斑不同宜藿香正气散，多于暑月见之，或婴儿肌肤脆薄，亦常有之。若疹则脾家湿火郁结，复感外邪，互煽烙肺，肺热挟痰，遂生是证，其形色已详前文。或有皮肤尽赤者，为夹斑疹方已见前。有根窝微肿者，为兼瘾疹宜照岁气时令加减用药。瘾者由脾家蓄热，更兼风湿，故隐隐然不发胖，无颗粒，似肿非肿，多发痒，或不仁宜消风散，以其隐见肌肉，故曰瘾，以亦憎寒壮热而发，与疹相同，故人皆混称曰瘾疹，其实是二证也。此外又有风疹，由脾虚血热，感受风邪而作宜调中汤，切不可专用治风药，其形浮肿，成片成块，愈搔愈盛。又有痱疹，即夏月痱子之极盛者，其粒大如粟米，皮肤尽赤，多生项下、夹窝、内胯。凡皮肉相贴处，外科书谓之暑毒宜苦参汤洗，若抓破皮，易变成脓疮宜鹅黄散扑之。又有冻疹，寒冬天地之气闭塞，交春东风发动，其气流散而东风袭入毛孔，此恶气即乘以入，遂有形如鱼子而色白者，头面胸腹手足不拘，发见一处，不至遍及一身，极飒淅难忍，周时收没即无点痕宜消风散加减。三者亦疹之流派也。至如孕妇有出疹者，由于内虚，故腹中有胎，易为热毒所伤，治宜安胎清热，使胎不动，则疹亦易痊宜四物汤多加白术、砂仁、黄芩。如胎气上冲，则已为毒所伤矣宜急用苎根、艾叶浓煎汤，磨槟榔浓汁急服之，并多服四物汤为妙。产妇亦有出疹者，当血液大亏之后，复得耗血损液之证，又恐热毒煎熬，恶露干结不行，惟以败毒清火与去瘀生新之剂，相兼用之，庶乎可疗宜当归、川芎、丹参、玄参、丹皮、赤芍、荆芥、桔梗、益母草。婴儿之疹，有夹痘出者，因毒气壮盛，击动脏腑，毒趋百窍，血有余而气不足，不能密护脉络，血遂夹毒外浮，乘势而与痘齐出也宜升麻葛根汤、荆芥解毒汤加丹参、赤芍、当归、牛蒡，使疹散去，痘亦自出。又有结痂后出疹者，痘之余毒未尽，又加血热故也宜犀角解毒汤。嗟乎！疹之关人性命若此，果能医治无失，又自善保养，自然安稳无事，精神充足。万一事故难辞，不免劳顿，气虚血弱，致多不足之象，急应补救宜十全大补汤加减。然则操人生死之柄，可勿兢兢详慎，以求无误哉。

【脉法】《金镜录》曰：足冷不温其脉洪，要知总是斑疹候。《医旨》曰：疹发之脉，浮大而数，右寸关更甚也。

【疹子之原】《入门》曰：太古无痘，周末秦初乃有之。海藏曰：瘢疹之为病，皆由子在母腹中浸渍，食母血蕴而成毒，皆太阴湿土壅滞，君相二火之所作也。

【疹子形证】《正传》曰：有色点而无颗粒者曰斑，浮小而有颗粒者曰疹也。又曰：疹如粟米微红，隐隐皮肤不出作痒，全无肿满。又曰：麻子最小，隐隐如麻子，顶平软不碍指，即有清水痘，多挟疹同出，麻亦多挟疹同出，故曰痘疹麻疹。陆南旸曰：痘之发，触于天行时气，疹之发，中于时气风寒，痘当从外解，疹当从内解。又曰：麻疹多属于肺，故嗽而始出，起而成粒，匀圆而小，阳气从上，故头面愈多者为佳。《金镜录》曰：心热盛移于小肠，故小便多黄而赤。然小便之行，由于肺气之降下而输化也，若肺受火克则失降下之令，故小便短而涩。当痘疹之时，不必利水，治当清金降气，用凉药以泄其热，而小便自利矣。

【疹子看法】《金镜录》曰：凡看麻疹之法，多于耳后、项上、腰眼里先见也。《辨疑赋》曰：根窠若肿兮，疹而兼瘾；皮肤加赤兮，疹尤夹瘢。似锦而明兮，不药而愈；如煤而黑兮，百无一痊。

【疹子治法】《入门》曰：麻疹杂证与痘疮略同，但始终药宜用清凉。《医鉴》曰：麻疹当以葱白汤饮之葱白连须，不拘多少，煎取汁服，其麻自出。如渴只用葱白汤，以滋其渴，使毛窍中常微汗润泽可也。过三日不没，内有实热，犀角地黄汤解之。

【疹子轻重难治不治证】《金镜录》曰：或热或退，五六日而后出者轻，淡红滋润，头面匀净而多者轻，发透三日而渐没者轻，头面不出者重，红紫暗燥者重，咽喉肿痛不食者重，冒风早没者重，移热大肠而变者重。黑暗干枯，一出即没者不治；鼻煽口张，目无神者不治；鼻清粪黑者不治；气喘心前吸者难治；疹后牙疳臭烂者不治。《入门》曰：麻疹不出而喘者死；变成黑斑者死；没后余毒内攻，循衣摸床，谵语神昏者死。

治疹子方五十二

苏葛汤 〔初起〕 紫苏　葛根　甘草　赤芍　陈皮　砂仁　前胡　枳壳　生姜　葱白

加味升麻汤 〔又〕 升麻　甘草　元参　柴胡　赤芍　条芩　葛根　独活

此麻疹表药，邻家已有出者，预服一二帖亦可。非如上苏葛汤，专为初热见点发表之方也。

四物汤 〔内热〕 川芎　当归　生地　芍药

羚角散 〔毒邪内陷〕 羚羊角　甘草　防风　麦冬　元参　知母　黄芩　牛蒡子

大青汤 〔又〕 大青　木通　元参　桔梗　知母　山栀　升麻　石膏

水煎，调路东黄土末二三钱服之。如大便结闭，口干腹胀，身热烦躁者，此热秘也，加酒炒大黄。无大青以青黛代之。

元参解毒汤 〔又〕 元参　葛根　山栀　黄芩　桔梗　甘草　生地　荆芥

入茅根、京墨汁服。

犀角解毒汤 〔胃烂〕 犀角　连翘　桔梗　生地　当归　薄荷　防风　黄芩　甘草　赤芍　牛蒡　荆芥穗

六一散 〔色紫黑〕 滑石　甘草

冬日温水下，夏日新汲水下。

十全大补汤 〔补气血〕 人参　白芍　茯苓　熟地　黄芪　白术　炙甘草　肉桂　川芎　当归　糯米

麻黄散 〔出迟〕 蜜酒炒麻黄　焙蝉退　酒炒升麻　炒牛

蒡子

消毒饮　〔又〕　防风　荆芥　甘草　炒牛蒡子　姜

茅花汤　〔止衄〕　茅花　归尾　生地　山栀　元参　黄芩

调百草霜服。

升麻葛根汤　〔表散〕　升麻　葛根　赤芍　甘草　姜

葱白汤　〔又〕　连须葱白

黄连汤　〔止汗〕　黄连　黄柏　黄芩　黄芪　生地　归身　麦冬　浮麦

调蒲扇灰服。

防风解毒汤　〔辛凉〕　防风　甘草　荆芥　连翘　薄荷　枳壳　石膏　知母　桔梗　木通　淡竹叶　牛蒡子

黄连解毒汤　〔辛寒〕　黄连　防风　元参　甘草　桔梗　黄芩　木通　知母　荆芥　石膏　大青　山栀　酒黄柏

桂枝解毒汤　〔辛温〕　桂枝　甘草　人参　赤芍　防风　荆芥　川芎　羌活　桔梗　牛蒡　酒麻黄

升麻解毒汤　〔辛平〕　升麻　桔梗　荆芥　连翘　防风　羌活　赤芍　甘草　淡竹叶　牛蒡子

胡荽酒　〔外治〕　滚酒入胡荽略煎三四沸，合定勿泄气，候温，远远喷之，从项至足，勿喷头面。

人参白虎汤　〔热渴〕　人参　知母　石膏　花粉　葛根　麦冬　竹叶　粳米

绿豆灯心炒糯米汤　〔又〕　绿豆一酒杯　灯心三十根　炒糯米一撮

葶苈丸　〔喘咳〕　炒葶苈　煨杏仁　酒防己　炒莱菔子　炒白牵牛　茯苓

食后服。

甘桔汤　〔咽肿痛〕　甘草　桔梗

若加牛蒡、连翘、射干、升麻、山栀、黄连、黄芩，名牛蒡甘桔汤。

泻白散〔泻肺〕 蜜桑皮 地骨皮 炒黄芩 酒黄连 马兜铃 淡竹叶 桔梗 山栀 灯心 大青 元参 连翘

导赤散〔泻心〕 生地 木通 甘草 淡竹叶

竹茹石膏汤〔吐多〕 竹茹 石膏 陈皮 半夏 茯苓 甘草

猪苓汤〔自利〕 猪苓 茯苓 滑石 泽泻 升麻 甘草 黄连

黄芩汤〔滞下〕

平胃散〔邪遏大肠〕 苍术 厚朴 陈皮 甘草 姜 枣

金花丸〔疹痨〕 黄连 黄柏 黄芩 大黄

水泛丸。去大黄加山栀，名栀子金花丸。

清火消毒汤〔又〕 黄芩 黄连 山栀 郁金 龙胆草 雄黄 地骨皮 灯心

胃苓汤〔胃弱〕 茯苓 猪苓 白术 泽泻 苍术 陈皮 甘草 姜厚朴 官桂少许

当归养荣汤〔疹痨〕 当归 山栀 川芎 生地 麦冬 甘草 竹叶 灯心

便结，少加大黄。

黄连安神丸〔又〕 黄连 当归 龙胆草 全蝎去毒 石菖蒲 茯神

蒸饼和猪心血丸，朱砂为衣，用灯心汤下。

清胃汤〔疹疳〕 升麻 生地 黄连 当归 丹皮

文蛤散〔又〕 雄黄 枯矾各五分 文蛤一钱 蚕退纸灰，三分

米泔洗疮敷，日三四次，以平为度。

雄黄散〔又〕 雄黄一钱 黄柏二钱 麝香五分

艾叶汤洗敷，以平为度。

三黄汤〔疹痢〕 炒黄连 炒黄芩 蒸大黄

以微利为度。

香连丸 〔又〕 黄连一两，用吴萸五钱同炒，去萸 木香三钱，忌火

醋糊丸，空心米汤下。

麦冬清肺饮 〔疹嗽〕 麦冬 人参 甘草 赤芍 桔梗 陈皮 槟榔 赤苓

宁肺汤 〔又〕 黄芩 桑皮 贝母 知母 枇杷叶 杏仁 花粉 天冬 沙参

化斑汤 〔毒留肺胃〕 人参 甘草 知母 石膏 桔梗 连翘 升麻 竹叶 炒牛蒡 地骨皮

四苓散 〔热移大肠〕 茯苓 猪苓 泽泻 炙甘草 苍术

治新泻、热泻。

消风散 〔脾热风湿〕 茯苓 蝉退 川芎 僵蚕 人参 藿香 防风 荆芥 甘草

茶、酒煎。

调中汤 〔风疹〕 藿香 枳实 砂仁 甘草 苍术 茯苓 陈皮 青皮 半夏 厚朴

苦参汤 〔痱疹〕 苦参四两 菖蒲二两

水五碗，煎数沸，添水二碗，盖片时，临洗入猪胆汁四五个，三五次无不愈。

鹅黄散 〔又〕 绿豆粉一两 滑石五钱 黄柏三钱 轻粉二钱

搽之即愈。

荆芥解毒汤 〔疹夹痘〕 荆芥 赤芍 牛蒡 连翘 元参 桔梗 防风 前胡 木通 归尾 甘草梢 天花粉

养血益荣汤 〔色白〕 赤芍 人参 甘草 酒当归 酒炒红花

藿香正气散 〔伤寒发斑〕藿香 白术 茯苓 半夏 陈皮 桔梗 白芷 甘草 姜厚朴 紫苏 大腹皮

犀角地黄汤 〔解热〕 犀角 生地 黄芩 黄连 大黄

附录：石氏治疹经验良方十五

透肌散　治疹初出，隐隐淹在肌肉内，以出即没者乃瘾疹也。

炒牛蒡二钱半　葛根二钱　荆芥一钱二分　蝉退三十个

酒一小杯，水一大杯半，煎六分温服。一次本方加羌活五分，二次本方加紫苏、枳壳六分，三次本方加牛膝五分。

清心汤　治疹出痕如朱点，或赤或紫，烦躁不宁者，乃斑疹也。

黄连　连翘　生地各钱半　山栀二钱　黄芩一钱　归尾三钱　黄柏　丹皮　甘草各五分　赤芍八分　甘菊七分　灯心三分　川芎六分

温服。如衄血即随血解。

和解散　治疹已出，遍身形如蚕种，色黑黯，皮肉僵硬，此十死一生证也，急用后二方。

麻黄去节取头末，绿豆取生粉隔纸焙熟各七分，共为细末，又用新蒲公英二两干者七分，条芩、生地各一钱，煎好，调前二味末，春冬温服，夏秋凉服，兼用下外治方。

外治方　仰天皮二斤，即凹地上卷皮也　嫩柳皮半斤　星星草四两　蝉退二百个

水十杯，煎三沸，去渣，乘热气熏洗遍体，黑疹变为鲜色，十有九生之妙。

清肺解毒汤　治疹收之后胸胀、喘急、咳嗽、闷乱、狂言谵语、手足动摇，此余毒入肺也。

黄芩　陈皮各一钱　麦冬二钱　贝母一钱半　赤苓七分　蜜桑皮　甘草各五分　酒炒黄连七分

蒲公英三钱，煎好，再用大黄三钱切片，开水泡一时，澄汁一小杯冲服。

敛肺汤　治疹收之后，喘急闷乱，头折眼吊，胸膛高陷，

角弓反张，目睛直视，唇白面黄，口鼻歪斜，名曰肺气耗散，正气不归原也。急以此方治之，缓则无救。如唇反而黑紫，鼻眼俱黑，必死。

北五味三钱　黄芩二钱　麦冬三钱　甘草节五分

小灵丹　治疹后余毒壅遏在咽喉，肿痛，咽物不下。或结一切余毒，牙齿破烂。

白官硼二钱　朴硝三钱　辰砂钱半　乳香去油　没药去油，各三分

吹敷俱可。

天绿散　治疹后余毒壅遏在眼疱，烂如癣，或小儿木耳等疮，皆效。

铜绿一两研极细末，黑透熟天茄打汁，量末调稀糊于黑碗内，上用黑碗盖之，盐泥封固，文火煨二炷香取出，丸绿豆大，或用散，每五厘入乳汁小半酒杯，再研如茶汤，以鸡翎蘸敷二三次即愈。

金黄散　治疹后重舌，并两颊骨疙瘩。

硼砂三钱　雄黄钱半　朱砂七分

鲜薄荷打汁调敷，数次愈。

铁箍散　治疹后余毒流注肌肉之间，结成痈疽肿痛。

白及　白蔹各一两　黄柏二两　山豆根　连翘　黄芩　乳香　没药各五钱　川乌六钱　地骨皮七钱　射干三钱

共为末，茶酒调敷。

清咽汤　治疹后热毒在胃，攻冲喉咽疼痛，日夜饮水不止。

升麻　元参　射干　连翘　山栀　黄芩　石膏　归尾　麦冬　生地　薄荷　大黄　金银花　甘草节

一匙金　治疹后风并痘脱痂风，一服立效。

白花蛇去骨刺三分炒褐色，人指甲一分半炒黄色，共为末，再用透骨草、麻黄各三钱，入水酒各半杯，煎三沸，去渣，调上二味末服之，盖卧，微汗即愈。如儿小，分三服。

治水痘方 凡水痘初出，每痘根周围紫硬，顶陷色黑，令儿啼多，烦躁蒸热，名凹痘疔。

新人屎尖七个，瓦上焙如褐色，研细，可重一二分，酒调下，遍身臭汗即效。

又方 治水痘收后，余热不退，咳嗽微喘，多睡，眼涩多眵。

蒲公英二两，水煎服，一帖即愈。

又方 治水痘收后，心胸胀，胁满，食即呕吐，久不治，结为痰痞者。

大黄一钱 牙皂 皮硝 火硝各五分

共为末，水丸黍米大，三岁服六十丸，十岁一百丸，毒自与积俱化而愈。如儿小不能服丸，蜜调末服亦可。

杂病源流犀烛 卷三

大肠病源流

大肠痈　脏毒附

手阳明大肠脉，起于次指内侧之端，循指上廉出虎口两骨之间，上入手背外侧两筋陷中，循臂上廉入肘外廉，行臑外前廉，上肩，出髃骨前廉，上出于柱骨之会上，下入缺盆，络肺，下膈，属大肠。其支者从缺盆上颈贯颊，入下齿，还出挟口，交人中，左之右，右之左，上挟鼻孔，次注足阳明胃经。每日卯时气血俱注大肠。手阳明大肠经，血气俱盛。

为胃化物之器，惟大肠耳，故经曰：大肠者，传道之官，变化出焉。其经与足阳明相接，故亦谓手阳明也。是固为阳明胃所器使，止属供役动用之物，其腑无灵，亦非当阳之用，岂谓其能有阳明之职事乎？又以营气之隧道，与肺相接，故经络得与肺为表里，岂谓其能与肺为互用乎？经又曰：脾胃大小肠三焦膀胱者，仓廪之本，营之居也。名曰器，能化糟粕转味，而以为出入者也。是皆至阴之类，通乎土气，则经固指大肠等为阴矣。以其为阳者，不过以脏腑之内外言之，以脏居内故为阴，腑居外故为阳耳。然则以脏内腑外而分阴阳，只以地分为分别，使人晓然于脏腑之有异。若经以为至阴之类，则就其职任言之，以阳为主，而阴为从，大肠等皆效用于阳明胃，故其实为阴也。固知读书者，当不以词害志矣。乃王氏叔和必以其脉定为阳，在寸口肺脉上。罗氏澹生又必以肺在上为阳，主诸关前，主秋令而谓不可以大肠当之。且以《脉经》并无脉状，而谓知其无加于肺脉之浮涩。夫大肠所由隧道，既与肺相接，而与肺为表里，则其营气相通。而肺脉既浮涩，大肠脉亦因相通而无异也。且天下惟灵者能自主，大肠之腑既无灵，其何能自主而别为脉状乎？其无加于肺脉之浮涩亦宜矣。故叔和《脉诀》，诚属伪撰而多穿凿，澹生诋之，而其说亦未甚圆灵也。要之，大肠所由之隧道，虽与肺相属而为表里，大肠之络实与阳明胃接经，故其病亦与胃同，与肺无涉，即经络自病，延及于肺，亦止在经络，不与伤寒之传经必及于脏腑相似也。故大肠实，则病耳后肩臑肘臂外皆痛，脐腹或腹胀不通，气满，皮肤坚，便硬，肠风下血宜泻白散。若虚，则耳鸣耳聋，虚热，或便闭不通，或腹痛而泄利肠鸣，脱肛宜实肠散，然则大肠之为器，亦概可见矣。

【大小肠连系】《入门》曰：大小肠之系，自膈下与脊膂连，心肾膀胱相系，脂膜筋络，散布包裹，然各分纹理，罗络大小肠与膀胱，其细脉之中，乃气血津液流走之道也。

【大肠外候】《灵枢》曰：鼻隧以长，以候大肠。又曰：肺主皮，皮厚大肠厚，皮薄大肠薄，皮缓腹裹大者，大肠大而长，皮急者，大肠急而短，皮滑者大肠直，皮肉不相离者大肠结。又曰：天枢以下至横骨长六寸半，过则回肠广大，不满则狭短。

【大肠病证】《灵枢》曰：大肠病者，肠中切痛而鸣濯濯，冬日重感于寒即泄，当脐而痛，不能久立。又曰：肠中寒则肠鸣飧泄，肠中热则出黄如糜。《素问》曰：肠痹者，数饮而出不得，中气喘急，时发飧泄。仲景曰：大肠有寒，多鹜溏，有热，便肠垢。《入门》曰：肠虚则鸣，又寒气相搏，则为肠鸣。《灵枢》曰：胃恶热而喜清冷，大肠恶清冷而喜热，两者不和，调之以饮食衣服，寒温中适，乃不致邪僻也。

【大肠绝候】《脉经》曰：大肠绝，不治，何以知之？泄利无度，知绝则死矣。

大肠痈 因七情饮食，或经行产后瘀血留积，以致大肠实火坚热所生病也。经云：关元穴属小肠，天枢穴属大肠，丹田穴属三焦，其穴分隐痛者为疽，上肉微起者为痈，是古人之分大小肠痈，只以发现于本部位者名之，而其为病则相似，故古人之书，概曰肠痈也。仲景云：肠痈为病，小腹肿而强，按之则痛，小便数似淋，时时汗出，发热而复恶寒，身皮甲错，腹皮急如肿状，甚者腹胀大，转侧有水声，或绕脐生疮，脓从疮出，或有出脐者，惟大便下脓血者自愈。仲景之言，虽统大小肠痈皆然，其中有当分辨者，如小便数似淋，惟小肠痈有之，大便下脓血，则又大肠痈证居多。盖小肠痈竟有脓血从小便中出者，若大肠痈，脓血断无出自小便者也。其致病之由，总因湿毒郁积肠内，却又有寒热之分。其腹皮急，按之濡，身不热者，乃阴寒所成宜牡丹散，内托十宣散加茯苓。其小腹痞坚，按之痛，身发热者，乃结热所成宜大黄牡丹汤、黄黑散。固不可不辨也。然所谓寒，要是湿邪寒冷之气蕴结。所谓热，亦是湿邪郁热之气淹留耳。而其治之之方，当分先后，或脉迟紧，则脓尚未成，急解毒，使无内攻，兼须止痛宜通肠饮或大黄汤下之。或脉滑数，则脓已成，以下脓为主宜太乙膏。或脉洪数，小腹疼，尿涩，则为脓滞，以宣通为要宜牡丹散。或腹濡痛，时时下脓，则由元虚，当于下脓药中兼补益宜丹皮散。或溃后疼痛过甚，淋沥不已，则为气血大亏，须用峻补宜参芪地黄汤。而其尤要者，凡患大小肠痈，切不可使病人着惊，惊则肠断而死，坐卧转侧，皆宜徐缓，尝少进稀粥，静养调摄，饮食不可过饱，庶可保生。

【脉法】 仲景曰：趺阳脉滑而数，知当尿脓也。《脉经》曰：肠痈之脉滑而数，滑则为实，数则为热，滑则为荣，数则为卫，卫数下降，荣滑上升，荣卫相干，血为败浊。《脉诀》

曰：肠痈难知，脉滑可推，数而下热，肠痈何疑，迟紧未脓，下以平之，洪数脓成，不下为宜。叔和云：关内逢芤肠里痈。

【肠痈证治】 丹溪曰：肠痈，大肠有积热死血流注，宜桃仁承气汤加秦艽、连翘下之。《疡科选粹》曰：肠痈小腹坚肿，按之则痛，肉色如鼓，或亦微肿，小便如淋，汗出憎寒，其脉迟紧，脓未成者，急服大黄汤神效。其腹中痛，烦躁不安，或腹胀不食，小便涩者，薏苡仁汤。瘀血肠痈，小腹硬痛者，四物延胡汤。小腹胀，脉滑数，或里急后重，时时下血者，排脓散。

【肠痈不治证】《疡科选粹》曰：大便或脐间出脓者，不治。

脏毒 专由大肠血热，或平素喜食辛燥煎煿之物，而成病也。生在肛门内大肠尽处，往往溃烂至肛门外。治法大约与肠痈相仿，而主药必以忍冬藤、麦冬为主，并多加地榆、蒲黄，庶乎有瘳。

治大肠病诸药要品及方二

大肠实宜凉血清热生地 黄连 槐花 大黄 枳壳 桃仁 黄芩 石膏 知母 芒硝 槟榔 地榆 生甘草 白芍 葛谷 防风 荆芥 炒红曲 蒲黄 麻仁 猪胆汁 侧柏叶 郁李仁 白头翁 忍冬藤

大肠虚宜补气生津人参 黄芪 麦冬 白芍 蜂蜜 炙草 芝麻 麻仁 天冬 生地 当归 芦荟 白术 升麻 莲子 吴萸 肉果 木瓜 扁豆 葛谷 柴胡 黄柏 防风 连翘 五味 肉苁蓉 补骨脂 赤石脂

泻白散 〔大肠实〕 生地二钱 赤苓 芒硝各一钱 陈皮 竹茹 山栀 黄芩 黄柏各五分 姜三片 枣二枚

实肠散 〔大肠虚〕 厚朴 肉果 诃子皮 砂仁 陈皮 苍术 赤苓各一钱 木香 炙草各五分 姜三 枣二

附载：仲景分别标本方药

标石膏 葛根

本槐花 白芍 麻仁

治肠痈方十三

通肠饮 〔未成〕 忍冬藤 归尾 白芷 皂角刺 乳香 没药 甘草 苡仁 花粉

或用矾一两，黄占一两为丸，大妙。

大黄汤 〔又〕 大黄 朴硝各一钱 丹皮 白芥子 桃仁各二钱

空心温服，下后以参芪补之。

太乙膏丸 〔已成〕 元参 白芷 生地 当归 赤芍 肉桂 大黄各一两 净黄丹十二两

丹皮散 〔下脓〕 人参 丹皮 白芍 茯苓 黄芪 苡仁 桃仁 白芷 当归 川芎各一钱 甘草五分 木香三分

参芪地黄汤 〔补益〕 人参 黄芪 茯苓 熟地 山药 丹皮 山萸 姜 枣

牡丹散 〔因寒〕 人参 丹皮 天麻 茯苓 苡仁 黄芪 桃仁 白芷 当归 川芎各一钱 官桂 甘草各五分 木香三分

内托十宣散 〔又〕 人参 黄芪盐水浸，焙 酒当归 姜厚朴 桔梗 肉桂 川芎 防风 白芷 甘草各等分

为末，每三钱，温酒调服。不饮酒，木香汤调下。一方加白芍。

大黄牡丹汤 〔因热〕 大黄 芒硝各钱半 瓜蒌仁 丹皮 桃仁各二钱半

服此有脓即下脓，无脓即下血。一方有冬瓜仁，无瓜蒌仁。神效。

黄黑散 〔又〕 大黄一两，取末四钱半 破故纸一两，取末二钱 牛蒡子一两，取末一钱 黑牵牛一两，取末二钱

上和匀，分二服，每取一帖，蜜水调，空心服，以利为度。

桃仁承气汤 〔积热死血〕

薏苡仁汤 〔烦躁〕 苡仁 瓜蒌仁各三钱 丹皮 桃仁各二钱

四物延胡汤 〔瘀血〕 当归 延胡索各一钱 川芎 白芍 生地各五分 桃仁 红花 牛膝各七分

空心服。大便秘加大黄。

排脓散 〔排脓〕 黄芪 当归 金银花 白芷 穿山甲 防风 瓜蒌仁 连翘 甘草各一钱

肠鸣源流

肠鸣，大肠气虚病也。惟大肠之气先虚，故一切病俱凑之，而成是证。大小肠部位，小肠在胃之左。胃下口曰幽门，即小肠上口。小肠盘十六曲，至下口曰阑门，主别清浊，即大肠上口。大肠即回肠，当脐之右，亦盘十六曲，至广肠。广肠者，即直肠，至肛门。其所以鸣者，一由中气虚，若用破气药，虽或暂止，亦不愈宜补中益气汤加炮姜；一由脏寒有水宜理中汤加肉桂、茯苓、车前；一由火欲上升，击动其水宜二陈汤加黄连、黄芩、山栀；一由泄泻宜升阳除湿，智半汤；一由下气，暂止复响宜益中汤；一由疾行，如囊裹水之声宜河间葶苈丸。其证虽不同，而其鸣或空或实，或上或下，或高或低，可按而知也。

【肠鸣病证】《灵枢》曰：大肠病者，肠中切痛，而鸣濯濯。又曰：腹痛肠鸣，气上冲胸，喘不能久立，邪在大肠也。又曰：肠中寒，则肠鸣飧泄。《入门》曰：肠虚则鸣，又寒气相搏，则为肠鸣。

治肠鸣方六

补中益气汤 〔元气虚〕 人参 黄芪 当归 白术 柴胡 升麻 陈皮 炙甘草

理中汤 〔脏寒〕 人参 白术 甘草 干姜

二陈汤 〔火击水〕 茯苓 陈皮 半夏 甘草

智半汤 〔泄泻〕 益智仁 半夏各五分 苍术四钱 防风二钱 白术 茯苓 白芍各一钱 姜

益中汤〔下气〕 人参 白术 黄连 黄芩 枳壳 干姜 甘草

河间葶苈丸〔疾行〕 甜葶苈 泽泻 杏仁 椒目 桑白皮 猪苓各五钱

蜜丸，葱汤下，取利。

脱肛源流

肛门痒痛附

脱肛，大肠气虚病也。大肠之气，虚衰下陷，又或兼有湿热，故成此证。虽治不同，要以升提为主宜人参、白术、升麻、炙甘草。李士材云：脱肛一证，最难用药，热则肛门闭，寒则肛门出，宜内外兼治。诚哉是言也内宜服磁石散，外宜用铁花汤洗。总之，脱肛或由于气虚者，补益为急宜补中益气汤重用参、芪、升麻；或由于胃家之热，移注大肠者，兼宜清热宜四君子汤兼黄连、黄柏；而外以涩剂煎汤洗之自平。又或脱肛而痛，由热留于下者，当清理大肠宜槐花、木香；由于寒者，急用温剂宜理中汤。此治脱肛之大法也。至其虚实寒热，变迁不同，是在临证按脉时，神而明之，庶无差误。

【脱肛之由】《回春》曰：脱肛者，肛门翻出也。肺与大肠为表里，肾主大便，肺肾虚者，多有此证，参芪汤升之。

【脱肛证治】《直指》曰：脱肛一证，气聚不散也，里急而不得出，外胀而不得入，先以枳壳散糁敷，则气散肿消矣。又曰：《难经》云，病之虚实，出者为虚，入者为实，肛门之脱，非虚之故然哉，其有产妇用力过多，及小儿叫号努气，并久痢不止，风邪袭虚，亦有此病据此，则脱肛之证，《回春》专以肠痔当之，非也，肠痔只脱肛中一证耳。《入门》曰：脱肛者，气下陷也，肺主魄门，肺热则肛门缩入，肺寒则肛门脱出，必须温肺补胃，如补中益气汤加诃子、樗根皮少许，或猬皮散俱可。其血热者，四物汤加黄柏、升麻，虚热者，缩砂散。

肛门痒痛 湿与火病也。大肠有湿，流注于肛门，则作痒宜秦艽羌活汤。甚或生虫，其痒难当，治法与虫痔相同宜神应黑玉丹、萹蓄汤，外以苦楝根煎汤熏洗。大肠有火，郁闭不宣，则肛门作痛宜七圣丸、秦艽白术丸。甚或大便燥硬弩出，肠头下血宜当归郁李仁汤。皆当分别。

【肛门名象】《入门》曰：肛门者，大肠之下截也。一曰广肠，言其广阔于大小肠也。又曰魄门，言大肠为肺之府，肺藏魄，故曰魄门也。肛者，言处似车肛形也。

【肛门痒痛证治】 丹溪曰：凡人醉饱行房，忍泄，前阴之气归于大肠，木乘火热而侮燥金，故火就燥也，大便必秘。其疾甚者，必以苦寒泻火，以辛温和血燥润，疏风止痛，是其治也。宜秦艽白术丸、七圣丸、宽肠丸、当归郁李仁汤。

治脱肛方七

磁石散 〔总治〕 磁石煅研极细，食前米饮下。

补中益气汤 〔气虚〕 人参 黄芪 当归 白术 升麻 柴胡 陈皮 炙草

四君子汤 〔胃移热〕 人参 茯苓 白术 炙甘草

理中汤 〔挟寒〕 人参 白术 干姜 炙草

猬皮散 〔温补〕 猬皮 鳖甲各一个，烧存性 磁石醋淬七次，五钱 桂心三钱

共为末，每二钱，空心米饮下。仍用草鞋底炙热按入。忌房事。

四物汤 〔血热〕 川芎 生地 当归 白芍

缩砂散 〔虚热〕 砂仁 黄连 木贼草等分

为末，每二钱，米饮调下。

治肛门痒痛方六

秦艽羌活汤 〔治痒〕 羌活钱半 秦艽 黄芪各一钱 防风

七分　升麻　麻黄　柴胡　炙草各五分　藁本三分　细辛　红花各一分

此方兼治痔漏成块下坠，不任其痒者。

神应黑玉丹〔虫痒〕　猬皮四两　猪悬蹄二十五只　牛角腮三两　乱发　败棕各二两　槐角两半　苦楝根两二钱半　雷丸　芝麻各一两

剉碎，磁器内煅存性，为末，入乳香去油五钱，麝香二钱，和匀，酒糊丸。先嚼胡桃肉一枚，以温酒吞下三五十丸，空心、食前、晚三服除根。兼治诸痔。

萹蓄汤〔又〕　萹蓄一握，水一升煮取五合，去渣，隔夜先不食，明晨空心饮之，虫即下。小儿同法。

七圣丸〔治痛〕　郁李仁泥一两半　羌活一两　煨大黄八钱　桂心　槟榔　木香　川芎各五钱

蜜丸，白汤下三五十丸，微利即愈，切不可快利，其痛更甚。《脉诀》曰：积气生于脾脏旁，大肠疼痛阵难当，此药主之。

宽肠丸〔便闭〕　黄连　枳壳等分

面糊丸，米饮下五十丸。

当归郁李仁汤〔肠出下血〕　郁李仁　皂角仁煅，各一钱　枳实七分　秦艽　麻仁　归梢　生地　苍术各五分　煨大黄　泽泻各三分

胃病源流

胃痈　胃痛

足阳明胃脉，起于鼻孔交頞中，傍纳太阳之脉，下循鼻外入上齿中，还出挟口环唇，下交承浆，却循颐后下廉出人迎，循颊车，上耳前，过客主人，循发际，至额颅。其支者从人迎循喉咙入缺盆，下膈，属胃络脾。其直者从缺盆下乳内廉，下挟脐，入气街中。其支者起于胃口，下循腹里，下至气街中而

合，以下髀关，抵伏兔，下膝膑中，下循胫外廉，下足跗，入中指内间。其支者入中指外间。其支者别跗上，入大指间出其端，次注于足太阴脾经。每日辰时，周身气血俱注于胃。足阳明胃经，多气复多血。

脾与胃俱属土，脾内而胃外，以脏腑言之也。脾阴而胃阳，以表里言之也。脾主运而胃主化，以气化言之也。故脾与胃相连，顾胃当相火居正之地，而其地又为太阳少阳部位相合而明之处，故曰阳明。凡三焦胆之所游部，心包络之所总司，皆与胃同，有腐熟水谷之妙。经曰：阳明者，午也。午为夏之中，相火之本职。又三阳之合气，故于十二经气独盛，血独旺，热极多，而心包络之，代心以主相火者，皆与胃同其功用也。故就胃言之，实营卫之大主，五脏之宗主，其气腾而上盛，则脉倍见于人迎，其精充而下输，则脉涌盛于趺阳。仲景治病必三部候脉，两手之外，必兼诊两夹喉动脉之人迎，两足趺之趺阳，良有以也。盖以肾为先天之根，胃为后天之本，胃强则后天强，而先天于以补助，胃绝则后天绝，虽先天足恃，七日不食亦死。故胃虽属腑，其脉能大见于寸口，而五脏亦待以养也。夫胃之腑既气独盛，血独旺，热独多，故其为病，亦皆实热有余之证。试观狂虐温淫，汗出鼽衄，口㖞唇胗，腮肿喉痹，斑黄狂乱，谵妄潮热，登高而呼，弃衣而走，骂詈不避亲疏。凡其在经、在络、在腑，无不以气实血热为显证，非以其腑为两阳合明之故乎。仲景曰：阳明之为病，胃家实也。是实固指气独盛、血独旺、热独多所发之病，皆属有余而言，非仅燥满便硬、下焦坚实之谓也。虽然胃家病虽属有余，而亦时形不足，譬如相火既虚，不能为胃蒸化，胃气即不能旺，气不旺，即怯而不支，故亦有虚寒之证。试观洒洒振寒，善伸数欠，颜黑，恶人与火，闻水声惕然而惊，心欲动，独闭户牖而处，身以前皆寒栗，胃中寒䐜胀，阳明之虚寒有如此者，安得泥胃家实之一言，概从有余治之哉？凡此证病，为实、为虚，皆可按《内经》而绎之者也。

【胃病虚实】《内经》曰：胃脉实则胀，虚则泄。东垣曰：胃中元气盛，则能食而不伤，过时而不饥。脾胃俱旺，则能食而肥，脾胃俱虚，则不能食而瘦，或食而肥，虽肥而四肢不举。

【胃病证治】《灵枢》曰：饮食不下，隔塞不通，邪在胃脘也。又曰：胃中寒，则手鱼际之络脉多青，胃中热，则手鱼际之络脉多赤。又曰：面热者足阳明病，两跗之上脉竖坚者，足阳明证，此为胃脉也。《入门》曰：脾胃不和，不思饮食，心腹胀痛，呕哕恶心，噫气吞酸，面黄肌瘦，怠惰嗜卧，常多自利，或发霍乱，及五噎八痞，膈气反胃等证，皆宜平胃散。《千金》曰：脾胃虚弱，饮食不进，面黄肌瘦，胸膈痞闷，食不消化，或噫气吞酸，以养胃进食汤治之。东垣曰：胃实宜平胃散，胃虚宜异功散，不进饮食宜养胃进食汤。

【胃绝候】《内经》曰：胃终者，口目动作，善惊，妄言，色黄，其上下经盛不仁，则终矣。《脉经》曰：胃绝五日死，何以知之？脊痛，腰中直，不可反复。

胃痈 胃阳遏抑病也。《圣济总录》云：胃脘痈，由寒气隔阳，热聚胃口，寒热不调，血肉腐坏，气逆于胃，故胃脉沉细，阳气不得上升，人迎热甚，令人寒热如疟，身皮甲错，或咳嗽，或呕脓血。若脉洪数，脓已成也，急用排脓之剂。脉迟紧，属瘀血也，急当议下，否则毒气内攻，肠胃并腐，其害不小。但此证又不比肺痈之可认，苟不呕脓血，未免他误矣，疡家可不知方脉之理乎。据此，则知胃痈之证，端由胃阳之遏。然其所以致遏，实又有因，不但寒也，必其人先有饮食积聚，或好饮醇醪，或喜食煎煿，一种热毒之气，累积于中。又或七情之火，郁结日久，复感风寒，使热毒之气，填塞胃脘，胃中清气下陷，故胃脉沉细，惟为风寒所隔，故人迎紧盛也。若有此二脉，非胃痈而何？然证之成也必以渐，而治之之法，亦不可混施，如初起寒热如疟，咳唾脓血宜射干汤，后必有风热固结，唇口瞤动者宜薏苡仁汤。有因积热结聚者宜清胃散、芍药汤。有胸乳间痛，吐脓血腥臭者宜牡丹散。宜各因其证，而以药瘳之也。

【脉法】《内经》曰：诊此者，当候胃脉，其脉当沉细。沉细者，气逆也。逆者，人迎甚盛，甚盛则热。人迎者，胃脉也，逆而盛，则热聚于胃口而不行，故胃脘为痈也。

【胃痈证治】《灵枢》曰：中脘穴属胃，隐隐痛者，胃脘痈也。《入门》曰：外证寒热如疟，胃浊，则肺益失养，故身皮甲错，或咳或呕，或唾脓血，射干汤主之，千金内消散、内消沃雪汤、东垣托里散，皆可服。

胃痛 邪干胃脘病也。胃禀冲和之气，多气多血，壮者邪不能干，虚则着而为病，偏寒偏热，水停食积，皆与真气相搏而痛。惟肝气相乘为尤甚，以木性暴，且正克也，痛必上支两胁，里急，饮食不下，膈咽不通，名曰食痹，谓食入即痛，吐出乃止也宜肝气犯胃方。盖以肝木相乘为贼邪，肾寒厥逆为微邪，挟他脏而见证，当与心痛相同。但胃经本病，或满或胀或呕吐吞酸，或不食，或便难，或泻痢，或面浮黄，四肢倦怠。此等本病，必与客邪参杂而见。盖胃病有因外吸凉风，内食冷物，卒然痛者宜二陈汤加草蔻仁、干姜、吴萸。有因寒者宜草果、厚朴、良姜、菖蒲，寒且甚者宜荜澄茄一粒纳去核枣中，水草纸包煨存性，或酒或米汤下，日一枚，七日愈。有因火者宜清中汤。有因瘀血者宜桃仁承气汤。有因气壅者宜沉香降气汤。有因酒者宜干姜、蔻仁、砂仁。有因痰者宜南星安中汤，如甚，加白螺蛳壳煅过一钱，且有痰火者宜白矾、朱砂，醋糊丸，姜汤下。有因诸虫者宜剪红丸。有因食而按之满痛者宜大柴胡汤。有因虚寒者宜理中汤。胃痛形证，有可历举如此。总之，七情之由作心痛，食积痰饮瘀血作胃脘痛，二语正是分明，曷言乎尔？如食积痰饮瘀血，皆贮于胃中者，故其为病而痛，为胃脘痛也。然胃痛必有虚实，总以按之痛止者为虚宜参术散，按之痛反甚者为实宜栀萸丸，其大较也。至于痛甚者脉必伏，是又不可不知。其用药之法，凡痛必须温散，切不可补气，以气旺不通，则痛反甚也，顾安可忽视乎哉？

【脉法】《脉诀》曰：沉弦细动，皆是痛证。心痛在寸，腹痛在关，下部在尺，脉象显然。

【胃痛证治】 丹溪曰：凡心胃痛须分新久，明知身受寒、口吃冷而得者，初得时，即温散，或温利，稍久则郁，郁久则热，热久生火，便不可用温，必以山栀为热药向导。又曰：凡痛，宜分寒、热、虫、血四条，寒温之，热清之，血散之，虫杀之。又曰：心胃痛，须用劫药，痛方止，如仓卒散、愈痛散，皆能治之。又曰：心胃痛，用山栀劫药，又发，前药必不效，加元明粉一钱即止。又曰：心胃痛时，虽数日不吃饭不死，若痛止便吃物，即复发，必三五日服药方可吃。

治胃病诸药要品及方三

胃实宜清热散结大黄　枳实　知母　石膏　淡竹叶　葛根　青黛　大青　甘草　夏枯草　神曲　连翘　山楂　麦牙　麦门冬　黄连　陈皮　木瓜　竹茹　金石斛　通草　茯苓　芦根

胃虚宜清热益气人参　白术　莲肉　陈皮　扁豆子　茯苓　白芍　木瓜　石膏　金石斛　滑石　香薷　厚朴　麦冬　炒泽泻　葛根　兼寒加生姜、砂仁、白蔻仁，兼热加芦根、蔗浆、竹茹、枇杷叶。

平胃散〔胃实〕 苍术二钱　陈皮一钱四分　厚朴一钱　甘草六分　姜三片　枣二枚

异功散〔胃虚〕 人参　茯苓　白术　甘草　陈皮　姜　枣

养胃进食汤〔不食〕 人参　茯苓　白术　炙草　苍术　陈皮　厚朴　神曲　麦芽

附载：仲景分别标本方药

标葛根　升麻　犀角　石膏　知母　升麻葛根汤　白虎汤

标之本调胃承气汤

本调胃承气汤

本之标人参白虎汤

实能食　大黄　芒硝　巴霜　轻粉

虚不能食　白术　苍术　生姜　干姜　神曲　麦芽　草蔻仁　大枣　甘草

烦阳，栀子；阴，香豉。阳，肉桂、附子；阴，吴萸、乌头

不得眠烦，山栀、知母；躁，枣仁

食制则吐谓之呕生姜木通汤

食入则吐谓暴吐生姜葳蕤汤

食已则吐谓呕吐橘红半夏汤

食久则吐谓反胃水煮金花丸

食再则吐谓翻胃易老紫沉丸

旦食不能暮食则吐半夏生姜大黄汤

胃实肠虚能食能便枳实　厚朴　赤石脂　余粮丸

胃虚肠实不食不便枳实　枳壳　白术　蜜　理中丸

胃实肠实能食不便大黄　巴豆　牵牛

胃虚肠虚不食能便白术　厚朴　枳实　理中汤

关则不得小便关者甚热之气　关无出之由故曰关　关者阳气太盛阴气不得营也

格则壅而吐逆格者甚寒之气　格无入之理故曰格　格者阴气太盛阳气不得营也

关格阴阳俱盛不能相营故曰关格　关格者不得尽其命而死矣

口苦寒则补胃　热则泻胆

舌干水多沉液，四君子汤、五物厚肠汤；火多枯燥，麦冬饮子

治胃痈方八

射干汤〔初起〕　射干去毛　山栀　赤苓　升麻各一钱　赤芍钱半　白术五分

薏苡仁汤〔风热〕　苡仁　防己　赤小豆　炙草等分

清胃散 〔积热〕 归身 生地 丹皮 黄连各钱半 升麻三钱 石膏二钱 细辛三分 黄芩一钱二分

芍药汤 〔又〕 赤芍 石膏 犀角 麦冬 木通 朴硝 荠苨 升麻 元参 甘草

牡丹散 〔臭脓〕 丹皮 地榆 苡仁 黄芩各钱半 赤芍 桔梗 升麻 甘草 败酱各一钱

千金内消散 〔痈未成〕 大黄三钱 金银花二钱 酒归尾钱半 木鳖子 赤芍 白芷 乳香 没药 角刺 僵蚕 瓜蒌仁 花粉各一钱 甘草节五分 穿山甲三片 蛤粉炒

水酒煎。

内消沃雪汤 〔又〕 归身 白芍 甘草节 黄芪 射干 连翘 白芷 贝母 陈皮 角刺 花粉 穿山甲 金银花 木香 青皮 乳香 没药各五分 酒大黄钱半

水酒煎。

东垣托里散 〔又〕 金银花 当归各二钱 大黄 牡蛎 花粉 角刺 连翘 朴硝各六分 赤芍 黄芩各四分

水酒煎。

治胃痛方十三

肝气犯胃方 〔食痹〕 乌药汁七匙 枳壳汁五匙 白芍汁二十匙 木香汁五匙 灶心土一钱 炒砂仁三分

将二味煎汤，冲诸汁服。

二陈汤 〔因风〕 茯苓 陈皮 半夏 甘草

清中汤 〔因火〕 黄连 山栀 陈皮 茯苓 半夏 草蔻 甘草 姜

桃仁承气汤 〔因瘀〕

沉香降气汤 〔因气〕 沉香 香附 乌药 砂仁 甘草

加盐。

南星安中丸 〔因痰〕

剪红丸 〔因虫〕 雄黄 木香 槟榔 三棱 莪术 贯仲 干漆 陈皮 大黄

大柴胡汤 〔因食〕

理中汤 〔虚寒〕 人参 白术 甘草 干姜

参术散 〔因虚〕

栀萸丸 〔因实〕

仓卒散 〔劫药〕 山栀四十九个，连皮炒 大附子一个，炮，去皮、脐

为粗末，水一杯，酒半杯，煎七分，入盐少许服，加川芎一钱尤妙。

此方能治气自腰腹间挛急疼痛，不可屈伸，痛不可忍，自汗如洗，手足冰冷垂死者。

愈痛散 〔劫药〕 五灵脂 元胡索 莪术 良姜 当归等分

为末，每二钱，淡醋汤调服。

此方兼治急心痛。

霍乱源流

霍乱，胃虚病也。《内经》有水湿火热，肝木胜土，厥气上逆之不同，推而广之，风寒暑毒之由于外因，饮食郁结之由于内因者，皆能致病。其症心腹胀痛，呕吐泄泻，憎寒壮热，头痛眩晕，先心痛则吐，先腹痛则泻，心腹俱痛则吐泻交作，或手足冷，或自汗，甚而转筋入腹则死。要皆由中气素虚，或内伤七情，或外感六气，或伤饮食，或中邪恶污秽气，及毒气。往往发于夏秋，阳热外逼，阴寒内伏，使人阴阳否隔，卒然而病。偏于阳者多热，偏于阴者多寒。治法惟以祛脾胃之湿为主，复察所感诸邪之气而散之。然脾胃有虚实，感邪有阴阳，尤当熟审。向来论治者不一，须参究而归于的是：如刘河间主火热。孙思邈主饮食积。朱丹溪极赞为先哲谛论，而复申其说，以为

内有积，外有感，阳不升，阴不降。张子和主风、湿、暍三气合而为邪，其意以湿土为风木所克，又为炎暑蒸郁，故呕吐者暑热之变，泄泻者土湿之变，转筋者风木之变。李士材兼主湿热风暑虚实而分别治之。罗谦甫专主气不和，故以地浆为治，使气和而吐泻自止，其法最妙。古复庵则随病之缘感，人之虚实，分晰施治，而大旨则重痰，故其法必用苏合丸以通痞塞，次进藿香正气散加木香吞来复丹以控痰涎；若泻已甚，不用来复丹；泻而不吐，胸膈痞闷，必用浓盐汤探吐；不论已未吐，并服藿香正气散，间服苏合丸；吐而不泻，心腹大痛，频欲登圊，苦于不通，则以木香、枳壳煎汤饮之；若隔而不下，仍须来复丹引导下行；若吐泻不止，元气耗散，或水粒不入，或口渴喜冷，或恶寒战掉，手足逆冷，或发热烦躁，揭去衣被，此并非热，由内虚阴盛也，则用附子理中汤或四逆汤，俱冷服；霍乱已透，余吐余泻未止，腹有余痛，一味扁豆叶煎服。按罗古两家之法，诚能得治霍乱之三昧者，医者遵守之可也。然其病因，亦有当细审者：手足厥逆，气少神清，不渴不热，小水清白，因于寒也宜四逆汤加盐少许。身热烦渴气粗，口苦齿燥，小水短赤，因于暑也宜黄连香薷饮冷服。四肢重着，骨节烦疼，胸膈满闷，因于湿也宜除湿汤。腹痛下浊物，因于多食寒冷也宜六和汤倍用藿香，加木香、紫苏。腹痛不可近，因于食积停滞也宜香砂枳术丸加木香、蔻仁。心胸迷闷，气结不舒，因于七情内郁也宜七气汤。霍乱而兼转筋，因于肝木克脾土也，却与肝经血虚转筋不同宜平胃散加桂枝、木瓜、柴胡。以上皆霍乱之兼证所形，即其兼证，遂可知其所感以为治也。总之，邪在上必当吐，即已吐，仍使吐之，以提其气宜盐汤探吐法。邪在下，必当泻，量其人之气禀、病之轻重以投药宜于霍乱药中加大黄。至霍乱已，只须米汤调养，慎勿便与谷食。若吐泻过多，四肢逆冷，不省人事，急用制南星末三钱，姜五片煎极热服，一服可救，或半夏末姜汁服，或白矾一钱沸汤下亦效，然后以药治之宜加味姜附汤，虽至几死，但有一点胃气存者，亦可救先用前南星末等法，再服回生散。又如吐泻既多，津液暴亡，以至烦渴引饮不止宜麦门冬汤、茯苓白术散。又如吐泻后虚烦不得眠宜既济汤、参胡三白汤，皆宜察治。至如霍乱后阳气衰绝，或遗尿不知，气脱不语，膏汗如油如脂，燥欲食水，四肢不收，或脉微细而舌卷囊缩，皆属死候。盖霍乱轻者，手足温和，脉来洪大，自然易治。重者厥逆，脉脱，脐腹绞痛，举体转筋，尚未入腹，犹有可治，急当温补以回阳复脉宜附子理中汤、建中汤。至妊娠霍乱，先吐，或腹痛吐泻，必由于热宜香薷散或加苏梗，头痛体疼发热，必挟风宜藿香正气散去厚朴，加防风、苏梗，患此者防损胎。产后霍乱，脏腑虚微，饮食不消，触冒风冷所致也，其有热而欲饮水者宜五苓散，有寒而不欲饮水者宜理中汤，有虚冷者宜附子理中汤或来复丹，皆宜分别。异乡人初到他方，不服水土，亦吐利兼作宜加减正气散。若干霍乱，即俗云绞肠痧，亦由胃气虚，猝中天地邪恶污秽之气，郁于胸腹间，上不得吐，下不得泻，以致肠胃绞痛异常，胸腹骤胀，遍体紫黑，头顶心必有红发，急寻出拔去之，急以三棱鎞针刺委中，挤出热血，可立苏，更用新汲凉水入盐两许恣饮，得吐泻即止，委中穴在两膝下湾横纹中间两筋之中，刺入一分，然后用药治之宜苏合香、藿香、檀香、乳香、芒硝、童便、川芎、白芷、苍术及二陈汤、藿香正气散，必效，切不可用凉药，但药必冷服，切忌火酒姜蒜谷气米饮热汤，入口即死，慎之慎之！更有进者，乘船坐车，发晕呕吐，亦属霍乱之类宜大半夏汤，其大吐泻，渴欲饮水者，往往至于死，急饮童便或己便，可救，或以白矾末一钱，百沸汤点稍温服，亦可。

【脉法】《得效》曰：霍乱脉浮洪可救；微迟而不语，气少，难治。丹溪曰：脉多尖或绝。《医鉴》曰：脉代者霍乱，代而乱者亦霍乱。又关脉滑为霍乱吐利，又滑而不匀，必是霍乱吐利，脉代勿讶。《脉诀》曰：滑数为呕，代者霍乱，微滑者生，涩数凶断。《正传》曰：脉微涩，或代散，或隐伏，或虚大，或结促，不可断以死，脉乱故也。又曰：浮大而洪者为可救，微弱而迟者为难救。

【霍乱所由】 经曰：五郁之发，民病呕吐，霍乱注下。又曰：太阴所至为中满，霍乱吐下。又曰：岁土不足，风乃大行，民病飧泄，霍乱体重腹痛，筋骨摇并。启元子曰：皆脾热所生也。《入门》曰：霍乱多责于热，故夏秋为盛，寒月亦由伏暑。

【霍乱证治】《入门》曰：邪在上焦，吐而不利；邪在下焦，利而不吐；邪在中焦，吐利并作。轻者只曰吐利，重者乃曰霍乱，以挥霍变乱也，甚则转筋入腹必死。《得效》曰：人之脏腑，冷热不调，饮食不节，生冷过多，起居失宜，露卧当风，使风冷之气归于三焦，传于脾胃，脾胃得冷，不能消化水谷，致令真邪相干，饮食变乱于肠胃之间，心腹疼痛，发作吐利，或兼发热，头疼体痛，心腹刺痛，虚烦，或转筋拘急疼痛，或呕而无物，或四肢逆冷，烦闷昏塞而欲死。海藏曰：凡霍乱，渴为热，不渴为寒。《千金方》曰：阳明属胃大肠，以养宗筋，吐泻津液暴亡，宗筋失养，轻者两脚转筋而已，重者遍体转筋入腹，手足逆冷，危甚风烛矣，仓卒间，急以盐填脐中，炮艾不计壮数，虽已死，而胸中有暖气者立省，急用木萸散，木瓜、食盐、吴萸各五钱同炒，加茴香、苏叶、甘草煎服，再研蒜涂两足心，虽昏危入腹者亦效。

【霍乱不治证】《纲目》曰：霍乱转筋入腹，四肢厥冷，气欲绝，如脉洪大可治，脉微而舌卷囊缩不治。《得效》曰：兼喘烦躁者不治，脉微迟气少不语难治。《入门》曰：大渴大躁大汗遗尿者死，回生散救之。《回春》曰：干霍乱吐泻不得，胸腹胀硬，而唇青黑，手足冷过腕膝，六脉伏绝，气喘急，舌短囊缩者死。

治霍乱方二十六

苏合丸 〔总治〕 白术　青木香　犀角　香附　安息香

朱砂　诃子　檀香　沉香　麝香　丁香　冰片　荜拨　熏陆香　苏合香各一两

共为末，用安息香熬膏，并苏合香油炼蜜丸，弹子大，蜡封。

藿香正气散〔又〕藿香　白芷　紫苏　茯苓　大腹皮　厚朴　陈皮　白术　桔梗　半夏　甘草

来复丹〔又〕倭硫黄　硝石　青皮　陈皮　元精石　五灵脂

醋糊丸，每三十丸，空心米汤下。

附子理中汤〔阴盛〕附子　人参　白术　甘草　干姜

四逆汤〔又〕附子　干姜　甘草

黄连香薷饮〔因暑〕黄连　香薷　扁豆　厚朴　甘草

除湿汤〔因湿〕苍术　藁本　羌活　防风　升麻　柴胡

六和汤〔食冷〕香薷　砂仁　半夏　人参　杏仁　赤苓　甘草　木瓜　厚朴　扁豆　藿香

香砂枳术丸〔食滞〕木香　砂仁　枳壳　白术

七气汤〔情郁〕半夏　厚朴　白芍　茯苓　人参　桂心　紫苏　橘红

平胃散〔转筋〕苍术　厚朴　陈皮　甘草

建中汤〔回阳〕白芍　桂枝　生姜　甘草　黑枣　饴糖

香薷散〔妊娠〕黄连　香薷　厚朴　甘草

五苓散〔产后〕茯苓　猪苓　白术　泽泻　肉桂

理中汤〔又〕人参　白术　甘草　生姜

二陈汤〔干霍乱〕茯苓　半夏　陈皮　甘草

回生散〔吐泻过多〕藿香　陈皮各五钱

加味姜附汤〔又〕炮姜　附子　人参各一钱半　炙草七分

麦门冬汤〔烦渴〕麦冬二钱　陈皮　半夏　白术　茯苓各一钱　小麦半合　人参　甘草各五分　姜三片　乌梅一个

一名九君子汤。

茯苓白术散 〔又〕 滑石一两 寒水石 石膏 泽泻 甘草各五钱 白术 茯苓 人参 桂枝各二钱半

每末三钱，开水下，姜汤亦可。

此方兼治中暑霍乱。

参胡三白汤 〔虚烦〕 人参五分 柴胡 白术 白茯苓 白芍 当归 陈皮 麦冬 山栀 甘草各八分 五味子十粒 姜二片 乌梅一个 灯心一圈

既济汤 〔又〕 麦冬二钱 人参 竹叶 炙甘草 半夏 附子各一钱 姜五片 粳米百粒

加减正气散 〔不伏水土〕 苍术二钱 厚朴 藿香 陈皮 砂仁 香附 半夏 甘草各一钱 姜二片 枣一枚 灯心十根

大半夏汤 〔船车晕〕 半夏 陈皮 赤苓各二钱半 姜五片

盐汤探吐法 〔吐法〕 用极咸盐汤三碗，热饮一碗，指探令吐，不吐再服一碗，吐讫仍饮一碗，三吐乃止。此法极良，不伤人。

地浆法 〔总治〕 于墙阴掘地约二三尺许，入新汲水搅之，澄清服一杯，既取土气安养中宫，又取墙阴无燥热气，又取新汲水能解热郁，盖阴中之阴，能治阳中之阳也。

诸痿源流

诸痿，热伤血脉病也。盖火热之邪伤及血脉，皆能发为经筋、骨髓、血脉、肌肉、皮毛之痿。然其病之源，则以肺为主，以肺燥居上，主气畏火，而行治节，必金清而后气行，充于一身之筋骨血肉皮毛间，何至于痿？若起居失度，嗜欲无端，饮食非宜，以致火动，热邪乘金，肺先受克，内则叶焦，外则皮毛虚弱，由是而着于筋脉骨肉，则病生痿躄。所以然者，肺为诸脏之长，又为心盖，一切起居嗜欲饮食，皆足伤气，气伤即肺受之而亦伤，且心火上乘肺气虚而受其乘，必金病为喘鸣，金失清肃，火留不去，故肺热叶焦，五脏因肺热自病，气不行，发为痿躄也。乃古人治痿独取阳明者，何也？经云：真气与谷气并而充身。又云：阳明为脏腑之海，阳明虚，则五脏无所禀，不能行气血濡筋骨利关节，故肢体中随其不得受水谷气处而成痿。又云：冲为十二经之海，主渗灌溪谷，与阳明合于宗筋，而阳明为之长，皆属于带脉，络于督脉，阳明虚则宗筋缓，故足痿不用。统观经旨，欲除肺热，必先除阳明之热，而养其阴，调其虚实，和其逆从，斯宗筋润，筋骨束，机关利，而病已也。试举五脏所生痿病言之，经曰：肺气热，叶焦，则皮毛虚弱急薄，而生痿躄。盖肺痿者，皮毛痿也；躄者，足弱不能行也宜犀角桔梗汤。经又曰：心气热则下脉厥而上，上则下脉虚，虚则生脉痿，枢折挈，胫纵而不任地，盖心痿者，脉痿也。下脉指三阴在下之脉。枢折挈者，四肢关节之处，如枢纽之折而不能提挈。胫纵者，纵缓也宜铁粉丸。经又曰：胆气热，则胆泄口苦，筋膜干，筋膜干则筋纵而挛，发为筋痿。盖肝痿者，筋痿也。胆附于肝，肝热则胆泄，故口苦。筋膜受热则血液干，故拘挛而为筋痿也宜紫葳汤。经又曰：脾气热，则胃干而渴，肌肉不仁，发为肉痿。盖脾痿者，肉痿也。脾与胃以膜相连，而开窍于口，故脾热则胃干而渴，且精耗而肌肉不仁也宜二陈汤加人参、黄芪。经又曰：肾气热，则腰脊不举，骨枯而髓减。盖肾痿者，骨痿也。腰者肾之府，腰贯脊主髓，故肾热而见证若此也宜金刚丸。此五痿者，必外征之色，肺热色白而毛败，心热色赤而络脉溢，肝热色苍而爪枯，脾热色黄而肉濡，肾热色黑而齿槁，必然之理也。而五痿之外，又有属湿热者宜加味二妙丸，有属湿痰者宜二陈汤加二术、黄柏、竹沥、姜汁，有属血虚者宜四物汤、二妙丸合用，有属气虚者宜四君子汤、二妙丸合用，再加当归、地黄、龟板、虎骨，有属食积者宜木香槟榔丸，有属死血者宜归梢汤，有属脾气太过者，必四肢不举宜大承气汤下之，有属土气不及者，亦四肢不举宜四君子汤加当归，有热而痿厥者宜虎潜丸，有痿发于夏者，即俗名疰夏，另详疰夏条宜清暑益气汤。以上十证，皆痿之属，非可混治也。昔东垣治痿，总以黄柏为君，黄芪为佐，而无一定之方，随其证之为痰、为湿、为热、为寒、为气、为血，各加增药味，活泼制方，其真善于治痿者乎。然必其人能休息精神，淡泊滋味，尤是顶门一针。另有阴痿，则由命门火衰，下焦虚寒之故，另详本条宜鹿茸散。

【脉法】《内经》曰：脾脉缓甚为痿厥。《脉经》曰：诊人痿躄，其脉虚者生，紧急疾者死。《脉诀》曰：尺脉虚弱，缓涩而紧，病为足痛，或是痿病。子和曰：痿脉多浮而大。

【痿病证治】 河间曰：痿谓手足痿弱，无力以运动也。由肺金本燥，燥之为病，血衰不能养荣百骸，故手足痿弱，不能运动。犹秋金旺，则草木痿落，病之象也，痿犹萎也。子和曰：痿之作也，皆五月六月七月之时，午者，少阴君火之位，未者，湿土庚金伏火之地，申者，少阳相火之分，故病痿之人，其脉浮大。丹溪曰：肺金体燥而居上，主气，畏火者也。脾土性湿而居中，主四肢，畏木者也。火性炎上，若嗜欲无节，则水失所养，火寡于畏，而侮所胜，肺得火邪而热矣。木性刚急，肺受热则金失所养，木寡于畏而侮所胜，脾得木邪而伤矣。肺热则不能管摄一身，脾伤则四肢不能为用，而诸痿之病作矣。泻南方，则肺金清而东方不实，何脾伤之有？补北方，则心火降而西方不虚，何肺热之有？阳明实则宗筋润，能束骨而利机关矣，治痿之法，无出于此。又曰：痿病切不可作风治，用风药。《正传》曰：苍术、黄柏，治痿之圣药也。又曰：肝肾俱虚，筋骨痿弱，宜加味四斤元、五兽三匮丸。湿热痿弱，宜神龟滋阴丸、三妙丸、加味二妙丸。长夏暑湿成痿，宜健步丸、四制苍柏丸、清燥汤。

治痿方二十一

犀角桔梗汤 〔肺痿〕 黄芪 石斛 天冬 麦冬 百合 山药 犀角 通草 桔梗 黄芩 杏仁 秦艽

铁粉丸 〔心痿〕 铁粉 银屑 黄连 苦参 石蜜 龙胆草 龙齿 牛黄 秦艽 丹皮 白鲜皮 地骨皮 雷丸 犀角

紫葳汤 〔肝痿〕 紫葳 天冬 百合 杜仲 黄芩 黄连 萆薢 牛膝 防风 菟丝子 白蒺藜

二陈汤 〔脾痿〕 茯苓 陈皮 半夏 甘草

金刚丸 〔肾痿〕 萆薢 杜仲 肉苁蓉 菟丝子等分

酒煮猪肾，打泥为丸。

加味二妙丸 〔因湿〕 归梢 防己 萆薢 苍术 黄柏 牛膝 龟板

四物汤 〔血虚〕 川芎 白芍 当归 生地

二妙丸 〔又〕 苍术 黄柏

四君子汤 〔气虚〕 人参 茯苓 白术 甘草

木香槟榔丸 〔食积〕 木香 槟榔 白术 枳实 陈皮 香附

归梢汤 〔死血〕 归梢 赤芍 莪术 桃仁 红花

大承气汤 〔脾太过〕 大黄 芒硝 厚朴 枳实

虎潜丸 〔痿厥〕 龟板 黄柏各四两 熟地 知母各二两 牛膝三两半 陈皮七钱 干姜五钱 白芍一两半 锁阳 虎骨 当归各一两

加附子更妙。酒糊丸。治痿厥如神。

清暑益气汤 〔疰夏〕 黄芪 升麻 苍术 白术 人参 神曲 泽泻 陈皮 黄柏 当归 麦冬 干姜 青皮 五味子 炙甘草

加味四斤元 〔肝肾虚〕 酒牛膝两半 川乌 虎胫骨 肉苁蓉各一两 乳香 没药各五钱

蒸熟木瓜一个，捣如泥，和酒糊丸，温酒或淡盐汤下七十丸。

五兽三匮丸 〔又〕 鹿茸酥炙、血竭、虎胫骨酥炙、牛膝酒浸、金毛狗脊烧去毛各一两，共为末，即五兽也。另用附子一个去皮脐，去中心，入朱砂细末一两填满，木瓜一个，去皮去中心，入附子于内，以附子末盖口，即三匮也。却以三匮正坐于磁缸内，重汤蒸极烂，和五兽末捣丸，木瓜酒下。血竭一名麒麟竭。

神龟滋阴丸 〔湿热〕 龟板酥炙，四两 盐黄柏 盐知母各二两 五味子 杞子 锁阳各一两 干姜五钱

酒糊丸，盐酒下。此治膏粱之人湿热伤肾，脚膝痿弱。

三妙丸 〔又〕 制苍术六两 酒黄柏四两 牛膝二两

此治湿热下流两脚，麻木痿弱，或如火烙之热，皆湿热也。

健步丸 〔长夏暑湿〕 防己一两 羌活 柴胡 滑石 酒花粉 炙甘草各五钱 防风 泽泻各三钱 苦参 川乌各一钱 肉桂五分

酒糊丸，葱白、荆芥汤下。

四制苍柏丸 〔又〕 黄柏二斤，以人乳、童便、米泔各浸八两，酥炙八两，浸炙各宜十三次，苍术八两用川椒、补骨脂、川芎、五味子各炒二两，拣去诸味，只取柏术蜜丸，早酒、午茶、晚白汤，各下三五十丸。

清燥汤 〔又〕 黄芪 白术各钱半 苍术一钱 陈皮 泽泻各七分 赤苓 人参 升麻各五分 生地 当归 猪苓 麦冬 神曲 甘草各三分 黄连 黄柏 柴胡各二分 五味子九粒

水煎服。

杂病源流犀烛　卷四

脾病源流

痞气

足太阴脾脉，起大指端，循指内侧过核骨后，上内踝前廉，上腨内，循胫骨后，交出厥阴之前，上膝股前廉入腹，属脾络胃，上鬲，挟咽，连舌本散舌下。其支者复从胃别上鬲，注心。每日巳时气血注脾。足太阴脾经，血少气旺。

脾也者，心君储精待用之府也。赡运用，散精微，为胃行精液，故其位即在广明之下，与心紧切相承。其职掌太仓之运量，而以升为德。其部当水谷之海，故患湿。其属土，配资生坤元，故为十二经根本。其势居中央孤脏，以灌四旁，注四末，故为六经内主。其所以为脾如此，古人谓为后天之本，信然也。盖脾统四脏，脾有病，必波及之，四脏有病，亦必待养于脾，故脾气充，四脏皆赖煦育，脾气绝，四脏不能自生。昔人云，后天之本绝，较甚先天之根绝，非无故也。凡治四脏者，安可不养脾哉？然经曰：腹满䐜胀，支膈胠胁，下厥上冒，以为过在脾与胃者，岂尽脾胃之过哉？皆由中气不足，为病甚而入脾，致脾经不运，阳明之气亦不腾，是以不能出营卫，升达上下也。惟不升上，故肺气不行而上冒；惟不达下，故肾气独沉而下厥耳。至若本经为病，不外湿淫热郁两端：湿由水气，病则壅，壅则伤气，气虚而不运，必腹胀、胃痛、肠鸣飧泄、身重、食不化；热由火气，病则不濡，不濡则伤血，血枯而燥，必胃气厚、善饥、肉痿、足不能行、善瘈、脚下痛、口干、舌本强、食即吐、食不下、烦心、水闭、黄疸、脾约，皆脾经病也。治之者，务使三焦之气流转和通，则土润而升，不忧其燥，而火气不得病之。土健而运，不忧其湿，而水气亦不得病之矣。

【脉法】《脉诀》曰：脾脉实兼浮，消中脾胃虚，口干饶饮水，多食亦肌虚，单滑脾家热，口气气多粗，涩即非多食，食不作肌肤，微浮伤客热，来去乍微疏，有紧脾家痛，仍兼筋急拘，欲吐不即吐，冲冲未得苏，若弦肝气盛，妨食被讥吁，大实心中痛，如邪勿带符，溢关涎自出，风中见羁孤羁，伤也，脾为孤脏，而受风伤，故曰羁孤。又曰：右手第二指连脾，四十五动无诸疑，急动名为脾热极，食不能消定若斯，欲知疾患多因冷，指下寻之慢极迟，吐纳不定经旬日，胃气忡心得几时。

【脾病证治】《灵枢》曰：有所击仆，若醉饱入房，汗出当风，则伤脾。又曰：脾藏营，营舍意，脾气虚则四肢不用，五脏不安，实则腹胀，大小便不利。又曰：邪在脾胃，则病肌肉痛。阳气有余，阴气不足，则热中，善饥；阳气不足，阴气有余，则寒中，肠鸣腹痛。《素问》曰：肝传之脾，病名曰脾风，发瘅，腹中热，烦心，出黄。又曰：脾热者，腹黄而肉瞤动。又曰：大骨枯，大肉陷，胸中气满，喘息不便，内痛引肩项，身热脱肉，真脏见，十月之内死。又曰：脾病者日晡慧，日出甚，下晡静。又曰：脾苦湿，急食苦以燥之，脾欲缓，急食甘以缓之，苦湿是有余，欲缓是不足。又曰：脾病禁温食饱食，湿地濡衣。《难经》曰：饮食劳倦则伤脾。又曰：外证面黄，善嚏，善思，善味，内证当脐有动气，按之牢若痛，其病腹胀满，食不消，体重节痛，怠惰嗜卧，四肢不收。有是者脾也，无是者非也。

【脾绝候】《灵枢》曰：足太阴气绝，则脉不荣肌肉。唇舌者，肌肉之本也，脉不荣则肌肉软，肌肉软则舌痿人中满，人中满则唇反，唇反者肉先死，甲日笃，乙日死。又曰：太阴终者，腹胀闭不得息，善噫善呕，呕则逆，逆则面赤，不逆则上下不通，上下不通则面黑皮毛焦而终矣。仲景曰：环口黧黑，柔汗发黄者，此乃为脾绝。

【脾气滞涩保养法】《保生秘要》曰：凡人气旺则血荣而润泽，气绝则血枯而灭形，故气虚弱则滞涩而成病。如涩于脾，则胃口凝滞，不克饮食，而多泻泄。久不疏通，则成中满之证。诸湿肿满，皆属于脾，四季脾居土，轻呼稍宽胸，大病须服气，能伏养谷神。盖脾为一身之主，气滞于内，却内五脏之患；滞于外，防疖疥之忧。皮里隔膜有积热，而内外相感，尤防疽毒。所感者，七情六欲而生也。

【导引】 臞仙曰：可大坐，伸一脚，屈一脚，以两手向后反掣各三五度，亦可跪坐，以两手拒地，回顾，用力虎视各三五度，能去脾脏积聚风邪，喜食。

【修养】《养生书》曰：常以季夏之月朔旦，并四季之末十八日旭旦，正坐中宫，禁气五息，鸣天鼓十二通，吸坤宫之黄气入口，十二咽之，闭气五十息。

治脾病诸药要品及方二

脾实宜除湿清热白术　山栀　猪苓　泽泻　车前子　茯苓　滑石　防风　葛根　白豆蔻　枳实　黄连

脾虚宜甘温辛酸人参　大枣　黄芪　山药　扁豆子　建莲　砂仁　茯苓　橘红　白豆蔻　藿香　木瓜　白芍　枣仁　炙甘草

益黄散 〔脾虚腹痛泄利〕 陈皮一两　诃子肉煨　青皮　炙甘草各五钱　丁香二钱

共为末，每用二钱或三钱，煎服。一名补脾散。

泻黄散 〔脾热口疮口臭〕 黑山栀钱半　藿香　甘草各一钱　石膏八分　防风六分

共用蜜、酒拌，微炒，水煎。一名泻脾散。

附载：仲景分别标本方药

标不渴脉浮，桂枝汤；湿胜濡泄，理中汤

本渴欲引饮，四逆汤；亡液燥渴，理中汤

实有余为湿气，茯苓、干姜、人参、陈皮、青皮、甘草；血，白术、肉桂、吴萸

虚不足为燥气，沙参、益智、麻仁、郁李仁、参、芪；血，木瓜、乌药、白芍、枣、盐

腹胀满虚，芍药；实，厚朴

心腹痛虚寒，人参、芍药；实热，大黄、黄芩

脐腹痛白术

少腹痛男，四物汤加阿胶、茯苓；寒，小茴、延胡索。女，四物汤加延胡、川楝子；热，大黄、黄芩

飧泄胃泄承气汤　白术调中汤

洞泄脾泄建中汤　理中汤

寒中大肠泄干姜　附子

寒小肠泄承气汤

脏毒下血有鲜血不可下宜解化

溏泄鹜泄天麻　吴萸　附子　干姜

一法，土郁则夺之，谓下之使无壅碍也。

脾之积曰痞气。经云：在胃脘，覆如盆大，久则令人四肢不收，黄疸，饮食不为肌肤，心痛彻背，背痛彻心，脉必浮大而长宜痞气丸、增损五积丸，皆由脾气虚及气郁所致，治法宜健脾，兼散结滞。

治痞气方二

痞气丸〔痞气〕　黄连八钱　厚朴五钱　吴萸三钱　黄芩　白术各二钱　茵陈草　砂仁　干姜各钱半　茯苓　人参　泽泻各

一钱　川乌　川椒各五分　桂心　巴霜各四分

丸法、服法，同息贲丸。

增损五积丸〔又〕　黄连肝积，五钱；脾肾积，七钱；心肺积，一两半　厚朴肝心肺积，五钱；脾肾积，八钱　川乌肝肺积，一钱；心肾脾积，五分　干姜肝心积，五分；肺脾肾积，一钱半　人参肝心脾肺积，二钱；肾积，五分　茯苓钱半　巴霜五分

蜜丸，梧子大，初服二丸，渐加，以微溏为度。治积块，不拘脐上下左右，通用。

肝积加柴胡一两，川椒四钱，莪术三钱，皂角、昆布各二钱半。

心积加黄芩三钱，肉桂、茯神、丹参各一钱，菖蒲五分。

肺积加桔梗三钱，天冬、陈皮、青皮、白豆蔻各一钱，紫菀、川椒各一钱半。

脾积加吴萸、黄芩、砂仁各二钱，泽泻、茵陈各一钱，川椒五分。

肾积加元胡索三钱，苦楝肉、全蝎、附子、独活各一钱，泽泻、菖蒲各二钱，肉桂三分，丁香五分。

呕吐哕源流

呕、吐、哕，脾胃虚弱病也。以气血之多少而分，东垣云：呕属阳明，其腑多血多气，气血俱病，故有声有物而为呕，气逆者散之，故以生姜为主药。吐属太阳，其腑多血少气，血病，故有物无声而为吐，以橘红为主药。哕属少阳，其腑多气少血，气病，故有声无物而为哕，以半夏为主药。是三者皆本于脾虚，或为寒气所客，或为饮食所伤，或为痰涎所聚，皆当分其经络，察其虚实以治之宜丁香、半夏、藿香、陈皮、茯苓、生姜。又有无物无声者，曰恶心干呕，乃胃家气血两虚所致也宜橘红汤，入姜汁、蔗浆细呷之。虽洁古从三焦分治三因，然三焦皆胃之地分，故或胃口有热而干呕宜栀子竹茹汤，或胃口有痰而干呕宜二陈汤，或干

呕而手足厥冷，总皆不离乎胃病者是。试进究之，邪在上脘之阳，必气停而水积，故汤水之清浊混乱，则为痰为饮，为涎为唾，变而为呕。邪在下脘之阴，必血滞而食不消，故食物之清浊不分，则为噎塞，为痞满，为痛为胀，变而为吐。邪在中脘之气交者，尽有二脘之病。然上脘非不吐食也，设阳中之阴亦病，则食入即吐，非若中脘之食已而吐，下脘之食久而吐耳宜生姜半夏汤。下脘非不呕也，设阴中之阳亦病，则吐呕齐作，然呕少于吐，非若上脘之呕多于吐耳脉沉无力宜理中汤，脉滑而实宜半夏生姜大黄汤下之。中脘则当食毕之时，亦呕亦吐，谓之呕吐宜橘红半夏汤。则上中下脘三因虽各有别，何尝有外于胃乎？而尤所宜辨者，中脘之呕吐，固均属胃虚，而必分寒热。其虚而挟寒者，喜热恶冷，肢冷，脉必细而滑宜理中汤冷服，如服而仍吐，去术、草之壅，加丁、沉立止。其虚而挟热者，喜冷恶热，烦渴，小便赤涩，脉必洪而数宜二陈汤加山栀、黄连、竹茹、枇杷叶、葛根、姜汁、芦根。其中脘素有痰积，遇寒即发者，脉必沉而滑宜丁香、白蔻、砂仁、干姜、陈皮、半夏，加姜汁、白芥汁至盏许，如痰满胸喉，汤药到口即吐，必先控其痰涎宜来复丹，俟药可进，然后治之宜二陈汤加枳实、砂仁、桔梗、厚朴、姜汁，虚加人参。或素本中寒，用热药太过，亦至呕逆宜二陈汤加沉香、白蔻仁。此皆呕吐哕之大概也。其所由正自多端，有由七情得者宜理中汤加乌药、木香、沉香。有由阴虚火逆者宜姜汁炒熟地加槟榔、黄柏、沉香，导之使下。有由上焦气壅而表实者宜半夏、生姜。有由怒中饮食呕吐，胸满膈胀，关格不通者宜二陈汤加木香、青皮，如不效，加丁香、沉香、砂仁、蔻仁、厚朴、藿香、神曲、姜、枣。有由气滞者，身热臂痛，食入则先呕后泻，此上焦伤风，开其腠理，经气失道，邪气内着也宜麦冬汤。有食已暴吐，脉浮而洪者，此上焦火逆也，气降则火自消，吐渐止宜桔枳汤加人参、白芍。有下闭上呕者，亦因火在上焦宜桔梗、陈皮、厚朴、木香、大黄以下之。有由下焦实热，二便闭，气逆呕吐者，名曰走哺宜人参汤。有由脾胃久伤而虚者宜焦米、神曲、陈皮、人参、姜、枣以和之。有恶心，心下怏怏，欲吐不吐者，多由胃虚宜半夏、陈皮、茯苓、白术、生姜。有由客寒犯胃者宜理中汤。有由肝火出胃者宜左金丸。有由胃本经火盛者，必面赤，小便短赤或涩，大便燥，口苦，或干渴宜大黄、葛根、枳实、石膏、麦冬、竹茹、木瓜、芦根、陈皮、通草、枇杷叶。有由病久胃虚呕吐者宜比和饮、藿香安胃散。有由大病后胃热虚烦而呕者宜竹叶石膏汤加姜汁服，即止。有由痰饮呕吐者宜茯苓半夏汤。有由水停心下而呕者，必心下怔忡，若先渴后呕宜赤茯苓汤，若先呕后渴宜猪苓散。所当分别。总之，胃寒之脉沉迟微涩，胃火之脉浮大而数，痰膈之脉滑而兼数，可凭脉辨之耳。若夫食已心下痛，隐隐不可忍，吐出痛方止，证名食痹，吐食由胃气逆而不下也。亦有寒邪客于肠胃，厥逆上出者，亦有肝胜于脾，风痰羁绊脾胃间，脉弦而吐食者，俱为食痹证宜茯苓半夏汤、麦天汤。吐酸一证，皆由胃湿郁而生，热从木化，而为酸味，法宜清之宜调气平胃散。若久而不化，必至木盛土衰，经云，木欲实，辛当平之，辛为肺金之味，故辛可胜酸，金克木也，辛则必热，辛以制肝实，热以扶胃衰，若浊气不降，但以寒药投之，非其治矣。而或有宿食滞于胃脘，以致吐酸者宜苍、朴、陈、甘，或有停饮积于胸中，以致吐酸者宜苍、半、陈、苓。呕苦水则由邪在胆，胆上乘胃，故逆而吐胆汁，以致所呕为苦水也宜吴萸、黄连、干姜、茯苓、黄芩。呕清水则渴欲饮水，水入即吐，名为水逆宜神术丸、五苓散。吐涎沫则以脾虚不能约束津液，故涎沫自出宜六君子汤加益智仁、生姜，或以半夏、干姜等分为末。吐脓，仲景云，呕家虽有痈脓，不必治，脓尽自愈或用地黄丸煎汤服。吐蛔则为胃中冷，大凡蛔见苦则安，见椒则伏，见酸则不能咬也，另详诸虫条宜理中汤加槟榔、黄连、川椒、乌梅。然而呕吐又有总治之法宜白豆蔻汤。

【脉法】 仲景曰：病人脉数，数为热，当消谷引食，而反吐者，何也？以过发其汗，令阳气微，膈气虚，脉乃数，数为客热，不能消谷，胃中虚冷故也。《脉经》曰：寸口脉数，其人即吐。寸口脉细而数，数则为热，细则为寒，数为呕吐。又阳脉紧，阴脉数，其人食已即吐。又寸紧尺涩，其人胸满不能食而吐。又脉紧而涩，其病难治。又脉弦者，虚也，胃气无余，朝食暮吐。《回春》曰：呕吐无他，寸紧滑数，微数血虚，单浮胃薄，芤则有瘀，最忌涩弱。

【呕吐证治】 仲景曰：呕家虽有阳明证，慎不可下，逆之故也。又曰：呕吐宜服薤白粥。丹溪曰：刘河间谓呕者，火气炎上，此特一端耳，有痰隔中焦食不得下者，有气逆者，有寒气郁于胃口者，有食滞心肺之分，新食不得下而反出者，有胃中有火与痰而呕者。《医鉴》曰：呕家圣药是生姜，《千金》之说信矣。然气逆作呕，生姜散之；痰水作呕，半夏逐之，生姜于寒证最佳，若遇热呕不可无乌梅也。

【吐病有三】 易老曰：吐有三因，乃气积寒也。皆从三焦论之：上焦吐皆从于气，气者，天之阳也，其脉浮而洪，其证食已暴吐，渴欲饮水，大便燥结，气上冲胸而发痛，其治当降气和中。中焦吐者，皆从于积，有阴有阳，食与气相假为积而痛，脉浮而弦，其证或先吐而后痛，或先痛而后吐，治法当以小毒药去其积，木香、槟榔和其气。下焦吐者，皆从于寒，地道也，脉沉而迟，其证朝食暮吐，小便清利，大便闭而不通，治法当以毒药去其闭塞，温其寒气，大便渐通，复以中焦药和之，不令大府闭结而自安也。中焦去积，宜紫沉丸。

【呕吐哕宜通大便】《直指》曰：阳明之气，下行则顺，今逆而上行，谨不可泄，固也。然呕吐者，每每大便闭结，上下壅遏，气不流行，当思有以利导之。东垣曰：阴虚，邪气上逆，窒塞呕哕，不足之证也。此地道不通，当用生地、当归、桃仁、红花，兼用甘草，少加大黄、芒硝，以通其秘，大便利，呕吐哕自止矣。

【呕吐哕不治证】《脉经》曰：呕吐脉弱，小便自利，身微热而厥者，虚极难治。《入门》曰：凡吐如青菜汁者死，此是乍然呕吐，非反胃比也。

【伤食呕吐导引】《保生秘要》曰：按寅卯辰时，空心披衣起床，正身直立，双手用力拏两肘膊，脚尖着地，脚跟双悬，起倒力舂二九之数，醉饱勿行，恐伤脏腑。

【运功】《保生秘要》曰：先呼浊，次吸清，归脐闭目，存心下丹田半晌，运脐自安然。

治呕吐哕方二十七

橘红汤〔干呕〕 橘红一味，不拘多少，煎服。

栀子竹茹汤〔胃热〕 山栀三钱 陈皮二钱 竹茹钱半

加姜汁。

生姜橘皮汤〔厥冷〕 生姜八两 橘皮四两

水七盏，煎三盏，逐渐微温呷下。

生姜半夏汤〔上脘吐〕 半夏 生姜各三钱

此即小半夏汤。

理中汤〔下脘吐〕 人参 白术 甘草 生姜

二陈汤〔挟热〕 茯苓 陈皮 半夏 甘草

麦冬汤〔气滞〕 麦冬 芦根 人参 竹茹 陈皮 白术 茯苓 甘草 玉竹 生姜

桔枳汤〔暴吐〕 桔梗 枳壳 陈皮 厚朴 木香

或加大黄利之。

左金丸〔肝火〕 黄连 吴萸等分

粥丸，白术陈皮汤下。

调气平胃散〔吐酸〕 木香 檀香 砂仁 蔻仁 乌药 厚朴 陈皮各一钱 苍术钱半 藿香钱二分 甘草五分

平胃散〔又〕 苍术 厚朴 陈皮 甘草

五苓散〔呕清水〕 茯苓 猪苓 白术 泽泻 肉桂

六君子汤〔涎沫〕 人参 白术 茯苓 甘草 陈皮 半

夏

地黄丸 〔吐脓〕

人参汤 〔走哺〕 人参 黄芩 玉竹 知母 芦根 竹茹 白术 陈皮 栀子 石膏

白豆蔻汤 〔总治〕 白蔻 藿香 半夏 陈皮 生姜

比和饮 〔胃虚〕 人参 白术 茯苓 神曲 藿香 陈皮 砂仁 甘草陈米

先以顺流水三升，泡伏龙肝末，澄取一升半煎药，加姜、枣，稍冷服，日二三逐纳而不吐，另以陈米煎汤，时呷。

藿香安胃散 〔又〕 橘皮五钱 人参 丁香 藿香各二钱半

每末二钱，加姜三片煎。

竹叶石膏汤 〔胃热〕

茯苓半夏汤 〔痰饮〕 赤苓 半夏 陈皮 苍术 厚朴

赤茯苓汤 〔停水〕

猪苓散 〔又〕 猪苓 赤苓 白术等分

为末，每二钱水调下。

薤白粥 〔治呕〕 薤白二茎 鸡子白三枚 粟米三合

神术丸 〔吐清水〕

茯苓半夏汤 〔食痹〕 麦芽 茯苓 半夏 白术 神曲 橘红 天麻 姜

麦天汤 〔又〕 麦冬 天麻 茯苓 白术 半夏 神曲 陈皮 姜

紫沉丸 〔去积〕 陈皮五钱 半夏曲 代赭石 乌梅肉 砂仁各三钱 丁香 槟榔各二钱 沉香 木香 杏仁 白术各一钱 蔻仁 巴霜各五分

醋丸黍米大，每五十丸，姜汤下。

此丸能治中焦吐食，由食积与寒气相格，吐而疼痛者。一法，去白橘皮一个，煨姜一块，煎汤下百丸，日二服，俟大便通，不吐则止。

噎塞反胃关格源流

噎塞，脾虚病也。反胃，胃虚病也。经云：三阳结谓之膈。三阳者，大肠、小肠、膀胱也。结者，热结也。小肠结则血脉燥，大肠结则后不便，膀胱结则津液涸，三阳俱结，前后秘涩，下既不通，必反而上行。所以噎食不下，即下而复出，乃阳火上行而不下降。据此，则噎塞、反胃，二者皆在膈间受病，故通名为膈也。洁古分吐证为三，云上焦吐者，皆从于气，食则暴吐，此即噎塞病也。中焦吐者，皆从于积，或先吐而痛，或先痛而吐，此病在中脘者，另详呕吐条内。下焦吐者，皆从于寒，朝食暮吐，暮食朝吐，此即反胃病也。王太仆亦以噎塞为食不得入，是有火，属热；反胃为食入反出，是无火，属寒。然其属寒属热，不可尽拘。士材云：脉大有力，当作热治；脉小无力，当作寒治。色黄而枯者为虚寒；色红赤而泽者为实热。以色合脉，以脉合证，庶乎无负，斯为通论。盖二证由于脾胃，均有寒热，各异阴阳。或阴伤火旺，法宜养血；或脾伤阴盛，法当温补；或健脾理痰，不得偏任辛燥，有妨津液；或滋阴养血，不得偏任清润，有害中州。此临证权衡之要也。兹试为分列之，噎塞原于脾家气血两虚，而多半由血液枯干，盖人脏腑之津液流行，灌溉百脉，皆赖脾胃运行，稍不运行，即津液壅滞，而阴血不荣，故患噎塞。推其原，或起忧郁，至气结胸中而生痰，痰久成块，胶于上焦，道路窄狭，饮可下，食难入，病之初起有如此者宜香砂宽中丸。又或有脾气亏败，血液俱耗，胃脘干枯，小便闭，大便如羊粪，隧道涩而成病宜参用补气运脾丸、滋血润肠丸。此皆病之所由来也。至有由火热之气冲逆者宜酌用四生丸，脉必数大。有由痰饮阻滞者，脉必结涩宜先用来复丹控其痰，再用大半夏汤加茯苓、枳壳、竹沥等。有由七情郁结者，脉必沉涩宜香砂宽中丸。有由瘀血积滞，阳无阴不能施化，阴失位，阳伏其中，传化不变，反行上者，脉必芤涩宜滋血润肠丸。

有因噎而声不出者宜竹茹、五味、生姜。有挟寒者，脉必沉迟宜加用附、桂。有挟热者，脉必洪数宜黄连、木通。有饮食才下，痰涎聚住不得入，或虽入而涎沫随出者二证皆宜先用来复丹控去痰涎，再用大半夏汤加茯苓、枳壳、竹沥、皂角、枯矾，以姜汁为丸；有大便燥结，粪如栗块者宜开关利膈丸。惟噎而白沫大出，粪如羊屎，为不治之证。总之，因气从气治，因血从血治，因痰导之，因火壮水制之，不可专投辛香燥热之品，以火济火，至津液愈耗，大便愈结，甚而幽门不通，上冲吸门，便不可救矣。惟有一种胃阳火衰，不能运化者，可暂以辛温开其结滞，继仍以益阴养胃为主。又有一等酒徒，日日狂饮，以致酒发热，热生痰，痰因火煎，胶结不开，阻塞道路，水饮下咽，亦觉痛涩，此便不得如液槁津枯之病，投以当归地黄濡润之品，恐血未必润，反助痰而难愈也。其余无论血液耗，胃脘枯，遂道闭，津液结为痰，脏腑不得津液之润而成噎证者，治法始终以养血润燥为主，而辛香燥热之品，概勿轻下，且噎必兼塞。东垣云：堵塞咽喉，阳气不得上出者名曰塞。五脏之所生，阴也、血也，阴气不得下降者名曰噎。六腑之所生，阳也、气也，夫咽塞于胸膈之间，令诸经不行，口开目瞪，气闷欲绝，当先用辛甘气味升阳之品宜人参、黄芪、升麻、柴胡、当归、益智仁、草豆蔻，引胃气以治其本，加通塞之药以治其标宜木香、麦芽、青皮、陈皮。寒月盛阴当泻阴寒之气宜干姜、吴萸，暑月盛阳当散寒气，泄阴火之上逆宜益智仁、川柏、青皮、陈皮。冬三月，阳气内藏，外助阳气，不得发汗，内消阴火，勿令泄泻，此闭藏固密之大要也宜以吴萸汤。夏三月，阳气在外，阴气在内，噎病值此时，天助正气而挫其邪气，不治自愈，或不愈者，阴气太盛，正气不伸耳宜以四君子汤送利膈丸。凡饮食入胃，便吐涎沫如鸡子白，盖脾主涎，脾虚不能约束津液，故涎沫自出，非参术益智不能摄也。有梅核膈者，喉中如有物，膈间痛，死血居多宜昆布、当归、桃仁、韭汁、童便，甚加大黄，亦或因痰结宜涤痰丸。《医鉴》谓或结于咽喉，时觉有所妨凝，吐之不出，咽之不下，由气郁痰结而然者，正指此也。然此证总属有形之物，故非血即痰，若气则无形，其非梅核膈可知矣。反胃原于真火衰微，胃寒脾弱，不能纳谷，故早食晚吐，晚食早吐，日日如此，以饮食入胃，既抵胃之下脘，复返而出也宜理中汤，甚加附子。若脉数，为邪热不杀谷，乃火性上炎，多升少降也宜异功散加连、沉、归、地。若口吐白沫，粪如羊屎则危，必须养气扶阳，滋血益阴，则肺无畏火，肾渐生水，津液自能荣润肠胃，而上亦能纳，下亦能通矣。如咽喉闭，胸膈满，暂宜开疏结滞，然亦忌破气过多，中气至不能运宜异功散加香、砂、枳、朴。痰涎壅满胸膈，急先控之宜来复丹，然后从中治之宜涤痰丸。亦有瘀血阻滞者宜代抵当汤作丸，如芥子大，每三钱，去枕仰卧，细咽之。亦有虫聚而反出者宜牵牛丸。亦有火衰不能生土，其脉沉迟者宜八味丸加沉香、砂仁。李绛治反胃久闭不通，攻补兼施，每用小青龙丸，渐次加之，关扃自透，再用人参利膈丸，然或服通剂过多，血液耗竭，转加闭结，宜另治之宜猪脂丸。此外又有翻胃，或痰或热壅阻膈间，故食入即翻而出，非如反胃之早食必晚吐，晚食必早吐也宜清热二陈汤。

【脉法】《脉经》曰：趺阳脉浮而涩，浮则为虚，涩则伤脾，脾伤则不磨食，朝食暮吐，暮食朝吐，完谷不化，名曰胃反。《医鉴》曰：噎膈反胃脉，浮缓者生，沉涩者死，沉涩而小，血不足，脉大而弱，气不足。《入门》曰：大小肠膀胱三阳结热，脉必洪数有力。

【噎膈反胃证治】 丹溪曰：血液俱耗，胃脘干槁。其槁在上，近咽之下，水饮可行，食物难入，间或可入，入亦不多，名之曰噎。其槁在下，与胃相近，食虽可入，难尽入胃，良久复出，名之曰膈，亦曰反胃。大便秘少，若羊屎然，名虽不同，病出一体，其槁在贲门。食入则胃脘当心而痛，须臾吐出，食出痛乃止，此上焦之噎膈也。或食物可下，难尽入胃，良久复出，其槁在幽门，此中焦之噎膈也。其或朝食暮吐，暮食朝吐，其槁在阑门，此下焦之噎膈也。又曰：张鸡峰云，噎当是神思间病，惟内观有养，可以治之，此言深中病情。《医林》曰：噎膈之证，不属虚，不属实，不属冷，不属热，乃神气中一点病耳。《纲目》曰：噎病皆生于血枯，血枯则燥矣，得病情，合经旨者，丹溪一人而已。《医鉴》曰：噎膈俱有五，五膈者，忧、恚、寒、食、气也，在心脾之间，上下不通，或结咽喉，时觉有所妨碍，吐不出，咽不下。五噎者，忧、食、劳、气、思也，饮食卒然阻滞而不下。丹溪又曰：胃脘干枯，古方用人参以补肺，御米以解毒，竹沥以消痰，干姜以养血，粟米以实胃，蜜以润燥，姜以去秽，正是此意。又曰：噎膈反胃药，必和以童便竹沥姜汁韭汁，多饮牛羊乳为上策，但不可用人乳，以有七情烹饪之火也，切不可用香燥药，宜薄滋味，饮酒人加砂糖驴屎入内服，以防生虫。

鳌按：噎塞反胃病，虽服药痊愈，一年内切禁房欲，若犯之，必复发旧证而死，此所屡见者，非虚言也。

【噎膈反胃宜通大便】 丹溪曰：呕吐而大小便不秘，利药所当忌也。若大小肠膀胱热结不通，上为呕吐膈食，若不用利药，开通发泄，则呕吐何由止乎？古人用三一承气汤正是此意。

【噎膈反胃不治证】 丹溪曰：噎膈反胃，年高者不治。下如羊屎者不治。不淡饮食，不断房室者不治。气血俱虚者，则口中多出沫，但见沫多出者，必死。

鳌按：反胃病但吐白沫犹可治也，若吐黄沫必不可治矣。

【噎膈导引】 《保生秘要》曰：行功宜带饥，以双手悬梁，将身下坠，微纳气数口，使气冲膈盈满，两脚踏步二九一度之数，郁隔气逆，胃口虚弱，不药而愈。

【运功】 《保生秘要》曰：此证始行调息而坐，按周天计筹，咽神水一斤，意坠丹田，次守艮背，斡运绦胸，或揆或散，坐卧可行，有动有静，百日成功。

关格，即内经三焦约病也。约者，不行之谓，谓三焦之气不得通行也。惟三焦之气不行，故上而吐逆曰格，下而不得大小便曰关。其所以然者，由寒气遏绝胸中，水浆不得入，格因以成，热气闭结丹田，二便不得出，关因以成也。若但为寒遏而吐逆，病止曰格，以下不为热秘也。但为热秘而无便，病止曰关，以上不为寒遏也。若寒既在上，热又在下，病则曰关格，以上下俱病也。此证危急，法难缓治，宜先投辛香通窍下降之药以治其上宜沉香、丁香、藿香、苏合香、蔻仁、苏子、冰片、生姜、陈皮，次用苦寒利气下泄之药以通二便宜大黄、黄柏、知母、牛膝、木通、滑石、车前子。盖证既危急，纵有里虚，亦须通后再补也。而洁古、云岐、士材辈，则又单以不得小便为关。夫不得小便且为关，大小便俱不得，非关病之尤甚者乎宜调中益气汤加槟榔以升降之。宜丹溪兢兢于此，而以为此证多死也。然而古人竟用荡涤下行之法，诚为尽善宜芒硝汤、大承气汤。其或元气素虚，当于补益中以升降之宜调中益气汤加槟榔。其有痰涎壅塞者，又当于渗利中开散之宜枳缩二陈汤。此皆当细察而酌治之者也。

【脉法】《内经》曰：人迎脉大于气口四倍，名曰格。气口脉大于人迎四倍，名曰关。又曰：关格宜吐泻。

【关格原由】《灵枢》曰：邪在六腑则阳脉不和，阳脉不和，则气留之而阳脉盛矣。邪在五脏，则阴脉不和，阴脉不和，则血留之而阴脉盛矣。阴气太盛，则阳气不得相营，故曰格。阳气太盛，则阴气不得相营，故曰关。阴阳俱盛，不得相营，故曰关格。关格者，不得尽其命而死矣。

治噎塞反胃方二十二

香砂宽中丸〔初起〕 木香 白术 香附 陈皮 蔻仁 砂仁 青皮 槟榔 茯苓 半夏 厚朴 甘草

加姜，炼蜜丸。

补气运脾丸〔脾虚〕 人参 白术 茯苓 橘红 黄芪 砂仁 半夏 甘草 姜 枣

滋血润肠丸　〔血枯〕　当归　白芍　生地　红花　桃仁　枳壳　大黄

冲韭汁。

四生丸　〔火逆〕　大黄　黑丑　皂角各一两　芒硝五钱

每服二三十丸。

来复丹　〔痰饮〕　硝石、硫黄各一两，为末，同入磁器内微火炒，柳条搅，火盛恐伤药力。再研极细，名曰二气末。再用水飞元精石一两，五灵脂去砂，青皮去白，陈皮去白各二两，醋糊丸，豌豆大，每三十丸空心米饮下。此又名养正丹，又名黑锡丹，又名二和丹。

大半夏汤　〔痰滞〕　半夏　人参　白蜜

开关利膈丸　〔栗粪〕　人参　大黄　当归　枳壳　木香　槟榔

吴萸汤　〔闭藏〕　吴萸　陈皮　人参　草蔻　升麻　黄芪　姜黄　僵蚕　当归　泽泻　甘草　木香　青皮　半夏　麦芽

四君子汤　〔阴盛〕　人参　茯苓　白术　炙草

利膈丸　〔又〕　木香　槟榔各七钱半　大黄　厚朴各二两　人参　当归　藿香　甘草　枳实各一两

水丸。

理中汤　〔反胃〕　人参　白术　甘草　生姜

异功散　〔火热〕　人参　茯苓　白术　甘草　陈皮

涤痰丸　〔痰壅〕　南星　半夏　枳壳　橘红　菖蒲　人参　茯苓　竹茹　甘草

代抵当汤　〔瘀血〕

牵牛丸　〔虫聚〕　牵牛　大黄　槟榔　雄黄

八味丸　〔火衰〕　熟地　山药　山萸　丹皮　茯苓　泽泻　附子　肉桂

猪脂丸　〔血耗〕　杏仁　松仁　白蜜　橘饼各四两

猪油熬净一杯，同捣，时时食之。

小青龙丸 〔开关〕

人参利膈丸 〔总治〕 木香 槟榔各七钱 人参 当归 藿香 甘草 枳实各一两 大黄 厚朴各二两 砂仁五钱

清热二陈汤 〔翻胃〕 半夏 陈皮 赤苓 甘草 人参 白术 砂仁 竹茹 山栀 麦冬各一钱 姜三片 枣二枚 乌梅一个

和中桔梗汤 〔又〕 半夏曲二钱 桔梗 白术各钱半 陈皮 厚朴 枳实 赤苓各一钱 姜三片

水煎，取清，调木香、槟榔末各一钱，空心服。三服后吐渐止。又除木香、槟榔末，再加白芍二钱，黄芪钱半，煎服。

三一承气汤 〔泄利〕

泄泻源流

泄泻，脾病也。脾受湿不能渗泄，致伤阑门元气，不能分别水谷，并入大肠而成泻，故口渴，肠鸣，腹痛，小便赤涩，大便反快，是泄固由于湿矣。然经曰：春伤于风，夏生飧泄，泄不有由于风者乎。又曰：暴注下迫，皆属于热，泄不有由于热者乎。又曰：诸病水液，澄澈清冷，皆属于寒，泄不有由于寒者乎。又曰：清气在下，则生飧泄，泄不有由于虚陷者乎。惟曰，湿盛则飧泄，乃独由于湿耳，不知风寒热虚，虽皆能为病，苟脾强无湿，四者均不得而干之，何自成泄？是泄虽有风寒热虚之不同，要未有不原于湿者也，故为列论之：其湿兼风者，飧泄也，肝受风邪，煽而贼土，至夏湿气蒸郁，故脉弦腹鸣，下利清谷宜平胃散加羌、独、升、柴。其湿兼热者，下肠垢也，肠胃有热，传化失常，而火性急速，熏动湿邪，故脉数溲赤涩，所下皆稠粘垢秽宜六一散，或胃苓汤加黄连。其湿兼寒者，鸭溏也，湿为水气，又感寒邪，则寒水之气合从而化，故脉沉迟，溲清白，所下澄澈清冷，如鸭屎宜附子理中汤加肉果，或以二术、陈皮、干姜、吴萸、砂仁、紫苏主之，挟风者亦可参用，但寒泄必早暮服药，盖早服暖药，至暮药力已尽，无以敌一宿阴气，故不效，故夜必再服。其湿兼虚者，虚泄也，人之清气本上升，虚则陷下，又为湿所侵遏，湿胜气脱，故脉细而濡，困倦少力，遇饮食即泻，或腹不痛，所下不禁，多完谷不化宜四君子汤加升柴，升阳除湿汤。惟濡泄一证，又名洞泄，乃为湿自甚，即脾虚泄也，由土虚不能制湿，肠胃不固，湿反胜而成病，故脉迟而缓，小便不利，身重，腹不痛，肠鸣漉漉，所下多水宜四苓汤加二术、胃苓汤加草蔻。士材云：水液去多，甚而转筋，血伤筋急也，据此又濡泄之变证宜升阳除湿汤。以上《内经》所言诸泄，可得而审者也。《难经》又有五泄，实与《内经》之证约略相似，盖曰胃泄者，饮食不化，色黄，即风乘湿也宜胃风汤。曰脾泄者，腹胀满，肢体重着，中脘有妨，面色萎黄，泄注，食即呕逆，即暑乘湿也宜香薷汤对桂苓甘露饮，大加生姜治之。曰大肠泄者，食已窘迫，大便色白，肠鸣切痛，即燥乘湿也宜五苓散。曰小肠泄者，溲而便脓血，小腹痛，即火乘湿也宜大承气汤下之，再以黄连解毒汤加归、芍治之，次以芍药柏皮丸止之。曰大瘕泄者，里急后重，数至圊而不能便，茎中痛，即寒湿而变为热泄也宜八正散加木香、槟榔通之，次以天水散顿服之。是《难经》所言，虽定属六气，而其以湿为主，不与《内经》相合乎。此外又有风泄，恶风自汗，或带清血，由春伤风，夏感湿，故其泻暴宜胃风汤，或泻而风邪内缩，必汗之宜桂枝麻黄汤。又有食泄，脉弦紧，腹痛则泄，泄后痛减宜治中汤酌加木香、砂仁、枳壳、白术、山楂、麦芽、谷芽、陈皮等味，仍烧所伤之物服。又有痰泄，脉滑类弦，溲少而赤，肺闷食减，久而神瘁，此积湿成痰，留于肺中，故大肠不固也宜二陈汤加浮石、青黛、黄芩、神曲、姜汁、竹沥等味，或用吴萸汤温服碗许，探吐痰涎，泄自两日内愈。又有水泄，肠鸣如雷，一泄如注，皆是水宜石膏、补骨脂、干姜、草乌等，或车前子汤。又有火泄，即热泄，脉数实，腹痛肠鸣，口干喜冷烦渴，小便赤涩，后重如滞，泻水，痛一阵，泻一阵，泻后尚觉涩滞，仲景谓之协热自利是也宜黄芩芍药汤。又有暑泄，因受暑邪，烦渴，尿赤，自汗面垢，暴泻如水宜薷苓汤、桂苓甘露饮，或以生姜炒黄连为君，葛根、升麻佐之。若暑邪留伏于中，以致久而成泄，其病更甚宜玉龙丸。若盛暑伤于外，阴冷伤其中，则为内外受迫宜连理汤。又有伤酒泄，素嗜酒而有积，或一时酒醉而成病，其证骨立，不能食，但饮一二杯，经年不愈宜葛花解酲汤。又有滑泄，其泄不禁，泻久不止，大孔如竹筒，日夜无度宜固肠丸，其或滑由气虚陷下者宜补中益气汤，或大肠滑泄而小便精出者宜万全丸，皆不可忽。又有飧泄，夕食曰飧，食之难化者尤重于夕，故此之飧泄，专主夕食不化而泄言之，与前所列诸飧泄不同，盖此证惟夺其食，则一日可止，再以药滋养元气宜八仙糕。又有肾泄即五更泄，一名晨泄，又名瀼泄，固由于肾虚失守藏之职宜补骨脂、五味子、山萸、肉桂、茴香、山药、茯苓等，每日清晨用大栗十枚煮食，神效，而亦有由于食者宜香砂枳术丸，有由于酒者宜葛花解酲汤，有由于寒者宜理中汤，夜饭前服。又有脾肾泄，由二经并虚，朝泄暮已，久而神瘁肉削宜四神丸。又有暴泄，太阳传太阴，大肠不能固禁，卒然而下，大便如水，其中有小结粪硬物，欲起又下，欲了不了，小便多清，或身冷自汗，气难布息，脉微呕吐，此寒也，急以重药温之宜浆水散。又有久泄，厥阴经动，下利不止，脉沉迟，手足厥逆，涕唾脓血，此证不易治，大法以为风邪缩于内，宜汗之是也宜桂枝麻黄汤。亦有由真阴虚损，元气下陷而成者，若非滋其本原，则必胸痞腹胀，小便淋涩，多致不救宜四神丸、补中益气汤。凡泄泻之病，止于此矣，而治法亦靡有遗者。士材九种治泄之法，亦当参看，盖升提、淡渗、清凉、疏利、甘缓、酸收、燥脾、温肾、固涩，皆治泄者所不能外，惟在酌其轻重缓急以用之耳。总之，此证不论新久，皆太阴受病，不可离白术、白芍、甘草，若四时下利者，于前三药外，春加防风，夏加黄芩，秋加厚朴，冬加附桂。又必详外证寒热，如手足逆冷，自汗气微，虽暑亦可量投姜桂。如燥渴烦热，闷乱脉实，虽冬亦可酌用硝黄。此又当权衡于临时者也。若老人诸泄，则又不得拘渗泄分利之法，以人生五十后，升气少，降气多，渗泄分利，是降而益降，益其阴而重竭其阳也，必用升提阳气之品宜升麻、柴胡、独活、防风、甘草，佐以白术、附子、补骨脂，所谓湿寒之胜，以风平之。又曰，下者举之是也。至如饭后即便，乃脾肾交虚之故耳，盖人惟脾与肾相济，所以有水谷之分，若脾虽强盛能食，而肾气不足，真火不能上行，为胃腐熟水谷，故饮食下咽，不能消化，留滞大府，因成飧泄，治之者惟使脾肾之气交通宜二神丸空心盐汤送下，则水谷自然克化，而此患除。

【脉法】《灵枢》曰：病泄脉洪而大者为逆。《素问》曰：泄而脱血脉实者难治。《正传》曰：泄泻脉缓，时小结者生，浮大数者死。《医鉴》曰：泄泻脉多沉，伤风则浮，伤寒则沉细，伤暑则沉微，伤湿则沉缓。《回春》曰：泻脉多沉，沉迟寒促，沉数火热，沉虚滑脱，暑湿缓弱，多在夏月。

【泄泻证治】 经曰：犯贼风虚邪者，阳受之。食饮不节，起居不时者，阴受之。阳受入六腑，阴受入五脏。入腑则身热，不时卧，上为喁吁；入脏则填满闭塞，下为飧泄，久为肠澼。又曰：大风入中，则为肠风飧泄。又曰：仓廪不藏者，是门户不要也。仲景曰：大肠有寒，则多鹜溏，有热则便肠垢。《入门》曰：肠垢，言湿热滞于肠中，故亦曰滞下。又曰：凡泄皆兼湿，初宜分利中焦，渗利下焦，久则升举，必滑脱不禁，然后用涩药止之。又曰：治泄补虚，不可纯用甘温，甘则生湿，清热亦不可用太苦，苦则伤脾，惟淡渗利窍为妙。济生曰：治泻之法，先当分利水谷，车前子煎汤调五苓散，次则理正中焦，理中汤、治中汤治之，二汤不效，然后方可断下，用固肠丸、石脂余粮丸。《正传》曰：治泻诸药，多作丸子服之。《原病》曰：泄证，凡谷肉消化，不论色及他证，便断为热。夫寒泄而谷肉消化者，未之有也；或火性急速，传化失常，完谷不化，而为飧泄者，间亦有之。仲景谓邪热不杀谷，然热得湿，则为飧泄也。《医鉴》曰：暴泻非阳，久泻非阴，通治用三白汤及燥湿汤、辰砂益元散。

【泄泻宜升阳】 东垣曰：暑月淋雨，人多泄泻，乃湿多成五泄也。经云：在下者引而竭之。又曰：治湿不利小便，非其治也，法当以淡渗之剂利之。然客邪寒湿之胜，自外入里而甚暴，若用利小便药，则是降之又降，复益其阴而重竭其阳也，滋以升阳之药，是为宜耳，羌活、独活、升麻各一钱半，防风、炙甘草各一钱，煎服，即愈也。

【泻与痢不同】 丹溪曰：泄泻之证，水谷或化或不化，并无努责，惟觉困倦，若痢不然，或脓或血，或脓血相杂，或肠垢，或无糟粕，或糟粕相杂，虽有痛不痛之殊，而皆里急后重，逼迫懔懔，赤白交下为异。

【久泄成痢】《集略》曰：太阴受湿而为水泄，虚滑身重微满，不知谷味，久则传变而为脓为血，是脾传肾，谓之贼邪，故难愈。若先痢后泄，是肾传脾，谓之微邪，故易愈。《灵枢》曰：腹鸣而满，四肢清而泄，脉大，是逆也，不过十五日死。又曰：腹大而胀，四末清，脱形泄甚，是逆也，不及一时死。《脉经》曰：飧泄脉大，手足冷，难已；脉小，手足温，易已。

【便色】《灵枢》曰：肠中寒，则肠鸣飧泄，热则出黄如糜。东垣曰：泻白为寒，青黄红赤色皆热也，或以青为寒者误也。伤寒少阴病下利纯青水者，热在里也，利色红者为热，心火之色或赤者，热之甚也，色黑火热亢极，反兼水化也。《入门》曰：湿多成五泄，如水倾下也。

治泄泻方三十四

平胃散 〔风泄〕 苍术 厚朴 陈皮 甘草

六一散 〔热泄〕 滑石 甘草

胃苓汤 〔又〕 苍术 厚朴 陈皮 甘草 白术 茯苓

猪苓　泽泻　肉桂

附子理中汤〔寒泄〕附子　人参　白术　甘草　干姜

四君子汤〔虚泄〕人参　茯苓　白术　炙甘草

四苓汤〔濡泄〕茯苓　白术　猪苓　泽泻

升阳除湿汤〔又〕苍术　柴胡　防风　羌活　神曲　陈皮　猪苓　泽泻　麦芽　升麻　炙甘草

胃风汤〔胃泄〕人参　白术　茯苓　当归　白芍　肉桂

香薷汤〔脾泄〕香薷　厚朴　黄连　扁豆子

桂苓甘露饮〔暑泄〕滑石二两　赤苓　泽泻　石膏　寒水石　甘草各一两　白术　肉桂　猪苓各五钱

每末一钱，加蜜汤下。

浆水散〔暴泄〕半夏二两　炮姜　肉桂　附子　炙甘草各五钱　良姜二钱半

每末五钱，煎服。

大承气汤〔小肠泄〕大黄　芒硝　厚朴　枳实

去芒硝，即小承气汤。

黄连解毒汤〔又〕黄连　黄柏　黄芩　山栀

芍药柏皮丸〔又〕黄连　黄柏　当归　白芍

八正散〔大瘕泄〕瞿麦　萹蓄　木通　山栀　车前子　大黄　滑石　甘草　灯心

治中汤〔食泄〕人参　白术　甘草　生姜　青皮　陈皮

二陈汤〔痰泄〕茯苓　甘草　半夏　陈皮

吴茱萸汤〔又〕吴萸　生姜　人参　大枣

车前子汤〔水泄〕厚朴　泽泻　车前子

黄芩芍药汤〔火泄〕黄芩　芍药　甘草

玉龙丸〔暑泄〕硫黄　硝石　滑石　明矾

连理汤〔又〕人参　白术　甘草　干姜　黄连　茯苓

薷苓汤〔又〕泽泻二钱二分　猪苓　赤苓　白术　扁豆子　姜黄连　香薷　厚朴各一钱　甘草三分

八仙糕〔飧泄〕 枳实 白术 山药各四两 楂肉三两 茯苓 陈皮 莲肉各二两 人参一两 粳米五升 糯米一升半

共为末，蜜三斤和蒸作糕，焙干。

万全丸〔滑泄〕 赤石脂 炮姜各一两 胡椒五钱

醋糊丸，空心，米饮下五七丸。

补中益气汤〔久泄〕

葛花解酲汤〔酒泄〕 葛花 青皮 木香 橘红 人参 茯苓 猪苓 神曲 泽泻 白术 干姜

香砂枳术丸〔肾泄〕 木香 砂仁 枳壳 白术

四神丸〔脾肾泄〕 肉果 补骨脂 吴萸 五味子

石脂余粮丸〔断下〕

固肠丸〔滑泄〕 龙骨 附子 诃子 枯矾 丁香 石脂 良姜 蔻仁 砂仁 木香

糊丸。

三白汤〔通治〕 白术 白芍 茯苓 炙草

此为治泻要药。

燥湿汤〔又〕 白术 白芍 茯苓 陈皮 炙草

此即三白汤加陈皮一味也。

二神丸〔饭后便〕 补骨脂四两 肉豆蔻生，二两

共为末，肥枣四十九个，生姜四两切片，同枣煮，去姜，枣肉丸，空心盐汤下三五十丸。一方肉蔻煨熟。

杂病源流犀烛 卷五

肿胀源流

痞满

肿胀，脾肺肾三经病也。考《内经》，五脏六腑，五运六气，司天在泉，胜复淫郁，无不成肿胀之病。而张介宾以为未有不干于脾肺肾三脏者，其意以脾主运化精微，肺主气行治节，肾主五液而行水，凡五气所化之液，悉属于肾，五液所行之气，悉属于肺，输转二脏，利水生金，悉属于脾，所以肿胀之生，无不由三者失职，旨哉！洞本之论也。然又必先肾气不足，下气厥上，三合而成。经曰：厥气在下，营卫留止，寒气逆上，真邪相攻，两气相搏，乃合为胀。又曰：五脏阳已竭。又曰：合之于真，三合乃得，夫厥气在下，此病根也。人身上下，阳布阴生，则肺行而肾纳，于何有厥？厥气在下，则肺不行而肾失纳矣。至气已厥，必营卫之流行经络者留止，无根之阴气，于是逆上，与真气相搏，寒留而不行，乃合为胀也。况脏阳即元运之气，脏阳竭，诸停而不行可知。其曰合之于真，三合乃得者，人之胀，虽由卫逆于营，而既在血脉，则合经络、合脏、合腑，阴阳俱有，故曰三合乃得。特厥气在下，究为胀之本耳，故经又以诊之而其脉大坚以涩者为胀。盖大者，邪气盛也。坚者，邪气实也，两气相攻，胀势已成，故其脉大坚，以厥于阳而实也。涩者，气血虚而不流利也，是为阴气衰，阴气衰即真气衰，此厥于阴而虚也。阴虚阳坚，中气已损，能勿胀乎？是以涩而坚者，其病在阴，即胀在脏，经故曰：阴为脏。大而坚者，其病在阳，则胀在腑，经故曰：阳为腑。于是有脉胀、有肤胀、有五脏胀、有六腑胀，而又有水胀、有鼓胀、有蛊胀、有单腹胀、有石水，种种之证。而其为证，又虚实不伦，虚中有实，实中有虚，行实当顾虚，补虚无忘实，而其要惟大补脾肾，以培根本，则得之矣。至于辨验虚实，莫善于士材，其说云：阳证必热，热者多实，阴证必寒，寒者多虚。先胀于内而后肿于外者为实，先肿于外而后胀于内者为虚。小便黄赤，大便秘结者为实，小便清白，大便溏泄者为虚。脉滑数有力者为实，脉浮弦细涩者为虚。色红气粗者为实，色瘁声短者为虚。凡实，或六淫外客，或饮食内伤，阳邪急速，其至必暴，每成于数日之间。凡虚，或情志多劳，或酒色过度，日积月累，其来有渐，每成于经月之后。故治实易，治虚难。士材之言，当奉以为则，而于虚实疑似之间，复能察脉审形，辨别毫厘，庶无实实虚虚之害。试先即胀病条分之，经曰：五脏六腑，各有畔界，病各有形状，营气循脉，卫气逆之，为脉胀，盖清者为营，营行脉中，其气专精，未即致胀，浊者为卫，卫行脉外，其气慓疾滑利，而行肉分，此必由卫气之逆，而后病及营而为脉胀也，是知凡病胀皆发于卫。经又曰：卫气并脉，循分为肤胀，盖卫气逆而并于脉，复循肉分之间，故为肤胀，然胀无常所，既胀皮肤，即排脏腑而廓胸胁，凡膻中心主之宫城，脾之太仓，咽喉小肠之传送，胃之五窍闾里门户，廉泉玉英之津道，应无不受胀者。又曰：心胀者，短气烦心，卧不安。肺胀者虚满而喘咳。肝胀者，胁下满而痛引少腹。脾胀者，善哕，四肢烦冤，体重不能胜衣，卧不安。肾胀者，腹满引背，央央然腰髀痛。胃胀者，腹满，胃脘痛，鼻闻焦臭，妨于食，大便难。大肠胀者，肠鸣濯濯而痛，冬日重感于寒，则飧泄不化。小肠胀者，少腹䐜胀，引腰而痛。膀胱胀者，少腹满而气癃。三焦胀者，气满于皮肤中，轻轻然而不坚。胆胀者，胁下痛胀，口中苦，善太息。以上经言脏腑之胀，总以治胀药为主宜藿香正气散、木香调气散、苏子汤等，各加引经之剂疗之心，黄连、细辛；肺，桔梗、升麻、白芷；肝，柴胡、川芎、青皮、吴萸；脾，升麻、苍术、葛根、白芍；肾，独活、知母、细辛、肉桂；胃，白芷、升麻、葛根、石膏；大肠，白芷、升麻、黄芩、石膏；小肠，黄柏、藁本、赤苓、木通；膀胱，滑石、羌活；三焦，柴胡、连翘；下焦，地骨皮；胆，柴胡、青皮、连翘，方为正治。经又曰：肤胀者，寒气客于皮肤之间，鼞鼞然不坚，腹大，身尽肿，皮厚，按其腹窅而不起，腹色不变，此其候也。盖以寒客皮肤间，阳气不行，病在气分，故有声若鼓，气无形，故不坚，气无不至，故腹大身尽肿。凡肿，因水则皮泽而薄，因气故皮厚。气在肤腠，故按散之猝不起，腹皮厚，故色不变。此肤胀乃气病也宜加味枳术丸。前文言肤胀，以胀必见于肤，乃总言致胀之由，此则专为一证也。经又曰：鼓胀者，腹胀，身皆大，大与肤胀等，色苍黄，腹筋起，此其候也。此鼓胀亦气分病，故与肤胀相似，惟腹有筋起为异，但肤胀病根在肺，鼓胀病根在脾，由脾阴受伤，胃虽纳谷，脾不运化，或由怒气伤肝，渐蚀其脾，脾虚之极，故阴阳不交，清浊相混，隧道不通，郁而为热，热留为湿，湿热相生，故其腹胀大，中空无物，外皮绷急，旦食不能暮食也，但脐突出，肚见青筋，皮光如油，皆不治。脉亦喜浮大，忌虚小，盖鼓有土败木贼之象，湿热相兼，犹馒头得火与汤乃发胖。治者先令却盐味，厚衣衾，断妄想，禁忿怒，以调和气血，药必大补脾土，养肺金，使金能制木，脾无贼邪之害宜调中健脾丸。更审虚实，权轻重，辨其所因，而以苏梗、厚朴、木通、陈皮、柴胡、白芍、大腹皮、延胡索为主，寒加热，热加寒，虚加补，皆制为大剂，服数十帖，亦有生者。久服药忽手足肿，病为自内达外，不久愈。若自手足肿至腹，病为从外入内，难治。其或朝宽暮急，或朝急暮宽，或先胀后喘宜治脾二陈汤，或先喘后胀宜治肺宁肺汤。虽多分别，大法不外乎此。曷言乎辨其所因也？盖同属鼓胀，有因六气而成者宜藿香正气散。有因七情而成者宜沉香降气散。有因饮食伤而成者，必呕吐嗳嘻而胀宜香砂调中丸。有因蓄血而成者，必青紫筋见，小便仍利宜代抵当汤。有因忧思太过而成者，必二便不利，脉虚涩，肠鸣而胀宜苏子汤。有因血热而胀者，必喘燥，虚汗，肢厥，溲赤屎黑而胀宜人参芎归汤。有因气为痰所隔而成者，必心下坚满而胀宜加味枳术汤。有因积聚痞塞而成者，必膈满呕吐，口苦吞酸而胀宜枳壳散。有因泻久而成者，必多虚羸状而胀宜六君子汤。有因老人虚寒而成者，必气弱，恶寒，不善食而胀宜先服香朴丸，再服人参养荣汤，或二方参用。有因妇人产后败血入胞而成者，必胞不下而胀，血消即下宜夺命丹。其或素虚弱，或过服峻剂而患鼓证，必补之宜朝服金匮肾气丸，晚服补中益气汤。或壮实人而患鼓证，不妨攻之宜先服五痹散二剂，再按法服石干散。凡诸鼓胀之因如此。至如蛊胀，又是一证，不得混蛊为鼓，乃由脾胃家湿热积滞，或内伤瘀血而成，盖人之腹中，虽长蛔寸白，皆赖以消宿食，然太多即为病，况如白蛲、三尸、食肛、应声、赤九种、肠疰、疳痨瘕等虫，为类不一，皆能使心腹作痛而胀，甚则面青口涎，治以补脾健胃为主，兼用消导。其或因跌扑闪挫，负重努力，致血瘀于内而成胀痛，亦以补脾健胃为主，兼用去瘀生新之品宜参用参术健脾丸、士材新制阴阳攻积丸。盖所谓蛊者，若虫侵蚀，有蛊坏之义。而蛊与鼓之脉亦相反，蛊脉必实，鼓脉必浮。蛊与鼓之形更相异，蛊之胀，以手按腹，随手而起，以其为虫血之积而实也。鼓之胀，以手按腹，凹而不起，以其为气而虚也。二者皆非轻病。此外更有胀满之病，虽亦腹胀，却不至肿，不如鼓胀之生死相关，或因伤食，消导可已宜香砂调中丸，或因气滞，行气即痊宜木香顺气散，有久有暂，实者峻下之宜承气汤，上郁则夺之也，蓄血者，用破血药宜桃仁承气汤，病后气虚作胀，惟补益元气宜补中益气汤，使元气归元即愈。又有单腹胀，即俗名蜘蛛鼓，其证四肢不肿，但腹胀，其原皆由脾气虚而伤风与食宜调中健脾丸。至若腹胀经久，忽泻数升，日夜不止，服药不效，为气脱，最难救治，惟浓煎益智仁汤服之，立愈。且夫胀与肿，内因则各殊，而外形多相似，要有其易辨者。如先腹大，后四肢肿，为胀病。先头足肿，后腹大，是水也。但腹肿，四肢竟不肿，为胀病。脐腹四肢悉肿，是水也。皮厚色苍，或一身皆肿，或自上而下，为胀病，皮薄色白，或自下而上，是水也。至若胀病有肿有不肿，肿病有胀有不胀，皆当分辨。

兹更即肿病而条分之，肿不一，而为害莫有大于水肿者。经曰：水始起也，目窠上微肿，如新起之状，其颈脉动，时咳，阴股间寒，足胫肿，腹乃大，其水已成矣，以手按其腹，随手而起，如裹水之状，此其候也。颈脉者，足阳明人迎，阳明胃脉自人迎下循腹里，水邪乘之，故颈脉动。水之标在肺，故时咳。阴邪结阴分，故阴股间寒也。又曰：三阴结，谓之水。三阴者，太阴脾也，太阴为六经之主。三阴邪结，则坤土不能运精，如是而二阴肾独主里，而气更盛，反来侮土，故气盛阳不得入。阳不得入，则肺气不得通调，斯寒水不行而壅，故成水肿之病。盖中州结则气壅，而关门不利，不利，则水聚而从其类，类者，本在肾，标在肺也，此言肾与肺之水，因脾虚而类聚者。又曰：肺移寒于肾，谓之涌水。涌水者，水气客于大肠，如囊裹浆者，形寒饮冷，肺气不足，则肺寒。母病传子，则寒可移于肾，肾本寒水，以寒济寒，故水气不升而为涌。涌不于肾而于大肠，大肠为肺下流，故如囊裹不能散也。此言肺肾之寒之水相移，而由脏归腑者。以上皆致水之原也。由是观之，水之为病，有不由脾土虚弱，不能制水，水逆上行，干及于肺，渗透经络，流注溪谷，灌入隧道，血亦因而化水，精亦因而化水者乎。顾尝反复究之，水虽制于脾，实主于肾。肾，水脏也，元气寓焉。若土阳虚则命门火衰，既不能自制阴寒，又不能温养脾土，阴阳不得其正，则化而为邪。盖气即火，阴即水，阳旺则化，而精能为气，阳衰则不能化，而水即为邪也。夫火盛水亏则病燥，水盛火亏则病湿，故火不能化，则阴不从阳，而精气亦皆化为水，所以水肿又未有不由于阳虚。肾为胃关，不惟肾气不化而闭，即胃亦能令关闭，故水之聚，不待肾水后成，即所饮汤水，亦聚而为患。盖胃主中焦，为水谷之海，胃和，则升降出纳之气行，水谷从其道而输泄。胃不和，则出纳之关滞，水谷之液皆积而成水。故经言：胃所生病，大腹水肿，膝膑肿痛。又言：五谷精液，因阴阳不和，则并于肠胃中，留于下焦，不得沁入膀胱，则下焦水溢而为水胀。又言：肾者牝脏，勇而劳甚，则肾汗出，遇于风，内不得入脏腑，外不得越皮肤，客于元府，行于皮里，传于跗踵，本之于肾，名曰风水，所以水肿又未有不由于胃虚。经又曰：肝肾脉并浮，为风水。盖肝肾同居下焦，肾为阴，主静，脉常沉，肝为阳，主动，脉常浮，二脏俱有相火，动于肾者犹龙火出于海，动于肝者犹雷火出于泽，龙起而火随，风发而水随，今水从风，是以肾与肝并浮，犹言肾脉本沉，因从肝化而与之俱浮也，所以水肿又未有不由于肝盛。经又曰：三焦为决渎之官，水道出焉者，气化也，气即是火，三焦病，气满，小腹光坚，不得小便，溢则水流作胀，以火衰则水胜也，所以水肿又未有不由于三焦病。夫既明其水之所由来，当必稔乎水之所由治，其一为水肿之常法，肿在腰以上者，宜发汗，即经所谓开鬼门也鬼门，即腠理，宜麻黄、羌活、防风、柴胡、牛蒡子、葱白、忍冬藤以开之，或用柳枝煎汤洗。肿在腰以下者，宜利小便，即经所谓洁净府也净府，即膀胱，宜泽泻、木通、香薷、甘草、灯心、冬葵子、蜀葵子、葶苈、防己、昆布、海藻、海金沙、赤小豆、茯苓、猪苓、青蛙、海蛤、白螺、鲤鱼、鲫鱼、白鱼、鲈鱼、绿头鸭，秋石代盐，以洁清之。上下分消，使阴阳平治，水气可去，即经所谓去菀陈莝是也菀者积也，陈者久也，莝者腐也，宜甘遂、芫花、大戟、牵牛子、续随子，同大麦面作面食，或商陆同赤粳米作饭，日食大效，或郁李仁酒服七七粒，或末之和面作饵食，或老丝瓜巴豆拌炒，又同陈粳米炒，去巴豆丸服。然皆治其标而已，尤当理气养脾，以治其本治本宜参术健脾丸，使脾气实而健运，则水自行，故宜以参术为君，更视水之所属，或为阴，或为阳，加减治之。盖病水者，脾必虚故必健脾为主也，其一治水肿太甚者，权宜之法，大抵水肿，多由肝盛脾弱之人，肝盛则触怒益胀而干于脾，脾弱则食伤不化而生湿，湿郁甚则化为水，上至头，下至足，中满身之前后，浮肿如匏，寒冷如石，行坐卧起不安，本宜专利小水以除其肿，但肿势太甚，内而膀胱，外而阴囊，相连紧急，道路阻塞，即欲利小便，苦无一线之通，惟宜权开大便以逐水，随下而随补逐水宜硝黄等，补救宜参术等，渐渐调理可痊。若肿不极甚，只宜利小水以治标，养脾胃以治本。而水有阴阳之别，阳水多外因，或涉水冒雨，或感风寒暑湿，其肿先现上体，其脉沉数，其证兼发热烦渴，溲赤便秘轻则四磨汤、五苓散，重则疏凿饮子。阴水多内因，因饮水及茶酒，饥饱劳役房劳，其肿先现下体，其脉沉迟，其证兼身凉不渴，溲清便利或溏宜实脾饮，或小便照常，时赤时不赤，晚则微赤却不涩，亦属阴也宜先用木香、香附、乌药、茯苓、猪苓等，次进复元丹，未可骤补，宜分次第治之。有一身惟面与足肿，早则面甚，晚则足甚，面肿为风宜白蒺藜、益母草、杏仁、葶苈、防风、昆布、甘遂、郁李仁，足肿为水宜防己、香附、麻黄、赤小豆等，或败荷叶同藁本煎汤洗，或杏叶、葱白、楠木、桐木煎洗。更须察二便通秘，别其阴阳治之即用前文阳水阴水之药。水之胀肿，又有内外之别，先胀于内，后肿于外者，小便赤涩，大便秘结，色泽红亮，声音高爽，脉滑数而有力，实热也，宜以治脾为主宜木香、沉香、砂仁、枳实、厚朴、苍术、大腹皮，兼理肺宜桑皮、葶苈、枳壳、薏仁、桔梗、苏子、陈皮，专利小便宜木通、通草、茯苓、防己、车前子、泽泻、猪苓，或发汗宜麻黄、防风、羌活、川芎、桂枝。如气壮年少新病者，必泻其实热硝黄亦可酌用。先肿于外，后胀于内者，小便淡黄，大便不实，气色枯白，语音低怯，脉微细而无力，虚寒也，宜以补脾为主宜陈皮、白术、茯苓、甘草，兼补肺理气补肺宜人参、黄芪、桔梗、苡仁，理气宜沉香、木香、陈香橼、佛手，专利小便宜五苓散，或发汗宜升麻、柴胡。如虚甚多寒，必须大剂频投，方可救援宜多用参、术，即桂、附、干姜、吴茱萸，亦可选用。古人以金匮肾气丸治水，诚为切要，至其他药品，有与本病相关者，亦须研核其所以然。如白芍能于土中泻木，忍冬藤能和缓下气，木瓜、赤豆利水下气交长，片脑、雄鸡金温中与宽膨并用，牙皂夹烧灰存性，神曲为丸，取利甚捷，鸡屎白炒热，袋盛浸酒，空心饮，下水大奇，青蛙入猪肚烹为馔，皆奇方立效。水之胀肿，在女科又有气分血分之别，先病水胀，经水后断，因而心胸坚大，病发于上者，属气分宜木香调气散。经水先断，后病水胀，因而血结胞门，病发于下者，属血分宜代抵当汤。而又有上半身肿太甚者宜羌活、防风、升麻、白芷、苏叶。有下半身肿太甚者宜五苓散加苍术、木通。有肿而心腹坚胀喘满者宜当归散。有头身俱肿，腹前胀疼者宜蟠桃丸。有肿而不能食，不能卧，小便秘者宜白术木香散。有大病后肿，明属脾虚不能通调水道者宜补中益气汤，送六味丸。有肾水不足，虚火烁金，小便不生而患肿者，急补之宜补中益气汤、六味丸互用，久服自效，误与疏风行水，将贻性命之忧宜急投金匮肾气丸，尚可救。有血热生疮，变为肿病，烦渴，小便少者，经曰纯阳者肿四肢，此热证也，如便闭更须和气宜消风败毒散。有遍身水肿，喘满，小便闭涩，诸药不效者宜导水茯苓汤。有肿而因于风者宜黄芪防已汤。有肿而因于寒者宜中满分消汤，有热者忌。有肿而因于热者宜中满分消丸，有寒者忌，或神芎导水丸。有肿而因于湿者宜二蛟散，如虚，宜间服加味胃苓丸，此二方百发百中，无不效。有孕妇遍身浮肿，腹胀满，小便不利者宜防已汤，葶苈散。有产后肿满，喘息而渴，小便不利者宜大调经散。凡此皆水病之支分派委，所可溯流以穷源者也。

吾因举水之发源于五脏者而分言之。大凡水肿，必有目胞上下浮胖，肢体沉重，咳嗽怔忡，腰间清冷，小便黄涩，皮肤光亮诸状。今若心水病，必兼身重，少气不得卧，烦而躁，其阴必大肿。肝水病，必腹大不能转侧，胁肠痛，时时津液生，小便续连。肺水病，必身肿，小便难，时鸭溏。脾水病，必腹大，四肢重，津液不生，少气，小便难。肾水病，必腹大脐肿腰痛不得卧，阴下湿，足逆冷，面黄瘦，大便反坚。皆当审形辨脉，知其水从何经而来，于治水药中，各加引经之品以开导之各引经药已详在前。五脏之外，又有九种水，其根缘证状治法，有可一一明之者：一曰青水，先从两胁肿起，根在肝主治宜大戟。二曰赤水，先从舌根肿起，根在心主治葶苈。三曰黄水，先从腰腹肿起，根在脾主治甘遂。四曰白水，先从足肿起，根在肺主治桑皮。五曰黑水，先从阴上肿起，根在肾主治连翘。六曰元水，先从面颊肿起，根在外肾主治芫花。七曰风水，先从四肢肿起，根在膀胱主治藁本。八曰高水，先从少腹肿起，根在小肠主治巴霜。九曰气水，或盛或衰，根在三焦主治赤小豆。上九种药等分配合，主治某经者倍之，蜜丸，赤茯苓汤下三丸，日三服，忌盐二三十日，自愈。凡患水肿者，皆自此推之，可知其所从来而治之不差矣。大约水肿之病，唇黑伤肝，缺盆平伤心，脐突伤脾，背平伤肺，足心平伤肾，五伤者必死，不可不知之也。血肿一证，尤为奇害，其为状，四肢浮肿，皮肉间必有红痕赤缕，皆由血溢离经，留滞于中，与水湿相化，因变为水也宜调荣饮，或酌用代抵当汤。而产妇败血留滞，以致化水，亦能成肿，必四肢浮，面皮黄宜小调经散。不论妇人女子，经水为患，亦能化水，四肢肿，小便不通，此血不归经之故宜椒目丸。三者皆不易治，皆水肿病之类也。石水一证，《内经》虽有其名，却无明文，然本章虽未详言，而阴阳别论篇曰阴阳结邪，多阴少阳，曰石水，少腹肿，以既见于阴阳篇，故不必重出也，并非阙文，其理自可互参。邪应作斜，阳结肿四肢，是在阳之发处。阴结便血，是在阴之聚处，今邪交入阴阳，而交结之势，必结于阴阳之所共生处矣。生阴惟肾，生阳惟胆，皆根原下焦，而肾职行水，胆职泌水，若两家交壅，正所谓不能通调水道也。然阴多阳少，则肾病为多，肾病则阴之真水沉寒，而无阳以化气，此病固不在膀胱而在肾，肾既留水，不能化精，故石坚一处，惟见少腹，而不及他所也。水蛊一证，因水毒之气，结聚于内，遂令其腹渐大，动摇有声，常欲饮水，皮肤粗恶，其原多因他病，久而变成，盖亦有蛊败之义焉，故亦名蛊，其为证治，有可指陈者，或因雨湿而浮肿宜平胃散加白术、赤苓、草蔻仁，或饮水过多而浮肿宜胃苓汤，或久喘后积水气而浮肿宜葶苈丸，或久疟变水气而浮肿宜黄甲丸，或久痢变水气而浮肿宜补中益气汤加附子。此等皆水证之别也。而水证之外，又有结阳证。《内经》曰：结阳者，肿四肢。注曰：素尝气疾，湿热加之，气湿热，故为肿也。邪气渐甚，正气渐微，阳气衰少，致邪伐正气，不能宣通，故四维发肿，诸阳受气于四维也。今人见手足关节肿痛，概以为风证治者，误矣宜犀角汤。嗟乎！胀肿之为患，重且大如此，倘忽视之，不几委人命于草莽乎！业师孙庆曾先生尝谓余曰：胀肿门，惟水病难治，其人必真火衰微，不能化生脾土，故水无所摄，泛溢于肌肉间，法惟助脾扶火，足以概之。而助脾扶火之剂，最妙是五苓散。肉桂以益火，火暖则水流。白术以补土，土实则水自障，茯苓、猪苓、泽泻以引水，则水自渗泄而可不为患。每见先生治人水病，无不用五苓散加减，无不应手而愈，如响应者。可见无人不知五苓散，而不能用治水病，以致决溃而死者，皆未明病之根源，方之奥妙，而尊之信之，加减以收功也。然其加减，则必有神明乎药物之性，洞悉乎病根所在者，而后所加所减，悉与原方配合，悉与本病无乖，故可投之立效，否亦无益也。

【脉法】《内经》曰：其脉大坚以涩者，胀也。又曰：脉盛而紧曰胀。《脉诀》曰：胀满脉弦，脾制于肝，洪数热胀，迟弱阴寒，浮为虚满，紧则中实，浮则可治，虚则危急。《得效》

曰：关上脉虚则内胀，迟而滑者胀，虚而紧涩者胀，或弦而迟或浮而数皆胀也。又曰：诸气胀满，浮大可治，虚小难治。此系胀满之脉。

仲景曰：脉得诸沉，当责有水，身体肿重。《脉经》曰：水病脉大者可治，微细者不可治。水病腹大如鼓，实者生，虚者死。东垣曰：水气得沉脉则逆，此阴脉也。《得效》曰：水气浮大则宜，沉细则愈而复作。又曰：上气浮肿，浮滑可安，微细难治。《正传》曰：水肿脉多沉伏。又曰：病阳水，兼阳证，脉必沉数。病阴水，兼阴证，脉必沉迟。《三因》曰：阳虚阴实，为水必矣。此系浮肿之脉。

【胀满为真脏病】 丹溪曰：胀满由脾虚之极，乃真脏病。如反胃痨瘵，亦皆真脏受病。凡人真脏不病，则五行相生相制，以适于平，虽不服药而自愈，如火极伤金，有水以制之，有土以生之之类，所谓亢则承，害乃制也。虽然亦有恶药忌医而误之者，盖正气与病邪不两立，一胜则一负，久则病剧正脱，而不免于死。然则有病不服药，可乎？不延医，可乎？

【胀满证治】《内经》曰：饮食不节，起居不时者，阴受之，阴受之则入五脏，入五脏则填满闭塞。又曰：腹满䐜胀，支膈胠胁，下厥上冒，过在足太阴、阳明。又曰：胀者皆在于脏腑之外，排脏腑，廓胸胁，胀皮肤，故命名胀。《内经》注曰：寒气在上，聚而不散，则成胀。《脉经》曰：胃中寒则胀满。仲景曰：腹满，按之痛者为实，不痛者为虚。又曰：腹胀时减，复如故，此为寒，宜温之。又曰：胀满不减，减不足言，须当利之。

《入门》曰：凡胀初起是气，久则成水，治比水肿更难。盖水肿饮食如常，鼓胀饮食不及，每病根深痼，必三五年而后成。治肿补中行湿足矣，治胀必补中行湿，兼以消导，更断盐酱、音乐、妄想，不责速效，乃可万全。又曰：胀有虚实，虚胀阴寒为邪，吐利不食，时胀时减，按之则陷而软。实胀阳热为邪，身热咽干，常胀内痛，按之不陷而硬。《医鉴》曰：中满腹胀者，其面目四肢不肿，而肚腹胀起，中空似鼓者是也。《本事》曰：脐腹四肢悉肿者为水。但腹胀，四肢不甚肿者为蛊，蛊即胀也。《回春》曰：胀病亦谓鼓胀，其胁痛面黑，是气鼓。胁满少腹满，身上有血丝缕，是血鼓。嗳气作酸，饱闷胀腹，是食鼓。恶寒，手足厥冷，泻水，是水鼓。胸腹胀满，有块如鼓者，是痞散成鼓。

【胀病有七】《医旨》曰：一曰寒胀，腹满濡，时减，吐利厥冷，宜温之。二曰热胀，以阳并阴，则阳实阴虚，阳盛生外热，阴虚生内热，脉必浮数。浮为虚，数为实，阴虚不能宣导。饮食如故，腹中胀满者，为实胀。三曰谷胀，即食胀，失饥伤饱，痞闷停酸，朝则阴消阳长，谷气易行，故能食，暮则阴长阳消，谷气难化，故不能食，是为谷胀。四曰水胀，脾主水湿，水浸肠胃而溢皮肤，漉漉有声，怔忡喘息者是。五曰气胀，七情郁结，气道壅塞，上不得降，下不得升，身体肿大，四肢瘦削。六曰血胀，烦躁漱水，迷忘惊狂，痛闷呕逆，小便多，大便黑，妇人多有之。七曰蛊胀，但腹胀而四肢头面不肿是也。而此证之类，又有名蜘蛛蛊胀者，单腹肿大，四肢极瘦，皆由脾气虚极，真脏已伤病也。古方虽有诸蛊保命丹，用肉苁蓉三两，红枣、青矾各一斤，入罐内煅烟尽，为末，再将香附一斤，便制麦芽一斤半炒为末，和前末糊丸，食后酒下二三十丸以治之者，然为死证，未必尽效也。

【胀满不治证】《灵枢》曰：腹胀，身热，脉大，一逆也。腹鸣而满，四肢清，泄，脉大，二逆也。腹大胀，四末清，脱形，泄甚，三逆也。腹胀，便血，四逆也。并不治。《得效》曰：腹胀未久，或胀或消，腹皮稍软，不泄不喘，此则随治随差。若脐心突起，利后腹胀急，久病羸乏，喘息不得安，名曰脾肾俱败，不治。又曰：腹满咳逆，不得小便，不治。腹大满而下泄，不治。《纲目》曰：腹满或兼身热，或兼如疟，皆不治。《直指》曰：久病羸乏，卒然腹满，喘息不得，与夫脐心突起，或下利频频，未见一愈者矣。

【浮肿微兆】《内经》曰：诸有水气者，微肿先见于目下，以水者阴也，目下亦阴也。腹者，至阴之所居，故水在腹也，必使目下先肿也。鳌按：如男子阴囊、女人阴户两傍，亦必先微肿。又曰：腰脊者，身之大关节也。肢胫者，人之管以趋翔也。茎垂者，身中之机，阴精之候，津液之道也。故饮食不节，喜怒不时，津液内溢，乃下流于睾，血道不通，日夜不休，俯仰不便，趋翔不能，此病荣然有水也。

【浮肿形证】《内经》曰：水病，下为胕肿大腹，上为喘呼不得卧者，标本俱病，故肺为喘呼，肾为水肿，肺为逆不得卧。又曰：湿胜则濡泄，甚则水闭跗肿。仲景曰：水病有五种：一风水，其脉自浮，外证骨节疼痛，恶风。二皮水，脉亦浮，外证跗肿，按之没指，不恶风，其腹如鼓，不渴，当发其汗。三正水，脉沉迟，外证自喘。四石水，脉沉，外证腹满不喘。五黄汗，脉沉迟，身发热，胸满，四肢头面肿，久不愈，必生痈脓。又曰：久则肌肉溃烂，阴囊足肿水出。《直指》曰：其状目胞上下微肿如裹水，通身浮肿，喘咳怔忡，股间清凉，小便涩黄，皮薄而光，手按成窟，举手即满，此浮肿也。

【浮肿可治不治证】《入门》曰：凡浮肿阴囊软者，可治。又曰：男从脚下肿而上，女从头上肿而下，皆为逆，不治。《得效》曰：浮肿善证，男从上而下，女从下而上，所患未久，旋利，肿退喘定，则愈矣。又曰：凡水肿大喘，气粗不食，乃肾水盈溢上行，旁侵于肺也，不治。《直指》曰：大凡肿病，先起于腹而后散于四肢，可治。先起于四肢而后入于腹，不治。又曰：蛊胀而肚上有青筋，或腹满而大便滑泄，或久疟而变作虚浮，与夫肝伤而唇黑，心伤而缺盆平，脾伤而脐突，肾伤而足心平，肺伤而背平，皆不治之证。又曰：卒唇肿而苍黑者死，掌肿无纹者死，脐肿凸出者死，阴囊阴茎俱肿者死，脉绝口张足胀者死，足跗肿胀如斗者死。

【水肿禁忌】《入门》曰：凡水肿，极忌甘药，助湿作满。《本草》曰：病嗽及水，全宜忌盐。

【胸腹胀闷导引】《保生秘要》曰：双手交叉，低头观脐，以两手贴胸口，将身往下，不论数推沸，能宽胸胀，止腹疼，兼后功效。

【运功】《保生秘要》曰：先定归元，后行斡旋，至胸前拨撤散法，左右分开，如未通畅，以艮背佐之，无不效矣。

【臌胀导引】《保生秘要》曰：坐定擦手足心极热，用大指节仍擦摩迎香二穴，以畅肺气，静定闭息，存神半晌，次擦手心，摩运脐轮，按四时吐故纳新，从玄雍窍转下至丹田，扪气面，撮谷道，紧尾闾，提升泥丸，下降宫，复气海，周天一度，如此七七，身心放下半炷香许，如久病难坐，用得力人扶背，慎勿早睡，恐气脉凝滞，神魂参错，效难应期，手足可令人摩擦，患轻者，一七能取大效，重则二七、三七，五臌尽消，屡屡取验，妙入神也。

【运功】《保生秘要》曰：反瞳守归元，念四字诀，定后斡旋，推入大肠曲行，提回抱守，能清鼓胀。气胀加推散四肢，时吐浊吸清，饮食宜少，降气安心，而食自然加。或病酒过用汤水而成，宜通其二便，摩脐轮肾轮二穴，吹嘘其气，或开腠理，以泄微汗，其胀自效。血胀，加运血海效。

痞满 脾病也。本由脾气虚及气郁不能运行，心下痞塞填满，故有中气不足，不能运化而成者，有食积而成者，有痰结而成者，有湿热太甚而成者。虚则补其中气宜调中益气汤，实则消食宜资生丸，豁痰宜豁痰丸，除湿宜二陈汤加猪苓、泽泻，有湿热，清热宜当归拈痛汤。而消导之，亦不可用峻剂，致伤元气。又有伤寒下早，因而成痞结胸，则从伤寒门治之。夫痞与胀不同，痞则内虽觉其痞闷，而外无胀急之形，痞只见于胸胁脘膈间，胀则连腹少腹都急也。

【脉法】 仲景曰：凡痞，关脉须沉。若关脉沉者，三黄泻心汤。

【痞满证治】 仲景曰：心下满而不痛，此为痞。陶节庵曰：胸满者，胸膈间气塞满闷也，非心下满。胁满者，胁肋下气填胀满也，非腹中满。盖邪自表传里，必先胸胁以至心腹入胃，是以胸满多带表证，宜发汗，惟胁满多带半表半里，小柴胡汤加枳实和之。

治肿胀方五十六

藿香正气散 〔总治〕 藿香 紫苏 白芷 厚朴 桔梗 茯苓 半夏 陈皮 甘草 腹皮 姜 灯心

木香调气饮 〔又〕 白蔻仁 木香 藿香 砂仁 甘草

苏子汤 〔又〕 大腹皮 苏子 草果 半夏 厚朴 木香 陈皮 木通 白术 枳实 人参 甘草

加味枳术丸 〔肤胀〕 枳壳 肉桂 紫苏 陈皮 槟榔 桔梗 白术 木香 黄芩 半夏 甘草 五灵脂 加姜

调中健脾丸 〔鼓胀〕 人参 苍术 黄芪 吴萸 茯苓 白术 沉香 陈皮 半夏 香附 楂肉 苡仁 黄连 白芍 苏子 泽泻 草蔻 菔子 五加皮 全瓜蒌 川椒 碱

荷叶腹皮汤打黄米粉糊丸。此方分量合法，详后痞满方内，查之可也。

二陈汤 〔胀喘〕 茯苓 陈皮 半夏 甘草

宁肺汤 〔喘胀〕 黄芩 桑皮 贝母 花粉 杏仁 知母 天冬 沙参 枇杷叶

沉香降气散 〔七情〕 沉香 香附 乌药 砂仁 甘草

加盐。

香砂调中丸 〔食伤〕 藿香 砂仁 茯苓 苍术 半夏 厚朴 青皮 陈皮 枳实 甘草

便泻，去枳实、青皮，加麦芽、山楂、黄连、肉果。

代抵当汤〔蓄血〕 桃仁 蓬术 大黄 芒硝 当归 生地

人参芎归汤〔血热〕 人参 肉桂 乌药 蓬术 木香 砂仁 炙草 川芎 当归 半夏 苏叶 五灵脂

枳壳散〔气痞〕 三棱 蓬术 枳壳 陈皮 槟榔 肉桂 厚朴 干姜 青皮 甘草 木香 肉蔻 益智仁

六君子汤〔泻虚〕 人参 茯苓 白术 炙草 陈皮 半夏

香朴丸〔老人〕 厚朴二钱 附子七分 木香三分

人参养荣汤〔又〕 肉桂心 人参 黄芪 陈皮 白芍 当归 白术 熟地 炙草 茯苓 远志 五味子

夺命丹〔血败〕 丹皮 干漆炒烟尽 大黄各一钱 附子五分

金匮肾气丸〔误药〕 熟地 山萸 山药 丹皮 茯苓 泽泻 附子 肉桂 牛膝 车前

补中益气汤〔病虚〕 人参 黄芪 当归 白术 陈皮 甘草 柴胡 升麻

五痹散〔壮盛〕 人参 茯苓 当归 白芍 川芎 细辛 白术 甘草 五味子 姜

石干散〔又〕 石干 槟榔 黑丑头末 海金沙各一钱 葶苈八分 西珀 沉香 木香各五分

共为末，先服五痹汤二帖，后以葱白汤空心送此末一钱，隔日再服，轻者二服，重亦不过三服，愈后服健脾药。忌食盐酱，晕腥。

参术健脾丸〔蛊胀〕 人参 白术 陈皮 茯苓 当归 白芍 炙草 大枣

阴阳攻积丸〔又〕 吴萸 干姜 官桂 川乌各一两 玄胡索 黄连 半夏 橘红 茯苓 槟榔 厚朴 枳实 菖蒲 人参 沉香 琥珀 桔梗各八钱 巴霜另研，五钱 皂角六两煎汁泛丸，每服八分，渐加至一钱半，姜汤下。

木香顺气散 〔气滞〕 丁香 檀香 木香 蔻仁各二两 藿香 炙甘草各八两 砂仁四两

每服二钱，滚汤入盐少许下。

承气汤 〔实胀〕 大黄 芒硝 厚朴 枳实

此大承气汤去芒硝，名小承气汤。

桃仁承气汤 〔蓄血〕 大黄 芒硝 桃仁 肉桂 甘草

四磨汤 〔阳水〕

五苓散 〔下肿〕 肉桂 白术 茯苓 猪苓 泽泻

疏凿饮子 〔阳水〕 泽泻 商陆 羌活 椒目 木通 秦艽 槟榔 茯苓皮 大腹皮 赤小豆

实脾饮 〔阴水〕 厚朴 白术 木瓜 附子 木香 草果 干姜 茯苓 大腹皮

加姜。

复元丹 〔又〕 附子二两 木香 茴香 川椒 厚朴 独活 白术 橘红 吴萸 肉桂各一两 泽泻二两 肉果 槟榔各五钱

当归散 〔心腹坚〕 当归 肉桂心 木香 木通 赤苓 赤芍 丹皮 陈皮 白术 槟榔

蟠桃丸 〔身肿〕 沉香 木香 没药 乳香各三钱 琥珀一钱半 生白丑头末，六分 黑丑头末，牙皂汁浸半日，半生半焙熟，八分 槟榔一钱半，半用生，半用皂角汁浸，焙熟

皂角水打糊丸，每服二钱半，五更砂糖汤下，神效。此专治水肿，若治鼓胀不效。

白术木香散 〔不食〕 白术 槟榔 赤苓 猪苓 泽泻各一钱半 木香 甘草各一钱 官桂七分 滑石三钱 陈皮八分

加姜。

六味丸 〔病后〕 熟地 山萸 山药 丹皮 茯苓 泽泻

消风败毒散 〔血热〕

导水茯苓汤 〔诸药不效〕 赤苓 麦冬 泽泻 白术各二两 桑皮 紫苏 槟榔 木瓜各一两 大腹皮 陈皮 砂仁 木香各七钱半

共为粗末，每五钱加灯草七根煎，连进三服，小水自利。

黄芪防己汤 〔因风〕 黄芪 防己 白术 甘草 姜 枣

中满分消汤 〔因寒〕 黄芪 吴萸 厚朴 草蔻 黄柏各五分 半夏 茯苓 木香 升麻 益智仁各三分 人参 青皮 当归 黄连 荜澄茄 泽泻 生姜 干姜 麻黄 柴胡 川乌

中满分消丸 〔因热〕 黄芩 黄连 姜黄 白术 人参 炙草 茯苓 猪苓 干姜 砂仁 半夏 枳实 知母 泽泻 厚朴 陈皮

蒸饼为丸，每百丸白汤下。

神芎导水丸 〔又〕 黑丑头末 川芎 薄荷 黄连 黄芩 大黄 滑石

有血积加肉桂。

二蛟散 〔因湿〕 三年老黄米炒为末 芒硝各三两

将硝锅内熔化，炒干为末，和米研细，大人服三钱，小儿一钱半，黑糖调服，至午便一次，晚再便一次。病久虚者，间服加味胃苓丸。

加味胃苓丸 〔因虚〕 白术 白芍 陈皮 茯苓 人参 藿香 山楂 厚朴 猪苓 泽泻 半夏 甘草

女人加香附。本方总加姜、灯心，至重不过五服。此二方，百发百中，无不愈者。

防己汤 〔孕娠〕 防己 桑皮 赤苓 紫苏 木香

葶苈散 〔又〕 郁李仁 葶苈 茯苓 白术 桑皮

大调经散 〔产妇〕 大黑豆五钱 茯苓三钱三分 西珀三分半

每末三钱，紫苏汤下，日三服。

调荣饮 〔血肿〕 蓬术 川芎 当归 白芷 槟榔 陈皮

延胡索

小调经散〔又〕 没药 西珀 桂心 白芍 当归各一钱 细辛 麝香各五分

酒、姜汁调下。

椒目丸〔经水〕 椒目 甘遂 附子 千金子 郁李仁 黑牵牛 五灵脂 吴萸 当归 延胡索各五钱 芫花一钱 蚖青十枚，去头、翅、足，同米炒 盘蝥十枚，制同蚖青 胆矾一钱 石膏二钱

糊丸芡实大，橘皮汤下一丸。

平胃散〔水蛊〕 苍术 厚朴 陈皮 甘草

胃苓汤〔又〕

葶苈丸〔又〕 葶苈 防己 木通 杏仁 川贝各一两

枣肉丸，桑皮汤下，治肺气喘促，面目浮肿。

黄甲丸〔又〕

犀角汤〔结阳证〕 犀角 元参各一钱 升麻 木通各八分 连翘 柴胡各六分 沉香 射干 甘草各五分 芒硝 麦冬各四分

铺脐药饼〔外治〕 真轻粉二钱 巴豆四两 生硫黄一钱

研匀成饼，先用新棉铺脐上，次铺药饼，外以帛紧束之，约人行五七里许，自然泻下恶水，待下三五次，即去药，以温粥补之，一饼可治一二十人，久患者，隔日取水。一方，治水蛊，商陆根赤者，杵烂贴脐上，以帛缚定，水从小便出。

敷药〔又〕 大戟 芫花 甘遂 海藻等分

醋糊，和面少许，摊绢上，贴肿处，口吮甘草，不过三五时，水即下矣。

灸法〔又〕 水分穴，在脐上一寸，宜灸如年数壮。中脘穴，在脐上四寸，上下一寸，居岐骨与脐之分中，灸二七壮。灸神阙，以盐满脐中灸之。

以上外用三方，皆专治水肿。凡患水肿者切忌用刺，刺之水尽即死。

附载：嵩崖水肿神方

回生丹〔专治〕 青皮 陈皮 三棱 蓬术各三钱 连翘三钱，用巴豆一两五钱，同炒，去豆 木香 甘遂 商陆 木通 泽泻 干漆炒至烟尽 莱菔子各三钱 赤苓 桑皮 椒目各五钱 胡椒一钱 黑丑一两

醋糊丸，初服酒葱汤五更下十五丸，二服陈皮桑皮汤下十八丸，三服射干汤下二十丸。凡患水肿，忌食盐、鱼、肉、鸡、面、羊、汤七件并房事。

治痞满方八

调中益气汤〔中气虚〕 人参 黄芪 白术 甘草 五味子 当归 升麻 柴胡 陈皮 白芍

资生丸〔消食〕 人参 白术 茯苓 橘红 楂肉 扁豆 黄连 神曲 泽泻 桔梗 藿香 甘草 蔻仁 苡仁 山药 莲肉 麦芽 芡实

豁痰丸〔导痰〕 南星 半夏 赤苓 枳实 橘红 甘草 加姜

二陈汤〔除湿〕 方详上。

当归拈痛汤〔湿热〕 黄芩 羌活 甘草 茵陈 人参 葛根 升麻 苍术 苦参 当归 防风 知母 白术 猪苓 泽泻

三黄泻心汤〔脉浮〕

小柴胡汤〔和解〕

调中健脾丸〔单腹胀〕 五加皮 苍术 人参 黄芪 茯苓各二钱 陈皮 半夏 香附 楂肉 苡仁各三钱 吴萸 白芍 黄连各二钱半 莱菔子 草蔻仁 泽泻 苏子各一钱半 沉

香六分

用瓜蒌一个，挖一孔，入川椒三钱，碱二钱，外用纸糊，盐泥封固，晒干火煅，去泥，并药共为末，荷叶、大腹皮煎汤打黄米粉糊丸，每服百丸，汤下，日三服。

杂病源流犀烛 卷六

心病源流

伏梁 心痛 心痈

手少阴心脉，起心中，出属心系，下鬲络小肠。其支者从心系上挟咽，系目系。其直者复从心系上肺，下出胁下，下循臑内后廉，行太阴心主之后，下肘内循臂内后廉，抵掌后锐骨之端，入掌内后廉，循小指之内出其端，次注于手太阳小肠经。每日午时，周身气血俱注于心。手少阴心经少血多气。

十二经皆听命于心，故为君，位南方，配夏令，属火，故为君火。十二经之气皆感而应心，十二经之精皆贡而养心，故为生之本，神之居，血之主，脉之宗。盖神以气存，气以精宅，其理洵不诬也。惟心精常满，故能分神于四脏。惟心气常充，故能引精于六腑。此所以为心之大概也。心与肾连，经曰：心舍脉，其主肾经，不以其克而反以为主，故必肾水足而后心火融，肾水不足，必至心火上炎，而心与肾百病蜂起矣。故心当无病时，养之之法有二：一从本经以养其气，勿过思抑志，或事未至而迎，事已往而恋，使神明耗散。若过用其心，则伤其气，气伤，并伤其精，而神无以为守。试观孔子毋意、毋必、毋固、毋我，孟子必有事焉，勿正、勿忘、勿助，养心之法，至孔孟为已极，孔孟并未尝言医，其所以养心，曷尝有外于是哉！一从肾经以养其精，勿纵情房欲，勿贪恋女色，致相火常炎，不能握固。若守肾无节，则伤其精，精伤遂伤其气，而水不能制火，阴不能为阳宅，而水气因以凌心矣。是以象川翁曰：精能生气，气能生神，荣卫一身，莫大于此，养生之士，先宝其精，精满则气旺，气旺则神旺，神旺则身健，身健则少病。朱丹溪曰：主闭藏者肾，司疏泄者肝，二脏皆有相火，而其系上属于心，心君火也，感则动，心动则相火亦动，而精自走。可知精之走泄，固由于肾，累于肝，伤于心，一病则俱病。象川、丹溪明揭其旨，固可为千古养心家炯戒也。然则心失所养而心病，肾失所养而心不亦病乎？且夫心主血，血即精也，心气原自有余，特精伤而失血，心便不足，故血盛则神明湛一，血衰则志气昏蒙。凡火之有余，皆由血之不足，而血之不足，又能使火益就衰也。然则心病之有余不足，讵得与运气司天之火淫火郁，徒属乎火者同视哉？亦惟握精以固其气，养阴以凝其神，以调剂其有余不足，使归于和而已。以上皆言心之所由致病，与养其心所以至于无病也，然而病不能已。试据经以观心之病，经曰：心病者，胸中痛，胁支满，胁下肩背胛间痛，两臂内痛，虚则胸腹痛大，胁下与腰相引痛。就经所言病，皆在血脉，而不在心，何也？以心为血脉之主，故其实其虚，皆不见本脏而在血脉，其在血脉，必先于在经络者病之也。若胸腹腰胁间，皆心与心包之所在，故先病于本经也。其虚而腹胸大，则缘脾胃不上纳气于心而然。虚而胁下与腰相引痛，又缘肝肾不上贡精于心而然。此其病非止于本经络，可由本经络而推者也。经又曰：若心经络病者，动则嗌干，心痛，渴而欲饮，以及所生病目黄，胁痛，臑臂内后廉痛厥，掌中热痛，其皆为本经络病固已，而其病却能及心，盖支脉挟咽病，则通于心，故嗌干者心火必炎，故心痛火炎，则阴耗而心液干，故必渴。且心部在阳明，心痛而热及阳明，阳明亦必热，故渴而欲饮，目黄等证，皆心脉热逆之故，所谓经络病而及心者如此。经又曰：精气并于心，则喜惊而夺精，汗出于心。又曰：忧思则伤心。何谓欤？喜者，心之浮阳，心好胜，精气并于心，则心有余，故阳浮动而喜。惊者，肝胆虚怯之气，肝胆失利，不能卫心，故心气内空而夺精，神不守荣而汗出。思者，心之神明，思而弗遂则忧，忧思不已，必神明内扰，而往来憧憧，故伤心。凡诸心病，皆由于不能养精以驭气，而使神以气存，气以精宅也，欲求心无病者，可不于此加之意哉。

【脉法】《脉诀》曰：心脉芤阳气作声，或时血痢吐交横，溢关骨痛心烦躁，更兼头面赤骍骍，大热由来面赤风，燥痛面色与心同，微寒虚惕应寒热，急则肠中痛不通，实大相兼并有滑，舌滑心惊语话难，单滑心热别无病，涩无心力不多言，沉紧心中逆冷痛，弦时心急又心悬。又《脉诀》曰：五脏不同，各有本脉，左寸之心，浮大而散。仲景曰：心伤者其脉弦。

【心病缘由证治】《灵枢》曰：邪在心，则病心痛，善悲，时仆眩。又曰：心藏脉，脉舍神，心气虚则悲，实则笑不休。《素问》曰：肾传之心，病筋脉相引而急，病名曰瘛。又曰：心热者，色赤而络脉溢也。又曰：大骨枯，大肉陷，胸中气满，喘不休，内痛引肩项，期一月死，真脏脉见，乃与之期日。又曰：心病者，日中慧，夜半甚，平旦静。又曰：心苦缓，急食酸以收之。注曰：苦缓，心气虚也。又曰：心欲软，急食咸以软之，用咸补之，甘泻之。又曰：心病禁温食热衣。《难经》曰：忧愁思虑则伤心。仲景曰：心家阴气衰者为癫，阳气衰者为狂。又曰：心伤者劳倦，则头面赤而下重，心中痛，而自烦发热，脐上跳，其脉弦，此为心脏伤所致也。《难经》曰：外证面赤，口干善笑，内证脐上有动气，按之牢若痛，期病烦心，心痛，掌中热而啘，有是者心也，无是者非也。

【手少阴无腧】《灵枢》曰：少阴者，心脉也，五脏六腑之大主也，其脏坚固，邪不能容，容则伤心，心伤则神去而死。故诸邪在于心者，皆在心包，心包者，心主之脉也，故少阴无腧。又曰：其外经病而脏不病，故独取其经于掌后锐骨之端，即神门也。

【心绝候】《灵枢》曰：手少阴气绝，则脉不通，脉不通，则血不流，血不流，则色不泽，故其面黑如漆柴者血先死，壬日笃，癸日死。仲景曰：形体烟煤，直视摇头者，此为心绝。《脉经》曰：心绝一日死，何以知之，肩息回视，立死，一云二日死。

【心气滞涩保养法】《保生秘要》曰：凡人气旺则血荣而润泽，气绝则血枯而灭形。故气虚弱滞涩而成病，如滞于心，心为一身之主，统领血海，故心血少则神不定，寝不安，百病集作。诸痛痒疮痍，皆属心火，当常呵以泄其火，吸以和其心，诸心切勿食，秽气触我灵，夏至夜半后，地气一阴生，大热勿食冷，受寒霍乱侵，并忌房中事，元气离命门，大抵当甚暑，人善于养心，则无秋患，时当饮六一灯心汤、豆蔻香薷水，醉饱勿顶风前卧，慎此则无患矣。

【心脏修养】《养生书》曰：常以四月五月朔望清旦，面南端坐，叩金梁九，漱元泉三，静思注想吸离宫赤色气入口，三吞之，闭气三十息。

【心脏导引】臞仙曰：可正坐，以两手作拳，用力左右互相筑各六度，又可正坐，以一手按腕上，一手向下托空如重石，又以两手相叉，以脚踏手中各五六度，能去心胸间风邪诸疾，闭气，为之良久，闭目，三咽津，三叩齿而已。

心之积曰伏梁，起脐上，大如臂，上至心下，久则令人烦心，身体胫股皆肿，环脐而痛，脉沉而芤，皆由心经气血两虚，以致邪留不去也，治宜活血凉血，散热通结宜伏梁丸，斯得之矣。

【伏梁有二证】《内经》曰：帝曰：病有小腹盛，上下左右皆有根，此为何病，可治否？岐伯曰：病名曰伏梁，裹大脓血，居肠胃之外，不可治，治之每切按之致死矣。帝曰：人有身体股胻皆肿，环脐而痛，是为何病？岐伯曰：病名伏梁，此风根也，其气溢于大肠，而着于膏肓之原，在脐下，故环脐而痛，不可动之，动之为尿涩之类。此二病，同名而实异也。

心痛 包络病，实不在心也。心为君主，不受邪，或君火衰盛，大寒触犯心君，亦或汗血冲心，素无心病，卒然大痛无声，咬牙切齿，舌青气冷，汗出不休，手足青过节，冷如冰，是为真心痛，旦发夕死，夕发旦死。若不忍坐视，或使心经寒散，亦可死中求活宜用猪心煎汤去渣，煎麻黄、肉桂、附子、干姜。如但爬床搔席，面无青色，四肢不厥，痛亦不至无声，即非真心痛，由包络捧心，或寒或痰，或虫或食，上干包络，脂膜紧急作痛，宜各从其类，审脉用药总治宜必应汤。夫心主诸阳，又主阴血，故因邪而阳气郁者痛，阳虚而邪胜者亦痛，因邪而阴血凝注者痛，阴虚而邪胜者亦痛。其痛分九种：曰食，必饱闷，噫败卵气，由食生冷，或食物过多也宜青皮丸。曰饮，必恶心烦闷，时吐黄水，甚则摇身作水声，由伤水饮，痰涎积聚也宜小胃丹、胃苓汤，热饮加黄连、甘遂，寒饮加肉桂、茯苓、苍术、半夏，水饮流注胸膈痛宜三花神佑丸。曰风，因伤风冷，或肝邪乘心，两胁引痛也宜羌活、荆芥等。曰寒，外受寒，当温散，内受寒，当温利，久则寒必郁，当疏解总治宜术附汤，虚寒当温补宜归脾汤加干姜、肉桂、菖蒲，肾寒乘心，痛则心悬如饥，泄利下重宜五积散，寒气客背俞之脉，则血脉涩，血脉涩，则血虚，血虚则痛，其俞注于心，故相引而痛宜桂枝四七汤、神效散。曰热，必身热，烦躁，掌热，口渴，便秘，面目赤黄，大热作痛，由积热攻心，或暑热入心也宜金铃子散、剪红丸，甚者宜大承气汤，痛不止，热未清也宜清中汤。曰悸，劳役则头面赤而下重，自烦发热，脉弦，脐上跳，心中痛，由心伤也宜辰砂妙香散、加味四七汤。曰血，脉必涩，壮盛人宜下宜代抵当汤，虚弱人须补而带行宜四物汤加桃仁、穿山甲、肉桂心、蓬术、降香，饮下作呃，亦须行之宜手拈散。曰虫，必面色青黄有白斑，唇红，能食或食后即痛，或痛后即能食，或呕哕涎沫，或吐青水，凡吐水者虫痛，不吐水，冷心痛也，虫心痛小儿多有之上半月虫头向上，易治，先以鸡肉汁或蜜糖饮之，随服妙应丸或剪红丸。曰疰，鬼疰也，必心痛，神昏卒倒，昏愦妄言，或口噤，由卒感恶也宜苏合丸。此所谓九种心疼也。顾经言心痛，未有不兼五脏者。经曰：厥心痛，与背相控，善瘛，如从后触其心。伛偻者，肾心痛也宜神保元、神圣复气汤。腹胀胸满，胃脘当心痛，上支两胁，咽膈不通，胃心痛也宜草豆蔻丸、清热解郁汤。如以锥针刺其心，心痛甚者，脾心痛也宜诃子散、复元通气散。色苍苍如死状，终日不得太息，肝心痛也宜金铃子散。内外邪犯心之包络，或他脏之邪犯心之支脉，故心亦痛，此厥心痛也。谓之厥者，诸痛皆肝肾二经气逆上冲，又痛极则发厥也。但分寒热二种，手足厥逆，冷汗尿清，不渴，气微力弱而心痛，则寒厥心痛也宜术附汤，身热足冷烦躁，脉洪大而心痛甚，则热厥心痛也宜金铃子散、清郁散。经又曰：阳明有余，上归于心，滑则病心疝。心痛引少腹满，上下无定处，溲便难者，取足厥阴肝。心痛腹胀啬然，大便不利，取足太阴脾。心痛短气，不足以息，取手太阴肺；心痛引背，不得息，取足少阴肾。以上皆他脏之病干之而作痛者，非心本经自病也，治法当兼用各脏药。经又曰：邪在心则病心痛，喜悲，时眩仆，此则包络受邪，痛在腑不在脏者也。经又曰：手少阳三焦脉动，则病嗌干心痛，渴而欲饮。此则别络受邪，痛在络不在经者也。二者之痛，皆因怵惕思虑，伤神涸血而然宜补心汤。而亦有卒心痛，脉洪数者宜黄连一两，煎汤顿服。如按之痛减则为虚，宜酸收，不应辛散宜归脾汤加干姜、肉桂、菖蒲。有心膈大痛，呕逆发厥，药不纳者，趁势以鹅毛探吐，痰尽而痛自愈，内服药宜南星安中汤。有蛔虫啮心者，痛有休止，或吐蛔，蛔动则恶心呕吐宜乌梅丸、芜荑散。心痛之不同如此。总之，七情之由作心痛，食积痰饮瘀血作胃痛，二语正是分明，曷言乎心痛由七情也？经云：喜则气散，怒则气上，忧则气沉，思则气结，悲则气消，恐则气下，惊则气乱，除喜之气能散外，余皆足令心气郁结而为痛也。然心痛亦有虚实，按之痛止者，虚也宜参术散；按之痛反甚者，实也宜栀萸丸。凡痛，多用温散之药，独不可用补气血药，以气旺不通则痛愈甚也。

【脉法】《脉诀》曰：心腹痛脉沉细宜，浮大弦长命必殂。又曰：沉弦细动，皆是痛证，心痛在寸，腹痛在关，下部在尺，脉象显然。丹溪曰：心痛左手脉数，热多也，脉涩，有死血也。右手脉紧实，是痰积也，脉大，必是久病也。两手脉坚实不大，便可下之，痛甚者，脉必伏。《正传》曰：心脉微急为痛，微大为心痹，引背痛，短而数或涩者心痛。

【心痛证治】《入门》曰：心痛引背，多属风冷。心痛呕泻，难以俯仰，多属热。丹溪曰：凡心胃痛，须分新久，若明知身受寒冷，口吃寒物而得者，于初得之时，当与温散，如桂枝四七汤之类，或温利之，如九痛元之类。若得之稍久，则成郁，郁久必生热，热久必生火，若温散温利，则助火添邪，由是方中多以山栀为热药之向导，则邪易除，正易复，痛易安。又曰：心胃痛，须用劫药，痛乃止。如仓卒散：山栀四十九枚连皮炒，附子一个炮去皮脐，共为粗末，每三钱，水一盏，酒半盏，煎七分，入盐少许服，加川芎一钱尤妙，能治气自腰腹间挛急疼痛，不可屈伸，痛不可忍，自汗如洗，手足冷而垂死者。又如愈痛散：五灵脂、延胡索、蓬术、良姜、当归等分，共为末，每二钱，醋汤调服，能治急心痛胃疼。又曰：心胃痛，用山栀劫药止之，又复发，前药必不效，可加元明粉一钱服之，即止矣。

【饮食禁忌】丹溪曰：心胃痛，日数多，虽不吃饭，不死，若痛止便吃物，即复发，必须三五日服药，方可吃物。

【导引】《保生秘要》曰：于足三里掐之九九，擦也九九，运行后功，痛气降而愈。

【运功】《保生秘要》曰：行归元逐痛处，流行胃火，自然发散此导引、运功二法，不但治心痛，兼治胃口痛。

心痈 心热病也。经曰：诸痛痒疮疡，皆属心火。其发于他经者，且莫不由于心火，况本经积热，而即发于本经部位者乎。其所以致热之故，则必其平日好饮酒，或嗜食辛辣热物，以致日久凝聚，而生此证也。宜先用凉血饮，次服加味十奇散。

【心痈证治】《灵枢》曰：巨阙穴名隐隐而痛者，心疽。上肉微起者，心痈也。《入门》曰：心痈者于胸乳间生蜂窠痈发。《灵枢经》所谓一名井疽，状如豆大，三四日起，不早治则入于腹，七日死，急用疏导心火之药，宜用清心丸、清心散、内固清心散、泻心汤。《疡科选粹》曰：心痈发胸乳间者，名井疽。若在鸠尾者，最紧要，系心热极盛者，当导心火，缓则不救。小便涩者，清心散，或凉膈散去硝黄，加白芷、花粉、木通、瞿麦。大便秘者，内固清心散，凉膈散去硝加白芷、花粉、生地。发于膺，名甘疽，其色青，状如谷实、瓜蒌，常苦寒热，不急治，十日死，死后出脓。

治心病诸药要品及方五

心实宜降火清热黄连　石膏　甘草　麦冬　牡丹皮　犀角　滑石　竹叶　灯心　童便　如大便结燥，须大黄、芒硝，发狂谵语亦如之。

心虚宜益气补血人参　炙草　圆眼　茯神　金石斛　生黄　枣仁　丹参　远志　五味子　鹿茸　丹砂　炒盐　琥珀　柏子仁　龙齿　金箔　牛黄　麦冬　代赭石　桔梗　竹沥　贝母　郁金　陈胆星　钩钩　白芍　黄连　元参　北沙参　竹茹　当归　黄芪　枸杞子　黄芩　黄柏　牡蛎　天冬　紫石英

钱氏安神丸〔补虚〕　水飞朱砂一两　麦冬　牙硝　寒水石　茯苓　山药　甘草各五钱　冰片二分半

蜜丸，每两作三十丸，每丸砂糖水化下。

醒心散〔心虚热〕　人参　麦冬　远志　茯神　五味子　石菖蒲　生地等分

水煎。

泻心汤 〔泻心热〕 黄连不拘多少，为极细末，每服二分半，或五分，或一钱，温水调下。

导赤散 〔心热〕 生地 木通 甘草各一钱 竹叶七片

此虽治心热，实小肠之药也。

十味导赤散 〔实热〕 黄连 黄芩 麦冬 半夏 茯苓 赤芍 木通 生地 甘草 地骨皮各用五分 姜五片

此治心脏实热，一切口舌生疮、惊悸、烦渴诸证。

附载：仲景大法及分别标本方药

有余为热气，牛黄、黄连、冰片、天竺黄；血，朱砂、生地、黄柏

不足为寒气，人参、茯苓、干姜、菖蒲；血，地黄、当归、肉桂

心盛则生热子能令母实，实则泻其子

心虚热收内母能令子虚，虚则补其母

逆则多盛大黄 川黄连

大则病进熟地黄 朱砂

心悸汗多，桂枝；少阴，柴胡；阴证，茯苓；杂病，朱砂

痞闷虚，半夏；寒，白术、干姜；湿，茯苓、泽泻；实，枳实；热，大黄、黄连；燥，木瓜、芍药

痞心下有水，枳实、泽泻、白术；心下无水，木瓜、芍药、旋覆花

下之心下痞杂病，半夏、芍药；伤寒，甘草泻心汤

下之胁下痛虚，芍药、柴胡；实，牡蛎、柴胡

一法，火郁则发之，谓汗之令疏散也。

标黄连，子能令母实，实则泻其子

本地黄，生者，自病丁与丙同治

治伏梁方二

伏梁丸 〔总治〕 黄连一两半 人参 厚朴各五钱 黄芩 桂枝 丹参 茯苓各一钱 干姜 菖蒲 巴霜 川乌各五分 红

豆蔻二分

蜜丸，服法详息贲证。

增损五积丸 〔通治〕 黄连 厚朴 川乌 干姜 人参 茯苓

药品分量加减、制法，俱详息贲证。

治心痛方三十九

必应汤 〔类心痛〕 延胡索 香附 艾灰 归身 砂仁 姜

青皮丸 〔食痛〕 青皮 山楂 神曲 麦芽 草果

小胃丹 〔饮痛〕 芫花 甘遂 大戟 大黄 黄柏 白术

煎膏丸，菔子大，临卧汤下一钱。欲利，空心服之。

胃苓汤 〔又〕 苍术 厚朴 陈皮 甘草 白术 茯苓 猪苓 泽泻 肉桂 姜 枣

术附汤 〔寒痛〕 白术 附子 甘草

归脾汤 〔虚弱〕 人参 黄芪 当归 白术 茯神 枣仁 远志 桂圆 木香 甘草 姜 枣

金铃子散 〔热痛〕 金铃子 延胡索

痛止，当与香砂枳术丸。

剪红丸 〔又〕 蓬莪术 京三棱 雄黄 木香 尖槟榔 贯仲 干漆 陈皮 大黄

糊丸，每五十丸，米汤下。

清中汤 〔大热〕 黄连 山栀 陈皮 茯苓 半夏 甘草 草豆蔻 姜

加味归脾汤 〔悸痛〕 人参 黄芪 当归 白术 茯神 枣仁 远志 桂圆 木香 甘草 姜 枣

加菖蒲、肉桂。

代抵当汤 〔血痛〕

四物汤 〔虚弱〕 川芎 当归 白芍 生地

手拈散 〔呃痛〕 延胡索 五灵脂 草果 没药等分

为末，每三钱，热酒下。

妙应丸 〔虫痛〕 槟榔一两二钱 黑牵牛头末，三钱 大黄 雷丸 锡灰 芜荑 木香 使君子肉各一钱

葱白煎浓汤，露一宿，和丸粟米大，每四钱，五更葱汤下。如取寸白虫，以石榴根皮煎汤下，小儿服一钱或五分，天明取下虫物。此丸不损真气，有虫则下虫，有积即下积，有气即消气，一服见效。

苏合丸 〔疰痛〕 白术 犀角 诃子 朱砂 荜拨 香附 木香 檀香 沉香 丁香 麝香 安息香 熏陆香 苏合香油

补心汤 〔络痛〕 人参 当归 茯神 远志 地黄 甘草 柏子仁

南星安中汤 〔膈痛〕

乌梅丸 〔蛔痛〕 乌梅十五个 黄连七钱半 当归 川椒 细辛 附子 人参 肉桂 黄柏各三钱

醋浸乌梅取肉，打和为丸，米饮下一二十丸。

芜荑散 〔又〕 芜荑 雷丸各五钱 干漆一钱

共为末，温水调下二钱，小儿服五分。

三花神佑丸 〔因饮〕

五积散 〔因寒〕

桂枝四七汤 〔因寒〕 桂枝 半夏各二钱 酒白芍一钱半 茯苓 厚朴 枳壳各七分 人参 紫苏叶 炙甘草各五分 姜三 枣二

九痛元 〔因冷〕 附子三两 吴萸 人参 干姜炮 巴霜各一两 狼毒五钱

蜜丸，梧子大，温酒下三五丸。

神效散 〔又〕 木香 青皮 陈皮 麦芽 枳壳 三棱 蓬术 神曲 肉桂 白芷 白芍 甘草 延胡索 补骨脂各七分 荜澄茄 丁香各三分 姜三 枣二

辰砂妙香散〔悸痛〕 黄芪 山药 茯苓 茯神 姜远志各一两 人参 桔梗 甘草各五钱 辰砂三钱 木香二钱半 麝香一钱

每末二钱，莲肉汤下。

加味四七汤〔又〕 半夏二钱 赤苓 厚朴各钱二分 茯神 苏叶各八分 姜远志 炙甘草各五分 姜三 枣二 石菖半寸

大承气汤〔实热〕

神保元〔肾心痛〕 全蝎七个 巴霜十粒 木香 胡椒各二钱半 朱砂钱半，为衣

蒸饼丸，姜汤下五七丸。

神圣复气汤〔又〕 先一日用酒柏、酒连、酒生地、枳壳，俱用新水浸，再用新水浸川芎、蔓荆子、细辛，以上七味各三分，又羌活、柴胡各一钱，藁本、甘草各八分，半夏、升麻各七分，当归六分，郁李仁、防风、人参各五分，附子、炮姜各三分，白葵花三朵去心碎，水五盏煎至二盏入黄芪、草蔻各一钱，橘红五分，煎至一盏，乃入前浸两药，连水倾入，煎至一盏，去渣热服。

参术散〔因虚〕 人参 白术 炮姜 白豆蔻 缩砂仁 丁香 陈皮 甘草各一钱 姜三片

加炒蚌粉二钱，尤妙。

栀萸丸〔气实〕 山栀两半 吴萸 香附各二钱半

蒸饼丸，生姜、生地煎汤下二三十丸。

草豆蔻丸〔胃心痛〕 枳实二两 草蔻煨 白术各一两 麦芽 神曲 半夏各五钱 干姜 青皮 陈皮各二钱 炒盐五分

蒸饼丸，白汤下。

清热解郁汤〔又〕 山栀一钱半 枳壳 川芎 香附各一钱 炒黄连 苍术各七分 陈皮 姜炭 炙草各五分 姜三片

煎服，戒饮食半日，一服即止。

诃子散〔脾心痛〕 炮诃子 厚朴 炮姜 草果 陈皮

炒良姜　茯苓　神曲　麦芽　炙草等分

为末，每三钱，入盐少许，痛时煎服。

复元通气散〔又〕白丑头末，二两　穿山甲炙　炒茴香各一两五钱　去白陈皮　延胡索　炙草各一两　木香五钱

共为末，每二钱，姜汤下。

清郁散〔厥心痛〕半夏　陈皮　苍术　茯苓　便香附　神曲　姜黄连　姜栀子各一钱　川芎六分　姜炭五分　炙草三分　姜三片

仓卒散〔劫药〕黑山栀四十九个　大附子一个，炮

为粗末，每三钱，水酒盐少许煎服。

愈痛散〔又〕五灵脂　延胡索　蓬术　炒良姜　当归等分

为末，每二钱，醋汤调服。

心头痛方〔总治〕歌曰：三个乌梅三个枣，七粒杏仁一处捣，麝香一粒用酒煎，永不心疼直到老。乌梅枣子俱去核，杏仁泡去皮尖，麝香如小绿豆许，共捣如泥，黄酒一杯，煎两沸，温服，正痛时服之，妇人尤神效，当时即止。

治心痛方七

凉血饮〔总治〕木通　瞿麦　荆芥　薄荷　白芷　花粉　赤芍　麦冬　生地　山栀　连翘　车前　甘草各八分

加灯心、竹叶。一名引兵先锋，能退潮止渴解热，令毒内消。

加味十奇散〔又〕人参　黄芪　当归　肉桂　川芎　白芷　防风　桔梗　厚朴　甘草　乳香　没药

共为末，每三钱温酒调服，不饮酒麦冬汤下。此即十宣散加乳香、没药也，一名固垒元帅，不论已成未成，服之内消。年衰气弱者尤宜。

清心丸〔又〕黄连一两　茯神　赤苓各五钱

蜜丸米汤下。诸痛痒疮疡，皆属心火，此药主之。

清心散 〔又〕 远志 赤苓 赤芍 生地 麦冬 知母 甘草各一钱 姜三 枣二

加黄连尤效。

泻心汤 〔又〕 大黄钱半 黄连 黄芩 山栀 漏芦 泽兰 连翘 苏木各七分

内固清心散 〔又〕 白豆蔻 人参 朱砂 赤苓 雄黄 绿豆 朴硝 甘草 皂角各一钱 冰片 麝香各一分

共为末，每一钱，蜜水调下。

凉膈散 〔又〕 连翘 山栀 大黄 薄荷 黄芩各七分 甘草一钱八分 朴硝四分 竹叶十片

怔忡源流

卑惵

怔忡，心血不足病也。人所主者心，心所主者血，心血消亡，神气失守，则心中空虚，怏怏动摇，不得安宁，无时不作，名曰怔忡。或由阳气内虚宜人参、黄芪、白术、炙甘草、茯神。或由阴血内耗宜人参、麦冬、当归、地黄、圆眼。或由水饮停于心下，水气乘心，侮其所胜，心畏水不自安宜茯苓、茯神、白术、半夏、橘红。或急急富贵，戚戚贫贱，或事故烦冗，用心太劳，甚至一经思虑便动，皆当以养心血，调心气，清热豁痰为主宜酌用清镇汤，如心火炽，又须安神宜安神丸。或由汗吐下后，正气孱弱宜人参、黄芪、白术、白芍。或由荣卫俱涸，脉来结代，而心惕不宁宜养心汤。或由虚弱怔忡，而卧不安宜枣仁汤。或思虑多而怔忡，兼不寐、便浊宜养荣汤。或心虚怔忡而兼自汗宜参归腰子。或由痰为火动，而时作时止宜二陈汤。或由忧愁悲苦，致心虚而动宜归脾汤。或由气郁不宣而致心动宜加味四七汤加姜汁、竹沥。或阴火上冲，怔忡不已，甚至头晕眼花，齿发脱落，或见异物，或腹中作声，急应滋阴降火，加养心之品宜四物汤加知母、黄柏，如久服降火药不愈，为无根失守之火宜八味丸。或由所求不遂，或过纵自悔，吁嗟夜语，真若有失宜温胆汤加人参、柏子仁，朱砂为衣，日进三服。以上皆怔忡所致之由也。若心澹澹动，此系包络所生病宜镇胞汤，盖心为君火，包络为相火，火阳主动，君火之下，阴精承之，相火之下，水气承之，则为生气而动得其正。若乏所承，则烦热而为心动，法当补其不足以安神气，未瘥，则求其属以衰之。若由于痰饮者，当用逐水消饮之剂宜二陈汤、芎夏汤。况乎各脏有痰，皆能与包络之火合动而为怔忡，随所犯而补泻之，更须调乎包络。若各脏移热于心，以致包络火动者，治亦如之。然则怔忡固由于虚，所以致此怔忡之证，则各有异，亦安可不察之哉？

【脉法】《灵枢》曰：手厥阴之脉甚动，则心中澹澹大动。

【怔忡形证】《内经》曰：胆病者，亦心中澹澹，如人将捕。又曰：太阳司天，寒淫所胜，则病心澹澹大动，寒伤心主也。注曰：澹澹，水摇貌，此属水病。《直指》曰：心虚而停水，则胸中渗漉，虚气流动，水既上升，心火恶之，心不自安，使人有怏怏之状，是为怔忡。又曰：怔忡，因惊悸久而成也。《纲目》曰：怔忡，惕惕然心动而不宁，无时而作者是也。又曰：心澹澹动者，因痰动也，谓非惊怕而心自动也。《资生》曰：《内经》谓胃络名虚里，贯膈络肺，出左乳下，其动应衣，虚而有痰则动，更须臾发一阵热者是也。

【怔忡治法】《入门》曰：怔忡，因惊悸久而成也。痰在下，火在上，参胡温胆汤加黄连、栀子、当归、贝母。气郁者，金箔镇心丸。停饮者，二陈汤加茯苓、槟榔、沉香、麦冬。《直指》曰：心下有水气怔忡，宜五苓散。《医鉴》曰：怔忡，亦曰怔忪，与惊悸同看，宜益荣汤、姜术汤、四物安神汤、朱雀丸、加味宁神丸、天王补心丹。

卑惵　心血不足病也。与怔忡病一类，其证胸中痞塞，不能饮食，如痴如醉，心中常有所歉，爱居暗室，或倚门后，见人即惊避无地，每病至数年，不得以癫证治之也宜天王补心丹、人参养荣汤、古庵心肾丸。

治怔忡方二十二

清镇汤 〔劳心〕 茯神　枣仁　远志　菖蒲　石莲　当归　生地　贝母　麦冬　柏子仁

如犀角、朱砂、西珀、龙齿、牛黄、麝香等，病深者方可酌加之，不得概用也。

安神丸 〔心火〕 黄连六钱　朱砂五钱　生地二钱半　炙甘草　当归各二钱

养心汤 〔脉结代〕 黄芪　当归　茯神　茯苓　川芎　半夏各钱半　远志　枣仁　人参　五味子　柏子仁各一钱　炙甘草五分

如觉胸中有声，便是停水，加赤苓、槟榔。

枣仁汤 〔虚弱〕 黄芪　枣仁　茯苓　远志　莲子各钱二分　人参　当归　茯神各一钱　炙甘草　陈皮各五分

养荣汤 〔思虑〕 当归　小草　黄芪　枣仁　茯神　木香　人参　白芍　麦冬　炙甘草　柏子仁各一钱

参归腰子 〔虚弱〕 人参　归身各五钱　猪腰一只，去筋膜，细切

同煎，并腰子药汁食之。

二陈汤 〔痰火〕 茯苓　陈皮　半夏　甘草

芎夏汤 〔心动〕

加味四七汤 〔气郁〕 半夏二钱　赤苓　厚朴各钱二分　苏叶　茯神各八分　姜远志　炙甘草各五分　石菖蒲半寸　姜七片　枣二枚

归脾汤 〔忧愁〕 人参　黄芪　当归　白术　茯神　远志　枣仁　龙眼　木香　炙草　姜　枣

四物汤 〔阴火〕 川芎　当归　白芍　生地

八味丸 〔游火〕 熟地　山萸　山药　丹皮　泽泻　茯苓

肉桂　附子

温胆汤〔包络动〕　人参　茯神　远志　朱砂　金石斛　生地　麦冬　枣仁　甘草　五味子　柏子仁

参胡温胆汤〔痰火〕　香附二钱四分　橘红钱二分　半夏　枳实　竹茹各八分　人参　茯苓　柴胡　麦冬　桔梗各六分　甘草四分　姜三　枣二

此即加味温胆汤，能治心胆虚怯，触事易惊，涎与气搏，变生诸证。

金箔镇心丸〔气郁〕　胆星一两　朱砂　西珀　天竺黄各五钱　牛黄　雄黄　真珠各二钱　麝香五分

蜜丸，每两作三十丸，金箔为衣，薄荷汤下一丸。兼治癫痫、惊悸、怔忡，一切痰火之疾。

五苓散〔水气〕　肉桂　白术　茯苓　猪苓　泽泻

益荣汤〔总治〕　黄芪　当归　小草　枣仁　麦冬　茯神　白芍　柏子仁　紫石英各一两　木香　人参　甘草各五钱

上锉，每七钱加姜五枣二煎服。此方专治思虑过度，耗伤心血，恍惚怔忡一切之证。

姜术汤〔又〕　白姜　生白术　赤苓　半夏曲各二钱　桂皮　甘草各二钱

上锉，每五钱加姜三枣二煎服。此治虚人停饮怔忡。

四物安神汤〔又〕　当归　白芍　生地　熟地　人参　白术　茯神　枣仁　黄连炒　柏子仁炒　麦冬　竹茹各七分　枣二枚　炒米一撮　乌梅一个

另研辰砂五分，冲服。此治心中无血，如鱼无水，怔忡跳动之症。

朱雀丸〔又〕　茯神二两　沉香五钱

蒸饼丸，辰砂五钱为衣，人参汤下五十丸。此治心神不定，恍惚健忘，火不下降，时复振跳之疾。

加味宁神丸〔又〕　生地两半　当归　白芍　茯神　麦冬

陈皮　贝母各一两　姜远志　川芎各七钱　枣仁　黄连　甘草各五钱

蜜丸，辰砂为衣，枣汤下五七十丸。此治心血不足，惊悸怔忡，健忘恍惚，一切痰火之疾。

天王补心丹〔又〕 酒生地四两　酒黄连二两　石菖蒲一两　人参　酒当归　天冬　麦冬　五味子　枣仁　柏子仁　元参　丹参　茯神　桔梗　远志各五钱

蜜丸，辰砂为衣，临卧竹叶灯心汤下。此能宁心保神，令人不忘，除怔忡，定惊悸，养育心神。

治卑惵方三

人参养荣汤〔总治〕 白芍钱半　人参　黄芪　陈皮　肉桂　当归　白术　炙甘草各一钱　熟地　五味子　茯苓各八分　远志五分　姜三　枣二

天王补心丹〔又〕 见上。

古庵心肾丸〔又〕 熟地　生地　山药　茯神各三两　当归　泽泻　盐酒炒黄柏各一两半　山萸　杞子　醋炙龟板　牛膝　黄连　丹皮　酥炙鹿茸各一两　生甘草五钱

蜜丸，朱砂一两为衣，空心盐汤或温酒下。此治劳损心肾虚，而乍热、惊悸、怔忡、遗精、盗汗、目暗、耳鸣、腰痛、脚痿之疾。久服乌须黑发，令人有子。

惊悸悲恐喜怒忧思源流

惊者，心与肝胃病也。《内经》言：惊属之肝胃，但心气强者，虽有危险，触之亦不为动，惟心气先虚，故触而易惊也。然则因所触而发为惊者，虽属肝胃，受其惊而辄动者，心也，故惊之为病，仍不离乎心。其由乎肝者，何也？肝属木、属风，风木多震动，故病惊骇也。其由乎胃者，何也？胃多气、多血，血气壅则易热，热故恶火而易惊。且胃气厥，则为忧惧，故恶人之烦扰而惊。阳明属土，土畏木，故闻木声而惊也。大抵惊之因，多由于外，或耳闻大声，或目见异物，遇险临危，当其外有所触，心忽一虚，神气失守，神去则舍空，舍空则液与痰涎着于包络之间宜控涎丹加朱砂、远志，多致目睛不转，不能言，短气，自汗体倦，坐卧不安，多异梦，忽惊觉多魇宜温胆汤、独活汤、琥珀养心丹。与悸恐不同，若因大惊而病者，脉必动如豆粒寸脉止而复来曰动脉，而无头尾，急当镇定之宜黄连安神丸。有由肾虚而惊者宜人参、黄芪、当归、白术、元参、陈皮、黄柏。有由胆虚而惊者宜人参、枳壳、肉桂、五味子、枣仁、熟地、杞子、柏子仁。有由肝胆俱虚，百药不效者，须补肾宜酒化鹿角胶，空腹下五钱，极效。古人谓肝无虚，不可补，补肾正补肝也。有被物所惊，心跳不宁者宜秘方。有心气不足，神不定而惊者宜妙香散。有肝虚受风，卧若惊状者宜珍珠母丸。有血虚而惊者宜朱砂安神丸。有由痰盛而惊者宜加味定志丸。有思虑过度者宜清心补血汤。有气血俱虚者宜养心汤。皆当求其端而治之，而惊始可安矣。

【脉法】《脉诀》曰：心中惊悸，脉必结代。《正传》曰：寸口脉动而弱，动为惊，弱为悸。又曰：肝脉动暴，有所惊骇。《得效》曰：惊则脉颤，颤者，动也。《入门》曰：惊伤胆，则脉动。

【惊病形证】《内经》曰：血并于阴，气并于阳，故为惊狂。《纲目》曰：惊者，心卒动而不宁也。《三因》曰：因事有所大惊而成者，名曰心惊胆摄，病在心胆经，其脉必大动。丹溪曰：惊悸者，有时而作，大概属血虚与痰，瘦人多是血虚，肥人多是痰饮，时觉心跳者亦是血虚。

《入门》曰：惊悸因思虑过度及大惊恐而作，甚则心跳欲厥。又曰：惊悸当补血安神，宜静神丹、宁志元，若气郁惊悸，宜交感丹、加味四七汤。《正传》曰：心虚而痰郁，遇险临危，触事丧志，使人有惕惕之状，是为惊悸。

悸者，心痹病也。非缘外有所触，自然跳动不宁，其原由水衰火旺，故心胸躁动宜天王补心丹。或水停心下，心为火而恶水，故筑筑跳动不自安宜茯苓饮子、半夏麻黄汤。或汗吐下后，正气虚而悸不得卧宜温胆汤。此皆悸病之由也。总而论之，要不外乎心伤火动、火郁痰生二语，其为症状，舌强，恍惚，善悲。丹溪以血与痰概之虚宜天王补心丹，痰宜辰砂远志丸，可以识其端矣。

【悸病形证】 仲景曰：心悸者，水惧火也，惟肾欺心，故为悸。伤寒饮水多，必心下悸。又曰：食少饮多，水停心下，甚者则悸，微者短气。《三因》曰：五饮停蓄，闭于中脘，使人惊悸，属饮家。《纲目》曰：水饮为证，必头眩心悸。

悲者，心肝两虚病也。凡人心气虚，神失所守，肝虚又不能生之，则志不能伸，已无畅遂之致，而金来乘木，肺气复与相并，肺本主悲，故遂生悲病也。所谓善悲者，不必实有可悲之事，心中只是怏悒不快，虽遇可喜，亦只强为欢笑而已宜加味温胆汤、安神补心汤。

【脉法】《得效》曰：悲则脉结，或云紧。《入门》曰：悲伤心包，则脉必紧。

【悲病原由】《内经》曰：肺在志为悲。又曰：心虚则悲，悲则忧。又曰：精气并于肺则悲。又曰：悲则气消。又曰：肺主杀，故其志为悲。《灵枢》曰：悲哀动中则伤魂。又曰：悲哀动中者，竭绝而失生。

恐者，心肾肝胃病也。心藏神，神伤则心怯而恐，火伤水也。胃属土，肾属水，土邪伤水则为恐。肝者，肾之子，水强则胆壮，水衰则血虚，故易恐。而恐者，又肾之情志，故心肝胃三经，皆有恐病，其原莫不由于肾也。此则《内经》之旨也。故恐病由心者，宜镇其神宜定志丸加金银箔、琥珀、犀角、龙齿等。恐病由胃者，宜壮其气宜四君子汤倍茯苓。恐病由胆与肝者，宜养其阴宜酸枣仁汤去黄芪、莲肉，加山萸、丹皮、白芍。恐病由肾本经伤者，宜壮其水宜人参散去肉桂，加牛膝、远志。

【脉法】《得效》曰：恐则脉沉。《入门》曰：恐伤肾，则脉必沉。《脉经》曰：人恐怖，其脉何状？师曰：脉形如循丝累累然，其面白脱色也。又曰：人愧者，其脉何类？师曰：脉浮而面色乍白乍赤也。

【恐病原由】《内经》曰：肾在志为恐。又曰：胃为恐。注云：胃热则肾气微弱，故为恐。又曰：精气并于肾则恐，由心虚而肾气并之，故为恐。

《灵枢》曰：足少阴之脉病，善恐。又曰：恐惧而不解，则伤精。又曰：恐者，神散荡而不收。又曰：恐则气下。注云：上焦固禁，下焦气还，故气不行矣。子和曰：肝藏血，血不足则恐。《纲目》曰：恐与惊相似，然惊者，为自不知也；恐者，为自知也。盖惊者，闻响乃惊；恐者，自知如人将捕之状，及不能独自坐，不能独自卧，或夜必用灯者是也。

喜者，心肺二经病也。凡人心有所乐则动，动而其气达于外为喜。其气，即肺气也，肺气舒畅，喜乃以成，然是喜也。或触乎事，或因乎境，为情之正。《中庸》所谓喜怒哀乐，发而皆中节，谓之和者是也。若过其节，则情荡而不能收，心肺二脏俱伤矣。二脏既伤，而病于是作矣宜定志丸加天冬、麦冬。顾安可逞情怒志为哉？

【脉法】《得效》曰：喜则脉散。《入门》曰：喜伤心，则脉虚。

【喜病原由】《内经》曰：心在志为喜。又曰：心实则笑，笑则喜。鳌按：心实者，邪气实于心也，邪气，或痰或火是也。又曰：暴喜伤阳。又曰：喜怒伤气。又曰：喜怒不节，寒暑过度，生乃不固。又曰：喜则气缓，盖喜则气和志达，荣卫通利，故气缓矣。《灵枢》曰：喜乐者，神荡散而不藏。又曰：喜乐无极则伤魄，魄为肺神也。

怒者，肝胆病也。怒本情之正，惟发不中节，则肝胆之气横逆，而二经遂伤，且木盛克土，久必伤脾，怒所以为病也。

程子云：因是人有可怒之事而怒之，圣人之心本无怒，如此用怒，便是情之正，便是发而中节之和，岂至成病？今所谓怒者，以肝胆属木，木性本直，木势必伸，稍有所郁，不能遂其直达之性，不能顺其上伸之势。因激而成怒，则此怒已非情之正，已非中节之和，即其怒已是病。况木郁则激，激则横，横则变生诸证，有不可意计测者矣。程子又云：治怒为难，惟克己可以治怒，此圣贤治怒之法也。余亦云：治怒为难，惟平肝可以治怒，此医家治怒之法也，言肝而胆在其中宜香甘散。

【脉法】《得效》曰：怒则脉激。《入门》曰：怒伤肝，则脉必濡。

【怒病原由】《内经》曰：肝在志为怒。又曰：暴怒伤阴。又曰：大怒则气绝而血菀于上菀，郁也，使人薄厥。又曰：血并于上，气并于下，心烦惋善怒。又曰：怒则气逆，甚则呕血及飧泄矣。又曰：胆为怒。《纲目》曰：怒在阴阳，为阴闭遏而不得伸也。

忧者，肺与脾病也。肺居华盖之顶，下通心肝之气，心有所愁苦而不乐，则上搏乎肺而成忧，故忧为肺病。肺与脾同称太阴，同行气以给众脏，肺既成忧病，则闭结不解，气固于内而不通，气不通，则大小便闭而伤脾，故忧又为脾病宜静神丹、归脾汤。

【脉法】《得效》曰：忧则脉涩。《入门》曰：忧伤肺则脉必涩。

【忧病原由】《内经》曰：肺在志为忧。又曰：忧则气沉。《灵枢》曰：愁忧不解则伤意，意为脾神也。又曰：忧则隔塞否闭，气脉断绝，而上下不通也。

思者，脾与心病也。脾之神为意。意者，心之所发也。由发而渐引焉曰思，则当其发属在脾，及其思属在心。故玄晏先生曰：思发于脾而成于心也。《中庸》曰：有弗思，思之弗得弗措。《论语》曰：君子有九思。孟子曰：心之官则思。是思固不可不用者，然思之太过，则流荡失节，必至伤神，神伤，百病蜂集矣。其何以堪？故或有劳心思虑，损伤精神，致头眩目昏，心虚气短，惊悸烦热者宜清心补血汤。有思虑伤心，致心神不足，而不能寐者宜养心汤。有忧思过度，令人惕然心跳动而不自安者宜静神丹。有思虑太甚，致心气不足，忽忽善忘，恐怯不安，梦寐不详者宜定志丸。有思虑太甚，心血耗散，竟至怔忡恍惚者宜益荣汤。有因思劳伤心脾，致健忘失事，言语颠倒如痴者宜归脾汤。有思力太猛，心神失守，致痰涎聚于心包，渐成痴癫者宜加味茯苓汤。凡此皆思之病也，皆过用其思之病也。乃若过用其悲忧恐惧，亦有类于此者，治法大约可以相参。

【脉法】《得效》曰：思则脉沉，一云结。《入门》曰：思伤脾，则脉必结。又曰：凡七情之脉，惟气口紧盛而已，细分之，乃有如此等项之不同也。

【思病原由】《内经》曰：脾在志为思。又曰：思则气结。注云：聚心不散，故气亦停留而结也。《灵枢》曰：因志而存变谓之思，因思而远慕谓之虑。又曰：怵惕思虑则伤神，神伤则恐惧流淫而不止也。

治惊方十四

控涎丹 〔去痰〕 甘遂 大戟 白芥子等分

糊丸，淡姜汤下七丸。

温胆汤 〔惊魇〕 半夏 枳实 竹茹 陈皮 茯苓 甘草 姜 枣

黄连安神丸 〔大惊〕 黄连 朱砂 生地 甘草 归头

秘方 〔物惊〕 猪心一个，劈开，入朱砂于内，纸包火煨熟，食之大效。

朱砂安神丸 〔血虚〕 黄连六钱 甘草 生地各三钱半 当归二钱半 朱砂一钱半

蒸饼丸，黍米大，津唾咽二三十丸。

加味定志丸 〔痰盛〕 茯苓三两 远志 石菖蒲各二两 人

参一两　琥珀　郁金各五钱　朱砂为衣

清心补血汤〔思虑〕　人参　当归　茯神　白芍　枣仁　麦冬　川芎　生地　陈皮　山栀　炙草　五味子

妙香散〔神虚〕　麝香一分　木香二分半　远志肉　黄芪　山药　茯苓　茯神各一钱　人参　桔梗　甘草各五分　朱砂三分

珍珠母丸〔肝虚受风〕　珠母　熟地　当归　人参　枣仁　犀角　茯苓　沉香　龙齿　柏子仁

朱砂为衣，蜜丸，薄荷、金银器煎汤下三钱。

养心汤〔气血虚〕　茯苓　茯神　当归　生地　姜远志　黄芪各八分　柏子仁　川芎　枣仁各七分　半夏曲六分　炙甘草　肉桂各三分　五味子十四粒

停水怔忡加赤苓、槟榔。

静神丹〔养血〕　酒当归　酒生地　姜远志　茯神各五钱　石菖蒲　黄连各二钱半　朱砂二钱　牛黄一钱　金箔十五片

猪心血和丸，黍米大，金箔为衣，灯心汤下五十丸。

宁志元〔又〕　人参　茯苓　茯神　山栀　琥珀　当归　枣仁　酒远志各五钱　乳香　朱砂　石菖蒲各二钱半

蜜丸，枣汤下三十丸。

交感丹〔气郁〕　香附一斤，长流水浸三日，炒　茯神四两

蜜丸，弹子大，每一丸细嚼，再以制香附、茯神、甘草各一钱水煎，名降气汤送下。

加味四七汤〔又〕　半夏二钱　赤苓　厚朴各一钱二分　茯神　苏叶各八分　姜远志　炙甘草各五分　姜七片　枣二枚　石菖蒲半寸

治悸方五

天王补心丹〔水衰火旺〕　人参　当归　天冬　柏子仁　五味子　麦冬　丹参　元参　茯苓　枣仁　远志　桔梗　生地　黄连

蜜丸。

茯苓饮子〔水停〕 茯神 麦冬 赤苓 半夏 橘红 槟榔 沉香 甘草

半夏麻黄丸〔又〕 半夏 麻黄等分

蜜丸，日三服，每服一钱。

温胆汤〔正虚〕 方详上。

辰砂远志丸〔痰涎〕 辰砂 远志 人参 茯神 石菖蒲各五钱 川芎 山药 铁粉 麦冬 半夏曲 细辛 天麻 白附子 南星各一两

生姜五两打汁，入水煮糊丸，朱砂为衣，临卧姜汤下一钱。

治悲方二

加味温胆汤〔总治〕 半夏 枳实 竹茹各八分 香附二钱四分 陈皮一钱二分 人参 茯苓 柴胡 麦冬 桔梗各六分 甘草四分 姜三片 枣二枚

此即参胡温胆汤。

安神补心汤〔又〕 当归 生地 茯神 黄芩各一钱三分 麦冬二钱 白芍 白术各一钱 远志 枣仁各八分 川芎七分 元参五分 甘草三分

治恐方四

定志丸〔心恐〕 人参 菖蒲 茯苓 茯神 远志 白术 麦冬 朱砂

四君子汤〔胃恐〕 人参 茯苓 白术 甘草

酸枣仁汤〔肝恐〕 枣仁 远志 黄芪 莲肉 人参 当归 茯苓 茯神 陈皮 甘草 姜 枣

心经有热加黄连、生地、麦冬、木通。

人参散〔肾恐〕 人参 枳壳 桂心 甘菊 茯神 山萸 五味子 杞子各七钱半 柏子仁 熟地各一两

共为末，酒下二钱。

治喜方一

定志丸 〔总治〕 方详上。

治怒方一

香甘散 〔总治〕 香附 甘草各一两

共为末，每三钱，白汤下。

治忧方二

静神丹 〔总治〕 方详上。

归脾汤 〔又〕 当归 龙眼 枣仁 远志 人参 黄芪 茯神 白术各一钱 木香五分 甘草三分 姜五 枣二

治思方七

清心补血汤 〔损伤〕 人参一钱二分 当归 白芍 茯神 枣仁 麦冬各一钱 川芎 生地 黑山栀 炙甘草 陈皮各五分 五味子十五粒

此方一名补血汤，又名当归饮。

养心汤 〔不寐〕 茯苓 茯神 当归 生地各一钱 蜜黄芪 姜远志各八分 柏子仁 川芎 枣仁各七分 半夏曲六分 人参五分 炙甘草 肉桂各三分 五味子十四粒 姜三片

怔忡加槟榔、赤苓。

静神丹 〔心跳〕 方详上。

定志丸 〔恐怯〕 人参 茯苓 茯神各三两 菖蒲 姜远志各二两 朱砂一两半，为衣

蜜丸。

益荣汤 〔恍惚〕 黄芪 当归 小草 枣仁 柏子仁 麦冬 茯神 白芍 紫石英各一两 木香 人参 甘草各五钱

每用末七钱，加姜五枣二煎服。

归脾汤 〔伤心脾〕 方详上。

加味茯苓汤 〔痰聚〕 人参 半夏 陈皮各一钱半 益智仁 茯苓 香附各一钱 甘草五分 姜三片 乌梅一个

烦躁健忘源流

烦躁，心经热火病也。内热心烦曰烦。故烦者，但心中郁烦也。外热身躁曰躁。故躁者，并身外热躁也。内热属有根之火，其原本于热，凡但烦不躁，及先烦后躁者，皆易治。外热属无根之火，其原本于寒，凡但躁不烦，及先躁后烦者，皆难治。伤寒亦有烦躁证，其所主属肺肾二经，与此心经主病者不同。故伤寒之烦，气也，火入于肺也。伤寒之躁，血也，火入于肾也。若诸虚烦热，又与伤寒相似但不恶寒，身头皆不痛，脉不紧数耳，切不可汗下，误攻必害。兹即心经所主烦躁而历言之：有身不热，头昏口干不寐者，是心虚烦宜人参竹叶汤。有烦热误汗，热益甚，致呕者宜陈皮汤。有内热头痛，气短心闷乱者宜竹茹汤。有烦热，睡卧不宁者宜远志汤。有忧思成虚烦劳病者宜小草汤。有肾虚心躁烦，下部瘦弱，小便痛者宜八味丸。其不得一例视之也明矣。若夫伤寒烦躁，另详本条。

【烦躁原由】《内经》曰：夏脉者，心也，不及则令人烦心。又曰：肝虚肾虚脾虚，皆令人体重烦冤。

健忘，心肾不交病也。心不下交于肾，则浊火乱其神明。肾不上交于心，则精气伏而不用。火居上，则因而为痰。水居下，则因而生躁。故惟补肾而使之时上，养心而使之善下，则神气清明，志意常治，而自不健忘矣。其为证，可枚举也：或思虑过度而病在心脾宜引神归舍丹、归脾汤。或素多痰饮宜茯苓汤。或痰迷心窍，言语如痴而多忘宜导痰汤送下寿星丸。或精神短少宜人参养荣汤。或上盛下虚宜养心汤。或上虚下盛宜龙眼汤。或心火不降，肾水不升，神志不宁宜朱雀丸。或勤政劳心，读书刻苦宜安神定志丸。或禀赋阴魄不足，神志虚扰宜定志丸、孔圣枕中丹。或年老神衰而善忘宜加减固本丸。健忘之故，约略尽矣。而世俗相传，有治健忘秘法，用菖蒲、远志等分，为末，戊子日服二钱，令人不忘。又一法，择丁酉日，密自至市买远志，着巾角中，为末服之，勿使人知，能不忘。未知何如，姑记以备采择。

【健忘原由证治】《灵枢》曰：上气不足，下气有余，肠胃实而心肺虚，虚则荣卫留于下，久之不以时上，故易忘也。又曰：肾盛而不止则伤志，志伤则渐忘其前言。《内经》曰：血并于下，气并于上，乱而善忘。丹溪曰：健忘精神短少者多，亦有痰者。《入门》曰：怔忡久则健忘，由心脾血少神亏也。《医鉴》曰：健忘者，陡然而忘其事，尽心力思量不来也，主心脾二经，治法必先养心血理脾土，以宁神定志药调理之。

治烦躁方六

人参竹叶汤 〔心虚〕 竹叶　人参　甘草　熟半夏　麦门冬　石膏　粳米

或去石膏，加茯苓、淮小麦亦可。

陈皮汤 〔误汗〕 陈皮　甘草　人参　竹茹

竹茹汤 〔内热〕 麦冬　小麦　炙甘草　人参　熟半夏　茯苓　竹茹

远志汤 〔烦热〕 远志　黄芪　当归　麦冬　人参　金石斛　茯神各七分　甘草五分

甚者加竹叶、知母。

小草汤 〔忧思〕 小草　黄芪　当归　麦冬　金石斛各一钱　人参　枣仁各钱二分　炙甘草五分

加竹叶。

八味丸 〔肾虚〕 熟地　山萸　山药　丹皮　茯苓　泽泻　肉桂　附子

治健忘方十三

引神归舍丹〔心脾〕 胆星二两 朱砂一两 附子七钱

猪肉血丸，黍米大，每五十丸，萱草根汤下。

归脾汤〔又〕 龙眼 人参 黄芪 当归 白术 茯神 枣仁 远志 木香 甘草 姜 枣

茯苓汤〔痰饮〕 半夏 陈皮 茯苓 甘草 香附 益智仁 人参各一钱 乌梅一个 竹沥二匙 姜汁二匙

导痰汤〔痰迷〕 半夏 南星 赤苓 枳实 陈皮 甘草 姜

寿星丸〔又〕 姜远志 人参 黄芪 白术 甘草 当归 生地 白芍 茯苓 陈皮 肉桂 胆星 琥珀 朱砂 五味子

猪心血、姜汁糊丸。

加减固本丸〔老人〕 熟地 天冬各一两半 麦冬 炙甘草 茯苓各一两 人参 石菖蒲 远志 朱砂各五钱

蜜丸。此方兼治中风后善忘。

人参养荣汤〔神短〕 白芍一钱半 人参 黄芪 陈皮 肉桂 炙甘草 当归 白术各一钱 五味子 熟地 茯苓各八分 远志五分 姜 枣

养心汤〔上盛〕 天冬 麦冬 菖蒲 远志 白术 熟地 人参 茯神 牛膝 当归 黄芪 木通

龙眼汤〔上虚〕 龙眼 丹参 人参 远志 麦冬 茯神 黄芪 甘草 升麻 柴胡

朱雀丸〔心肾不交〕 沉香一两 茯神四两 人参三两

蜜丸。

安神定志丸〔劳心〕 人参 白术 茯苓 茯神 菖蒲 远志 麦冬 枣仁 牛黄 朱砂

龙眼熬膏加蜜丸，日三服。

定志丸〔禀弱〕 人参 茯苓 茯神各三两 菖蒲 远志各

二两　朱砂一两半为衣

蜜丸。

孔圣枕中丹〔又〕鳖甲　龙骨　远志　菖蒲

不寐多寐源流

梦魇

不寐，心血虚而有热病也。然主病之经，虽专属心，其实五脏皆兼及也。盖由心血不足者，或神不守舍，故不寐宜归脾汤、琥珀养心丹。有由肝虚而邪气袭之者，必至魂不守舍，故卧则不寐，怒益不寐，以肝藏魂、肝主怒也宜珍珠丸。有由真阴亏损，孤阳漂浮者，水亏火旺，火主乎动，气不得宁，故亦不寐，何者？肺为上窍，居阳分至高，肾为下窍，居阴分最下，肺主气，肾藏气，旦则上浮于肺而动，夜则下入于肾而静，仙家所谓子藏母胎，母隐子宫，水中金也，若水亏火旺，肺金畏火，不纳肾水，阴阳俱动，故不寐，法宜清热宜六味丸加知、柏。有由胃不和者，胃之气本下行，而寐亦从阴而主下，非若寤之从阳主上，今胃气上逐，则壅于肺而息有音，不得从其阴降之道，故亦不寐宜橘红、甘草、金石斛、茯苓、半夏、神曲、山楂。总之，不寐之由，在肝则不快之状多见左，在肺则不快之状多见于右，在心则不快之状多见于上部之中，在胃则不快之状多见于胸腹之中，在肾则不快之状多见于下部之中，须分经而治。若因杂证所致，及传经移邪，又当细究。试详言之：劳心之人多不寐宜养心汤治之。年高之人多不寐宜六君子汤加黄芪、枣仁。痰多之人多不寐宜温胆汤。虚烦之人多不寐宜酸枣仁汤。此其大较也。而亦有通宵不寐者宜安卧如神汤。有寐即惊醒者宜鳖甲羌活汤。有喘不得寐者宜苏子竹茹汤。有虚劳烦热不寐者宜枣半汤。有肝虚惊悸不寐者宜四君子汤加白芍、枣仁。有大病后虚烦不寐者宜二陈汤加芡实、竹茹。有方卧即大声鼾睡，少顷即醒，由于心肺有火者宜加味养心汤。有不能正偃，由于胃不调和者宜和胃汤。兼肺气盛，必泻肺宜参用泻白散。有劳心胆冷，夜卧不寐者宜定志元加枣仁、柏子仁，朱砂、乳香为衣，或加味温胆汤。有癫狂病发，火盛痰壅不寐者宜辰砂散。有伤寒吐下后，虚烦不寐者宜酸枣汤。有心胆俱怯，触事易惊，梦多不祥，虚烦不寐者宜温胆汤。有失志郁抑，痰涎沃心，怔忡不寐者宜温胆汤、加味温胆汤、加味二陈汤。有思虑过度，因脾主思，致脾经受邪，两手脉缓，经年累月不寐者宜益气安神汤。有神气不宁，每卧则魂魄飞扬，觉身在床而神魂离体，惊悸多魇，通夕不寐者，此名离魂证，由肝藏魂，肝虚邪袭，魂无所归，故飞扬离体也宜前后服真珠母丸、独活汤。不寐之症状，固如此其多矣，盖可忽乎哉。总之，怔忡以下诸病，都缘痰涎沃心，心气不足，以至变生种种。若凉心太过，则心火愈微，痰涎愈盛，渐至难治，故必以理痰顺气、养心安神为第一义。

【不寐原由形证】《灵枢》曰：壮者之气血盛，其肌肉润，气道通，荣卫之行不失其常，故昼精而夜瞑。老者之气血衰，其肌肉枯，气道涩，五脏之气相搏，其荣气衰少而卫气内伏，故昼不精而夜不眠。《内经》曰：人有卧而有所不安者，脏有所伤，及精有所倚，人不能知其病，则卧不安。又曰：肺者脏之盖也，肺气盛则肺大，不能偃卧。又曰：胃不和则卧不安，夫不得卧而喘也，是水气之害也。郑康成曰：口鼻之呼吸为魂，耳目之聪明为魄，以耳目与口鼻对言，则口鼻为阳，耳目为阴。以耳目口鼻与脏腑对言，则耳目口鼻为阳，脏腑为阴。故阳气行阳分二十五度于身体之外，则耳目口鼻皆受阳气，所以能知觉视听动作而寤矣。阳气行阴分二十五度于脏腑之内，则耳目口鼻无阳气运动，所以不能知觉而寐矣。《回春》曰：伤寒及杂病多睡者，阳虚阴盛也。无睡者，阴虚阳盛也。喜明者属阳，元气实也。喜暗者属阴，元气虚也。睡向外者属阳，元气实也。睡向壁者属阴，元气虚也。《纲目》曰：人卧则血归于肝，今血不静，卧不归肝，故惊悸而不得卧也。

多寐，心脾病也。一由心神昏浊，不能自主。一由心火虚衰，不能生土而健运。其原有如此者，试言其症状：体重或浮而多寐，湿胜也宜平胃散加防风、白术。食方已，即困倦欲卧，脾气弱，不胜食气也，俗名饭醉宜六君子汤加山楂、神曲、麦芽。四肢怠惰而多寐，气弱也宜人参益气汤。长夏懒怠，四肢无力，坐定即寐，肺脾两经之气本弱，复为炎暑所逼也宜清暑益气汤。病后多眠，身犹灼热，余邪未清，正气未复也宜沈氏葳蕤汤。狐惑证舌白齿晦，面目乍白乍赤乍黑，变异无常，四肢沉重，默默多眠，大病后肠胃空虚，三虫求食，食人五脏，食其喉则为惑，其声哑，上唇必有疮宜三黄泻心汤。食其肛则为狐，其咽干，下唇必有疮宜雄黄锐散。此证杀人甚急，当急治也通用宜黄连犀角汤、治惑桃仁汤。风温阳脉浮滑，阴脉濡弱，发热，咽干口苦，微恶寒，闭目欲眠，少阴伏邪发出，更感太阳客邪也宜黄芩汤加桂枝、石膏，甚则葳蕤汤加减。亦有阴阳俱浮，具如前证，太阳受邪误发汗也宜麻黄升麻汤去二麻、姜、桂，取汗即愈。热病得汗后，脉沉细身冷喜卧，脉沉细昏沉不省，阳气遏也，急与药令四肢温暖，不尔，有熟睡死者宜四逆汤。伤寒诸般多寐证，各详本条，兹不赘。惟汗下后酣眠者，为正气已复，可勿药也。医者察其由，治其证，神而明之，其庶几矣。

【多寐原由形证】《灵枢》曰：足太阳有通项入于脑者，正属目本，名曰眼系，在项中两筋间入脑，乃别阴跷阳跷，阴阳相交，阳入阴，阴出阳，交于目内眦，阳气盛则瞋目，阴气盛则瞑目。又曰：肠胃大则卫气行，留久皮肤湿，则分肉不解，其行迟。夫卫气者，昼行于阳，夜行于阴，故阳气尽则寐，阴气尽则寤，故肠胃大则卫气行，留久皮肤湿，分肉不解则行迟。留于阴也久，其气不精，则目瞑，故多卧矣。《入门》曰：卫气不得入于阴，常留于阳，留于阳，则阳气满，阳气满，则阳跷盛，不得入于阴，故目不瞑。卫气留于阴，不得行于阳，留于阴，则阴气盛，阴气盛，则阴跷满，不得入于阳，故目闭。

梦魇 梦者，神与魂魄病也。心藏神，中虚不过径寸，而神明居焉。故心者，神明之舍，而神即精气之所化成。《灵枢经》曰：两精相搏谓之神，随神往来谓之魂，并精出入谓之魄，是神魂魄三者，固非判然不相属者也。自人心多欲，神明外驰，因而气散于内，血随气行，荣卫纷乱，魂魄不安，于是乎百疾作。疾作者，神离故也。故太上贵养神，其次才养形。凡欲神之存乎舍也，凡欲神之存乎舍，而百疾不作也。若夫梦者，亦神不安之一验耳。凡人形接则为事，神遇则为梦，神役乎物，则魂魄因而不安，魂魄不安，则飞扬妄行，合目而多梦，又况七情扰之，六淫感之，心气一虚随感而应。谚云：日之所接，夜之所梦，洵有然也宜别离散、益气安神汤。若古之真人，其寝不梦，非神存之故哉？梦而魇，则更甚者，或由心实，则梦惊忧奇怪之事而魇宜静神丹。或由心虚，则梦恍惚幽昧之事而魇宜清心补血汤。甚有精神衰弱，当其睡卧，魂魄外游，竟为鬼邪侵迫而魇者，此名鬼魇宜雄朱散，另详邪祟条中。甚矣，梦非细故也，其如太上之养神而可哉！

【五脏虚实为梦】《内经》曰：肝气虚，则梦菌香生草，实则梦伏树下不敢起。心气虚，则梦救火阳物，实则梦燔灼。脾气虚，则梦饮食不足，实则梦筑垣盖屋。肺气虚，则梦见白物，见人斩血藉藉，实则梦兵战。肾气虚，则梦舟船溺人，实则梦伏水中，若有所畏恐。

【淫邪成梦】《灵枢》曰：阴气盛则梦涉大水而恐惧，阳气盛则梦大火而燔灼，阴阳俱盛则梦相杀，上盛则梦飞，下盛则梦堕，甚饥梦取，甚饱梦与，肝盛梦怒，肺盛梦哭泣，心盛梦善笑恐畏，脾盛梦歌乐身体不举，肾盛梦腰脊两解不属。又曰：厥气客于心，则梦丘山烟火。客于肺则梦飞扬，见金铁奇物。客于肝，则梦山林树木。客于脾，则梦丘陵大泽，壊屋风雨。客于肾，则梦临渊没居水中。客于膀胱，则梦游行。客于胃，则梦饮食。客于大肠，则梦田野。客于小肠，则梦聚邑街衢。

客于胆，则梦讼斗自刳。客于阴器，则梦接内。客于项，则梦斩首。客于胫，则梦行走而不能前，及居深地窌苑中。客于股肱，则梦礼节起拜。客于胞腹，则梦溲与便。

【魂魄为病】 仲景曰：邪客使魂魄不安者，血气少也。血气少者属于心，心气虚者其人多畏，合目欲眠，梦远行而精神离散，魂魄妄行。

治不寐方二十五

归脾汤 〔心血少〕 人参 黄芪 当归 白术 茯神 龙眼 远志 枣仁 木香 甘草 姜 枣

琥珀养心丹 〔又〕 琥珀 龙齿 菖蒲 远志 人参 茯神 枣仁 当归 柏子仁 黄连 生地 朱砂 牛黄

猪心血丸，黍米大，金箔为衣，灯心汤下二钱。

珍珠丸 〔肝虚〕 珍珠 麝香各三钱 熟地 当归各两半 枣仁 人参 柏子仁各一两 犀角 茯神 沉香各五钱 冰片一钱 虎睛一对

蜜丸，朱砂、金箔为衣，日午夜卧各用薄荷汤下五十丸。

六味丸 〔阴亏〕 熟地八两 山药 山萸各四两 丹皮 茯苓 泽泻各三两

养心汤 〔劳心〕 当归 黄芪 茯苓 茯神 川芎 半夏 远志 炙草 人参 肉桂 五味 柏子仁 姜 枣

六君子汤 〔高年〕 人参 茯苓 白术 炙草 半夏 陈皮

温胆汤 〔痰多〕 陈皮 半夏 茯苓 甘草 枳实 竹茹 姜 枣

酸枣仁汤 〔虚烦〕 石膏二钱半 人参 枣仁各钱半 知母 赤苓 甘草各一钱 肉桂五分 姜

安卧如神汤 〔通宵〕 茯苓 茯神 白术 山药 寒水石煅 枣仁各一钱 远志 炙草各七分 朱砂五分 人参四分

鳖甲羌活汤〔惊醒〕 鳖甲 枣仁 羌活 独活 川芎 防风 人参 甘草 黄芪 牛膝 五味 蔓荆子

苏子竹茹汤〔喘气〕 苏子 竹茹 橘皮 桔梗 甘草

六一散〔烦躁〕 滑石 甘草

枣半汤〔虚烦〕 枣仁二两，研极细，入水二杯取汁，半夏二合，煮烂，入地黄汁一合更煮，时时呷之。

四君子汤〔肝虚〕 人参 茯苓 白术 甘草

二陈汤〔病后〕 茯苓 陈皮 半夏 甘草

加味养心汤〔心肺火〕 茯苓 茯神 黄芪 半夏 归身 川芎各二钱半 炙甘草二钱 柏子仁 远志 肉桂 人参 五味子 枣仁各一钱二分 姜 枣

加羚羊角、犀角俱磨冲。

和胃汤〔胃不和〕

泻白散〔肺盛〕 桑皮 地骨皮 黄芩 灯心 马兜铃 山栀 黄连 桔梗 竹叶 大青 元参 连翘

定志丸〔胆冷〕 人参 茯苓 茯神各三两 菖蒲 姜远志各二两 朱砂一两，内半为衣

蜜丸。

辰砂散〔癫狂〕 上好辰砂一两 乳香光莹者 炒枣仁各五钱

共为细末，先量病人酒量几何，置病人静室中，以药作一服，温酒调下，饮至沉醉，但勿令吐。如不饮，随量取醉，服讫令卧，盖好。病浅者半日至一日，病深者三日熟睡，令家人潜伺之，勿惊勿唤，待自醒，即神魄定矣。万一惊觉，不可复治。

加味温胆汤〔失志〕 香附二钱四分 橘红一钱二分 半夏 竹茹 枳实各八分 人参 茯苓 柴胡 麦冬 桔梗各六分 甘草四分 姜三片 枣二枚

加味二陈汤〔又〕

益气安神汤 〔伤脾〕 当归 茯苓各一钱 生地 麦冬 枣仁 远志 人参 黄芪 胆星 竹叶各八分 甘草 黄连各四分 姜三 枣二

真珠母丸 〔离魂〕 真珠母七钱半 熟地 当归各一两半 人参 枣仁 柏子仁 犀角 茯神各一两 沉香 龙齿各五钱

蜜丸，朱砂为衣，每四五十丸，薄荷汤下，日二服。此方真珠母为君，龙齿佐之。真珠母入肝经为第一，龙齿与肝同类。龙齿、虎晴，人皆以为镇心药，不知龙齿安魂，虎睛定魄，龙能变化，故魂游而不定，虎能专静，故魄止而有守，魄不宁者宜用虎睛，魂飞扬者宜用龙齿。

独活汤 〔又〕 独活 羌活 人参 前胡 细辛 半夏 沙参 茯苓 枣仁 甘草 五味子各七分 姜三片 乌梅一个

治多寐方十

平胃散 〔湿胜〕 苍术 厚朴 陈皮 甘草

六君子汤 〔脾弱〕 方详上。

人参益气汤 〔气弱〕 黄芪一钱半 人参 防风 升麻各七分 熟地六分 生地 白芍各五分 生草一分 炙甘草三分 五味子二十粒 肉桂二分

清暑益气汤 〔暑倦〕 蜜炙黄芪一钱 人参六分 姜炒白术 麻油炒苍术 醋炒升麻 神曲 陈皮各五分 炙草 当归 麦冬 黄柏各三分 五味子九粒 酒煨葛根 泽泻 青皮各二分

徐徐服。

沈氏葳蕤汤 〔病后〕 葳蕤 茯苓 枣仁 石膏各一钱 人参七分

热服。此余自制方也，用之颇效。

三黄泻心汤 〔狐惑〕 大黄 黄连各二钱 黄芩一钱

共作粗末，以麻沸汤一盏浸之良久，去渣，分温再服。

雄黄锐散 〔又〕 雄黄 青葙子 苦参 黄连各二钱 桃仁

一钱

共为末，以生艾汁和如枣核大，丝绵裹纳下部，如无生艾，即以干艾五钱煎浓汁代之。

黄连犀角汤 〔又〕 黄连 犀角 乌梅 木香 桃仁各一钱

空心服。

治惑桃仁汤 〔又〕 桃仁 生槐子碎 艾叶各二钱

四逆汤 〔热病〕

治梦方五

别离散 〔总治〕 白术一两 天雄 肉桂 干姜 茜根各五钱 茵芋叶 桑寄生各五钱 细辛 菖蒲各二钱

共为末，每取二钱，空心白汤下。热者去天雄、姜、桂，加知母、黄柏各三钱，当归、生地各五钱。此方能治心风，男梦见女，女梦见男，用此去邪，使不复见，故曰别离。

益气安神汤 〔又〕 当归 茯神各一钱 生地 麦冬 枣仁 远志 人参 蜜黄芪 胆星 竹叶各八分 甘草 黄连各四分 姜三 枣二

清心补血汤 〔梦魇〕 人参一钱二分 当归 白芍 茯神 枣仁 麦冬各一钱 川芎 生地 陈皮 山栀 炙甘草各五分 五味子十五粒

水煎服。

静神丹 〔又〕 酒当归 酒生地 姜远志 茯神各五钱 菖蒲 黄连各二钱半 辰砂二钱 犀黄一钱 金箔十五片

猪心血丸，黍米大，金箔为衣，灯心汤下五十丸。

雄朱散 〔鬼魇〕 牛黄、雄黄各一钱，朱砂五分，每取一钱，床下烧之，再取一钱，酒调灌下。

杂病源流犀烛　卷七

癫狂源流

癫狂，心与肝胃病也，而必挟痰挟火。癫由心气虚，有热。狂由心家邪热。此癫狂之由。癫属腑，痰在包络，故时发时止；狂属脏，痰聚心主，故发而不止。此癫狂之属。癫之患虽本于心，大约肝病居多；狂之患固根于心，而亦因乎胃与肾，此癫狂兼致之故。经曰：癫疾始生，先不乐，头重痛，视举目赤，啼呼喘悸，反僵，而及骨与筋脉皆满，若脉大滑，久自已，脉小坚急，死不治。盖不乐者，肝乘心也。头重痛，肝气上颠也。视举，肝之目系急也。目赤，肝火上炎于窍也。啼呼喘悸，肝满乘心而惑志失神也。反僵，急在筋也。及骨与筋脉皆满，则与痫瘈同，但无止时也。脉大滑，久自已，阳搏于阴而脉滑，阴犹盛也。小坚急，死不治，肝之真脏见也。惟及骨与筋脉皆满，故骨筋脉皆能患癫，而症状各异。故经曰：骨癫疾者，颇齿诸腧分肉皆满而骨居，汗出烦冤。筋癫疾者，身拳挛急。脉癫疾者，暴仆，四肢之脉皆胀纵，脉满。若呕多，沃沫，气下泄者，不治，盖骨筋脉之癫，皆癫病之所统而及。呕多、沃沫、气下泄，总承诸癫言之，凡患癫者，皆以如此而不治也。呕多、胃气逆、沃沫，脾运已弛，气下泄，肾关不守，且二者俱无胃气，故不治也。经曰：狂之为病，先自悲也，喜忘，善怒，善恐，少卧，不饥，已而自高贤也，自辩智也，自尊贵也。善詈骂，日夜不休，又好歌乐，妄行不休，多食，善见鬼神，此言心疾，或由于有所大恐大喜，大忧大惊，以至失神之为患也。然而邪并于阳明，亦能发狂，上屋，登高呼，弃衣走，骂詈不避亲疏。盖邪者，热邪也，阳明之部，心君所居，其部热势必及心，是以亦失神也，此言热病也。若夫心肾不交，二阴二阳两伤之，气交至则肾水空而龙火逆，上与阳明之热交并，亦能惑志失神，而癫狂骂詈，所谓肾精不守，不能主理，使心火自焚也，此言虚病也。又有所谓怒狂者，阳气因暴折而难决，少阳胆木，挟三焦相火、太阳阴火而上升也，古人治法，先夺其食，使不长气于阳，饮以生铁落饮，使金以制木，木平则火降也，此言阳厥病也。此癫狂之证候，王叔和云：阴附阳则狂，腰以上至头热，腰以下寒也，盖阴气不能治于内，则附阳而上升，阳无承而不下降，故上热而下寒。阳附阴则癫，腰以下至足热，腰以上寒也，盖阳气虚，不能卫于外，则附阴而下陷，故下热而上寒，此癫狂阴阳相附之异。癫因谋望失志，抑郁无聊而成，狂因阳气遏抑，不能疏越而得，要必由心神耗散，气虚不能胜敌，故痰与火得猖狂犯上，而为是二疾，此癫狂之原本相同。癫为久病，狂为暴病，癫病多喜，狂病多怒，癫有时人不之觉，是癫之轻者，狂有时人不及防，是狂之骤者，癫病痰火一时忽动，阴阳相争，亦若狂之状，狂病痰火经久煎熬，神魂迷瞀，亦兼癫之状，此癫狂之形势宜辨。治癫先以吐剂涌去痰涎宜控涎丹，次进安神之剂宜琥珀散。治狂先夺其食，次下其痰泻其火下痰宜山楂丸，泻火宜生铁落饮。此治癫狂之大要。而癫之病，有因惊得者宜抱胆丸。有因怒得者宜宁神导痰汤。有因心脏虚损气血不足者宜清心温胆汤。有因痰迷心窍者宜金箔镇心丸。有因痰火俱盛者宜甘遂散吐下之。有因思虑过度者宜归脾汤。有因心经蓄热，或时烦躁，眼鼻觉热者宜芩连清心丸。有因阴亏，不时晕倒，痰壅搐搦者宜滋阴宁神汤。有因心气不足，神不守舍者宜归神丹。有因大病后心虚神散，元气羸弱者宜归神丹。有因痰火骤壅，发为怪异状者宜清心滚痰丸。有因久年癫疾，气血俱耗者宜活虎丹。有癫疾愈而复发，作止无常者宜断痫丹。若妇人而患癫，皆由血分不调宜加味逍遥散，或心风血迷之故宜甘遂散。狂之病，有因上焦实者宜生铁落饮。有因阳明实者宜承气汤。有因热入血室，狂不知人者宜牛黄解热丸。有因火盛而为徉狂奔走者宜当归承气汤。有因心经邪热狂乱，而精神不爽者宜牛黄泻心汤、黄连泻心汤。有因惊忧得之，痰涎久留于心窍者宜郁金丸。有因风涎暴作，气塞倒仆者宜通泄散。有因失魄，状若神灵所凭者宜镇心丹。有因失心失志，或思虑过多，积成痰涎，留在心包者宜叶氏雄朱丸。有因劳神太过，致伤心血，惊悸不宁，若有人捕，渐成心疾癫狂者宜辰砂宁志丸。有因悲哀动中而伤魂，魂伤则狂妄不精，不精则不正，当以喜胜之，以温药补魂之阳者宜惊气丸。有因喜乐无极而伤魄，魄伤则狂，狂者意不存人，当以恐胜之，以凉药补魄之阴者宜郁金丸、苦参丸。有癫狂初起者宜宁志化痰汤。有癫狂久不愈者宜郁金丸。此治癫狂之详法。或缘痰火郁结而癫狂宜清心滚痰丸、牛黄清心丸。或缘风痰迷心窍而癫狂宜铁粉散、郁金丸。或缘癫狂而不得睡卧宜辰砂散。其或癫或狂，均可审其原而以方治之。此治癫狂之通略。

【脉法】《内经》曰：癫疾脉搏大滑，久自已；脉小坚急，死不治。又曰：癫疾脉，虚则可治，实则死。《灵枢》曰：凡脉急甚，皆为癫狂厥疾。《脉诀》曰：癫痫之脉，浮洪大长，滑大坚实，痰蓄心狂。又曰：大坚疾者癫狂。《得效》曰：恍惚癫狂，实大为顺，沉细为逆。

【癫病原由】《内经》曰：癫得之于母腹中，名为胎病，其母有所大气，上而不下，精气并居，故令子发为癫疾也。又曰：厥成为癫疾。又曰：邪搏阳为癫疾。《纲目》曰：痰邪逆上，头中气乱，脉道闭塞，孔窍不通，故昏眩而倒仆也，以其病在头巅，故曰癫疾。又曰：大人曰癫，小儿曰痫，其实一也。鳌按：

大人亦有患痫者，另详诸痫条中。《纲目》以大人小儿分癫痫，而以为实属一证，恐非是。

【癫与痫不同】《纲目》曰：癫者，异常也。若平日能言，癫则沉默。平日不言，癫则呻吟。甚而僵仆直视，心常不乐，言语无伦，如痴如醉。痫则卒然晕倒，咬牙作声，吐涎沫，不省人事，随后醒。

【癫痫又与中风不同】《纲目》曰：癫痫仆时，口中作声，将醒，吐涎沫，省后又发，时作时止，而不休息。中风、中寒、中暑、尸厥之类，则仆时无声，省时无沫，后不时发。

【狂病原由】《内经》曰：怒狂，生于阳也，阳气者，因暴折而难决，故善怒也，病名曰阳厥。又曰：阳明病甚，则登高而歌。盖以四肢为诸阳之本，阳盛则四肢实，故能登高也。弃衣而走，以热盛于身，故欲弃衣也。妄言骂詈，以阳盛则使人骂詈不避也。不欲食，故妄走也。又曰：邪入于阳则狂。又曰：阴不胜其阳则狂。

【癫病异处】《内经》曰：多喜曰癫，多怒曰狂。《难经》曰：重阴者癫，重阳者狂。《入门》曰：癫者，异常也，精神痴呆，言语失伦；狂者，凶狂也，轻则自高自是，好歌好舞，重则逾垣上屋，又甚则不避水火，且欲杀人，此痰火壅盛而然也。《直指》曰：阳虚阴实则癫，阴虚阳实则狂。《纲目》曰：癫，谓僵仆不省也；狂，谓妄言妄走也。经有言狂癫疾者，又言癫病为狂者，是癫狂为兼病也。《医鉴》曰：癫者，颠倒错乱，于痫于狂，皆兼病也，故有癫痫、癫狂之名。

治癫方十六

控涎丹 〔总治〕 甘遂去心 大戟去皮 白芥子等分

糊丸，姜汤下七丸，壮者可十余丸。

琥珀散 〔又〕 琥珀 人参 茯神 远志 菖蒲 乳香 枣仁 朱砂为衣

甘遂散〔因痰〕甘遂末一钱，猪心血和匀，将猪心切开，入末于内，合以线缚，湿纸包煨熟取药，入辰砂末一钱和匀，分作四丸，每一丸，将所煨猪心煎汤化下，如大便下恶物即止。如不效，再下一丸。

宁神导痰汤〔因怒〕南星　半夏　枳实　赤苓　橘红　甘草　远志　菖蒲　黄连　黄芩　朱砂

抱胆丸〔因惊〕水银二两　朱砂　乳香各一两　黑铅一两半

将铅入锅，令化入水银，结成珠子，次下乳香、朱砂，乘热和匀，丸芡实大，空心井花水下一丸。此丸亦治狂病。

金箔镇心丸〔痰迷〕胆星一两　天竺黄　琥珀　朱砂各五钱　牛黄　雄黄　珍珠各二钱　麝香五分

蜜丸，金箔为衣，薄荷汤下。

清心温胆汤〔心虚〕陈皮　半夏　茯苓　枳实　竹茹　白术　菖蒲　香附　当归　白芍　姜黄连各一钱　麦冬八分　川芎　远志　人参各六分　甘草四分　姜三片

归脾汤〔思虑〕龙眼　枣仁　黄芪　白术　人参　茯神　木香　炙草　远志　当归　姜　枣

芩连清心丸〔心热〕黄芩　黄连　花粉　茯神　麦冬　丹参　牛黄　菖蒲　远志

承气汤〔胃实〕大黄　芒硝　枳实　厚朴

滋阴宁神汤〔阴亏〕当归　川芎　白芍　熟地　人参　茯神　白术　远志　南星各一钱　枣仁　甘草各五分　酒黄连四分　姜三片

归神丹〔病后〕大块朱砂二两，入猪心内，灯草扎好，酒蒸二次，久取出，另研　枣仁　茯神　人参　当归各二两　西珀　姜　远志　龙齿各一两　金箔　银箔各二十片，为衣

酒糊丸，每九丸至二九丸，麦冬汤下。甚者，乳香、人参汤下。多梦不卧，枣仁汤下。

清心导痰丸〔痰火〕酒大黄　黄芩各四两　青礞石同焰硝

煅如金色　犀角　皂角　朱砂各五钱　沉香二钱半　麝香五分

水丸，朱砂为衣，水下六七十丸。

活虎丹〔久癫〕活蝎虎一个，剪取四足爪，细研，入朱砂、冰片、麝香各少许研匀。先用礞石散控下痰涎，次用薄荷汤调此药，作一服化下，勿令病人知之，恐不肯服也。此药能补心神，心全则病差。

断痫丹〔复发〕黄芪　钩藤　细辛　甘草各五钱　蛇退一条，烧存性　蝉壳全者，四枚　牛黄一匙

枣肉丸，梧子大，小儿服者绿豆大，每二十丸，人参汤下。

加味逍遥散〔妇人〕柴胡　酒当归　酒白芍　白术　茯苓各一钱　炙甘草五分　丹皮　山栀各八分　姜　薄荷叶

治狂方十九

山楂丸〔总治〕

生铁落饮〔又〕先煮铁落水入石膏三两　龙齿　茯神　防风各一两半　元参　秦艽各一两

煎好入竹沥。

承气汤〔胃实〕大黄　芒硝　枳实　厚朴

惊气丸〔补魂〕附子　木香　橘红　僵蚕　麻黄　天麻　葛根　白花蛇各五钱　苏叶一两　冰片　麝香各五分　朱砂一钱，为衣

蜜丸，圆眼大，薄荷汤下一丸。

通泄散〔风涎〕瓜蒂末三钱，加轻粉一匙、水半合，调匀灌之，良久涎自出。如未出，含砂糖一块，下咽涎即出。

郁金丸〔补魄〕朱砂　郁金　白矾

苦参丸〔又〕苦参一味，蜜丸，每十丸，薄荷汤下。

牛黄解热丸〔热入血室〕牛黄钱半　朱砂　郁金　丹皮各三钱　冰片　甘草各一钱

蜜丸。

当归承气汤 〔火盛〕 当归 大黄各一两 芒硝七钱 甘草五钱

共为末，每一两加姜五片、枣十枚煎。

黄连泻心汤 〔又〕 黄芩二两 黄连 生地 知母各一两 甘草五钱

共为末，每五钱，水煎。

牛黄泻心汤 〔又〕 生大黄一两 牛黄 冰片 朱砂各一钱

共为末，每三钱，姜汁、蜜水调下。一名南极延生汤。

清心滚痰丸 〔痰结〕 此即上清心导痰丸。

铁粉散 〔痰迷〕 真铁粉 半夏 南星 白附子 羌活各二两 生川乌一两半 朱砂 琥珀 白僵蚕各一两 枯矾五钱 全蝎五十个 金箔三十片

共为末，每四钱，姜汁调下，或水调亦可。《本事方》曰：铁粉不但化痰镇心，至于摧抑肝邪特异，若多恚怒，肝邪本盛，铁粉能制伏之也。

镇心丹 〔失心〕 朱砂 枯矾等分

水丸，芡子大，每一丸，参汤下。

叶氏雄朱丸 〔又〕 朱砂 雄黄各一钱半 白附子一钱

猪心血丸，另用朱砂为衣，每五丸、七丸、九丸，人参、菖蒲汤下。无人参，黄芪代之。

辰砂宁志丸 〔劳神〕 辰砂二两，用酒二升，煮酒，存二盏留用 姜远志 菖蒲 枣仁 乳香 当归 茯苓 茯神各七钱 人参五钱

猪心一个研如泥，并酒丸，临卧枣汤下。

宁志化痰汤 〔又〕 胆星 半夏 陈皮 茯苓 姜黄连 天麻 人参 枣仁 菖蒲各一钱 姜五片

煎服，再服养血清心汤。

养血清心汤 〔又〕 当归 生地各一钱半 人参 白术 姜远志 茯神 枣仁 川芎各一钱 甘草五分

辰砂散 〔不卧〕 块朱砂一两 枣仁 乳香各五钱

服法详上不寐方中。

通治癫狂方五

清心滚痰丸 〔痰火〕 方详上。

牛黄清心丸 〔又〕 方详上。

铁粉散 〔风痰〕 方详上。

郁金丸 〔又〕 方详上。

辰砂散 〔不寐〕 方详上不寐方中。

诸 汗 源 流

涕泪涎唾

睡则汗出，醒则倏收，名曰盗汗。不分寤寐，不因劳动，自然汗出，名曰自汗。

诸汗，心虚病也。汗者，心之液，故其为病，虽有别因，其原总属于心。然肾又主五液，心阳虚不能卫外而为固，则外伤而自汗。亦肾阴衰不能内营而退藏，则内伤而盗汗。故汗之病专属心，汗之根未有不兼由心与肾。且肾阴既衰，心血必不足，以精即是血，心虚必本于肾虚，肾虚必至于心虚也。而自汗盗汗，二者又有冷热之分。寒气乘阳虚而发汗，必冷。热气乘阴虚而发汗，必热。又有热火过极，反兼胜己之化者，汗亦冷。此不可不细辨也。夫汗固为心与肾二经之虚，其实五脏虚衰，皆能致汗。其专由心虚而汗者，法当益其血脉宜当归六黄汤。其专由肾虚而汗者，法当助其封藏宜五味子汤。若由肺虚而汗，则必固其皮毛宜黄芪六一汤。由脾虚而汗，则必壮其中气宜补中益气汤。由肝虚而汗，则必禁其疏泄宜白芍汤。五脏所致之汗，各有治法如此，然此皆五脏之气先虚，而后汗出，非汗之出，分属于五脏也。经云：惊而夺精，汗出于心宜远志、柏子仁。持重远行，汗出于肾宜人参、肉桂。疾走恐惧，汗出于肝宜枣仁、山药。摇体劳苦，汗出于脾宜人参、白术。饮食过饱，汗出于胃宜陈皮、白术。则又当因乎汗之由，以分治其脏腑。至若肺主气，又主皮毛，肺虚则表不能卫，而汗从肺自出宜玉屏风散。思虑太过，当心一片津津，而汗从心自出宜天王补心丹，名曰心汗。胃家虚，水谷气脱散，而汗从胃自出宜补气运脾丸。邪在内，玄府不闭，而汗从肾自出宜无比山药丸。邪在表，腠理不闭，而汗从经络出宜调荣活络饮。又皆脏腑兼及之余证也。而阴阳气血之际，尤不容不察。盖阴虚者阳必凑，故发热自汗宜当归六黄汤。阳虚者阴必乘，故发厥自汗宜黄芪建中汤。肌肤涩而尺脉滑，荣血自涸者，必多汗宜当归六黄汤。气虚而阳弱者，必体倦自汗宜芪附汤。气不顺者必多汗宜小建中汤加白芍、肉桂、木香、甘草、姜、枣。阴阳偏胜者必多汗宜黄芪汤。阴火盛者必多汗宜正气汤。脏腑之阴，拒格卫气，浮散于外无所依归者，必多汗宜玉屏风散。诸虚不足，羸瘠枯瘦，心忪惊惕者，必多汗宜牡蛎散。病后气血俱虚者，必多汗宜十全大补汤。审乎此，而阴阳气血，各得其理矣。他如津脱者汗大泄宜调卫汤。痰盛者汗自流宜理中降痰汤。火气上蒸胃湿者，必作汗宜凉膈散。表虚者汗出溱溱宜丹溪治汗汤。湿胜者汗渗肌肉宜调卫汤。胃热者，多于食后汗下如雨宜二甘汤。饮酒中风者，恶风少气，汗出如浴，《内经》谓之漏风，其状或多汗，常不可单衣，食则汗出，甚则身热喘息，衣常濡，口干善渴，不能劳事者宜白术散。以上七证，悉自汗之患，所当治者也，惟汗出如珠如油如胶，淋漓而揩拭不逮者，皆不可治。人有汗出额上偏多者，以头为诸阳所会，故蒸热而汗，此就无病者言之也。又以左颊属肝，右颊属肺，鼻属脾，颏属肾，额属心，三焦之火，涸其肾水，沟渠之水，迫而上属于心，故血虚而偏多汗，此就有病者言之也宜额汗方。若头汗出，齐颈而还，则为血证宜四物汤加减。湿邪搏阳，亦汗出头额宜参用胜湿汤、调卫汤。水结胸无大热亦汗出头额宜小半夏汤加茯苓。阳明胃实，亦汗出头额宜调胃承气汤。而又有手足汗者，液自胃府旁达于外，则手足自汗。有热聚胃府，逼而出之者，此阳明病也，必当下宜大柴胡汤。有手足汗，用凉药补药俱不效者，此阴阳不和，经络不调也宜八物汤加半夏、茯苓为君，川乌、白附子为佐使，即止。有两腋汗，脚心汗，久不愈者，此湿热流注也宜牡矾丹。而又有阴囊汗者，则为肾虚阳衰宜安肾丸、小安肾丸。有阴囊汗出，久而生疮，其痒甚苦，搔之不足，后必自痛者，则为湿热流注宜牡矾丹。而又有血汗者，汗出污衣，甚如苏木水湔染，即《内经》之衊证，则由胆经受热，血遂妄行，又与手少阴气并，故成此证宜定命散。亦或由大喜伤心者，则以喜必气散，血随气行，故成此证宜黄芪建中汤，兼用小麦、麦门冬，金银器煎汤调下妙香散。亦或有产妇血汗者，则以气血亏耗也宜猬皮散。而又有黄汗者，则以汗出时，入水澡浴，湿热内郁之故宜芪陈汤，另详黄疸门。若乃汗多不止，真阳亡脱，名曰亡阳证，其身体必冷，多成痹寒或四肢拘急宜桂枝附子汤。又阳虚亡阳，汗不得出，亦名曰亡阳证，必致头眩身栗宜陶氏再造散。以上总指自汗言。经曰：肾病也者，寝汗出，憎风。盖肾伤则阳衰，阳衰则卫虚，所虚之卫行于阴分，当目瞑之时，无气以固其表，则腠理开而盗汗出，醒则行阴之卫气复于表，而盗汗止，法当益气补阴降火，则自愈宜当归六黄汤、四制白术散、牡蛎散或盗汗良方，此其大较也。或有缘阴火盛者宜正气汤，或有缘肝热甚者宜龙胆散，或有缘气血两虚者宜当归地黄汤，或有缘诸虚不足者宜参芪汤，其病虽同，而源则异。以上总指盗汗言，然则自汗盗汗，乌容忽视之也哉？

【脉法】《内经释》曰：尺肤涩而尺脉滑，此自汗而血涸津脱也。《脉诀》曰：汗脉浮虚，或涩或濡，软散洪大，渴饮无余。又曰：肝脉浮虚，或濡或涩，自汗在寸，盗汗在尺。仲景曰：寸脉微尺脉紧，其人虚损，多汗，知阴常在，绝不见阳也。又曰：伤寒脉浮而迟，面热赤而战惕者，当汗出解也。脉迟者为无阳，不能作汗，其身必痒。《脉经》曰：男子平人脉虚微细者，喜盗汗出。

【汗即津液】《内经注》曰：腠理发泄，汗出溱溱，是为津。津渗于孔窍，留而不行者，是为液。《资生》曰：津脱者，腠理开，汗大泄。液脱者，骨属屈伸不利，色夭，脑髓消，胫瘦，耳数鸣。东垣曰：大肠主津，小肠主液，二肠受胃之荣气，乃能行津液于上焦，灌溉皮毛，充实腠理。若饮食不节，胃气不足，二肠无所禀受，故津液涸竭也。

【汗因湿热】《内经注》曰：阳气上搏，阴能固之，则蒸而为汗。《难经》曰：肾邪入心为汗。《正传》曰：心为君火，脾胃为湿土，此湿热相搏，而为汗明矣。《纲目》曰：卫气虚则多汗，荣血虚则无汗矣。《丹溪》曰：风病多汗，风散气故也。痰证亦多汗，头眩呕逆也。火气上蒸，胃中之湿亦作汗。

【诸汗证治】《内经》曰：汗出偏沮，使人偏枯。《正传》曰：盗汗者，阴虚荣血之所主也，宜补阴降火。《明理》曰：头者，诸阳之会，邪搏诸阳，津液上凑，则汗见于头。《本事》曰：头者，三阳之会，盖三阴之脉，至胸而还，凡有头汗出，自是阳虚，故曰汗出为阳微，是阴不得有汗也。《得效》曰：凡心腋汗，大人乃心血溢盛，而常发赤者是也，小儿因惊得之。有人患心腋盗汗久不止，用参归腰子，以收敛心血，遂愈。其方，人参、当归各五钱，猪心一个，破作数片，并心内血，以水二碗，先煮猪心至一碗半，乃入二药，同煎至八分，取清汁，即吃猪心，以汁送下令尽。《入门》曰：凡发汗过多，则阳虚不固，汗出多，则津液亡而小便难。四肢者，诸阳之本，液脱者，骨属屈伸不利，是以四肢拘急也。仲景曰：柔汗发黄为脾绝。释云：柔为阴柔，柔汗，即冷汗也。一云油汗，即黏汗也。《医鉴》曰：《内经》言绝汗，注谓汗出如珠不流，复旋转也。盖以六阳气俱绝，绝汗乃出，朝占夕死，夕占朝死。东垣曰：凡内伤，及一切虚损之证，自汗不止者，总用补中益气汤，少加附子、麻黄根、浮小麦，其效如神。但升柴必用蜜水制炒，以杀其升发勇悍之性，又欲其引参芪等药至肌表也。又曰：仲景桂枝汤，治外感风邪自汗之圣药也。黄芪建中汤，治外感气虚自汗之神剂也。补中益气汤，治内伤气虚自汗之妙方也。

【汗出凶证】《直指》曰：伤寒热病，汗出发润，一不治也。汗出如油，二不治。汗凝如珠，三不治。《入门》曰：伤寒热病，头汗如珠不流者，阳脱即死。《活人书》曰：伤寒阳病自汗有九证，皆有治法，阴病不得有汗，惟阴毒则额上手背有冷汗，甚者如水洗，此是阳虚阴盛，亡阳而将脱也，其死必矣。鳌按：汗出凶证，一切病皆然，不特伤寒热病为忌也。因前人只于伤寒热病详言之，兹故虽非言伤寒，亦借录其语于此，以为凡病有自汗凶证者，亦知所忌也。

【禁忌法】《活人书》曰：冬月天地闭，血气藏，纵有病，亦不宜多出汗。鳌按：不宜多出汗，言不宜用药使之多汗也。丹溪曰：自汗，大忌生姜，以其开腠理故也。又曰：凡有汗，一切辛辣之味、五辛之属，并忌食之。

涕泪涎唾 五脏所出，或为病，或不为病也。《难经》曰：肾主五液，分化五脏，入肝为泪，入心为汗，入脾为涎，入肺为涕，自入为唾，然则汗涕泪涎唾五者，虽皆由肾灌施，而既灌施各脏，则即为各脏之液也。入心之汗，已详言之。若夫涕者，由肺所出，或清或浊，皆肺之病也。如肺伤风，则流清涕宜川芎茶调散。肺伤热，则流黄浊涕如脓状，甚或大如弹丸，从鼻中出，不出，损肺而死宜黄连清肺散。肺伤寒则流厚浊涕宜参苏饮。肺兼伤风热，亦流浊涕宜荆防泻白汤。肺气冷亦流清涕宜半夏温肺汤。然而肺系上通于脑，故鼻渊一证，则为脑病，其原皆由肺经感受风寒，久而凝入脑户，太阳湿热又为蒸郁宜辛夷消风散。或好饮热炽，风邪相乘，而风与热交结不散宜辛夷荆芥散。皆能成此证，以致浊涕下不止。经又云：胆移热于脑，则辛频鼻渊，是病更兼属乎胆者也宜奇授藿香散。其款另详于鼻门。泪者，由肝所出，其因悲哀愁哭，而泪出不为病者，无论已。至如迎风泪出宜加味地黄丸，隐涩泪出宜芎归明目丸，羞明泪出宜羞明立胜散，皆肝之病也。盖肝发窍于目，《灵枢》谓目者肝之所聚，上液之道，则使宗脉有所感而成病，必液道开，液道开而泪于是出矣。其缘乎迎风者，肝阴亏血，不能荣及乎睛，故为风邪所搏而泪出也。其缘乎隐涩者，肝经热邪上壅于本窍，而乌珠正属肝，其热邪遂由本窍而攻击乎所属，故本经之气不胜而泪出也。其缘乎羞明者，肝属木，木本生火，肝主风，风势更疾，今在内之风木为外来之风火所触，故反受其制而泪出也。肝与胆相表里，故胆热者亦泪出宜汤泡散。老人火盛水亏，胆汁悭者，哭则无泪，笑反有泪宜养肝丸、明目四神丸，是病亦兼属乎胆者也，其款另详于目门。涎者，由脾所出，从口角流溢而不禁者是也。涎与痰同为火盛所生，故曰痰涎。涎与沫同为水湿所聚，故曰涎沫。而痰也、沫也、涎也，同伏于脾，脾与胃相表里，故伏于脾者溢于胃，口为胃之门户，故溢于胃者流于口，由内出外，自相连属，其或时吐清水，冷涎自下涌上，脾热所致也宜二陈加白术、白芍土炒、升麻、芩、连、山栀、神曲、麦芽、干姜，或煎或丸服。其或涎自两腮流出而不自知，睡则更甚，气弱不能管摄也宜六君子汤倍茯苓、半夏，加瓜蒌霜。其或涎流不已，脉洪大，甚兼喜笑舌喑，土病而反伤乎母也宜沈氏止涎汤。其或始而口角流涎，渐至口眼㖞斜，木不能克土，致受脾热反伤，而肝风转助为灾也宜用通天愈风汤送下清心导痰丸五十丸。夫脾与胃相表里，如《灵枢》谓饮食入于胃，胃中有热则虫动，虫动则胃缓，胃缓则廉泉开而涎下宜乌梅丸去人参、附、桂，合平胃散服。是病更兼乎胃也，而不得专取脾。唾者，由肾所出，凡人口曰华池，口中津唾曰玉泉，舌曰灵根。《黄庭经》谓玉泉清水灌灵根，审能修之可长存。修炼家以舌抵上腭，则津唾满口，咽之足以灭火，足以养心，此唾之无病，且可却病者也。若胃中有寒则多唾宜理中丸加益智仁。阳明正府有积冷则多唾宜理中丸加半夏。胃家有湿滞则多唾宜胜湿汤。胃中有宿食则多唾宜平胃散加神曲、伏苓、半夏、麦芽。大病新愈胃阳未复，则喜唾不休宜理中丸加益智仁。虫证往来痛，五更心嘈，牙关硬，面色青黄，则多唾，或吐清水宜追虫取积散。其或肚大青筋，时痛时止，人中鼻唇，一时青黑亦多唾宜万应丸。又或往来痛无休，腹中有块起，以手按之不见，钟聚痛则咬心，亦多唾宜芜荑散，另详虫门，兹撮其略。以上皆病之兼乎胃者，以唾为肾液，而肾为胃关，故肾家之唾为病，必见于胃也。若乃肾寒则多唾宜温肾丸，肾虚亦多唾宜虎潜丸，则肾本经病。然则此五者，固即五脏之津液，而犹不免于病焉，谨身之士，盍亦加之意也夫。

【涕泪涎唾原由形证】《直格书》曰：积液生气，积气生液。《朱子语类》曰：或问曰，天一生水，有可验乎？曰：人身可验矣。贪心动则津生，哀心动则泪生，愧心动则汗生，欲心动则精生，方人心寂然不动时，则太极也，此心之动，则太极动而生阳，所以心一动而水生，即可以为天一生水之证也。《资生》曰：水谷入于口，输于肠胃，其液则为五。天寒衣薄则为尿与气，天热衣厚则为汗，悲哀气并则为泣，中热胃缓则为唾，邪气内逆，则气为之闭塞而不行，不行则为水胀。《灵枢》曰：液者，所以灌精输孔窍者也。故上液之道开则泣泣，泪也，泣不止，则液竭，液竭则精不灌，精不灌，则目无所见矣，命曰夺精。《内经》曰：泣涕曰脑也，脑者阴也，脑渗为涕。《延寿书》曰：真人曰：当习不唾地，盖口中津液，是金浆玉醴，能终日不唾，尝吞而咽之，令人精气常流，面目有光。盖人身以津液为本，在皮为汗，在肉为血，在肾为精，在口为津，伏脾为痰，在眼为泪，曰汗、曰血、曰泪、曰精，已出则皆不可回，惟津唾则独可回也，回则生生之意又续矣。有人喜唾，液干而体枯，遇至人教以回津之术，久而体复润。

治汗方四十一

当归六黄汤〔总治〕　当归　熟地　生地　黄芩　黄柏

黄连各一钱　黄芪二钱

五味子汤〔肾汗〕五味　山萸　龙骨　牡蛎　首乌　远志　五倍子　地骨皮

黄芪六一汤〔肺汗〕黄芪六钱　炙草一两

共为末，每五钱，煎服。

补中益气汤〔脾汗〕人参　黄芪　归身　白术　升麻　柴胡　陈皮　甘草

白芍汤〔肝汗〕白芍　枣仁　乌梅

天王补心丹〔心汗〕人参五钱　当归　五味子　天冬　麦冬　枣仁　柏子仁各一两　茯苓　远志肉　丹参　元参　桔梗各五钱　熟地四两　黄连二两

蜜丸，朱砂为衣，灯心、竹叶汤下三钱。

玉屏风散〔卫气汗〕防风　黄芪各一两　白术二两

共为末，每服五钱，加姜三片煎。

补气运脾丸〔胃汗〕人参二钱　白术三钱　茯苓　橘红各一钱半　黄芪一钱　砂仁八分　炙草四分　半夏一钱，无痰不用　姜三　枣二

无比山药丸〔肾虚〕赤石脂　茯神　山萸　熟地　巴戟肉　牛膝　泽泻各二两　菟丝子　杜仲　山药各三两　苁蓉干，一两　五味子两半

蜜丸，酒下三钱。

调荣活络饮〔经络汗〕大黄　当归　牛膝　杏仁泥各二钱　赤芍　红花　羌活　生地各一钱　川芎钱半　桂枝三分

黄芪建中汤〔阳虚〕黄芪　肉桂各钱半　白芍三钱　炙甘草一钱　煨姜三片　枣二枚　饴糖一茶匙

若呕及便溏，不用饴糖。

芪附汤〔气虚〕黄芪　附子各二钱　姜十片

十全大补汤〔病后〕肉桂　炙草　黄芪　白芍　当归　川芎　人参　白术　熟地　茯苓　姜　枣

调卫汤〔津脱〕麻黄根　黄芪各一钱　羌活七分　归尾　生甘草　黄芩　半夏各五分　麦冬　生地各三分　猪苓二分　苏木　红花各一分　五味子七粒

理中降痰汤〔痰盛〕人参　白术　茯苓　甘草　半夏　干姜　苏子

凉膈散〔火蒸〕

白术散〔酒风〕牡蛎三钱　白术一两二钱半　防风一两半

四物汤〔头汗〕川芎　当归　地黄　白芍

额汗方〔额汗〕丹参　当归　茯神　地黄　枣仁　黄芪　白芍　圆眼

黄芪汤〔阴阳偏胜〕蜜黄芪二钱二分　生地　麻黄根　茯苓　天冬各一钱半　当归钱二分　麦冬一钱　五味子　浮麦　甘草各七分　防风五分

正气汤〔阴火〕炒知母　黄柏各钱半　炙草五分

二甘汤〔胃热〕生甘草　炙甘草　五味子　乌梅等分

共为末，每五钱，加姜二片、枣二枚煎。

丹溪治汗汤〔表虚〕防风　黄芪　白术　牡蛎粉　麻黄根等分

胜湿汤〔湿邪〕苍术　厚朴　半夏各钱半　藿香　陈皮各七分半　甘草五分　姜七　枣二

小半夏汤〔水结胸〕

调胃承气汤〔胃实〕

八物汤〔手足汗〕

牡矾丹〔又〕牡蛎粉　黄丹各二两　枯矾四两

共为末，遇夜用手捏药擦汗处，数次愈。

夺命散〔血汗〕朱砂　寒水石　麝香等分

为末，每五分，新汲水调下。又名定命散。

妙香散〔又〕茯苓　茯神　山药　黄芪　姜远志各一两　人参　桔梗　甘草各五钱　朱砂三钱　木香二钱半　麝香一钱

共为细末，每二钱，莲肉煎汤调下，酒亦可。

猬皮散 〔又〕 刺猬皮烧灰，每米饮调下二三钱，肉煮食之，更妙。

芪陈汤 〔黄汗〕 石膏二钱 黄芪 赤芍 茵陈草 麦冬 豆豉各一钱 甘草五分 姜五片

大柴胡汤 〔手足汗〕 柴胡 黄芩 白芍 大黄 枳实 半夏 姜 枣

安肾丸 〔囊汗〕 胡芦巴 补骨脂 川楝肉 茴香 续断各一两半 杏仁 桃仁 山药 茯苓各一两

蜜丸，盐汤下。又有三味安肾丸，补骨脂、茴香、乳香等分，蜜丸，盐汤下。

桂枝附子汤 〔亡阳〕 桂枝 附子 白芍 炙草 姜 枣

陶氏再造散 〔又〕 人参 黄芪 桂枝 附子 细辛 羌活 防风 川芎 炙草各一钱 姜三 枣二

煎至半，入炒芍药一钱，再煎二三沸温服。

四制白术散 〔盗汗〕 白术四两分四包，以黄芪、石斛、牡蛎、小麦麸各一两，各炒白术为黄色，只取白术为末，每三钱，粟米汤调下，尽服为妙。

牡蛎散 〔又〕 煅牡蛎 黄芪 麻黄根等分

锉，每五钱，浮麦百粒同煎服。又方，牡蛎粉、白术、防风等分为末，酒服三钱，盗汗即止。

参芪汤 〔又〕 人参 黄芪 白术 茯苓 白扁豆 山药 陈皮 葛根 半夏曲 甘草各一钱

当归地黄散 〔又〕 当归 熟地 生地 酒白芍 白术 茯苓 蜜黄芪各一钱 蜜黄柏 蜜知母 陈皮各八分 人参五分 甘草三分 枣一枚 浮小麦一撮

龙胆散 〔又〕 龙胆草 防风等分

为末，每一钱，临卧米汤调下。

治涕泪涎唾方二十八

川芎茶调散 〔风涕〕 川芎 薄荷 羌活 荆芥 甘草 白芷 防风 细辛

为末，茶调下。

黄连清肺散 〔热涕〕

参苏饮 〔寒涕〕 人参 紫苏 葛根 半夏 前胡 桔梗 枳壳 陈皮 木香 甘草 姜 枣

荆防泻白散 〔风热涕〕 荆芥 防风 连翘 桔梗 金银花 元参 赤芍 甘草 生地 黄芩 桑皮 青黛 葛花

亦名荆防泻白汤。

半夏温肺汤 〔肺冷〕 半夏 细辛 旋覆花 陈皮 肉桂心 人参 桔梗 白芍 甘草各一钱 赤苓六分 姜五片

辛夷消风散 〔风湿蒸〕辛夷 黄芩 薄荷 甘菊 川芎 荆芥 桔梗 防风 甘草 生地 赤芍

辛夷荆芥散 〔酒涕〕 辛夷一钱 荆芥 黄芩 神曲 南星 半夏 白芷 苍术各八分

奇授藿香散 〔胆热涕〕 广藿香五钱，水一碗，煎七分，加猪胆汁一个和服。若将胆汁熬膏，入藿香末一两丸，汤下二钱亦可。

加味地黄丸 〔迎风泪〕

芎归明目丸 〔隐涩〕 川芎 当归 白芍 生地 牛膝 甘草 杞子 天冬 甘菊

外障加木贼草，内障加珍珠。

羞明立胜散 〔羞明〕 川连 秦皮 防风 黄芩

汤泡散 〔胆热泪〕 赤芍 当归 黄连各一钱

汤泡，时洗。

养肝丸 〔老人〕 当归 防风 川芎 楮实 蕤仁 熟地 白芍 车前子

明目四神丸 〔又〕

二陈汤 〔脾热涎〕 茯苓 甘草 半夏 陈皮

六君子汤 〔气弱〕 人参 茯苓 白术 炙草 半夏 陈皮

沈氏止涎汤 〔心热涎〕川连四分 黄柏八分 茯苓 茯神各一钱半 白术 苍术 半夏各一钱 姜炒陈皮五分

加竹沥、姜汁各三匙。此余自制方也。

通天愈风汤 〔肝风〕 白术钱半 人参 南星 贝母各一钱 连翘 防风 荆芥 威灵仙 甘草各五分 瓜蒌仁十五粒，去壳，打如泥

锉作一帖，加姜三片，水煎好，入荆沥一呷，生姜自然汁少许，温服。即以此汤送下清心导痰丸亦可。

清心导痰丸 〔又〕 姜南星 姜半夏各二两 花粉 白附子姜制，各一两 炒黄连 郁金各七钱半 炒僵蚕 天麻 羌活各五钱 盐制川乌二钱

姜汁打糊丸。

乌梅丸 〔虫动〕 乌梅十五个 黄连七钱半 当归 川椒 细辛 附子 人参 肉桂 黄柏各三钱

醋浸乌梅，取肉捣如泥，研匀丸，米饮下二三十丸。

平胃散 〔又〕 苍术 厚朴 陈皮 甘草

理中丸 〔寒唾〕

胜湿汤 〔湿滞〕

追虫取积丸 〔虫唾〕 芜荑 雷丸 锡灰 使君子肉 槟榔 牵牛子头末 大黄 鹤虱 木香等分

蜜丸，麻子大，茶清下二三十丸。

万应丸 〔又〕 大黄八两 槟榔五两 黑牵牛头末，四两

共为末，以皂角十锭、苦楝根皮一斤同熬膏，和丸梧子大，先用沉香末为衣，次用雷丸末为衣，又用木香末为衣，五更时，以砂糖水吞下七丸、九丸。

芜荑散 〔又〕 芜荑 雷丸各五钱 干漆炒，令烟尽，一钱

共为末，温水调下二钱，小儿五分。

温肾丸 〔肾寒〕 熟地钱半 牛膝 肉苁蓉 巴戟 五味子 麦冬 炙草各八分 茯神 炒杜仲 干姜各五分

虎潜丸 〔肾虚〕 龟板 黄柏各四两 熟地 知母各三两 白芍 当归 锁阳各二两 陈皮 虎骨各一两 干姜五钱

酒糊丸。如加人参、牛膝、山药、破故纸、杜仲、五味子、菟丝子、杞子、猪脊髓丸，名加味虎潜丸，大补心肾虚劳。

小肠病源流

小肠气 小肠痈

手太阳小肠脉，起于小指之端，循手外侧上腕出踝中，直上循臂骨下廉，出肘内侧两筋之间，上循臑外后廉，出肩膊绕肩胛，交肩上，入缺盆，络心，循咽，抵膈，至胃，到小肠。其支者从缺盆循颈上颊，至目锐眦，却入耳中。其支者，别颊上𩑰抵鼻，至目内眦，斜络于颧，次注足太阳膀胱经。每日未时，气血至小肠。手太阳小肠经，少气多血。

经曰：小肠者，受盛之官，化物出焉。其为器亦止为胃役使，特以与心络并行隧道，又与足太阳膀胱连经，故亦以三阳归之，非谓其职能与足太阳并列也，倘一括太阳，即以小肠膀胱并举，不知要矣。所以小肠之职任，与大肠相仿。大肠之腑无灵，小肠亦无灵。大肠之经，非当阳之用，小肠亦非有巨阳之用。经故俱以器目之也。惟小肠与大肠，皆为胃化物之器，故其病亦与胃同。惟本经与心络并行隧道，故本经病亦延及于心，然亦止在经络而已，无与于心之脏也。其为病，实则嗌痛颔肿，不可以顾，肩似拔，臑似折，节弛肘废，小水不利，及赤或涩痛，尿血。虚则遗尿，面白苦寒，耳前热。小肠气生疣，小者患指痂疥。虚实之病，各有别矣。至遗溺闭癃，更有由肝所生病，及膀胱不约者，固不尽由小肠也，各详本证。

【小肠形质】《灵枢》曰：唇厚，人中长，以候小肠。又曰：心应脉，皮厚者脉厚，小肠亦厚。皮薄者脉薄，小肠亦薄。皮缓者脉缓，小肠大而长。皮薄而脉小者，小肠小而短。诸阳经脉皆多纡曲者，小肠结。《入门》曰：凡胃中腐熟水谷，其滓秽自胃之下口，传入于小肠上口，自小肠下口，分别清浊，水液入膀胱上口，滓秽入大肠上口。《难经》以大小二肠之会为阑门，言关阑分隔也。

【小肠证治】《灵枢》曰：中气不足，肠为之苦鸣。又曰：小肠病者，小腹痛，腰脊控睾而痛，时窘之后，当耳前热。《内经》曰：小肠为泄。《入门》曰：小肠有气，则小腹痛。小肠有血，则小便涩。小腹有热，则茎中痛。又曰：小肠者，心之府也，有病宜通利。

【小肠绝候】《脉经》曰：小肠绝，六日死，何以知之？发直如干麻，不得屈伸，自汗不止。

小肠气　小肠经病也。小腹引睾丸连腰脊而痛，小肠虚，风冷乘间而入，邪气既实，则厥而上冲肝肺，控引睾丸，上而不下也宜楝实丸、胡芦巴散。《千金方》以为㿗疝有四种，其一肠㿗，即小肠气吊，外肾偏坠肿痒，故《纲目》等书多因其说，并云得之于地气卑湿，亦当备参。而其为证，有甚而热痛，小便不通者宜加味通心饮。有年久不愈者宜橘核丸。有茎囊抽痛，不可忍耐者宜立效散、杨氏麝香元、四味茴香散。各宜详究。

【脉法】《正传》曰：肝脉滑甚，为㿗疝，小肠气痛。

【小肠气证治】《纲目》曰：大抵小肠气属湿多，故江淮间多有之，宜以去湿之剂下之，以苦坚之，不可温之、补之。

小肠痈　小肠火热病也。或因七情饮食，或因经行产后瘀血留积，其证发热恶寒，脉芤而数，肤皮错纵，腹急渐肿，按之内痛，大便重坠，小便涩滞若淋，或小腹隐痛坚硬，如掌而热，肉色如故，亦或焮赤微肿，甚者脐突腹胀，转侧有水声宜大黄汤。如瘀血去尽，则安矣。若体虚脉散，不敢轻下，用轻剂可也宜活血散瘀汤。痈已成，则腹痛腹满不食，便淋刺痛宜苡仁汤。腹濡痛，小腹急，必时时下脓宜丹皮散。痈后疼痛淋沥不已，必见诸虚证宜参芪地黄汤。此病亦不可惊，防肠断，坐卧转侧皆宜徐缓，尝少进稀粥，静养调理为要。但古方书但载肠痈，无大小之别，故其治法，亦约略相仿，参考可也。

【脉法】《脉诀》曰：关内逢芤肠里痈。

【小肠痈证治】《疡科选粹》曰：若小腹硬痛，脉迟紧者未有脓也，用大黄汤下之。不敢下者，用败毒散加秦艽、连翘。脉芤涩者，四物汤加桃仁、红花、延胡索、木香。小腹软痛，脉洪数者，已有脓也，用薏苡仁汤排之，或三仁汤、神效瓜蒌汤。小腹疼痛，小便不利，脓壅滞也，牡丹皮散主之。若大便或脐间出脓者，不治。

治小肠病诸药要品及方二

小肠实宜渗利茯苓　甘草　知母　黄连　麦冬　童便　木通　黄柏　牛膝　黄芩　生地　灯心　琥珀　瞿麦　石膏　滑石　山栀　紫菀　陈皮　车前　赤豆　扁豆　海金沙

小肠虚宜补气人参　黄芪　山萸　麦冬　金樱子肉　五味　牡蛎　茯苓　茴香　益智仁肉　白芍　粳米　溲而便脓血，加赤石脂。

导赤散〔小肠热〕　生地　木通　甘草各一钱　竹叶七片

此治小肠热而小便不利者。

赤茯苓汤〔又〕　赤苓　木通　生地　槟榔　黄芩　赤芍　麦冬　甘草各一钱　姜五片

附载：仲景分别标本方药

标茯苓　石膏

本导赤散　淡竹叶　木通　甘草

治小肠气方七

楝实丸〔总治〕　川楝子　茴香　吴萸　陈皮　马兰花

芫花

醋糊丸，每服一钱，渐加至二钱，温酒送下。如不用酒，淡姜汤下。

胡芦巴散〔又〕 胡芦巴 益智仁 大茴 蓬术 牵牛子 山萸肉 酒牛膝 川断 川芎 防风 甘草

共为末，每二钱酒下。

加味通心饮〔热痛〕 瞿麦 木通 山栀 黄芩 连翘 枳壳 甘草 川楝子各一钱 灯心二十茎 车前草五叶

橘核丸〔久痛〕 炒橘核 盐酒炒海藻 盐酒炒昆布 盐水洗海带 麸炒桃仁 炒川楝子各一两 酒炒延胡索 厚朴 枳实 肉桂 木香 木通各五钱

酒糊丸，或酒或盐汤下六七十丸。如久不消，加醋煮硼砂二钱。此方总治。一切㿗疝，卵核肿胀，偏有大小，或硬如石，或小腹绞痛，甚则囊肿溃烂出黄水，无不效。

如小肠气新发者，不必此方，只用橘核一钱半，桃仁十五个，山栀一钱，炮川乌、吴茱萸各五分，各炒为粗末，水煎。此名橘核散。橘核单止痛，川乌散寒郁，山栀除湿热，又引川乌速下，不令胃中停留，用之甚捷。

立效散〔抽痛〕 全蝎七个 砂仁三七枚 茴香一钱

共为末，分三服，热酒调下，空心即效。

杨氏麝香元〔又〕 木香 胡椒各一两 炒全蝎 巴霜各四钱 麝香一钱

蒸饼丸，麻子大，朱砂为衣，热水下五七丸。

此方能寻诸处痛，凡小肠气及膀胱气胁下痛，最难治，此药主之。

四味茴香散〔又〕 乌药酒浸一宿，焙 高良姜 青皮 茴香各一两

共为末，每二钱，发时酒下。

治小肠痈方十

大黄汤 〔初起〕 熟大黄 芒硝各一钱 丹皮 白芥子 桃仁各二钱

活血散瘀汤 〔又〕 川芎 当归 赤芍 苏木 丹皮 枳壳 木瓜 桃仁各一钱 槟榔六分 炒大黄二钱

苡仁汤 〔已成〕 苡仁 瓜蒌仁各三钱 丹皮 桃仁各二钱 白芍一钱

丹皮散 〔下脓〕 人参 丹皮 白芍 茯苓 苡仁 黄芪 桃仁 白芷 当归 川芎各一钱 肉桂 甘草各五分 木香三分

参芪地黄汤 〔补益〕 人参 黄芪 茯苓 熟地 山药 丹皮 山萸 姜 枣

败毒散 〔下毒〕

四物汤 〔下瘀〕 川芎 当归 白芍 地黄

三仁汤 〔下脓〕 苡仁二钱半 冬瓜仁 桃仁 丹皮各一钱半

神效瓜蒌汤 〔又〕 瓜蒌一个 当归 甘草各五钱 乳香 没药各一钱

此是重剂，勿轻用。

牡丹皮散 〔又〕 丹皮 人参 天麻 茯苓 薏苡仁 黄芪 桃仁 白芷 酒当归 川芎各一钱 炙甘草七分

膀胱病源流

膀胱气 转胞证

足太阳膀胱脉，起于目内眦，上额交巅。其支者从巅至耳上角。其直者从巅入络脑，还出别下项，循肩髆内挟脊，抵腰中，入循膂，络肾，属膀胱。其支者从腰中挟脊贯臀，入腘中，其支者从髆内左右别下贯胛挟脊内，过髀枢，循髀外从后廉，下合腘中，以下贯踹内，出外踝之后，循京骨至小指外侧，次注足少阴肾经。每日申时，周身气血俱注于膀胱。足太阳膀胱经，少气而多血。

膀胱，本州都之官，藏津液。州都者，下邑也，远于京师，且津液必待气化而后能出，则其为器，有不得与诸阳并者，乃其经反纳太阳何也？以太阳起于少阴，今归之以阳，故借纳于此也。其实太阳为三阳之主，膀胱乃必待气化而后能出，则太阳岂膀胱能为之耶？后人不明经旨，此谓膀胱为太阳寒水，以主寒令，不知六气之寒水，惟肾能主之，人身太阳之经既非寒令，而膀胱之水亦非寒水，固不可混也，则膀胱之所以为腑，有可识矣。试进详之，人身太阳之经，起于足，上于巅脑及额颅内，下于膺中包心肺，皆太阳经所贯。太阳居六经之盛，故为巨阳，而为诸阳主气。然以同卫气起于少阴，乃以其阳借纳膀胱，而膀胱虽居卑贱，所以得称太阳也。膺中为心肺所居，肺主皮毛，心主血脉，太阳之经，既下膺中则皆与太阳合，是以寒邪一犯太阳，遂伤肺及心，以犯皮毛血脉，为心肺之所合，如皮毛懔懔，鼻塞声重，畏寒无汗，以及心烦，皆太阳病，而肺与心皆为之变也。仲景治太阳伤寒，设麻黄汤发汗以疏肺，设桂枝汤和表止烦以宁心，岂非治太阳即以治太阴少阴，且治太阴少阴正所以治太阳乎，是太阳一经，实兼摄手二阴矣。故其为病，实则鼻窒，头痛，目似脱，泪出，项似拔，腰似折，髀不可以曲，腘如结，腨如裂是为踝厥，痔、疟、癫、狂，脐反出，下肿便脓血，肌肉痿，少腹胀痛，按之欲小便不得。若虚则鼽衄，小便不禁，遗尿，膀胱气。皆其候也。古人谓太阳病并有时连及阳明，经曰：肝胆同归津府。所以太阳厥阴，同为一治。又曰：膀胱肾合为津液。肾所以主二便之难，此膀胱所以连及诸经而为病也，故膀胱病，小便秘，不得任用热药。经又曰：胞移热于膀胱，则为遗溺闭癃。又曰：小腹膀胱，按之内痛，若沃以汤，涩于小便，上为清涕，则为胞痹。注云：胞内居之，则知胞居膀胱之内也。其胞痹之证，由风寒湿邪客于胞中，气不能化出，故胞满而水道不通，以致小腹膀胱俱痛，而涩于小便也宜肾着汤、肾沥汤、巴戟丸。而胞与膀胱，皆有上口，无下口。至胞之为患，有转胞证，另详于后。然转胞为胞本病，而患之所及，又能令目病。如能远视，不能近视，有其火无其水也，当补肾宜地芝丸、六味地黄丸。能近视，不能远视，有其水，无其火也，当补心宜定志丸加茯苓。通及心肾，而近视不能远视宜空心服四物汤加泽泻、茯苓、牡蛎，临卧服远志丸加甘菊、密蒙花。皆胞所致病也。总之，凡目病，血胜则痛，血胜则痒，又能致头风宜川芎、瓜蒂，又能致头汗，亦皆胞所致病也。

【膀胱形质】《内经》曰：水液自小肠泌，则汁渗入膀胱之中，胞气化之，而为尿以泄出也。东垣曰：膀胱虽为津液之府，至于受盛津液，则又有胞居膀胱之中。《类纂》云：膀胱者，胞之室也。《灵枢》曰：鼻孔在外，膀胱泄漏。又曰：肾应骨，密理厚皮者，三焦膀胱厚；粗理薄皮者，三焦膀胱薄；疏腠理者，三焦膀胱缓；皮急而无毫毛者，三焦膀胱急；毫毛多而粗者，三焦膀胱直；稀毫毛者，三焦膀胱结。

【膀胱证治】《内经》曰：膀胱不利为癃，不约为遗尿。《入门》曰：膀胱病者，热结下焦，小腹苦满，胞转，小便不利，令人发狂，冷则湿痰上溢，而为多唾，小便淋沥，故遗尿。

鳌按：小便不禁，由膀胱气虚，加减八味丸倍山萸，加乌药、益智仁、补骨脂，是主药也。小便不通，由膀胱邪热，五苓散、益元散，是主药也。

【膀胱绝候】《内经》曰：遗尿狂言，目反直视，此膀胱绝也。又曰：膀胱绝者，戴眼反折、瘛疭，其色白，绝汗乃出，绝汗出，则死矣。

膀胱气　膀胱经病也。其证小腹肿痛，必小便秘涩宜五苓散加茴香、葱白、盐。服药后，若下小便如墨汁，膀胱之邪去矣，邪去而便通痛止矣宜随用硼砂丸。《入门》以癀疝有四种，其一种水癀，外肾肿大如升如斗，不痛不痒，为即膀胱气，宜备参究。

而其为证，有由膀胱肾虚，结成肿痛者宜茱萸内消丸。有膀胱气连胁下痛者宜杨氏麝香元。有由蕴热，阴囊肿胀，大小便不通者宜三白散。有膀胱气痛不可忍者宜蠲痛元、金铃散、三疝汤。有证由新得者宜橘核散。有年久不愈者宜橘核丸。

【膀胱气证治】《纲目》曰：小腹痛者三：肝病，小腹引胁痛。小肠病，小腹引睾丸腰脊痛。膀胱病，小腹肿痛，不得小便。又曰：神保元治膀胱气胁下痛，最妙。通用橘核丸、橘核散。

【导引】《保生秘要》曰：用手紧鼎幽阙，纳气数口，而紧紧顶闭纳之，立效。

【运功】《保生秘要》曰：因欲火积滞，外肾复感冷气，故作胀痛，不可胜言，注意从外肾提气至内肾，右运二七遍，即从内肾想一火，提至顶门，略凝，而后行吹吸之法。

转胞证 水逆气迫病也，亦作转脬证。《直指》曰：此证皆由强忍小便，或尿急疾走，或饱食走马，或忍尿入房，使水气上逆，气迫于脬，故屈戾而不得舒张也，脬落即殂。又曰：此证孕妇多有之，患在忍缩小便，或醉饱入房，使小肠之气逆而不通，大肠之气与之俱滞，外水不得入膀胱，内水不得出膀胱，淋沥急数，每欲尿时如不可言，大便亦里急频并，似痢非痢，必以手按脐下，庶可立出，小便甚者，因此腹胀浮肿。治法，用凉药疏利小肠中热，仍与通泄大肠，迨其腹中搅痛，大便大下，则尿脬随即归正，小便自然顺流。丹溪曰：胎妇转脬之证，禀受弱者，忧闷多者，性急躁者，食厚味者，大率有之，古方用滑利疏导无效，因思脬为胎所堕，展在一边，脬系了戾不通尔。胎若举起，悬在中央，脬系得疏，水导自行。一妇患此，诊之两手似涩，重取则弦，此得之忧患，涩为血少气多，弦为有饮，遂以参术饮空心煎服，遂以指探喉中，吐出药汁，俟少顷，又与一帖，次早亦然，如是与八帖而安。此法恐偶中，后历用数人皆验。据此二说，一用泻，一用吐，皆所以疏通其气，而使之流注也。至转脬之候，必脐下急痛，小便不通，此所以与寻常溺闭有异。若老人有脬转困笃欲死者，又与少年不同治宜六味丸倍泽泻，盖少年不须补益，只与利导足矣宜蒲黄散、滑石散。又有惊忧暴怒，气乘膀胱郁闭，而脬系不正，遂至小便卒暴不通，小腹膨胀，气上冲心，闷绝欲死者，此其治法，必当兼气分宜葱白汤。即如孕妇转脬，治法虽不同，要必兼补气血宜参术饮、参术汤。此皆胞之为病，所当从胞而治者也。

【胞为尿器】 东垣曰：膀胱虽为津液之府，至于受盛津液，则又有脬而居膀胱之中焉。故《内经》云：脬移热于膀胱。《灵枢》云：膀胱之脬薄以濡。《类纂》云：膀胱者，脬之室。夫脬之居于膀胱也，有上口而无下口，津液既盛于脬，无由自出，必因乎气化，而后能渐渍浸润于胞外，积于胞下之空处，遂为尿以出于前阴。若使脬下无空处，则人尿急时，至厕安能即出乎？夫惟积满脬下之空处，而不可再容，故急，急则至厕即出矣。

治膀胱病诸药要品及方十

膀胱实宜润渗黄柏　知母　滑石　木通　瞿麦　车前子　旋覆花　茯苓　猪苓　泽泻

膀胱虚宜补气人参　山萸　天冬　麦冬　牛膝　益智仁　金樱子　五味　杞子　柏子仁　虚加牡蛎、鹿茸、桔梗、桑螵蛸、鸡肫皮

既济丸〔膀胱虚〕　菟丝子　益智仁　肉苁蓉　茯苓　韭子　当归　熟地各五钱　牡蛎　盐黄柏　盐知母　酒山萸去核，各三钱　五味子一钱

面糊丸，空心盐汤下百丸，治小便不禁。

葵子丸〔膀胱实热〕　冬葵子　赤苓　猪苓　枳实　瞿麦　滑石　木通　黄芩　甘草　车前子各一钱　姜五片

治小便不通。

巴戟丸〔胞痹〕　巴戟两半　桑螵蛸麸炒　姜远志　酒生地

山药　附子　酒川断　酒苁蓉各一两　杜仲　金石斛　鹿茸　龙骨　菟丝子　五味子　山萸　官桂各三钱

蜜丸，空心酒下五七十丸。治胞痹小便涩而不通。

肾着汤〔又〕　炒干姜　茯苓　炙甘草　白术各二两

共为末，每服用四钱，水一钟，煎七分，空心温服。此方兼治肾虚伤湿，腰极重极冷而痛，不渴，小便自利，此名肾着证。

肾沥汤〔又〕　麦冬去心　五加皮　犀角镑，各一钱半　姜汁炒杜仲　桔梗　煨赤芍　木通各一钱　桑螵蛸一个

水二钟，入羊肾少许，煎八分，食前服。

地芝丸〔补肾〕　熟地　天冬各四两　枳壳　甘菊各二两

蜜丸。

六味地黄丸〔又〕　熟地　山药　山萸　丹皮　茯苓　泽泻

蜜丸。

定志丸〔补心〕　茯苓　茯神各三两　石菖蒲　远志各二两　朱砂一两，内半为衣

蜜丸。

四物汤〔近视〕　川芎　当归　白芍　生地

远志丸〔又〕　麦冬　石菖蒲　甘菊　远志各五钱　杞子　熟地各四钱

蜜丸。

附载：仲景分别标本方药

标麻黄　桂枝　黄芪　白术　防风　防己　制苍术　羌活

本五苓散　白术　肉桂　茯苓　猪苓　泽泻　加滑石

治膀胱气方十

五苓散〔溺闭〕　肉桂　白术　茯苓　猪苓　泽泻

硼砂丸〔药后〕 木香 沉香 巴霜 青皮 铜青 硼砂

茱萸内消丸〔肾虚〕 山萸 吴萸 川楝子 马兰花 茴香 青皮 陈皮 山药 肉桂各二两 木香一两

酒糊丸。此方兼治膀胱肾虚，致成寒疝，偏坠引痛，及小肠奔豚、痃癖等证。

杨氏麝香元〔胁痛〕 木香 胡椒各一两 全蝎 巴霜各四钱 麝香一钱

蒸饼丸，麻子大，朱砂为衣，汤下五七丸，能寻诸处痛。凡膀胱气、胁下痛，最难治，此方主之。神保元，即此方无麝香，亦是治膀胱气痛要药。

三白散〔蕴热〕 白丑头末，一两 桑白皮 白术 木通 陈皮各二钱半

共为末，每一钱，姜汤下。

蠲痛元〔痛甚〕 延胡索一两 川楝肉 茴香各五钱 白丑头末 当归 高良姜 青皮 木香 乌药各二钱半 全蝎七个

姜汁浸，蒸饼糊丸，烧绵灰调酒，送下三五十丸。

三疝汤〔又〕 车前子二钱四分 茴香一钱六分 葱白一钱二分 沙参八分

橘核散〔新病〕 橘核钱半 桃仁十五粒 山栀一钱 川乌 吴萸各五分

各炒为粗末，水煎。

金铃散〔又〕 金铃子三十枚，巴豆肉三十枚，各切片同炒焦色，去巴豆，以茴香炒，与金铃肉等分，并入木香一钱半，共为末，每二钱，水酒各半，煎葱白汤调下。

橘核丸〔久病〕 橘核炒 盐酒炒海藻 盐酒炒昆布 盐水洗海带 麸炒桃仁 炒川楝肉各一两 酒炒延胡索 厚朴 枳实 肉桂 木香 木通各五钱

酒糊丸，温酒或盐汤下。

治转胞证方六

六味丸 〔老人〕 熟地 山萸 山药 丹皮 泽泻 茯苓

蒲黄散 〔总治〕 蒲黄 滑石等分

为末，每三钱，鸡子清调下。

滑石散 〔又〕 寒水石二两 滑石 乱发灰 车前 木通各一两 冬葵子一合

葱白汤 〔惊忧〕 陈皮三两 冬葵子一两 葱白三茎

水五升，煎三升，分三服。

参术饮 〔孕妇〕 川芎 当归 白芍 地黄 人参 白术 半夏 陈皮 甘草 姜三 枣二

服后探吐。

参术汤 〔又〕 人参 白术 当归 白芍 半夏 陈皮 甘草

服后探吐。

小便闭癃源流

小便黄赤 遗溺 饮后即便 交肠证

小便闭癃，肝与三焦及督脉病也。言三经而不及膀胱者，以膀胱但主藏溺，而不主出溺也。经云：肝脉过阴器，病闭癃。又云：女子督脉入系廷孔廷孔，正中直孔，即溺窍也，男子循茎下至篡阴茎之端也，病不得前后。又云：三焦下腧并太阳正脉入络膀胱，约下焦，实则闭癃，虚则遗溺。据经观之，闭癃之证，舍三经何属哉？虽然，其致病之由，实各有异，膀胱藏溺，气化则出，而主气化者，肺也，若燥则不能生水，气化不及膀胱，法当清金润肺宜紫菀、麦冬、车前、丹皮、茯苓。如脾湿不运，水谷不精，不能上输于肺，使肺得行其津液以生水，法当燥湿健胃宜茯苓、半夏、白术、苍术。如肾水燥热，以致膀胱不利，法当滋肾涤热宜知母、黄柏、茯苓、通草、泽泻。又或水液只渗大肠，小肠因而燥竭，宜以淡渗之品分利之宜茯苓、猪苓、通草、泽泻。又或气滞，不能通调水道，下输膀胱，必以顺气为急宜枳壳、木通、橘红、苏子。又或心火盛，以致小肠多热，急当清心宜黄连、犀角、天冬、麦冬。又或由乎大虚，须与温补以行其水宜金匮肾气丸。又或忿怒气结，闭遏不通，须开郁破气宜郁金、槟榔、桔梗、枳实。至若三焦实热，则惟用纯阴之品，以化其阳而已上焦热，宜山栀、黄芩；中焦热，宜黄连、黄芩；下焦热，宜知母、黄连。此治闭癃之大法也。乃丹溪独以吐法通小便，盖亦犹滴水之器，上窍通，下窍自出之意，其旨微妙，有可参用。其法气虚者，先服药宜补中益气汤，后用吐。血虚者，亦先服药，后用吐宜芎归汤。痰多者，亦先服药宜二陈汤，后吐。气闭者，用药为探吐宜香附、木通。血瘀小便闭者，则以牛膝、桃仁为要药。尝采其法，用之颇效。虽然，闭癃之异，究何如哉？新病为溺闭，点滴难通也，久病为溺癃，屡出而短少，《纲目》谓即癃病也。此二证之实也。若夫溺有余沥，全由于肾气之虚，须当补益为要宜覆盆子、菟丝子、五味子、沙蒺藜、益智仁、莲须、山萸、牡蛎、龙骨、芡实。

【脉法】 仲景曰：肾脉滑实为癃㿗。《脉诀》曰：便血则芤，数则赤黄，实脉癃闭，热在膀胱。《医鉴》曰：少阴微者，气闭膀胱。《纲目》曰：癃病脉细，不治。

【小便不利】 仲景曰：阴虚，则小便难。丹溪曰：小便涩者，血因火烁，下焦无血，气不得降，而渗泄之令不行也，宜补阴降火。《入门》曰：小便难者，出不快也。经曰：阳入阴分，则膀胱热而小便难。《直指》曰：肾虚，小便数而沥，如欲渗之状，宜温补。《纲目》曰：小便数而不利者有三：若大便泄泻，而津液涩少，一也，宜利而已。热搏下焦，津液不能行者，二也，必渗泻乃愈。若脾胃气涩，不能通调水道，下输膀胱而化者，三也，可咽气令施化而出，如茯苓琥珀散，用泽泻、滑石、赤苓、白术、猪苓、琥珀、肉桂、炙草者是也，不得混治。

【小便不通】《内经》曰：胞移热于膀胱则癃，尿血。元素曰：热在下焦，填塞不通，其证小便闭塞而不渴，时见躁者是也。东垣曰：小便不通，有气血之异，如渴而小便不通者，热在上焦气分，宜清肺。如不渴而小便不通者，热在下焦血分，宜滋肾。又曰：血涩致气不通而窍塞，宜导气除燥。《纲目》曰：小便不通脐下状如覆碗，痛闭难忍，治法有二：如气不能化而不通，则用陈皮茯苓汤调木香、沉香末二钱空心服，兼用吐法以提之。如血瘀于下而不通，则用桃仁承气汤之类。《回春》曰：呕哕而小便不通者，难治。中满鼓胀，病小便不通者，难治。《正传》曰：老人气虚短，作小便不通，为下焦血气干者死鼻头色黄者，小便必难。

【闭癃宜吐泻】丹溪曰：水道不通，属气虚、血虚，有实热，有痰气闭塞，皆宜吐之，以提其气，气升则水自降，盖气承载其水也。又曰：实热癃闭，用八正散，盖大便动，则小便自通矣。《直指》曰：水道不行，其本在肾，合用牵牛、泽泻，其末在肺，合用葶苈、桑皮，更以木通、滑石佐之，又能透达。虽然，大便小便，脉络相贯，人有多日小便不通，但使大泻数行，则小便自通。

【尿色】《内经》曰：水液浑浊，皆属于热。《资生》曰：小便有五色，惟赤白色者多，赤色多因酒得之，白色乃下元虚冷。

【导引】《保生秘要》曰：搓小纸捻入鼻中，俟打嚏喷，小水自通，此治闭塞。若迟塞，多搓掌心及涌泉穴，退火安静，或再行运功法，自效。

【运功】《保生秘要》曰：及小肠证同法，从归元法旋运，而下旋至病处，多运数十回，复绕而上，撤而散之，周而复始，如法渐行谷道，去浊，提回守静。

小便黄赤 实热病也。凡脏腑皆能为之，而下焦更甚。经曰：肝热病者，小便先黄宜火府丹。又曰：胃气盛，则身以前皆热，消谷善饥，溺色黄宜凉胃汤。此二条言肝胃有实热，故黄赤也。又曰：肺气虚，则肩背痛寒，少气不足以息，溺色变宜加味补中益气汤。又曰：冬脉不及，令人眇清脊痛，小便变宜温肾汤。此二条言肺肾虚寒，故黄赤也。又曰：厥阴之胜，胠胁气并，化而为热，小便黄赤宜青皮、赤芍、防风、柴胡。此一条言气运之属风而黄赤者也。又曰：少阴司天，热淫胜，病溺色变宜黄柏、山栀。又曰：少阳之胜，溺赤，善惊宜山栀、黄芩。又曰：阳明司天，燥气下临，暴热至，阳气郁发，小便变宜黄芩、石膏。此三条言运气之属热而黄赤者也。又曰：中气不足，溲便为之变宜加味补中益气汤。此一条言脾家虚，故黄赤也。又曰：小便黄者，小腹中有热也。此则言下焦之热，不可不清之利之者宜四苓散。然下焦之热，岂但是哉，或由肾虚有火宜补阴丸，或由膀胱蓄热宜葵子汤，亦或由小肠燥结宜赤茯苓汤，固当分别治之。

【小便黄赤形证】《得效》曰：上盛下虚，小便赤涩，必致成淋。

【尿色】《内经》曰：足阳明之脉病，气盛，则尿色黄。仲景曰：疸证小便如黄柏汁。《正传》曰：下焦无血，小便涩数而黄色。

遗溺　肾小肠膀胱三经气虚病也。而经又推及肺肝督脉，缘肺主气以下降生水，输于膀胱，肺虚则不能为气化之主，故溺不禁也宜补中益气汤，不愈，当以黄柏、生地、麦冬清其热。肝督二经之脉，并循阴器系廷孔，病则营卫不至，气血失常，莫能约束水道之窍，故遗溺不止也肝病宜川芎、归身、泽泻、白芍，督脉病宜荆芥、黄连、防风。若夫肾上应于肺为子母，母虚子亦虚，其遗数宜也宜菟丝子散。小肠主传送，故其气虚，亦患遗溺也宜茯苓、泽泻、赤石脂、白芍、生地。膀胱者，水泉所藏，虚则不能收摄，而溺自遗也宜菟丝子散、固脬丸，如挟寒，家韭子丸，挟热，白薇散，滑脱，牡蛎丸。以上皆小便不禁之由于诸经者也。至如小儿睡中遗尿，多由于实热，而间或因寒宜沈氏閟泉丸，挟寒，去山栀，加萸肉、巴戟、干姜。老人淋漓不禁，多由于虚寒，而间亦有热宜大菟丝子丸为主，酌其寒热以为治，不可不审也。妊妇尿出不知，或由脬热宜加味逍遥散，或由脾肺气虚宜补中益气汤，或由肝肾阴虚宜六味丸，不可不审也。产后小便不禁，或由脬损宜沈氏固胞汤，或用八珍汤、补脬饮，或由膀胱气虚宜加味补中益气汤，或由膀胱阴虚宜补肺肾，不可不审也。果如是，遗溺之病，亦何足虑哉？

【遗溺原由证治】《内经》曰：膀胱不约为遗尿。又曰：水泉不止者，是膀胱不藏也。《直指》曰：肾与膀胱俱虚，内气不充，故脬中自滑，所出多而色白，是以遇夜而阴虚愈多。又曰：下焦蓄血，与虚劳内损，则便尿自遗而不知。又曰：下焦虚寒，不能温制水液，则尿出不禁。又曰：经云，水之本在肾，其末在肺，则知天一之水自上而下，相为贯通也。丹溪曰：小便不禁，属热、属虚，热者五苓散合黄连解毒汤，虚者五苓散合四物汤加山萸、五味子。又曰：下虚内损而不禁，宜补膀胱阴血，泻火邪为主。《入门》曰：伤寒热病，及风温狂言直视遗尿者，不治。

【尿色】 丹溪曰：小便不禁，赤者有热，白者气虚。

饮后即便 精气耗散病也。《内经》曰：饮入于胃，游溢精气，上输于脾，脾气散精，上归于肺。《灵枢》曰：人饮酒，酒入胃，谷未熟而小便独先下。盖酒者，熟谷之液，其气悍以清，故后谷而入，先谷而液出焉，以是知饮入胃而遽觉至脐下，即欲小便者，皆精气衰耗，不能输于脾、归于肺也。东垣以为不输脾归肺，心火必上攻，使口燥而咽干，旨哉言矣宜补中益气汤。

【便溺原委】 东垣曰：溲尿者，水也，水之下流，其性则然也。饮入于胃，其精气虽上升，其本体固不能上升，则岂可谓小便独为气化所成哉？

交肠证 阴阳失度病也。此证惟妇人多有之，或因病后，或因嗜酒，血枯气耗，阴阳失于传送，故大小肠错乱，往往小便中出大便，亦大便中出小便，而成此证也宜五苓散，如不愈，以旧幞头烧灰酒服。

【交肠证治】 丹溪曰：一妇人嗜酒，常痛饮，忽糟粕出前窍，溲尿出后窍，六脉皆沉涩，与四物汤加海金沙、木香、槟榔、桃仁、木通，服之而愈。此人酒多，气升不降，阳极虚，又酒湿积久生热，煎熬其血，阴液大虚，阴阳俱虚，而暂时活者，以其形实，而酒中谷气尚在故也，三月后必死，果然。《回春》曰：一妇人病愈后小便出屎，先服五苓散二剂，又用补中益气汤而愈。

治闭癃方六

金匮肾气丸 〔大虚〕 熟地 山萸 山药 丹皮 茯苓 泽泻 附子 肉桂 牛膝 车前子

补中益气汤 〔气虚〕 人参 黄芪 当归 白术 升麻 柴胡 炙草 陈皮 姜 枣

芎归汤 〔血虚〕 川芎 当归

二陈汤 〔痰多〕 茯苓 甘草 半夏 陈皮

桃仁承气汤 〔血瘀〕

八正散 〔实热〕 大黄 木通 瞿麦 萹蓄 滑石 山栀 甘草 车前 灯心各一钱

治小便黄赤方七

火府丹 〔肝热〕 黄芩钱半 生地三钱 木通四钱

空心服。

凉胃汤 〔胃热〕 黄连 甘草 陈皮 茯苓

食远服。

加味补中益气汤 〔肺寒〕 人参 黄芪 当归 白术 升麻 柴胡 甘草 陈皮 茯苓 车前 姜 枣

温肾汤 〔肾寒〕 附子 肉桂 熟地 牛膝 茯苓 生姜

空心服。

补阴丸 〔肾火〕 黄柏 知母 龟板 杞子 杜仲 侧柏叶 砂仁 五味子 甘草

猪脊髓、地黄膏为丸。

四苓散 〔下热〕 茯苓 猪苓 泽泻 白术

葵子汤 〔膀胱热〕 冬葵子 赤茯苓 猪苓 枳实 瞿麦 滑石 木通 黄芩 车前子 甘草各一钱 姜五片

治遗溺方十七

补中益气汤 〔肺虚〕 方详上。

加味补中益气汤 〔膀胱虚〕 方详上。

菟丝子散 〔肾虚〕 菟丝子 五味子 肉苁蓉 杜仲 牡蛎 鸡肫去黄皮，微炒

共为末，每服二钱。

固脬丸 〔膀胱虚〕 茴香 附子 戎盐 桑螵蛸 菟丝子

酒糊丸。

家韭子丸 〔挟寒〕 韭子 鹿茸 牛膝 熟地 归身 肉苁蓉 菟丝子 金石斛 巴戟 杜仲 肉桂 干姜

酒糊丸。

白薇散 〔挟热〕 白薇 白蔹 白芍等分

牡蛎丸 〔滑脱〕 牡蛎 赤石脂

酒糊丸。

沈氏閟泉丸 〔小儿〕 益智仁 茯苓 白术 白蔹 黑山栀 白芍

此余自制方也，用之颇效。

大菟丝子丸 〔老人〕 菟丝子 泽泻 鹿茸 石龙芮 肉桂 附子 金石斛 熟地 茯苓 牛膝 山萸 川断 肉苁蓉 杜仲 防风 补骨脂 荜澄茄 沉香 巴戟 茴香 川芎 五

味子　桑螵蛸　覆盆子

加味逍遥散　〔脬热〕

六味丸　〔肝肾虚〕

沈氏固胞汤　〔脬损〕　酒炒桑螵蛸二钱　酒黄芪五钱　沙苑子　萸肉各三钱　酒炒全当归　茯神　茺蔚子各二钱　生白芍钱半　升麻二钱

羊小腊子一个，洗净，煎汤代水煎药。此余自制方也，屡用神效。

八珍汤　〔又〕　人参　茯苓　白术　甘草　生地黄　川芎　当归　白芍

补脬饮　〔又〕　生黄绢一尺，剪碎　白牡丹根皮一钱　白及一钱

将二味为末，水一碗，煮至绢烂如饴，空心顿服。服时不得作声，如作声，即不效。

五苓散　〔因热〕　肉桂　白术　茯苓　猪苓　泽泻

黄连解毒汤　〔又〕　黄连　黄柏　黄芩　山栀等分

四物汤　〔因虚〕　川芎　当归　白芍　地黄

治饮后即便方一

补中益气汤　〔总治〕　方详上。

治交肠证方三

五苓散　〔总治〕　方详上。

补中益气汤　〔又〕　方详上。

四物汤　〔又〕　方详上。

杂病源流犀烛 卷八

肾病源流

奔豚 肾痈 肾俞发 土龙疽

足少阴肾脉，起于足小指之下，斜趋足心，至然谷之下，循内踝之后，别入跟中以上踹内，又出腘内廉，上股内后廉，贯脊，到肾，络膀胱。其支者从肾上贯肝膈，入肺中，循喉咙，挟舌本。其支者从肺出络心，注胸中，次注手厥阴心包络经。每日酉时，周身气血俱注于肾。足少阴肾经，多气而少血。

少阴者，阳气初转，阴气乍生之谓。太阳寒水司气，独归于肾，故肾为阳初转、阴乍生之少阴，盖以肾之气，主蛰伏，主归藏，天地敛藏之气，必归于此，是以肾得主寒水也，是以为先天根柢与心火相对待也。然肾虽主寒水，而与心火南北对待，而先天有真火亦涵于此，是火也，乃命门真阳之火，安身立命之主，即坎中一画乾阳，以运化生长收藏之原也。是肾固以寒为位，以水为体，以火为本，故其坚滑者，水之体也，其流行者，火之本也，所以诸脏各一，独肾有水火两具，而命门真火，与蛰藏真水两相并见。然坎中一阳，要即藏于两阴之中，故命门之火，亦即涵于真水之内，初非火是火，水是水，截分为二者，殆如天地之阴阳动静然，静极而动，阳生阴中，遂能升阴精以上奉心主，此升坎填离，水火既济，皆先天之神妙，不可思议者也。先辈云：肾之脏，水犹海，火犹龙，水暖则龙潜，水寒则龙起，是肾火炎炽为患，皆由肾水虚寒。而肾既虚寒，益为脾土所克，其病自日生矣。此言水火不能相济，因为致病之由也，而不但已也。肾家本有水火两病，火病者，龙火腾炽，上烁为害也，其证有口热咽干，烦心，心如悬，喝喝而喘，面如漆柴，咳唾有血等类；水病者，寒湿之淫，所胜为灾也，其证有跗肿骨痛阴痹，时眩清厥，腹大胫肿，喘咳身重，寝汗，头项痛，饥不欲食，寒气自伤，意不乐等类，是则肾之病有可指数者。虽然，水由地中行，克水者固为土，而为水所藏者，亦即土也。试观江湖河海，未有不载于土上，行于土中者，故其水得土之冲气，而足为蛟龙之所潜藏。若涧壑之水，非不清澈，要皆寒冷沁骨，故虽鱼虾之细，亦不能养，明乎此，亦可知肾之蛰藏，必藉土封之力，《内经》所以谓肾合精，其主脾，不曰克而反曰主也。罗淡生亦云：水藏土中，此前人补肾用六味，当知其入茯苓、山药之妙是已。但脾药甚多，而必用此二味者，实因补水故补土，水本湿土，又易生湿，故必须此二味，能渗土中之湿，则土既无湿淫之患。而水之藏土中者，亦自若其性，而不至湿与湿并，多溃溢之病矣，此六味不用其他脾药，而必用茯苓、山药者，其旨更自深微不可不知也。况乎先哲之言曰：肾家水不足，勿扑其火，须滋阴之真源以配火；肾家火不足，勿伤其水，须益火之源以配水。果能知其所以然以治瘳之，肾家水火两病，吾知免矣。

【脉法】《脉经》曰：男子脉，微弱而涩，为无子，肾经不足，精气清冷也。《脉诀》曰：遗精白浊，当验于尺，结芤动紧，二证之的。又曰：涩脉为精血不足之候，丈夫脉涩号伤精。

【两肾同归一腑】《入门》曰：小便清利，脉沉迟，是冷气归肾；小便赤涩，脉沉数，是热气归命门。是肾与命门脉同者，谓其所受之病，同归于膀胱一腑也。

【肾病证治】《灵枢》曰：有所用力举重，若入房过度，汗出浴水则伤肾。又曰：邪在肾，则病骨痛阴痹，阴痹者按之而不得，腹胀腰痛，大便难，肩背颈项痛，时眩。《内经》曰：脾传之肾，病名曰疝瘕，少腹冤热而痛，出白，一名曰蛊。注云：出白，溲出白液也。又曰：肾热者，色黑而齿枯。又曰：大骨枯，大肉陷，肩髓内消，动作益衰，真脏见肾脏也，期一岁死。又曰：肾苦燥，急食辛以润之，开腠理，致津液，通气也；肾欲坚，急食苦以坚之，用苦补之，咸泻之。又曰：肾病禁焠烪，热食，温炙衣。《难经》曰：久坐湿地，强力入水，则伤于肾。又曰：外证善恐，数欠，面黑；内证脐下有动气，按之牢若痛，其病逆气，少腹急痛，泄痢下重，足胫寒而逆。

【肾气间甚】《内经》曰：肾病者，夜半慧，四季甚，下晡静。

【肾绝候】《灵枢》曰：足少阴气绝，则骨枯。少阴者，冬脉也，伏行而濡骨髓者也。故骨不濡，则肉不能着也。骨肉不相亲，则肉软却。肉软却，故齿长而垢，发无泽。发无泽者，骨先死，戊日笃，己日死。《脉经》曰：肾绝四日死，何以知之？齿为暴枯，面为正黑，目中黄色，腰中欲折，自汗如流水。一云：人中平，十日死。仲景曰：溲便遗矢，狂言，目反直视者，此为肾绝也。脉浮而洪，身汗如油，喘不休，水浆不下，形体不仁，乍静乍乱者，此为命门绝也。

【肾气滞涩保养法】《保生秘要》曰：凡人气旺，则血荣而润泽；气绝，则血枯而灭形。故气虚弱，则滞涩而成病。如涩于肾，诸寒收引，皆属肾水气弱，或作腰疼，水枯瞳人昏暗，两耳难察律音。冬月水旺，宜吐纳按节，吹气调和，会意掌心。所忌须避寒冷，最宜早卧迟升。大抵冬月敛藏气闭，至阴已极，宜节欲，养一阳之初生。盖阴阳交精，子南合璧，万物气微，在下不可动摇，守此则保寿无疆。

肾之积曰奔豚，发小腹，上至心，如豚奔走状，上下无时，久则喘逆，骨痿，少气，脉沉而滑宜奔豚丸、增损五积丸，皆由肾虚，脾家湿邪下传客肾所致，治法宜补气健脾，辛温散结。

【脉法】《脉诀》曰：五积属阴，沉伏附骨，肝弦心芤，肾沉急滑，脾实且长，肺浮喘卒。《医鉴》曰：腹中有积，脉忌虚弱。《纲目》曰：内有积不见脉，难治；见一脉相应，为易治。

【肾积证治】《永类钤方》曰：经云：治积聚，有化积、消积、挨积、磨积，而无下积之说，盖不可直便取下，以伤胃气也。《得效》曰：治肾积，有奔豚丸，又有奔豚汤。

肾痈 肾气衰败病也。其发处正与内肾相对。大抵突起皮赤者易安，陷入皮黑者难愈宜加减八味元、加味十奇散、十六味流气饮，托里散加山栀、黄芩、杏仁、连翘，盖不可视为轻证也。而肾痈之外，又有**肾俞发**，亦为肾脏虚证。其疮起于脊骨十四椎肾俞穴，及肾俞下之腰俞穴，此两处，皆属至虚地位，不拘痈疽，但发此两处者，皆宜防毒气内攻，急当补益内气令实，方可开破，以内气实，则毒气不能内攻，且易得溃，此皆治于未成之前者也。若已成溃破，犹宜峻补已未成补药，俱宜参、芪、归、术，勿使淹滞，久不收口，至成漏管，此则治于已成之后者也。大约补益之药，以补肾为主，补脾次之，补气、补血又次之。而尤不可犯者，是房欲，若犯，必至不救，男女皆然。又有一证名**土龙疽**，亦发肾俞及胃俞两处。其发也，必寒热大作十数日，大汗展颈，身热如火。陈文治云：九日可刺，脓青黑者死，血脓者不死，失而不刺，其上下亦黑，二十日死，亦言其证之重且急，医者所当详察而理之也宜消毒散，防风通圣散去大黄、麻黄、芒硝。

【肾痈等证治】《灵枢》曰：京门穴名隐隐而痛者，肾疽。上肉微起者，肾痈也。《内经》曰：肾痈胠下至小腹满。《入门》曰：五脏痈疽，俱宜十六味流气饮、仙方活命饮。肾俞发，宜千金内消散、仙传化毒汤、连翘败毒散。

治肾病诸药要品及方六

肾无实，故无泻法，因不列肾实之药。

肾虚宜滋阴除热生精补血地黄 杞子 牛膝 人乳 胡麻 杜仲 天冬 麦冬 肉苁蓉 黄柏 知母 五味 川断 山药 丹皮 柏子仁 山萸 车前 龟甲 青蒿 童便 干漆 沙蒺藜 朱砂 磁石 莲须 甘草 砂仁 龙骨 金石斛 鱼鳔 莲肉 牡蛎 远志 韭子 薤白 菟丝子 阿胶 茅根 戎盐 蒲黄 茯苓 萆薢 地骨皮 苡仁 桃仁 红花 白胶 桑椹 鹿茸 胡黄连 侧柏 枣仁 苏子 降香 通草 益智 覆盆子 人参 沉香 郁金 陈皮 木香 黄芪 鹿角霜 橘核 巴戟 仙茅 白术 河车 雀卵 鹿角胶 木瓜 茴香 附子 肉桂 蚕蛾 肉蔻 川楝子 补骨脂 蛇床子 狗阴茎 桑螵蛸 金樱子 荔枝核

六味地黄丸 〔肾水不足阴虚〕 地黄 山药 山萸 丹皮 茯苓 泽泻

此方如血虚阴衰，熟地黄为君；滑精，山萸为君；小便或多或少，或赤或白，茯苓为君；小便淋涩，泽泻为君；心气不足，丹皮为君；皮肤干涩，淮山药为君。按此《纲目》所载法也，可知此方之妙，四通八达，随用皆宜，固不必拘于地八、山山四、丹苓泽泻三之说，以为只宜于血虚阴衰之人矣。

补肾丸 〔又〕 酒龟板四两 酒黄柏 酒知母各三两 干姜一两

粥丸，空心盐汤下。

滋阴降火汤 〔肾水不足阴虚火动〕 白芍钱三分 当归钱二分 熟地 白术 天冬 麦冬各一钱 生地八分 陈皮七分 蜜知母 蜜黄柏 炙甘草各五分 姜三 枣二

八味丸 〔命门火不足阳痿〕 即六味丸加肉桂、附子各一两。再加车前子，名金匮肾气丸。

加减八味丸 〔水火兼补〕 熟地二两 山药 山萸各一两 酒蒸泽泻 丹皮 茯苓各八钱 五味子一两半 肉桂五钱

蜜丸，五更未言语时，酒或盐汤下，晚间空腹再服。

温肾散 〔肾命虚寒腰脊重痛〕 熟地钱半 肉苁蓉 牛膝 巴戟 麦冬 五味子 炙甘草各八分 茯神 干姜 杜仲各五分

煎服，为末，酒下二钱亦可。

附载：仲景大法及分别标本方药

有余为寒气，天雄、附子、山萸、补骨脂、阳起石；血，熟地、肉桂、巴戟、肉苁蓉

不足为热气，山药、远志、五味子；血，牡蛎、生地、蛤粉

肾温则实猪苓　车前　泽泻　滑石

肾虚则寒动于中肉苁蓉　补骨脂

盛则寒附子　肉桂

虚则燥天冬　当归　益智仁　生地　砂仁

咽痛咽物无妨不肿为寒，炙甘草汤、半夏干桔汤、肉桂、苦酒；咽物有妨肿痹为热，紫河车散、矾石散，尤重者速下之，下迟即咽闭也。《内经》曰：喉气通于天，咽气通于地，伤于风上先受之，伤于湿下先受之也

消渴益火之源使溺有余，乌附；壮水之主使渴不想饮，蛤蚧

消中调中，人参、五味子、茯苓、枸杞子

消肾益火消阴，八味丸加五味子；壮水制阳八味丸加五味子、地黄

干寒，人参、菖蒲、茯苓、朱砂；热，山萸、芡实、苁蓉、补骨脂

精滑黄连　远志　牡蛎　益智仁　黄柏　地黄　蛤粉　缩砂仁

涩脉男子失血亡精，女子半产漏下。因寒天麻，因热远志

命门有余，生地、朱砂、黄柏、知母、寒水石；不足，天雄、附子、肉桂、川乌、硫黄、阳起石。实，车前子、天冬、元参、黄柏、知母、麦冬、生地黄、丹皮、木通、泽泻、甘草、黄芩、白茯苓、牛膝、童便；虚，紫河车、人参、鹿茸、白胶、杞子、苁蓉、菟丝子、巴戟、五味、山萸、附子、仙茅、覆盆子、蚕蛾、雀卵、山药、莲肉、肉蔻、阳起石、砂仁、木香、吴萸、故纸、肉桂、蛇床子、狗阴茎、白马阴茎

阴囊湿痒黄芪　羌活　白蒺藜　白附子　共为末，汤酒任调，空心服，即将四味加吴萸、盘龙子煎汤洗。

一法，郁则折之，谓抑之制其冲逆也；过者折之，则以其畏也过，太过也，太过者，以其味泻之，以咸泻肾，酸泻肝，辛泻肺，苦泻心，甘泻脾，泻故畏，谓泻为畏也。

标麻黄附子细辛汤　麻黄附子甘草汤　细辛味辛温热以润肉，寒主头痛脑痛，百节拘挛，风湿痹痛，汗不出，血不行，所以主足少阴连及足厥阴也

标之本猪苓汤

本寒，四逆汤；热，大承气汤。厚朴、枳实，虽治大实大满，本治伤寒头痛，大风在皮，与大黄、芒硝同用，白膏而下无所通，与酒浸大黄同为佐使，仲景之法，可谓极矣

本之标白虎汤　姜附汤　通脉四逆汤

本之本承气汤　抵当汤　抵当丸　桃仁承气汤

治奔豚方三

奔豚丸〔总治〕　厚朴七钱　黄连五钱　川楝子三钱　茯苓　泽泻　菖蒲各二钱　延胡索一钱半　全蝎　附子　独活各一钱　川乌　丁香　巴霜各五分　肉桂二分

蜜丸，盐汤下，服法照息贲丸。

奔豚汤〔又〕　半夏二钱　川芎　当归各钱半　甘李根皮　干葛各一钱　黄芩　白芍　甘草各七分　姜三　枣二

增损五积丸〔又〕　黄连　厚朴　川乌　干姜　人参　茯苓

增损法详息贲条。

治肾痛方五

加减八味丸〔总治〕

加味十奇散〔又〕　当归　肉桂　人参　黄芪　川芎　白芷　防风　桔梗　厚朴　甘草　乳香　没药等分

为末，酒服三钱，不饮酒，麦冬汤下。一名固垒元戎，即十宣散加乳香、没药也。

十六味流气饮〔又〕　人参　当归　黄芪　桔梗　防风　木香　川芎　枳壳　白芍　白芷　肉桂　槟榔　厚朴　苏叶

乌药　甘草各六分

托里散〔又〕人参　黄芪各二钱　陈皮　白术　熟地　当归　茯苓　白芍各钱半　甘草一钱

此方治痈疽溃后，久未收敛，以此补托。另有神效托里散，是治痈疽肿毒能托里排脓者，其方用黄芪、忍冬藤各三钱，当归二钱，甘草一钱，水酒煎服。

仙方活命饮〔又〕大黄五钱　金银花三钱　归尾　皂角刺　陈皮各钱半　乳香　贝母　花粉　白芷　甘草节　赤芍各一钱　防风七分　没药五分　穿山甲三片，烧，另研

好酒入瓦罐内，封口煎熟，随疮上下饮之，服后再饮酒二三杯，侧卧而睡，忌酸物锡器。如在背皂角刺为君，在腹白芷为君，在四肢金银花为君。

此方通治一切痈疽毒肿，未成者内消，已成者即溃，排脓、止痛、消毒之圣药也。

治肾俞发方三

《千金》内消散〔总治〕大黄三钱　金银花二钱　酒归尾钱半　木鳖子去壳　赤芍　白芷　乳香　没药　皂角刺　僵蚕　瓜蒌仁　花粉各一钱　甘草节五分　穿山甲三片　蛤粉炒

酒水煎服。此方通治一切痈疽，及肠痈、肚痈、便毒，初起即消，已肿即溃，血从大便中出也。此方与仙方活命饮略同。

仙传化毒汤〔又〕金银花　花粉各钱二分　甘草节　防风　黄芩　白芍　赤苓　贝母　连翘　白芷各一钱　半夏七分　乳香　没药各五分

酒水煎。

此方通治一切痈疽、发背、乳痈、无名肿毒，未成立消，已成立溃。

连翘败毒散〔又〕羌活　独活　柴胡　前胡　金银花　桔梗　川芎　赤苓　枳壳　连翘　薄荷　防风　荆芥　甘草各

七分　姜三片

水煎。

此方治一切痈疽初发，憎寒壮热，甚者头痛拘急，状似伤寒，四五日前二三服，轻者自消。若不消，宜服仙方活命饮。

治土龙疽方二

消毒散〔总治〕　皂角刺　金银花　防风　当归　瓜蒌实　甘草节　大黄等分

水酒煎，食前温服，仍提掣顶中发立效。

此方症发三四日者可消。

防风通圣散〔又〕　赤芍　芒硝　滑石　川芎　大黄　桔梗　石膏　荆芥　麻黄各四分半　山栀　白术　连翘　当归　薄荷　甘草　防风　黄芩各八分

此方非表里俱实，大小便秘者，未可轻用。

虚损痨瘵源流

五痨六极七伤　煎厥证　解㑊证　食㑊证　二阳病

虚损痨瘵，真元病也。虚者，气血之虚。损者，脏腑之损。虚久致损，五脏皆有。损肺伤气，毛槁皮焦，急宜养气宜四君子汤。损心伤神，血脉不荣，急调荣卫宜八珍汤。损肝伤筋，筋缓不收，急当缓中宜牛膝丸、八味丸。损肾伤精，骨髓消减，急须益精宜金刚丸、煨肾丸。损脾伤仓廪，饮食不为肌肤，急应时饮食，适寒温宜十全大补汤。五脏之气，有一损伤，积久成痨，甚而为瘵。痨者，劳也，劳困疲惫也。瘵者，败也，羸败凋敝也。虚损痨瘵，其病相因，其实由于五脏如此。然五脏虽分，而五脏所藏，无非精气，其所以致损者有四，曰气虚，曰血虚，曰阳虚，曰阴虚。阳气阴血，精又为血本，不离气血，不外水火，水火得其正则为精为气，水火失其和则为寒为热。此虚损之大概。而气血阴阳，各有专主，认得真确，方可施治。气虚者，脾肺二经虚也，或饮食，或劳倦，气衰火旺，四肢困热，无气以动，懒于言语，动作喘乏，自汗心烦，必温补中气宜补中益气汤。血虚者，心肝二经虚也，吐血泻血，女人产后，或崩漏，或诸血失道妄行，眼花头晕，渐至吐血不止，或干血痨宜四物汤、当归补血汤。而阳虚阴虚，则又皆属肾。阳虚者，肾中真阳虚也，真阳即真火，审是火虚，右尺必弱，只宜大补元阳，亦不可伤阴气，忌凉润，恐补阴邪也，尤忌辛散，恐伤阴气也，惟喜甘温益火之品，补阳以配阴宜八味丸，沉阴自敛，阴从乎阳矣，所谓益火之原以消阴翳也。阴虚者，肾中真阴虚也，真阴即肾水，审是水虚，脉必细数，只宜大补真阴，亦不可伐阳气，忌辛燥，恐助阳邪也，尤忌苦寒，恐伐元阳也，惟喜纯甘壮水之剂，补阴以配阳宜六味丸加杞子、鱼鳔，虚火自降，而阳归于阴矣，所谓壮水之主，以镇阳光也。而二者之为病亦各有异，阳虚所生病，为热痨，口干咽痛，舌疮，涕唾稠粘，手足心热，大便燥，小便赤。然至咽疮失音，或尪羸，阳不举，脉细无根，脉数不伦渐已成瘵而难救宜逍遥散、坎离既济丹。阴虚所生病，为虚痨，吐痰白色，胃逆不思饮食，恶食，食不化，遗浊，便溏泄。然至泄不已，神瘁肉削，渐已成瘵而难救宜人参养荣汤、三白广生汤。二病之原，皆由劳心好色，以至真阳衰惫，邪火盛炽，真阴亏损，虚火炎烁，由是火蒸于上，则为咳血宜五汁膏，为潮热宜清骨散，火动于下，则为精浊宜龙齿丸，为泄泻宜归脾汤、三白广生汤，诸证蜂起矣。

然病之原，虽属阴阳之虚，而其证必各见于一经，就其证之所见，以审知为何经，而因以辨乎阴阳之所属，然后可与疗治。何言之？如现患精浊，又兼胫酸腰背拘急，知其病在肾也宜大菟丝子丸、补中地黄丸。现患喘咳嗽血，又兼皮枯，鼻塞声重，知其病在肺也宜保和汤。现患咯血多汗又兼惊惕，口舌疮，知其病在心也宜圣俞汤。现患梦遗，又兼胁疼，善怒，项强，知其病在肝也宜补肝汤、柴胡疏肝散，两方参用。现患溏泄，又兼腹痛痞块，饮食无味，四肢倦怠，知其病在脾也宜调中益气汤。此皆由阴阳之虚，以致病成于五脏者也。而犹不止此也，有杂病久不愈，病久必虚，虚久成痨者宜调荣养卫丸。有思虑过度，心气不舒，郁热熏蒸胸中，因生内热，而成痨者宜归脾汤。有房劳精损困乏，虚火目晕，耳聋，遗精，步履欹邪，而成痨者宜鹿胎丸。有饥饱伤脾，而成痨者宜补中益气汤加柴胡、山药。有积劳虚损，体瘦气短，好卧，寒热，而成痨者宜十四味建中汤。有负重受伤，而成痨者宜补中益气汤，如病久再为加减。有盛暑劳碌受伤，而成痨者宜清暑益气汤。有纵酒伤脾，而成痨者宜葛花解醒汤。有老人气血两亏，下体痿弱，不善食，而成痨者宜嵩崖脾肾丸，常服神仙延寿酒。有童男女禀受母胎之气，骨蒸黄瘦，口臭肌热，而成痨者宜麦煎散。有妇人女子经闭，或血热血枯而成痨者宜逍遥散、补血养阴丸。有情窦初开，有其心而无其事，邪火煎耗真阴，而成痨者宜清离滋坎丸。种种病因，难更仆数，而治之之法，要不外温补滋补两端，以阳虚即宜温，阴虚即宜滋也。然即用温，不得偏任辛香丁附之属，即用滋，不得偏任苦寒知柏之属，此士材所必谆谆诰诫也。由是推之，阳为气，阴为血，即阴阳之须补，益可知气血之应补矣。然古人云，阳生则阴长，又云血脱者补气，实以气药有行血之功，血药无益气之理也。又况血药滞腻，非痰多食少者所宜，血药清润，久用必多泄滑之患乎。夫虚痨之证，疑难不少，阴虚火动，内热烁金，必致损肺，寒热内炽，多服寒凉，必致伤脾，补脾必碍肺，须知燥热能食而不泄者，急当润肺，兼补脾宜滋阴清化丸加白术、建莲。若虚羸食少而肠滑者，虽喘嗽不宁，但当补脾，而清润宜戒宜三白广生汤，以土能生金，金不能培土，故补脾尤要也，古人谓痨病多死于泄泻，职是故耳。又如脾肾法宜兼补，但甘寒补肾不利于脾，辛温快脾益伤于肾，即两者而衡之，土能生金，金为水母，即肾虚宜补，当更扶脾，即欲壮脾，不忘养肾可耳或滋肾，而佐以沉、术、砂、莲。或快脾，而佐以菟丝、五味。故许学士有补肾不如补脾，孙真人有补脾不如补肾之说，两家虽似相反，要皆为虚痨家指示要法，医者当必辨证察脉，或补脾，或补肾，各当其施，庶无偏徇之弊。盖以血之原在肾，气之原在脾，故肺气受伤，而土为金母，必求助于脾，肝血受伤，而水为木母，必借资于肾，此二脏乘，则百疾作，二脏安，则百脉调，而病自息也。

且夫虚痨之由，有寒有热，皆由虚而感，感乎寒者阳伤，伤则虚，阳虚必阴盛，故受损自上而下，由肺而心而胃，治宜辛甘淡宜二术、当归、茯苓、茯神、桑皮、橘皮，过于胃，则不可治也；感乎热者阴伤，伤则虚，阴虚必阳盛，故受损自下而上，由肾而肝而脾，治宜甘缓温宜地黄、丹皮、白芍、知母、山萸、石斛、麦冬，过于脾，则不可治也。经曰：阳虚生外寒，阴虚生内热，阳盛生外热，阴盛生内寒，而寒与热二者常相因，而热为甚，故治之者必以热为凭，而寒为验。盖痨病必发热，其发热之由不一，有气虚热，必兼少气自汗，体倦心烦宜八珍汤加减。有血虚热，必兼燥渴，睡卧不安宜圣愈汤、人中白丸，两方参酌用。有往来潮热，必兼自汗食少，膝软骨节疼宜参苓建中汤。有骨蒸热，必兼肌瘦，舌红颊赤宜鳖甲散、河车丸、二仙胶。有五心热必兼体疼，口干颊赤发热宜逍遥散、十全大补汤。有遍体发热，必兼瘦削神困宜十四味建中汤。有病久结痰成积，腹胁常热，惟头面手足于寅卯时乍凉宜六君子汤送滚痰丸二钱，先以润肠丸分三次投之，使其徐化，六君子汤中加姜汁、竹沥尤妙。此热之见于身体，显而可验者也。若五脏之热，尤不可不审。大约肺热轻手即得，略重全无，肺主皮毛也，日西尤甚，必兼喘咳，洒淅，善嚏，善悲，缺盆痛，胸中及肩臂皆痛，脐右胀痛，小便数，皮肤痛及麻木宜茯苓、麦冬、五味、山药、紫菀、百合以补之，桑皮、葶苈、枳壳、苏子以泻之，干姜、豆蔻、木香、款冬花以温之，二母、沙参、元参、山栀、黄芩、花粉、马兜铃以凉之。心热微按之，皮毛之下，肌肉之上乃得，心主血脉也。日中尤甚，必兼烦心，掌热而呕，善笑，善忘，善惊不寐，筑筑然动，舌破，消渴，口苦，心胸间汗宜丹参、龙眼、茯神、归身、麦冬、山药以补之，黄连以泻之，菖蒲、益智以温之，竹叶、犀角、连翘、朱砂、牛黄、天冬以凉之。脾热轻重按俱不得，热在不轻不重间，脾主肌肉也，夜尤甚，必兼怠惰嗜卧，四肢不收，无气以动，泄泻溺闭，面黄口甘，舌强痛，吐逆，不贪食，不化食，抢心，善味，善饥，善嘻，当脐痛，腹胀肠鸣，肉痛足肿宜参、苓、术、草、陈皮、扁豆、山药、苡仁以补之，姜、附、丁桂以温之，石膏、滑石、元明粉以凉之。肝热按至肌肉之下，骨之上乃得，肝主筋也，寅卯时尤甚，必兼多怒多惊，便难，转筋挛急，四肢困热，满闷，筋痿不能起，头痛，耳聋，颊肿，面青，目肿痛，两胁小腹痛，呕逆作酸，睾疝，冒眩，多瘛宜阿胶、山药、木瓜、枣仁以补之，青皮、青黛、柴胡、白芍、黄连、木通、龙胆草以泻之，木香、吴萸、肉桂以温之，甘菊、车前子、柴胡、山栀以凉之。肾热极重按至骨乃得，肾主骨也，亥子时尤甚，必兼腰膝脊臂股后痛，耳鸣，遗泄，二便不调，骨痿不能起，眇中青，面黑，口干，咯血，饥不欲食，腹大，胫肿，少腹气逆急痛，下肿，肠澼，阴下湿痒，手指青黑厥逆，足下热，嗜卧，坐而欲起，善怒，四肢不收宜地黄、杞子、山药、桑螵蛸、龟板、牛膝、山萸、杜仲、五味子以补之，知母、泽泻以泻之，鹿茸、肉桂、附子、鹿角胶、补骨脂、沉香、肉苁蓉以温之，知母、黄柏、丹皮、地骨皮以凉之。以上皆痨成于五脏，其热之发，因而各异者也。然五脏虽皆有痨，而心肾尤多，固有不可不知者。盖心主血，肾主精，天下之人，大抵劳心好色者众，精伤血耗，痨自成也。诚察乎此，惟当温养滋补，调心益肾宜还少丹、坎离既济丹，一切热药凉药，安可偏任哉？

痨病多吐血，吐血之原，未有不由五脏来者。咳嗽血出于肺，因悲忧所致也宜二冬、二母、桔梗、黄芩。痰涎血出于脾，因思虑所致也宜生地、石斛、葛根、丹皮、甘草、茯苓、陈皮、黄芪。吐血出于心，因惊恐所致也宜丹参、山药、麦冬、茯神、当归、生地。

吐血多块出于肝，因恚怒所致也宜柴胡、芍药、山栀、丹皮、枣仁、生地、沉香。咯血出于肾，因房欲所致也宜生地、丹皮、茯苓、远志、阿胶、知母、黄柏。呕血出于胃，中气失调，邪热在中所致也宜犀角、地黄、丹皮、甘草、元明粉。其余致血之由正多，而止血之法，又必各从其类。有由酒伤者，用解止之宜葛根、蔻仁、侧柏、茅花。有由食积者，用消止之宜白术、陈皮、山楂、神曲。有由血热者，用凉止之宜山栀炭、黄连炭。有由血寒者，用温止之宜血余灰、干姜炭。有由血滑者，用涩止之宜棕灰、荷叶灰。有由血虚者，用补止之宜发灰、地黄灰。有由怒伤肝木，血菀于上者，必令人搏厥，用平止之宜沉香、木瓜、青皮、丹皮、白芍。有由血瘀在中者，必脉沉实，腹中满痛，用行止之宜当归、降香、木香、蓬术、桃仁、延胡索、赤芍药。有由血溢者，被触伤破，泉涌不止，用补止之宜十全大补汤频频多服。有由血脱者，九窍齐出，亦用补止之宜急用发灰、大蓟汁，人参汤调服。此外有积劳吐血，久病后吐血，多而久不止者并宜独参汤。或内多干血，肌肤甲错，两目暗黑宜大黄䗪虫丸。皆当加意治之。是知血宜静宜下，七情妄动，形体疲劳，阳火相迫错行，必脉洪口渴便结，用凉药救之宜黄芩、黄连、生地、竹叶、麦冬、丹皮。若气虚挟寒，阴阳不相为守，血亦妄行，必有虚冷之状，盖阳虚阴必走是也宜八味丸，或理中汤加乌药、木香。而古人谓血以下行为顺，上出为逆，吐血初起，宜食大黄下之，又谓亡血失血，虚家禁下，非两言之相背也，须知宜行者蓄妄之初，禁下者亡失之后，固不可混视也。总之，治血之法，不外治肝，而治肝之余，必兼补水顺气。盖气有余即是火，血随气上，补水则火自降，顺气则血不升也补水宜熟地、牛膝、丹皮等，顺气宜苏子、沉香、橘红等。童便能使浊阴归下窍，兼能行瘀，藕汁能达血无滞，兼能止涩。若《内经》云：凡风寒暑湿燥火，六气之变，皆能失血，若不察其所因，概与凉折，必生变，医者不可不知。古人治血，多以胃药收功，如乌药、沉香、炮姜、姜、枣，称为虚家神剂，医者又不可不知。以上治血之大凡也。痨病必咳嗽，或由阴伤阳浮，水涸金燥喉痒而咳，宜用甘润养肺，水旺气复而咳自已宜麦冬、花粉、生地、杏仁、橘红、阿胶、桔梗。或由脾胃先虚不能制水，水泛为痰，水冷金寒而咳宜立效方加羌活、陈皮、白术。或由火烁肺金而咳宜六味丸。或由命门火衰，气不化水而咳宜于治咳药中加附子、肉桂、人参、羌活。至痨嗽失音，肺气郁也宜杏仁膏。痨嗽兼喘，痰涎涌也宜五汁膏。痨嗽痰热渴汗，心脾伤也宜滋阴清化丸。以上治咳之大凡也，参看咳嗽门更详。虚痨之属，有桃花疰，其证面色不衰，肌肤不瘦，外如无病，内实虚伤，须审现在何证，及伤在何脏以治之大概宜用紫金锭、苏合丸、或回春避邪丹等方。又有传尸痨，乃鬼作虫而为祟，其证沉沉默默，不知所苦，经时累月，渐渐羸顿，至于死亡，治法以固本为先，祛虫为次固本宜人参养荣汤、八味丸，祛虫宜十疰丸、桃奴丸、紫金锭。嗟乎！虚劳为病，亦既甚矣，苟非洞其源，彻其流，何以云治乎？故知治痨之法，不可偏热，不可偏凉，不可偏补，务在察其脉证，斟酌用药，庶乎有瘳。丹溪云：一水既亏，不胜五火，虚证蜂起，先当和解微下，次用调补，若邪未除，便行补剂，邪入经络，深为可悲，惟无积人，脉举按无力者方可补之。此诚治虚损痨瘵之要道也。

【脉法】《灵枢》曰：气虚则脉弦，阴虚则脉大。仲景曰：平人脉大为劳，脉极虚亦为劳。又曰：脉虚细弱者，劳也。又曰：脉弦而大，弦则为减，大则为芤，减则为寒，芤则为虚，虚寒相搏，此名为革，妇人则半虚漏下，男子则亡血失精。又曰：寸口脉微而涩，微者卫气衰，涩者荣气不足。卫气衰，面色黄。荣气不足，面色青。荣为根，卫为叶，荣卫俱微则根叶槁枯，而寒栗，咳逆，唾胶，吐涎沫。《脉经》曰：脉来软者为虚，缓者为虚，微者为虚，弱者为虚，弦者为中虚，细而微者气血俱虚，小者气血俱少，大而芤者脱血，血虚脉大如葱管，脉沉者迟者脱气。《脉经》曰：平脉弦大，劳损而虚。大而无力，阳衰易扶。数而无力，阴火难除。寸弱上损，浮大里枯。

尺寸俱微，五劳之躯。血羸左濡，气惟右推。左右微小，气血无余。丹溪曰：男子久病，气口脉弱则死，强则生。女子久病，人迎脉强则生，弱则死。《直指》曰：虚劳之脉，大抵多弦，或浮大，或数大者，易治。血气未定，可药而正也，弦者难治，血气已耗，未易调补也。若带双弦，则为贼邪侵脾，尤为难治。加数极，则殆。

【虚劳原由证治】《回春》曰：百病皆生于肾。盖精伤则肾水空虚，不能平其心火，火炎伤其肺金，是绝水之源，金水衰弱，不能胜其肝木，木盛则克脾土，而反生火，火独旺而不生化，故阳有余，阴不足，独热而不久矣。《纲目》曰：虚者，皮毛、肌肉、筋脉、骨髓、气血、津液不足是也。《入门》曰：凡饮食减少，精神昏短，遗精梦泄，腰背胸胁筋骨引痛，潮热自汗，痰盛咳嗽，是虚痨常症也。又曰：虚损皆由水火不济，但以调和心肾为主，兼补脾胃，则饮食加，而精神气血自生矣。《直指》曰：皮虚则热，脉虚则惊，内虚则重，筋虚则急，骨虚则痛，髓虚则堕，肠虚则泄，三阳实三阴虚汗不出，三阴实三阳虚汗不止。又曰：虚劳之疾，百脉空虚，非滋润粘腻之物以养之，不能实也，切不可妄施金石燥热等药。东垣曰：肺损益其气，心损调其荣卫，脾损调其饮食，适其寒温，肾损益其精，肝损缓其中。缓中者，调血也，宜四物汤，以其中有白芍也。《得效》曰：虚损之证，峻补者，乌、附、天雄、姜桂等；润补者，鹿茸、当归、苁蓉等；清补者，二冬、人参、地黄等。

【阴阳气血虚辨】《入门》曰：虚脉多弦，弦而濡大为气虚，沉微无力为气虚甚，弦而微为血虚，涩而微为血虚甚，形肥而面白者为阳虚，形瘦而面仓黑者为阴虚。又曰：房劳思虑伤心肾，则阴血虚；饥饱劳役伤胃气，则阳气虚。此伤证之至要也。海藏曰：呼吸少气，懒言语，动作无力，目无精光，面色㿠白，此兼气血虚也。《保命》曰：右脉浮而大，或大而弦，皆为虚劳，盖阳盛阴虚之证，暮多见之。右脉虚微细弦为虚劳者，乃阴阳俱虚也，晨多见之。丹溪曰：人之一身，阳常有余，阴常不足，气常有余，血常不足，故滋阴补血之药，自幼至老，皆不可缺。

【虚痨五败九死十绝候】《千金方》曰：手足肿无交纹，心败。唇反黑无纹，肺败。面黑有疮，肝败。阴肿囊缩，肾败。脐突肿满，脾败。又曰：九死候者，一手足青，二手足久肿，三脉枯齿干，四语声散鼻虚张，五唇寒冷宣露，六唇肿齿焦，七手循衣缝，八汗出不流，九舌卷卵缩。又曰：气短，目视亭亭无精光，心绝。鼻虚张，气复短，肺绝。面青，眼视人不直，数出泪，肝绝。面黑，眼睛黄，素汁流，肾绝。泄涎唾不觉，时时妄语，脾绝。爪甲青，恶骂不休，胆绝。背脊酸痛，腰重反覆难，骨绝。面无精光，头目自眩，血绝。舌卷缩，如红丹，咽唾不得，足踝小肿，肉绝。发直如麻，汗出不止，肠绝。

【虚痨脉代及生死证】 仲景曰：虚痨不足，汗出而闷，脉结代，心动悸，行动如常，不出百日死，急者十余日死，宜用炙甘草汤救之。《正传》曰：《难经》言七传者死，间脏者生，何谓也？然七传者，传其所胜也；间脏者，传其子也。何以言之？假令心病传肺，肺病传肝，肝病传脾，脾病传肾，肾病传心，一脏不再传，故言七传者死也。间脏者，传其所生也，假令心传脾，脾传肺，肺传肾，肾传肝，肝传心，是子母相生，周而复始，如环无端，故言生也。今考之经文，所谓七传者，只六传而已，谓一脏不再传，按其数，乃有四脏不再受伤也，夫此条言虚痨之证也。其所谓七传者，心病上，必脱去肾病传心一句，其一脏不再伤，当作三脏不再伤，皆传写之误耳。盖虚痨之证，必始于肾经，五脏从相克，而逆传已尽，又复传于肾与心，则水绝灭而火太旺，故死，而不复再传于彼之三脏矣。其有从相生而顺传者，有生生不息之义，故间脏者生也。《回春》曰：虚痨之疾，不受补者难治。喉中生疮，声音哑者不治。

久卧生胝者不治。虚极之病，火炎面红，发喘痰多，身热如火，跗肿溏泄，脉紧不食者死不治。

【虚痨导引】《保生秘要》曰：掌心无事任擦搓，早晚摩两胁肾俞耳根涌泉，令人搓百四十回，固精多效。朝煅人乳酒，饮清洁童便或服循环水，用姜枣以暖脾宫，或用秋石代盐，取其滋阴降火。若虚损无力服参者，宜依方进气，取效天然。至危漏底，诸药难治者，用好脐带数条燥为末，每服二钱，好酒谅意调服，神验也。戒恼怒，绝思欲，忘言守静，能踵息，起死回生。

【运功】《保生秘要》曰：一指归元，三提三咽，念四字咒，于分寸虚虚抱守，妄念返复，持一死字，世事尽归于空，抱守二七，痰涎稍清，运功周天，借督脉，按四时进退，有神功。呕红起念艮背，运行庭归元合用，百日功夫，勿使间断，骨蒸盗汗，痰嗽尽愈。

五痨六极七伤　皆虚损之属病也。盖虚损之病，由五脏之劳而生，其病既成，即生六极，渐至七伤，是五劳者虚损之原。而六极七伤，则皆虚损病之流极也，其患有相因，其势有必至，虽皆虚损之属，而其证状调治，实有不容混者，故复举而详之。《金匮》曰：五劳者，心劳神损，肝劳血损，脾劳食损，肺劳气损，肾劳精损也心宜大五补丸，肝宜黑元，脾宜橘皮煎元，肺宜人参黄芪散，肾宜肾气丸。然则知五劳之证治，即可以杜痨瘵之原。《入门》曰：数转筋十指爪甲皆痛，为筋极宜并服滋补养荣丸、酒煮木爪粥。牙痛，手足痛，不能久立为骨极宜茸珠丸。面无血色，头发堕落，为血极宜补荣汤。身上往往如鼠走，体上干黑，为肉极宜参苓元。气少无力，身无膏泽，翕翕羸瘦，目无精光，立不能久，身体若痒，搔之生疮，此为精极宜巴戟元。胸胁逆满，恒欲大怒，气少不能言，此为气极宜益气丸。然则知六极之证治，即可以拯痨瘵之深。《入门》曰：七伤，一阴寒，二阴痿，三里急，四精漏，五精少，六精清，七小便数也总治宜锁阳丹、九龙丹。然则知七伤之证治，即可以培痨瘵之根。

【劳伤形证】 孙思邈曰：忽喜怒，大便苦难，口内生疮，此为心劳。短气面肿，鼻不闻香，咳嗽唾痰，两胁胀痛，喘息不定，此为肺劳。面目干黑，精神恍惚，不能独卧，目视不明，频频泪下，此为肝劳。口苦舌强，呕逆醋心，气胀唇焦，此为脾劳。小便黄赤，兼有余沥，腰痛耳鸣，夜间多梦，此为肾劳。《入门》曰：曲运心机，为心之劳，其证血少，面无色，惊悸，盗汗，梦遗，极则心痛，咽肿。尽力谋虑，为肝之劳，其证筋骨拘挛，极则头目昏眩。意外过思，为脾之劳，其证胀满少食，极则吐泻肉削，四肢倦怠。预事而忧，为肺之劳，其证气乏，心腹冷痛，极则毛焦津枯，咳嗽烘热。矜持志节，为肾之劳，其证腰脊痛，遗精白浊，极则面垢，脊如折。又曰：心劳则口舌生疮，语涩肌瘦；肝劳则胁痛，关格不通。脾劳则气急，肌瘦多汗。肺劳则气喘面肿，口燥咽干。肾劳则尿赤阴疮，耳鸣面黑。《医鉴》曰：七伤者，一阴汗，二精寒，三精清，四精少，五囊下湿痒，六小便涩数，七夜梦阴人，其病皆小便赤热，或如针刺。

煎厥证 阳虚病也。《内经》曰：阳气者，烦劳则张，精绝，辟积于夏，使人煎厥，目盲不可以视，耳闭不可以听，溃溃乎若坏都，汩汩乎不可止。注曰：以煎迫而气逆，因以煎厥为名。厥，谓气逆也。盖阳虚之人，其气本浮，为外热所迫，气遂逆而不止，甚至昏冒，故成此证也。然其原虽本阳虚，以由热邪煎迫而成，仍禁用辛热之品，医者固不可不知也宜加味补阴丸、加减补阴丸。

【煎厥证治】 《入门》曰：煎厥而至目盲所视，耳闭厥听，大矣哉！房之为患也，治法宜与阴虚火动同。

解㑊 肝肾虚病也。《内经》言：尺脉缓涩，谓之解㑊。释云：尺为阴部，肝肾主之，缓为热中，涩为无血，故谓之解㑊。解㑊者，寒不寒，热不热，弱不弱，壮不壮，儜不可名，谓之解㑊也。据此则知解㑊一证，洵由肝肾二经之虚。盖肝主筋，肾主骨，肝虚则筋软缓，而无力以束，无力以束则周身之肌肉，皆涣散而若解。肾虚则骨萎苶，而不能自强，不能自强则遍体之骨节，皆松懈而多㑊，惟其然，故恹恹悒悒，淳淳闷闷。若有不可以为人，并不自知所以为人者，则肝肾二经之虚为已极矣宜遐龄万寿丹、神仙既济丹。此则《内经》之旨也。然而李氏梴则又兼内伤外感言之，细详其证，诚非混杂之论也。李云：解者肌肉解散，㑊者筋不束骨，其证似寒非寒，似热非热，四肢骨节解散，怠惰烦疼，饮食不美，或因酒伤宜葛花解醒汤，或中湿宜加味术附汤，或感冒风寒宜羌活冲和汤，或房事过多宜鹿胎丸，或妇人月水不调宜加味逍遥散，以此得病，宜通其气血疏其腠理，以内伤兼外感药调之，则又医者所当详察。总之，《内经》之言解㑊，本证也；李梴之言解㑊，兼证也。由本证论，为虚痨已极，由兼证论，为虚痨派别，固不可一例视也。且由李氏之言推之，如大肠移热于胃，胃移热于胆，皆成**食㑊证**，皆多饮食，皆食易饥，皆不生肌肉，应亦为解㑊兼证之流派也宜参苓元。病千变而不穷，治随机而难执，必审乎此，乃可与言医。

【解㑊证状】　《灵枢》曰：髓伤则消烁，胻酸体解，㑊然不去矣，不去者谓不能行去也。

二阳病　血虚精少证也。《内经》言：二阳之病发心脾，有不得隐曲，女子不月，其传为风消，其传为息贲者，死不治。夫所谓二阳者，手阳明大肠、足阳明胃也。盖以肠胃发病，心脾受之。心主血，今受病，则失所主而血不流，脾主化食作味，输于脏腑而成精，今受病，则失所主而味不化，致男子少精，不得为隐蔽委曲之事。然则二阳之病，非由精少血衰而何？古人谓为证属血劳，洵有然也。盖以女子不月，固属血病宜逍遥散、加味逍遥散，精即是血，男子不得隐曲，亦即血病也宜菟丝子丸、鹿胎丸。

附载：陈藏器诸虚用药例

虚痨头痛身热杞子　玉竹　虚而欲吐人参

虚而多气微嗽麦冬　五味子　虚而不宁人参

虚而腰胁不利杜仲　磁石煅　虚而多梦龙骨

虚而痰又有气半夏　生姜　枳实　虚而大热黄芩　天冬

虚而小肠不利茯苓　泽泻　虚而多热地黄　地肤子　牡蛎　甘草

虚而小肠自利龙骨　桑螵蛸　虚而口干麦冬　知母　天冬

虚而惊悸兼冷小草　紫石英　虚而惊怖沙参　龙齿

虚而吸吸胡麻　覆盆子　柏子仁　虚而多忘茯神　远志

虚而客热沙参　地骨皮　龙齿　虚而大冷肉桂　附子

虚而髓竭熟地　当归　虚而溺白厚朴

虚而溲赤黄芩　虚而损苁蓉　巴戟

虚而冷川芎　干姜　当归　虚而昏茯神　朱砂

心虚人参　茯苓　石菖蒲　鳌按：心虚者，心家气血不足，致成虚痨也，宜古庵心肾丸、大五补丸，方附后

肝虚川芎　防风　天麻　鳌按：肝虚者，肝家受损，面无血色，筋缓目暗也，宜拱辰丸、滋补养荣丸，方附后

脾虚白术　白芍　益智仁　鳌按：脾虚者肌肉消瘦，饮食不进也，宜橘皮煎元、大山芋元，方附后

肺虚天冬　麦冬　五味子　鳌按：肺虚者，咳嗽痰盛，气急或唾血也，宜人参黄芪散、补肺散，方附后

肾虚熟地　丹皮　远志　鳌按：肾虚者，水火不足也，水虚宜太极丸、无比山药丸，方附后。火虚宜增益归茸丸、玄菟固本丸，方附后

胆虚枣仁　细辛　地榆　鳌按：胆虚多惊多畏，不能独处，如人将捕之也，宜仁熟散、温胆汤，方附后

附载：李士材治虚痨法

苡仁、茯苓扶胃，且有降下之功效。桑皮、贝母止痰嗽。桔梗、陈皮行气，且有健脾之力。莲心、山药止泄泻。麦冬、五味保肺，而能滋化之源。人乳、梨汁解燥结。地骨、丹皮治蒸，而无寒冷之累。童便、藕汁能止血。以上皆以甘凉之品，行收降之令，为初起者设也。若久病百脉空虚，虚火炎亢，非甘温不能复真元，异功散是也人参、茯苓、白术、炙草、陈皮。非粘腻不能润枯朽，地黄丸是也人参、黄芪、当归、白芍、地黄、防风、远志、茯神、鹿茸、黄芩、石韦、滑石、蒲黄、戎盐、炙草、车前子、瓜蒌。

治虚损痨瘵方五十六

四君子汤 〔养气〕 人参　茯苓　白术　炙甘草

八珍汤 〔虚热〕 人参　茯苓　白术　炙草　川芎　当归　白芍　地黄

十全大补汤 〔调卫〕 人参　茯苓　白术　炙草　川芎　当归　白芍　地黄　黄芪　肉桂

牛膝丸 〔缓肝〕 牛膝　萆薢　杜仲　防风　苁蓉　肉桂　蒺藜　菟丝子

八味丸 〔补火〕 地黄　山药　山萸　丹皮　茯苓　泽泻　肉桂　附子

金刚丸 〔益精〕 萆薢　杜仲　苁蓉　菟丝子

酒煮猪腰子丸。

煨肾丸 〔又〕 白蒺藜　牛膝　萆薢　杜仲　防风　肉桂　苁蓉　菟丝子　破故纸　胡芦巴

酒煮猪腰子，和蜜丸

补中益气汤 〔温补〕 人参　黄芪　当归　白术　甘草　陈皮　升麻　柴胡

四物汤 〔诸血〕 川芎　当归　白芍　生地

当归补血汤 〔又〕 荆芥穗　当归　生地　熟地　川芎　赤芍　黄芪　陈皮　枣二　乌梅一

六味丸 〔补水〕 地黄　山药　山萸　丹皮　茯苓　泽泻

逍遥散 〔阳虚〕 当归　白芍　柴胡　黄芩　白术　甘草　薄荷　煨姜

坎离既济丹 〔又〕 肉苁蓉　生地　麦冬　山萸　杞子　五味　川柏　归身　白芍　天冬　熟地　远志　茯苓　茯神　丹皮　枣仁　人参　泽泻

蜜丸。

人参养荣汤 〔阴虚〕 人参　茯苓　白术　甘草　当归　白芍　地黄　黄芪　陈皮　远志　肉桂　五味子

三白广生汤 〔又〕 地骨皮　白术　白芍　茯苓　甘草　陈皮　枣仁　山药　贝母　丹皮　芡实　莲肉　乌梅

五汁膏 〔咳血〕 天冬　麦冬　生地　薄荷　贝母　丹皮　阿胶　茯苓　犀角　梨汁　藕汁　蔗汁　人乳　萝卜汁　羚羊角

水八杯，煎三杯去渣，入五汁再熬，以入水不化为度，又入蜜二两，重汤顿半日。

清骨散 〔潮热〕 秦艽　鳖甲　知母　青蒿　甘草　银柴胡　地骨皮　胡黄连

龙齿丸 〔精浊〕 茯神　远志　人参　龙齿　菖蒲　知母　黄柏

归脾汤 〔泄泻〕 人参　黄芪　当归　白术　茯神　枣仁　远志　龙眼　木香　甘草　姜　枣

大菟丝子丸 〔肾病〕 鹿茸　泽泻　附子　肉桂　熟地　牛膝　茯苓　山萸　川断　防风　杜仲　巴戟　沉香　茴香　五味　川芎　苁蓉　菟丝子　破骨纸　荜澄茄　桑螵蛸　覆盆子　石龙芮去尖

补中地黄汤〔积劳〕 人参 黄芪 当归 白术 茯苓 地黄 山萸 山药 泽泻 丹皮 升麻 姜 枣

保和汤〔肺病〕 贝母 知母 天冬 麦冬 苡仁 杏仁 甘草 紫苏 薄荷 紫菀 百合 桔梗 当归 阿胶 百部 饴糖 款冬花 五味子 马兜铃 生姜

失血加炒黑蒲黄、生地、小蓟，痰加瓜蒌仁、茯苓、橘红，喘去紫苏、薄荷，加苏子、桑皮。

圣愈汤〔心病〕 人参 黄芪 川芎 当归 生地 熟地

补肝汤〔肝病〕 山萸 甘草 肉桂 桃仁 茯苓 细辛 防风 大枣 柏子仁

柴胡疏肝散〔又〕 炒香附 柴胡 陈皮 川芎 白芍 枳壳 甘草

调中益气汤〔脾病〕 人参 黄芪 当归 白术 白芍 甘草 升麻 柴胡 陈皮 五味子

调荣养卫丸〔久痨〕 人参 黄芪 当归 白术 白芍 茯苓 山药 麦冬 远志 山萸 陈皮 熟地 生地 五味子 鸭血

蜜丸。

鹿胎丸〔房欲〕 鹿胎去秽，煮烂 熟地八两，用人乳、粉山药各一两，拌蒸九次 菟丝子十两，酒煮 杞子八两，乳浸 制过首乌十两，乳浸，日晒夜露九次 金石斛六两，酒炒 巴戟肉五两，酒炒 黄芪酥炙，五两 人参四两

黄蒿膏丸。

十四味建中汤〔积痨〕 人参 黄芪 当归 白术 甘草 白芍 茯苓 地黄 川芎 麦冬 附子 肉桂 苁蓉 半夏 姜 枣

清暑益气汤〔暑痨〕 人参 黄芪 白术 甘草 当归 苍术 升麻 陈皮 神曲 泽泻 麦冬 青皮 葛根 五味子

葛花解酲汤〔酒痨〕 葛花 人参 茯苓 白术 青皮

木香　橘红　猪苓　泽泻　神曲　干姜　砂仁　蔻仁

嵩崖脾肾丸〔老人〕熟地　山药　山萸　茯苓　丹皮　泽泻　附子　肉桂　牛膝　砂仁　车前　补骨脂　益智仁

神仙延寿酒〔又〕补骨脂　熟地　生地　天冬　麦冬　人参　川芎　当归　白芍　茯苓　木香　砂仁　菖蒲　远志　柏子仁

煮酒三十斤。

麦煎散〔童痨〕赤苓　当归　干漆　鳖甲　常山　大黄　柴胡　白术　生地　石膏　甘草　小麦

补血养阴丸〔女痨〕生地　丹皮　麦冬　白芍　当归　牛膝　杞子　青蒿　茯苓　鳖甲　川断　五味子

益母膏为丸。咳加蜜炙枇杷叶。咳甚，加贝母、沙参、百部。痰加橘红。热甚，加胡黄连、银柴胡。食少泄泻，去归、地、杞、鳖，加莲肉、山药、陈松花。

清离滋坎丸〔情痨〕熟地　生地　天冬　麦冬　当归　白芍　知母　黄柏　白术　山药　山萸　茯苓　丹皮　泽泻　甘草

吐血，加童便调陈墨。痰加竹沥、姜汁。汗加黄芪、枣仁。痰加贝母、瓜蒌仁。热加地骨皮。嗽加五味。怔忡加远志、枣仁。遗精加龙骨、牡蛎。膈碍加陈皮。咽疮加桔梗、元参。痰喘加苏子、白芥子、莱菔子。久咳加阿胶、五味、紫菀、麦冬。

滋阴清化丸〔痰热〕熟地　生地　天冬　麦冬　当归　鳖甲　阿胶　白芍　茯苓　山药　贝母　花粉　甘草　五味

蜜丸，含化。

人中白丸〔血热〕生地　当归　阿胶　白术　白芍　鳖甲　熟地　青蒿子　羚羊角　人中白　百部

膏丸，男服四钱，女服三钱。

参苓建中汤〔潮热〕人参　茯苓　当归　白芍　肉桂　甘草　前胡　细辛　麦冬　陈皮　半夏

鳖甲散〔骨蒸〕 柴胡 鳖甲 知母 秦艽 当归 青蒿 乌梅 地骨皮

早晚服。

河车丸〔又〕 人中白 河车 秋石 五味 人参 乳粉 阿胶 鳖甲 地骨皮 银柴胡 百部 青蒿 童便 陈酒

熬膏丸。

二仙胶〔又〕 鹿角胶 龟胶 人参 杞子

共为末，酒调服，亦治遗精。

六君子汤〔痰结〕 人参 茯苓 白术 甘草 陈皮 半夏

润肠丸〔又〕火麻仁 羌活 归尾 大黄 桃仁

还少丹〔温补〕 山药 山萸 牛膝 远志 茯苓 五味 巴戟 苁蓉 菖蒲 楮实 杜仲 茴香 杞子 熟地

蜜同枣肉丸。

独参汤〔久血〕 人参，一味浓煎。

大黄䗪虫丸〔干血〕

理中汤〔阳虚〕 人参 白术 甘草 干姜

杏仁膏〔喘嗽〕 杏仁泥 姜汁 蜜 砂糖 桑皮 木通 紫菀 五味子

后四味先煎，去渣，入前四味熬膏，含化。

立效方〔痰嗽〕 贝母 杏仁 瓜蒌仁 五味子 款冬花 桔梗 天冬

葱白 川椒每岁一粒 共为末，纳猪肺中，荷叶包，蒸熟，五更作一次用薄烧酒食，食完再吃陈酒少许，安卧至晓。

紫金锭〔桃花疰〕 五倍子去虫、土，三两 山慈菇去皮，焙，二两 大戟洗，焙，一两半 千金子去皮、油，一两 麝香三钱

糯米粥和杵千下，每一料分作四十锭，每服半锭，重者一锭，薄荷汤下。修合此药宜用五日七夕重九或天德月德日，在静室焚香斋戒，勿令妇女、孝服人、鸡犬见之。一名太乙紫金

丹。

苏合香丸 〔又〕 木香　沉香　麝香　丁香　檀香　安息香　白术　犀角　香附　朱砂水飞，半为衣　荜拨各二两　乳香　冰片各一两

苏合油入安息膏内为丸，每一两分作四十丸，每取二三丸，姜汤、白汤任下。

回春辟邪丹 〔又〕 虎头骨二两　朱砂　雄黄　鬼臼　芜荑　藜芦　鬼箭羽　雄黄各一两

蜜丸，弹子大，囊盛一丸，系男左女右臂上，又于病者户内烧之，一切邪鬼不敢近。与鬼交者亦治。兼治瘟疫。

十疰丸 〔传尸痨〕 雄黄　巴霜各一两　人参　北细辛　麦冬　附子　桔梗　皂角　川椒　甘草各五钱

蜜丸，梧子大，每五丸，温水化下。

此药并治一切鬼气。

桃奴丸 〔又〕 桃奴七个另研，玳瑁镑细末一两，安息香去渣一两，上三味，同入银石器中熬成膏，朱砂、犀角各五钱，琥珀、雄黄各三钱，麝香、冰片、牛黄各二钱，桃仁麸炒十四个，安息膏丸，芡子大，阴干封固，安静室，每一丸，人参汤下。

炙甘草汤 〔脉代〕

附载：葛可久治痨十方

保真汤 当归　生地　人参　白术　黄芪各一钱　赤芍　炙草各八分半　天冬　麦冬　陈皮　白芍　知母　黄柏　五味子　柴胡　地骨皮　熟地各三分半　莲肉　白茯苓　赤茯苓各六分　姜三　枣二

惊悸，加茯神、枣仁、远志。尿浊，加猪苓、泽泻、萆薢。尿涩，加木通、石韦、蓄。遗精，加牡蛎、莲须。燥热，加石膏、滑石、青蒿、鳖甲。盗汗，加浮麦、牡蛎、麻黄根。各因

证之轻重，而量加之可也。

此方专治虚痨骨蒸、潮热盗汗等证。

保和汤 天冬 麦冬 知母 贝母 款冬花各一钱 苡仁 杏仁 花粉 五味子各七分 马兜铃 炙甘草 紫菀 百合 桔根 阿胶 当归 酒生地各三分半 苏叶 薄荷各二分 姜三片

煎至半，去渣，入饴糖一匙，食后服，日三次。

此方专治虚痨咳嗽，肺痿，唾脓血。血甚，加蒲黄、茜根、藕节。痰盛，加南星、半夏、陈皮、枳壳、瓜蒌仁。喘急，加桑皮、陈皮、葶苈。热盛，加栀子、黄芩、连翘。风盛，加防风、荆芥、金沸草。寒盛，加人参、桂枝。

太平丸 天冬 麦冬 知母 贝母 款冬花 杏仁各二两 当归 生地 熟地 阿胶各一两半 蒲黄 京墨 桔梗 薄荷各一两 白蜜四两 麝香一钱

用银石器先炼白蜜，再下诸药末，搅匀，再上火，入麝末熬数沸作丸，弹子大，每日二服，食后细嚼一丸，薄荷汤缓缓送下，次噙一丸。痰盛，先用饴糖拌消化丸吞下，却噙此丸，仰卧，使药入肺窍，则肺清润，其嗽退除，七日病痊。

此方专治虚痨久嗽，肺痿。

消化丸 青礞石煅如金色 明矾 皂角 炮南星 制半夏 茯苓 陈皮各二两 枳实 枳壳各一两半 薄荷一两 沉香 黄芩各五钱

姜汁浸神曲末作糊丸，二药相攻，痰嗽自然除根矣。

此方专治虚痨肺痿咳嗽，热痰壅盛。

润肺膏 羊肺一具 杏仁另研 柿霜酥 真蛤粉各一两 白蜜一两二钱

先洗净肺，次将水拌诸药，入肺中，白水煮熟，如常法食之，与上药相间服亦可。

此方专治虚痨久嗽，肺痿。

白凤膏 黑嘴白鸭一只 黑枣三升 参苓平胃散末一升 陈

酒一瓶

将鸭头割开，取血将热酒随量和血饮之，能直入肺经润补，却将鸭干去毛，于胁边开一孔，去肠杂拭干，将枣去核每个纳参苓平胃散填入鸭腹中，麻扎定，以大沙罐置鸭及酒，四围用火慢煨，将酒作二次添入，煮干为度，然后食之。其枣阴干，任意去药食用，参汤送下。或将枣研烂，为丸服亦可。服此药后，随服补髓丹。

此方专治虚痨肺痿，嗽血。

补髓丹 雄猪脊髓一条、羊脊髓一条、鳖鱼一个、乌鸡一只，将四样制净，去骨取肉，用酒一大碗，沙锅内煮熟，打烂，再入大山药五条、建莲肉半斤、大枣百个、柿饼十个，将四味修净，用井华水一大碗，于沙锅内煮烂，与前肉合一处，慢火熬之，再下明胶四两、黄蜡五两，上二味，逐渐添下，与前八味和打成膏，和平胃散末、四君子汤末、知母黄柏末各一两，共十两，如干，入蜜同熬，取起，于青石上以木捶打如泥，为丸，每百丸，不拘时，枣汤下。

此方专治虚痨羸瘦，能补髓生精，和血顺气。

十灰散 大蓟　小蓟　侧柏　荷叶　茅根　茜根　大黄　栀子　棕皮　丹皮等分

烧存性，出火毒，研细，用藕汁或莱菔汁磨京墨半碗，调服五钱，即止。

此方专治虚痨，心肺损，大吐血，及咯血、唾血不止，宜服此以止之。如不效，用花蕊石散以消之，无不愈。

花蕊石散 花蕊石，煅，研极细，童便一杯，煎温，调下三钱或五钱服之，或男用酒一半、女用醋一半与童便和服亦可。

此方专治虚痨吐血，五内崩损，涌出升斗者，宜服此，使瘀血化为黄水，继服独参汤以补之。

独参汤 人参加枣一二枚，以长流水浓煎服。

此方专治虚痨，吐血后羸弱气微。

治五劳六极七伤方十四

大五补丸 〔心劳〕 天冬 麦冬 茯神 菖蒲 人参 杞子 远志 熟地 益智仁 地骨皮

黑元 〔肝劳〕 酒当归 鹿茸各一两

乌梅肉为膏丸，酒下五七十丸。

橘皮煎元 〔脾劳〕 橘皮五两 甘草三两三钱 当归 萆薢 苁蓉 吴萸 厚朴 肉桂 巴戟 石斛 附子 牛膝 鹿茸 杜仲 干姜 阳起石 菟丝子各一两

酒一升半，沙锅内入橘皮末熬如饴，再入诸药末搅匀为丸，空心，温酒、盐汤任下五七十丸。

人参黄芪散 〔肺劳〕 鳖甲钱半 天冬一钱 秦艽 地骨皮 柴胡 生地各七分 桑皮 半夏 知母 紫菀 黄芪 赤芍 甘草各五分 人参 茯苓 桔梗各三分

肾气丸 〔肾劳〕 熟地八两 山药 山萸 五味子各四两 丹皮 茯苓 泽泻各三两

此乃水泛为痰之圣药，血虚发热之神剂，又能补肝，盖肝肾之病，同一治也。

滋补养荣丸 〔筋极〕 远志 白芍 黄芪 白术各两半 熟地 人参 五味 川芎 当归 山药各二两 陈皮八钱 茯苓七钱 生地五钱 山萸四钱

蜜丸。此方专补肝血，并治虚劳，气血不足，精神短少，脾胃虚弱。

酒煮木瓜粥 〔又〕 大木瓜，酒水煮烂，研作膏，热裹转筋处，冷即易，一宿三五度，即差。此方并治脚膝筋急痛。

茸珠丸 〔骨极〕 鹿茸 鹿角霜 鹿角胶 熟地 当归各两半 苁蓉 枣仁 柏子仁 黄芪各七钱 附子 阳起石 朱砂各三钱

酒糊丸。此方专治肾损，兼补命门阳衰。

补荣汤〔血极〕 当归 白芍 生地 熟地 赤苓 山栀 麦冬 陈皮各一钱 人参 甘草各五分 枣二 乌梅一

参苓元〔肉极〕 人参 菖蒲 远志 赤苓 牛膝 地骨皮各一两

蜜丸，米饮下。

巴戟元〔精极〕 五味子 巴戟 苁蓉 菟丝子 人参 白术 熟地 骨碎补 茴香 牡蛎 龙骨 覆盆子 益智仁等分

蜜丸，每三十丸，米汤下，日二服。虚甚，八物汤下。此方专治面色白而不泽，悲愁欲哭，脉空虚，是为脱精脱神，宜峻补肝肾，收敛精气，补益元阳。

益气丸〔气极〕 人参 麦冬各七钱 陈皮 桔梗 炙草各五钱 五味二十一粒

水浸油饼丸，芡子大，每一丸，细嚼津唾咽下。

镇阳丹〔七伤总〕 桑螵蛸三两 龙骨 茯苓各一两

糊丸，茯苓盐汤下。专治脱精滑泄。

九龙丹〔又〕 金樱子 杞子 山楂 莲子 莲须 熟地 芡实 茯苓 当归等分

酒糊丸。如精滑便浊者，服二三日尿清如水，饮食倍常，行步轻健。

治煎厥证方二

加味补阴丸〔煎厥〕 黄柏 知母各四两 牛膝 杜仲 熟地 巴戟 山萸各三两 苁蓉 茯苓 杞子 远志 山药 鹿茸 龟板各二两

蜜丸，盐汤下八九十丸。

此方极能补阴虚，泻阴火。

加减补阴丸〔又〕 熟地八两 菟丝子 牛膝各四两 白芍 当归 锁阳 龟板各三两 虎骨 黄柏 山药 杜仲 人参 黄

芪各二两　补骨脂　杞子各两半

猪脊髓入蜜和丸，每百丸，盐汤下。

治解㑊方八

遐龄万寿丹〔解㑊〕　茯神　赤石脂　川椒微炒出汗，各二两　飞朱砂　乳香　灯心同研，各一两

用鸡子二个，去清黄，只将朱砂、乳香各装一卵内，纸糊七重，青绢袋盛之，令精壮，女人怀于肚上，常令温暖，朱砂怀三十五日，乳香怀四十九日，再出，再研前三药亦为细末，和匀，以蒸枣肉丸，绿豆大，每三十丸，空心温酒下，或人参汤下，一月外加至四十丸。以甲子庚申夜修合，忌妇人鸡犬见之。一名五老还童丹。诗曰：遐龄万寿丹，服食魂魄安，养药鸡抱卵，日期要周全，修合深室宜，一切人勿见。甲子庚申夜，为丸不见天，一还增六十，二还百廿年，服药非凡骨，寿同天地间，秘之深秘之，元之更又元。

神仙既济丹〔又〕　酒炒黄柏四两　酒蒸山药　酒洗牛膝各三两　人参　姜杜仲　巴戟　五味子　酒洗杞子　茯苓　盐炒茴香　酒苁蓉　酒山萸　甘草　水浸远志　菖蒲　熟地　酒知母　酒生地　酒菟丝子　麦冬　黑山栀　酒洗甘菊　去白陈皮各一两

蜜和，蒸枣肉丸，空心，温酒、盐汤任下。一方有天冬、酒当归各二两，无甘菊、山栀、陈皮。

此方专补诸虚百损，五劳七伤，滋肾水，除心火，益脾土，添精补髓，益气和血，壮筋骨，润肌肤，聪耳明目，开心定智，强阴健阳，延年益寿，性味温而不热，清而不寒，久服则坎离既济，阴阳浃和，火不炎而神自清，水不渗而精自固，乃平补之圣药也。

葛花解酲汤〔酒伤〕　葛花　砂仁　蔻仁各五钱　青皮三钱　白术　干姜　神曲　泽泻各二钱　人参　茯苓　猪苓　陈皮各钱半　木香五分

共为末，每三钱，白汤下，得微汗则酒病去矣。此盖不得已而用之，岂可恃赖日日饮酒，若频服之，损人天年。

加味术附汤 〔中湿〕 附子二钱 白术 赤苓 甘草各钱半 姜七 枣二

水煎，日再服，才见身痹，三服后当如冒状，勿怪，盖术附并行脾中，逐水气故耳。

羌活冲和汤 〔感冒〕 羌活 防风 苍术 甘草 川芎 白芷 生地 黄芩 细辛 姜 枣

渴加葛根、石膏。

鹿胎丸 〔房事过多〕 鹿胎 熟地 菟丝子 杞子 制首乌 金石斛 巴戟 黄芪 人参

黄蒿膏丸。

本方制法及分量，详在虚痨条内。

加味逍遥散 〔月病〕 白芍 白术各钱二分 地骨皮 知母 当归各一钱 茯苓 麦冬 生地各八分 山栀 黄柏各五分 桔梗 甘草各三分

参苓元 〔食㑊〕 方详上。

治二阳病方四

逍遥散 〔不月〕 白术 白芍 茯苓 柴胡 当归 麦冬各一钱 甘草 薄荷各五分 姜三片

加味逍遥散 〔又〕 白术 白芍各钱二分 知母 当归 地骨皮各一钱 茯苓 麦冬 生地各八分 山栀 黄柏各五分 桔梗 甘草各三分

菟丝子丸 〔精少〕 菟丝子 山药 莲肉 茯苓 杞子

鹿胎丸 〔又〕 菟丝子 杞子 鹿胎 熟地 首乌 石斛 巴戟 人参

黄芪 黄蒿膏丸。

本方制法及分量，详在虚痨条内。

杂病源流犀烛　卷九

遗泄源流

遗泄，肾虚有火病也。肾元虚，虚火流行，以致精海脱滑。遗于夜而不遗于昼者，昼阳夜阴，惟阴虚，故遗于阴分也。昼亦有遗者，阳亦虚也。求其所属，则由心肝肾之火相挟而成。盖心藏神，肝藏魂，肾藏精。梦中所主之心，即心之神也。梦中所见之形，即肝之魂也。梦中所泄之精，即肾之精也。要之，心为君，肝肾为相，未有君火动而相火不随之者，故寐时神游于外，欲为云雨，则魂化为形，从而行焉，精亦不容不泄矣。治法当先治其心火，而后及其余宜黄连清心饮、茯神汤加减。此遗泄之大旨也。而其实五脏皆能致病，五脏所致之病，亦各有异。如心病而遗，必血脉空虚，本纵不收。肺病而遗，必皮革毛焦，喘急不利。脾病而遗，必色黄内消，四肢倦怠。肾病而遗，必色黑髓空。肝病而遗，必色青筋痿。各有所见之症，参以六脉，自然无误。至于病之所因，更可历举：有因思想无穷，神气浮游者宜朱砂、龙骨、磁石镇之。有因思久成痰，迷于心窍者宜猪苓丸。有因思想伤阴者宜大凤髓丹。有因思想伤阳者宜鹿茸益精丸。有阴阳俱虚者宜茯神远志丸。有因用心过度者宜远志、莲肉、龙齿、茯神、山药。有因思欲不遂者宜妙香散。有因色欲过度，下元虚惫，滑泄不禁者宜六味丸加鹿茸、牡蛎、肉苁蓉、龙齿、五味、菟丝子。有因壮年盛满流溢者宜生地、黄柏、知母、莲子、黄连、茯神、石菖、远志。有因脾胃湿热，气化不清，而分注膀胱者，亦混浊稠厚，阴火一动，精随而出，此则不待梦而自遗者宜二陈汤加二术、知、柏。有因饮酒厚味太过，痰火为殃者宜二陈汤加二术、升、柴。有因经络热而得之，至夜必脊心热而遗者宜猪苓丸、清心饮。有因真有鬼魅相感者，由正气本虚，欲心妄动之故，脉息必乍大乍小，乍有乍无，或两手如出两人，或寸尺各为一等，或绵绵无度数，而颜色不变宜人参、茯神、远志以养其正，生地、当归、枣仁以安其神，朱砂、雄黄、沉香、麝香、安息香、鬼箭羽、虎头骨以辟其邪，移房于向阳处，令多人伴之，此为正治。以上种种所因既各不同，其为遗为泄亦异，或小便后出，多不可禁，或不小便而自出，或茎中痒痛，常如欲小便状，或梦与女交，皆当分别施治。大约阳虚者急补气宜增损乐令汤、鹿茸大补汤，阴虚者急益精宜大补阴丸、大造丸、补天大造丸，阳强者急泄火而已宜补阴泻火汤、滋阴降火汤。至仲景治手足烦热，咽干口燥，或悸衄而遗者，此阳上升而不降，阴独居内而为梦失，用小建中汤和之，此世俗所不易知也。总而言之，大凡精滑易泄，宜涩之；涩之无功，当泻心火清理之；而又无功，宜以补中益气为主，兼用升、柴、羌、独以升举之，甘草、枣肉以缓之，山萸、五味、乌梅、枣仁以收之。

【脉法】《脉诀》曰：遗精白浊，当验于尺，结芤动紧，二证之的。《正传》曰：两尺洪数，必便浊遗精。

【遗泄属心】丹溪曰：主闭藏者肾，主疏泄者肝，二脏皆有相火，而其系上属于心，心，君火也，为物感则动，心动则火亦动，动则精自走，虽不交会，亦暗流而疏泄矣。《直指》曰：精之主宰在心，精之藏制在肾，心肾气虚，不能管摄，因小便而出者曰尿精，因见闻而出者曰漏精。《入门》曰：初因君火不宁，久则相火擅权，精元一于走而不固，甚则夜失连连，日亦滑流不已，黄连清心饮治之。《千金》曰：邪客于心，神不守舍，故心有所感，梦而后泄也。

【遗泄属郁】《纲目》曰：梦遗属郁滞者居大半，若但用涩剂固脱，必愈涩而愈郁，其病反甚，必先以神芎丸或沉香和中丸大下之，然后以加减八味汤吞滋肾丸百丸自愈，或以导赤散煎服之亦可。

【遗泄导引】《保生秘要》曰：用出头葫芦一个，口上安带得法，套行具而如意睡法，如阳物每夜觉起时，勿失其候，急起暖衣，提运三十六足数，运胸散四肢，照此勤心行之，永无患矣。

【运功】《保生秘要》曰：常要守静，存心念脐，勿令弛放，后意想一条水下膀胱，缘尾闾，分行二路，上两肾，分左右运收脐轮，临卧时摩擦足心及肾俞穴，曲一足而侧卧，精自固矣。

治遗泄方二十三

茯神汤〔总治〕 茯神 远志 枣仁 人参 菖蒲 茯苓 黄连 生地 当归 甘草 莲子

猪苓丸〔痰迷〕 半夏一两，猪苓一两，同炒黄色而退去火气，单取半夏糊丸，候干，另用猪苓一两同炒微裂，盐汤下。

大凤髓丹〔伤阴〕 川柏二两 砂仁一两 炙草五钱 半夏 猪苓 茯苓 莲须 益智仁各二钱半

芡实糊丸。

鹿茸益精丸〔伤阳〕 鹿茸 肉苁蓉 桑螵蛸 巴戟肉 杜仲 菟丝子 益智仁 禹余粮 川楝子 当归各二两 韭子 补骨脂 山萸 赤石脂 龙骨各五钱 乳香

酒煮糯米糊丸，食前，茯苓汤下五七十丸。

茯苓远志丸〔两虚〕 人参 龙齿 茯神 远志 菖蒲 知母 黄柏

妙香散〔思欲〕 山药 茯神 远志 黄芪各一两 人参

炙草　桔梗各五钱　木香二钱半　朱砂三钱　麝香一钱

熔黄蜡四两，茯苓四两，作块同煎。

六味丸〔色欲〕熟地　山药　山萸　丹皮　茯苓　泽泻

二陈汤〔湿痰〕陈皮　半夏　茯苓　甘草

小建中汤〔仲景法〕白芍二钱　桂枝　生姜　甘草　饴糖各一钱

补中益气汤〔总治〕人参　黄芪　当归　白术　陈皮　甘草　升麻　柴胡

黄连清心饮〔精滑〕黄连　生地　甘草　当归　人参　茯神　枣仁　远志　莲子

神芎丸〔郁滞〕

沉香和中丸〔又〕黑牵牛头末，二两三钱　滑石二两　大黄一两二钱　木香　黄芩　槟榔　枳壳　青礞石　青皮　陈皮各五钱　沉香二钱

水丸，茶清下。

加减八味汤〔又〕熟地二钱　山萸　山药各一钱　酒泽泻　茯苓　丹皮各八分　五味子钱半　肉桂五分

此方用蜜丸，名加减八味丸。

滋肾丸〔又〕黄柏　知母并酒炒，各一两　肉桂五分

水丸，空心下。一名泄肾丸。

导赤散〔又〕生地　木通　甘草各一钱　竹叶七片

增损乐令汤〔阳虚〕半夏钱半　人参　黄芪　陈皮　茯苓　当归　肉桂　细辛　前胡　麦冬　白芍　甘草各七分　附子　熟地各三分半　远志二分　姜三　枣二

鹿茸大补汤〔又〕肉苁蓉　杜仲各一钱　白芍　白术　附子　肉桂　人参　五味子　金石斛　半夏各七分　鹿茸　黄芪　茯苓　当归　熟地各五分　甘草二分半　姜三　枣二

大补阴丸〔阴虚〕酒黄柏　酒知母各四两　熟地　龟板各六两

猪脊髓和炼蜜丸。此方乃降阴火，滋肾水之要药。

大造丸〔又〕 紫河车一具，如法洗净，盛竹器，长流水中浸一刻，以回生气，盛小瓦盆，于木甑或瓦甑内蒸极熟如糊，先倾取自然汁将河车于石臼中捣千下，同汁和匀，生地四两，龟板、杜仲、天冬、黄柏各两半，牛膝、麦冬、归身各两二钱，人参一两，五味子五钱，河车泥加米糊丸，盐酒温酒任下，日再服。

补天大造丸〔又〕 河车一具，照前法制　熟地　酒当归　酒茴香　酒黄柏　白术各二两　生地酒炒　酒牛膝　天冬　麦冬　杜仲各两半　五味子　杞子各七钱　陈皮　干姜各二钱　侧柏叶向东枝者，焙，二两

河车泥丸，米饮温酒任下百丸，日再服。

鳌按：前大造丸能治六脉虚微，血气衰弱，乃滋阴补阳之圣药也。此补天大造丸专能壮元阳滋肾水，有天地交泰之妙。如房室过度，五心烦热者，服之神效，虽至虚痨亦宜。久久服之，并能延年益寿。

补阴泻火汤〔阳强〕 白芍　白术　当归各一钱三分　熟地　川芎　蜜知母　天冬各一钱　蜜炒黄柏　陈皮各七分　酒生地　炙草各五分　炒干姜三分　生姜三片

滋阴降火汤〔又〕 白芍钱三分　当归钱二分　熟地黄　麦冬　白术各一钱　酒生地八分　陈皮七分　盐黄柏　盐知母　炙甘草各五分　姜三片　枣二枚

五淋二浊源流

胞痹　尿血　白淫

五淋二浊，皆肾病也。淋者，滴沥涩痛。浊者，小便混浊而不清。凡人肾有二窍，一出溺，一出精，淋病则由溺窍，浊病则由精窍，二者绝不可以相蒙。近医不能分辨，淋病以浊药治之，浊病以淋药治之，宜其难愈。古方书列五淋之名，曰热、

曰气、曰虚、曰膏、曰沙石，以揭其概。宋元后，又分石、劳、血、气、膏、冷六证，至为详尽。而究其原，则皆由阴阳乖舛，清浊相干，或膀胱蓄热，由水道瘀塞，所以欲通不通，滴沥涩痛，为溺窍病也。丹溪以赤浊属血，白浊属气。或又以赤为心虚有热，由思虑而得，白为肾虚有寒，因嗜欲而得，皆非定论。盖皆出于精窍，其白者为败精流溢，其赤则由虚滑，精化不及，赤未变白，此虚之极也。兹分列而款举之：淋病之原，大约由肾虚，膀胱有湿热，盖膀胱与肾为表里，俱主水，水入小肠与胞，行于阴为溲便，若肾虚而膀胱有湿热，则因肾虚致小便涩数，因膀胱湿热致小便涩，数而且涩，则淋沥不宣，小腹弦急，痛引于脐，此石劳、血气、膏冷所由成也。盖石淋者，膀胱蓄热积成，如汤在瓶中，日久结成白碱也，治须清积热，涤去沙石，则水道自利宜如圣散、神效琥珀散。劳淋者，多思虑，负重远行，劳于脾也宜补中益气汤与五苓散分进。专由思虑者亦伤脾宜归脾汤。若强力入房，施泄无度，劳于肾也宜生地黄丸、黄芪汤。亦有纵欲强留不泄，淫精渗下而作淋者宜益元固真汤。血淋者，小腹硬，茎中痛欲死，血瘀也，以一味牛膝煎膏，大妙。但虚人恐损胃耳宜四物汤加桃仁、牛膝、通草、红花、丹皮。而亦有因血虚者，应以养荣为主宜六味丸加侧柏、车前，或八珍汤送益元散。如血色鲜红，脉数而有力，心与小肠实热也宜柿蒂汤。血色黑黯，面色枯白，尺脉沉迟，下元虚冷也宜金匮肾气丸。亦有血热过极，反兼水化而色黑者，非冷也宜赤豆、绿豆、麻仁、干柿、黄连、侧柏、竹叶、葛根、藕汁、黄柏、生地、丹皮。当以脉证辨之。气淋者，气实则滞而不通，脐下妨闷而痛也宜沉香散、瞿麦汤。或由气虚，急须补益宜八珍汤倍茯苓，加牛膝、杜仲。膏淋者，似淋非淋，小便如米泔如鼻涕，此精溺俱出，精塞溺道，故欲出不快而痛也宜鹿角霜丸、沉香丸、大沉香散、海金沙散。冷淋者，必先寒战，小便涩数，窍中肿痛，盖冷气与正气交争，冷气胜则寒战成淋，正气胜则寒战解而得便也，大约多由肾虚宜金匮肾气丸、肉苁蓉丸。沙淋者，茎中有沙涩痛，尿卒不易出，有细沙沉在缸底，乃膀胱阴火煎熬，津液凝结也，轻则为沙，重则为石宜二神丸。以上诸证治法，悉本古人，最为不易。此外又有过服金石，入房太甚，败精强闭，流入胞中而成淋病者宜海金沙散。又有湿痰日久，汪渗而成淋病者宜渗湿汤加减。又有淋而小腹胀甚者宜泻肾汤。又有妇人产后成诸淋者宜白茅汤，不论膏石淋皆治。皆当分治。另有一证，名**胞痹**，风寒湿邪客胞中，气不能化出，故胞满而水道不通，小腹膀胱皆痛，且痛而涩于小便也，详在膀胱篇。浊病之原，大抵由精败而腐者居半，由湿热流注者居半，其证茎中皆如刀割火灼，而溺自清利。惟窍端时有秽物，如米泔，如粉糊，如疮脓，如目眵，淋沥不断，与便溺毫不相混，故曰是精病，非溺病也。而脏腑所主，则各有异，大约血虚而热甚者为赤浊，此属火，心与小肠主病。气虚而热微者为白浊，此属金，肺与大肠主病。其致浊之由，有因思虑过度，心虚有热者宜地骨皮汤、金莲丸、辰砂妙香散。有由心经伏暑者宜四苓散加香薷、麦冬、人参、莲肉。以上皆赤浊证所由。有因嗜欲过度，肾虚有寒者宜清心莲子饮。有因脾精不敛者宜苍术难名丹。有因湿痰流注者宜苍术二陈汤。有因肾虚下陷者宜补中益气汤。有小便如常，少顷即澄浊物，或如米泔色者宜萆薢分清饮。有稠粘如膏，茎中涩痛，为精塞窍道，而非热淋者宜加味清心饮。有茎中不痛，脉来无力，为下元虚冷者宜鹿茸补涩丸。有茎中大痛，便赤口渴，脉来滑数者宜二苓清利饮。有挟寒者，小便必清白宜萆薢分清饮、内补鹿茸丸。有挟热者，便必黄赤宜清心莲子饮、香苓散。以上皆白浊证所因。有赤白浊，小腹痛不可忍者，当作寒治宜东垣酒煮当归丸。

【脉法】《脉诀》曰：遗精白浊，当验于尺，结芤动紧，二证之的。又曰：便血则芤，数则赤黄，实脉癃闭，热在膀胱。《正传》曰：两尺洪数，必便浊遗精。《脉经》曰：淋脉盛大而实者生，虚细而涩者死。《医鉴》曰：淋病之脉，细数何妨，少阴微者，气闭膀胱，女人见之，阴中生疮，大实易愈，细涩则亡。

【淋病原由证治】 丹溪曰：淋证所感不一，或由房劳，阴虚火动也；或由忿怒，气动火生也；或由醇酒厚味，酿成湿热也。积热既久，热结下焦，所以淋沥作痛，初则热淋血淋，久则煎熬水液稠浊，如膏如沙如石也。夫散热利小便，只治热淋血淋而已，其膏沙石淋，必须开郁行气，破血滋阴方可也。古方用琥珀、郁金开郁也，木香、青皮行气也，蒲黄、牛膝破血也，黄柏、生地滋阴也。东垣治小腹痛，用黄柏、青皮。夫青皮疏肝，黄柏滋肾，小腹乃肝肾部位也。

【浊病原由证治】 《得效》曰：先正有言，夏则土燥而水浊，冬则土坚而水清，此其理也。水火既济，则土自坚，其流清矣。小便白浊，盖脾有虚热而肾不足，土邪于水也。《入门》曰：赤白浊，皆因脾胃湿热，中焦不清，浊气渗入膀胱也。丹溪曰：小便浊主湿热，有痰有虚，赤属血，白属气，与痢疾带下同治。又曰：凡便浊治法，大概宜燥湿降火，兼升举之，如二陈汤加二术升柴白芍。《医旨》曰：赤白浊，肥人多湿痰，瘦人又多虚火。又曰：凡便浊，必兼服加减珍珠粉丸。《回春》曰：赤白浊，其状漩面如油，光彩不定，漩脚澄下，凝如膏糊，或如米泔赤脓，皆湿热所伤也。

【淋浊导引】 《保生秘要》曰：于肾俞、照海、气海掐之九九，擦亦九九，兼用后功。

【运功】 《保生秘要》曰：用双手抱两膝，吹吸，念脐下，绕尾闾，升气降回，吸而咽之。

尿血 溺窍病也。其原由于肾虚，非若血淋之由于湿热，其分辨处，则以痛不痛为断，盖痛则血淋，不痛则为尿血也，而以尿血亦为有火者非宜太极丸、无比山药元。

【尿血分辨】 《直指》曰：大凡小肠有气则小便胀，小肠有血则小便涩，小肠有热则小便痛，痛者血淋，不痛者尿血。

白淫 热郁病也。一名蛊。《内经》曰：脾传之肾，病名曰疝瘕，小腹冤热而痛，出白，一名曰蛊。注云：肾脉贯脊，属肾，络膀胱，故小腹冤热而痛，溲出白液也。据此，则脾受风邪而传于肾，风能煽热，故邪热内结，真精不守，而白物游淫而出，此所以名白淫。又邪热既结，则火能消烁脂肉，如蚕之蚀物然，此所以又名蛊病白淫也。经又曰：思想无穷，所愿不得，意淫于外，入房太甚，宗筋弛纵，发为筋痿，及为白淫。据此，则为淫欲过度，肾伤所致，即子和所谓茎中作痛，痛极则痒或阴茎挺纵不收，或出白物如精，随溲而下，得之于房劳及邪术者是也，治以降心火为要宜半苓丸、清心莲子饮。此外又有精伤白浊，亦名白度，盖由房失节，以致伤精流出，一似白浊宜清心莲子饮，甚且小便中推出髓条也宜治小便白浊流出髓条方。凡诸白淫总治宜金箔丸、白龙丸，非皆精窍病乎，故附于此。

【白淫所属】 戴人曰：遗尿闭癃，阴痿脬痹，精滑白淫，皆男子之疝也。血涸不月，腰膝上热，足躄嗌干闭癃，小腹有块，或定或移，前阴突出，后阴痔核，皆女子之疝也，但女子不谓之疝而谓之瘕也。

鳌按：尿血淋病之属，白淫溺病之属，不得相混。

治淋病方二十六

神效琥珀散 〔石淋〕 琥珀 桂心 滑石 大黄 腻粉 磁石 木通 木香 冬葵子等分

为末，每二钱，灯心、葱白汤下。

如圣散 〔又〕 马兰花 白茅根 甜葶苈 车前子 麦冬 檀香 连翘等分

渴加黄芩。

补中益气汤 〔劳淋〕 人参 黄芪 归身 白术 升麻 柴胡 陈皮 甘草

五苓散 〔又〕 肉桂心 猪苓 茯苓 白术 泽泻

归脾汤〔又〕 圆眼肉 黄芪 白术 枣仁 茯神各一两 木香五钱 炙草二钱半

咀片，每用五钱煎，加姜枣。

生地黄丸〔又〕 生地 黄芪各两半 防风 鹿茸 茯神 远志 瓜蒌仁 黄芩各一两 人参一两二钱半 当归五钱 赤芍 蒲黄 戎盐各七钱半 炙草七钱 车前子 滑石末各二两

蜜丸。

益元固真汤〔又〕甘草梢二钱 山药 泽泻各钱半 人参 茯苓 莲须 巴戟 升麻 益智仁 酒黄柏各一钱

黄芪汤〔又〕 人参 黄芪 茯苓 磁石 旱莲草 五味子 滑石末各一两 桑皮七钱半 枳壳 黄芩各五钱

四物汤〔血淋〕 川芎 当归 白芍 地黄

六味丸〔又〕 地黄 山药 山萸 丹皮 泽泻 茯苓

八珍汤〔又〕 人参 茯苓 白术 甘草 川芎 当归 白芍 生地

益元散〔又〕 甘草 滑石

柿蒂汤〔又〕 柿蒂 黄柏 黄连 生地 侧柏叶 丹皮 白芍 木通 茯苓 泽泻

金匮肾气丸〔冷淋〕 熟地 山萸 山药 丹皮 茯苓 泽泻 附子 肉桂 牛膝 车前子

沉香散〔气淋〕 沉香 石苇 滑石 当归 瞿麦 赤芍 白术 甘草 冬葵子 王不留行

瞿麦汤〔又〕 瞿麦穗 木通 大黄 黄连 桔梗 当归 枳壳 羌活 肉桂 射干 腹皮 延胡索 牵牛子

鹿角霜丸〔膏淋〕 鹿角霜 茯苓 秋石

糊丸。

大沉香散〔又〕 沉香 陈皮 黄芪 榆白皮 韭子 瞿麦 滑石 黄芩 甘草

沉香丸〔又〕 肉苁蓉 沉香 滑石 荆芥 黄芪 磁石

海金沙丸 〔又〕 海金沙　滑石各一两　甘草二钱半

每末二钱，麦冬、灯心汤下。

肉苁蓉丸 〔冷淋〕 肉苁蓉　熟地　山药　牛膝　金石斛　官桂　槟榔　甘草　附子　细辛　黄芪　黄连

二神散 〔沙石〕 海金沙七钱半　滑石五钱

共为末，每二钱入蜜少许，以木通、麦冬、车前子汤下。

琥珀散 〔又〕 琥珀　滑石各二钱　木通　木香　郁金　当归　扁蓄各一钱

共为末，每次三钱，竹叶汤下，芦叶汤更妙。

渗湿汤 〔湿痰〕 苍术　白术　茯苓　猪苓　陈皮　泽泻　川芎　香附　厚朴　砂仁　甘草　生姜　灯心

泻肾汤 〔胀满〕 大黄二钱，切片，水浸一宿　磁石钱六分　石菖　生地各一钱　元参　细辛各八分　芒硝　赤苓　黄芩各六分　甘草四分

煎至半，入大黄，煎好去渣，入硝搅匀，空心服。

白茅汤 〔产后〕 白茅根五钱　瞿麦　茯苓各钱半　冬葵子　人参各钱二分半　蒲黄　桃胶　滑石各七分　甘草五分　紫贝二个，煅　江鱼牙四个，煅

分二帖，加姜三片、灯心二十茎煎服。或为末，木通汤下二钱。

治浊病方十六

地骨皮汤 〔心虚热〕 生地　麦冬　黄芪　山药　五味子　地骨皮　淡竹叶

四苓散 〔伏暑〕 茯苓　猪苓　白术　泽泻

金莲丸 〔思虑〕 石莲肉　茯苓　龙骨　天冬　柏子仁　麦冬　当归　枣仁　远志　紫石英　乳香　龙齿等分

蜜丸，朱砂为衣。

辰砂妙香散 〔又〕 山药　茯苓　茯神　黄芪　姜远志各

一两　人参　桔梗　甘草各五钱　朱砂三钱　木香二钱半　麝香一钱

每末二钱，莲肉汤下。

苍术难名丹〔脾不敛〕　制苍术四两　金铃子　茴香各七钱半　破故纸　川乌　茯苓　龙骨各一两

酒糊丸，朱砂为衣。

东垣酒煮当归丸〔小腹痛〕

清心莲子饮〔肾虚寒〕　黄芪　麦冬　甘草　车前子　地骨皮　莲肉　茯苓　人参　黄芩　远志　菖蒲

苍术二陈汤〔湿痰〕　苍术　白术　茯苓　陈皮　甘草　半夏

补中益气汤〔肾虚陷〕　人参　黄芪　归身　白术　陈皮　甘草　升麻　柴胡

萆薢分清饮〔泔浊〕　萆薢　乌药　菖蒲　益智仁

入盐少许。一方加茯苓、甘草。

加味清心饮〔窍塞〕　石莲　茯苓　菖蒲　人参　远志　车前子　麦冬　白术　益智仁　泽泻　甘草

有热加薄荷少许。

鹿茸补涩丸〔下虚冷〕　人参　黄芪　菟丝子　桑螵蛸　莲肉　茯苓　肉桂　山药　附子　鹿茸　桑皮　龙骨　补骨脂　五味子

二苓清利饮〔茎痛〕　生地　麦冬　茯苓　牡蛎　泽泻　甘草　猪苓　黄芩　黄柏　车前子

内补鹿茸丸〔挟寒〕　鹿茸　刺蒺藜　沙蒺藜　肉苁蓉　菟丝子　蛇床子　桑螵蛸　阳起石　肉桂心　嫩黄芪　炮附子　紫菀

香苓散〔挟热〕　茯苓　茯神　远志　山药　人参　黄芪　桔梗　甘草　木香　白术　朱砂　麝香　猪苓　泽泻　肉桂

加减珍珠粉丸〔通治〕　黄柏半生半炒　蛤粉各三两　滑石

二两　樗皮一两　青黛　干姜各五钱

炒神曲打糊丸，空心酒下五七十丸。

黄柏降阴火除湿热，蛤粉咸补肾，滑石利窍，樗皮大燥湿热，青黛解郁火，干姜敛肺气下降生阴血，盐炒微黑用之。

治尿血诸药要品及方二

总治尿血药阿胶　茅根　地黄　床子　戎盐　蒲黄　牛膝　人乳　苁蓉　胡麻　杜仲　川断　天冬　麦冬　五味　山萸　山药　丹皮　车前　知母　黄柏　鳖甲　青蒿　白芷　人参　当归　苎根　鹿茸　荷叶　乌梅　郁金　香附　地榆　韭子　泽泻　棕灰　竹茹　琥珀　山栀　槐花　乳香　荆刺　陈墨　侧柏叶　延胡索　菟丝子　旱莲草　龙胆草　鹿角胶　鹿角霜　毛鹿角　杞子　沙苑子　柏子仁　地骨皮　益母草　淡豆豉　专治小便血条。

太极丸〔总治〕　黄柏二两六钱，属木　知母一两四钱，属水　补骨脂二两八钱，属火　胡桃肉一两二钱，属金　砂仁五钱，属土

蜜丸，空心盐汤下三五十丸。

无比山药丸〔又〕　五味子六两　肉苁蓉四两　菟丝子　杜仲各三两　山药二两　赤石脂　茯神　山萸　巴戟　牛膝　泽泻　熟地各一两

蜜丸，酒或米汤下。

治白淫诸药要品及方六

房劳过度鹿茸　附子　官桂　紫菀　地黄　黄芪　杞子　牛膝　杜仲　川断　山萸　天冬　麦冬　山药　丹皮　知母　黄柏　车前　菟丝子　蛇床子　刺蒺藜　沙苑子　桑螵蛸　肉苁蓉　阳起石　五味子　地骨皮

思想无穷黄连　麦冬　茯苓　远志　石莲　当归　龙骨　枣仁　龙齿　天冬　乳香　茯神　菟丝子　柏子仁　紫石英

肉苁蓉丸〔蛊淫〕　苁蓉　茯苓　黄芪　泽泻　牡蛎　龙骨　当归　五味子等分

蜜丸，酒下。

半苓丸〔肾伤〕 半夏一两，破如豆大，猪苓末二两，先将一半炒半夏，令色黄，不令焦，出火毒，只取半夏为末糊丸，候干，更用前猪苓末一半同炒微裂，入砂瓶养之，空心，酒、盐汤任下三五十丸。

清心莲子饮〔精伤〕 黄芪　麦冬　甘草　车前子　地骨皮　莲肉　茯苓　黄芩　人参　远志肉　菖蒲

白浊流出髓条方〔髓条〕 枣仁　白术　人参　茯苓　茴香　补骨脂　益智仁　煅牡蛎等分

青盐酒糊丸，空心，酒或米汤下三十丸。

金箔丸〔总治〕 晚蚕蛾炒　补骨脂　韭子　酒浸牛膝　酒浸肉苁蓉　酒炙桑螵蛸　酒浸菟丝子　山萸　龙骨各一两

蜜丸，空心酒下三十丸。此方亦治梦泄。

白龙丸〔又〕 鹿角霜　牡蛎各二两　生龙骨一两

酒糊丸，空心，酒或盐汤下三十丸。

此方不但白淫，且能固精壮阳。

诸厥源流

诸厥，真元虚病也，手足逆冷为厥。经曰：阳气衰于下，则为寒厥，四肢逆冷，身冷面青，蜷卧，手指甲青暗，腹痛，不渴，小便自利，大便溏，完谷不化，不省人事，脉微迟。阴气衰于下，则为热厥，四肢厥逆，身热，面赤，唇燥，口干，舌苦，目闭或不闭，烦渴，小便短涩，大便燥结，不省人事，脉滑数。夫寒厥者，即阴厥，宜急补阳宜理中汤，或附、桂、干姜、吴萸，俱可酌用。热厥者，即阳厥，宜急补阴宜芩、连、山栀、石膏、知母、童便，甚者可用硝黄下之。盖以人之阴阳元气，皆起于下，故少阴之上，名为太阳，以真阳之主，本于阴也。太冲之地，名曰少阴，以真阴之归根在肾也。夫阳气自上而下，今衰于下，是不下矣，是寒独胜也。阴气自下而上，今衰于下是不上矣，是阳独胜也，乃阳盛而必起于下者，足五指之表，为三阳之所起，而足下足心，又为三阴之所聚，足心又少阴肾之涌泉，阴气既衰而阳胜，阳乘阴位，故热厥必从足下也。故凡人病阴虚者，足心必热也。寒厥起于足下，又必从五指而上于膝者，以阴气起于五指之里，集于膝下，而聚于膝上，阳气衰则阴气胜，阳不胜阴，其厥反从阳分而上，故必起于五指而上寒至膝，然寒非外入，而由内生，故凡病阳虚者，手足必多寒，皆自指端始。故二厥之成，皆以阴虚。溯寒厥之由，必其人壮，秋冬夺于所用，既于阴盛时多欲不休，以夺肾中精气，则精虚于下，其气取足于上，是以下气上争，下而不上，故不能复阳气，于是气去则阳虚，寒气因而上逆，又以精虚无火，不能固脾元而气衰于中，中气不能渗荣其经络，于是阳气日损，阴气独存，手足为之寒也。溯热厥之由，必酒入胃而伤脾阴，至阳气入而精气竭，不能荣其四肢，又数醉饱入房，使气聚脾中不得散，酒气谷气相搏，热盛于中，故热遍于身，内热而溺赤也。要此二厥，惟伤真元，乃有是病，后人不明，但以手足寒，或以脚气为厥，反以此二证谬为中风。夫风病多经络受伤，厥病由真精内夺，如指厥为风，因以风治厥，亦大谬矣。

夫厥逆分阴阳，皆《内经》之精旨，余即详论之如上。而阴阳不从，则气逆而上，凡十二经寒热之厥，亦可据经以析其义也。经曰：太阳之厥，肿首头重，足不能行，发为眴仆。盖以太阳根起少阴，其气得阴故下行于足，虚则逆上而上盛，故肿首头重。逆上则不能下行，故不能行而眴仆也。又曰：阳明之厥，癫疾欲走呼，腹满不得卧，面赤而热，妄言妄见。盖以阳明本气盛血多，今气胜其血，则阳邪实而神明乱，故癫欲走呼。气盛不行在腹，故腹满胃逆，故不得卧。阳明脉在面，故赤热。神明乱极，故妄言见也。又曰：少阳之厥，暴聋颊赤胁痛，胻不可以运。盖以少阳与厥阴并行而起于下，故经和而无病，今相火上炎而无阴，其脉入耳下颊车，故聋而肿，为火壅也，胁痛；其部气逆不和，胻不运，少阳气不能及下也。又曰：

太阴之厥，腹满䐜胀，后不利，不欲食，食则呕不得卧。盖以阴为阳根，阳为阴使，三阴不伏阳则三阳厥，三阳不为阴使则三阴亦厥。太阴虽阴盛，常秉少阳之气以为和，故无病，今太阴独阴无阳，不能下行，且逆上，脾既不运，胃气亦阻，故满而胀；不能行气于三阴，则肾气亦不效用，故不利不食，中气壅也。食则呕，气壅愈逆也。不得卧，胃不和也。又曰：少阴之厥，口干溺赤，腹满心痛。盖以少阴兼水火阴阳二气，若失所涵蓄，其气必偏发而上，故少阴恒兼寒热二厥，且又为十二经厥逆之主也，今此厥，阴虚火厥也。本脉循喉咙络膀胱，故口干溺赤。不为胃关而上行，故腹痛。不贡精于心而反上乘心，故心痛。经又言：少阴不至者，厥不至，亦兼水火也。又曰：厥阴之厥，少腹肿痛，腹胀，泾溲不利，好卧，屈膝，阴缩肿，胻内热。盖以厥阴本阴绝，不绝者，为阳生也。今虚而为纯阴，则无气，是以当其部位，肿痛而胀。纯阴结而不舒，则下焦气不化，故泾溲不利。肝主筋，筋无气，故好卧而屈膝。脉环阴器，故阴缩肿。当所过脉不行，故胻内热，郁则热也。又曰：手太阴厥逆，虚满而咳，善呕沫。盖以肺为元气之主，虚则不能治节而气上逆，故咳。虚满者，上焦之满虚而无实也，满则咳矣。本脉循中焦胃口，逆则精不能散，故呕沫也。又曰：手少阴、厥阴厥逆，心痛引喉，身热，死不可治。二经属火，皆神明之治也，其主血脉，而俱厥，则阴精无以承阳矣，阳独亢则自焚，故心痛。其系上挟喉，故引喉。身热者，血脉膹张也。心为脏腑之大主，逆之，故死也。又曰：手太阳厥逆，耳聋泣出，项不可以顾，腰不可以俯仰。盖以小肠为心之下流，属带脉之间，其气逆，必使其经俱逆。本脉入耳，至目内外眦，故耳聋泣出。从缺盆循颈，故项强。小肠连睾属脊，故腰病也。又曰：手阳明、少阳厥逆，发喉痹，嗌肿，痓。盖以手阳明大肠为胃下流，手少阳三焦为胃孔道，其气皆逆，必从其经上逆。大肠脉上颈贯颊，三焦脉出缺盆上项，故皆发喉痹嗌肿。曰痓者，手臂肩背强直也。以上十二经之厥，亦《内经》之要旨也。

然而《内经》言厥，更岂止是哉？又曰：有厥逆而病在太阴，盛在胃，颇在肺者，太阴脉细如发，而身热如炭，颈膺如格，人迎躁盛，喘息气逆，一日数十溲，其为病死不治。盖以脉如发，又多溲，必脏气不足，中气不摄，故溲为之变也。乃热留在胃，阳明方盛，见于人迎，身膺则如炭如格，此阳不入阴，故盛在胃。阳不入阴，故太阴细微，喘息气逆颇在肺也，欲泻邪则阴虚于里，欲补虚又阳实于外，所谓不表不里，阳证阴脉之类也，安得不死？又曰：厥有腹满，暴不知人者。盖以阴气盛于上，则不守于下，而脾肾肝三经之气不化，故腹满胀。阳气盛于上，则阳气上并而邪气逆，逆则阳气乱而神明失守，故不知人也。又曰：有厥逆而为头痛，数岁不已者。盖以所犯大寒，内至骨髓，髓以脑为主，故寒逆而至于脑，今头痛齿亦痛，是邪之逆于上，亦名厥逆也。又曰：有病膺肿颈痛胸满腹胀者，此厥逆也治之须其气并而治之。盖以肿痛胀满，皆在上中二焦，此以阴并于阳，下逆于上，正所谓厥逆也，故治之不可灸，灸必为喑，不可石，石必为狂，惟以其气并者，以既逆之后，必渐通，然后随其盛衰而调之，可无偏绝之患也。此四条，经皆以发明厥逆之余疾，故复列而论之。

乃后人复标寒、热、尸、痰、气、食、暴七厥之名，虽其为病，不外乎《内经》之所及，然其证状疗治，有不可不备者。大约手足寒者为寒厥宜附子理中汤。而寒厥又有因气虚者宜参芪益气汤。又有手足冷，表热里寒，下利清谷，食入即吐，脉沉者宜四逆汤。又有独指尖冷者，则名清厥宜理中汤。以上寒厥所统。手足独热者为热厥宜火郁汤。而热厥又有兼游赤者宜升阳散火汤。又有便秘者宜大柴胡汤。又有谵语身冷，遗溺自汗者宜白虎汤。又有烦渴躁妄，失下而手足冷甚，但不过肘，或身冷而反见阴象者，正为热极似寒，俗工妄谓变成阴证，急用热药助阳，十无一生矣宜白虎汤。又有妇人热入血室因而发厥者宜以童便为君，加赤芍、生地、牛膝、丹皮、桃仁。以上热厥所统。尸厥者，由胃犯不正之气，或因吊死登冢，飞尸鬼击，致阴气上盛，下部空虚，手足冷，肌肤起粟，头面青黑，错言妄语，不省人事宜苏合丸、藿香正气散。或有身脉不动，形体无知，状如死尸者，须先用药令其苏甦宜返魂丹灌之，然后随其脏气以治，寒则热之，热则寒之，闭则通之。以上尸厥所统。若夫痰厥，则由寒痰迷心，队道不行，故四肢厥冷，僵仆卒倒，咽作声，口吐沫，不省人事，气喘脉弦也宜导痰汤。有暴不知人，类于卒中，但未卒仆如一切中状，喉中痰如曳锯者，必先用药探吐其痰宜瓜蒂散，然后治之宜清气化痰丸、导痰汤。以上痰厥所统。气厥则缘暴怒伤阴，四肢冰冷，卒然而仆，口出冷气，其脉必浮宜苏子降气汤。且有暴怒气逆，昏晕痰塞，牙紧似中风者宜顺气散。以上气厥所统。至如暴厥者，由于伤血，其脉芤，先用药灌醒宜姜汁调苏合丸，然后察脉治之。如冷过臂膝，唇与指甲青黑者，皆不治。或遇暴厥，可用急治之法宜蒲黄酒。以上暴厥所统。又如食厥者，醉饱后感风寒，或着恼，而饮食填塞，胃气不行，变为异常急猝之证宜和保丸。或因酒而得，亦名酒厥宜二陈汤加青皮、葛根。以上食厥所统。总之，凡治气、食、尸、痰四厥，皆以降痰顺气温中为要，今拟加减之法，四厥可治矣。其法以茯苓、甘草、枳壳、半夏、桔梗、陈皮六味为主药，如遇尸厥，宜加苍术、雄黄、远志、菖蒲、檀香、沉香、乳香、木香等。古人以忍冬藤叶一味煎膏治尸厥，大妙，可采用。遇痰厥，宜加南星、姜汁、瓜蒌霜等。遇气厥，宜加乌药、木香、香附、青皮、砂仁等。遇食厥，本宜吐，若不吐宜加厚朴、枳实、山楂、麦芽、苍术等。依此治之，自无不效。然此寒、热、尸、痰、气、食、暴七厥之外，更有气虚厥，有所劳伤，气弱不能运行之故也宜补中益气汤。更有血虚厥，或吐溺崩漏，产后所致也宜芎归养荣汤。更有风厥，手足搐搦是也宜小续命汤。更有骨厥，骨枯爪痛者是也宜四七汤。更有骭厥，身立如椽者是也宜四七汤。更有痹厥，即脚气顽麻肿痛是也，初发时，必身痛，肢节肿痛宜羌活导滞汤，后用当归拈痛汤。更有蛔厥，由于胃寒，蛔虫攻胃，故手足厥冷而必吐蛔也宜安蛔散，互详诸虫门。厥之为类，不一如是，独热厥一证，竟有变成痿者，或由肾肝虚，阴血失养，而又房欲不绝，以致自踝以下，常觉热痛宜五兽三匮丸、养血壮筋健步丸。或由醇酒膏粱，滋火于内，逼阴于外，致相火炽而乘阴位，两脚痿弱，甚且脐膝尻阴皆冷，精滑不固，法当泻相火而复真阴，使阴复其位，则病自痊矣宜滋肾丸、神龟滋阴丸。若误投热剂，反泻其阴，而助其阳，立毙之道也，此则厥证之变出者。

业师孙庆曾论厥之说曰：厥证有数种，总在肝风痰火，龙雷之火上冲作厥；相火上冲，阳明气塞作厥；胆怯心虚，痰火气闭作厥；元虚气逆作厥；风邪寒闭作厥。古人又有尸厥、痰厥、风厥、寒厥、痉痓、痫、角弓反张皆似厥，极惊人，极难辨识得真，勿惊忙，候脉息面色，看清动作厥状而治之。大指掐拳内凶，掐拳外轻，脉大浮洪有力易醒，脉细沉伏数急不连贯凶，面青、环口青、唇白、鼻青孔黑、人中吊危。此论极为秘要，故书于此。

【脉法】《内经》曰：脾脉缓甚为痿厥。又曰：脉至如喘，名曰暴厥，暴厥者，不知与人言。又曰：厥逆连脏则死，连经则生。注云：连脏死者，神去故也。丹溪曰：痰病得涩脉，必费调理，盖痰胶固，脉道阻塞，必至卒厥也。仲景曰：寸口脉沉大而滑，沉则为实，滑则为气，实气相搏，血气入脏即死，入腑即愈，此为卒厥不知人，何谓也？师曰：唇青身冷为入脏即死；身温和，汗自出，为入腑即愈。《脉经》曰：尸厥呼之不应，脉伏者死。脉大反小者死。又曰：卒厥腹大，四肢满，脉大而缓者生，紧而浮者死，紧细而微者亦生。

鳌按：诸厥之脉，大约沉微不数是寒，沉伏而数是热，细是气虚，芤大是血虚，浮是风浮，数而滑是痰，脉至如喘是气，沉滑紧疾是食，浮涩而紧是痹，洪大而滑是蛔，察其脉，合其证，厥病虽繁，宁有遁形乎？

【诸厥原由证治】《内经》曰：肾虚则清厥，意不乐。又曰：下虚则厥。又曰：邪客于手足少阴、太阴、足阳明之络，此五络皆会于耳中，上络左角，五络俱竭，令人身脉皆动，而形无知也，其状若尸，名曰尸厥，以竹管吹其两耳即苏。《纲目》曰：厥论寒热，皆由肾之精气内竭而然也。又曰：王太仆云：厥者，气上逆也，世谬传为脚气。《内经》谓寒厥者，手足寒也，热厥者，手足热也。盖阳衰于下则为寒厥，阴衰于下则为热厥，阴阳之气不相接续则为厥。仲景曰：尸厥者，脉动而无气，气闭不通，故静如死也，还魂汤主之。又曰：卒然不省人事，全如死尸，但气不绝，脉动如故，或脉无伦次，乍大乍小，或微细不见而心胸暖者是也。《入门》曰：厥证多以不胜乘其所胜，如肾移寒于脾则为寒厥，心移热于肾则为热厥，寒厥宜十全大补汤加附子或当归四逆汤，热厥宜升阳散火汤、火郁汤。又曰：尸厥之证，卒死，脉犹动，四肢逆冷，腹中气走如雷鸣，听其耳中如微语声者是也，急用硫黄散、朱犀散；如无，用姜汁半盏，酒一盏，煎百沸灌下。又曰：凡尸厥、郁冒、卒死、卒中之类，皆当发表。仲景所谓郁冒欲解，必大汗出是也。又曰：凡卒厥者，口张目开手撒遗尿为虚，宜补气；目闭口噤手拳为实，宜发表。《遗录》曰：凡暴厥，不出一时可救之，虽气闭绝，四肢冷，若心腹温，鼻微温，目中神彩不转，口中无涎沫，卵不缩者，皆可活也，备急丸治之。《灵枢》曰：清气在阴，浊气在阳，荣气顺脉，卫气逆行，清浊相干，乱于臂胫，则为四厥；乱于头，则为厥逆，头重眩仆。丹溪曰：气上厥逆，属阳，无寒之理，觉恶寒者，乃火极似水也，急与退热清气汤。《医旨》曰：痰厥者，皆因内虚受寒，痰气阻塞，手足厥冷，麻痹，晕倒，脉沉细，宜服加味二陈汤、鹤顶丹。又曰：蛔厥者，胃寒所生，胃中冷则吐蛔，不可用冷药，宜理中汤加炒川椒、槟榔煎水，吞下乌梅丸。《得效》曰：经云：虫贯心则杀人，欲验之，心腹大痛不可忍，或吐青汁黄水，出涎沫，或吐虫，发有休止，宜芜荑散。《类聚》曰：风厥者，四肢漐习也，四肢漐习者，四肢动而不止也，似瘛疭而无力，不得伸缩者也。《回春》曰：凡人卒然晕倒，口噤不能言，目不识人，四肢不举等症，多因饮食过度，变为异常之疾，必须审问，若果饮食之后，或着气恼，用姜盐汤多灌，探吐之，后服加味六君子汤即愈。

治诸厥方四十一

理中汤〔寒厥〕 人参 白术 甘草 干姜

附子理中汤〔又〕 附子 人参 白术 甘草 干姜

十全大补汤〔又〕 人参 茯苓 白术 炙草 川芎 当归 白芍 生地 黄芪 肉桂 姜三 枣二

当归四逆汤〔又〕

参芪益气汤〔气虚〕 人参 黄芪 白术 五味 麦冬 附子 陈皮 甘草

四逆汤〔寒厥〕 附子 干姜 甘草

升阳散火汤〔热厥〕 升麻 柴胡 羌活 独活 葛根 白芍 防风 生草 炙草

火郁汤〔又〕 羌活 升麻 葛根 白芍 人参 柴胡 甘草各一钱 防风五分 葱白三寸

大柴胡汤〔便秘〕 柴胡 黄芩 半夏 白芍 大黄 枳实 姜 枣

白虎汤〔谵语〕 石膏 知母 甘草 粳米

苏合丸〔尸厥〕 犀角 白术 香附 朱砂 诃子 荜拨 木香 檀香 沉香 麝香 丁香 安息香 熏陆香 龙脑

苏合香油丸。

藿香正气散〔又〕 藿香 白芷 茯苓 紫苏 厚朴 白术 陈皮 甘草 半夏 桔梗 大腹皮

返魂丹〔又〕 朱砂 雄黄 玳瑁 麝香 白芥子

安息香熔为丸，黍米大，每服五分。

硫黄散 〔又〕 硫黄一两 焰硝半两

研极细，分三服，好酒一盏同煎，觉焰起，倾于盏内，盖着，候温灌服之，如人行五里，又进一服，不过三服即苏。

朱犀散 〔又〕 犀角五钱 朱砂 麝香各二钱半

每末二钱，新汲水调灌。

导痰汤 〔痰厥〕 南星 半夏 枳实 赤苓 陈皮 甘草 姜

加味二陈汤 〔又〕 半夏 陈皮 当归 茯苓 枳实 桔梗 杏仁各一钱 良姜 砂仁各五分 木香 肉桂 甘草各三分 姜五片

鹤顶丹 〔又〕 明矾一两 猩红五钱，或黄丹亦可

每取末一匙，入磁器内熔化，乘热作丸，樱桃大，每一丸，薄荷汤下。

清气化痰丸 〔又〕 半夏、南星、白矾、皂角、干姜各四两，先将白矾三味，水五碗，煎三碗，却入星、夏，浸两日，再煮至星、夏无白点，晒干，同橘红、青皮、苏子、菔子、山楂、神曲、杏仁、葛根、麦芽、香附各二两，蒸饼丸。

此丸专治膏粱厚味人脑满痰盛之证。若脾胃虚者，必受害，切不可轻用。

苏子降气汤 〔气厥〕 苏子 半夏 前胡 炙草 当归 陈皮 沉香

虚加黄芪，冷加肉桂。

八味顺气汤 〔又〕 茯苓 白术 白芷 香附 青皮 陈皮 乌药 甘草

退热清气汤 〔又〕 柴胡 陈皮 赤苓各一钱 半夏 枳壳各八分 便香附七分 川芎五分 木香 炙草各三分 砂仁七粒 姜三片

蒲黄酒 〔暴厥〕 蒲黄一两，炒褐色，清酒十杯沃之，温

服。

备急丸 〔又〕 大黄 干姜 巴霜各二两

蜜和，捣千杵，丸小豆大。卒厥者，取三丸热酒吞下，口不开，酒化灌之，下咽即活。此方专治诸卒死、暴疾百病及中恶客忤、鬼击鬼打、面青口噤、奄忽气绝。张易老名独行丸，乃急剂也。

还魂汤 〔尸厥〕 麻黄三钱 杏仁二十五粒 肉桂 甘草各一钱

水煎，灌服。噤口者斡开口灌之，药下立苏。

保和丸 〔食厥〕 山楂 神曲 半夏 橘红 麦芽 茯苓 菔子 连翘 黄连

加味六君子汤 〔又〕 香附钱半 白术 茯苓 陈皮 半夏各一钱 人参七分 木香 砂仁各五分 甘草三分 姜三片 枣二枚 苏叶十片

二陈汤 〔总治〕 茯苓 半夏 甘草 陈皮

补中益气汤 〔气虚〕 人参 黄芪 当归 白术 升麻 柴胡 甘草 陈皮

芎归养荣汤 〔血虚〕 川芎 当归 熟地 白芍 麦冬 杞子 黄柏 知母 甘草

小续命汤 〔风厥〕 麻黄 人参 黄芩 白芍 甘草 川芎 杏仁 官桂 附子 防风 防己 姜

四七汤 〔骨厥〕 半夏曲 茯苓 苏叶 厚朴 姜 枣

羌活导滞汤 〔痹厥〕 羌活 独活 当归 防己 大黄 枳实

当归拈痛汤 〔又〕 当归 羌活 炙草 黄芩 人参 茵陈 升麻 葛根 苦参 苍术 知母 泽泻 猪苓 防风 白术

安蛔散 〔蛔厥〕

乌梅丸 〔又〕 乌梅十五个 黄连七钱半 当归 川椒 细

辛　附子　肉桂　人参　黄柏各三钱

醋浸乌梅取肉，捣极烂，和匀作丸，每米饮下一二十丸，或二三十丸。

芜荑散〔又〕　芜荑　雷丸各五钱　干漆炒烟尽，一钱

每末二钱，温水调服，小儿半钱。

五兽三匮丸〔变痿〕　鹿茸　血竭　虎胫骨　酒牛膝　金毛狗脊燎去毛，各一两，即五兽也，如法为末

另用附子一个去皮，剜去中心，入朱砂细末一两填满，又用木瓜一枚去皮，剜去中心，入附子于内，以附子末盖口，即三匮也。却以三匮坐于瓷器内，重汤蒸至极烂，取出，和五兽末打丸芡子大，木瓜酒下。

养血壮筋健步丸〔又〕　熟地四两　酒牛膝　姜杜仲　酒当归　盐黄柏　苍术各二两　酒白芍一两半　盐黄芪　盐补骨脂　山药　五味　杞子　人参　菟丝子　白术　虎胫骨　龟板各一两　防风六钱　酒防己五钱　酒羌活三钱　猪脊髓七条

入炼蜜丸，盐汤下。

神龟滋阴丸〔又〕　酥炙龟板四两　盐黄柏　盐知母各二两　杞子　五味子　锁阳各一两　干姜五钱

酒糊丸，盐汤下。

滋肾丸〔又〕　酒黄柏　酒知母各一两　肉桂半钱

水丸，空心白汤下。

诸痫源流

诸痫，肾经病也。《内经》专主肾经失职，而河间则以为热甚，风燥乃其兼化，丹溪又主痰与热，士材又兼主肝肾，而或兼风火，要当据《内经》为的，诸家之说当参考，以为酌治之法，庶诸痫无遁情。经曰：二阴急为痫厥。二阴者，足少阴肾也。盖其证在肾气之厥，而邪伤在阴与筋，以肾气主少阴与枢，少阴逆而枢失，则气塞于经而上行。少阴脉系舌本，故塞喉，

音隘不容发，若兽鸣然也。经时必止者，气复反则已，是以不与癫同也。又曰：心脉满大，痫瘈筋挛。肝脉小急，痫瘈筋挛。足少阴筋病，主痫瘈及痉。盖心脉满而痫瘈者，肾逆而心火郁也。逆于肝者，肝阴先不足。而肾气逆之，故肝脉小急，亦痫瘈筋挛也。凡痫必兼瘈，少阴厥而后痫也。又曰：阳维从少阴至太阳，动苦肌肉痹，及下部不仁，又苦颠仆羊鸣，甚者失音不能言。盖阳维维于诸阳，而从少阴至诸阳，是阴为阳根也，故能维诸阳，而少阴阴邪从而至诸阳，故能塞诸阳之会，而患肌痹等证。羊鸣失音者，少阴气不至，则为喑也。又曰：阴维从少阳斜至厥阴，动苦颠痫僵仆，羊鸣失音。盖阴维从少阳至厥阴，是阳为阴鼓也，动在少阳，故能鼓诸阳而为维，而少阳既衰，阴邪遂壅，亦能全塞诸阴之会，而筋络相引，故亦患癫痫等证。此虽不拈少阴，而厥阴之方阖，亦少阴之失枢也。观《内经》之言，则诸痫为患，可识其皆由于肾矣。若河间主热，故专以清凉为主。丹溪主痰与热，故以星、半、芩、连为主，而热多者清心，痰多者行吐，然后用安神平肝，如归、地、牛黄、朱砂、青黛、柴胡、川芎、金银箔之类。士材兼主肾肝，故以为痫证之发厥，由肾中龙火上升，而肝家雷火相从而助，惟有肝风，故搐搦，搐搦则通身脂液逼迫而上，随逆气以吐出于口也。诸家之可参考如此。总而论之，诸痫之原，虽根于肾，而诸痫之发，实应五脏。如马痫之张口摇头作马嘶者，则应乎心；牛痫之目正直视腹胀作牛吼者，则应乎脾；猪痫之喜吐沫作猪叫者，则应乎肾；鸡痫之摇头反折喜惊作鸡鸣者，则应乎肝；羊痫之扬目吐舌作羊声者，则应乎肺。须各对其经而治之。而所发之候，亦可据以辨验经络。如晨朝发者，病在足厥阴肝；黄昏发者，病在足太阴脾；平旦发者，病在足少阳胆；日中发者，病在足太阳膀胱；亥时发者，病在足阳明胃；中夜发者，病在足少阴肾。须务加引经药肝，柴胡、吴萸；脾，升麻、葛根、白芍；胆，柴胡、青皮；膀胱，羌活；胃，白芷、石膏；肾，肉桂、知母、独活。《千金方》又云：先身体热，瘈疭惊着啼而后发，脉浮洪者，为阳痫，病在六腑肌肤之间，易治宜妙香丸；先身冷，不惊掣啼叫，病发脉沉者，为阴痫，病在五脏骨髓之内，难治宜五生丸、引神归舍丹。此又以阴阳辨验，其法较为便捷。总之，五痫之应五脏，所以识其由。发时之分六经，所以审其病。证状之别阴阳，所以异其治。固非有矛盾也。故阳痫必由痰热客心胃，闻惊而作，甚则不闻惊亦作，宜用寒凉药。阴痫亦本痰热，缘医用寒药太过，损伤脾胃，变而成阴，宜用温补燥湿药。此施治之不可混也。然而为标为本，亦更有辨。盖痫证之成，有从标而得者，止在经脉不通；有从本而得者，必深入两肾动气。夫两肾动气，是脏腑之根，呼吸之门，生气之本也。生气者，阳从阴极而生，即苍天之气所自起之分也。故经曰苍天之气清净，则意志治，顺之则阳气固，虽有贼邪不能害，或经脉引入外感，内伤深入于根本，伤其生化之原，则命门相火，自下逆上，塞其音声，迫出鸟兽之音，遍身之液，与脾之涎沫，迫而上涌，流出于口，涎潮于心，故卒倒不知人也。小儿又有胎痫，得之母腹中，其母孕时，有所大惊，气上而不下，精气并居，故子生即发为痫疾宜烧丹丸。而从古疗痫，惟子和法最善，其法，汗吐下并施，若虚而不胜吐下者，则以豁痰清火为主如南星、木香、竹沥、菖蒲、全蝎、人参、黄芩、麦冬，所用方药无不取效宜龙脑安神丸、五痫丸、参朱丸，师其意而用之可也。至嵩崖则专取二蹻治之，亦属径路可寻，其法，以昼作者为阳蹻宜升阳汤，夜作者为阴蹻宜四物汤加柴胡、瓜蒌、半夏、南星、黄柏、知母、远志、枣仁、菖蒲是也。此皆前人之可取以为则者也。然而痫病日久，必成窠囊宜厚朴丸，窠囊日久，中必生虫宜妙功丸，或与行痰宜追风祛痰丸，涤热宜清心温胆汤，除惊宜惊气丸，宁神宜归神丹。痫病已愈，须防再发宜断痫丹，或十全大补汤加枣仁、远志、朱砂、麦冬、金箔、银箔，必经年峻补，才保无虞，然后再加调养宜六味丸，庶乎可耳。

【脉法】《脉诀》曰：癫痫之脉，浮洪大长。鳌按：诸痫之脉，大约沉实弦急者，皆不可治。

【诸痫证治】《纲目》曰：痰在膈间，则眩微不仆。痰溢膈上，则眩盛仆倒。鳌按：凡痰病皆然，不独痫也。而不知人，名之曰癫痫。大人曰癫，小儿曰痫，其实一也。又曰：仆倒不省，皆由邪气逆上阳分，而乱于头中也。癫痫者，痰邪逆上也，痰邪逆上，则头中气乱，头中气乱，则脉道闭塞，孔窍不通，故耳不闻声，不识人，而昏眩仆倒也。又曰：凡癫痫仆时，口中作声，将省时吐涎沫，省后又复发，时作时止，而不休息。中风、中寒、中暑、尸厥之类，则仆时无声，省时无涎，后不再发。《入门》曰：痫有五，肝曰鸡痫，心曰马痫，脾曰牛痫，肺曰羊痫，肾曰猪痫，以病状偶类故为名，其实不外乎痰火与惊，三者而已。诸方曰：胎痫宜烧丹丸。身热脉浮为阳痫，宜妙香丸。心凉脉沉为阴痫，宜五生丸。肥人多痰，宜加味寿星丸。瘦人火盛，宜清心滚痰丸。痰迷心窍，宜金箔镇心丸。痰火俱盛，宜甘遂散吐下之。因惊者，宜抱胆丸。因怒者，宜宁神导痰汤。心脏虚损，气血不足，宜滋阴宁神汤、清心温胆汤。妇人痫，宜加味逍遥散、朱砂膏。五痫，通治宜五痫丸、六珍丹、钱氏五色丸。痫愈再发，宜断痫丹。

治诸痫方二十九

龙脑安神丸 〔总治〕 冰片　麝香　牛黄各三钱　犀角　茯苓　人参　麦冬　朱砂各二两　金箔二十五方　牙硝二钱　地骨皮　桑皮　甘草各一两

蜜丸，芡子大，日三服。

五痫丸 〔总治〕 白附子五钱　半夏　南星　乌蛇　全蝎各二两　皂角二两，打碎，用水半碗，浸透，揉汁，去渣，同白矾二两煎干　蜈蚣半条　僵蚕一两半　朱砂　雄黄各一钱半　麝香三分

姜汁糊丸，每服三十丸。

此方不问新久癫痫皆治。

参朱丸〔又〕人参　蛤粉　朱砂等分

猪心血丸，金银汤下三十丸。

升阳汤〔阳跷〕连节麻黄　防风各八钱　苍术一两半　炙甘草五钱

空心服。

四物汤〔阴跷〕川芎　当归　白芍　熟地

厚朴丸〔窠囊〕黄连二两半　厚朴　川椒　川乌各两半　柴胡　吴萸　紫菀　菖蒲　桔梗　茯苓　官桂　干姜　皂角　人参各一两　巴霜五钱

蜜丸，每五六十丸，姜汤下。春夏再加黄连二两。秋冬再加厚朴二两，人参、菖蒲各两半。

妙功丸〔生虫〕丁香　木香　沉香　胡黄连各五钱　乳香　麝香　熊胆　大黄各两半　白丁香三百粒　轻粉四钱半　雄黄　青皮　黄芩　黄连各五钱半　黑丑　三棱　蓬术　陈皮　甘草　雷丸　鹤虱各一两　赤小豆三百粒　巴豆七粒　荞麦两六钱

作糊丸，每丸重一钱，朱砂为衣，阴干，水化服。

追风祛痰丸〔行痰〕半夏末二两，分二份，一皂角汁浸作曲，一姜汁浸作曲　南星三两，一半白矾水浸一日夜，一半皂角水浸一日夜　防风　天麻　僵蚕　白附子煨，皂角同炒，各一两　全蝎　枯木香　白矾各五钱

姜汁糊丸，朱砂为衣，姜汤下七八十丸。

清心温胆汤〔涤热〕陈皮　半夏　茯苓　枳实　姜黄连　竹茹　白术　菖蒲　香附　当归　白芍各一钱　麦冬八分　川芎　远志　人参各六分　甘草四分

分二帖，加姜三片。

惊气丸〔除惊〕苏子一两　附子　木香　白花蛇　僵蚕　橘红　天麻　南星各五钱　全蝎二钱半　冰片　麝香各五分　朱砂二钱半，半为衣

蜜丸，龙眼大，每一丸，薄荷汤或酒下。若去附子加铁粉，尤妙。此方专治因惊失心，遂成癫疾，发则涎潮昏塞，醒则精神若痴之证。

归神丹〔宁神〕 块朱砂二两，入猪心内，灯草扎，酒蒸二炊久，取出另研 枣仁 茯神 人参 当归各二两 西珀 姜远志 龙齿各一两 金银箔各二十片

酒糊丸，梧子大，初服九丸，渐至二九丸，麦冬汤下。癫痫甚者，乳香、人参汤下。多梦不睡，枣仁汤下。

断痫丹〔止痫〕 黄芪 钩藤 细辛 甘草各五钱 蛇壳一条，烧存性 蝉壳全者，四枚 牛黄一钱

枣肉丸，每二十丸，参汤下。

十全大补汤〔又〕 人参 白术 茯苓 甘草 川芎 当归 白芍 地黄 黄芪 肉桂

加糯米。

六味丸〔保养〕 地黄 山萸 山药 茯苓 丹皮 泽泻

烧丹丸〔胎痫〕 元精石 轻粉各一钱 粉霜 硼砂各五分

研细，入寒食面一钱，水丸成饼，再用面裹煨黄，去面再研，水丸如米大，一岁儿五丸，二岁十丸，温水下，取下恶物为度。先服此丹，继必以四物汤入黄连再随时令加减，且令淡味，以助药力，须数月方愈。

妙香丸〔阳痫〕 朱砂九钱 牛黄 冰片 麝香 腻粉各三钱 巴霜三十五粒 金箔九方

炼黄蜡六钱，入蜜少许和匀，每两作三十丸，每用一丸，米汤下，取利下一切恶毒痰涎为度。如要药力速行，以针刺一眼，冷水浸少时服，其效更速。此疏抉肠胃，制伏水火之剂也。

五生丸〔阴痫〕 南星 半夏 川乌 白附子 黑豆各生用一两

姜汁湖丸，每三丸或五丸，淡姜汤送下。

引神归舍丹〔又〕 胆星二两 朱砂一两 便附子七钱

猪心血丸，每五十丸，萱草根汤下。

加味寿星元〔去痰〕 姜半夏六两　南星三两　朱砂一两　西珀　枯矾各五钱　母真珠一钱

姜汁糊丸，朱砂为衣，姜汤下三五十丸。

清心滚痰丸〔火盛〕 酒蒸大黄　黄芩各四两　礞石同焰硝煅　犀角　皂角　朱砂各五钱　沉香二钱半　麝香五分

水丸，朱砂为衣，温水下七十丸。

金箔镇心丸〔痰迷〕 胆星一两　朱砂　西珀　天竺黄各五钱　牛黄　雄黄　真珠各二钱　麝香五分

蜜和，每两作三十丸，金箔为衣，每一丸，薄荷汤下。

甘遂散〔痰火〕 甘遂末一钱，猪心血和匀，将猪心批两片，入药于内，合，以线扎，皮纸湿包，煨熟取药出，入朱砂末一钱匀和，分作四丸，每一丸，将所煨猪心煎汤化下，如大便下恶物即止。不效，再服一丸。

抱胆丸〔因惊〕 黑铅二两，先入铫熔化，次下水银二两，候结成砂子，再下朱砂、乳香末各一两，乘热用柳木槌研匀，丸如芡子大，每一丸，空心，井水下，病者得睡，切莫惊动，觉来即安，再服一丸，可除根矣。

宁神导痰汤〔因怒〕 姜半夏二钱　制南星　橘红　枳壳　赤苓　甘草各一钱　姜五片

水煎。此即导痰汤也。加远志、菖蒲、黄芩、黄连、朱砂，名曰宁神导痰汤。若加香附、乌药、沉香、木香，名顺气导痰汤。加黄芩、黄连，名清热导痰汤。加羌活、白术，名祛风导痰汤。

滋阴宁神汤〔心虚〕 川芎　当归　白芍　熟地　人参　茯神　白术　远志　南星各一钱　枣仁　甘草各三分　酒黄连四分　姜三片

加味逍遥散〔妇人〕 白芍　白术各一钱二分　地骨皮　知母　当归各二钱　茯苓　麦冬　生地各八分　山栀　黄柏各五分

桔梗　甘草各三分

朱砂膏〔又〕枣仁　人参　赤苓各一两　西珀二钱半　朱砂　乳香各五钱

每末一钱，灯心、大枣汤调下，或蜜丸，薄荷汤下亦可。

钱氏五色丸〔通治〕真珠另研　雄黄熬，各一两　铅三两　水银二钱半，同铅熬结砂子　朱砂五钱

再共研极细，面糊丸，小麻子大，薄荷汤下三四丸。

六珍丹〔又〕水银两半，用黑铅一两，同熬成屑　雄黄　雌黄　真珠各一两　丹砂水飞，五钱

为极细末，蜜和，杵二三万下，丸梧子大，姜枣汤下五丸。

大便秘结源流

大便不通　脾约证

大便秘结，肾病也。经曰：北方黑水，入通于肾，开窍于二阴。盖以肾主五液，津液盛则大便调和。若为饥饱劳役所损，或素嗜辛辣厚味，致火邪留滞血中，耗散真阴，津液亏少，故成便秘之证。此其原可按经而得之者也。若条分之，则有由胃实者，善饮食，小便赤宜七宣丸。有由胃虚者，不能饮食，小便清利宜厚朴汤。有由大肠实者，腹满，屎硬宜麻仁丸。有由血虚者，液枯发渴宜益血润肠丸。有由热秘者，面色赤，六脉数实，胀闷，口舌疮，时欲得冷宜四顺清凉饮，参用木香槟榔丸，重者承气汤。有由冷秘者，面色白而黑，六脉沉迟，小便清白，时欲得热宜藿香正气散加官桂、枳壳。有由风秘者，风搏肺脏，而肺与大肠表里，因传大肠宜润肠丸，小续命汤去附子，倍芍药，加竹沥。有由气秘者，气不升降，谷气不行，善噫宜苏子降气汤加枳壳。有由相火游走脏腑者宜大黄牵牛散。有由血热者宜当归润燥汤。有由风热郁滞者宜疏风润肠丸。有由血分枯燥者宜润麻丸。有由津液亡失，或枯竭者宜苁沉丸、五仁丸。有由幽门不通者宜通幽汤。有由三焦不和，气不升降，胸膈痞满者宜搜风润肠丸。有由

气壅滞而兼有热者宜四磨汤、六磨汤。有由本有风病而大便秘者宜皂角元。有由病后血气未复，或产后去血过多，及发汗利小便者宜八珍汤倍当归加肉苁蓉、苏子。有妇人风秘者宜大麻仁丸。至老人便秘，亦各有故，不可概施方剂。如由肠胃积热，致二便燥涩宜疏风顺气元。如专由风秘宜小皂角丸。如由虚而兼风秘宜二仁丸。如由虚而兼气秘宜橘杏丸。如由虚而兼血秘宜苏麻粥、三仁粥。皆当分别。然总之老年气血虚津液往往不足，切不可轻用硝黄，恐重竭其津液，致秘结更甚也总治宜八珍汤倍当归加肉苁蓉、苏子、杏仁、陈皮。倘或阴寒，脉却实，又微觉躁，宜于温暖药中略加苦寒，以去热躁，躁止即勿加。如阴躁，刻欲就冷，两尺虚，或沉细而迟，不得用寒药宜理中汤极冷服。如或不效，则用外导之法宜蜜煎，加盐、皂角各五分，冷秘宜酱瓜姜，热秘宜猪胆汁。

【脉法】《医鉴》曰：大便秘结，脾脉沉数，下连于尺，为阳结。二尺脉虚，或沉细而迟，为阴结。右尺脉浮为风结。又曰：老人虚人秘结，脉雀啄者难治。《回春》曰：燥结之脉，沉伏勿疑，热结沉数，虚结沉迟，若是风燥，右尺浮肥。

【秘结证治】 仲景曰：脉浮而数，能食不大便，此为实，名曰阳结，期十七日当剧。脉沉而迟，不能食，身体重，大便反硬，名曰阴结，期十四日当剧。《入门》曰：燥属少阴津液不足，以辛润之。结属太阴有燥屎，以苦泄之。易老曰：实秘者，物也，虚秘者，气也。丹溪曰：实秘宜涤荡肠胃，开结软坚，如硝、黄、枳实、厚朴、承气汤之类是也。虚秘宜滋养阴血，润燥散结，如归、地、桃仁、麻仁、黄芩、润燥汤之类是也。海藏曰：桃杏仁俱治大便秘，当以气血分之。昼则便难，行阳气也，宜杏仁；夜则便难，行阴血也，宜桃仁。老人虚人大便燥秘，脉浮在气，宜杏仁、陈皮；脉沉在血，宜桃仁、陈皮。所以俱用陈皮者，以手阳明大肠与太阴肺为表里也。东垣曰：血燥，以桃仁、酒大黄通之；气燥，以杏仁、枳实通之；风燥，以麻仁、大黄利之；气涩不通，以郁李仁、皂角仁润之；气壅便秘，以人参、归身、麻仁、大黄开之。

【秘结导引】《保生秘要》曰：以舌顶上腭，守悬痈，静念而液自生，俟满口，赤龙搅动，频漱频吞，听降直下丹田，又守静，咽数回，大肠自润，行后功效。

【运功】《保生秘要》曰：左手抚脐，用意推旋开五脏，向后落大肠，九曲行去，或升肾水洗润大肠，九曲而通泻之。

大便不通 亦肾病也。盖秘结者，不过时常燥结，艰于下利而已。若不通，则往往十日半月不便，闭塞阻隔，甚至胸腹胀满，气闷欲绝。而其原则各有由：大约热邪入里，则胃有燥屎，三焦伏阳，则津液中干。此固由大肠之挟热者也宜润肠丸。虚人阴冷而血干枯，老人阳衰而气道塞，此则由大肠之挟冷者也宜润肠汤。腹胀痛闷，胸痞咳呕，此又由宿食留滞者也宜脾积元。肠胃受风，干燥涸涩，此又由风气燔灼者也宜大麻仁丸。肺气壅蔽不能下降大肠，而诸气之道路因以闭塞，噫逆泛满，此又由气失升降之常者也宜桔梗枳壳汤。然则大便之不通，夫岂可与秘结之证，同焉混视哉？

【大便不通证治】《正传》曰：久病腹中有实热，大便不通，润肠丸微利之，不可用峻利之药。《医鉴》曰：大便闭，服承气汤之类不通者，四物汤加槟榔、枳壳、桃仁、红花。又曰：大便不通，宜灵宝丹、大黄饮子。老人虚人，宜润肠丸、润肠汤。妇人宜通神散，产前后宜调导饮，外治宜宣积丸、提盆散。丹溪曰：古方通大便，皆用降气之剂。盖肺气不降则大便难于传送，用杏仁、枳壳、沉香、诃子等是也。老人虚人风人，津液少而秘者，宜以药滑之，用麻仁、脂麻、阿胶等是也。若妄以峻剂逐之，则津液走，气血耗，虽暂通而即复秘，或更生他病矣。

脾约 液枯证也。仲景论阳明伤寒自汗出，小便数，则津液内竭，大便必难，其脾为约，脾约丸主之。盖液者，肺金所布，肺受火烁，则津液自竭，而不能行清化之令，以输于脾，是肺先失传送之职，脾亦因爽转输之权，而大便有不燥结者乎？但仲景以脾约丸主之，恐只宜于古，而不尽宜于今，盖古人壮实，开泄犹可，今人气血多有不充。此丸以大黄为君，当大病后，或东南人虚羸，恐虽热甚，而偶误服此，必脾愈弱而肠愈燥也。故本病只宜以滋养阴血，使阳火不炽为上宜当归润燥汤、苁沉丸、润肠丸。必审知其人强壮，或热结太甚，或西北充实之人，犹可以脾约丸投之，否则宜谨慎也。

【脾约证治】 成无己曰：胃强脾弱，约束津液不得四布，但输膀胱，故小便数而大便难，制脾约丸以下脾之结燥。丹溪曰：脾约证，在西北以开结为主，在东南以润燥为功。

治大便秘结方三十一

七宣丸 〔胃实〕 大黄一两 木香 槟榔 诃子皮 桃仁十二粒

蜜丸，水下五十丸，以利为度。

厚朴汤 〔胃虚〕 厚朴 陈皮 白术 甘草 枳实 半夏曲 姜 枣

麻仁丸 〔大肠实〕 麻仁 杏仁 厚朴 枳实 赤芍药 大黄

蜜丸，每二十丸，临卧服，取利。

益血润肠丸 〔血虚〕 当归 熟地 荆芥 枳壳 麻仁 杏仁 苁蓉 苏子

将熟地、麻仁、杏仁同杵千下，加蜜丸，空心下五六十丸。

木香槟榔丸 〔热秘〕 木香 槟榔 枳壳 杏仁 青皮 皂角 郁李仁 半夏曲

四顺清凉饮 〔又〕 大黄 甘草 当归 赤芍各一钱

加薄荷十叶。

承气汤 〔又〕 大黄 芒硝 厚朴 枳实 姜

藿香正气散 〔冷秘〕 茯苓 白芷 紫苏 藿香 厚朴 白术 陈皮 桔梗 半夏 大腹皮 甘草

润肠丸 〔风秘〕 麻仁另研 羌活 大黄 归尾 桃仁另研

蜜丸。

小续命汤 〔又〕 麻黄 人参 黄芩 赤芍 川芎 甘草 杏仁 官桂 防己 防风 附子 姜

苏子降气汤 〔气秘〕 苏子 半夏 厚朴 前胡 陈皮 甘草 当归 沉香 姜 虚加肉桂、黄芪。

八珍汤 〔病后〕 人参 茯苓 白术 炙草 川芎 当归 白芍 熟地

理中汤 〔阴躁〕 人参 干姜 白术 甘草

大黄牵牛散 〔相火〕 大黄一两 黑牵牛头末，五钱

共为末，每三钱，手足冷者酒调下，手足热者蜜汤下。

当归润燥汤 〔血热〕 当归 大黄 熟地 甘草 桃仁 麻仁各一钱 生地 升麻各七分 红花二分

先取七味煎至半，入桃仁、麻仁再煎至半，空心服。

疏风润肠丸 〔风热〕 麻仁二两半 桃仁二两 皂角烧，存性，两三钱 大黄 羌活各一两 防风 当归各三钱

蜜丸，白汤下。

皂角元 〔风人〕 羌活 防风 牙皂 枳壳 桑皮 槟榔 杏仁 麻仁 白芷 陈皮等分

蜜丸，汤下三五十丸。有热加大黄。

润麻丸 〔血燥〕 麻仁 桃仁 生地 当归 枳壳各一两

蜜丸，白汤下。

苁沉丸 〔亡津〕 肉苁蓉二两 沉香一两

麻仁汁打糊丸，空心，米饮下。

五仁丸 〔又〕 橘红四两，另研 桃仁 杏仁各一两 柏子仁五钱 郁李仁二钱 松子仁一钱二分半

各另研，蜜丸，空心，米饮下。

通幽汤 〔幽门秘〕 升麻 桃仁 归身各钱半 生地 熟地各七分 炙草 红花各二分

煎好，调槟榔末五分服。

搜风润肠丸 〔三焦〕 郁李仁一两 木香 槟榔 青皮 陈皮 沉香 槐角 枳壳 枳实 三棱 煨大黄各五钱

蜜丸，空心米饮下。一方加莱菔子五钱，更妙。

四磨汤 〔气滞〕 槟榔 乌药 木香 沉香等分

各浓磨水，共取盏中七分，煎三五沸，微温服。

六磨汤 〔兼热〕 即上四磨汤加大黄、枳壳等分，磨浓汁服。

大麻仁丸 〔妇人〕 木香 槟榔 枳壳各一两 麻仁 炒大黄各三钱

蜜丸。

疏风顺气元 〔肠胃热〕 大黄酒蒸七次，五两 车前子二两半 郁李仁 槟榔 麻仁 酒菟丝子 酒牛膝 山药 萸肉各二两 枳壳 防风 独活各一两

蜜丸。

此方专治大便秘结，真良方也。久服精神康健，百病不生，尤宜老人。

小皂角元 〔风秘〕 皂角炙 枳壳炒，等分

蜜丸。

二仁丸 〔又〕 杏仁 麻仁 枳壳 诃子肉等分

橘杏丸 〔气秘〕 橘皮 杏仁等分

蜜丸。

苏麻粥 〔顺气〕 苏子 麻仁

不拘多少，等分水浸，研滤取汁，和粳米作粥食。

三仁粥 〔老虚〕 桃仁 海松子仁各一合 郁李仁一钱

捣烂取汁，和米作粥服。

治大便不通方十四

润肠丸 〔挟热〕 当归 生地 枳壳 桃仁 麻仁等分

蜜丸。

鳌按：此方酌加大黄、黄芩亦可。

润肠汤 〔挟冷〕 麻仁盏半，水研，滤去皮，取汁 脂麻半盏，水研，取汁 桃仁研泥，一两 荆芥穗为末，一两

共合和，入盐少许煎，代茶饮之，以通利为度。

半硫丸 〔冷甚〕 姜半夏末 硫黄研极细，等分

姜汁浸蒸饼丸，姜汤或酒下三五十丸。

大麻仁丸 〔风秘〕 方详上。

桔梗枳壳汤 〔气壅〕

四物汤 〔润血〕 川芎 当归 白芍 生地

灵宝丹 〔推积〕 木香 沉香 乳香各五分 巴霜二钱

大枣三枚，蒸取肉打丸，绿豆大，每服二丸，或三丸，凉水送下。如欲利三行，先吃凉水三口，然后用凉水送下。如欲五行、六行，依数吃水。

大黄饮子 〔热燥〕 生地二钱 煨大黄 杏仁 栀子 升麻 枳壳各一钱 人参 黄芩 甘草各五分 姜五片 豉二十一粒 乌梅一个

润肠汤 〔久闭〕 蜂蜜一两 香油五钱 朴硝一撮

水一杯，煎数沸。

通神散 〔妇人〕 大黄 芒硝 桃仁 郁李仁各一两 木香五钱

每末二钱，米汤下。

脾积元 〔宿食〕蓬术一两半 三棱一两 青皮五钱 良姜以醋煮，切片，焙干 木香 百草霜 巴霜各二钱半

面糊丸，麻子大，陈皮汤下五七十丸。

调导饮 〔产前后〕 当归 川芎 防风 枳壳各一钱二分

甘草三分　姜三　枣二

空心，煎服。

宣积丸〔外治〕　巴豆去壳　干姜　韭子　良姜　硫黄　甘遂　槟榔等分

饭丸，如鸡子黄大，早朝先以椒汤洗手，麻油涂手，掌握药一丸，移时便下。欲止，则以冷水洗手。

提盆散〔又〕　草乌为极细末，葱白一枚，切去根，其头上有汁湿，蘸草乌末纳肛门中即通。此即霹雳箭，能治大小便不通。

治脾约证方四

脾约丸〔总治〕　大黄蒸，四两　枳实　厚朴　赤芍各二两　麻仁两半　杏仁一两二钱半

蜜丸，空心，汤下五十丸。

犾沉丸〔又〕　方详上。

润肠丸〔又〕　杏仁　麻仁　枳壳　陈皮各五钱　阿胶珠　防风各二钱半

蜜丸，每五十丸，老人苏子汤下，壮者荆芥汤下。

当归润燥汤〔又〕　当归　大黄　熟地　甘草　桃仁　麻仁各一钱　生地　升麻各七分　红花二分

先将七味煎至半，入桃仁、麻仁煎至半，空心服。一名润燥汤。

杂病源流犀烛 卷十

心包络病源流

手厥阴心包络之脉，起于胸中，出属心包络，下膈，历络三焦。其支者循胸，出胁，下腋三寸，上抵腋下，循臑内行太阴少阴之间，入肘中，下臂行两筋之间，入掌中，循中指出其端。支者别掌中，循小指次指出其端，次注手少阳三焦。每日戌时，周身气血俱注于心包络经。手厥阴心包络经，少气而多血。

《灵兰秘典》论十二官无心包络，但曰：膻中者，臣使之官，喜乐出焉。按：心包络在心下横膜之上，竖膜之下，其与横膜相粘，而黄脂裹者，心也。脂膜之外，有细筋膜如丝，与心肺相连者，心包也。其地正值膻中，且位居相火，代君行事，实臣使也。然则《秘典》之言膻中，其即为心包无疑矣，故心为君火，居广明以建极，以照临十二官。经曰：君火不用，尊之极也。然火为地二所生，君火虽不用，有奉天行职。又不得同于君火者，心包所以主相火也。夫相火本属少阳胆，相火之用，专属阳明胃腐熟水谷，何以心包主之也？盖以人之相火，起于少阳胆，遂游行于三焦，而督署之以为阳明腐水谷之正者，实心包也。故经曰：阳明居午，以阳明当相火夏令，不言心包，而心包之能督署自见矣。此以知阳明之经之职，总摄于心包，而胆也、胃也、三焦也，总与心包同一职矣。所以《难经》曰：手心主少阳火，生足太阴阳明土，右尺巳午，即其位也。盖手心主者，心包之别名，去腕二寸曰内关，出于两筋之间，循经以上系于心包。心系气实，则病心痛，心中大热，手心热，面黄，目赤，笑不休，臂肘挛急，腋肿，甚则胸胁支满；虚则烦心，手心热，心澹澹大动，然虚不可补，此皆取之两筋间也。古人云：心包络痛，必连及少阳、少阴。夫亦可以知其故矣。

【心包证治】《灵枢》曰：少阴者，心脉也。心者，五脏六腑之大主也，为帝王精神之所舍，其脏坚固，邪不能容，容之则伤心，心伤则神去，神去则死矣。故诸邪在于心者，皆在心之包络，包络者，心主之脉也，故少阴无输也。《正传》曰：心包络，实乃裹心之膜，包于心外，故曰心包络也。《医旨》曰：包络虚，宜钱氏安神丸。虚而挟热，醒心散。包络实热，宜犀角地黄汤、十味导赤散。

治心包络病诸药要品及方四

心包络虚宜养心当归　川芎　血竭　没药　茯神

心包络实宜泻火朱砂　丹皮　犀角　生地　山栀子　当归　黄芩　黄连　黄柏

钱氏安神丸〔因虚〕　朱砂一两　麦冬　牙硝　茯苓　山药　寒水石　甘草各五钱　冰片二分

蜜和，一两作三十丸，每丸，砂糖水化下。

醒心散〔虚热〕　人参　麦冬　远志　五味　茯神　生地　菖蒲等分

犀角地黄汤〔实热〕　犀角　生地　黄芩　黄连　大黄

十味导赤散〔又〕　地骨皮　黄连　黄芩　麦冬　半夏　茯神　赤芍　木通　生地　甘草各五分

加姜五片。

附载：仲景分别标本方药

标泻心汤　犀角地黄汤

本桃仁承气汤

三焦病源流

手少阳三焦脉，起于小指次指之端，上出二指之间，循手表腕，出臂外两骨之间，上贯肘，循臑外，上肩，而交出足少阳之后，入缺盆，布膻中，散络心包，下膈，循到三焦。其支者，从膻中上出缺盆，上项，系耳后直上，出耳上角，以屈下颊至顿。其支者从耳后入耳中，出走耳前，过客主人前交颊，至目锐眦，次注足少阳胆经。每日亥时，周身气血俱注于三焦。手少阳三焦经，少血而多气。

经曰：上焦出胃口，并咽，以上贯膈而布胃中。中焦亦并在胃中，出上焦之后。下焦别回肠注于膀胱。而于阳明胃之脉，则曰循喉咙，入缺盆，下膈属胃。其直者，从缺盆下乳内廉。其支者，起胃口，下循腹里，下至气街。此与三焦同行在前，故知三焦者，实胃部上下之匡廓。三焦之地，皆胃之地。三焦之所主，即胃之所施，其气为腐熟水谷之用，与胃与太阴脾之前，为相火所居所游之地。故焦也者，固以熟物为义也。然则三焦虽有上中下之分，而所由以分者，不俱从胃言之欤，何则？人之心下为膈膜，膈下为胃，其上口曰贲门，在脐上五寸上脘穴分，是为上焦。脐下四寸为中脘穴，即中焦，肺脉起中焦在此。脐上二寸为下脘穴，即胃下口传入小肠处，曰幽门者，是为下焦。论三焦地分，虽不过四寸之间，而论三焦所主部位，则上焦之胃上口，承接心肺，其所主部位自在膈以上一段。下焦之胃下口，下输水谷于小肠，而小肠之水液，渗入膀胱以注前阴，小肠之滓秽，转输大肠以注后阴，则下焦所主部位，自在脐腹以下一段。若膈之下，脐腹以上，中间一段胃实居之，则胃之正中，正中焦所主之部分也。古人云：上焦如雾者，状阳明化物之升气也。云中焦如沤，又云如沥者，状化时沃溢之气也。云下焦如渎者，状挤泌流水之象也。古人诚见乎三焦之气化，一皆胃之气化，一皆相火之所成功耳，乃后以三焦为无状，空有名，皆不知其为匡廓于阳明也。故其病而燥，实则有耳鸣，喉痹肿痛，耳后连目锐眦痛，肩臑痛，内外皆疼，头面赤热，赤白游风等证。虚则有腹寒，短气，少气等证。如或板滞窒塞，则三焦之气滞也，急当调之，使一气流通。

【三焦传受】《灵枢》曰：上焦出于胃上口，并咽以上，贯膈而布胸中，走胁循太阴之分而行，还至阳明，上至舌下，足阳明常与荣俱行于阳二十五度，行于阴亦二十五度，为一周，而复大会于手太阴，命曰卫气也。中焦亦并胃中，出上焦之后，此所受气者，泌糟粕，蒸津液，化其精微，亦注于肺脉，乃化而为血，以奉生身，莫贵于此，故独得行于经隧，命曰荣气也。下焦者，别回肠，注于膀胱而渗入焉，故水谷者，常并居于胃中，成糟粕而俱下于大肠，而成下焦，渗而俱下，挤泌别汁，循下焦而渗入膀胱焉。《入门》曰：心肺若无上焦，何以宗主荣卫？脾胃若无中焦，何以腐熟水谷？肝肾若无下焦，何以疏决津液？无形而有用，主持诸气，三焦水谷之道路，气之所终始也。

【三焦证治】《灵枢》曰：鼻柱中央起，三焦乃约。又曰：小腹肿痛，不得小便，邪在三焦约也。海藏曰：上焦如雾，雾不散，则为喘满，此出而不纳也。中焦如沤，沤不利，则为留饮不散，久为中满，此上不能纳，下不能出也。下焦如渎，渎不利，则为肿满，此上纳而下不出也。《入门》曰：三焦为丙火之府，故其发也，为无根之相火。《内经》曰：三焦为上中下水谷之道路，其病宜通利二便。《医鉴》曰：三焦病，宜三和散、枳壳丸、木香槟榔丸。

治三焦病诸药要品及方七

实宜清热凉血苏子　知母　元参　黄芩　童便　贝母　麦冬　黄柏　山栀　黄连　射干　甘草　犀角　天冬　白芍　生地　蒲黄　牛膝　桔梗　薄荷　花粉　丹皮　连翘　赤芍　苎根　蓝汁　红蓝花　牛蒡子　山豆根　山慈菇　千金子　枇杷叶　五味子　甘蔗汁　梨　柿　三焦实兼宜降气

虚宜补中益气人参　白术　黄芪　麦冬　沉香　益智仁　五味子

滞宜调气通塞木香　香附　苍术　砂仁　白蔻仁　紫苏根

三和散〔总治〕川芎一钱　沉香　紫苏叶　大腹皮　羌活　木瓜各五分　木香　白术　槟榔　陈皮　炙草各三分

此方兼治诸气郁滞，或胀或痛。

枳壳丸〔又〕枳壳二两　陈皮一两　槟榔五钱　木香二钱半　黑牵牛子四两，一半生用，一半炒熟，捣取头末，一两半，余不用

蜜丸。

此方专治三焦约，大小便不通。

木香槟榔丸〔又〕半夏曲　皂角去弦、子，酥炙　郁李仁去壳，另研，各二两　木香　枳壳　杏仁　槟榔　青皮各一两

共为末，另以皂角四两，打碎浸浆水，去渣，揸揉熬膏，入蜜少许和丸，空心，姜汤下。

此方疏导三焦，快气顺肠。

凉膈散〔上焦热〕连翘二钱　大黄　芒硝　甘草各一钱　薄荷　黄芩　山栀各五分　竹叶七片　蜜少许

煎至半入硝。

桃仁承气汤〔中焦热〕

立效散〔下焦热〕瞿麦四钱　山栀二钱　甘草一钱　姜　灯心

导赤散〔又〕生地　木通　甘草各一钱　竹叶七片

附载：仲景大法及分别标本方药

上焦不归噫而吞酸上焦之脉不归也

中焦不归不能消谷引食荣卫皆虚中焦之脉不归也，三焦无倚，寸口微濡

下焦不归则遗溺下焦之脉不归也

三焦实麻黄　元参　山栀　黄芩　连翘

三焦虚附子　硫黄　肉苁蓉　补骨脂　阳起石

三焦大热石膏

三焦大寒肉桂

标有汗，桂枝、黄芪、白术、石膏、地骨皮；无汗，麻黄、荆芥、薄荷、金沸草

本肉桂　黄芪　熟地　益智仁

胆病源流

足少阳胆脉，起于目锐眦，上抵头角，下耳后，循颈行手少阳之前，至眉上却交出手少阳之后，入缺盆。其支者，从耳后入耳中，出走耳前，至目锐眦后。其支者，别锐眦，下大迎，会于手少阳，抵于𬱖，下加颊车，下颈合缺盆，以下胸中贯膈，络肝，属循胁里，出气街，绕毛际，横入髀厌中。其直者从缺盆下腋，循胸，过季胁，下合髀厌中，以下循髀阳，出膝外廉，下外辅骨之前，直下抵绝骨之端，下出外踝之前，循足跗上，入小指次指之间。其支者别跗上，入大指之间，循大指歧骨内出其端，还贯爪甲，出三毛，次注足厥阴肝经。每日子时，周身气血注于胆。足少阳胆经，多气少血。

胆为中正之官，决断出焉。又为中清之府，主藏而不主泻。则其所主，异于他脏腑矣。其府之气，直得先天甲气，而起于少阴，发于厥阴，乃二阴之真精所生，以为一阳之妙运也。经曰：少阳连肾，肾上连肺。夫少阳起于夜半之子，为肾之天根，

其气上升，以应肺之治节。为肾天根，则通乎下，应肺治节，则通乎上。其所以能通乎上下者，以其为中和之极也。惟通乎上下，故得游行三焦。且即三焦之所治，以致用阳明，故十一经皆藉胆气以为和。经曰：少火生气。以少阳即嫩阳，为生气之首也。是以肝之为用，能起九地而升地德，亦能出三阳而布天德，皆少阳之妙运也，亦十一经所以取决于胆之故也，岂特为中正之官，为五神之决断已哉？然其为腑，有独居于清静宁谧，而出其冲和之气，以温养诸脏者，宜其有中清之目矣。若夫动而为病，实则口苦，耳聋，鼻渊，善太息，心胁痛，不能转侧，甚则面尘，体无膏泽，足外热，头额痛，目锐眦痛，缺盆中肿痛，腋下肿痛，马刀挟瘿，胸中胁肋髀膝，外至胫绝骨外踝前及诸节皆痛，汗出，振寒疟。虚则易惊，或不得眠，身寒潮热。而潮热在平旦，由气中之火实，上主于肺。潮热在日晡，由血中之火实，下主于肾。察其在气在血，有汗无汗，咸佐以柴胡、丹皮、地骨皮，大实更加大黄下之，得其治矣。卮言曰：胆者，澹也，清净之府，无所受输，澹澹然者也。士材曰：胆者，担也，中正之官，决断出焉，犹人之正直无私，有力量善担当者也。二家释胆字，俱有义理，耐人寻味。

【胆病证治】 子和曰：胆者，敢也，惊怕则胆伤矣。又曰：面青脱色，胆腑受怖也。《入门》曰：胆候咽门，故热壅则生疮肿痛。又曰：胆病多寒热。又曰：胆虚则恐畏不能独卧，实则易怒。又曰：胆虚则不卧，胆实则多睡。又曰：小柴胡汤，乃少阳经之药，水煎，澄清温服，则能入胆。

【胆绝候】《灵枢》曰：胆绝者，耳聋，百节皆纵，目直视如惊，绝系。绝系者，一日半日死。其死也，色先青，白乃死矣。《脉经》曰：胆绝七日死，何以知之？眉为之倾。

治胆病诸药要品及方十

胆实宜用和解柴胡　黄芩　半夏　生姜　甘草　陈皮　天冬　甘

菊　生地　沙参　元参　薄荷　知母　山萸　白蒺藜　龙胆草　丹皮

胆虚宜补胆气人参　当归　甘草　竹茹　竹叶　谷精草　决明子　白芍　枣仁　陈皮　木贼草　茯神

半夏汤〔胆实〕　生地　枣仁各五钱　半夏　生姜各三钱　远志　赤苓各二钱　黄芩一钱　黍米二合

长流水煎，澄清服。

此方专治胆经实热烦闷。

十味导赤散〔又〕　地骨皮　黄连　黄芩　麦冬　半夏　茯神　赤芍　木通　生地　甘草各五分　姜五片

此方能治胆热，兼治心脏实热烦渴，惊悸，口疮。

当归龙荟元〔又〕　龙胆草　当归　山栀　黄连　黄柏　黄芩各一两　大黄　芦荟　青黛各五钱　木香二钱半　麝香五分

蜜丸。

此方专治肝胆实热胁痛。

泻青丸〔又〕　龙胆草　当归　川芎　山栀　大黄包煨　羌活　防风等分

蜜丸，芡子大，每一丸，竹叶汤同砂糖温水化下。

此方治胆实。

清肝凉胆汤〔又〕　白芍一钱半　川芎　当归各一钱　柴胡八分　山栀　丹皮　龙胆草各四分

此方专治肝血虚，胆汁少，有怒火。

仁熟散〔胆虚〕　柏子仁　熟地各一钱　人参　五味子　枳壳　山萸　肉桂　甘菊　茯神　杞子各七分半

煎服。或为末，酒下二钱。

此方专治胆虚恐畏，不能独卧。

加味温胆汤〔又〕　香附二钱四分　橘红一钱二分　半夏　枳实　竹茹各八分　人参　茯苓　柴胡　麦冬　桔梗各六分　甘草四分　姜三　枣二

一名参胡温胆汤。

此方专治心胆虚怯，触事易惊，涎与气搏，变生诸证。

加减温胆汤〔又〕 茯神 半夏 枳实 陈皮 山栀 白术 黄连 麦冬各一钱 当归 枣仁 竹茹各八分 人参六分 甘草三分 姜三 枣二 乌梅一个

水煎，和竹沥半盏，调朱砂末五分服。

此方专治胆虚惊疑，如人将捕，神不守舍。

琥珀定志丸〔又〕 南星八两，先掘地作坑，置炭十八斤，烧红去灰净，好酒十余斤倾坑内，瓦盆盛南星安其中，盖覆，以炭火拥定，勿令泄气，次日取出为末，人乳粉姜制、人参、茯苓、茯神各三两，块朱砂纳公猪心内，线扎，悬砂罐中，入好酒二碗煮，菖蒲猪胆汁炒、远志肉猪胆汁拌炒，再用姜汁制，各二两，西珀一两，蜜丸，卧时服，姜汤下。

此方专能扶肝壮胆，管辖神魂，治一切惊战虚弱气乏之疾。

十四友元〔又〕 龙齿另研，二两 熟地 枣仁 茯苓 茯神 人参 肉桂 远志 阿胶 当归 黄芪 柏子仁 紫石英煅，另研，各一两 朱砂五钱

蜜丸，枣汤下。

此方能补心肝虚，神志不宁。

附载：仲景分别标本方药

标柴胡

标之本柴胡葛根汤

本花粉

本之本大柴胡汤

肝病源流

肥气 胠胁肋痛 腋臭、漏腋

足厥阴肝经脉，起于大指丛毛之际，上循足跌上廉，去内踝一寸，上踝八寸交出太阴之后，上腘内廉，循股阴，入毛中，

过阴器，抵小腹，挟胃到肝络胆，上贯膈，布胁，循喉咙之后，上入颃颡，连目系，上出额，与督脉会于巅。其支者从目系下颊里，环唇内。其支者复从肝别贯膈，上注肺，次仍还注手太阴肺经。每日丑时，周身气血俱注于肝。足厥阴肝经，少气而多血。

肝于五脏为独使，为将军之官，合少阳胆为游部，居脾之下，肾之前，微偏左。其位在少腹。其地在血海。其部在两胁两胠。其经起于足指，通于巅顶。其脏为太少二阴之交尽处。其表为少阳胆，故一阳发生之气，起于厥阴，而一身上下，其气无所不乘。肝和则生气，发育万物，为诸脏之生化，若衰与亢，则能为诸脏之残贼，故又与胆同为少阳。而厥阴兼乎少阳之肝，与少阳根乎厥阴之胆，相为表里，是以其脏主春，其德属木，惟其地为血海，故其脏为血脏，其部为血部，而其职主藏血而摄血，其主又在筋，能任筋骨劳役之事，为罢极之本，其精上荣于目，而兼通于耳。惟其德属木，故其体本柔而刚，直而升，以应乎春。其性条达而不可郁，其气偏于急而激暴易怒，故其为病也多逆，逆则头痛耳聋，颊肿目瞑，两胁下痛引少腹，善怒善瘛，四肢满闷；虚则目无见，耳不聪，善恐，如人将捕之。经病则腰痛不可俯仰，丈夫㿗疝，妇人少腹肿，甚则嗌干，面尘，色脱，遗溺癃闭。其郁与胜，必侵及乎脾，脾受木邪，则胸满，呕逆，飧泄。总而计之，其为寒热虚实，邪气侵克，本经自病，与经气相加，种种诸证，其由肝之不足者，固可勿论，即属有余，亦由肝之阴不足，故有郁胜所生病也。夫肝气之逆，因肝志之郁，然虽郁，不可用攻伐，故经曰以辛散之，以辛补之也。肝火之实，因肝血之虚，然既虚，则不得废滋养，经故曰：以酸收之，以甘缓之也。然则肝无补法一语，不且遗千古之祸哉！至若阴邪犯入，必阴厥，阴厥宜温，是补肝之气也。阴虚不荣，必阳厥，阳厥宜清，是凉肝之血也。气则温补，血则清凉，尚何有肝木之病哉？薛氏清肝火，补肝血两言，洵足为医林炯鉴。

【肝病原由证治】《灵枢》曰：有所坠堕，恶血留内，有所大怒，气上不下，积于胁下则伤肝。又曰：邪在肝，则两腋中痛，寒中，恶血在内。又曰：肝藏血，血舍魂，肝气虚则恐，实则怒。《内经》曰：肝病者，两腋下痛引少腹，令人善怒。又曰：肺传之肝，病名肝痹，一名厥，胁痛，出食，肝热者，色苍而爪枯。又曰：大骨枯，大肉陷，胸中气满，腹内痛，心中不快，肩耸身热肉脱，目眶陷，真脏见，目不见人，立死。其见人者，至其所不胜之时死。注云：不胜之时，庚辛月也。又曰：肝藏血，血有余则怒，不足则恐。又曰：肝病者，平旦慧，下晡甚，夜半静。又曰：肝苦急，急食甘以缓之。注云：肝苦急，是其气有余也。又曰：肝欲散，急食辛以散之。又曰：肝病忌当风。《难经》曰：外证面紫而青，善怒。内证脐左有动气，按之牢若痛，其证四肢满闭，脉涩，便难，转筋。有是者肝也，无是者非也。《入门》曰：人动则血运于诸经，静则血归于肝脏，肝主血海故也。

【肝绝候】《灵枢》曰：足厥阴气绝则筋绝。厥阴者，肝脉也。肝者，筋之合也。筋者，聚于阴器而络于舌本也。故脉不荣则筋急，筋急则引舌与卵，故唇青舌卷卵缩，则筋先死，庚日笃，辛日死。又曰：厥阴绝者，中热嗌干，心烦善尿，甚则舌卷卵缩而终矣。仲景曰：唇吻反青，四肢伸缩，汗出者，肝绝也。《脉经》曰：脉绝八日死。何以知之？面青，但欲伏眠，目不见，汗如水不止。

【肝气滞涩保养法】《保生秘要》曰：凡人气旺则血荣而润泽，气绝则血枯而灭形，故气虚弱滞涩而成病。如滞于肝，则肝气不顺，或搠胁而疼，或成疸证，或传目疾，或成疯患，诸风掉眩，皆属于肝也。春月木旺，宜常嘘吸为补泻之法，和其肝气，勿食诸肝，以免死气入肝，伤其魂也。宜烧苍术香，清晨饮屠苏酒、马齿苋，以祛一年不正之气。大抵阳春初升，景物融和，当眺览园林，寻春郊外，以畅春生之气。

【肝脏修养法】《养生书》曰：常以正二三月朔旦，东面平坐，叩齿三通，吸震宫青气入口，九吞之，闭气九十息。

【导引法】 臞仙曰：可正坐，以两手相重按髀下，徐缓身左右各三五度，又可正坐，两手拽相叉，翻覆向胸三五度，此能去肝家积聚风邪毒气。

肝之积，曰**肥气**。在左胁下，状如覆杯，有足，似龟形，久则发咳呕逆，脉必弦而细，宜肥气丸、增损五积丸，皆肝家气血两虚，肝气不和，逆气与瘀血相并而成，治法宜和肝散结。

【脉法】《纲目》曰：肝有积，其脉弦长。

胠胁肋痛 肝经病也。盖肝与胆二经之脉，布胁肋，肝火盛，木气实，故流于胠胁肋间而作痛。凡人肩下曰膊。膊下曰臑。臑对腋，腋下为胠。胠下为胁。胁后为肋。肋下为季肋，俗名肋梢。季肋之下为腰。部分如此。今胠胁肋痛，固由于肝邪之实。而所谓肝邪者，不越气、血、食、痰、风寒五端，试先言五者之由，再详证之所属。一曰气郁，由大怒气逆，或谋虑不决，皆令肝火动甚，以致胠胁肋痛宜沉香降气散、枳壳煮散、枳壳散、桂枝汤、小龙荟丸。一曰死血，由恶血停留于肝，居于胁下，以致胠胁肋痛，按之则痛益甚宜小柴胡汤合四物汤，加桃仁、红花、乳香、没药，或桃仁承气汤、复元活血汤。一曰痰饮，由痰饮流注于厥阴之经，以致胠胁肋痛，痛则咳嗽气急宜控涎丹加南星、川芎、苍术，再用二陈汤煎水吞下，又芎夏汤、调中顺气丸。一曰食积，由食停胁下，有一条扛起，以致胠胁肋痛宜神保元，以枳实汤吞下，又当归龙荟丸。一曰风寒，由外感风寒之邪，留着胁下，以致胠胁肋痛宜芎葛汤、小柴胡汤加枳壳、桔梗。此五者，皆足致痛，而惟怒气瘀血居多也。治法，先分左右，再审虚实。大约左痛多留血，或大怒伤阴，或跌扑斗殴伤血，致死血阻滞，或肋下有块，皆作痛。右痛为肝邪入肺，恼怒郁结不伸，是为气痛。痰痛亦在右，走注痛而有声。食痛亦在右，即前所云一条扛起者是。此以左右分气血也。故左属血，痰气亦有流于左者，然必与血相搏而痛，不似右胁之痛，无关于血也。右属气，亦有血适瘀于右而痛者，然必与气相阻而后痛，不似左胁之痛，无关于气也。如是，则左痛不专属血，右痛不专属气，气血将安辨哉？盖瘀血按之痛，不按亦痛，痛无时息而不膨。气痛时止而膨，嗳即宽，旋复痛。以此辨验气血更快。至胠胁肋地分，本近一处，故其为痛，亦不必细分何部，只以胁痛概之。而胁之痛，要即俗名肝气痛，由肝家邪实所致，非胠胁肋之自生痛而自作痛也，故不入于身形门中，与腰腹等并列，而特附于肝也。试更论之，胁痛多半是实，不得轻于补肝，能令肝胀也。治实大忌柴胡，若川芎则必用。暴怒伤血，必和血宜当归、香附、山栀、甘草。死血阻滞，必日轻夜重，午后发热，脉短涩，当去瘀宜桃仁、红花、没药、香附、赤芍、苡仁根，有块必消块宜牡蛎。以上左病。气痛须调气宜和胁饮，有痰须导痰宜苍术、半夏、白芥子、陈皮，食积当消导宜砂仁、枳实、黄连、吴萸。以上右病。此气血食痰分见于左右者也。若风寒，则不论左右皆有，稔知外感之邪，必表散宜川芎、葛根、桂枝、防风。有两边俱痛者，则于前药加减参用。痛甚，加醋少许。此皆治实之法也。亦有痛时目䀮䀮无见，耳无闻，善恐，如人将捕之者，其脉必虚，切不可作实治，须看大便。大便通和，咳嗽，肝火侮肺金也宜小柴胡汤加山萸、橘叶。若连胸腹胀痛，大便不通，为瘀血停滞，须先通之宜归尾、红花、香附、延胡索、苏木、橘叶、大黄，随即用补益宜参用归脾汤、加味逍遥散。又或酒色过度，当胁一点痛不止，名干胁痛，甚危，惟大补气血而已宜补肝散。此皆治虚之法也。而又有左痛由肝实火盛者宜枳壳疏肝散。左痛不移处，由死血菀结者宜桃仁承气汤。右痛由痰积气滞兼有者宜推气汤。右痛而气喘者宜分气紫苏饮。右痛由怒气所伤者宜香附汤。右痛由痞塞者宜沉香导气散。跌扑胁痛，由气血凝滞者宜复元活血汤。右痛由悲伤肺气者宜推气汤。胁痛由受暑，皮黄发泡者宜大瓜蒌散，或兼清肝破气之品。胁痛由伤寒者宜小柴胡汤，不便加枳壳。或不由伤寒，身体微热者宜枳壳散，枳壳为胁痛的药，故诸方皆用之也。此皆挟有五邪，分见左右，一切零星之病之治法也。至于肋梢之部，在肝下胆之位，若甚痛牵连小腹，亦是死血，不外胠胁肋痛治瘀血方药。痛不甚，止于一处，痰也，亦不外胠胁肋痛治痰方药宜二陈汤加柴胡、青皮、白芥子、乌药。

【脉法】《内经》曰：肝脉搏坚而长，色不青，当病坠若搏，因血在胁下，令人喘逆。仲景曰：寸口脉弦者，即胁下拘急而痛，其人啬啬恶寒也。《正传》曰：脉双弦者，肝气有余，两胁作痛。又曰：肝脉沉之而急，浮之亦然。若胁下痛，有气支满，引小腹而痛，时小便难，若目眩头痛，腰背痛，得之少时有所坠堕。丹溪曰：气郁，胸胁痛，看其沉涩，当作郁治也。

【肾邪上搏胁痛】《入门》曰：一人患胁痛，众以为痈，阳脉弦，阴脉涩，投诸香姜桂之属益甚。项昕见之曰：弦者，痛也，涩者，肾邪有余也，肾上搏于胁，不能下，且肾恶燥，今服燥药过多，非泻不愈。先用神保元下黑溲，痛止，更服神芎丸。或疑其太过。昕曰：向用神保元者，肾邪透膜，非全蝎不能引导，然巴豆性热，非得硝黄荡涤，后遇热必再作，乃大泄数次，遂愈。

【胠胁肋痛证治】 丹溪曰：肝苦急，是其气有余，急食辛以散之，宜用川芎、苍术、青皮。又曰：肝火盛，两胁痛，不得伸舒，先以琥珀膏贴患处，却以生姜汤吞下蜜丸当归龙荟丸最妙，此药丸乃治胁痛。又曰：龙荟丸亦治饮食大饱，劳力行房胁痛，乃泻肝火之要药也。又曰：咳引胁痛，宜疏肝气，用青皮、枳壳、香附、白芥子之类。两胁走痛，可用控涎丹。《正传》曰：凡胁痛，皆肝木有余，小柴胡汤加青皮、川芎、芍药、龙胆草，甚者入青黛、麝香调服。又曰：性急多怒之人，时常腹胁作痛，小柴胡汤加川芎、芍药、青皮，吞下龙荟丸甚捷。《入门》曰：肝热郁，则胁必痛。又曰：发寒热，胁痛，似有积块，必是饮食太饱，劳力所致，须用当归龙荟丸治之。又曰：肝气实胁痛者，手足烦躁，不得安卧，小柴胡汤加川芎、白芍、当归、苍术、青皮、龙胆草。肝气虚胁痛者，悠悠不止，耳目䀮䀮，善恐，四物汤加柴胡、青皮。两胁下痛引小腹，善怒，是肝气实也，当归龙荟丸以姜汁吞下。气弱之人，胁下痛，脉弦细，多从劳役怒气得之，八物汤加木香、青皮、肉桂煎服，或用枳实。《医鉴》曰：凡胁痛者，必用青皮，而青皮必须醋炒，煎服末服并佳，盖青皮乃肝胆二经之药。人多怒，胁下有郁积，固宜用此以解之。若二经气血不足，则当先补血，少用青皮可也。

腋臭、漏腋 皆先天湿郁病也。腋臭者，秽气从腋下出，如狐狸膻臊，令人不可相近，俗因名狐臭。患此疾者，腋下必有毛空如针细，即出秽处，耳内必有油湿。治法，于五更时，先取精猪肉两大片，以甘遂末一两尽数拌之，挟腋下，天明以甘草一两煎汤饮之，良久，泻出秽物。但此秽气，恐或传人，须于荒僻处出大便。如此三五次即当愈。其他密陀僧、胡粉之类，皆塞窍以治其末耳宜蜘蛛散。漏腋者，腋下或手掌足心，阴下股里，常如汗湿之衣也宜六物散。二证因腋与胠胁肋相连，故附详于此。

【腋臭治法】 丹溪曰：治腋臭法，用大田螺一个，水中养之，候靥开，以巴豆肉一粒针挑放在螺内，仰顿盏内，夏月一宿，冬则五七宿，自然成水，取搽腋下，绝根。一方，先用胭脂涂腋下，其出狐臭之处，黄色，就将前巴豆田螺去靥掩于狐臭之上，绢帛扎紧，其狐臭从大便出则绝根矣。《回春》曰：以自己小便洗一次，米泔洗二次，生姜自然汁每日擦十次，日日如此，一月之后，可断矣。

治肝病诸药要品及方五

肝实宜清热降气橘皮　青皮　黄连　黄芩　杜苏子　柴胡　甘草

青黛　竹叶　赤芍药　郁金　香附　砂仁　木通　羚羊角　麦冬　童便　甘菊　荆芥　龙胆草　大黄　生地　连翘　元参　延胡索　黄柏　山栀

肝虚宜辛散甘缓当归　生姜　甘菊　胡麻　杜苏子　陈皮　地黄　甘草　郁金　谷精草　降香　通草　橘红　白芍　鹿角胶　木瓜　川断　牛膝　杞子　金石斛　天冬　麦冬　黄柏　西珀　五味子　真珠　丹皮　犀角　蝉退　木贼草　枣仁　人参　黑丑　茶叶　密蒙花　黄芪　乌梅　黄芩　石膏　忍冬藤　山药　山楂　干姜　红曲　刺蒺藜　决明子　沙蒺藜　女贞实　土茯苓　因郁而虚者，加细辛、木香、缩砂仁、沉香、川芎、香附

泻青丸〔肝实〕当归　川芎　山栀　羌活　防风　煨大黄　龙胆草等分

蜜丸，芡子大，每一丸，竹叶汤同砂糖汤化下。　一名凉肝丸。

洗肝散〔又〕当归　羌活　薄荷　防风　大黄　黑山栀　川芎　甘草各一钱

加龙胆草一钱，妙。

当归龙荟丸〔实热〕龙胆草　当归　山栀　黄连　黄柏　黄芩各一两　芦荟　大黄　青黛各五钱　木香二钱半　麝香五分

蜜丸，小豆大，姜汤下二三十丸。

清肝汤〔肝虚〕白芍一钱半　当归　川芎各一钱　柴胡八分　山栀　丹皮各四分

补肝丸〔又〕川芎　当归　白芍　生地　防风　羌活

蜜丸。

附载：仲景大法及分别标本方药

有余则聚，聚宜通气，薄荷、荆芥、羌活、防风、蔓荆子、雄黄、皂荚、川芎、独活、龙胆草；血，红花、三棱、木香、鳖甲、鲮鲤甲、虻虫、水蛭

不足则燥，燥宜润气，吴萸、甘菊、杞子、天麻、柏子仁、密蒙花；血，当归、川芎、牛膝、杜仲、菟丝子、白芍、熟地、没药、血竭、

细辛、槐角

风实则泄羌活　独活　细辛　雄黄　大黄　牵牛子　皂荚　首乌

风虚则补川乌　牛膝　僵蚕　川断　南星　白花蛇　蝉退　天麻　杜仲　川芎　半夏　菟丝子　白术　萆薢　土茯苓　白附子

风经则镇真珠　金箔　银箔　夜明沙　代赭石　石决明

一法，木郁则达之，谓吐之令条达也。

标初病为标，渴欲饮者，少少与之则愈，此虽在里，即是标也，囊缩，四逆汤、吴茱萸汤

本烦满当归，脉沉滑脉力皆倍者，当下之。此即大小二便闭，虽用承气汤，不若四物汤加大黄尤嘉。胸烦满，囊缩自下，不治自愈。厥阴本无下证，大概言伤寒传入里可下之。

又一转厥阴证标，亦为初病，宜甘温；本，宜用热

无汗麻黄　旋覆花　苍术　葱头

有汗桂枝　地骨皮　白术　黄芪

汗之而发麻黄

清凉为汗细辛

和之而汗柴胡

下之而汗大黄

吐之而汗瓜蒂　防风

治肥气方二

肥气丸〔总治〕　柴胡二两　黄连七钱　川椒一两　厚朴五钱　甘草二钱　广皮　昆布　人参各钱半　川乌钱二分　皂荚　茯苓各一钱六分　干姜　巴霜各五分

春、夏再加黄连五钱。丸法、服法，同息贲丸。

增损五积丸〔又〕　黄连　厚朴　川乌　干姜　人参　茯苓　柴胡　川椒　蓬术　皂角　昆布

增减法及分量，详在息贲条内。

治胠胁肋痛方三十

沉香降气散 〔气郁〕 姜黄 陈皮 甘草各一钱 煨山棱 煨蓬术 益智仁 厚朴各七分 白术 苏叶 香附 神曲 麦芽 乌药各五分 大腹皮 人参 诃子各二分半

此方专治气滞胁肋刺痛，胸膈痞塞。

枳壳煮散 〔又〕 枳壳二钱 细辛 桔梗 川芎 防风各一钱 葛根七分 甘草五分 姜三 枣二

煎服。

此方专治悲哀伤肝，两胁痛，又治七情伤肝，两腋两胁牵痛。

枳壳散 〔又〕枳壳两二钱半 炙草三钱七分半

每末二钱，浓煎葱白汤调下。

此方专治胁痛如有物刺之，乃气实也。

桂枝汤 〔又〕 小枳壳一两 桂枝五钱

每末二钱，姜枣汤下。

此方专治惊伤肝，胁骨里疼痛。

小龙荟丸 〔又〕 当归 山栀 黄连 川芎 大黄 龙胆草各五钱 芦荟三钱 木香一钱 麝香少许

粥丸，姜汤下五七十丸，仍以琥珀膏贴患处。

琥珀膏 〔外贴〕 大黄 朴硝各一两

为末，大蒜捣为膏，和匀，作片贴之。一方加麝五分，名硝黄膏。

此方兼贴一切积块痞块。

小柴胡汤 〔死血〕

四物汤 〔又〕 川芎 当归 白芍 地黄

桃仁承气汤 〔又〕 桃仁 大黄 芒硝 桂枝 甘草

加鳖甲、青皮、柴胡、当归、川芎。

复元活血汤 〔又〕 柴胡 花粉 当归 红花 穿山甲

甘草　大黄　桃仁

十枣汤　〔痰饮〕　甘遂　炒大戟　芫花微炒，等分

为末，别取大枣十枚，水一盏，煎半盏调下，壮人一钱，弱人半钱，大便利下，以粥补之。　此方有毒，不可轻用。

控涎丹　〔又〕　甘遂　大戟　白芥子等分

糊丸，临卧温水下七丸至十丸。

二陈汤　〔又〕　茯苓　陈皮　半夏　甘草

芎夏汤　〔又〕　半夏　赤苓各一钱　陈皮　青皮　枳壳各五分　白术　炙草各二分　姜五片

调中顺气丸　〔又〕　姜半夏　大腹子各一两　木香　蔻仁　青皮　陈皮　三棱各五钱　砂仁　尖槟榔　沉香各二钱半

粥丸，陈皮汤下。

神保元　〔食积〕　全蝎全者，七个　巴豆十粒　木香　胡椒各二钱半　朱砂一钱半，为衣

蒸饼丸，麻子大，每五七丸，枳实汤下。

当归龙荟丸　〔又〕　当归　龙胆草　山栀　黄连　黄柏　黄芩各一两　大黄　芦荟　青黛各五钱　木香二钱半　麝香五分

蜜丸，姜汤下二三十丸。

芎葛汤　〔风寒〕　川芎　葛根　桂枝　细辛　枳壳　人参　麻黄　芍药　防风各一钱　甘草五分　姜三片

和胁饮　〔气痛〕　枳壳　青皮　姜黄　香附　甘草

归脾汤　〔补益〕　人参　黄芪　当归　白术　茯神　枣仁　远志　龙眼　木香　甘草　姜　枣

加味逍遥散　〔又〕　白芍　白术各一钱二分　知母　当归　地骨皮各一钱　茯苓　麦冬　生地各八分　山栀　黄柏各五分　桔梗　甘草各三分

补肝散　〔又〕　川芎　当归　白芍　地黄　防风　羌活

共为末。

枳壳疏肝散　〔肝实〕　枳壳　枳实　川芎　柴胡　陈皮

香附　白芍　炙草

推气汤〔痰气〕姜黄　枳壳　肉桂　甘草　陈皮　青皮　木香　穿山甲

分气紫苏汤〔气喘〕紫苏　桑皮　桔梗　甘草　茯苓　陈皮　五味子　大腹皮　姜　盐

香附汤〔怒伤〕香附　川芎　当归　柴胡　青皮

沉香导气散〔痞塞〕沉香　人参　槟榔　白术　乌药　麦芽　神曲　紫苏　厚朴　香附　姜黄　橘红　甘草　红花　三棱　蓬术　益智　大腹皮　诃子皮

大瓜蒌散〔受暑〕大瓜蒌一个，捣烂　加红花少许　甘草

枳壳散〔微热〕枳壳　桔梗　细辛　川芎　防风　葛根　甘草

八物汤〔怒劳〕

治腋臭漏腋方二

蜘蛛散〔腋臭〕大蜘蛛一个，盐泥包，煅红放冷，去泥研细，入轻粉一字，醋调成膏，夕敷腋下，明日登厕，必泻下黑汁臭秽，于僻处埋之。

六物散〔漏腋〕枸杞根　干蔷薇根　甘草各二两　商陆根　胡粉　滑石各一两

为末，以苦酒少许和涂，当微汗出，易衣更涂，不过三着愈。

杂病源流犀烛 卷十一 奇经八脉门

冲脉病源流

冲脉起于会阴，夹脐而行，直冲于上，为诸脉之冲要，故曰十二经脉之海。此与任脉主身前之阴。

经曰：冲脉为病，气逆而里急。又曰：上冲作躁热。又曰：咳唾，手足厥逆，气从少腹上冲胸咽，面翕然热如醉，下流阴股，小便难持。又曰：暑月病甚，则传肾肝为痿厥，四肢如火，或如冰，心烦。仲景曰：寒气客脉不通，气因鸣动应手，起关元，随腹直上，疝瘕遗溺，胁支满烦。女子绝孕，动气在上下左右，不可发汗与下。合此数条观之，冲脉既为十二经之海，而下为血海，又与督脉为十二经之道路，及与任脉、阳明脉会于气街，则督任二脉皆可谓之冲，故古人不分冲任督，而总名曰太冲。如经云：广明之后，即为太冲是也。盖太冲云者，以一身之精气上升言之，不止为血海言之也。然冲任督虽同起下极，毕竟三脉分行。故冲则独主血海，而其所以主血海，以其为先天精气之主，能上灌诸阳，下渗诸阴，以至足跗，故其治常在血海也。若阴阳和而精气足，则阳和之精，升运于一身之间，自然无病，稍有不调，必逆而上僭，而其为病，一曰寒逆，阳不足也，脉来中央实坚，径至关，尺寸俱牢，直上直下，症见胸中寒，少腹痛，中满暴胀，疝瘕，遗溺，胁支满烦，女子绝孕宜理中汤去白术，或加肉桂。一曰火逆，阴不足也，脉来阴阳俱盛，两手脉浮之俱有阳，沉之俱有阴，症见咳唾，躁热上抢心，眩仆，四肢如火，心烦，恍惚痴狂宜加味补阴丸。此等脉证，皆冲之病。仲景以动气在上下左右，俱不可发汗与下者，凡以冲气逆，则阴精虚，阴精虚，则阳气竭，故不可汗下也。况乎发汗与下，必右犯肺，左犯肝，上犯心，下犯肾，诸经皆受害矣。犯肺则奈何？汗之气躁而逆，故衄渴，苦烦，气隔，饮水即吐。下之津液内渴而不下，故咽燥鼻干，头眩心悸，皆冲气犯肺，肺受其害所见之证也宜五苓散。犯肝则奈何？汗之伤血而引肝上逆，故头眩，汗不出，筋惕肉瞤。下之伤气，故腹内拘急，食下动气反剧，身虽有热，卧则欲蜷。皆冲气犯肝，肝受其害所见之证也宜防风白术牡蛎汤。犯心则奈何？汗之气逆上冲，正在心端。下之掌握热烦，身上浮冷，热汗自泄，欲得水自灌。皆冲气犯心，心受其害。且汗下则心液泄，故见如是等证也宜甘李根汤。犯肾则奈何？汗之必寒起，无汗，心中大烦，骨节苦疼，目晕恶寒，食则反吐，谷不能进。下之腹胀满，卒起头晕，食则清谷不化，心下痞。皆冲气犯肾，肾受其害。肾主五液，汗下则五液耗，故见如是等证也宜大橘皮汤。以是知冲治则血海治，脐之上下左右皆无犯，而病自愈也。此则仲景之微旨，仲景之良法也。然其气实起于少阴，发于厥阴，若三阴之开合失职，则本原之真水真火两虚，而为患种种，必犯于冲。经言冲病传肝肾而为痿厥者，三阴之患犯冲，则又不止于痿厥二证，为冲之自致矣。

【奇经八脉总说】 濒湖曰：凡人身有经脉络脉，直行曰经，旁支曰络。经凡十二，手三阳、三阴，足三阳、三阴是也。络凡十五，十二经各有别络，而脾又有大络，并任督二络为十五也。共二十七气。相随上下，如泉之流，不得休息，故阳脉营于五脏，阴脉营于六腑，阴阳相贯，莫知其纪，终而复始。其流溢之气，入于奇经，转相灌输，内温脏腑，外濡腠理。奇经凡八脉，不拘制于十二正经，无表里配合，故谓之奇。盖正经犹沟渠，奇经犹湖泽，正经之脉隆盛，则溢于奇经。故秦越人比之天雨降下，沟渠溢，流湖泽。此发《灵》、《素》未发之秘也。八脉散在群书者，可考而悉也。

【冲脉经行诸穴】《内经》曰：冲为经脉之海，又名血海。其脉与任脉皆起于少腹之内胞中，其浮而外者起于气冲一名气街，在少腹毛中两旁各二寸，横骨两端动脉宛宛中，足阳明穴也，并足阳明、少阴二经之间，循腹上行，至横骨足阳明去腹中行二寸，少阴去腹中行五分，冲脉行于二经间，横骨在阴上横骨中，宛如半月，去腹中行一寸半，夹脐左右，各五分，上行历太赫横骨上一寸、气穴即胞门，太赫上一寸，少阴冲脉之会、四海气穴上一寸、中注气穴上一寸、肓俞中注上一寸、商曲肓俞上一寸、石关商曲上一寸、阴都石关上一寸、通谷阴都上一寸、幽门通谷上一寸，凡二十四穴。

【脉法】《脉经》曰：两手脉浮之俱有阳，沉之俱有阴，阴阳皆盛，此冲督之脉也。冲督之脉为十二经之道路也，冲督用事，则十二经不复朝于寸口，其人苦恍惚狂痴。又曰：脉来中央坚实，径至关者，冲脉也。又曰：尺寸俱牢，直上直下，此乃冲脉，胸中有寒疝也。

【冲脉经行原委】《灵枢》曰：冲任皆起胞中，上循背里，为经络之海。其浮而外者，循腹右上行，会于咽喉，别而络唇口。血气盛则充肤热肉，血独盛则渗灌皮肤，生毫毛。妇人有余于气，不足于血，月下，数脱血，任冲并伤，脉不荣其唇口，故髭须不生。宦者去其宗筋，伤其冲脉，血泻不复，皮肤内结，唇口不荣，故须亦不生。天宦不脱于血，而任冲不盛，宗筋不强，有气无血，唇口不荣，故须亦不生。又曰：冲脉者，五脏六腑之海也。其上者出于颃颡，渗诸阳，灌诸精。其下者，注于少阴之大络，起于肾下，出于气街，循阴股内廉斜入腘中，伏行骭骨内廉，并少阴之经，下入内踝之后，入足下。其别者，并于少阴，渗三阴，斜入踝，伏行出属跗，下循跗上入大指之间，渗诸络而温足胫肌肉，故其脉常动。别络结，则跗上不动，不动则厥，厥则寒矣。《内经》曰：三阴之所交结于脚也，踝上各一行者，此肾脉之下行也，名曰太冲。王启玄曰：肾脉与冲脉并下行，循足行而盛大，故曰太冲。一云：冲脉起于气街，街直而通，故谓之冲。又曰：心脏在南，故前曰广明。冲脉在北，故后曰太冲。足少阴肾与冲脉合而盛大，故曰太冲。两脉相合为表里也。冲脉在脾之下，故曰其冲在下，名曰太阴。

【冲脉相通诸经】 王海藏曰：手少阴三焦相火为一腑，右肾命门为相火，心包主亦名相火，其脉同诊，肾为生气之门，出而治脐下，分三岐，上冲夹脐过天枢，上至膻中两乳间，元气所系焉。又足三焦太阳之别，并足太阳正路入络膀胱约下焉。三焦者，从头至心，心至脐，脐至足，为上中下三焦，其实真元一气也，故曰有脏无腑。《脉诀》云：三焦无状空有名，寄在胸中膈相应。一云：其腑在气街中，上焦在胃上口，治在膻中。中焦在胃管，治在脐旁。下焦在脐下膀胱上口，治在脐。经曰：原气者，三焦之别使也。肾间动气者，真原一气，分为三路，人之生命也，十二经之根本也。濒湖曰：三焦即命门之用，与冲任督相通者。

【人身四海】《内经》曰：海有东西南北，人亦有四海以应之。胃者水谷之海，其输上在气街，下至三里。冲脉者为十二经之海，其输上在于大杼，下出于巨虚之上下廉。膻中者为气之海，其输上在于柱骨之上下，前在人迎。脑为髓之海，其输上在于盖，下在风府。气海有余，气满胸中，悗息面赤；气海不足，则气少不足以言。血海有余，则常想其身大，怫然不知其所病；血海不足，常想其身小，狭然不知其所病。水谷之海有余，则腹满；水谷之海不足，则饥不受食。髓海有余，则轻劲多力，自过其度；髓海不足，则脑转耳鸣，胫酸眩冒，目无所见，懈怠安卧。

【冲病证治】《内经》曰：治痿独取阳明者，何也？曰：阳明者，五脏六腑之海也，主宗筋，宗筋主束骨而利机关。冲脉者，经脉之海，主渗灌溪谷，与阳明合于宗筋，会于气街。而阳明为之长，皆属于带脉，络于督脉，故阳明虚则宗筋纵，带脉不引，故足痿不用，治之当各补其营，而通其俞，调其虚实，和其逆顺，筋脉骨肉各以其时受月则病已谓肝甲乙，心丙丁，脾戊己，王气法时月也。李东垣曰：秋冬之月，胃脉四道，为冲脉所逆，胁下少阳脉二道，而反上行，名曰厥逆，其证气上冲咽，不得息，而喘息有音，不得卧，宜调中益气汤加吴萸五分，随气多少用之。夏月有此乃大热之证，用黄连、黄柏、知母各等分酒洗，炒为末，白汤和丸，每服一二百丸，空心，白汤下，即以美膳压之，不令停留胃中，直至下元，以泻冲脉之邪也。盖此病随四时寒热温凉治之。又曰：凡逆气上冲，或兼里急，或作躁热，皆冲脉逆也。若内伤病此，宜补中益气汤加炒黄连、黄柏、知母，以泄冲脉。又曰：凡肾火旺，及任督冲三脉盛者，宜用酒炒黄柏、知母，亦不可久服，恐妨胃也。又曰：或腹中刺痛，或里急，宜多用甘草。或虚坐而大便不得者，皆属血虚，血虚则里急，宜用当归。又曰：气逆里急，膈咽不通，大便不行者，宜升阳泻热汤主之。又曰：麻木，厥气上冲，逆气上行，妄闻妄见者，宜神功丸主之。又曰：暑月病甚则传肾肝为痿厥。痿乃四肢痿软，厥乃四肢如火，或如冰。心烦，冲脉气逆上，甚则火逆，名曰厥逆。故痿厥二病，多相须也。经曰：下气不足，则痿厥心悗，宜以清燥去湿热之药，或生脉散合四苓散，加酒洗知、柏，以泄其湿热。李濒湖曰：湿热成痿，乃不足中有余也，宜渗泻之药。若精血枯涸成痿，乃不足中之不足也，全要峻补之药。《千金方》曰：咳唾手足厥逆，气从小腹上冲胸咽，其面翕热如醉，因复下流阴股，小便难，时复冒者，寸脉沉，尺脉微，宜茯苓五味子汤，以治其气冲，胸满者去桂。

治冲病诸药要品及方十三

冲逆宜降气泄热陈皮　当归　沉香　木香　吴茱萸　黄芪　地黄　槟榔　白术　川黄连　黄芩　黄柏　知母

理中汤　〔寒逆〕

加味补阴丸　〔火逆〕　黄柏　知母各四两　牛膝　杜仲　巴戟　熟地　山萸各三两　苁蓉　茯苓　杞子　远志　山药　鹿茸　龟板各二两

蜜丸，盐汤下八九十丸。此方补阴虚泻阴火。

五苓散　〔右动〕

防风白术牡蛎汤　〔左动〕　防风　白术　牡蛎粉等分

每末二钱，酒或米饮下，日二三服。

此方专治动气误发汗，筋惕肉瞤者。

甘李根汤　〔上动〕　李根皮五钱　桂枝钱半　当归　白芍　茯苓　黄芩各一钱　半夏　甘草各五分　姜三片

大橘皮汤　〔下动〕　陈皮三钱　竹茹二钱　人参　甘草各一钱　姜五片　枣三枚

调中益气汤　〔厥逆〕　黄芪二钱　人参　苍术　炙甘草各一钱　陈皮　升麻　柴胡各四分　木香二分

水煎服。

补中益气汤　〔内伤〕　黄芪　人参　当归　白术　陈皮　甘草　升麻　柴胡

升阳泻热汤　〔气冲〕　柴胡　陈皮　升麻　赤苓　枳壳　香附　甘草　白芍

神功丸　〔又〕

生脉散　〔燥热〕　人参　麦冬　五味子

四苓散　〔又〕　茯苓　猪苓　白术　泽泻

茯苓五味子汤　〔气逆〕　茯苓　五味子各二钱　肉桂　甘草

各一钱

任脉病源流

任脉起于中极之下，以上毛际，循腹里，上关元，至咽喉，上颐，循面，入目。此与冲脉主身前之阴。

古人以任脉为阴沉之海，以其起于中极之下会阴也。按其脉之所到，既上中极，即与足厥阴、太阴、少阴之脉并行，循关元，历石门、气海，又会足少阳冲脉于阴交，历建里，再会手太阳、少阳、足阳明之脉于中脘，以上喉咙，再会阴维之脉于天突、廉泉，至目下之中央承泣而终。是任脉固起于真阴，而阴无阳不生，犹地之统于天，而地气之上通，必由天气之下降，两相济而后能通。不然，窍阴沍寒，必至成痞闭也。人身之有天癸，乃天之元气，降则为精气以充于地，则真阴自生，既生而渐至于充，然后地气通，太冲脉由是始旺，月事以时下，而易于有子。若无子者，必其任脉虚，以致冲衰血竭地气不通故也。然而真阴最难充满，非年岁既至，谷气充实，天元必不坚定，故天癸亦不至，然则真阴之盛，有不由于真阳之实者乎？经曰：年四十而阴气自半。言乎阳极而衰，为阴所袭，故曰阴半。盖此阴已为穷阴，非真阴也。此虽真阴衰，实真阳衰也。故任脉为病，非阴之自病，实由于阴中无阳。如经云：男子内结七疝，女子带下瘕聚，皆原结阴之故耳。若经又云：脉来丸丸横于寸口者，为任脉。此脉已为阴气所袭，故动苦少腹绕脐下，引横骨，阴中切痛宜夺命丹、一捏金散。又苦腹中有气如指，上抢心，拘急不得俯仰也宜木香顺气散、和气汤。则此虽为无阴之证，何莫非无阳之证乎？所谓真阴之盛，必由于真阳之实，益可见矣。

【任脉经行诸穴】《脉经》曰：任为阴脉之海，其脉起于中极之下，少腹之内，会阴之分在两阴之间，上行而外出循曲骨横骨上毛际陷中，上毛际至中极脐下四寸，膀胱之募，同足厥阴、太阴、少阴并行腹里，循关元脐下三寸，小肠之募，三阴为任脉之会，历石门即丹田，一名命门，在脐下二寸，三焦之募、气海脐下一寸半宛宛中，男子生气之海，会足少阳、冲脉于阴交脐下一寸，当膀胱上口，三焦之募，循神阙脐中央、水分脐上一寸，当小肠下口，会足太阴于下脘脐上二寸，当胃下口，历建里脐上三寸，会手太阴、少阳、足阳明于中脘脐上四寸，胃之募也，上上脘脐上五寸、巨阙鸠尾下一寸，心之募也、鸠尾蔽骨下五分、中庭膻中下一寸六分陷中、膻中玉堂下一寸六分、玉堂紫宫下一寸六分、紫宫华盖下一寸六分、华盖璇玑下一寸、璇玑天突下一寸，上喉咙，会阴维于天突、廉泉天突在结喉下四寸宛宛中，廉泉在结喉上，舌下中央，上颐循承浆与手足阳明、督脉会唇下陷中，环唇，上至下龈交复出，分行，循面系两目下之中央，至承泣而终目下七分，直瞳子陷中二穴。凡二十七穴。按：《难经》、《甲乙经》却无循面以下之说。

【脉法】《脉经》曰：寸口脉来，紧细实长至关者，任脉也。又曰：横寸口边脉丸丸者，任脉也。

【任病源由证治】 杨氏曰：任者，妊也。此是人生养之本，故曰任脉起中极之下。《内经》曰：女子二七而天癸至，任脉通，太冲脉盛，月事以时下。七七任脉虚，太冲脉衰，天癸竭，地道不通，故形坏而无子。又曰：上气有音者，治其缺盆中。鳌按：此言治，谓针灸之也，与《脉经》言动苦少腹绕脐下，引横骨，阴中切痛，取关元穴治之之治同。《灵枢》曰：缺盆之中，任脉也，名曰天突。其侧动脉人迎，足阳明也。濒湖曰：任冲之别络，名曰尾翳，下鸠尾，散于腹，实则腹皮痛，虚则痒搔。

治任病方四

夺命丹 〔阴袭〕 吴萸一斤，一分酒浸，一分醋浸，一分童便浸，一分白汤浸，并焙干，泽泻二两，酒面糊丸，空心，盐汤下。

此方兼治奔豚、疝气上冲、小腹引痛。

一捏金散〔又〕 延胡索　川楝肉　全蝎　茴香

每末二钱，酒下。

此方亦治奔豚、疝气上冲及小肠气、脐腹大痛。

木香顺气散〔气痛〕 木香　香附　槟榔　青皮　陈皮　厚朴　苍术　枳壳　砂仁　炙草

和气汤〔又〕 木香　紫苏　槟榔　陈皮　半夏　香附　青皮　甘草　乳香　没药

七疝源流

七疝，任脉病也。经曰：任脉为病，男子内结七疝，女子带下瘕聚。七疝者，狐、冲、癫、厥、瘕、癀癃、癀是也。凡内外邪所感，皆能使阴阳不和，阴偏胜则寒气冲击，阳偏胜则热气内壅，皆致任脉为疝。而肝则佐任脉以生化者，故疝病原于任，必及于肝。若专主肝而不及任，背《内经》矣，非也。专主任而不及肝，昧乎病之源流矣，亦非也。盖疝病在中极之中，少腹之间，总诸阴之会，而上于关元，无不由任脉为之，以任总诸阴之所聚也。乃其证或由于热，或由于寒，或由于劳，或由于虚，而犯阴伤筋则同，故其病皆在阴，其伤皆在筋，其动为风，其聚如山，所以有疝之名也。经又曰：少阴脉滑，病肺风疝。太阴脉滑，病脾风疝。阳明脉滑，病心风疝。太阳脉滑，病肾风疝。少阳脉滑，病肝风疝。历观经旨，虽各经皆病，非俱从任脉起，然各经所受之邪，必与任脉相犯，故心肝脾肺肾五经，皆统系之曰疝。言风者，肝之阳气为风，任之阴气为疝，肝既佐任以生化，故病必相及，而以风与疝并称也。惟肝佐任，故其病曰少阳有余病，筋痹。肝风疝者，此少阳之相火，犯阴伤筋，而动肝木之风，因聚肝而为疝也。太阳与肾，风寒合邪，伤阴而聚于肾，故肾亦有疝。又厥阴位下焦，总诸筋，其气壅而不升，则亦病疝。故经有厥阴有余，病阴痹，滑则病狐风疝之语。总之，内外邪所感，攻于脏腑则为腹中之疝，会于阴器则为睾丸之疝，正自有辨。士材云：疝之为病，受热则挺纵不收，受寒则腹内牵引作痛，受湿则肿胀累垂，虚亦肿坠，血分不移，气分多动。睾丸有两，左属水，生肝木，木生心火，三者皆司血，统纳左之血者，肝也。右属火，火生脾土，土生肺金，三部皆司气，统纳右之气者，肺也。是故诸寒收引，则泣而归肝，下注于左丸，诸气愤郁，则湿聚而归肺，下注于右丸。且睾丸所络之筋，非尽为厥阴、太阴、阳明之筋，亦入络也。故患左丸者，痛多肿少，患右丸者，痛少肿多，其论甚确，可据而依也。

试详七疝之证。经曰：从少腹上冲心而痛，不得前后，为冲疝。盖既上冲心，又二便不通，能上而不能下也宜木香散。经又曰：肝所生病为狐疝。盖上抵少腹，下环阴器，皆肝部分，受疝之处。一切疝病，非肝木受邪，即肝自病，狐疝乃其自病，曰狐者，以出入不常也宜二香丸、蜘蛛散。经又曰：三阳为病，发寒热，其传为㿗疝。盖三阳者，小肠、膀胱、胆也。小肠、膀胱皆在下体，胆与肝为表里，故皆能致疝。曰㿗者，丸肿大如升如斗，顽㿗不仁也宜蠲痛元、杨氏麝香元、茱萸内消丸、金铃散。若木肾则不痛，另详前阴条。《内经》又曰：黄脉之至也，大而虚，积气在腹中，有厥气，名曰厥疝。盖肝木乘脾，故大而虚，肝木主上升，怒则气上逆。曰厥者，脾受肝邪，气逆有积也宜蟠葱散、乌头桂枝汤、四神丸。经又曰：脾传之肾，病名疝瘕，少腹冤热而痛，出白。盖脾受肝邪，又传于肾，则脾失运化之常，入遇寒水之脏，则留而成形。曰瘕者，状如黄瓜是也，气不得申曰冤宜二香丸、加味通心饮。丹溪云：阳明受湿热，传入太阳，发热恶寒，小腹闷痛，此亦疝瘕之属宜沈氏散瘕汤。经又曰：足阳明之筋，病㿉疝，腹筋急。又曰：肝脉滑甚为㿉疝。盖以肝木乘胃，故既曰阳明之病，又曰肝之病也。曰㿉者，以必裹脓血，甚则下脓血也宜橘核丸、橘核散、荔枝橘核汤。经又曰：

脾脉微大为疝气，滑甚为㿗癃。又曰：肾脉滑甚为㿗癃。盖以内裹脓血，外小便秘，由脾邪传肾之故也宜加味通心散、加味通心饮。此《内经》七疝，有可考而得之者也。后张氏又立寒、筋、血、气、狐、水、㿗七名。内惟狐疝一名与《内经》同，然其言证，则主寒湿下注囊中宜丁香楝实丸、四炒川楝丸，亦或由于痰饮下注宜二陈汤加青皮、香附、苍术，名虽同，而实与《内经》肝自为病之旨有异。至其曰寒疝，则囊冷结硬如石，阴茎不举，或控睾丸而痛，此盖得之坐卧湿地，或寒月涉水，或值雨雪，或坐卧风冷也宜青木香元、当归四逆汤。其曰水疝，则囊肿痛，或肿如水晶，或湿痒出黄水，或按小腹有水声，此盖得之于饮水醉酒入内，适遇风寒之气，聚于囊中也宜腰子散、秘传茱萸内消散。其曰筋疝，则阴茎肿胀，或下脓，里急筋缩，或茎中痛，痛极则痒，或挺纵不收，或随溲下白物如精，此盖得之于房劳及邪术所使也宜加减柴苓汤、龙胆泻肝汤。其曰血疝，则状如黄瓜，在小腹两旁，横骨两端，约纹中，俗名便痈者，此盖得之盛暑入房，气血渗入脬囊，留而不去，结成痈肿，脓少血多，或情欲太浓，当泄不泄所致也宜复元通气散、神圣代针散。其曰气疝，则上连肾俞，下及阴囊，偏坠而痛，或不痛，此盖得之忿怒号哭，气郁而胀，号怒罢，气即散者是也宜气疝饮，聚香饮子。其曰㿗疝，则阴囊如升斗，不痒不痛者是，此盖得之地气卑湿，故江淮间多有之。女人阴户凸出，亦名㿗疝。小儿亦有生成如此者，乃胎中宿疾。然而㿗疝不一，有玉茎肿硬引脐绞痛，甚则阴缩肢冷，囊上生疮，名曰卵㿗，出水不止者死。有素多湿热，因怒激火，昏眩，手搐，面黑，睾丸能左右相过，名曰气㿗者。而膀胱气名曰水㿗。小肠气名曰肠㿗。此四者皆㿗疝也，治之之法同宜橘核丸、橘核散、天台乌药散。总之，后世之人，嗜欲纷而病日多，即疝气一证，有不止于《内经》名目者，故张氏增立七疝，实足补《内经》之未备，兹因按其名而详参证治，庶医者不至临时束手。若巢氏强分厥、癥、寒、气、盘、胕、狼，自附《内经》之七疝，则适见其支离矣，曾何益于经旨乎？

且经以疝证属肝任，理固然已。而犹有未尽者，必其人肾虚寒，湿邪乘虚客之，遂成疝病。丹溪谓与肾经绝无相干者，误也。设使精气充实，安得有疝？故有此病者，必宜补气，通肾气，除湿宜人参、黄芪、橘核、合欢子、荔枝核、川楝子、牛膝、木瓜、杜仲、萆薢、巴戟。若阴虚有热，兼宜清热宜生地、石斛。虚寒而痛，必温肾宜小茴、仙茅、补骨脂。虚热而痛，必清火宜黄柏、车前子。湿盛，必除湿宜茯苓、苍术。若夫先因湿邪为病，后成湿热者，用药亦宜分寒热先后二途。此疝由于肾，又所宜知也。丹溪又云：睾丸连小腹急痛，或有形或无形，或有声或无声，人皆以为经络得寒，收引而痛，不知其始于湿热壅遏，又因此外，湿热被郁，故作痛也，宜枳实、桃仁、山栀、吴萸、山楂、生姜以治之，湿胜成㿗疝，加荔枝，痛甚加盐炒大茴香，痛处可按，加桂枝。丹溪此言，更足备前人未备之旨。此外又有奔豚疝气，少腹控睾而痛，上冲心腹者，夫奔豚，本肾之积也，今曰奔豚疝气，乃其人素有肾积，复因伤寒之邪，冲突下焦，致其发动，如江豚之奔冲，皆由真气内虚，水结不散，气与之搏，故发奔豚，虽有当表当攻之证，然切不可汗下。丹溪谓宜用理中汤加肉桂、赤茯苓，去白术主之。又谓桂能泄奔豚，茯苓能伐肾邪。若白术助土克水，燥肾闭气，是以去之，言诚是也宜夺命丹、胡芦巴元、一捏金散。有受寒重，腹痛里急者宜当归羊肉汤。有因虚而成疝痛，按之少减者宜乌头栀子汤加桂枝，姜糊丸，以川乌治外束之寒，山栀子治内郁之热也。有疝气久不愈者宜木香楝子散。种种诸疝病，其由来既各不同，而其为证，亦自有异，能依法治之，曷弗瘳欤？

【脉法】《内经》曰：心脉搏滑急为心疝，肺脉沉搏为肺疝，肾脉肝脉大急沉皆为疝。又曰：肝脉滑甚为㿉疝，心脉微滑为心疝，肾肝滑甚为癃㿉。又曰：脉急者曰疝瘕，小腹痛。又曰：三阳结为癃，三阴急为疝。注云：太阳受寒，血聚为瘕；

太阴受寒，气聚为疝。《脉诀》曰：疝脉弦急，积聚在里，牢急者生，弱急者死，沉迟浮涩，疝瘕寒痛，痛甚则伏，或细或动。《正传》曰：寸口脉弦而紧，弦紧相搏，则为寒疝。《入门》曰：《内经》皆以滑脉为疝。《脉经》曰：疝瘕积聚，脉弦急者生，虚弦小者死。

【疝病原由证治】《灵枢》曰：疝者，寒气结聚之所为也。《内经》曰：病在小腹，腹痛，不得大小便，名曰疝，得之寒。又曰：小腹控睾引腰脊，上冲心，甚出清水，及为哕噫，邪在小肠也。丹溪曰：疝者，睾丸连小腹急痛也，有痛在睾丸者，有在五枢穴边者，皆足厥阴之经也。自《素问》以下，皆谓之寒，予思之，此病始于湿热在经，郁而至久，又感寒气外束，故痛。若只作寒论，恐为未备。人有踢冰涉水，终身不病此者，无热故也。盖大怒则火起于肝，醉饱则火起于胃，房劳则火起于肾，火积久，母能生子虚，湿气便盛。厥阴肝木，其性急速，火性又暴，为寒所束，宜其痛之太暴也，有以乌头栀子汤服之，其效亦敏。然湿热又须分多少而治，湿甚肿多，㿉病是也。又曰：疝痛属湿热痰积注下作病，因寒郁而发也。又曰：疝痛之证，或因风寒外袭，或因怒气上冲，小腹作痛，上连胁肋，甚则搐搦反张，咬牙战掉，冷汗交流，须臾不救。《纲目》曰：疝名虽七，寒疝即疝之总名也，水疝即㿉疝之属，气疝即狐疝之属，血疝即痈疖之属，惟筋疝罕见之，亦下恶疮之属也。又曰：小腹痛有三，肝病小腹引胁痛，小肠病小腹引睾丸腰脊痛，膀胱病小腹痛肿，不得小便。《直指》曰：疝之为病，外肾小腹作痛，或攻刺腰胁，或走游背膂，或冷气抢心，或手足厥冷，有壮热恶寒者，有洒淅寒热者，有不得大小便者，有下泄者，有自汗者，有积聚如杯、如臂、如盘、如桃李。其于阴间，则卵有大小，而上下不常，囊有肿胀，而痛止无定。挟冷触怒，则块物上冲心胸，心平气和，则块物归入囊中。又曰：治法大要，以流行疏利为先，毋曰肾虚得病，不敢疏泄。盖肾为邪气所干，若不逐去病根，病何由愈？倘或姑息补住，使大小便秘而不通，邪气入腹冲心，危殆必矣。又曰：甚或挟虚而发，脉不甚沉紧，而豁大无力者是也。其痛亦轻，惟觉重坠牵引耳，当以参术为君，疏导药佐之。疏导即桃仁、山楂、枳实、栀子、茱萸、川楝、玄胡索、丁香、木香之类是也。又曰：诸疝以手按之，大痛者为实，不痛者为虚。又曰：惟是逆气长嘘，中脘停酸，躁闷烦扰，甚至呕吐，最为恶候。盖脾土不济，肾水上乘，必为酸汁，或为痰涎，遂成暴吐，大小二便关格闭塞，而肾汁胃汁皆自其口出也，如此者，大抵不救。方广曰：疝证，古方用辛温以散之，是治其标也。丹溪以为痰饮食积，死血流注，归于肝经，用辛平以豁痰，消积去瘀，是治其本也。夫疝痛有定处，是有形之积也，非痰食血相聚而何？若无形之气，则走注满腹，流散遍体矣。《本事》曰：此疾虽因虚而得，不可以虚骤补。经云：邪之所凑，其气必虚，留而不去，其病即实。故必先涤去所蓄之邪，然后补之，诸药多借巴豆气者，盖谓此也。《入门》曰：四气七情疝，通用五苓散。盖猪苓、泽泻，分阴阳以和心、小肠，白术利腰脐间湿与死血，茯苓利膀胱水，木得桂则枯，用以伐肝木。又曰：通治宜胡芦巴元。又曰：疝病虚甚，上为呕吐，下有遗精者危。《正传》曰：劫疝痛药，乌头、栀子并炒，研细，顺流水入姜汁调服。栀子以降湿热，乌头以破寒郁，皆下焦之药，而乌头为栀子所引，其性急速，不容胃中停留也。又方，桂枝、山栀炒、川乌姜炒，姜汁糊丸，姜汤下三四十丸，大能劫痛。《三因》曰：凡疝病，非痛断房事与厚味，不可用药。

【疝痛导引法】《类聚》曰：坐舒两脚，以两手捉大拇指，使足上头下，极挽五息止，引腹中气遍行身体，去疝瘕病。

【又导引】《保生秘要》曰：用手紧鼎幽阙，纳气数口，而紧紧顶闭纳之，立效。

【运功】《保生秘要》曰：因欲火积滞，外肾复感冷气，故作胀痛，不可胜言，注意从外肾提气至内肾，右运二七遍，即从内肾想一火提至顶门外，略凝，而后行吹吸之法。

治七疝方三十七

木香散〔冲疝〕 木香 陈皮 干姜 良姜 诃子 枳实 川芎 草蔻仁 黑牵牛

蜘蛛散〔狐疝〕 蜘蛛十四枚，微炒 肉桂五分

每服用末一钱。

二香丸〔又〕 木香 香附各三两 楂肉二两 三棱醋炒 蓬术醋炒 姜黄 南星各一两 黄连与吴萸同炒 萝卜子 橘核 桃仁 山栀各五钱

姜汁糊丸。

蠲痛元〔癞疝〕 元胡索一两 川楝肉 茴香各五钱 白丑头末 当归 良姜 青皮 木香 乌药各二钱半 全蝎七个

姜汁糊丸，烧棉灰调酒，送下三五十丸。

此方兼治小肠气，膀胱气，一切疝痛。

杨氏麝香元〔又〕 木香 胡椒各一两 全蝎 巴霜各四钱 麝香一钱

蒸饼丸，麻子大，朱砂为衣，熟水下五七丸。

此方无麝香即神保元。

此方能寻诸处痛。凡膀胱气胁下痛最难治，此药主之。

茱萸内消丸〔又〕 山萸 吴萸 川楝子 马兰花 大茴香 青皮 陈皮 山药 肉桂各二两 木香一两

酒糊丸，酒下五十丸。

此方治肾虚寒疝，偏坠引痛，奔豚痃癖等证。

金铃散〔又〕 川楝肉三十枚切片，巴豆肉三十枚切片，同炒色焦，去巴豆，茴香炒等分，再入木香一钱半，每末二钱，水酒各半煎，葱白汤冲服。

此方兼治膀胱小肠气肿痛。

蟠葱散 〔厥疝〕 苍术 甘草各一钱 三棱 蓬术 茯苓 青皮各七分 丁香皮 砂仁 槟榔各五分 延胡索 肉桂 干姜各三分

共为粗末，加葱白一茎煎。

此方专治脾胃虚冷，心腹攻刺，连胸胁膀胱小腹，肾气作痛。

乌头桂枝汤 〔又〕 大川乌一个，蜜一盏，同煎减半，取出，炒肉桂、白芍各三钱三分，甘草二钱半，分作二帖，入姜三片、枣二枚及前蜜煎。去乌头代附子名蜜附汤。

此方专治风寒疝气，入腹刺痛，阴缩，手足逆冷。

四神丸 〔又〕 吴萸醋酒各半分，浸焙 荜澄茄 青木香各五钱 香附一两

糊丸，盐汤下。

加味通心饮 〔疝瘕〕 瞿麦 木通 栀子 黄芩 连翘 枳壳 甘草 川楝子各一钱 灯心二十长茎 车前草五叶

此方兼治小肠疝气热痛，小便不通。

沈氏散瘕汤 〔又〕 桃仁 枳实 山栀 山楂 泽泻 木通 赤苓

此余自制方也，用治疝瘕及小肠膀胱气痛，不得小便者，无不效。

荔枝橘核汤 〔㿗疝〕 荔枝 橘核 桃仁 甘草 茯苓 白术 枳壳 山楂 延胡索

橘核丸 〔又〕 炒橘核 盐酒炒海藻 盐酒炒昆布 盐水洗海带 麸炒桃仁 炒川楝子各一两 酒炒延胡索 厚朴 枳实 肉桂 木香 木通各五钱

酒糊丸，酒或盐汤下六七十丸。久不消，加醋炒硼砂二钱。

此方专治四种㿗疝，卵核肿胀，偏有大小，或硬如石，或少腹绞痛，甚则囊肿，溃烂出黄水。

此方治四种㿗疝之久者。

橘核散 〔又〕 橘核一钱半 桃仁十五枚 山栀子一钱 川乌 吴萸各五分

各炒为粗末煎。橘核单止痛。乌头散寒郁。山栀除湿热，又引乌头速下，不令胃中停留，用之甚捷。

此方亦治四种㿉疝肿痛。

此方治四种㿉疝之新者，二方各别。

加味通心散 〔㿉癃〕 木通 山栀 连翘 黄芩 甘草 瞿麦 枳壳 归尾 桃仁 山楂 川楝 灯心 车前草

丁香楝实丸 〔狐疝〕 当归 附子 川楝肉 茴香各一两

上锉，好酒三升，煮干焙为末。每药末一两，入丁香、木香各二钱，全蝎十三个，延胡索一两。上并为末，与前末拌匀，酒糊丸，空心酒下百丸。凡男子七疝，女子带下，皆属于风。全蝎治风圣药，川楝、茴香皆入小肠经，当归、延胡和血止痛。疝气带下，皆积寒邪在小肠之间，故以附子佐之，丁香、木香为引导也。

四炒川楝丸 〔又〕 川楝肉一斤，作四分，一用麸皮一合、斑蝥四十九枚炒黄，一用麸皮一合、巴戟一两炒，一用麸皮一合、巴豆四十九粒炒，一用盐一两、茴香一合炒，并以麸皮黄色为度。只取川楝肉，再加木香、破故纸各一两。酒糊丸，每五十丸，盐汤下，日三服。

此方兼治一切疝气肿痛、缩小，久服断根。

二陈汤 〔又〕 茯苓 陈皮 半夏 甘草

青木香元 〔寒疝〕 黑丑头末，三两 补骨脂 荜澄茄 槟榔各二两 青木香一两

水丸，盐汤下。

当归四逆汤 〔又〕 当归一钱二分 附子 肉桂 茴香各一钱 白芍 柴胡各九分 延胡索 川楝子 茯苓各七分 泽泻五分

腰子散 〔水疝〕 黑丑、白丑并炒，等分，取头末，猪腰

子劈开，入药末三钱，川椒五十粒，小茴香百粒，以牵牛末遍掺之，湿纸包扎好，煨令香熟，空心，温酒嚼下，取下恶物便愈。

秘传茱萸内消散〔又〕吴萸半酒半醋浸一宿，焙 山萸 马兰花醋浸，焙 川楝肉 肉桂 黑丑头末 盐炒茴香 延胡索 去白青皮 去白陈皮 海藻 白蒺藜 桃仁 木香各五钱

酒糊丸，盐汤或酒下。

此方专治阴㿗偏大，或生疮出黄水。

加减柴苓汤〔筋疝〕柴胡 泽泻各一钱 半夏 赤苓 猪苓 白术 山楂 山栀 荔枝核各七分

无荔枝核，以橘核代之。

此方兼治诸疝因湿热，肿痛出水。

龙胆泻肝汤〔又〕龙胆草 柴胡 泽泻各一钱 车前子 木通 赤苓 酒洗生地 酒拌当归 山栀 黄芩 甘草各五分

复元通气散〔血疝〕白丑头末，二两 茴香 穿山甲各两半 去白陈皮 延胡索 炙甘草各一两 木香五钱

每末二钱，酒或姜汤下。

神圣代针散〔又〕乳香 没药 当归 白芷 川芎 制芫青各一钱

共为末，每服一分，甚者五分，先点好茶一盏，次糁药末在茶上，不得吹搅，立地细细呷之。

此方兼治诸疝刺痛。

气疝饮〔气疝〕黄连以吴萸煎水浸炒，二钱 人参 白术各一钱 白芍 陈皮各七分 甘草三分 姜三片

聚香饮子〔又〕乳香 沉香 檀香 木香 藿香 丁香各八分 姜黄 乌药 桔梗 肉桂 甘草 延胡索各四分 姜三枣二

此方专治七情所伤，结成疝气。

天台乌药散〔㿗疝〕川楝子十个，将巴豆十四粒同麸炒黑色，

去麸、豆　乌药　木香　茴香　良姜　青皮各五钱　槟榔三钱

每末一钱，酒下。痛甚，炒姜、热酒下。

理中汤　〔奔豚〕

夺命丹　〔又〕　吴萸一斤，作四分，一酒浸，一醋浸，一白汤浸，一童便浸，并焙干。泽泻二两。酒糊丸，盐汤，空心下。一名四制茱萸丸。

胡芦巴元　〔又〕　白丑头末　茴香各二两　川乌　巴戟肉　吴萸各两半　川楝子　胡芦巴各一两

酒糊丸，空心，酒下二三十丸。

一捏金散　〔又〕　延胡索　川楝肉　全蝎　茴香

每末二钱，热酒下神效。

此方兼治小肠气脐腹痛。

当归羊肉汤　〔寒痛〕　羊肉一斤　生姜五两　当归二两

水八升，煮三升，每服七合，日三服。

乌头栀子汤　〔因虚〕　川乌头末　山栀子

木香楝子散　〔久疝〕　石菖蒲　青木香　荔枝核　萆薢　川楝子

每末二钱，入麝少许，茴香炒盐，用热酒冲调下。

督脉病源流

督脉起于会阴，循背而行于身之后，为阳脉之总督，故曰阳脉之海。其别与厥阴脉同会于巅。此主身后之阳。

人身阴阳原气，皆起于下。经曰：广明之后，即为太冲。太冲之地，属之少阴，少阴之前，乃为厥阴。其部有血海，尝与太冲腾精气而上，灌渗阴阳。可知元气固起于下，精气亦起于下矣。尝按精气之自下而上也，实分三道：其阳者，起胞中，从少阴之后，行太阳夹脊之中道上巅，历百会、都庭，以统宗诸阳，其名曰督。其阴者，起中极之下胞中，由前阴地道而上行阳明之表，中循关元，历承浆，上与督脉会，以统宗诸阴，

其名曰任。其中央一道，起胞中，循血海，腾精气而上，上行伏脐，积于胸中，为宗气以司呼吸，会于咽喉，其名曰冲。是三脉者，同起于胞中，一源而三歧，故古人统三者而总名之曰太冲。且三者之气，与阳明胃气同住中州，亦与营俱行于十二经，故三者之气，能贯于一身也。而督之所以为督，从可识矣。杨氏曰：督之言邮也，是人阳脉之都纲。吕氏亦曰：阳脉之海下极者，长强也。长强乃督脉之别名。下极者，尾骶骨也。以其循脊上项散头，故实则脊强而厥，虚则头重。夫脊强者，五痓之总名，其证卒口噤，背反强而瘛疭也。而督之所以为病，又从可识矣。

【督脉经行诸穴】《内经》曰：督乃阳脉之海，其脉起于肾下胞中，至于少腹，乃下行于腰横骨围之中央，系溺孔之端，男子循茎下至篡，女子络阴器合篡间，俱绕篡后屏翳穴前阴后阴之间也，别绕臀，至少阴与太阳中络者，合少阴上股内廉，由会阳在阴尾尻骨两旁，凡二穴贯脊，会于长强，穴在骶骨端，与少阴会，并脊里上行，历腰俞二十一椎下、阳关十六椎下、命门十四椎下、悬枢十三椎下、脊中十一椎下、中枢十椎下、筋缩九椎下、至阳七椎下、灵台六椎下、神道五椎下、身柱三椎下、陶道大椎下、大椎一椎下，与手足三阳会合，上哑门项后入发际五分，会阳维，入系舌本，上至风府项后入发际一寸，大筋内宛宛中，会足太阳、阳维，入脑中，循脑户枕骨上、强间百会后三寸、后顶百会后一寸半，上巅，历百会在头中央旋毛中、前顶百会前一寸半、囟会百会前三寸，即囟门、上星囟会前一寸，至神庭囟会前二寸，直鼻上，入发际五分，为足太阳督脉之会，循额中，至鼻柱，经素髎鼻准头也、水沟人中也，会手足阳明，至兑端唇上端，入龈交上齿缝中，与任脉足阳明交会而终，凡三十一穴。督脉别络，自长强走任脉者，由小腹直上贯脐中央，上贯心，入喉，上颐，环唇，上系两目之下中央，会太阳于目内眦睛明穴见阴跷下，上额，与足厥阴同会于巅，入络于脑，又别自脑下项，循肩胛，与手足太阳、少阳会于大杼，第一椎下两旁，去脊中一寸五分陷中。内挟脊抵腰中，入循膂，络肾。

【脉法】《脉经》曰：尺寸俱浮，直上直下，此为督脉，腰脊强痛，不得俯仰，大人癫病，小儿风痫。又曰：脉来中央浮，直上下动者，督脉也，动苦腰背膝寒。

【督病原由证治】《灵枢》曰：头中央之脉，督脉也，名曰风府。《内经》曰：风气循风府而上，则为癫痫。风入脑户，则为风目眼寒。注云：脑户乃督脉、足太阳之会故也。又曰：督脉生疾，从小腹上冲心而痛，不得前后，为冲疝。女子不孕，癃闭遗溺，嗌干，治在骨上谓横骨上毛际中，曲骨穴也，甚者在脐下营脐下一寸阴交穴。注云：此乃任冲二脉之病，不知何以属之督脉。李濒明云：督脉虽行于背，而别络自长强走任脉者，则由小腹直上贯脐中，贯心入喉，上颐环唇，而入于目之内眦，故显此诸证。王注盖未深考尔。又曰：督脉实则脊强反折，虚则头重。《难经》曰：督脉为病，脊强而厥。海藏云：此病宜用羌活、独活、防风、荆芥、细辛、藁本、黄连、大黄、乌头、附子、苍耳子之类。张洁古曰：督者，都也，为阳脉之都纲。任者，妊也，为阴脉之妊养。王海藏曰：阴跷、阳跷同起跟中，乃气并而相连。任脉、督脉同起中极之下，乃水沟而相接。滑伯仁曰：任督二脉，一原而二歧，一行于身之前，一行于身之后，人身之有任督，犹天地之有子午，可以分，可以合，分之见阴阳之不离，合之见浑沦之无间，一而二，二而一者也。李濒湖曰：任督二脉，人身之子午也，乃丹家阳火阴符升降之道，坎水离火交媾之乡。魏伯阳《参同契》云：上闭则称有，下闭则称无，无者以奉上，上有神德居，此两孔穴法，金气亦相须。崔希范《天元入药镜》云：上鹊桥，下鹊桥，天应星，地应潮，归根窍，复命关，贯尾闾，通泥丸。大道三章直指云：修丹之士，身中一窍，名曰玄牝，正在乾之下，坤之上，震之西，兑之东，坎离交媾之地，在人身天地之正中，八脉九窍，十二经，十五络联辏，虚间一穴，空悬黍珠，医书谓之任督二脉，此元气之所由生，真息之所由起。修丹之士，不明此窍，则真息不生，神化无基也。俞琰注《参同契》云：人身血气，往来循环，旦暮不停，繄有任督二脉，人能通此二脉，则百脉皆通。《黄庭经》言：皆在心内运天经，昼夜存之自长生。天经，乃吾身之黄道，呼吸往来于此也。鹿运尾间，能通督脉。龟纳鼻息，能通任脉。故二物皆长春。此数说，皆丹家河车妙旨也。

治督脉病诸药要品及方四

总治羌活　荆芥　秦艽　细辛　黄连　附子

苏合丸〔强厥〕　白术　犀角　香附　朱砂　诃子　荜拨　冰片　木香　檀香　沉香　麝香　丁香　安息香　熏陆香　苏合香油

藿香正气散〔又〕　大腹皮　茯苓　白芷　紫苏　厚朴　白术　陈皮　藿香　桔梗　甘草

川芎茶调散〔头重〕　薄荷　川芎　荆芥　羌活　白芷　甘草　防风　细辛

每末二钱，食后，茶清下。

白芷丸〔又〕　白芷二两，萝卜汁浸，晒干为末，蜜丸，弹子大。每一丸，细嚼，茶清或荆芥汤下。

带脉病源流

带脉横围于腰，状如束带，所以总约十二经脉，及奇经中七脉者也。

按《内经》冲、任二脉，与阳明合于宗筋，会于气街，皆属于带脉，而络于督脉。则太冲所以能上养心肺者，须赖带脉之持之。一身二十七气之上下流行，亦赖带脉为之关锁。且其气整齐坚固，有以牢持于上下之间。而一身之强力，亦赖带脉以出。盖力出于膂，膂在季胁之下，即带脉所在也。故经云：

身半以上，天气主之，身半以下，地气主之，中为天枢，天枢在气交之分，正指带脉而言也。故人苟上而心脾抑郁，气不运行，下而肝肾虚败，真阴不荣，必致停湿为热，下注于小肠血海之间，其病自作矣。何言之？中分不运，必病腹满。阴阳两虚，中分弱而不能镇定，必病腰溶溶如坐水中。心脾上郁，肝肾下虚，邪热留连而为滞淫，必病赤白带。阳不能胜，不能固守于天枢，阴气得以袭之，必病左右绕脐腰脊痛冲心腹。邪客于太阴之络，必病腰痛引小腹控眇季胁下空软处，不可以养息。此皆带脉所生病也。是知一身上下，机关全在于带，带不能自持其气，其证皆陷下而不上矣，可不知带之为病，求其源而升降补泻哉。

【带脉经行诸穴】《内经》曰：带脉者，起于季胁厥阴之章门穴在季胁骨端肋尖尽处，为足厥阴、足少阳二经之会，同足少阳循带脉穴在季胁下一寸八分陷中，属足少阳经，围身一周，如束带然，又与足少阳会于五枢带脉下三寸、维道章门下五寸三分，凡四穴。

【脉法】《脉经》曰：脉来关部左右弹者，带脉也。

【带病原由证治】《灵枢》曰：足少阳之正，至腘中，别走太阳而合，上至肾，当十四椎，出属带脉。注云：带脉总束诸脉，使不妄行，如人束带而前垂，故名。妇人恶露，随带脉而下，故谓之带下。张洁古曰：带脉之病，太阳主之，可灸章门三壮。仲景曰：大病瘥后，腰以下有水气，牡蛎泽泻散主之，若不已，灸章门穴。海藏曰：小儿癞疝，可灸章门三壮而愈，以其与带脉行于厥阴之分，而太阳主之也。子和曰：十二经与奇经七脉，皆上下周流，惟带脉起少腹之侧，季胁之下，环身一周，络腰而过，如束带状。而冲任二脉，循腹胁夹脐旁，传流于气冲，属于带脉，络于督脉。冲任督三脉，同起而异行，一源而三歧，皆络带脉。因诸经上下往来，遗热于带脉之间，客热郁抑，白物随溲而下，绵绵不绝，是为白带，皆从湿热治之，与痢同法。赤白痢乃邪热传于大肠，赤白带乃邪热传于小肠也。刘宗厚曰：带下多本于阴虚阳竭，营气不升，经脉凝涩，卫气下陷，精气积滞于下焦奇经之分，酝酿而成，以带脉为病得名，亦以病形而名。白者属气，赤者属血，多因醉饱入房，服食躁热所致。亦有湿痰流注下焦者，肾肝阴淫湿胜者，或惊恐而木乘土位，浊液下流，或思慕无穷，发为白淫。所谓二阳之病发心脾也。或余经湿热，屈滞于少腹之下，或下元虚冷，子宫湿淫，治之之法，或下或吐，或发中兼补，补中兼利，燥兼升发，润兼温养，或收涩，或温补，诸例不同，亦病机之活法也。巢元方曰：肾着病，腰痛冷如水，身重腰如带五千钱，小便利，因劳汗出，衣里冷湿而得，久则变为水也，《千金方》用肾着汤，《三因方》用渗湿汤，东垣用独活汤主之。

附载：仲景大法诸药要品及方九

血崩久而成枯四物汤　崩者涩剂收白芍　白垩　艾叶　黄芩

血闭久而成竭四物汤　闭者破剂通三棱　牛膝　桃仁　红花　黄芪　鲮鲤甲炙　肉桂

破血三法：初治四物汤加红蓝花调肉桂、黄芪，次治四物汤加红蓝花调鲮鲤甲、桃仁、肉桂、童便、酒煮尤佳，三治四物汤加红蓝花调没药散

四物汤春加川芎，风胜也；夏加白芍，火胜也；秋加当归，金胜也；冬旺水胜，又加熟地以益之。若血旺必无服四物之理，以其血衰而烦，以此补之，故加熟地也。既可服四物，知其血衰之甚也，故用加之耳。

丁香脾积丸〔腹满〕　三棱　蓬术　青皮　丁香　木香　醋煮高良姜　巴霜　皂荚烧存性　百草霜少许

糊丸，麻子大，白汤下二三十丸。

壮本丹〔腰冷〕　酒杜仲　盐补骨脂　茴香各一两　酒苁蓉　酒巴戟　青盐各五钱

每用猪腰子二个，批开，入药末五钱，扎好，纸包煨熟，

以黄酒一顿送下。

秘传带下方 〔带下〕 青葙子 菟丝子各二钱 棉子肉炒令烟尽，四钱

共为细末，分作十服。清晨将壮生鸭蛋一个，挖一小孔入药在内，搅和黄白中，将纸封孔，饭上蒸熟，以黄酒食之，轻者八九服，重者一二十服，无不效。如赤带，每料加熟石膏一钱。愈后再服丸药以补之。

加味龙虎散 〔阴袭〕 苍术一两 全蝎三钱 草乌 附子各二钱 天麻三钱

每末一钱，空心，豆酒调下。

此方兼治风寒腰痛，筋骨拳挛。

速效散 〔邪客〕 川楝肉巴豆五粒，同炒，去豆 盐炒茴香 蜜炒补骨脂各一两

每末一钱，热酒下。

牡蛎泽泻散 〔水气〕

肾着汤 〔肾着〕 白术二钱半 炮姜 赤苓各钱半 炙草五分

渗湿汤 〔腰重〕 茯苓 猪苓 白术 泽泻 苍术 陈皮 黄连 山栀 秦艽 防己 葛根

独活汤 〔又〕 当归 连翘各钱半 羌活 独活 防风 泽泻 肉桂各一钱 防己 黄柏 大黄 甘草各五分 桃仁留尖九粒

酒、水各半煎。

此方兼治闪挫劳役，腰痛如折。

阳维阴维脉病源流

阳维脉起于诸阳之会，由外踝而上行于卫分。阴维脉起于诸阴之交，由内踝而上行于营分。所以为一身纲维也。

人身阳脉既统于督，阴脉既统于任矣，而诸阳诸阴之散见而会者，又必有以维系而主持之，故有阳维以维诸阳，阴维以

维诸阴。要其所以能维者，必从阴阳根柢之处以发其气，气之极盛而后能维之。盖阳维则从少阴斜至太阳，发足太阳之金门，而与手足少阳、阳明会于阳白，是其所从起者少阴，而所会者皆阳也。所会皆阳，则所维自皆阳矣。阴维从少阳斜至厥阴，发足少阴之筑宾，至项前而终，是其所从起者少阳，而所发所至者皆阴也。所发所至皆阴，则所维自皆阴矣。然阳维既为诸阳之维，而反起于少阴，阴维既为诸阴之维，而反起于少阳者，何也？少阴为诸阴根柢之气，维于阳者必起于此，是阴为阳根也。少阳为诸阳根柢之气，维于阴者必起于此，是阳为阴根也。所谓互为其根者是也，故二脉又为营气之纲领。仲景云：病常自汗，荣卫不相和谐，宜桂枝汤。反烦不解，先刺风池、风府，却与桂枝汤愈。此二穴，乃阳维之会也。以病寒热自汗，本桂枝汤证，服之而不愈者，乃阳维脉病也，故必先针阳维诸会之穴，以刺受病之处，然后再服桂枝汤，自无不愈也。其曰荣卫不和者，是卫气不与荣血和也。洁古云：阴维为病，若心痛者，其治必在足少阳三阴交，此其处乃阴维所起也。按仲景法，太阴证则用理中汤，少阴证则用四逆汤，厥阴证则用当归四逆汤、吴茱萸汤，参其法，酌其剂，以治阴维之病，乃洁古所以治足少阳三阴交之意也。如是而二维之病，何忧弗愈哉？

【阳维经行诸穴】《内经》曰：阳维起于诸阳之会，其脉发于足太阳金门穴在足外踝下一寸五分，上外踝七分，会足少阳于阳交，为阳维之郄在外踝上七寸，斜属二阳之间，循膝外廉上髀厌，抵少腹侧，会足少阳于居髎在章门下八寸，监骨上陷中，循胁肋斜上肘，上会手阳明、手足太阳于臂臑在肘上七寸，两筋罅陷中，肩髃下一寸，过肩前，与手少阳会于臑会、天髎臑会在肩前，去肩端三寸宛宛中，天髎在缺盆中间，上毖骨际陷中央，却会手足少阳、足阳明于肩井在肩上陷中，缺盆上大骨前一寸五分，入肩后，会手太阳、阳跷于臑前在肩后大骨下，胛上廉陷中，上循耳后，会手足少阳于风池在耳后发际陷中，上脑空承灵后一寸半，夹玉枕骨下陷中、承灵正营后一寸半、正营目窗后一寸、目窗临泣后一寸、临泣在瞳人直上发际五分陷中，下额，与手足少阳、阳明五脉会于阳白眉上一寸，直瞳人相对，循头入耳，上至本神而止本神在直耳上入发际中，凡经共三十二穴。

【阴维经行诸穴】《内经》曰：阴维起于诸阴之交，其脉发于足少阴筑宾穴在足内踝上五寸腨肉分内，为阴维之郄，上循股内廉上行，入小腹，会足太阴、厥阴、少阴、阳明于府舍在腹哀下三寸，去腹中行四寸半，上会足太阴于大横、腹哀大横在腹哀下一寸五分，腹哀在日月下一寸五分，并去腹中行四寸半，循胁肋会足厥阴于期门直乳下一寸半，上胸膈，挟咽，与任脉会于天突、廉泉天突在结喉下四寸半宛宛中，廉泉在结喉下二寸中央是穴，凡一十四穴。

【脉法】《脉经》曰：寸口脉从少阴斜至太阳，是阳维脉也，动苦肌肉痹痒，皮肤痛，下部不仁，汗出而寒，又苦癫仆羊鸣，手足相引，甚者失音不能言。又曰：寸口脉从少阳斜至厥阴，是阴维脉也，动苦癫痫僵仆羊鸣，又苦僵仆失音，肌内痹痒，应时自发，汗出恶风，身洗洗然也。

【二维病原由证治】《难经》曰：阳维阴维者，维络于身，灌溉诸经者也。阴阳不能自相维，则怏然失志，溶溶缓慢貌不能自收持。又曰：阳维为病苦寒热，阴维为病苦心痛。张洁古曰：卫为阳主表，阳维受邪，为病在表，故苦寒热。营为阴主里，阴维受邪，为病在里，故苦心痛。阴阳相维，则营卫和谐矣。营卫不谐则怏然失志，不能自收持矣。何以知之？仲景云：病常自汗，是卫气不与营气和也，宜桂枝汤和之。又云：服桂枝汤反烦不解，先刺风池、风府，却与桂枝汤。此二穴，乃阳维之会也。谓桂枝后尚自发热恶寒，其脉寸浮尺弱而反烦，为病在阳维，故先针此二穴。又曰：阴维为病，主心痛，治在三阴之交，太阴证则理中汤，少阴证则四逆汤，厥阴证则当归四逆汤、吴茱萸汤主之。李濒湖曰：阳维之脉，与手足三阳相维，而足太阳、少阳则始终相联附者，寒热之证，惟二经有之，故阳维为病，亦苦寒热。盖卫气昼行于阳，夜行于阴，阴虚则内热，阳虚则外寒。邪气在经，内与阴争而恶寒，外与阳争而发热，则寒热之在表而兼太阳证者，有汗当用桂枝，无汗当用麻黄。寒热之在半表半里而兼少阳证者，当用小柴胡汤加减治之。若夫营卫惵卑而病寒热者，黄芪建中及八物汤主之。洁古独以桂枝一证属之阳维，似未扩充。至于阴维为病主心痛，洁古独以三阴温理之药治之，则寒中三阴者宜矣。而三阴热厥作痛，似未备矣。盖阴维之脉，虽交三阴而行，实与任脉同归，故心痛多属少阴、厥阴、任脉三气冲上而然。暴痛无热，久痛无寒，按之少止者为虚，不可按近者为实。凡寒痛，兼少阴及任脉者四逆汤，兼厥阴者当归四逆汤，兼太阴者理中汤主之。凡热痛兼少阴及任脉者金铃散、延胡索散，兼厥阴者失笑散，兼太阳者承气汤主之。若营血内伤，兼夫任、冲、手厥阴者，则宜四物汤、养荣汤、妙香散之类，因病药之。如此则阴阳虚实，庶乎其不差矣。鳌按：洁古据仲景法以桂枝方治阳维，理中三方治阴维，举其要也，故余前论亦据之。濒湖于阳维增黄芪建中三方，于阴维增金铃散七方，备其用也，余故附录之。又曰：叔和以癫痫属阳维阴维，《灵枢》以癫痫属阳跷阴跷二说文异旨同，盖阳维行卫分诸阳之会，阴维行营分诸阴之交，阳跷行一身左右而主阳，阴跷行一身左右而主阴。邪在阴维阴跷则发癫，邪在阳维阳跷则发痫。痫动而属阳，阳脉主之。癫静而属阴，阴脉主之。大抵二疾，当取之四脉之穴，分其阴阳而已。王叔和曰：诊得阳维脉浮者，暂起目眩，阳盛实，若肩息，洒洒如寒。诊得阴维脉沉大而实者，若胸中痛，胁下支满，心痛。其脉如贯珠者，男子两胁下实，腰中痛，女子阴中痛，如有疮状。

治二维病方十五

桂枝汤 〔阳维〕 桂枝 白芍 甘草 姜 枣

麻黄汤 〔又〕

黄芪建中汤 〔又〕

八物汤 〔又〕 人参 茯苓 白术 甘草 川芎 当归 白芍 地黄

理中汤 〔阴维〕 人参 白术 甘草 干姜

四逆汤 〔又〕 附子 干姜 甘草

当归四逆汤 〔又〕 当归 桂枝 白芍 细辛 甘草 通草 大枣

吴茱萸汤 〔又〕 吴萸 人参 姜枣

金铃散 〔又〕 金铃子 延胡索各一两

每末二钱，酒下，痛止。与枳术丸去其余邪。

延胡索散 〔又〕 延胡索 当归 蒲黄 赤芍 官桂各一钱 姜黄 木香 乳香 没药各七分 炙草五分 姜三片

此方兼治女人血结胸，心腹作痛，连腰胁脊膂，上下攻刺，甚作搐搦。

失笑散 〔又〕

承气汤 〔又〕 大黄 芒硝 枳实 厚朴

养荣汤 〔又〕 当归 白芍 生地 熟地 赤苓 山栀 麦冬 陈皮各一钱 人参 甘草各五分 枣二枚 乌梅一个

四物汤 〔又〕 川芎 当归 白芍 熟地各一钱二分半

一方，春倍川芎，夏倍芍药，秋倍熟地，冬倍当归。春加防风，夏加黄芩，秋加天冬，冬加桂枝。

按：此方通治血病，当归和血归经，白芍凉血补肾，生地生血宁心，熟地补血滋肾，川芎行血通肝。

妙香散 〔又〕

阳跷阴跷脉病源流

阳跷脉起于跟中，循外踝，上行于身之左右，主一身左右之阳。阴跷脉起于跟中，循内踝，上行于身之左右，主一身左右之阴。所以使机关之矫捷也。

跷以矫举为义。其脉之剽悍，同于卫气，而皆上出目内眦。然皆有孔道，与卫不同。按其脉，则阴出阳而交于足太阳，阳入阴而交于足少阴。其气之行每从根柢，阴阳和合，以为跷举，而上荣大会于目，故目之开合皆宜。若目气不荣，则目不合矣。经曰：阴脉荣其脏，阳脉荣其腑者，言乎入阴则荣脏，入阳则荣腑也。又曰：跷脉有阴阳，何者当其数？男子数其阳，女子数其阴者，男子阳用事，其跷在阳，故数其阳。女子阴用事，其跷在阴，故数其阴也。至其为病，阳跷则阴缓而阳急，阳急则狂走，目不昧。洁古云：里和表病，为阴不病而阳病。阳病则寒，其治风池、风府。若在阳表，当汗，桂枝汤、麻黄汤。若在阴里，当下，承气汤。阴跷病，阳缓而阴急，阴急则阴厥，足胫直，五络不通。洁古云：表和里病，为阳不病而阴病，阴病则热，甘草干姜汤。二跷之病异，治二跷之法亦异也。要而论之，奇经八脉，惟带脉横束于膂，不与七脉同，而七脉则皆起于太阳、少阴，虽或统宗众会，孔道之各有殊，其实皆自下而上，源不甚远，古人止言太冲，不分督任跷维，盖有分之而不尽可分者，固即谓太冲之义也，此又不可不知也夫。

【阳跷经行诸穴】《内经》曰：阳跷者，足太阳之别脉。其脉起于跟中，出于外踝，下足太阳申脉穴在外踝下五分陷中，容爪甲白肉际，当踝后绕跟，以仆参为本在踝骨下陷中，拱足得之，上外踝上三寸，以附阳为郄在外踝上三寸，足太阳穴也，直上循股外廉，循胁后髀上会手太阳、阳维于臑俞在肩后大骨下，胛上廉陷中，上行肩膊外廉，会手阳明于巨骨在肩尖端上行两叉骨罅间陷中，会手阳明、少阳于肩髃在髆骨头肩端上两骨罅陷宛宛中，举臂取之有孔，上人迎，夹口吻，会手足阳明、任脉于地仓夹口吻旁四分外，如近下有微脉动处，同足阳明上而行巨窌夹鼻孔旁八分，直瞳子，平水沟，复会任脉于承泣在目下七分，直瞳子陷中，至目内眦，与手足太阳、足阳明、阴跷会于睛明穴见阴跷下，从睛明上行入发际，下耳后，入风池而终风池在耳后，夹玉枕骨下发际陷中。凡共经二十二穴。

【阴跷经行诸穴】《内经》曰：阴跷者，足少阴之别脉。其脉起于跟中，足少阳然谷穴之后然谷在内踝前下一寸陷中，同足少阴循内踝下照海在内踝下五分，上内踝之上二寸，以交信为郄交信在内踝骨上，少阴前，太阴后，廉筋骨间，直上循阴股入阴，上循胸里入缺盆，上出人迎之前，至咽咙交贯冲脉，入頄内廉，上行入目内眦，与手足太阳、足阳明、阴跷会于睛明而上行睛明在目内眦外一分宛宛中。凡经行八穴。张紫阳《八脉经》云：八脉者，冲脉在风府穴下，督脉在脐后，任脉在脐前，带脉在腰，阴跷脉在尾间前阴囊下，阳跷脉在尾间后二节，阴维脉在项前一寸三分，阳维脉在项后一寸三分。凡人有此八脉，俱属阴神，闭而不开，惟神仙以阳气冲开，故能得道。八脉者，先天大道之根，一气之祖，采之惟在阴跷为先，此脉才动，诸脉皆通。次督、任、冲三脉，总为经脉造化之原。而阴跷一脉，散在丹经，其名颇多，曰天根，曰死户，曰复命关，曰酆都鬼户，曰死生根，有神主之，名曰桃康，上通泥丸，下透涌泉。倘能如此，使真气聚散，皆从此关窍，则天门常开，地户永闭，尻脉周流于一身，贯通上下，和气自然上朝，阳长阴消，水中火发，雪里花开，所谓天根月窟闲来往，三十六宫都是春。要知西南之乡乃坤地，尾间之前膀胱之后，小肠之下，灵龟之上，此乃天地逐日所生气根，产铅之地也，医家不知有此。李濒湖曰：丹书论及阳精河车，皆往往以冲、任、督脉、命门、三焦为说，未有专指阴跷者。而紫阳《八脉经》所载经脉，稍与诸家之说不同。然内景隧道，惟返观者能照察之。其言必不相谬也。

【脉法】《脉经》曰：寸口脉前部左右弹者，阳跷也，动苦腰背痛，又为癫痫，僵仆羊鸣，恶风，偏枯瘰痹，身体强。又曰：微涩为风痫，并取阳跷，在外踝上三寸直绝骨是穴跗阳穴也。又曰：寸口脉后部左右弹者，阴跷也，动苦癫痫寒热，皮肤淫痹，又为少腹痛里急，腰及髋窌下相连，阴中痛，男子阴疝，女子漏下不止。髋，髀骨也。窌，腰下穴也。又曰：阴跷脉急，当从内踝以上急，外踝以上缓；阳跷脉急，当从外踝以上急，内踝以上缓。《难经》曰：阴络者，阴跷之络；阳络者，阳跷之络。

【二跷脉原由证治】《灵枢》曰：目中赤痛，从内眦始，取之阴跷交信穴也。又曰：风痉反折，先取足太阳及腘中，及血络出血。若中有寒邪，取阴跷及三毛上，及血络出血。濒湖所谓足太阳，京骨穴也，在足外侧小指本节后，大骨下赤白际陷中，针三分，灸七壮。腘中，委中穴，在曲膝后横文中，针三分。阴跷取交信穴，在内踝骨上，少阴前，太阴后。廉筋骨间，三毛，大敦穴也，在足大指外侧三毛中，肝脉之井也，针三分，灸三壮。血络者，视其处有络脉盛满者，出其血也。又曰：阴跷阳跷，阴阳相交，阳入阴，阴出阳，交于目锐眦。阳气盛，则瞋目。阴气盛，则瞑目。又云：五谷入于胃也，其糟粕精液宗气，分为三队。故宗气积于胸中，出于喉咙，以贯心肺而行呼吸焉。营气者，泌其津液，注之于脉，化而为血，以荣四脉，内注五脏六腑，以应刻数焉。卫气者，出其悍气之疾，而先于四末分肉皮肤之间，而不休焉。昼行于阳，夜行于阴，常从足少阳分间行于五脏六腑。今厥气客于脏腑，则卫气独卫其外，行于阳不得入于阴，行于阳则阳气盛，阳气盛，则阳跷陷。不得入于阳，则阴气虚，故目不瞑也。治当补其不足，泻其有余，以通其道而去其邪，饮以半夏汤一剂，阴阳已通，其卧立至。《甲乙经》曰：人病目闭不得视者，卫气留于阴，不得行于阳，留于阴则阴气盛，阴气盛则阴跷满，不得入于阳，则阳气虚，故目闭也。病目不得瞑者，卫气不得入于阴，常留于阳，留于阳则阳气满，阳气满则阳跷盛，不得入于阴，则阴气虚，故目不瞑也。濒湖曰：《灵枢》有云，足太阳之筋，为目上纲。足阳明之筋，为目下纲。寒则筋急，目不合。热则筋纵，目不开。又云：壮者血气盛，肌肉滑，营卫不失其常，故昼精而夜瞑。老人气血衰，气道涩，卫气内伐，故昼不精而夜不瞑。又云：多卧者，肠胃大而皮肤涩，分肉不解，卫气行迟故也。张子和云：思气所至为不眠，为嗜卧。巢元方云：脾病困倦而嗜卧，胆病多烦而不眠。王叔和云：水流夜疾有声者，土休故也，人亦应之，人夜卧则脾不动摇，脉为之数疾也。一云：脾之候在睑，睑动则知脾能消化也，脾病则睑涩嗜卧矣。数说皆言目闭、目不瞑，虽不言及二跷，盖亦不离乎阴阳营卫虚实之理，可互考也。张洁古曰：跷者，捷疾也。二脉起于足，使人跷疾也。阳跷在肌肉之上，阳脉所行，通贯六腑，主持诸表，故名为阳跷之络。阴跷在肌肉之下，阴脉所行，通贯五脏，主持诸里，故名为阴跷之络。阴跷为病，阴急则阴厥胫直，五络不通，表和里病。阳跷为病，阳急则狂走，目不昧，表病里和。阴病则热，可灸照海、阳陵泉在膝下一寸外廉陷中，足少阳之合也。筋病治此。阳病则寒，可针风府、风池风府在项后入发际一寸，大筋内宛宛中，督脉、太阳、阳维之会也。又曰：在阳表者当汗之，在阴里者当下之。又癫痫昼发，灸阳跷，夜发，灸阴跷。

治二跷病方五

桂枝汤 〔阳跷〕 桂枝 白芍 甘草 姜 枣

麻黄汤 〔又〕 麻黄 桂枝 甘草 杏仁 姜 枣

承气汤 〔又〕

半夏汤 〔又〕 长流水八升，扬万遍，取其清五升煮之，炊以苇薪，火沸，置秫米一升、治半夏五合，徐炊令至一升半，去其滓，饮汁一小杯，日三，稍益，以知为度。故其病新发者，覆杯则卧，汗出则已。久者三饮而已。

甘草干姜汤 〔阴跷〕 甘草 干姜

杂病源流犀烛　卷十二　六淫门

风病源流

毒风论

经曰：诸暴强直，支痛软戾，里急筋缩，皆属于风。此厥阴风木，为肝胆之气，乃脏气所主之风也。若八方之风不正，则为邪气，故中于人而为病，而其中人，有四时之胜气而袭之者，如春胜长夏为木克土，长夏胜冬为土克水，以所胜入也。有随时随脏而为病者，以内气不守，外邪得入也。故春病在头，善鼽衄；夏病在脏，善病胸胁；长夏病在脾，积风为寒，善洞泄寒中；秋病在肩背，暑汗不出，风袭腠肤，善风疟；冬病在四肢，善痹厥。原其然者，人之精为真阴，为元气之本。惟冬藏精则内实，虽夏之暑邪亦汗出而不得入。若冬不藏，又暑汗不出，闭藏疏泄之道俱失，则春温、夏热、秋疟，随时随脏而病矣，此风邪所化之由也。然风入五脏，其症状固各不同。肺受风，多汗恶风，色皏然白，善咳短气，昼犹与卫气和而少差，暮则与阴入内而剧。诊在眉上，白色。心受风，多汗恶风，善怒赫，色赤，风火相搏，木火交炽，神志昏乱故也。心病则舌本强，必言不快，其诊在口。肝受风，多汗恶风，色微苍。肝本为风，风反胜之，则内气不胜，故多悲本气动，又多怒，阴器病则妒阴。妒阴者，时憎女子也，其诊在目下。脾受风，多汗恶风，色微黄。土为风木所克，必身体怠惰，四肢不欲动。风胜土疏，必不化食，其诊在鼻。肾受风，自汗恶风，面痝然浮肿，以邪入肾，挟水气上升，故肿也。脊痛不能正立，以肾在其部也。炲气见，以肾枯也。隐曲不利，以肾气伤也，其诊在肌上。五脏受风不同，病由以异如此。然风之中人，治必当早，迟则五脏相传，以至于死。如人初感风，毫毛直，皮肤闭而为热，是时当汗，发之即已。即或痹不仁，肿痛，可汤熨火灸之。惟弗治，病遂入舍于肺，以自表入里，必先于肺，风寒闭于此而不行，故为肺痹，发咳而喘急也。然此犹在可发之时，又弗治，即从所克而传于肝，为肝痹，胁痛而出食也，然此犹可治也。又弗治，再从所克而传于脾，风热相乘而为脾痹，内则中热烦心，外则肌体出黄，然此犹可药之、浴之，以解表里之风热也。又弗治，再从所克而传于肾，为疝瘕。疝瘕者，聚气而痛之名，少腹冤热而痛，出白而烦热也。邪聚下焦，溲出白浊，以热结不散，亏蚀真阴，如蛊之吸血，故名曰蛊此浊病名，非蛊胀病也。然此犹可治也，又弗治，再从所克而传于心，筋脉相引而急，病名曰瘈。以心主血脉，心病则血燥，筋脉相引，则手足挛掣，是以名瘈也。夫邪气至心，其病已极，五脏气皆息，能无死乎？此五脏相传之次也。有内伤而适与风邪会，因加而发者，此必尝有所伤。或伤湿而留于分肉血脉；或堕跌打扑，恶血留而不去；或卒然喜怒不节，气有所逆；或饮食失宜，内有所伤；或寒温不时，腠理闭而卫气不通。其开而冒露于风寒，则邪在前，风寒继之。二者相值，则血气凝结而为寒痹。其或因热而汗出受风，虽非外感之邪风，邪气因加而发，所谓合邪也。夫邪之中人，虽各有所入，要归于三部。喜怒不节则伤脏，脏伤病起于阴，一也。清湿袭虚，则病起于下，二也。风雨袭虚，则病起于上，三也。至于淫佚不可胜数，然受病之始，只在此三部。故风雨寒湿，不得虚邪不能独伤人。总之，风善行而数变，其伤人为病，变态不一。如风藏皮肤之间，内不得通，外不得泄，又善行数变，腠理开则卫失守而洒然寒，玄府闭，则阳内壅而热烦闷，其病则为寒热矣。至寒能衰饮食，热能消肌肉，又寒热交作之剧者矣。又如风袭阳明入胃，胃居中焦，其脉上至目内眦，其人肥，邪不得正，则目黄而留为热中宜三黄元加连翘、栀子、薄荷。其人瘦，外泄而寒，则变为寒中矣宜加减白通汤。又如风与太阳俱入行诸脉俞，散行分肉之间，与卫相犯，能使肌肉䐜而生疡。气凝不行，能使肌肉不仁，或胕热。其气不清，能使鼻柱坏而色败。皮肤疡溃，客于脉而不去，其病则为疠风矣。夫病至疠风，风之入也深矣宜消风散、追风散、磨风丸、换肌散，毒疮说附后。若风中五脏六腑之俞，则亦各入其门户，随俞左右而偏中，其病则为偏风矣宜全生虎骨散、舒筋保安散。以至循风府而上入脑户，其病则为脑风矣宜太阳丹、神圣散。饮酒后玄府易开而中之，其病则为漏风矣宜白术散、葛花解酲汤。入房汗出，内耗其精而中之，其病则为内风矣宜加味大补汤。新沐后毛孔开而中之，其病则为首风矣宜白芷丸、大川芎丸。风不散，传变而入大肠，其病则为肠风，而热则下血宜清脏汤、加减四物汤，寒则飧泄矣宜附子理中汤、八仙糕。且在腠理，汗泄不止，其病则为泄风矣宜玉屏散、小建中汤。病虽异名，皆风之变。然首风、漏风、泄风三证，状尤奇特。首风则因沐而风中头面，故多汗恶风，止作无时。凡于风气所发，必先一日而甚，头极痛，以阳性先而速也。先至必先衰，故次日少愈。漏风则常多汗，不可单衣，食则汗出。以风邪挟酒，则阳气散越，故多汗也。阳胜则身热不恶寒，故不可单衣也。食长阳气，故食则汗出也。甚或阳独盛于上而喘息，汗出不止而衣濡，阳盛阴虚而口干善渴，身不能劳，皆患漏风者所必见之状。泄风则表既不固，而汗出如渍。津涸，故口干液涸。血虚，故不能劳而身尽痛。且汗多亡阳，故令人寒也。此风所部而受病之状有不同也。要之，风为百病长，凡寒、暑、湿、燥、火五者，皆从风而入。而风之为邪，又有寒热刚柔之不一，则治之岂易事哉？然古人云：治风先治血，血行风自灭。固为治风疾者一定之法也。

【脉法】 仲景曰：脉浮而大者曰风。又曰：脉浮而数，中风使然。《脉诀》曰：浮脉主表，腑病所居。有力为风，无力血虚。浮迟表冷，浮数风热。浮紧风寒，浮缓风湿。

【风病原由证治】《内经》曰：邪风之至，疾如风雨。故善治者治皮毛，其次治肌肤，其次治筋脉，其次治六腑，其次治五脏。治五脏者，半死半生也。又曰：邪之所凑，其气必虚，留而不去，其病则实。《入门》曰：伤风则涕流鼻塞声重。又曰：伤风证，入肺者居多，宜辛温或辛凉之剂散之，宜参苏饮、冲和散、防风冲和汤。又曰：有汗而恶风此真感风证也。《医说》曰：邪之中人，或中于阴，或中于阳，上下左右，无有恒常。人方虚时及新用力饮食，汗出腠理开，而中于邪。中于面则下阳明，中于项则下太阳，中于颊则下少阳，其中于膺背两胁亦中其经。鳌按：以上言外感之风病。河间曰：风病多因热盛。热者，风之体也。风生于热，以热为本而风为标也。凡有风者，即风热病也。《内经》曰：风者，百病之长也。至其变化，乃为他病。丹溪曰：凡湿生痰，痰生热，热生风。鳌按：以上言本气之风病。

【诸风病名】《医说》曰：头风多白屑。毒风面上生疮。刺风状如针刺，腰痛如锥。痫风急倒作声，发搐急缓。顽风不识痛痒。疠风颈项斑剥。暗风头旋眼黑，不辨东西。瘖风面生米点。肝风鼻闷眼瞤，两睑赤烂。偏风口眼㖞斜。节风肢节续断，指甲脱落。脾风心多呕逆。酒风行步不前。肺风鼻塞项疼。胆风令人不睡。气风肉如虫行。肾风耳内蝉鸣，阴间湿痒，寒湿脚气。瘫风半身不遂。痪风手足拳挛。胃风不伏水土。虚风风寒湿痒。肠风脱肛泻血。脑风头旋偏痛。贼风发声不响。产风四肢疼痛。骨风膝肿如槌。膝风腿寒骨痛。心风健忘多惊。盛风言语蹇塞。髓风臂膊酸疼。脏风夜多盗汗。血风阴囊湿痒。乌风头面肿块。皮风赤白癜癣。肌风遍体瘙痒。体风身生肿毒。闭风大便燥涩。软风四肢不举。绿风瞳人开大。青风吐极青盲。虎风发吼羊叫。大风成片烂疮。

附录：毒风论

起潜大弟妇患毒风一载有余，医药罔效，商所以治之者，故为论其源流，并酌方剂。

论曰：遍考方书，疯癣疠癞，天泡杨梅棉花等疮，总皆有毒，不但杨梅为毒疮已也。其独称杨梅为毒疮，一切疯癣等不加以毒之名者，亦世人传习之故耳。一切疯癣等所受之毒，或感天地沴戾之气，或感山溪郁遏之气，或感蛇虺蛊厉之气。此等气由风飘荡，壮盛人触之不侵，虚弱人触之即受。而所受之处，何经虚，即何经受之。当时不觉，积久郁于经络，沦及筋骨，侵及肌肉，则为一切疯癣等恙。发时又各因所发之经，各有见证处。且不特天地山溪蛇虺有毒也，即寻常风寒暑湿之气，人受之久，亦郁为毒，故有风毒、寒毒、暑毒、湿毒之名。受之轻者，不过疥疮等类，受之重者，即为一切疯癣等恙，无足怪也。更不特风寒暑湿有毒也，即如药饵中草根树皮，及一切饮食之物，亦皆有毒，故又有药毒、食毒之名。人有病，偶服药，用之的当，病即当之，虽毒而人不受害。若用违其性，即病不能去，而毒反留于身中，久必发现为一切疯癣等恙。饮食不能节省，不能顾忌亦然。此一切疯癣等恙为必有毒，无足疑，更无足怪也，不知者每因传习杨梅为毒疮一语，专以毒之一字归于杨梅疮，其他疯癣等皆不敢以毒字加之，一若提起毒字，即如生杨梅疮者，故在医家必讳而传会之，在病家必违而隐瞒之，在旁人闻毒之一字，亦且惊且怪，以为何来此恙，总皆不明之故也。夫杨梅毒，有由感受者，有由传染者。一切疯癣等恙亦能传染人，若非有毒，何由传染乎？且非有毒，何至筋骨胀急肌肉疼痛乎？胀急疼痛，既皆为毒，宁有可不去之者乎？然而去之未易矣，其胀于筋骨者，匪朝伊夕，欲去之，非使筋骨一清不可。疼痛于筋骨者，匪朝伊夕，欲去之，非使肌肉一松不可。清之松之，计惟有泻之一法。虽然，泻又难言之，千金子乎？巴豆霜乎？恐泻之不胜，血气愈耗，精神愈败也。且用此等泻，只可暂时，不可久行。暂时之泻，毒之郁于经络。沦及筋骨侵及肌肉者，断不能一时尽去，既不能一时尽去，亦徒耗其血气，徒败其精神。虽因一泻，毒亦稍去，而余毒仍郁经络也，仍沦筋骨也，仍侵肌肉也。且稍去之时，筋骨之胀急亦暂缓，肌肉之疼痛亦暂止，迨又久焉，郁于经络者必更甚，沦于筋骨者必更甚，侵于肌肉者必更甚，何也？以未泻之前，血气还充，精神还实，所谓郁经络，沦筋骨，侵肌肉者，犹有血气精神以御之，其为毒犹可言。既泻之后，血气耗，精神败，所谓郁经络，沦筋骨，侵肌肉者，更无血气精神以当之。毒之浸灌横决，恐非言语可罄也。虽然，暂泻尚不可，可久泻乎？夫久泻诚不可也。计惟有泻而不泻之一法，庶得血气弗耗也，庶得精神弗败也。血气弗耗，精神弗败，虽泻无伤也。虽久泻无伤也，何也？泻而不泻也。且泻则可使毒去，久泻则可使毒尽去，毒去而病自痊矣。既不耗血气，既不败精神，毒去病痊，而身可安矣。况乎泻而不泻之时，不但不耗其血气，并须养其血气也，不但不败其精神，并须助其精神也。夫苟于泻之时，反能养其血气，助其精神，亦何畏何疑，而不泻乎？何畏何疑，而不久泻乎？而又非行泻之药，即能养其血气，助其精神也。夫行泻之药何药，曰大黄。行泻而可久用之药何药？曰九制大黄。盖大黄为将军，性猛速，九制则将军之性已除，能使经络筋骨肌肉间之积毒逐渐扫除，而又无泄利之患。且大黄虽泻，只行胸以下之积，九制则自胸臆上至巅顶，皆能追而去之，以所制大黄以酒为主，而酒气上升故也。且大黄行泻，有排山倒海之能，用酒九制，则性和缓，不见其排倒，而自觉其消磨。故熟思病情病势，非用泻而不泻，不泻而泻之九制大黄，断必不为功。盖以病者之性情，日常多胶执，十余年来，偏信无识、无能、说鬼话、赚钱财之草头郎中，非挑箭风，即针寒湿，挑之针之之外，又多服草头药，已经十有余载。前所云，草根树皮皆有毒者，在官料且然，况于山野间采来，《本草》不载之物，有不毒者乎？在采之者，不计其毒不毒，止欲为赚钱之计，在服之者，亦不问其毒不毒，止欲冀其有益于身，故积久服之，而毒之凝聚不散者，遂发为此证也。此余历年来，在家庭间亲见情势，而直可断为毒盛者也。此证既由于毒，而发现之初，仅生顶发中，以后渐及遍体，今春病剧，至卧不起，浑身肿痛，四肢不仁，可见毒发以渐，至此已为沉重，非谋所以治之之方，势将为难疗也。春初，脉象右寸关洪数弦大，余俱涩滞。二月尽以来，独左关洪数，余皆濡弱。近日愈多烦躁，火性太甚，肝风煽烈，毒气焮腾，更可即脉即证而知之者也。至于疮形，或大，或小，或成粒，或成片，其色紫而带黑，其形稍肿而浮，既非若杨梅之焮红湿烂，如鼓钉，如葡萄，如棉花，更非若疠风之溃癞零落，如白雪，如紫云，而又兼似葡萄、紫云等样，则谓之杨梅疮固不可，竟谓之紫云疯亦不可。而古人有毒祲成疯之语，盖指如此证而言之也。因古人有毒祲成疯之号，后世即约之为毒疯二字，此不在麻疯、癞疯等例之内。参考前贤治法，惟丹溪最善，其要虽分上下，开手总以追取恶物虫积为始，然后随证轻重，因人强弱而调治之。然犹谆谆致诫曰：此疾虽治难愈，若不绝嗜断欲，皆不免再发，而终于不救。可见此证之不可轻视而治之矣。兹因病者谊关骨肉，他人尚且医救，何况一家，故积日夜思维，总必以泻而不泻为主，特制大黄，再酌余品，成剂以治之。以口舌所及，一时难悉，听者又不能详，故特笔而书之，以付起潜大弟。其细审余言，庶于此病得救，而亦不负吾拯治之心也。所酌前后服方，开附于后。戊子春三月沈金鳌书。

治风病诸药要品及方二十四

升提发散升麻　川芎　防风　葛根　羌活　香白芷　柴胡　紫苏　荆芥　前胡　独活　北细辛　生姜　藁本　葱白　薄荷　甘菊

辛温发散桂枝　麻黄　羌活　防风　白芷　吴茱萸　干姜　细辛　独活　藁本　川芎　杜苏子　葱白　橘皮

清凉发散薄荷　麦冬　知母　竹叶　甘菊　金石斛　石膏　连翘　蝉退　牛蒡子

三黄元　〔热中〕　黄连　黄柏　大黄

加减白通汤　〔寒中〕　附子　干姜　肉桂　人参　白术　半夏　炙草　草豆蔻

此方兼治沉寒痼冷，脐腹冷疼，大便自利，足胫寒而逆。

消风散　〔疠风〕　白芷　全蝎　人参各一两

每末二钱，勿食晚饭，次日空心温酒调下，身上微燥为效。

此方第一日服。

追风散　〔又〕　大黄六两，郁金两六钱，皂角刺两半，共为末，初服五钱或六钱，入大风子油一钱半，朴硝少许，温酒一碗调化，五更空心服。直待辰时，又调药酒一碗，入熟蜜少许，勿令患人知先，以水盥漱净，然后服药，必以蜜解口，切不可卧，良久，痛泻数次，以稀粥补之。

此方第二日服。

此药老弱者难治，五十以下者可治。精神壮旺者，十日内三服。谓如初一日服消风散，初二日服追风散，初三日服磨风丸，又如此周而复始。瘦弱者十日内一服。

磨风丸　〔又〕　当归　川芎　羌活　独活　天麻　细辛　防风　荆芥　威灵仙　麻黄　首乌　蔓荆子　牛蒡子　车前子　豨莶草　苍耳草各一两

晒干为末，酒糊丸，温酒下五十丸。

此方第三日服。日二帖，用熏洗、敷糁药。

熏洗药：地骨皮、荆芥、苦参、细辛各二两，河水煎，用大桶盛浸浴，熏洗通身，出血为度。

敷糁药：寒水石、枯矾、硫黄各二两，蛇床子一两，朴硝五钱，共为末，腊猪油调敷。

熏洗敷糁，二能治满身疮烂如神。

换肌散〔又〕 乌蛇 白花蛇 地龙各一两 当归 细辛 白芷 天麻 蔓荆子 威灵仙 荆芥穗 甘菊 苦参 紫参 沙参 木贼草 不灰木 炙草 白蒺藜 天冬 赤芍 赤箭 首乌 石菖蒲 胡麻子 草乌 苍术 木鳖子 川芎各二钱半

每末五钱，温酒调下，酒多为妙。如无紫参、不灰木亦可。

此方专治大风年深，毛脱鼻塌深重者，如神。

全生虎骨散〔偏风〕 当归两半 赤芍 续断 白术 藁木 虎骨各一两 乌蛇肉五钱

每末二钱，食后温酒调下。骨中疼痛加生地一两。

此方专治半身不遂，肌肉干瘦，名曰偏枯。

舒筋保安散〔又〕 木瓜五两 萆薢 五灵脂 白僵蚕 牛膝 川断 乌药 松节 白芍 天麻 威灵仙 黄芪 当归 防风 虎骨各一两

以好酒一升，浸瓶中，封口二七日，取药焙干，为细末，每二钱，以所浸药酒半盏调服。如酒完，以米饮下。

此方能治左瘫右痪，筋脉拘挛，走注疼痛。

神圣散〔脑风〕 葛根半生半炒 麻黄 细辛 藿香叶各等分

每末二钱，荆芥、薄荷酒下。

太阳丹〔又〕 石膏二两 川芎 川乌 白芷 甘草各一两 冰片二钱

炼蜜同面糊丸，每两作十八丸，黄丹为衣，食后，葱茶嚼下二三丸。

脑寒之病，皆因邪攻上焦，令人头痛，昼夜不宁也，惟此药主之。

白术散 〔漏风〕 防风二两半 白术两二钱 牡蛎三钱

每末二钱，温水下。

葛花解酲汤 〔又〕 葛花 砂仁 白豆蔻各五钱 青皮三钱 白术 干姜 神曲 泽泻各二钱 人参 茯苓 猪苓 陈皮各一钱半 木香五分

每末三钱，白汤下，得微汗则酒病去矣。

加味大补汤 〔内风〕 蜜黄芪 人参 白术 酒当归 茯苓 白芍 熟地各七分 酒牛膝 乌药 酒杜仲 木瓜 防风 羌活 独活 苡仁各五分 附子 肉桂 木香 沉香 甘草各三分 姜三 枣二

此方兼治气血大虚，左瘫右痪。

大川芎丸 〔首风〕 川芎四两 天麻一两

蜜和，每两作十丸，每丸，细嚼，茶酒任下。

白芷丸 〔又〕 白芷不拘多少，萝卜汁浸，晒干为末，蜜丸，弹子大，每丸，细嚼，茶或荆芥汤下。

此方专治沐浴后眩晕头痛，或头风眩痛，令人目明。凡暴寒乍暖，神思不清，头目昏晕，皆宜服。

清脏汤 〔肠风〕 生地一钱 酒当归 黑地榆各八分 黄芩 黄柏 山栀各七分 白芍 黄连 阿胶 侧柏叶各六分 炒槐角 川芎各五分

加减四物汤 〔又〕 川芎 当归 生地 侧柏叶各一钱 枳壳 荆芥 槐花 炙甘草各五分 姜三片 乌梅一个

此方能治肠风，兼治便血。

附子理中汤 〔又〕 附子 人参 白术 干姜 炙草

八仙糕 〔又〕

玉屏风散 〔泄风〕 白术二钱半 黄芪 防风各一钱二分

防风、黄芪实表气，白术燥内湿，故效。

小建中汤 〔又〕 白芍五钱 桂枝二钱 炙草二钱 姜五片 枣四枚

煎至过半，去渣，入饴糖一两，煎化服之。芍药味酸，于土中泻木为君。饴糖、甘草之温，补脾养胃为臣，水挟木势，亦来侮土，故或脉弦而腹痛。桂枝辛热，佐白芍以去寒水。姜、枣甘辛温，发散阳气行于经络皮毛为使。建中之名，始于此焉。

此方兼治虚劳，里急腹痛，梦寐失精，四肢酸疼，手足烦热，咽干口渴。

黄芪建中汤，即本方加黄芪也。治虚劳自汗及病后热不退。

当归建中汤，即本方加当归一两也。治血虚自汗。

桂枝附子汤，即本方用桂枝五钱，加附子半枚也。治自汗漏不止，每服七钱，姜七、枣二，煎服。

参苏饮 〔外感〕 人参 苏叶 葛根 半夏 前胡 桔梗 枳壳 陈皮 茯苓 甘草 木香

冲和散 〔又〕 苍术四钱 荆芥二钱 甘草一钱

此方专治四时感冒风寒。

防风冲和汤 〔又〕 羌活 防风各钱半 白术 川芎 白芷 生地 黄芩各一钱 细辛 甘草各五分 姜三片 葱白三个

一名加减冲和汤。

此方专治春夏秋感冒风寒，头痛身热，自汗恶寒，脉浮缓。

附录：沈氏毒风方五 此皆余自制方也

沈氏毒风第一方 〔始服〕 九制大黄三钱 姜制川乌六分 炒全蝎三枚，去毒 蝉退十枚，去翅、足 皂角刺二分 苦参一钱 白蒺藜炒，三钱 川连五分 羌活七分 独活七分

加猪胰子一两，服四帖后，再服第二方。

忌食鸡鸭鱼虾，鸡子鸭子，韭笋葱蒜，一切生冷腥腻辛辣之物，不忌则服药不效。最切房欲，慎之慎之！

沈氏毒风第二方 〔次服〕 九制大黄三钱 全当归酒洗，二

钱 赤芍三钱 防风钱半 羌活七分 蝉退去翅、足，七枚 荆芥穗钱半 川连三分 犀角四分 黄芩一钱 萆薢钱半 木通七分

加猪胰子六钱，服十帖，再服第三方。或八帖或六帖，总视病势之轻减与否可也。

沈氏毒风第三方 〔又次服〕 九制大黄一钱 当归钱半 川连二分 羌活五分 白蒺藜三钱 防风一钱 生首乌二钱 木香三分

加猪胰子四钱，服十帖。或八帖或六帖，看病势若能减去过半，便服下丸药。

沈氏毒风丸 〔后服〕 九制大黄三两 大生地二两 制首乌 白蒺藜 川山甲 木瓜 全当归 羌活 牛蒡子 胡麻 便香附 威灵仙 钻地风 络石各一两 豨莶草 皂角刺 天麻 苦参 赤芍 白芷 丹参 防风 川芎 荆芥 独活 大风子肉 川断 地骨皮 秦艽各八钱 茯苓皮 桂枝 陈皮 柴胡 蔓荆子 元参 沙参 汉防己 木通各七钱 石菖蒲 红花 远志各五钱 川乌 草乌 白花蛇各四钱 木香 瓜蒌仁 生郁金各三钱 细辛 白蔻仁各二钱

共制为末，枣肉为丸，空心，米汤下二钱。壮盛人加至三钱。如服一料未全愈，即两料三料亦可。

此方共用药四十九种，取七七之数也。加枣肉为丸，共成五十，又符大衍之数也。大衍之数五十，其用四十有九，今选四十九药，合丸共五十，则体用兼备，元气浑沦，又得少阳生长之气，以之治病，何患不痊乎？金鳌自志。

又此方不但治毒风，并可治大麻疯须眉俱落者。紫云疯遍身腐烂者，亦无不效。

沈氏洗风方 〔常洗〕 桃枝 柳枝 槐枝 忍冬藤 地骨皮 松毛 苦参 皂荚各一两 皮硝二钱

以河水煎汤，盛桶内熏洗，始则数日一次，至后则半月或二十日一次。将洗时，务必先进饮食，切不可空腹，恐精神惫

乏也。

感冒源流

即伤风

感冒，肺病也，元气虚而腠理疏也。经曰：虚邪贼风，阳先受之。盖风者，天之阳气，其乘于人则伤卫，卫者，阳也，故曰阳先受之。卫又即气也，肺主气，脾生气，故伤风虽肺病，而亦有关于脾，以脾虚则肌肉不充，肺虚则玄府不闭，皆风邪之所由以入也。盖以风为百病长，善行数变，无微不入，十二经、十五络、五脏六腑皆能受风而为病。或经络受之，由皮毛而入肌肉、入腑。或由口鼻受之，而入胃、入肠。或入骨空肢节。而心火与风易合，肝木与风易引，肺金在至高尤易感。又况头顶招风，眼招风，四肢受风湿。古人云：避风如避箭。虽风之正者，犹须避之，况其为厉为邪者乎？是故风感人于不觉，初治则易散，久则渐入于内，六淫之邪，每因缘以作难，风固不可不慎治，风亦不可不审也。吾故论之，风邪袭人，不论何处感受，必内归于肺，其证或头疼身热，轻则否，鼻必塞，兼流清涕，必恶风恶寒，或声重，或声哑。甚者痰壅气喘，合口不开，咳嗽，咽干。自汗脉浮而缓，此外感也。春夏治以辛凉宜茶调散、柴胡升麻汤，秋冬治以辛温宜参苏饮、人参败毒散，则肌表解而邪从汗散矣。或素有痰热，壅遏于太阴、阳明之间，内有窠囊，风邪易入，若为之招引者，昔人所谓风乘火势，火借风威，互相鼓煽者，此内因也，治必以辛凉外发，甘苦内和宜羌活冲和汤、防风通圣散，斯正不伤而邪自去矣。又有重衣厚被，肺因壅热生风，而在外风邪，又适与之相袭，其证亦声重鼻塞，咳嗽，咽干音哑，此内外因也，治以甘苦辛凉兼升散之品宜桔梗汤、上清散、菊花散，邪自由内达外而解矣。至有风热兼伤者，或先感风又受热，或先受热又感风，一时交发，贵审其轻重而治之宜桔梗汤、上清散、菊花散，或加味二陈汤。若久而不愈，其人必虚，固不得专用疏散也阳虚宜加参术，阴虚宜加地黄、五味，倍门冬、白芍。然则感冒之证，虽若轻微，而要岂可忽视者乎！

【脉法】仲景曰：脉浮而大者曰风。又曰：脉浮而数，中风使然。《脉诀》曰：浮数风热，浮紧风寒，浮缓风湿。

【伤风证治】《入门》曰：伤风证，属肺者多，宜辛温或辛凉之剂散之。戴氏云：新咳嗽，鼻塞声重是也。又曰：有汗而恶风，此真感风证也。陶节庵曰：恶风者，风邪伤卫，腠理不密，由是恶风，悉属于阳，非比恶寒，乃有阴阳之别者。有汗恶风脉浮缓者，当解肌，随时用药。恶风发热兼喘者，羌活冲和汤。若发汗太过，卫虚亡阳，遂漏不止。恶风脉浮者，桂枝汤加术附。恶风小便难，四肢拘急，难以屈伸者，同上。若风湿恶风，不欲去衣，骨节痛，汗出短气，小便不利，身微肿者，甘草附子汤。汗后七八日不解，表里俱热，时时恶风，大渴，舌干燥而烦者，人参白虎汤。仲景曰：太阳伤风，其脉阳浮而阴弱，阳浮者热自发，阴弱者汗自出，啬啬恶寒，淅淅恶风，翕翕发热，鼻鸣干呕，桂枝汤主之。又曰：太阳两伤风寒，其脉浮紧，发热恶寒身痛，不汗出而烦躁者，大青龙汤主之。《活人书》曰：发热恶寒烦躁，手足温，为伤风候。脉浮紧，为伤寒脉，是伤风见寒脉也。若寒多热少，不烦躁，手足微厥，为伤寒候，脉浮缓，为伤风脉，是伤寒见风脉也。盖脉似桂枝，反无汗，证似麻黄，反烦躁是也。

【导引法】《保生秘要》曰：先擦手心极热，按摩风府百余次，后定心以两手交叉紧抱风府，向前拜揖百余，俟汗自出，勿见风，定息气海，清坐一香，饭食迟进，则效矣。

【运功】《保生秘要》曰：凡头疼、目胀、背胀、腰胀、膝酸、发热者，当先守艮背，入定后用行庭，运至风府，用意绕回百度，直行泥丸，亦旋百度，后分两路，旋眼胞，渐入瞳人百度，至鼻柱合行，亦旋入深处，多旋一会，接上鹊桥，经重楼，行胸腹，止于气海。睡时以两手捻孩儿印，两脚屈指，咬紧牙关，意在气海旋绕。或绕入黄庭注念，炼至心纯，不觉真意自旋一贯，前后间行，邪气无不散者，疼胀自止。或以手指于脑上着力分两边摩之，及耳根处，以指甲捻之至疼，有导引之功。

治感冒方十五

柴胡升麻汤 〔春夏〕 柴胡 前胡 升麻 赤芍 桑皮 黄芩 葛根 荆芥 石膏

茶调散 〔又〕 茶叶 川芎 黄芩 白芷 薄荷 荆芥

参苏饮 〔秋冬〕 人参 苏叶 葛根 半夏 前胡 桔梗 枳壳 陈皮 茯苓 甘草 木香

人参败毒散 〔又〕 人参 羌活 桔梗 柴胡 前胡 独活 川芎 枳壳 陈皮 茯苓 甘草

羌活冲和汤 〔内因〕 羌活 防风 苍术 甘草 白芷 生地 川芎 黄芩 细辛 姜

防风通圣散 〔又〕 防风 连翘 川芎 麻黄 薄荷 白芍 当归 大黄 黄芩 桔梗 石膏 荆芥 山栀 白术 滑石 甘草

桔梗汤 〔内外因〕 桔梗 香附 山栀 黄芩 川贝母 知母 前胡

热郁汤 〔又〕 连翘 薄荷 黄芩 麦冬 瓜蒌实 甘草 竹叶 郁金

上清散 〔风热〕 元参 薄荷 荆芥 甘草 大黄 归尾 桔梗 陈皮 黄芩 枳壳 川芎

菊花散 〔又〕 甘菊 防风 羌活 枳壳 石膏 蔓荆子 旋覆花

加味二陈汤 〔又〕 半夏 陈皮 当归 茯苓 枳实 桔梗 杏仁各一钱 砂仁五分 黄芩 山栀各七分 苏子 甘草各六分

桂枝汤〔过汗〕 桂枝 白芍 甘草

甘草附子汤〔风湿〕 甘草 附子

人参白虎汤〔汗后〕 人参 石膏 知母 甘草 粳米

凡用此方，先煎石膏数十沸，再入米及药，以米熟为度，温服。

大青龙汤〔两伤〕 麻黄去节 桂枝 炒杏仁 石膏 甘草 姜三片 枣二枚

此方专治太阳中风，脉浮紧，恶寒发热，身疼痛，不汗出而烦躁，此伤风见寒脉者。亦治伤寒脉浮数，身不痛，但重，乍有轻时，无少阴证，此伤寒见风脉者。陶节庵曰：热盛而烦，手足自温，脉浮而紧，此伤风见寒脉也。不烦少热，四肢微厥，脉浮而缓，此伤寒见风脉也。二者为营卫俱病，法虽用大青龙汤，此汤峻险，不可轻用，须风寒俱甚，又加烦躁，方可与之，不若羌活冲和汤为神药也。一法，用桂枝麻黄各半汤。

附桂枝麻黄各半汤：桂枝 白芍 甘草 麻黄 杏仁 姜枣

中风源流

中风，风乘虚而为病也。向来惟东垣主虚，而河间则主火，丹溪则主痰，似乎各异，不知惟虚也，故无根之火发焉。惟虚也，故逆上之痰生焉。特东垣举其本，河间、丹溪各举其标耳，未有痰与火之发，不由于虚者也。且即河间主火，而其论曰：中风瘫痪，非外中风邪，亦非肝风独盛，由将息失宜，心火暴盛，肾水虚衰，不能制之，则阴虚阳盛，而热气怫郁，心神昏冒，筋骨不用，卒倒无所知。则其言肾水虚衰，言阴虚阳盛中主乎火，而论火之自发，何尝不以为由于虚乎？丹溪主痰，而其论曰：西北气寒，为风所中，诚有之矣。东南气温多湿，有风病者非风病也，皆湿土生痰，痰生热，热生风也。夫人身之气，根于脾，主于肺，苟脾气充盛，自能健运，内因之湿何自生，外来之湿何自感，痰即不能为患矣。然则痰之壅逆，非由气之虚弱不能健运乎，亦可知曰火曰痰，总由于虚，虚固为中风之根也。惟中风之病由于虚，故腑虚则中腑，脏虚则中脏，血脉虚则中血脉，而其证各别。盖中脏者病在里，多滞九窍，有六经形证。如唇缓、二便闭属于脾，不能言属于心，耳聋属于肾，鼻塞属于肺，目瞀属于肝。邪之中较深，治宜下之宜三化汤、麻仁丸，然亦不可过下以损荣血。中腑者病在表，多着四肢，其证半身不遂，手足不随，痰涎壅盛，气喘如雷，然目犹能视，口犹能言，二便不秘，邪之中犹浅，且有六经形证。如头疼，身热，项脊强，属于太阳。目痛，鼻干不得卧，属于阳明。口苦，胁痛，耳聋，寒热，呕吐，属于少阳。腹满，自利，咽干，属于太阴。舌干，口燥，属于少阴。烦满，囊缩，属于厥阴。而又有太阳经证无汗恶寒者宜麻黄、防风、杏仁、甘草。或有汗恶风者宜桂枝、防风、白芍、甘草。有阳明经证无汗身热不恶寒者宜白芷、石膏、知母、甘草。或有汗身热不恶风者宜桂枝、葛根、黄芩、甘草。有太阴经证无汗身凉者宜麻黄、防风、干姜、附子。有少阴经证有汗不热者宜麻黄、桂枝、杏仁、防风、附子、甘草。若无此四经之证，在少阳、厥阴二经，则从二经治之宜柴胡、黄芩、连翘、羌活、甘草。然以上种种形证，不独中腑为然，即中脏中血脉者，亦往往有之，当临时参酌为治。惟中腑者必面加五色，脉浮弦而多恶风，大法，必当汗之宜疏风汤、小续命汤，然亦不可过汗以损卫气。至如中血脉者病在半表半里，其证口眼㖞斜，沉沉欲睡，外无六经证状，内无便溺之危，既不可汗，又不可下，惟以静胜其躁，以养血为主宜大秦艽汤、养荣汤、羌活愈风汤。其有痿痹瘫痪顽麻，或因痰而中宜滚痰丸、三生饮、龙星丹，或因火而中宜凉膈散、清气宣风散，或因暑而中宜香薷饮、沈氏中暑汤，或因湿而中宜行湿流气散、渗湿汤，或因寒而中宜附子汤、附子麻黄汤，或因虚而中宜万金汤、八宝回春汤，或因气而中宜木香调气散、顺气匀风散，或因恶而中宜桃奴丸、调气平胃散，虽所中之因不一，皆为类中风。盖类中者，卒倒偏枯，语言蹇涩，痰涎壅盛，皆与中脏腑血脉之真中风相类，但无六经形证为异耳。由中气虚惫，血液因而泣逆，故虚风内煽，至此生病也，治必于补益药中，加治风之品宜以参、芪为君，归、地佐之，加秦艽、茯神、竹沥、姜汁、梨汁、人乳，最为稳妥。虽然，类中诸证既不可不别于真中风，亦不得混于脱绝之证。脱绝者何？经曰：口开者心绝，手撒者脾绝，眼合者肝绝，遗尿者肾绝，声如鼾者肺绝，皆由虚极而阳脱也。若五证不全现者急用大剂参芪术附进之，或可救十中之一。若误服苏合丸、牛黄丸、至宝丹、活命金丹之类，即不可救。盖古人制此等方药，皆辛香走窜，为斩关夺门之将，原为牙关紧塞、两手握固、中脏之闭证而设，故用牛黄入脾治肉，麝香入肾治骨，冰片入肝治筋，惟邪气深入者，乃能驱出。若施于中腑脱绝之证，反掌杀人矣。夫真中、类中、脱绝，其各有别如此。而士材于真中风，又有分表里分阴阳之说，于中腑又有多兼中脏之说，至为精审。兹试撮其略曰：真中风须分表里，病在表者，照前六经形证治之。在里者，便溺阻隔，须下之宜三化汤。若表里俱见，先解表，后攻里。若内外邪已解，而犹语言蹇涩，半身不遂，未能骤愈，则以六君子汤为主，加羌活、防风、秦艽、当归、生地、白芍，久久服之，荣卫自和。此即古所称大药加麻黄即一旬之微汗，加大黄即一旬之微利者是也。如望春大寒之后，则加人参、半夏、柴胡、木通，迎而夺少阳之气。望夏谷雨之后，则加石膏、黄芩、知母，迎而夺阳明之气。季夏湿土主令，则加防己、白术、茯苓，胜脾土之湿。望秋大暑之后，则加厚朴、藿香、官桂，迎而夺太阴之气。望冬霜降之后，则加桂、附、当归，胜少阴之寒。又曰：治中风须分阴阳，阴中者，或青或白或黑，痰喘，昏乱眩冒，多汗，甚者手足厥冷；阳中者，面赤唇焦，牙关紧闭，上视强直，掉眩烦渴。又曰：中腑者，多兼中脏，如左关脉浮弦，面目青，左胁痛，筋脉拘急，肉瞤，头目眩，手足不收，坐踞不得，此中胆兼中肝也宜犀角散。左寸脉浮洪，面赤，汗多恶风，心神颠倒，语言蹇涩，舌强口干，忡悸恍惚，此中包络兼中心也宜加味牛黄散。右关脉浮缓，或浮大，面黄，汗多恶风，口㖞语涩，身重，怠惰嗜卧，肌肤不仁，皮肉瞤动，腹胀不食，此中胃兼中脾也宜防风散。右寸脉浮涩而短，鼻流清涕，面白，多喘，胸中冒闷，短气自汗，声嘶，四肢痿弱，此中大肠兼中肺也宜五味子汤。左尺脉浮滑，面目黑，腰脊痛引小腹，不能俯仰，两耳虚鸣，骨节疼痛，足痿善恐，此中膀胱兼中肾也宜独活散。士材之分晰施治如此，讵非司命者所当加意哉？总之，治中风大法，猝然昏倒，必先顺气，然后治风宜苏合丸，用竹沥、姜汁调灌，如口不开，急用吹鼻散吹入，有嚏可治，无则死。亦须辨明气血之所属。气虚者，右手足必不仁宜六君子汤加钩藤、姜汁；血虚者，左手足必不仁宜八珍汤加竹沥、钩藤、姜汁。此其要法也。若夫禀赋不齐，七情异起，六气殊伤，又难执一，神明参活可也。

今将中风条款根由方治开列于后。一曰口噤不开，足阳明颔颊之脉急则口噤，肝风乘胃故也，急将皂荚、乳香、黄芪、防风煎汤熏之，然须大作汤液，如蒸如雾乃得力。南星、冰片为细末，擦牙龈。或藜芦、郁金末搐鼻。或明矾一两、飞盐五钱擦牙，更用钱许棉裹安牙尽处。甘草五寸截五段，麻油浸透，火炙，抉口令咬之，约人行十里许，又换一段，从此灌药甚便。二曰口眼歪邪，耳鼻常静，故风不作。口眼常动，故风易生。风摇则血液衰耗，无以养筋，故筋脉拘急，而口目为僻，眦急不能卒视宜疏风饮，急以桂枝三两，酒煎浓汁，以旧布浸之，右歪拓左，左歪拓右，乳香二两、皂荚一两，烧烟熏之。三曰语言蹇涩。经曰：足太阳脉贯舌本，散舌下，病则舌强。又曰：足少阴脉之正者系舌本。又曰：内夺而厥，则为喑痱。可见中风之正，皆由肾脉之气不能上循喉咙，挟舌本，故不能言。脾土不足，痰涎涌盛而蹇涩，故亦不能言也肾不足宜地黄饮子，脾不足宜六君子汤。至其所兼，有缘风痰者宜涤痰，有缘湿痰者清脾热，有缘迷心窍者清心火，有缘风热者清肝火，有缘虚火上炎者壮水之主，有缘虚寒厥逆者益火之原，各随证兼治之宜神仙解语丹、涤痰汤、八味丸、加味转舌膏，随所当用而施治。四曰四肢不举，脉缓大有力者，土太过也宜平胃散、五苓散。脉细小无力者，土不及也宜补中益气汤。而或为血枯筋急宜四物汤，或为水旺风淫宜四物汤加防风、钩藤、秦艽，或为痰多宜六君子汤加秦艽、天麻、竹沥、姜汁。五曰身体疼痛。诸阳之经，皆起手足循行于身体，风寒客于肌肤，始痹而痛宜蠲痹汤，若挟湿热宜当归拈痛汤、挟寒宜铁弹丸、挟虚皆是宜十全大补汤。六曰痰涎壅盛，肥人多中，以气盛于外，而歉于内也。人肥必气急而肺盛，肺金克肝木，故痰盛宜星香散、二陈汤。其有挟虚者宜上二方加参、芪、竹沥，有挟寒者宜上二方加桂、附、姜汁，有实者宜木香汤送星香散，有虚者宜六君子汤送星香散，皆随证酌治。七曰遗尿不禁，皆由脾虚下陷宜补中益气汤加益智仁，肾虚不能收摄也宜地黄饮子同生脉散。八曰小便不利，中风便不利。盖由自汗，则津液外亡，小便自少，清热止汗，小便自行矣宜凉膈散、当归六黄汤。九曰善饥善食，风木太过，凌虐中州，脾土受攻，求助于食，法当泻肝安脾，则复其常矣宜青皮白芍汤。十曰自汗盗汗。或由于风多者宜桂枝汤，或由于表虚者宜玉屏风散，或由于阳气虚者宜芪附汤，皆宜顺时审证。至如盗汗，更宜变通宜补中益气汤送六味丸，或当归六黄汤作丸。十一曰神气昏瞀，盖由痰气逆冲，心主被障，故昏不知人，此系中脏而非中腑，闭证而非脱证煎剂宜六君子汤加南星、木香、菖蒲、远志、竹沥、姜汁，丸剂宜至圣保命丹、加减牛黄清肺心汤。十二曰左瘫右痪，盖瘫痪及四肢顽麻，骨节酸痛，一切寒湿风气，与肾虚足膝无力，治法皆同宜史国公酒。其条款根由方治，各各不同如此。而前人又据经文分列中风四大法，虽不外乎脏腑肢体间证治，然其法亦不可不知。一曰偏枯，即半身不遂，由血气偏虚，邪气留着于所虚之半边，阻隔脉道，故手足枯瘦，骨间疼痛。经言：虚邪客于身半，其入深，内居荣卫，荣卫稍衰，则真气去，邪气独留，发为偏枯是也。而仲景又言：言不变，智不乱，病在分腠之间。则知经之荣卫，乃病所发之由。仲景之分腠，乃病所寄之处也宜加减润燥汤以治左偏，祛风除湿汤以治右偏。二曰风痱，身无痛，缓者四肢不举，或一臂不遂，或左瘫右痪，急则一身皆仰，大约言变智乱者居多，若言变甚、智乱甚者难治。而东垣却以痱病为即邪入于里而中脏者，偏枯为即邪在分腠之间而中腑者。然则痱与偏枯，虽是两疾，其实痱即偏枯之邪气深者也宜换骨丹、疏风顺气元、八宝回春汤。三曰风懿，亦名风癔，其病亦在脏腑间，由痰水制火，闭塞心窍，故猝然昏倒，舌强不言，喉中窒塞，噫噫有声是也。但此证有汗身软者可治，无汗身直者不易治。前人断为七日死，良然。总之，风痱病有由脾实者，由膏粱过甚之故，故用疏风顺气丸以导之，有由脾虚者，由饮食失节之故，故用八宝回春汤以调之。风懿病有由于热者，则以痰火郁积而然，非清火不可宜牛黄清心丸。有由于虚者，则以元弱痰横之故，非化痰不可宜导痰汤。皆当分治。四曰风痹。经曰：邪之所凑，其气必虚，留而不去则为痹，卫气不行则为不仁。又曰：风之为病，当半身不遂，或但臂不遂者，此为痹是也。大约皆由汗出风吹，血凝于肤之故，另详诸痹条内，兹不细载。

四大法之外，又有暴仆、暴喑、蒙昧及中风热、中风虚等证，皆中风之流派，而与中风证同而异，异而同者也。暴仆维何？或因虚，或因火，或因痰，忽然仆地，精神恍惚，口噤涎潮，与卒中风相似，惟不搐搦遗尿为异耳，宜审其为虚宜人参黄芪汤加竹沥、姜汁、为痰宜省风汤、为火宜防风通圣散，而切治之亦可参用嚏法、吐法、开噤法。暴喑维何？其人平素肾必虚，又为厉风所伤，故语言謇涩而喑症，其所以与中风之语涩异者，以此必足胻枯细缓弱，或耳聋，或腰背相引痛，经所谓肾气内夺，则舌喑足废者是也宜肾沥汤、地黄饮子、清神解语汤、资寿解语汤。

蒙昧维何？凡风中脏者，其人必昏冒，神情不爽，若有物蒙蔽者，然并有风犯于心，心神不守，致健忘惊悸者宜牛黄定志丸、四白丹、二参丹、祛风至宝丹。中风热维何？风因热生，热胜则风动，甚有风毒上攻，头面肿痒，痰涎闭塞，心胸烦热，大小便秘，下注腰脚，肿痛生疮者不治，亦能致瘫痪宜透冰丹、天麻丸、防风通圣散。中风虚维何？人至五六十岁，气血就衰，乃有中风之病，少壮无是也。然肥盛之人，或兼平日嗜欲太过，耗其精血，虽甚少壮，无奈形盛气衰，往往亦成中风，此即经所云中风虚证。言本非中风之时，乃因虚，故亦中风也。法当和气活血，补虚去风为主宜万金汤、八宝回春汤。审此求之，中风之为病，宁有或遗也哉！要之，中风之人气必虚，气道必多滞。《直指》曰：治风良剂，小续命为上，排风汤次之，然二药主风不主气，须以人参顺气散、乌药顺气散佐助，气一流行则风疏散矣。据此，可知单用风药为非宜也。然人参顺气散所以补气虚，乌药顺气散所以宣气滞，临时调剂，又不可混用。中风之人又必能食，而其能食有二因：一由肝木盛，木盛克脾土，土受制，求助于食，故多食，泻肝治风则脾安，脾安则食自少，而病可以治。一由脾气盛，盛则下克肾水，水亏不能制火，故食益多而病益剧，急服安土滋水之药，不必多食，则食自少，而病可以治。此又治中风者两大端，不可不知者也。又有小中，小中者何？其风之中人，不至如脏腑血脉之甚，止及手足者是也。若遇小中证，切不可用正风药深切治之，或至病反引而向里，只须平和之剂调理，虽未必为完人，亦不至有伤性命也。若风病既愈，而根株未能悉拔，隔一二年，或数年，必再发，发则必加重，或至丧命，故平时宜预防之，第一防房劳，暴怒郁结调气血，养精神，又常服药以维持之宜定风饼子，庶乎可安。故丹溪云：宜常服小续命汤以防喑症。易老亦云：如觉风动，便服愈风汤以免倒仆。盖皆有见乎预防之为要也。若男妇寻常涎潮于心，卒然昏倒，未即为中风者，当即扶入室中正坐，用醋炭熏之，令气冲口鼻，其涎自归经络，即自能省，惟不可用姜汤及滴水入咽，汤水一入，痰涎永系于心，必成痼疾。

【脉法】 仲景曰：寸口脉浮而紧，紧则为寒，浮则为虚，虚寒相搏。邪在皮肤，络脉空虚，贼邪不泻，或左或右，邪气反缓，正气独急，正气引邪，㖞僻不遂。邪在于络，肌肤不仁。邪在于经，即重不胜。邪入于腑，即不识人。邪入于脏，口即难言，口吐涎沫。又曰：脉浮而大者曰风。又曰：脉浮而数，中风使然。《得效》曰。凡中风之脉，无不大者，非热也，是风脉也。《脉诀》曰：中风口噤浮迟吉，急实大数三魂孤。又曰：中风脉浮，滑兼痰气，其或沉滑，勿以风治，或浮或沉，而微而虚，持危消痰，风未可疏。丹溪曰：中风脉迟浮可治，大数而极者死。《脉经》曰：大而浮迟者吉，急而且疾者凶也。

【似中真中论】 缪仲淳曰：凡中风，有真假内外。西北地高风烈，虚人猝为所中，中脏死，中腑成废人，中经络可治，必先解散风邪，次再补养气血，此治真中风法，以小续命汤、桂枝、麻黄、附子、羌活、独活、防风、白芷、南星、甘草为本。若江浙闽粤川滇等处，无刚风，多湿热，人皆柔脆，多热多痰，真阴既亏，内热弥甚，煎熬津液，凝结为痰，壅塞气道，热极生风，亦猝然僵仆，类中风证，或不省人，或语言蹇涩，或口眼歪斜，或半身不遂。将发，必先内热，口干舌苦，便秘溺赤。河间谓是水不胜火，丹溪谓是湿热相火，中气中痰是也。此即内虚暗风，确系阴阳两虚，而阴虚为多，与外来风邪迥别，法当先清热二冬、甘菊、白芍、茯苓、花粉，顺气苏子、橘红、郁金、枇杷叶，开痰贝母、竹沥、白芥子、瓜蒌仁以救其标，次用治本，益阴二冬、菊花、生地、白芍、归身、杞子、五味子、牛膝、白胶、人乳、黄柏、白蒺藜，补阳人参、黄芪、鹿茸、巴戟、大枣。若气血两虚，则阴阳兼补。

【似中问答】 缪仲淳曰：或问有似中风，眠不竟夕，易醒，心脉弦而不洪，多怒，肝脉弦而不长，语謇涩，多痰，身重，溲速不能忍，有余沥，大便结，左尺浮洪，食少难化，此何故？答曰：眠不竟夕、易醒，心血不足，故脉弦不洪。东垣云：胃虚者多怒，多怒肝气必不和，故脉弦不长。弦为血少，必自养，药未易瘳。肾脉本沉，浮者肾水不足，肾有火则真阴亏，津液耗，不能养舌络，舌络劲急，故言不利。火性急，故小便大便皆见前证，脉亦反浮洪也。肺喜清肃，恶烦热，热则液枯，无以下滴而通水道，或煎熬成痰，故声重多痰，气道塞也，不可用人参。脾胃，后天元气之本，脾阴亏则不能消，胃气弱则不能纳，饮食少则后天元气无自生，精血愈不足。经曰：脾损调饮食，节起居，适寒温。此至论也，否则脾阴难复。然其要又在戒暴怒，使肝无不平之气，肝和则不贼土矣。命门乃先天真阳所寄，其壮也，一由禀气厚，二由精不妄泄，三由志无所郁，则年虽老而尤壮，否则子后一阳不升，不能熏糟粕，化精微，是火不生土，脾胃益弱，法当降气、和肝、滋肾。降气则阳交于阴，和肝则不贼土，后天元气日长，肾足则真阴生，津液足，舌络荣养，则语言自利矣。且世无不阴虚而中风者，第须拨去一切，使心火不炎，则肾亦不燥，此又治之之本也。

【肥人多中风】 河间曰：人肥则腠理致密而多郁滞，气血难以通利，故多卒中也。《医鉴》曰：肥人多中风者，以其气盛于外，而歉于内也。肺为气出入之道，人胖者气必急，急则肺邪盛，肺金克木。胆为肝之腑，故痰涎壅盛。治法，先须理气为急。

【脏腑血脉之异】 易老曰：中腑者，面显五色，有表证，而脉浮，恶风寒，拘急不仁，或中身之前，或中身之后，或中身之侧，皆曰中腑，其病多易治。中脏者，唇吻不收，舌不转而失音，鼻不闻香臭，耳聋而眼瞀，二便秘结，皆曰中脏，其病多难治。大抵中腑多着四肢，中脏多滞九窍。东垣曰：中血脉，则口眼㖞斜，中腑则肢节废，中脏则性命危，三者治各不同。

【中风证治】《正传》曰：中血脉而外有六经形证，则从小续命汤加减及疏风汤治之。中腑者，先以加减续命汤随证发其表。如兼中脏，则内有便尿之阻隔，宜三化汤、滋润汤。内无便尿阻隔，外无六经形证，宜养血通气，大秦艽汤、养荣汤。中脏者痰壅昏冒，至宝丹之类，或牛黄定志丸。又曰：风中五脏，舌喑眼瞀，宜排风汤、加减排风汤。但手足不遂，语言蹇涩，当从愈风汤以从中道，久服大风悉去。《保生秘要》曰：因腠理不密，风邪乘虚而入，始于中风，或起四肢麻木，或不觉疼而时疼者，皆因受风湿之过耳，其有口眼歪斜。风中经络，左身不遂。死血为瘫，右身不遂。痰湿气弱为痪，而左右瘫痪，为气血两虚也。口㖞语涩，皆因血虚火盛，而心气不润，宜当养心运动。

《纲目》曰：初中倒时，随即苏者，宜治。若不省者，宜掐人中。若痰壅，宜吐，口噤亦宜吐。若口开手撒遗尿者，为阳暴绝，速宜大料参芪补接之。丹溪曰：气虚卒中，浓煎参、芪加竹沥姜汁服。又曰：凡中风，多是老年因怒而成。盖怒火上升，所以昏仆不省，痰涎上壅，治宜豁痰降火。豁痰宜省风汤，降火宜防风通圣散。又曰：风从汗散，故治风多用发汗之药。又曰：续命、排风、越婢，悉能治风，而《千金》多用麻黄，以风邪非大汗不能除也。若自汗更用麻黄，反为大害。鳌按：中风多由气血虚衰，故多自汗者，《千金》用麻黄，或指壮盛人但为风痰所闭者言之，未可概施于虚弱人也。丹溪治风，用续命煮散，以为能复荣卫，却风邪所不可缺，良然，而换骨丹亦可参用。《直指》曰：卒中即用开噤喷嚏法，次用摄生饮煎汤调苏合香元三丸灌下，痰盛者加全蝎。

【中风绝证】《得效》曰：口开，心绝也。遗尿，肾绝也。手撒，脾绝也。眼合，肝绝也。鼻鼾，肺绝也。皆不治。五证中见一证尤可治。盖初中则眼合者多，痰上则鼻鼾者多，惟遗尿、口开俱见为恶，以心为五脏主，肾为五脏根也。《纲目》

曰：卒中风，若面赤时黑，主阳气上散，肾反克心也，兼遗尿、口开、气喘者，不治。又曰：中五脏之络者，口眼俱闭，可治，如口开、眼合、手撒、鼻鼾、遗尿及大吐大泻、下血吐血，皆死。丹溪曰：肉脱筋痛，发直头摇上窜，面赤如斑，汗缀如珠，吐沫直视者皆不治。又曰：动止筋痛，名曰筋枯，无血滋筋故也，不治。又肝木克脾土，大便洞泄者，亦不治。

【偏枯与痿病异】《纲目》曰：偏枯者，手足为邪气阻塞脉道而然。痿病则阳明虚，宗筋纵，带脉不引而然。痱病有言变、志乱之证，痿病则无之。盖痱病发于击仆之暴，痿病发于怠惰之渐，明是两疾也。

【瘫痪导引法】《保生秘要》曰：如患右手，以右手指右回头，目左而视，左患亦如之，各运气二十四口。如患左足，坐平橙子上，以左足踏右膝上，左手托脚跟，右手扳脚尖，转头向左，患右亦如之，用力扳之，能除风寒暑湿，远近瘫痪之证无不验。

【运功】《保生秘要》曰：三提三咽，返念归元，气积一元，斡旋周天。左边气永不通，于右手行功着意，引在左手，右亦如之，各运五口专气，须百日，候到气脉全。

【偏风导引法】《保生秘要》曰：左偏，于左内关穴掐之九九，擦之九九，次掐五指尖。右亦如之。

【运功】《保生秘要》曰：取效全用周天通关法。

治中风方九十二

三化汤 〔中脏〕 厚朴　大黄　枳实　羌活各三钱

水二碗，急火煎至一碗服。

麻仁丸 〔又〕 厚朴　白芍　枳实各四两　大黄八两　麻仁三两，另研　杏仁三两

蜜丸。

疏风汤 〔中腑〕 麻黄三两　益智仁　杏仁各一两　升麻五

钱

每用末五钱，水煎。

大秦艽汤〔血脉〕 秦艽 石膏 甘草 川芎 当归 白芍 羌活 独活 防风 黄芩 白术 白芷 熟地 生地 茯苓 细辛

天寒加生姜，春夏加知母。

养荣汤〔又〕 当归 川芎 白芍 生地 石菖 麦冬 远志 陈皮 乌药 茯苓 枳实 黄连 防风 羌活 秦艽 半夏 南星 甘草各六分 竹茹一钱 姜三片

羌活愈风汤〔又〕 羌活 炙草 防风 黄芪 川芎 独活 人参 麻黄 细辛 枳壳 知母 甘菊 薄荷 白芷 当归 杜仲 秦艽 柴胡 半夏 厚朴 熟地 前胡 杞子 地骨皮 蔓荆子各二两 茯苓 黄芩各三两 生地 苍术 石膏 白芍各四两 肉桂一两

大寒后多加半夏、人参、柴胡、木通。谷雨后多加石膏、黄芩、知母。季夏加防己、白术、茯苓。大暑加厚朴、藿香、肉桂。霜降后加当归、肉桂、附子。

此方治风中腑中脏，先以本药，之后用此方调理。凡中风内邪尽外邪除，当服此方以行导诸经，久则大风悉去，清浊自分，荣卫自和矣。易老云：此方疗肝肾虚，筋骨弱，精神昏，语言难，或瘦而偏枯，或肥而不遂，或恐而健忘，或喜而多思，思忘皆精不足也，能安心养神，调阴阳，使无偏胜。

滚痰丸〔因痰〕 大黄 黄芩 沉香 青礞石 百药煎

水丸。

三生饮〔又〕 生南星 生白附子 生川乌各一钱 木香五分 姜十片

一名顺气散。

此方治卒中风痰塞，昏仆不省，脉沉无热者。

龙星丹〔又〕 陈胆星 朱砂各三钱 黄连 黄芩各二钱

全蝎　防风　薄荷各一钱　冰片　牛黄　麝香各三字

加青黛一钱，蜜丸，樱桃大，别以朱砂为衣，不拘时，每噙化一丸。

凡中风多是湿土生痰，痰生热，热生风，此方既治风热，又兼理痰，凡风、热、痰，无不治也。

凉膈散〔因火〕连翘二钱　大黄　芒硝　甘草各一钱　薄荷　黄芩　栀子各五分　竹叶七片　蜜少许

煎至半入硝。

清气宣风散〔又〕当归　白术　白芍各一钱　川芎　羌活　半夏　生地　僵蚕各八分　蝉退　赤苓各六分　防风　甘菊　枳壳　陈皮　荆芥　升麻　黄连　山栀各五分　甘草生三分　姜三　枣二

此方兼治风热。

香薷饮〔因暑〕香薷　厚朴　扁豆子　甘草

沈氏中暑汤〔又〕川连六分　吴萸五粒，泡水一二匙，拌　知母一钱　干姜一分，泡水，一二匙，拌　远志一钱　石菖蒲汁四五匙，拌　川贝母二钱　熟艾半分，泡水，一二匙，拌　枳实磨汁，八分　羚羊角一钱　瓜蒌仁三钱　麦冬二钱　西瓜翠衣五钱

此金鳌自制方也。

此方专治暑邪直中心肝二经，不头疼，不发热，时躁烦，舌短，手足牵搐者。

附子麻黄汤〔因寒〕麻黄　白术　人参　附子　干姜　甘草

附子汤〔又〕生附子　白芍　肉桂　人参　甘草　茯苓各一钱　白术钱半　姜七片

渗湿汤〔因湿〕苍术　白术　茯苓　陈皮　猪苓　泽泻　香附　川芎　砂仁　厚朴　甘草　灯心　生姜

行湿流气散〔又〕苡仁二两　茯苓两半　苍术　羌活　防风　川乌各一两

每末二钱，酒或葱白汤调下。

此方兼治风寒湿痹，麻木不仁，手足烦软。

万金汤 〔因虚〕 川断 杜仲 防风 茯苓 牛膝 细辛 人参 肉桂 甘草 当归各八分 川芎 独活 熟地 秦艽各四分

此方专能治风补虚，及手足风，累验。若手指无力，不半剂可愈。

本香调气散 〔因气〕 木香 丁香 檀香 藿香 砂仁 蔻仁 甘草

加盐少许。

顺气匀风散 〔又〕 白术二钱 乌药一钱半 人参 天麻各一钱 沉香 青皮 白芷 木瓜 紫苏叶 甘草各五分 姜三片

一方有枳壳一钱。一名匀气散。

此方专治中风，气虚不遂。

调气平胃散 〔因恶〕 木香 檀香 蔻仁 砂仁 乌药 藿香 苍术 厚朴 陈皮 甘草 加姜

桃奴丸 〔又〕 桃奴七个，另研 玳瑁镑，细末，一两 安息香去渣，一两

上三味，同入银石器熬成膏，再用朱砂、犀角各五钱，琥珀、雄黄各三钱，麝香、冰片、牛黄各二钱，桃仁十四粒麸炒，共为末。安息香膏和丸，芡实大，阴干，密器封固，安放静室，每一丸，人参汤下。

犀角散 〔胆肝〕 犀角 石膏 甘菊 川芎 天麻 人参 羌活 独活 黄芪 白术 黄芩 枳壳 当归 防风 枣仁 白芷 甘草 羚羊角

此以下至独活散五方，皆须察病人气血之虚，加补气血药。

加味牛黄散 〔包络心〕 羚羊角 白鲜皮 牛黄 麝香 犀角 龙齿 防风 天麻 独活 人参 沙参 茯神 升麻 远志 甘草 冰片 朱砂 铁粉 麦冬 天竺黄

防风散〔胃脾〕 防风 麻黄 人参 川芎 附子 肉桂 黄芪 赤苓 枣仁 白术 桑皮 独活 甘草 羚羊角

五味子汤〔大肠肺〕 五味子 杏仁 肉桂 炙甘草 防风 赤芍 川芎 川椒

独活散〔膀胱肾〕 川菊 独活 防子 当归 石菖蒲 防风 天麻 川芎 肉桂 山萸肉 枳壳 丹参 牛膝 萆薢 甘草 细辛 白术

以上五方，皆中腑而兼中脏者。

摄生饮〔初服〕 南星 半夏各钱半 木香 苍术 细辛 菖蒲 甘草各一钱 姜七片

此方治卒中不省，无热者。

苏合丸〔又〕 犀角 白术 香附 朱砂 诃子 荜拨 木香 檀香 麝香 丁香 安息香各二两 龙脑香 熏陆香 苏合香各一两

六君子汤〔气虚〕 人参 茯苓 白术 炙草 半夏 陈皮

四物汤〔血虚〕 川芎 当归 白芍 地黄

八珍汤〔气血虚〕 人参 茯苓 白术 炙草 川芎 当归 白芍 地黄

疏风饮〔口眼〕 人参 黄芪 当归 白芍 秦艽 升麻 防风 葛根 苏木 钩藤 红花

加酒。

地黄饮子〔语言〕 熟地 巴戟 山萸 附子 茯苓 菖蒲 远志 麦冬 官桂 肉苁蓉 金石斛 五味子 姜三 枣二 薄荷五叶

此方治中风舌喑，足废，肾虚，其气厥不至舌下。

神仙解语丹〔又〕 白附子 菖蒲 远志 全蝎 羌活 南星 天麻 僵蚕等分

蜜丸，姜汤下五七十丸。一名解语丸。

涤痰汤〔又〕 南星 半夏 枳实 橘红 人参 菖蒲 竹茹 茯苓 甘草

加姜。

八味丸〔又〕 熟地 山药 山萸 丹皮 茯苓 泽泻 附子 肉桂

加味转舌膏〔舌喑〕 连翘 远志 柿霜 薄荷 菖蒲 山栀 防风 桔梗 黄芩 甘草 犀角 大黄 川芎 元明粉

朱砂为衣，蜜丸，食后、临卧各二钱，薄荷汤下。

平胃散〔肢废〕 苍术 厚朴 陈皮 甘草

五苓散〔又〕 白术 肉桂 茯苓 猪苓 泽泻

蠲痹汤〔体疼〕 当归 白芍 羌活 姜黄 黄芪 甘草 姜 枣

当归拈痛汤〔又〕 葛根 升麻 防风 羌活 茯苓 猪苓 知母 甘草 人参 苦参 茵陈 泽泻 白术 苍术 当归

铁弹丸〔又〕 五灵脂二两 川乌一两 乳香 没药各五钱 麝香一钱

水丸，弹子大，每一丸，薄荷酒下。

此方专治中风喎斜，瘫痪，涎潮语涩，筋挛骨痛，应是风疾，无不治之。

十全大补汤〔又〕 人参 茯苓 白术 甘草 川芎 当归 白芍 地黄 黄芪 肉桂

星香散〔痰涎〕 南星 木香 加姜

二陈汤〔又〕 茯苓 陈皮 半夏 甘草

生脉散〔遗尿〕 人参 麦冬 五味子

当归六黄汤〔易汗〕 当归 生地 熟地 黄柏 黄芩 黄连 黄芪

青皮白芍汤〔善饥〕 青皮 白芍 柴胡 山栀 人参 白术 茯苓 甘草

桂枝汤〔风邪〕 桂枝 白芍 甘草 姜 枣

玉屏风散〔表虚〕

芪附汤〔气虚〕

六味地黄丸〔盗汗〕 熟地 山萸 山药 丹皮 泽泻 茯苓

加减牛黄清肺心汤〔神昏〕 人参 茯神 麦冬 山药 胆星 白术 雄黄 甘草 犀角 朱砂 牛黄 冰片 麝香 金箔 羚羊角

枣肉加蜜丸。

至圣保命丹〔又〕 贯众一两 生地七钱 大黄五钱 板蓝根 青黛各三钱 朱砂 牛黄 蒲黄 薄荷 珍珠 冰片各钱半 麝香一钱

蜜丸，金箔为衣。

史国公酒〔瘫痪〕 当归 虎骨 羌活 鳖甲 防风 萆薢 牛膝 秦艽 蚕沙 杜仲各二两 杞子五钱 茄根八两 无灰酒十斤

加减润燥汤〔左偏〕 酒白芍二钱 当归钱二分 川芎 茯苓 白术 南星 半夏 天麻各一钱 酒生地 熟地姜汁炒 盐炒陈皮 酒炒牛膝 酒黄芩 枣仁各八分 桃仁 羌活 防风 薄桂各六分 酒红花 炙草各四分 酒黄柏三分

加竹沥、姜汁。一名愈风润燥汤。

此方专治左半身不遂，属血虚与死血。

祛风除湿汤〔右偏〕 白术钱二分 酒当归 茯苓 酒黄连 酒黄芩 陈皮 赤芍 半夏 苍术 乌药 枳壳 羌活各一钱 人参 川芎 桔梗 防风各八分 白芷七分 炙甘草五分 姜五片

此方专治右半身不遂。

换骨丹〔风痱〕 苍术 槐实 桑皮 川芎 白芷 人参 防风 首乌 威灵仙 蔓荆子各一两 苦参 五味子 木香各五

钱　冰片　麝香各五分

以麻黄煎膏，和捣万杵，每两作十丸，朱砂为衣，每取一丸，磨温酒半盏，以物合定，不透气，食后、临卧各呷咽之，衣覆取汗，即自差。合此药切勿令阴人鸡犬见之。

此方专治中风㖞斜瘫痪，及暗风、风痫。

疏风顺气元〔又〕　制大黄五两　车前子二两半　槟榔　郁李仁　火麻仁　菟丝子　牛膝　山药　萸肉各二两　枳壳　防风　独活各一两

蜜丸。

此方兼治大便秘结，真良方也。久服精神康健，尤宜老人。

八宝回春汤〔又〕　白芍钱二分　黄芪八分　白术六分　茯神　半夏各五分　附子　人参　麻黄　黄芩　防己　香附　杏仁　川芎　当归　陈皮　防风　肉桂　干姜　甘草　熟地　生地各四分　沉香　乌药　川乌各三分　姜三　枣二

此方八味去风，八味和气，八味活血，盖气血和平，荣卫调顺，则风证自去，故治一切风虚证。

牛黄清心丸〔风懿〕　山药七钱　甘草五钱　人参　蒲黄　神曲各二钱半　犀角二钱　大豆黄卷　肉桂　阿胶各钱七分半　白芍　麦冬　黄芩　当归　防风　朱砂　白术各钱半　柴胡　桔梗　杏仁　茯苓　川芎各钱二分半　牛黄钱二分　羚羊角　冰片　麝香各一钱　雄黄八分　白蔹　炮姜各七分半　金箔一百二十方，内四十方为衣

大枣肉二十枚，蒸研膏，和炼蜜丸，每重一钱，温水下。

此方专治卒中风不省人事，痰涎壅，精神昏，语言蹇，口眼㖞斜，手足不遂等证。

导痰汤〔又〕　半夏　南星　赤苓　枳实　橘红　甘草

本方加香附子、乌药、沉香、木香，名顺气导痰汤。加黄芩、黄连，名清热导痰汤。加羌活、白术，名祛风导痰汤。加远志、菖蒲、朱砂、黄芩、黄连，名宁神导痰汤。

此方专治中风痰盛，语涩眩晕。

防风通圣散 〔暴仆〕 滑石钱七分　甘草钱二分　石膏　黄芩　桔梗各七分　防风　当归　川芎　赤芍　大黄　麻黄　连翘　薄荷　芒硝各四分半　白术　荆芥　山栀各三分半　姜五片

此方治风、热、燥三者之总剂也。

肾沥汤 〔暴喑〕 羊肾一具　生姜二两，切　磁石两七钱

水一斗，煮取五升，再入元参、白芍、茯苓各两二钱半，黄芪、川芎、五味子、肉桂、当归、人参、防风、甘草各一两，再煮取一升，分二服。

此方专治肾脏风，语音蹇涩。

清神解语汤 〔又〕 南星　半夏各一钱　当归　川芎　白芍　生地　麦冬　远志　菖蒲　陈皮　茯苓　乌药　枳实　黄连　防风　羌活　甘草各五分　竹茹钱半

加姜汁、童便、竹沥冲服。

此方专治中风痰迷心窍，语言蹇涩，不省人事。

资寿解语汤 〔又〕 羚羊角　桂枝各一钱　羌活　甘草各七分半　防风　附子　枣仁　天麻各五分　竹沥五匙　姜汁一匙

此方专治风中心脾，舌强不语，盖心之别脉，系于舌本，脾脉亦挟咽，连舌本，散舌下也。

牛黄定志丸 〔蒙昧〕 朱砂　半夏各二两　雄黄　天麻　甘草　乌蛇肉各一两　西珀七钱半　牛黄　冰片　全蝎　僵蚕　附子　牛膝　南星各五钱　麝香二钱半

蜜丸，芡子大，人参、薄荷汤嚼下一丸。

此方专治心脏中风昏冒，精神不守，此药压惊镇心，化涎安神。

祛风至宝丹 〔又〕 滑石两半　川芎　当归各两二钱半　甘草一两　白芍　防风各七钱半　白术六钱半　石膏　黄芩　桔梗　熟地　天麻　人参　羌活　独活各五钱　栀子三钱　连翘　荆芥　薄荷　麻黄　大黄　芒硝　黄连　黄柏　细辛　全蝎各二钱半

蜜丸，弹子大，细嚼，茶、酒任下。此即通圣散加味。

此方专治风中脏，昏冒及风热。

二参丹 〔又〕 丹参 熟地 天冬各两半 茯苓 甘草 麦冬各一两 人参 远志 朱砂 菖蒲各五钱

蜜丸，清晨以羌活愈风送，或临卧再以羌活愈风汤送下四白丹。

此方专治中风后健忘，能养神、定志、和血。

四白丹 〔又〕 甜竹叶三两 白芷一两 白术 白茯苓 砂仁 香附 防风 人参 川芎 甘草各五钱 薄荷 羌活 独活各二钱半 细辛 知母各二钱 白檀香 藿香各一钱半 牛黄 冰片各五分 麝香一字

蜜丸，每丸重一钱。临卧，以羌活愈风汤下。

此方专治中风昏冒，能清肺气，养魂。

透冰丹 〔风热〕 制川乌二两，再盐炒，去盐 威灵仙 大黄 山栀 茯神 茯苓 蔓荆子 益智仁 仙灵脾 天麻 白芷各五钱 京墨醋煅，细研 麝香各一钱二分

蜜和，捣千杵，丸桐子大，薄荷汁同温酒下二三丸。

此方专治风热毒，上攻头面，肿痒，痰涎壅塞，口干胸烦，下注腰脚，肿痛生疮，大小便秘及瘫痪等证。

天麻丸 〔又〕 生地四两 羌活三两半 当归二两半 天麻 牛膝 萆薢 元参 杜仲 独活各两半 附子五钱

蜜丸。

小续命汤 〔又〕 防风钱半 防己 肉桂 杏仁 黄芩 白芍 人参 川芎 麻黄 甘草各一钱 附子五分 姜三 枣二

一方无附子、防己，有当归、石膏。

此方专治卒中风不省人事，㖞斜瘫痪，喑痖麻木，眩晕，初中无汗表实等，及治一切诸风证。凡中风，六脉浮紧，风气太盛，心火爆升，痰涎壅遏于经络之中，宜小续命汤。用附子以其禀雄壮之资，而有斩关夺将之势，能引人参辈并行于十二

经，以追复其散失之元阳，又引麻黄、防风、杏仁辈散表，开腠理，以驱其在表之风寒，又引当归、川芎辈入血分，行血养血，以滋养其亏损之真阴。或加石膏、知母，以降胃火。或加黄芩，以清肺金。若病势稍退，精神稍复，辄当改用丹溪之法，以补气血消痰之剂，以调养其本气，此急则治其标，与夫标而本之之治也。

排风汤〔又〕 麻黄 独活 赤苓各一钱 白术 肉桂 川芎 杏仁 白芍 防风 当归 甘草各八分 白鲜皮五分 姜三 枣二

人参顺气散〔气虚〕 麻黄 人参 川芎 陈皮 白芷 白术 厚朴 桔梗 甘草各一钱 干葛七分半 人参 干姜各五分 姜三片 枣二枚 薄荷七叶

乌药顺气散〔气滞〕 麻黄 陈皮 乌药各钱半 川芎 僵蚕 枳壳 桔梗各一钱 干姜五分 甘草三分 姜三 枣二

此方专治一切风疾，先服此疏通气道，然后进以风药，又治瘫痪及历节风。

定风饼子〔防再发〕 天麻 川乌 南星 半夏 僵蚕 川芎 茯苓 生甘草等分

姜汁丸，芡子大，作饼子，朱砂为衣，每一饼，细嚼，姜汤下。

此方亦能预防风疾。

滋润汤〔中脏〕 当归 生地 枳壳 厚朴 槟榔 大黄 麻仁 杏仁各一钱 羌活七分 酒焙红花三分

此方治风中脏，二便闭涩，先服此药，后以羌活愈风汤调理。

至宝丹〔又〕 犀角 朱砂 雄黄 西珀 玳瑁各一两 牛黄五钱 冰片 麝香各钱半 金箔五十片，半为衣 银箔三十片 安息香酒滤去沙土，净一两

熬膏和匀，一两作四十丸，每丸人参汤下，日二三服。安

息香性硬难化，仓卒难用，如欲急用，炼蜜丸亦可。

此方兼治卒中，急风不语，不省人事。

加减排风汤〔又〕 天麻二钱 苍术一钱 防风 川芎 羌活 独活各八分 麻黄七分 白鲜皮 当归 白芍 白术 半夏 赤苓 黄芩 杏仁 甘草各四分 姜三片

加减续命汤〔中腑〕 防风钱半 防己 桂枝 杏仁 黄芩 人参 白芍 川芎 麻黄 甘草各一钱 附子五分 姜三 枣二

此小续命汤方也。凡风中腑，今人不分表里虚实，故张易老授东垣以六经加减之法。如太阳中风，无汗恶寒，麻黄续命主之，本方倍麻黄、防风、杏仁也。有汗恶风，桂枝续命主之，本方倍桂枝、白芍、杏仁也。阳明中风，无汗身热，不恶寒，白虎续命主之，本方倍桂枝、黄芩，加葛根一钱四分也。太阴中风，无汗身凉，附子续命主之，本方倍附子、甘草，加干姜七分也。少阴中风有汗无热，桂枝续命主之，本方倍桂枝、附子、甘草也。六经混淆，系之于少阳、厥阴，或肢节挛痛，或麻木不仁，羌活、连翘续命主之，本方一两，加羌活一钱、连翘钱半也。

省风汤〔去痰〕 防风 南星各二钱 半夏 黄芩 甘草各一钱 姜十片

此与导痰汤相合，煎服尤妙，可以散风、豁痰、降火。

此方专治卒中风不省，有热者。

续命煮散〔风虚〕 桂皮七分半 防风 独活 人参 当归 细辛 葛根 白芍 川芎 熟地 远志 半夏 甘草 荆芥穗各五分 姜三片

开关散〔开噤〕 南星末五分 冰片一字

研和，以中指蘸药末揩齿二三十度，其口自开，每用半钱至一字，端午日合尤佳。一法，以乌梅肉和南星、细辛末擦牙，口自开，便可下药。三阳之筋并络入颔颊，挟于口，诸阳为风寒所客，则筋急，故口噤不开。

巴豆熏法 〔又〕巴豆去壳，纸包捶油，去豆，以纸捻作条，送入鼻内，或加皂角末尤良，或烧烟熏鼻内亦可。

通关散 〔取嚏〕 细辛 皂角 薄荷 雄黄各一钱

为末，每少许，吹入鼻中，有嚏可治，无嚏不可治。一方南星、半夏、皂角等分为末，用如上法。

此方专治卒中风，口噤不省，气寒，用以吹鼻。

通顶散 〔又〕 石膏二钱 藜芦 川芎 细辛 人参 甘草各四分

共为末，每取一字吹鼻，即提起顶中发即苏，有嚏可治，无嚏不可治。

搐鼻通天散 〔又〕 川芎 细辛 藜芦 白芷 防风 皂角 薄荷等分

为末，用如上法。

皂角散 〔取吐〕 皂角 莱菔子等分

为末，每二钱，水煎，尽服即吐。

巴豆丸 〔又〕 巴豆二枚，去皮、膜 白矾如拇指大一块，为末

上二味，瓦上煅令豆焦赤为度，蜜丸，芡实大，每一丸，棉裹，放患人口中近喉处，良久，吐痰立愈。

此二方专治中风痰塞，吐之立愈，虽垂死者亦效。

熏法 黄芪防风汤，浓煎数斛，置于床下，令气如烟雾熏之，口噤自能渐开。

此方许胤宗治王太后中风法也。丹溪曰：中风脉沉口噤，非大补不可。若用有形汤药，缓不及事，熏以黄芪防风汤，使口鼻俱受之，此非智者通神之法不能也。盖人之口通乎地，鼻通乎天，口以养阴，鼻以养阳。天主清，故鼻不受有形而受无形。地主浊，故口受有形而兼受无形也。

杂病源流犀烛　卷十三

诸痹源流

白虎历节风

诸痹，风、寒、湿三气，犯其经络之阴而成病也。故经曰：病在阳曰风，病在阴曰痹。痹者，闭也。三气杂至，壅蔽经络，血气不行，不能随时祛散，故久而为痹，或遍身或四肢挛急而痛，或有不痛者，病久入深也。入于骨，则重而不举为骨痹；入于血，则凝而不流为脉痹；入于筋，则屈而不伸为筋痹；入于肉，则肌肉不仁为肉痹；入于皮，则寒在皮毛为皮痹。盖筋骨皮脉肉间，得邪则气缓，故虽痹而不痛。然痹之为病，每各以时遇。如冬气在骨，遇三气故成骨痹；春气在筋，遇三气故成筋痹；夏气在脉，遇三气故成脉痹；季夏气在肉，遇三气成肉痹；秋气在皮，遇三气故成皮痹。皆各以主时受之也。而筋骨皮肉脉又各有五脏之合，苟五者受而不去，则必内舍于合，而五脏之痹起。何言之？骨痹久，复感三气内舍于肾，则善胀，尻以代踵，脊以代头。盖胃气下行，而肾为胃关，肾既痹，则肾气不行，是阳明逆也，故善胀。肾为作强之官，痹则足挛而不能伸，故尻代踵，身偻而不能直，故脊代头也。筋痹久，复感三气，内舍于肝，则多饮溲数，夜卧易惊，上为引如怀。盖肝内热，脾不淫精于肝，故渴而多饮。肝热下乘膀胱，故溲数。

肝藏魂，肝痹则气血两衰，故魂不归而易惊。经络有气无血，故上下相引而血不得赴，若结于中而如怀也。脉痹久，复感三气，内舍于心，则脉不通，烦则心下鼓暴，上气，咽干善噫，厥气上而恐。盖心合脉而痹入之，故脉不通，不通则心气郁，故鼓暴。鼓暴则气逆而喘，故上气。心脉起心中，上挟胃挟咽，故咽干善噫。厥为阴气，心火衰而邪乘之，故神怯而恐也。肉痹久，复感三气，内舍于脾，则四肢怠惰，发咳呕汁，上为大塞。盖肢惰者肉痹之验，脾痹则本脏不足，不能散精，反上壅肺，故发咳。上焦不通，故呕汁，甚则否塞也。皮痹久，复感三气，内舍于肺，则烦满喘而呕。盖痹既入肺，则脏气闭而不通，本气不能升举。肺职行治节，痹则上焦不通，而胃气逆，故烦满喘而呕也。此五脏之痹，各以其证显者，脏证显，便不易治宜五痹汤各加本经药。以复感云者，既已成痹，又各以其主时，重受风、寒、湿之邪气，为病而深也。经又曰：淫气喘息痹聚肺，淫气忧思痹聚心，淫气溺涩痹聚肾，淫气乏竭痹聚肝，淫气饥饱痹聚脾，则不特三气入舍于其合而后成痹，即七情过用，亦能伤脏气而为病，以气淫，则燥能消阴故也。由五脏而推六腑，亦以饮食居处为病本，而后邪中其腧而内应之，是以循其腧，各舍于其腑也。即如肠痹，经言数饮而出不得，中气喘争，时发喘息者，以肠兼大小而言。二肠患痹，则下焦之气热郁不行，故饮虽多而水不得出。水不出则本末俱病，故与中气喘争，且清浊不分而飧泄也。又如胞痹，经言少腹膀胱，按之内痛，若沃以汤，涩于小便，上为清涕者，以胞者膀胱也，气闭故按之痛。水闭不行，故蓄热若沃汤，且溲涩。太阳之脉，从巅络脑，故上为清涕也肠痹宜五苓散加木通、桑皮、麦冬，胞痹宜肾沥汤。即经言二痹，凡六腑可推矣。经又言十二经筋之病，支转筋痛，皆曰痹，何也？以其经筋在外，其病不及经隧之荣气，故于脏腑无涉，惟三气得以病之，故按四季之痹，以见其所感之由。然手足三阴之筋，皆内结胸腹肓膜间，其为病自有异。

如足少阴筋主痫瘈及痉，足厥阴筋主阴器不用与不起不收，手少阴筋主舌卷，手太阴筋主息贲胁急吐血，手少阴筋主伏梁唾脓血，虽筋痹而动脏腑气矣总宜蠲痹汤。

总之，诸痹不已，益入内而伤脏气，然有六经应之而为有余不足者。经曰：厥阴有余病阴痹，不足病热痹，滑则病狐风疝，涩则病少腹积气滑与涩者，其脉之见于其部而知其有余不足也。盖厥阴位下焦，总诸筋，有余则木壅不升，邪郁阴分，故病阴痹。不足则虚而生热，故病热痹。若其脉见滑，是邪有余。狐风疝者，其疝如狐，而数变如风也。疝在前阴少腹间，当肝部，肝郁于此，即阴痹也。脉见涩，是气血虚滞，邪留则为积，即热痹也。经又曰：少阴有余病皮痹、瘾疹，不足病肺痹，滑则病肺风疝，涩则病积、溲血。盖少阴君火之气，有余则克金，肺合皮，故瘾疹。不足则不能温金，故肺痹。若脉见滑，心火不胜水邪，便郁而实于肺，风则肺动，疝则肺聚也。脉见涩，仍为心血不足，火收于内而入小肠包络，故积与溲血也。经又曰：太阴有余病肉痹、寒中，不足病脾痹。滑病脾风疝，涩病积，心腹时痛。盖脾主肉，邪有余则湿郁而不运，故为肉痹。中气湿，则阳明之火不能扬，故寒中。不足则脾自受而成痹，本气不行也。若脉见滑，水湿壅土，亦病在湿。脉见涩，积而不流，故中州满也。经又曰：阳明有余病脉痹，身时热，不足病心痹，滑病心风疝，涩病积，时善惊。盖阳明燥金之气，应脉燥，有余则伤血脉，故脉痹。燥侮阴，故肉痹。脉为心行血脉者也，肺不足心脉反窒，故心痹。若脉见滑，则风燥合邪，伤肺伤血，将心气抽掣而不得散，故成心风疝。脉见涩，则金敛不舒，脉为不行而积，善惊，木侮金也。经又曰：太阳有余病骨痹，身重；不足病肾痹。滑病肾风疝。涩病积、癫疾。盖肾气应太阳，太阳时气有余，则浸淫及骨而痹。水邪盛而作强之官弛，故身重。不足则本脏先受而痹，将足缓脉酸，精不坚固。若脉见滑，太阳之风寒合邪，而为肾风疝。涩则邪痹。太阳经脉，而有积癫疾者，阳气不通巅顶，故常风痛也。经又曰：少阳有余病筋痹、胁满。不足病肝痹。滑病肝风疝。涩病积，时筋急目痛。盖相火之气犯阴，则肝受之，若邪有余则火伤筋而痹。胁满，肝部在胁也。不足是肝木虚而痹，肝痹者，邪郁而血不荣筋之证也。若脉见滑，风热合邪，淫气聚筋，而寒热往来，抽掣相引，而为肝风疝。脉见涩，则血滞而积，筋急目痛，皆肝病也。以上皆六气犯阴、犯阳之痹证也。人身阴阳，天地之六气应，故六气亦有时而内淫。且因脏腑阴阳之有余不足，而外邪得以留之，此于气运之外，又有所留，为阴阳之痹也。脉滑为邪有余，故留滞为风疝，风谓其动，疝谓其聚也。涩为本气不足，故不能胜邪而成积，疝与积，概指其聚而积者，非特前阴少腹之病也。

虽然，《内经》之言痹，固可阐而明之矣，而仲景书又有所谓血痹者，曰尊荣人骨弱，肌肤盛重，因劳疲汗出，卧不时动摇，加被微风，遂得之，大抵此证原于质虚劳倦之故。盖以尊荣者，素安闲，故骨弱。素膏粱，故肌肤盛。一旦疲劳汗出，则气竭表虚，因而卧则神不敛，或时动摇而微风乘之。此时本气弱疲，劳又耗气，汗则阳气泄，卧则阳气伏，则外之阳气不能固闭，荣气又复动摇，风虽微而易入，故风与血相搏而成痹也。然风搏于中上二焦，寸口关上，脉必微涩。而邪之前锋，早及下焦，尺中必见小紧，得如此脉，而又身体不仁，如风痹状，故知为血痹证也宜黄芪桂枝五物汤。仲景书又有所谓胸痹者，其为症状不一，曰胸痹之病，喘息咳唾，胸背痛短气，寸口脉沉而迟，关上小紧数，此则胸痹实证的脉，凡患胸痹者皆然宜瓜蒌薤白白酒汤。至其症状，又有杂出者，曰胸痹以下凡言胸痹，皆具有喘息、咳唾、胸背痛、短气等状，而又及有他证，不得卧，胸背彻痛，则证兼支饮矣。盖不得卧，由于有饮，饮原不痛，饮由胸痹，故心痛彻背也宜瓜蒌薤白半夏汤。曰胸痹心中痞，留气结在胸，胸满，胁下逆抢心，乃上焦阳微，而客气动鬲，故有心痞胸满之象。其言留气，即客气，至胁下逆抢心，则不特上焦虚，而中焦亦虚，阴邪得以据之也宜枳实薤白桂枝汤、人参汤。曰胸痹胸中气塞，短气，夫胸既痹，而又言气塞、短气，是较喘息等，更觉幽闭不通，邪气之有余，实甚也宜茯苓杏仁甘草汤、橘枳生姜汤。曰胸痹缓急者，乃胸痹之邪，淫及于筋，故肢节之筋，有缓有急也宜薏苡附子散。曰心中痞，诸逆心悬痛，曰心痛彻背，背痛彻心，二节俱不贯胸痹字，是不必具有胸痹实证，而各自成病耳。盖阴邪凝结，心中乃痞，心中之痞，因初时气逆，迨至心痛如悬，则前因逆而邪痞心中者，后乃邪结心中而下反如空也宜桂枝生姜枳实汤。心与背本两处，中有空窍，乃正气所贮，以通上下者。今痛则相彻，是正气之虚，寒邪乘虚而相搏结也宜乌头赤石脂丸。然则仲景言血痹、胸痹二证，固均属阳虚之疾，不与他痹证相同，故于血痹谓宜针引阳气，于胸痹谓当全责阳虚也。此又于《内经》脏腑阴阳诸痹之外，所可详及者。

然而风、寒、湿三气之相胜，其为病亦在可枚举者。风胜为行痹，游行上下，随其虚处，风邪与正气相搏，聚于关节，筋弛脉缓，痛无定处，古名走注，今名流火，俗有鬼箭风之说，亦此类宜防风汤。而其所统之病，有湿伤肾，肾不生肝，肝风挟湿，走注四肢肩髃者宜苡仁散。有肢节肿痛，日夜无已时者宜没药散、虎骨丸，控涎丹亦可。寒胜为痛痹，四肢挛痛，关节浮肿，痛有定处，是名痛风，又名白虎历节风宜加减五积散。而其所统之病，有兼风者宜加减乌药顺气散。有兼湿而天阴即发，身体沉重者宜除湿捐痹汤，在上加桂枝、桔梗、威灵仙，在下加防己、木通、牛膝。有兼痰者宜豁痰汤。有兼火者宜四物汤多加酒柏、竹沥、姜汁。有兼湿热者宜二妙散。有兼血瘀者宜桃红饮子。有昼静夜发痛如虎咬，此正名白虎历节风。大约掣因多寒，肿因多湿，汗因多风，特以其原由症状之繁，另详条款于后。湿胜为着痹，病而不移，汗多，四肢缓弱，精神昏塞，皮肤不仁宜茯苓川芎汤。而其所统之证，不外麻木，另详麻木条中。大约风胜之脉必浮，寒胜之脉必涩，湿胜之脉必缓，三痹各有所胜，治药则以胜者为主，然亦不可举一废二，以三气本杂合成病也。三痹之外，更有热痹，由脏腑移热，复遇外邪，故身热，唇口反裂，皮肤色变也宜升麻汤。更有周痹，由犯三气遍及于身，故周身俱痛也宜蠲痹汤。更有支饮，夫支饮本痰饮中证，此则兼有痹病，故复详于此，仍列其名为支饮，其原由受三气兼挟痰涎宿饮，故手足麻痹，臂痛不举，多睡眩冒，忍尿不便，膝冷成痹也宜茯苓汤。以上三证皆痹之属，而痹证多兼麻木，盖麻犹痹也，虽不知痛痒，尚觉气微流行，非若木之痛痒不知，即气亦不流行者，而麻木原委，另详本篇。痹又与风与痿相类，《灵枢》曰：病在阳曰风，病在阴曰痹，阴阳俱病曰风痹。阳者，表与上。阴者，里与下也。总之，痹本气闭不通，或痛或痒，或顽麻，或手足缓弱，与痿病相似。但痿因血虚火盛，肺焦而成。痹因风、寒、湿气侵入而成也。痹又为中风之一，然虽一例，而受病各异，痹兼三气，因阴受之。中风则阳受之也。学医者能神而明之，类而推之，切而治之，可以司人之命矣。

【脉法】《脉经》曰：脉涩而紧为痹痛。《脉诀》曰：风寒湿气合而为痹，浮涩而紧，三脉乃备。《玉机》曰：脉大而涩为痹，脉来急亦为痹也。

【诸痹原由证治】《内经》曰：汗出而风吹之，血凝于肤者则为痹。又曰：风之为病，当半身不遂，或但臂不遂者，此为痹。又曰：虚邪中人，留而不去，则为痹。卫气不行，则为不仁。又曰：痹病痛者寒气多，有寒故痛也。不痛不仁者，病久入深，荣卫之行涩，经络时疏，故不痛。皮肤不荣，故不仁。其或寒者，阳气少，阴气多，与病相益，故寒也。其或热者，阴气少，阳气多，病气胜阳乘阴，故为痹热，其多汗而濡者，此其逢湿盛也。阳气少，阴气多，两气相感，故汗出而濡也。《类聚》曰：不仁者何以明之？仁者，柔也。不仁，谓不柔和也。痛痒不知，寒热不知，灸刺不知，是谓不仁也。《入门》曰：痹之初起，骤用参芪归地，则气郁滞而邪不散，只以行湿流气药主之。《玉机》曰：三气袭入经络，久而不已，则入五脏，或入六腑，随其脏腑之俞、合，以施针灸，仍服逐三气发散等药，自愈。又曰：痹证因虚而感，三邪既着体不去，则须制对证之药，日夜饮之，虽留连不去，能守病禁，不令入脏，亦可扶持也。《入门》曰：痹病虽守禁忌，凡味酸伤筋则缓，味咸伤骨则痿，令人发热，变为痛痹、麻木等证。慎疾者，须戒鱼腥面酱酒醋。肉属阳大能助火，亦宜量吃，痛风诸痹皆然。鳌按：痹证有手足缓弱者，有筋挛不伸者，有偏枯不遂者，有肌肉不仁者，其形证往往与风痿相似，而后世医治之法，亦往往与风痿相混，此千古之大误也。总之，风则阳受，痹则阴受，此二语实为风痹病之炯鉴，益可见治法不当混施。且痹病多重痛沉着，一时未易得去，其不可轻视也明矣。

白虎历节风　痛痹之一证也。以其痛循历遍身百节，故曰历节。以其痛甚如虎咬，故曰白虎历节。其原皆由风、寒、湿入于经络，致气血凝滞，津液稽留，久而怫郁、坚牢，荣卫之气阻碍难行，正邪交战，故作痛不止也。而所以致三气作患之故，则或饮酒当风，或汗出入水，或坐卧湿地，或行立寒冰，或体虚肤空，掩护不谨，而此三气，乃与血气相搏，遍历关节，遂成此证。日久不治令人骨节蹉跌，固未可轻视也。试言其症状，必短气，自汗，头眩欲吐，手指挛曲，身瘣瘰其肿如脱，渐至摧落，其痛如掣，不得屈伸，须当大作汤丸，不可拘以寻常之剂。然其方药又必各因病之原由轻重。如由血虚、血热、血瘀，则必调血行血宜趁痛散。或由风湿相搏，肢节肿痛，不可屈伸，则必疏风理湿宜大羌活汤。或由风湿麻痹，走注疼痛，为偏枯，为暴喑，则必散郁开结宜防风天麻丸。或由风湿与痰与死血，致走注刺痛，其痛处或肿或红，则必宣邪通气宜疏风活血汤。或由血虚阴火而痛，及腰以下湿热注痛，则必养阴清热宜潜行散。或由风冷侵入气血，气滞血凝，周身麻痛，则必祛寒散邪宜五灵丸。或由风毒攻注皮肤骨髓之间，痛无定所，午静夜剧，筋脉拘挛，屈伸不得，则必解结疏坚宜定痛散。或由痰注百节，痛无一定，久乃变成风毒，沦骨入髓，反致不移其处，则必搜邪去毒宜虎骨散、加减虎骨散。或由风气游行，痛无常处，如虫行遍体，日静夜剧，则必宣风利气宜麝香元。或由火甚而肢节痛，湿甚而肌肉肿，并受风寒而发动于经络之中，湿热流注于节腠之际，则必排解内外宜灵仙除痛饮。或由湿痰流注，痛及肩背，则必豁痰开结宜半夏苓术汤。其余三气所伤，或犹轻浅，总必以疏风、驱寒、除湿为主宜龙虎丹、活络丹、捉虎丹、乳香定痛丸。盖以其痛如掣者为寒多，其肿如脱者为湿多，其肢节间或黄汗出者为风多，而三气之为患，固变幻若斯之甚也。

【历节风原由证治】 丹溪曰：此证大率因血受热，已自沸腾，其后或涉水，或坐湿，或当风，热血得寒，瘀浊凝涩，所以作痛，夜则痛甚，行于阴也，治宜辛温疏散，开发腠理，血行气和，其病自安。又曰：治痛风大法，苍术、南星、川芎、白芷、当归、酒芩，在上加羌活、威灵仙、桂枝、桔梗，在下加牛膝、防己、黄柏、木通。又曰：薄桂能横行手臂，领南星、苍术等至痛处。《医鉴》曰：白虎历节，亦是风、寒、湿三气乘之也。东垣曰：痛风多属血虚，血虚然后寒热得以侵之，多用芎、归，佐以桃仁、红花、薄桂、威灵仙，或用趁痛散。《纲目》曰：丹溪治法，主血热、血虚、血瘀，或挟痰，皆不离四物汤、潜行散、黄柏、牛膝、生甘草、桃仁、陈皮、苍术、姜汁，随证加减，可谓发前人所未发也。

治诸痹方三十

五痹汤 〔总治〕 人参　茯苓　当归　白芍　川芎　白术　细辛　甘草　五味子　姜

如肝、心、肾三痹，当倍用川芎。

此方专治风寒湿气，客留肌体，手足缓弱，麻痹。

五苓散〔肠痹〕白术　茯苓　肉桂　猪苓　泽泻

肾沥汤〔胞痹〕麦冬　犀角　杜仲　桔梗　赤芍　木通　桑皮　桑螵蛸　五加皮　羊肾

蠲痹汤〔周痹〕当归　赤芍　黄芪　防风　姜黄　羌活各钱半　甘草五分　姜五片　枣二枚

此方专治手冷痹。一云冷痹者，身寒不热，腰脚沉重，即寒痹之甚者。

黄芪桂枝五物汤〔血痹〕黄芪　桂枝　白芍各三钱　姜六　枣二

日三服。一方加人参。

瓜蒌薤白白酒汤〔胸痹〕瓜蒌一枚，捣　薤白半升　白酒七升

三味煎取二升，分温再服。

瓜蒌薤白半夏汤〔又〕瓜蒌一枚，捣　薤白三两　半夏半升　白酒一斗

煎取四升，温取一升，日三服。

枳实薤白桂枝汤〔又〕枳实二两　薤白半斤　桂枝一两　厚朴四两　瓜蒌一枚，捣

水五升，煎取二升。

人参汤〔又〕人参　甘草　干姜　白术各三两

水八升，煎三升，温服一升，日三服。

茯苓杏仁甘草汤〔又〕茯苓三两　杏仁五十个　甘草一两

水一斗，煎五升，温服一升，日三服，不差更服。

橘枳生姜汤〔又〕橘皮一斤　枳实三两　生姜半斤

水五升，煎二升，分温再服。

薏苡附子汤〔又〕苡仁十五两　附子十枚，炮

杵为散，服方寸匕，日三服。

桂枝生姜枳实汤〔又〕桂枝　生姜各三两　枳实五两

水六升，煎三升，分温三服。

赤石脂丸 〔又〕 乌头一分 蜀椒二分 附子一分 干姜一分 赤石脂二分

防风汤 〔行痹〕 防风钱半 当归 赤苓 独活 杏仁 桂心 甘草各一钱 麻黄五分 黄芩 秦艽 葛根各三分 姜五 枣二

此方专治行痹，走注无定。

苡仁散 〔走注〕 苡仁 川芎 当归 干姜 肉桂 川乌 羌活 独活 麻黄 防风 白术 甘草

没药散 〔肢节痛〕 没药 虎骨等分

每末三钱，酒下。

此方兼治走注痛。

虎骨丸 〔又〕 虎骨 五灵脂 白胶 僵蚕 威灵仙各一两 乌头两半

酒糊丸。

控涎丹 〔又〕

加减五积散 〔痛痹〕 茯苓 白芷 半夏 川芎 当归 陈皮 干姜 甘草 白芍 苍术 桔梗 桂枝 麻黄 厚朴

加减乌药顺气丸 〔因风〕 乌药 麻黄 陈皮各二钱 僵蚕五分 川芎 枳壳 白芷 甘草 桔梗各五钱 姜 枣

除湿捐痹汤 〔因湿〕 苍术二钱 白术 茯苓 羌活 泽泻各钱半 陈皮一钱 甘草五分 姜汁 竹沥各三匙

豁痰汤 〔因痰〕 柴胡 半夏各四两 黄芩二两半 人参 甘草 紫苏 陈皮 南星 厚朴各二两 薄荷两半 羌活一两 枳壳二两

竹沥、姜汁丸。

四物汤 〔因火〕 川芎 当归 白芍 生地

二妙散 〔湿热〕 酒黄柏 制苍术等分

桃红饮子 〔瘀血〕 桃仁 红花 川芎 当归 威灵仙

加麝少许，水煎。

茯苓川芎汤〔着痹〕 赤苓 桑皮各钱半 川芎 防风 麻黄 赤芍 当归各一钱 陈皮 甘草各五分 枣二枚

此方兼治麻木不仁。

升麻汤〔热痹〕 升麻 茯苓 人参 防风 羌活 官桂 犀角 羚羊角

加竹沥。

当归汤〔血痹〕 当归 赤苓 赤芍 独活 防风 黄芩 秦艽 甘草 肉桂 姜

茯苓汤〔支饮〕 半夏 赤苓 橘皮 枳壳 桔梗 甘草 姜

治白虎历节风方十六

趁痛散〔历节风〕 桃仁 红花 当归 地龙 五灵脂 酒牛膝 酒羌活 便香附 甘草各二钱 乳香 没药各一钱

每末二钱，酒下。

此方治风痹之由血虚血瘀者。

大羌活汤〔又〕 羌活 升麻各钱半 独活一钱 威灵仙 苍术 防己 白术 当归 泽泻 赤苓 甘草各七分

防风天麻丸〔又〕 滑石二两 防风 天麻 川芎 羌活 白芷 草乌 白附子 荆芥穗 当归 甘草各五钱

蜜丸，弹子大，每服半丸或一丸，热酒化下，觉药力运行，微麻为度。此开郁散结，宣风通气之妙剂也。或为末，蜜酒调下一钱亦可。

疏风活血汤〔又〕 当归 川芎 威灵仙 白芷 防己 黄柏 南星 苍术 羌活 桂枝各一钱 红花三分 姜五片

潜行散〔又〕 黄柏木酒浸，焙干为末，每一钱，姜汁和酒调服。

此药必兼用四物汤间服之，尤妙。

五灵丸 〔又〕 五灵脂二两 川乌两半 没药一两 乳香五钱

水丸，弹子大，每丸，姜汤和酒下。

定痛散 〔又〕 苍耳子 骨碎补 自然铜 血竭 白附子 赤芍 当归 白芷 肉桂 没药 防风 牛膝各七钱半 虎胫骨 龟板各五钱 天麻 五加皮 羌活 槟榔各二钱半

每末一钱，温酒下。

虎骨散 〔又〕 虎骨二两 白花蛇 天麻 防风 牛膝 僵蚕 酒当归 乳香 肉桂各一两 炙甘草 全蝎各五钱 麝香一钱

每末二钱，温酒下，豆淋酒尤妙。一方加有自然铜、白附子、羌活、槟榔、川芎、白芷各一两，地龙、没药、雄黄各五钱，服法亦同。

加减虎骨散 〔又〕 虎胫骨三两 没药五钱

每末二钱，温酒下。

麝香元 〔又〕 川乌大者二个 全蝎二十一个 生地龙五钱 生黑豆二钱半 麝香一字

糯米糊丸，绿豆大，空心，酒下七丸或九丸，出汗便瘥。

灵仙除痛饮 〔又〕 麻黄 赤芍各一钱 防风 荆芥 羌活 独活 酒芩 白芷 苍术 威灵仙 枳实 桔梗 川芎 葛根各五分 归梢 升麻 甘草各三分

一名麻黄芍药汤。

半夏芩术汤 〔又〕 苍术二钱 白术钱半 半夏 南星 酒黄芩 香附各一钱 陈皮 赤苓各五分 威灵仙三分 甘草二分 姜三片

一方有羌活。

龙虎丹 〔又〕 草乌 苍术 白芷各一两，用童便、姜汁、葱汁拌蒸 乳香 没药各三钱 当归 牛膝各五钱

酒糊丸，弹子大，每一丸，酒化下。

活络丹 〔又〕 川乌 草乌 南星 地龙各一两 乳香 没

药各二钱二分

酒糊丸，空心，酒下二三十丸。

捉虎丹〔又〕 五灵脂 白胶 草乌黑豆同煮，去豆 木鳖子 地龙各两半 没药 乳香 当归各七钱半 麝香 京墨煅，各二钱半

糯米糊丸，芡实大，每一丸，空心，酒化下。一名一粒金丹。

此方专治一切痛风走注，瘫痪，麻木，白虎历节，痛不可忍。兼治寒湿脚气，走注疼痛，服此药一丸，赶到脚面，赤肿下散，再服一丸，赶至脚心中出黑汗，乃除根。

乳香定痛丸〔又〕 苍术二两 川乌 当归 川芎各一两 丁香五钱 乳香 没药各三钱

枣肉丸，梧子大，酒吞下五六十丸。

麻木源流

麻木，风虚病亦兼寒湿痰血病也。麻，非痒非痛，肌肉之内，如千万小虫乱行，或遍身淫淫如虫行有声之状，按之不止，搔之愈甚，有如麻之状。木，不痒不痛，自己肌肉如人肌肉，按之不知，掐之不觉，有如木之厚。麻木皆有久暂，暂时虽因气血不足，未足为病，若用重剂，反损真元，惟经年累月，无一日不麻，必内气甚虚，风痰凑之之故。夫痰本不能作麻，为风所吹，如波浪沸腾而起，阴阳失运行之柄，安得不麻？仲景曰：身如虫行，汗多亡阳也。则知气虚是本，风痰是标，当先以生姜为向导，枳壳开气，半夏逐痰，防风、羌活散风，木通、牙皂通经络，僵蚕为治虫行之圣药。在手臂用桑条，在股足加牛膝，待病减，用补中益气汤，多加参芪。若经年累月，无一日不木，乃死血凝滞于内，而外挟风寒，阳气虚败，不能运动，先用桂、附为向导，乌药、木香行气，当归、阿胶、桃仁、红花活血，木通、牙皂、穿山甲通经络，待病减，用八珍汤大补

气血，无不验。此治麻木之大法也。而其变现于一身上下之间者，正非一端可尽，今条举之。有浑身麻木者宜八仙汤、五积散。有浑身麻木兼目缩，或昏或热者宜神效黄芪汤。有皮肤麻木者，是肺气不行也宜芍药补气汤。有暑天手麻木，是热伤元气也宜人参益气汤。有左腿麻木沉重者宜除湿补气汤。有体倦麻木，食汗善饥，舌强声哑声重者宜清阳补气汤。有四肢肿，肌肉麻者宜续断丸。有痹病甚而麻木不知者宜黄芪酒。有十指面目皆麻者宜补中益气汤。有十指尖着指甲肉麻者宜沈氏桑尖汤。有口舌麻木，吐痰涎或身麻有痰者宜止麻消痰饮。有因瘀血麻木者宜四物汤加桃仁、甘草、红花。有身麻木生疙瘩者宜散滞汤。有因气麻木者宜开结舒筋汤。有合目则麻，开目则不麻，四肢痿厥，目昏头眩者宜冲和补气汤。有湿痰死血相并作麻木者宜双合汤。有自头麻至心窝而死，或自足心麻至膝盖而死者宜麻骨方。有妇人七情六郁气滞经络，手足麻痹者宜开结舒筋汤。种种形证，既各不同，而治之之法，总须以补助气血为培本之要，不可专用消散，切记切记。至人有大指、次指麻木不仁者，三年内须防中风，宜一切预防，常服十全大补汤，加羌活、秦艽。若如古法服愈风汤、天麻丸等，开其玄府，漏其真液，适以招风取中耳，预防云乎哉。

【脉法】《正传》曰：脉浮而濡属气虚，关前得之，麻在上体；关后得之，麻在下体。又曰：脉浮而缓属湿，为麻痹；脉紧而浮属寒，为痛痹；脉涩而芤属死血，为木，不知痛痒。

【麻木原由证治】《灵枢》曰：卫气不行，则为麻且木。东垣曰：久坐而起，亦有麻木，知其气不行也。当补其肺中之气，则麻木自去矣。《正传》曰：河间云，着痹者，留着不去，四肢麻木拘挛也。《内经》曰：病久入深，荣卫之气涩，经络时疏，故不痛。皮肤不荣，故为不仁。夫所谓不仁者，或周身或四肢唧唧然麻木，不知痛痒，如绳扎缚初解之状，古方名为麻痹者是也。丹溪曰：麻是气虚，木是湿痰死血，然则曰麻、曰木，以不仁中而分为二也。《纲目》曰：如肌肉麻，必待泻荣气而愈。《医鉴》曰：手十指麻，是胃中有湿痰死血，痰用二陈汤加二术、桃仁、红花，少加附子行经，血用四物汤加二术、陈皮、茯苓、羌活、苏木、红花。《入门》曰：麻，气虚也。木，湿痰死血也。盖麻犹之痹，虽不知痛痒，尚觉气微流行，在手多兼风湿，在足多兼寒湿，木则非惟不知痛痒，气亦不觉流行也。缪仲淳曰：手足冷麻，风冷气血闭。手足身体疼痛冷麻者，宜用五灵脂二两，没药一两，乳香五钱，川乌头两半，炮去皮，为末水丸，弹子大，每以生姜温酒磨服一丸。如腹皮麻痹不仁，多煮葱白食之，即自愈。如风淫湿痹，手足麻木不举，筋节挛疼者，先与通关，次以全蝎七个瓦炒，入麝香一字研匀，酒三盏，空心调服，如觉已透则止，未透再服。如病未尽除，此后专以婆蒿根酒煎二日服。如面上麻木，牛皮胶化和桂末，厚涂一二分自愈。如年久麻痹，或历节走气疼痛不仁者，不拘男女，用草乌头半斤，去皮为末，以袋盛豆腐半袋，入乌末在内，再将豆腐填满压干，煮一夜，其药即坚如石，取出晒干为末，每服五分，冷风湿气姜汤下，麻木不仁葱白汤下。

【导引法】《保生秘要》曰：将左足搭右膝上，以右手扳左脚尖，左手托脚跟扳向右，头即转左，右亦如之，兼法运动，气脉自朝。

【运功】《保生秘要》曰：气血两虚之证，起于归元，会意运法，渐行患处，多旋百回，以还原位，行住坐卧，得闲皆可运用。或时以指甲捻麻处，捻之觉疼，使血来朝之意。

治麻木方十九

补中益气汤 〔治麻〕 黄芪　人参　陈皮　甘草　白术　归身　柴胡　升麻

八珍汤 〔治木〕 人参　茯苓　白术　甘草　川芎　当归　白芍　地黄

八仙汤 〔身麻木〕 人参　茯苓　白术　甘草　川芎　当

归身　白芍　地黄　羌活　半夏　陈皮　秦艽　牛膝　柴胡　桂枝　防风

五积散〔又〕白芷　茯苓　当归　半夏　川芎　炙草　肉桂　白芍　枳壳　麻黄　陈皮　桔梗　厚朴　干姜　苍术　姜　葱白

挟气加吴萸。

神效黄芪汤〔昏热〕人参　黄芪　白芍　炙草　陈皮　蔓荆子

六服可效。溲涩加泽泻。大热加丹皮，或多加黄芪。甚者加木通、白芍，目缩者去白芍。

芍药补气汤〔皮肤〕黄芪　白芍　陈皮　炙甘草

人参益气汤〔暑天〕黄芪二钱　人参　生草各钱半　白芍七分　柴胡六分　升麻　炙草各五分　五味子三十粒

空腹服，于麻木处频按摩屈伸之。午前又一服，药料稍轻亦可。

第二日：黄芪四钱，红花三分半，陈皮五分，泽泻二分半，亦是日二服。

第三日：黄芪三钱，黄柏六分，陈皮一钱半，升麻一钱，泽泻钱二分，白芍二钱二分，生草二分，炙草五分，五味子三十五粒，亦是日二服。

除湿补气汤〔左腿〕黄芪二钱　青皮一钱　炙草钱半　五味子三十五粒　升麻钱半　当归　柴胡　泽泻各五分　红花六分　陈皮二分半

清阳补气汤〔体倦〕苍术一钱　甘草　当归　藁本　知母各五分　升麻钱半　柴胡　黄柏　黄芪各八分　五味子四分　陈皮六分

续断丸〔肌肉〕川断　当归　防风　附子　萆薢　天麻各五钱　乳香　没药各一钱　白芍二钱

蜜丸，酒下。

黄芪酒〔痹甚〕 黄芪　防风　细辛　独活　川芎　牛膝各两半　附子　川椒　炙草各一两　川乌　山萸　秦艽　葛根各七钱

浸酒，日、午、夜服三次，虚加肉苁蓉，下利加女萎，多忘加石斛、菖蒲。

沈氏桑尖汤〔指尖〕 嫩桑枝尖五钱　汉防己三钱　归身酒炒，二钱　黄芪　茯苓各钱半　威灵仙　秦艽各一钱　川芎　升麻各五分

此金鳌自制方也，用之屡效。加人参亦可。

止麻消痰饮〔口舌〕 黄连　黄芩　茯苓　半夏　桔梗　枳壳　陈皮　天麻　南星　细辛　甘草　瓜蒌仁

血虚加当归，气虚加人参。

四物汤〔痰血〕 川芎　当归　白芍　地黄

散滞汤〔疙瘩〕 防风　荆芥各四分　羌活　独活　归身　生地　苍术　连翘　槟榔　元参　牛蒡子　忍冬藤　升麻　防己各五分　木瓜六分　木香三分　黄连四分　乌药　牛膝各七分　茯苓　白蒺藜各八分　赤芍　陈皮　萆薢各一钱　半夏二钱

加姜二，葱白二，温服取汗。初服加麻黄一钱，二三服加当归一钱，四服加酒大黄钱半，五服即愈。

开结舒筋汤〔因气〕 紫苏　陈皮　香附　乌药　川芎　羌活　苍术　南星　半夏　当归各八分　桂枝　甘草各四分

冲和补气汤〔合目麻〕 黄芪二钱　苍术　陈皮各钱半　人参　白术　白芍　猪苓　泽泻各一钱　羌活七分　升麻　甘草各五分　当归　独活　黄柏各三分　柴胡　神曲　木香　麻黄　草豆蔻　黄连各二分

上锉，分作二帖，水煎服。

双合汤〔痰血并〕 当归　川芎　白芍　生地　白芥子　茯苓　半夏　陈皮各一钱　桃仁八分　酒红花　甘草各三分

入竹沥、姜汁。

麻骨方 〔头足麻〕 人粪烧灰，豆腐浆调服即止。又方，用楝子烧灰为末，每三五钱，酒调下。

破伤风源流

痉痓

破伤风，外因病也。其原有四：一由卒暴伤损肌肤，风邪相袭而发。一由诸疮汤洗艾灸火毒之气，内逼妄行而发。一由疮口不合，贴膏留孔，风气相袭而发。一由热郁，遍身白痂，疮口闭塞，气难通泄，传播经络而发。此四因发时，寒热间甚，或口噤目斜，身体强直，角弓反张，不急治，必死。然四因之发，虽皆由风邪外袭，要必其血衰，不能荣养乎筋，然后邪得袭之，故《三因方》以为伤寒汗下过多，与夫病疮人及产后，多致斯病，良有然也。而古人于痉痓，通称为破伤风。窃按痉者，筋劲强直而不柔和。痓者，口噤角弓反张，破伤风证。有至筋劲强直角弓反张者，非痉痓之止于破伤风。盖痉痓多是气血两虚，风痰壅盛而成，或伤寒杂病，汗、吐后感风亦成，大发湿家汗亦成，产后去血多亦成，惟跌磕打伤，疮口未合，贯风而成者，乃为真破伤风。《三因》言伤寒产后云云者，以痉痓之状，与破伤风证相似而言之，即古人通称痉痓为破伤风之故，非真破伤风一证也。特汗后、产后之痉痓，有专由血液少而成者，亦有血液既少，复中风邪而成者，以其复中风邪，故亦云破伤风也。但血液内虚，复中乎风，因成痉痓。而所中有不止于风者，如中乎寒，则筋患紧缩；中乎热，则筋患弛张；中乎湿，则筋患弛缓；中乎风，则筋患弦急也。惟所中不止于风，故风能散气，必有汗而不恶寒者，亦寒能涩血，必无汗而又恶寒也。热能消气，必为瘈疭也。湿能溢血，必为缓弱也。经所谓大筋软短，小筋弛长者，非是之谓乎。兹特条列其证治：凡破伤风有口噤身强直者宜玉真散。有发热红肿风邪，欲传经络而未深入者宜水调膏。有腰脊反张，四肢僵直，牙噤口㖞，遍身冷，不知人者宜全蝎散、大蜈蚣散。有风邪入里，发搐，目直视，二便秘结，当下者宜左龙汤、羌麻汤。有痰涎极盛者宜乌蛇散。有手足掉战不已者宜朱砂指甲散。有血凝昏闷者宜乌鸦散。有不论新久诸疮，传变而为破伤风者宜急风散。有发汗过多，变成破伤风者宜防风当归散。有亡血过多，变成破伤风者宜当归地黄汤。当各随其证以施治。虽然，有要法焉，不可不急讲也。盖破伤风之发痉痓，当先识为何经受病。如身热足寒，项强，头摇口噤，背反张而搐者，太阳也，无汗则急汗之宜防风汤、羌活防风汤、小续命汤；若本有汗或过多，宜止之宜白术汤、白术防风汤。如头低视下，手足牵引，肘膝相摇而身前搐者，阳明也，急下之宜左龙丸、小芎黄汤、大芎黄汤。如或左右一目视，或左右一手一足搐搦者，少阳也，急和之宜羌麻汤、防风通圣散。河间、海藏辈，皆本此以为治，故无不中病。不及三阴者，以病既入阴，而现有胀满自利，咽干口燥，舌卷卵缩等象，俱不能生，故古人不立方治，而今亦不多赘也。嗟乎！汗、下、和，治伤寒法也，即可移以治破伤风，讵不贵人之灵明哉！

【脉法】《正传》曰：破伤风脉，浮而无力，太阳也。长而有力，阳明也。浮而弦小，少阳也。

【破伤风原由证治】《纲目》曰：破伤风者，诸疮久不合口，因热甚郁结，而荣卫不得宣通，怫热因之遍体，故多白痂。是时疮口闭塞，气难宣通，故热甚而生风也。又曰：疮口平无汁者，中风也，边自出黄水者，中水也，并欲作痓，须急治之。又痛不在疮处者，风伤经络，亦死证也。初觉疮肿起白痂，身寒热急，用玉真散贴之。伤在头面，急用水调膏和雄黄敷疮上，肿渐消为度。若腰脊反张，四肢强直，牙噤，通身冷，不知人，急用蜈蚣细末擦牙，吐出涎沫立苏。河间曰：背后搐者，太阳也。身前搐者，阳明也。两旁搐者，少阳也。太阳宜汗，阳明宜下，少阳宜和，若明此三法，而不中病者，未之有也。又曰：破伤风在表，宜以辛热发散之，防风汤、羌活防风汤、九味羌活汤。在半表半里，宜以辛凉和解之，羌活汤、防风通圣散。在里则以寒药下之，小芎黄汤、大芎黄汤。又曰：破伤风虽宜发汗，若自汗多，则宜用白术汤、白术防风汤。《入门》曰：破伤风多死，宜用防风、全蝎之类，全蝎散最妙。丹溪曰：大凡破伤风在头面，则白芷为君，防风头佐之。在身体及四肢，则以防风为君，随身梢用。在下部以独活佐之。《医鉴》曰：诸疮欲变痓，宜急风散；发汗多成痓，宜防风当归散；亡血多成痓，宜当归地黄汤。《回春》曰：破伤风，宜早治，若入脏则难治。有四死证：一头面青黑色，二额上有汗珠不流，三眼小目瞪，四身汗如油。缪仲淳曰：凡闪脱折骨诸疮，慎不可当风用扇，中风则发痓，口噤项急，杀人，急用苏木为末三钱，酒服立效，名独圣散。或用生蟾二两半，切剁如泥，入花椒一两，同酒炒熟，再入酒二盏半，热服之，少顷，通身汗出，神效。或用威灵仙半两、独头蒜一个、香油一钱，同捣烂，热酒冲服，汗出即愈。其或打扑金刃伤，及破伤风伤湿发病，强直如痫状者，用南星、防风等分为末，水调敷，疮上出水为妙，仍以温酒调服一钱。已死心尚温者，热童便调灌三钱，名夺命散，即玉真散。斗殴内伤坠压者，酒和童便，连灌三服即苏，亦可煎服。其或破伤风有表证未解者，用江鳔五钱炒焦，蜈蚣一对炙，研为末，以防风、川芎、羌活、独活等分煎汤，调服一钱。其或破伤风病，传入里者，用左蟠龙即野鸽粪、江鳔、僵蚕各炒五分，雄黄一钱，蒸饼丸梧子大，每十五丸，酒下取效。其或破伤风湿如疟者，以黄蜡一块，热酒化开服，立效，与玉真散对用尤妙。

痓痉　风寒湿热俱有病也。痓者，筋劲强直而不柔和。痉者，口噤而角弓反张。二者虽各有症状，其原则由血气内虚，痰涎壅盛，其证则寒热交作，绝似伤寒，但脉沉迟弦细，摇头，露眼，噤口，手足搐搦，项强，背反张，如发痫，终日不醒为异。其因则缘伤寒杂病，汗下过多，或大发湿家、疮家汗，产家亡血太甚，故作痓。仲景以太阳病发热无汗，反恶寒为刚痓。太阳病发热汗出，不恶寒为柔痓。海藏据之，亦以无汗为刚痓，有汗为柔痓。河间因以刚痓无汗为风，性劲；柔痓有汗为湿，性缓。亦可见刚柔所由分矣。刚柔既分，治法亦异。故但搐搦，强直反张而为柔痓者，不必汗宜小续命汤去麻黄，有热，桂枝减半，冬去黄芩。若加胸满，脚挛急，卧不着席，齘齿而为刚痓者，急须下宜大承气汤。刚柔不分者，概与解散宜九味羌活汤，或小续命汤加生附子。其风痰发痓宜参归养荣汤，痰火发痓宜瓜蒌枳实汤，均与导痰。审乎此，而痉痓之病无难矣。夫痉痓病，凡伤寒杂证皆有之，不独破伤风湿也，特破伤风湿尤易发痉痓耳，故附于破伤风之后。

【脉法】 仲景曰：痓脉，按之紧如弦，直上下行。《三因》曰：痉痓脉皆伏沉弦紧。《入门》曰：凡痓脉如雨溅，散出指外者立死。《回春》曰：凡痓脉弦，或沉细些，汗后欲解，脉至如蛇，弦紧尚可，伏坚伤嗟。

【痓痫相似】 丹溪曰：痓与痫相似而不同，痫病身软时苏，痓病身强直反张，不时苏，甚有昏冒而遂亡者。又曰：痓痫相似，但痫病为虚，切不可作风治而纯用风药，须带补益，多是气虚有火兼痰，宜用参、芪、芎、归、竹沥之类。

【痉痓原由证治】《回春》曰：若眼牵嘴扯，手摇足战，伸缩者，是风痰痓，若身冷、手足冷，脉沉细，名为阴痓，俱宜参归养荣汤。身热喘嗽生痰，脉洪数名痰火痓，用瓜蒌枳实汤，不可全用风药散气。《入门》曰：痓病戴眼反折，瘈疭，汗出如珠，或反张离席一掌许，小儿离席二指许者，皆死。《直指》曰：太阳风痓之证，始则发热，腹鸣，喘息，脉浮，次则牙紧头摇，十指微摇，渐加项背强直，转侧不仁，甚者昏困失音，目暗直视，滑泄不禁，身腰反张，如此则十不救一。徐忠可曰：痓即痉，强直之谓也，痓病必有背项强直等的证，但治痓病，刚柔之辨，最为吃紧，故无汗为刚，有汗为柔，为辨证之要领。

夫发热无汗恶寒，本伤寒家证，若痉而项强背直者见之，乃卫阳与肾中真阳气本相通，今太阳经寒湿相搏，而气侵少阴，真阳不达，故反恶寒也，寒性劲切故曰刚，发热有汗不恶寒，本伤风而并阳明证，若痉而项强背直者见之，是太阳、阳明伤湿而兼风，非寒邪内侵之比也。风性温和故曰柔，非止项强，而身体则软，为柔痉也。仲景以葛根汤为刚痉主方，所以杜太阳项强，渐成阳明胸满之势也。以瓜蒌桂枝汤为柔痉主方，所以大润太阳经既耗之液，使经气流通，风邪解，湿气行，而筋不燥而痉愈也。以大承气汤为由表入里主方，又因痉病内入而胸满，太阳之邪仍不解，而口噤，角弓反张，而卧不着席，于是邪入内必热，阳热内攻，而脚挛、齿龂。盖太阳之邪并于阳明，阳明脉起于脚而络于齿也，故直攻其胃，使太阳、阳明之邪，一并而散，此下其热，非下其食也。又曰：诸痉项强，皆属于湿，乃仲景论痉前后，未尝重湿，即方药亦不专主湿，仅寒湿相得一语，略露机倪，其立三方，仍治风寒，或内驱热，可知痉证之说，非湿流关节之比，彼乃浸淫为病，燥湿为主，此则风寒为微湿所搏，故仍以治本为急也。曰：然则痉证之湿，从何来乎？不知痉之根原，由亡血阴虚，其筋易强，而痉之湿，乃即汗余之气，搏寒为病也，故产后血虚多汗则致之，太阳病汗太多则致之，风病原有汗，下之而并耗其内液则致之，疮家发汗则致之，此仲景明知有湿而不专治湿，谓风寒去而湿自行耳。

治破伤风方二十一

玉真散 〔强直〕 防风 南星等分

每末一钱，姜汁和酒调服，以渣敷疮口。口噤者，童便调下。南星为防风所制，服之不麻，可以开关定搐。一名定风散。

水调膏 〔邪传经络〕 杏仁泥 白面等分

新汲水调成膏，涂肿处，即消肿退热，神效。

全蝎散〔身冷〕 蝎梢七个为末，热酒服，日三次。凡患破伤风，非此不除。

大蜈蚣散〔又〕 大蜈蚣二条鱼鳔炒，左蟠龙即野鸽粪炒烟尽，各五钱，共为末，每取二钱，防风汤下。服此不解，觉转入里，当服左龙丸。一方蜈蚣一条，鱼鳔三钱，共为末，每取一钱，防风羌活汤调下。一方治口噤，身反张，不省人，蜈蚣一条，全蝎二个，炒为末，擦牙或吹鼻中，名小蜈蚣散。

左龙丸〔入里搐〕 左蟠龙　鱼鳔烧　僵蚕各五钱　天麻二钱　雄黄一钱　蜈蚣二条

共为末，分三帖，先将二帖饭丸，梧子大，朱砂为衣，次将一帖加巴霜五分饭丸，梧子大，每用朱砂丸子二十丸，加巴豆丸子一丸。第二服加二丸，酒下，至便利为度。只服朱砂丸，病愈即止，若搐痓不已，宜服羌麻汤。一名江鳔散。

羌麻汤〔半表里〕 羌活　麻黄　川芎　甘菊　蔓荆子　石膏　防风　前胡　黄芩　细辛　枳壳　茯苓　甘草各七分　白芷　薄荷各五分　姜三片

乌蛇散〔痰盛〕 乌蛇六钱　麻黄一两　川乌　白附子　附子　川芎　干姜　天麻各五钱　蝎梢二钱半

每末一钱，酒下，日三服。

朱砂指甲散〔手足战〕 朱砂　姜南星　独活各二钱　人手足爪甲六钱烧，存性

为末，分三帖酒下。

乌鸦散〔血凝〕 乌鸦翎烧灰，酒服一钱，服后饮酒一二杯，以助药力。

急风散〔传变〕 麝香一字　朱砂一两　生黑丑二钱半　草乌三两，半生半焙，存性，醋淬

每末五分，酒下。

防风当归散〔汗多〕 防风　当归　川芎　生地各钱半

当归地黄汤〔亡血〕 当归　地黄　白芍　川芎　防风

藁本　白芷各一钱　细辛五分

防风汤〔无汗〕防风　川芎　羌活　独活各钱二分半

水煎，调小蜈蚣散服之，大效。小蜈蚣散方，详在大蜈蚣散方后。

羌活防风汤〔又〕羌活　防风　川芎　白芍　当归　藁本　甘草各一钱　地榆　细辛各五分

小续命汤〔又〕防风钱半　防己　杏仁　肉桂　黄芩　白芍　人参　川芎　麻黄　甘草各一钱　附子五分　姜三　枣二

一方无防己、附子，有当归、石膏。

白术汤〔有汗〕白芍三钱　白术　葛根各二钱　升麻　黄芩各一钱　甘草三分

白术防风汤〔又〕防风四钱　白术　黄芪各二钱

小芎黄汤〔阳明〕川芎三钱　黄芩二钱　甘草五分

此方治破伤风入里，犹有表热，二三帖后，用大芎黄汤。

大芎黄汤〔又〕川芎二钱　大黄　羌活　黄芩各一钱

此方专治破伤风入里，大便秘，小便赤，自汗不止，以微利为度。

防风通圣散〔少阳〕滑石钱七分　甘草钱二分　石膏　黄芩　桔梗各七分　防风　川芎　当归　赤芍　大黄　麻黄　薄荷　连翘　芒硝各四分半　荆芥　白术　山栀各三分　姜五片

此方治风、热、燥三者之总剂也。宣明云：能治诸风热，中风不语，暴喑。或洗头风，破伤风，诸般风搐，小儿惊风、积热。或疮疹黑陷将死。或伤寒疫疠，不能辨明。或风热疮疖。或头生白角。或面鼻生紫赤风刺瘾疹，肺风疮。或大疯癞疾。或风火郁甚，为腹满涩痛，烦渴喘闷。或热极生风，为舌强口噤，筋惕肉瞤。或大小疮肿恶毒。或热结大小便不通，并解酒伤热毒。按此方治法甚广，姑即宣明之言附记于此，医者能神而明之，其所治并不止此也。

九味羌活汤〔和解〕羌活　防风各钱半　川芎　苍术　白

芷　黄芩　生地各钱二分　细辛　甘草各五分　姜三　枣二　葱白二

此解表神方也，能不犯三阳禁忌。《正传》曰：羌活治太阳肢节痛，乃拨乱反正之主；防风治一身尽痛，听将军命令而行；苍术雄壮上行之气，除湿气而下安太阴；甘草缓里急和诸药；川芎治厥阴头痛在脑；生地治少阴心热在内；黄芩治太阴肺热在胸；白芷治阳明头痛在额；细辛治少阴肾经头痛。故为解表散邪之妙方也。一名羌活冲和汤。

治痉痓方七

小续命汤〔治柔痓〕　防风钱半　防己　肉桂　杏仁　黄芩　白芍　人参　川芎　麻黄　甘草各一钱　附子五分　姜三　枣二

一方无防己、附子，有当归、石膏。

大承气汤〔刚痓〕　大黄　芒硝　厚朴　枳实

九味羌活汤〔刚柔不分〕　防风　羌活各钱半　苍术　川芎　黄芩　白芷　生地各钱二分　细辛　甘草各五分　姜二　枣二　葱白一

参归养荣汤〔风痰〕　人参　当归　川芎　白芍　熟地　白术　茯苓　陈皮各一钱　甘草五分　姜三　枣二

瓜蒌枳实汤〔痰火〕　瓜蒌仁　枳实　山栀子　川贝母　桔梗　黄芩　陈皮　茯苓　麦冬　人参　当归　苏子各八分　甘草三分　姜三片

煎，冲竹沥姜汁服。

瓜蒌桂枝汤〔柔痓〕　瓜蒌根　桂枝　炙甘草　白芍　生姜　大枣

葛根汤〔刚痓〕　葛根　麻黄　桂枝　炙草　白芍　姜　枣

杂病源流犀烛 卷十四

寒病源流

恶寒发热　痼冷　寒厥暴亡

经曰：诸病上下，所出水液，澄澈清冷，癥瘕㿗疝坚痞，腹满急痛，下利清白，食已不饥，吐利腥秽，屈伸不便，厥逆禁固，皆属于寒。经云然者，以足太阳寒水，乃肾与膀胱之气，肾阳既虚，则寒水之气益泛，而一值天地杀厉之气，则两相感召，而诸寒病生焉，是寒之为病，未有不由于阳虚者也。夫寒病莫大于伤寒，亦莫险于伤寒，以其为生死攸关也，余别著《伤寒论纲目》，故兹不赘及。外此则有感寒证，亦头疼，亦发热，亦恶寒，探其舌本，必从喉咙内干出于外，多兼烦躁，不烦躁即感寒之轻者，又或不头疼而发热，不发热而头疼，虽渴而不欲引饮，至夜或偶得寐，遇食不好亦不恶，居处虽若尪怯，而神气安静，凡若此者，皆属感寒之候，与伤寒不同，宜解表散寒宜桂枝、干姜、麻黄、柴胡、前胡、川芎、葱白、升麻、紫苏、葛根、羌活、独活、生姜、细辛、吴萸，随证选用，又宜沈氏葛朴汤。又有中寒证，身体强直，口噤不语，四肢战掉，卒然眩晕，身无汗者，此寒毒所中也，其脉必沉而细，或紧涩，或阴阳俱盛，其为证定当无汗，有汗反不治宜姜附汤、麻黄附子汤。或有眩晕口噤，昏迷肢冷，身不热，脉迟紧者宜附子理中汤。若肢冷，腹绞痛，唇青，宜用灸法宜以半夏、皂角、麝香各一分半，为末，填脐中，生姜切薄片贴之，放艾火于上灸之。又有杂中寒，或乘冷、多食生冷，致头疼身热，项背拘急，呕吐腹痛者，却不似真中寒之猛急宜五积散，若感寒脉浮，亦宜服之。有因色欲后受寒，手足冷，脐腹痛者宜健阳丹。有急阴病，腹痛，肢冷，甲青者宜太乙还元丹。要皆寒之为病也。

【脉法】《脉经》曰：紧脉为寒。又曰：弦紧为寒邪。《脉诀》曰：伤寒有五，脉非一端，阴阳俱盛，紧涩者寒，阳浮而滑，阴濡而弱，此名伤风，勿用寒药。阳濡而弱，阴小而急，此非风寒，乃湿温脉，阳脉浮滑，阴脉濡弱，或遇于风，变成风温。阳脉洪数，阴脉实大，更遇温热，变成温毒。阳脉濡弱，阴脉弦紧，更遇湿气，变为湿温。阴阳俱盛，重感于寒，变为温疟。同病异名，阴阳俱盛，病热之极，浮之而滑，沉之散涩。《回春》曰：中寒紧涩，阴阳俱盛，法当无汗，有汗伤命。《医鉴》曰：中寒之脉，虚而微细。

【寒病原由证治】 东垣曰：仲景论伤寒矣，未及乎中寒，前人治冒大寒而昏中者，用附子理中汤，其议药则得之。然曰伤曰中，未有议其异同者。夫伤寒有即病，有不即病，必大发热，病邪循经而行，以渐而深；中寒则仓卒感受，其病即发而暴，一身受邪，难分经络，无热可发，温补自解，此气太虚也，不急治则死。《得效》曰：寒温不节，将理失宜，乍暖脱衣，甚热饮冷，坐卧当风，居处暴露，冲冒霜雪，凌晨朝起，呼吸冷气，久晴暴暖，忽变阴寒，久雨积寒，致生阴湿，如此之候，皆为邪厉，侵伤肌肤，入于腠理，使人身体沉重，泪出气壅，胸膈凝滞，肢节酸疼，项背拘急，头目不清，鼻塞声重，饮食不入。凡此之证，若不便行解利，伏留经络，传变无已。此不过四时感寒，若传变，必至成伤寒矣。又曰：中寒则口噤，四肢强直，卒然晕倒。《局方》曰：寻常感冒，有表证宜羌活冲和汤、防风冲和汤、芎芷香苏散。寒毒入里吐利者，宜藿香正气散。挟食停痰，宜人参养胃汤。时令感冒，宜升麻葛根汤。又曰：大抵感冒，古人不敢轻发汗者，正由麻黄能开腠理，用或不得其宜，则导泄真气，因而致虚，变生他证。若人参养胃汤，乃和平之剂，止能温中解表而已，不致妄扰也。丹溪曰：杂病与伤寒相类者极多，凡有感冒轻证，不可便认为伤寒而妄治之，其或可者，盖亦因其不敢放肆，多用和解平和之药散之尔。《医鉴》曰：中寒者，寒邪直中三阴，卒然昏不省人，口噤，四肢强直，拘急疼痛，不急治，死在旦夕，先用热酒、姜汁各半盏灌服，次用回阳救急汤、附子理中汤、术附汤、回阳汤。又曰：中寒虽燥热烦渴，可煎附子理中汤浸水中冷服之，不可热服。又曰：凡感冒风寒，通谓之四时伤寒，宜冲和散、正气散、沃雪汤、十味芎苏散。《入门》曰：冷极唇青，厥逆无脉，阴囊缩者，急用葱熨法、吴茱萸熨法，并艾灸脐中气海、关元各三五十壮，而手足不温者死。

恶寒发热　阴阳二气相乘胜病也。成无已《明理论》云：寒邪为阴，热邪为阳，里分为阴，表分为阳，邪之客于表也，为寒邪与阳争则为寒矣，邪之入于里也，为热邪与阴争则为热矣。若邪在半表半里之间，外与阳争而为寒，内与阴争而为热，表里之不拘，内外之无定，由是寒热且往且来，日有至而三五发，甚者十数发也。若以阴阳二气相胜，阳不足则先寒后热，阴不足则先热后寒，此则杂病阴阳自相胜然也。无已之论良为精切，余窃思焉，恶寒发热二证，当分言之，而后合参之，何则？恶寒者，寒邪客于荣卫，故洒淅而然也。盖寒之所客，虽不见风，而亦恶寒，虽居暖室，无寒气相袭，亦不欲去衣被，故无他证，但觉恶寒，阴胜也宜理中汤。或呕或心下痞，而恶寒，中寒也宜五苓散。汗后恶寒，阳微也宜芍药附子甘草汤。下证悉具，而微恶寒，表未解也宜先用羌活冲和汤解表，后用承气汤攻里。下后渴而恶寒，阳邪内搏也宜白虎汤加荆、防。一身不恶寒，但背恶寒，表未解也宜葛根汤。腹满背恶寒，邪入里也宜小承气汤。汗后不解，反背恶寒，虚也宜芍药甘草附子汤。口中和，背恶寒，阴气盛也宜附子汤。口干燥，心烦，背微恶寒，阳气内陷也宜人参白虎汤。身无他证，但面恶寒，胃虚寒也宜升麻附子汤。身无他证，但足膝恶寒，下元衰也宜菟丝子丸。发热者，邪气之入，不能宣泄，故郁而为热也。其热有表有里，有阴有阳。如翕翕而热，表热也，是风寒客于皮肤，怫郁于中，表热而里不热也。无汗脉浮紧，宜发表宜参苏饮去人参。有汗脉浮缓，宜解肌宜柴葛解肌汤。蒸蒸而热，里热也，是阳邪入陷于阴中，里热而表不热也。脉沉实而渴者，宜下之宜大柴胡汤。若表里未罢，邪气传里，表里俱热，脉必弦数，宜和解宜小柴胡汤。如脉沉反发热，是未离于表也宜麻黄附子细辛汤。发热烦渴，小便赤，脉浮大，是为表里发见也宜五苓散。若阴阳俱虚，热不止，若汗下后复大热，脉躁乱，若下利热不止，皆死证。以上皆分言之者。又有发热恶寒，一齐俱作，属乎阳也宜羌活冲和汤。下后不渴，发热而渴，又恶寒，阴阳郁而未和也宜白虎汤。背恶寒而复潮热，阳邪实于胃中，且有燥屎也宜柴胡加桂汤。背恶寒，又潮热，腹满，胃中实热也宜小承气汤。发热恶寒，兼之头痛脊强，脉浮紧，邪入太阳，表证也宜麻黄杏仁饮。汗后七八日不解，表里俱热，时时恶风恶寒，大渴，舌干燥而烦，阴虚阳郁未散也宜人参白虎汤。以上皆可合参之者。然则恶寒发热见于杂病者，奚可混于伤寒也哉？

【恶寒发热原由证治】 经曰：人伤于寒，而传为热。何也？曰：夫寒盛则生热也。寒气外凝，阳气内郁，腠理坚致，六腑闭封，致则气不宣通，封则湿气内结，中外相搏，寒盛热生，故人伤于寒转而为热也，汗之而愈，则外凝内郁之理可知矣。斯乃杂病数日者也。《活人书》曰：恶寒者，不当风而自憎寒。恶风者，必当风而后憎寒。《本事方》曰：发热恶寒，近似伤寒者有五种：脉浮而紧，发热恶寒者，伤寒也。脉浮而数，发热恶寒，或有痛处，是欲作痈疽也。脉浮而涩，发热恶寒，或胸膈呕吐，此伤食也。脉浮而滑，发热恶寒，或头眩呕吐，是风痰也。脉浮而弦，发热恶寒，或欲思饮食，此欲作疟疾也。缪仲淳曰：凡肌热躁热，困渴引饮，目赤面红，昼夜不息，其脉洪大而虚，重按全无力，此血虚发热也，得于饥困劳役，像白虎证，但脉不长实为异耳。若误服白虎汤，即死，宜用归身酒洗二钱，黄芪蜜炙一两，日二服。又曰：脾劳发热者，有虫在脾中为病，令人好呕也。取东行茱萸根大者一尺，大椿子八升，橘皮二两，酒一斗，浸一宿，微火薄暖之，绞去渣，平旦空腹服一升，取虫下，或死或半烂，或下黄汁。凡作药时，切忌言语。又曰：肺热身如火燎，烦躁引饮，而昼盛者，气分热也，宜黄芩一两，水煎顿服，以泻肺经气分之火，次日身热尽退，而痰嗽皆愈。又曰：心经实热，用黄连七钱，水一盏半，煎一盏，食远温服，小儿减之，名泻心汤。又曰：三焦积热，用元参、大黄、黄连各一两，蜜丸，每三四十丸，白汤下，小儿丸粟米大。又曰：膈上烦热，多渴，滑石末二两，煎水去渣，入粳米煮粥食。

痼冷 寒邪久伏病也。凡人或冒雨雪，或涉冰渊，或晨行旷野，或夜深露坐，或衣被一时不及，或饮食耐冷强吞，而一股寒冷之邪，自外入里，又一时不即透发，以致辗转深陷，或伏于经络，或伏于脏腑。及其发也，或腹痛，或遍身肢节拘急痛宜附子理中汤。或身痛腹痛，兼下利清谷，恶寒不汗，四肢厥冷宜四逆汤。或寒入脏腑，四逆不温，或咳或悸，或小便不利，或腹痛，或泄利下重宜四逆汤。或脐腹冷疼，口吐清水，大便自利，足胫寒而逆宜加减白通汤。或因久寒痼冷，吐利日久，身冷脉微宜金液丹。或心腹冷痛，脏腑虚滑，既吐又泻，脉微欲绝宜至圣来复丹。或寒冷之邪伏于太阳，筋惕肉瞤，振振欲擗地，气寒恶寒宜真武汤。或寒冷之邪伏于阳明，心胸中大寒痛，呕不能饮食，腹中寒气上冲，皮高起，痛不可触近宜大建中汤。或寒冷之邪伏于少阳，口苦耳聋，胸满胁痛干呕，不能食宜小柴胡汤。或寒冷之邪伏于太阴，脉沉无力，腹中急痛，吐呕，粪溏，或厥冷拘急，或结胸吐蛔宜理中汤。或寒冷之邪伏于厥阴，脉细欲绝，手足厥冷，干呕，吐涎，头痛宜当归四逆汤加吴萸、生姜。肝邪疝气牵引脐腹疼痛宜天台乌药散。或寒冷之邪伏于少阴，下利，厥逆无脉，干呕而烦宜白通加人尿猪胆汁汤。腹痛，四肢沉重痛，下利，小便不利宜真武汤。或烦躁欲死宜吴茱萸汤。或五更泄泻宜四神丸。或阴疝疼痛宜导气汤。痼冷之为患，其款类纷繁若此，苟非详求审察，奚自治之哉？

【痼冷证治】《医鉴》曰：痼冷者，谓痼久而冷也。痼者，固也。冷者，寒之甚也。《纲目》曰：脏腑之中，停寒不散，谓之沉寒，积冷不解，谓之痼冷，宜用代灸涂脐膏。

寒厥暴亡 亦积寒病也。与中寒异，盖中寒之寒，非尽积久，随中随发。寒厥之寒，乃由久伏寒邪于内，而复有新寒以触之，遂厥而暴亡。故其症状，虽皆口噤，四肢强直，昏不知人，而其原，实一为即发之病，一为久而触发之病，此其原异。且发之之时，中寒则卒然僵仆，人不及防，寒厥则先四末逆冷，而后昏冒强直，其间少需时候，此其病作亦异。且中寒仓卒间，一身受邪，难分经络，寒厥则邪之所积早入脏腑，内陷已深，此其病所自发又异宜回阳救急汤、附子理中汤。然则寒厥暴亡四字，谓其因寒致厥而后暴亡，非如中寒、中暑、中恶、中气等，卒中而亡之暴亡意也，每一病，古人立一名，夫岂徒哉，夫岂徒哉！

【寒厥证治】《类聚》曰：一妇人病伤寒暴亡，脉绝，有一道人见之曰，是寒厥耳，不死也，令人速掘地作坑，以薪炭烧之，俟极暖，施荐覆坑，舁病人卧其上，厚被覆之，少顷，大汗沾衣即苏。

鳌按：凡患寒厥者，必先行此法，令其苏，然后以药与服，非若中风等病口噤不语，难进汤药，可用开关法也。

治寒病方二十一

沈氏葛朴汤〔感寒〕 葛根 厚朴 枳壳 甘菊 藿梗 神曲 秦艽各钱半

加桑枝一尺。

此金鳌自制方也。凡遇四时感受寒邪，头疼项强，身热体痛者，以此治之，无不神效。如有风，加荆芥、薄荷；有湿，加茯苓，猪苓；有痰，加半夏、广皮；有热，加黄芩、丹皮；大热，加花粉、石膏；湿火，加黑山栀、泽泻；食重，加菔子、山楂。虽兼病甚多，不能尽为立法，神而明之，在乎临时酌剂耳。

姜附汤〔中寒〕 干姜 附子等分

麻黄附子汤〔又〕 麻黄 附子 人参 白术 炙甘草 干姜等分

附子理中汤〔又〕 附子 干姜 人参 白术 炙甘草

五积散〔类中寒〕 白芷 当归 茯苓 半夏 白芍 川芎 桔梗 炙甘草 枳壳 麻黄 陈皮 桂枝 干姜 厚朴 苍术 姜 葱

健阳丹〔房寒〕 胡椒十五粒 母丁香十粒 黄丹一钱 生矾三分

醋调涂脐，被盖出汗，自效。

太乙还元丹〔急阴病〕 人参 白术 炮姜 附子 半夏 陈皮各一钱 白蔻仁 沉香 丁香 茯苓各八分 神曲六分 姜三 枣二 盐少许

热服，脐上用炒葱热贴，冷则易之。

羌活冲和汤〔感冒〕 羌活 川芎 生地 苍术 细辛 甘草 白芷 防风 黄芩

此方专治春夏秋感冒风寒，恶寒发热，头痛项强，或无汗，或有汗，以代桂枝麻黄青龙各半汤，治太阳经表热之神药也。

此药独治四时风寒，春可治温，夏可治热，秋可治湿，并治杂病，亦有神也。

防风冲和汤 〔又〕 防风 羌活各钱半 白术 川芎 白芷 生地 黄芩各一钱 细辛 甘草各五分 姜三 葱白二

一名加减冲和汤。

芎芷香苏散 〔又〕 香附 苏叶各二钱 苍术钱半 陈皮 川芎 白芷各一钱 甘草五分 姜 枣

藿香正气散 〔寒毒〕 大腹皮 紫苏 甘草 桔梗 陈皮 茯苓 白术 厚朴 半夏曲 白芷 姜三 枣二

人参养胃汤 〔痰食〕 苍术钱半 陈皮 厚朴 半夏各钱二分半 茯苓 藿香各一钱 人参 炙甘草 草果各五分 姜三 枣二 乌梅一

煎服，微汗出自愈。若有余热，以参苏饮调理。

此方兼治伤寒阴证，及外感风寒，内伤生冷，憎寒壮热，头痛身疼。

升麻葛根汤 〔时令〕 葛根二钱 白芍 升麻 甘草各一钱 姜二 葱二

此方兼治春温。

回阳救急汤 〔中寒〕 人参 白术 茯苓 半夏 陈皮 干姜 附子 肉桂 炙草 五味子各一钱 姜七片

此方兼治伤寒阴证及阴毒，四肢厥冷，脉沉细，唇青面白。

术附汤 〔又〕 白术三钱 炙甘草钱半 附子一钱 姜十片

水煎，调苏合丸服之亦可。

回阳汤 〔又〕 智仁 青皮各二钱 生附子 生川乌各一钱 炮姜五分 姜十片 枣二枚

冲和散 〔感寒〕 苍术四钱 荆芥二钱 甘草一钱

沃雪汤 〔又〕 苍术三钱 厚朴钱半 川芎 当归 防风 白芍 陈皮 葛根 甘草各七分

此方解利四时伤寒，以此温和表里，通顺阴阳，大效。

十味芎苏散〔又〕 川芎钱半 半夏钱二分 赤苓 紫苏叶 柴胡 葛根各一钱 陈皮 枳壳 甘草各七分 桔梗五分 姜三 枣二

此方兼治湿热瘟疫。

葱熨法〔中寒〕 连根葱白切 小麦麸各三升 盐二升

水和匀，分二包，炒令极热，绢包，互换熨脐上，冷则用水拌湿，更炒熨之。

吴茱萸熨法〔又〕 吴茱萸二升炒热，分二包互熨。

治恶寒发热方十九

理中汤〔阴胜〕 人参 白术 甘草 干姜

五苓散〔中寒〕 肉桂 白术 茯苓 猪苓 泽泻

芍药附子甘草汤〔阳微〕 白芍 附子 炙甘草

羌活冲和汤〔表未解〕 羌活 防风 川芎 白芷 制苍术 细辛 甘草 生地 黄芩

大承气汤〔又〕 大黄 芒硝 厚朴 枳实

白虎汤〔阳邪〕 石膏 知母 甘草 粳米

葛根汤〔表邪〕 葛根 麻黄 桂枝 白芍 炙草 姜 枣

小承气汤〔里邪〕 大黄 厚朴 枳实

附子汤〔阴盛〕 附子 白术 白芍 茯苓 人参

人参白虎汤〔阳陷〕 人参 石膏 知母 甘草 粳米

升麻附子汤〔胃虚〕 升麻 附子 葛根 白芷 蜜黄芪各七分 人参 草蔻仁 炙甘草各五分 益智仁三分 葱白二

此方乃阳明经主药也，加黄连、犀角、川芎、薄荷、荆芥，治面热，盖面热、面寒，皆本于胃也。

菟丝子丸〔下元衰〕 鹿茸 泽泻 菟丝子 附子 肉桂 熟地 牛膝 茯苓 山萸 川断 防风 杜仲 肉苁蓉 破故纸 荜澄茄 巴戟 沉香 茴香 五味子 川芎 桑螵蛸 覆盆子 石龙芮去尖

参苏饮 〔发表〕 人参 苏叶 葛根 半夏 前胡 桔梗 枳壳 陈皮 茯苓 甘草 木香 姜 枣

柴葛解肌汤 〔解肌〕 柴胡 葛根 黄芩 芍药 羌活 石膏 升麻 白芷 桔梗各一钱 甘草五分 姜三 枣二

一名葛根解肌汤。

此方治阳明经病，目疼鼻干，不得卧。

大柴胡汤 〔里热〕 柴胡 黄芩 半夏 芍药 大黄 枳实

小柴胡汤 〔和解〕 柴胡 黄芩各二钱 人参 半夏各一钱 甘草五分 姜三 枣二

一名三禁汤，以其禁发汗、禁利小便、禁利大便，故只用此药，乃和解之剂也。

此方专治少阳病半表半里，往来寒热，能和其内热，解其外邪，伤寒方之正道也。兼治汗下后不解，过经不解，时气瘟疫，妇人热入血室等证。其间有五证尤为的当：伤寒五六日，心烦喜呕者，一也。寒热往来者，二也。耳聋胸结者，三也。发潮热者，四也。产后发热者，五也。此五证尤为可服。

麻黄附子细辛汤 〔未离表〕 麻黄 附子 细辛

无热恶寒，本阴经病也，阴病当无热，今反发热，但头不疼为异，邪仍在表也，脉虽沉，犹宜用温剂以发汗。

柴胡加桂汤 〔阳实胃〕 柴胡 黄芩 半夏 甘草 肉桂

麻黄杏仁饮 〔表证〕

治痼冷方十五

附子理中汤 〔总治〕 白术 人参 干姜炮 炙甘草 附子

入肝加木瓜，入脾多加术，入肺加桑皮，入心加茯苓。腹痛甚加木香，下利多加白术，渴者亦多加白术，倦卧沉重多加附子，腹满去甘草，呕吐去白术加半夏、姜汁，脐下动气去术加桂心，悸加茯苓，寒积结胸加枳实。

四逆汤 〔又〕 附子 干姜炮 炙甘草

加减白通汤 〔又〕 附子 炮姜 肉桂 草蔻仁 半夏 人参 白术 炙甘草 姜各一钱

或附子多加一钱亦可。

金液丹 〔又〕 硫黄十两，研细，飞过，盛磁器内，赤石脂封口，盐泥固之，先掘地坑埋小罐子，盛满水，安磁器在上，泥固，慢火养七日，夜加顶火一斤煅，取出放冷，研细末，每末一两，蒸饼一两汤浸去水和丸，梧子大，空心，米汤下三十丸。

至圣来复丹 〔又〕 硫黄、硝石各一两，共为细末，入铫内微火慢炒，柳木箸不住搅，令阴阳气相入，再研极细，名曰二气砂，乃入水飞五灵脂，青皮、陈皮各二两，为细末，次入太阴元精石末一两，和匀，醋糊丸，豌豆大，空心，米汤下三十丸或五十丸。

此铁瓮城八角杜先生方。

此方兼治荣卫不交养，心神不升降，上实下虚，气寒痰厥，一切急危之证，但有胃气，无不获安。此药配类二气，均调阴阳，可冷可热，可缓可急，功效殊胜。一名正乙丹。

真武汤 〔太阳〕 附子 白术 茯苓 白芍 生姜

水寒相搏而咳，加五味子、细辛、干姜，小便利去茯苓，下利去芍药加干姜，呕去附子加生姜一倍。

大建中汤 〔阳明〕 川椒 干姜 人参

煎去渣，入饴糖。

小柴胡汤 〔少阳〕 柴胡 黄芩 人参 半夏 甘草

理中汤 〔太阴〕 人参 白术 甘草 干姜

加减法同附子理中汤。

当归四逆汤 〔厥阴〕 当归 桂枝 白芍 细辛 炙草 木通 大枣

天台乌药散 〔又〕 高良姜 乌药 木香 茴香 青皮各五钱 槟榔二个 川楝子十个 巴豆七十一粒

先以巴豆微打破，同川楝麸炒黑，去麸及巴豆，将川楝同余药为末，酒下一钱。

白通加人尿猪胆汁汤〔少阴〕 葱白 干姜 附子 人尿 猪胆汁

加生姜。

吴茱萸汤〔又〕 吴茱萸 人参 姜 枣

四神丸〔又〕 破故纸四两，酒浸一宿，炒 五味子炒，三两 肉豆蔻面裹，煨，二两 吴萸盐汤泡淡，炒，一两

用大枣百枚，生姜八两，切，全煮烂取枣肉丸，每服二钱，临卧盐汤下。若平旦服之，至夜药力已尽，不能敌一夜之阴寒也。

导气汤〔又〕 川楝子四钱 木香三钱 茴香二钱 吴萸一钱

长流水煎。

治寒厥暴亡方二

回阳救急汤〔总治〕 人参 附子 甘草 白术 茯苓 干姜 陈皮 肉桂 半夏 五味子

附子理中汤〔又〕 附子 人参 白术 炙甘草 干姜

一方加吴萸、肉桂、当归、陈皮、厚朴各等分，作一帖，水煎服，亦名附子理中汤。

积聚癥瘕痃癖痞源流

息积病

积聚、癥瘕、痃癖，因寒而痰与血食凝结病也。经曰：积之始生，得寒乃生，厥乃成积，厥气生足悗，足悗生胫寒，胫寒则血脉凝涩，血脉凝涩，则寒气上入于肠胃，入于肠胃，则䐜胀，䐜胀则肠外之汁沫迫聚不得散，日以成积。又曰：卒然多饮食则胀满，起居不节，用力过度则阳络脉伤，阳络伤则血外溢，阴络伤则血内溢，血内溢则后血，肠胃之络伤则血溢于

肠外，肠外有寒，汁沫与血相搏，则并合凝聚不得散，而积成矣。又曰：内伤忧恐，则气上逆，逆则六腧不通，温气不行，且外中寒，与此偕厥，凝血蕴裹，不散津液，涩着不去，而积皆成。据经之言，可知经络之气，得寒则厥，寒与厥先逆于下，必肢节痛，而不便利，至成足悗，于是胫寒，血气凝涩，渐而入于肠胃，阳不化气，而肠外汁沫迫聚不散，兼多食而不及运化，汁又溢肠外，与血相搏，起居用力过度，络伤血瘀，得寒则食积血积所必不免，此积之所由成也。夫分言之，有积聚癥瘕疝癖之不一，总言之，则止曰积。盖以积者，停蓄之总名，而欲施治，有不得不分者。大抵积在脏聚在腑，惟在脏，故脏有五，而因有五积之名肝曰肥气，心曰伏梁，脾曰痞气，肺曰息贲，肾曰奔豚，各详五脏本论中。惟在腑，故腑有六，而因有六聚之号。脏阴故积亦属阴，腑阳故聚亦属阳，积脉沉细附骨，聚脉浮动带结，此积与聚切脉而显然可别者也。且《难经》曰：积者阴气，聚者阳气，气之所积名曰积，气之所聚名曰聚。积者五脏所生，其始发有常处，其痛不离其部，上下有所终始，左右有所穷处。聚者六腑所成，其始发无根本，上下无所留止，其痛无常处。据《难经》之言，而积与聚不又按证而显然可别乎。然壮盛之人，必无积聚，必其人正气不足，邪气留着，而后患此，故易老云：养正积自除，譬如满座皆君子，纵有一小人，自无容地而出，令人真气实胃气强，则积自消，更能断厚味，节色欲，戒暴怒，正思虑，庶乎万全而无害。斯言良是也。然细思之，日进攻伐固不可，全用补益亦未必效，盖既有是积是聚，而积聚之凝结日久者，不为消磨，恐未必能自尽，譬之一室中，既有小人在内，纵使满座皆君子，未必不恬然自安处于其侧，虽此时断不敢与君子相抗为难，然终自处于室中也，惟以威屈，或以言激，或以势凌迫而逐之，方能去耳，故治积聚者，计惟有补益攻伐，相间而进补益以补中益气汤等为主，随证加减，攻伐以攻积丸等为主，随证加减，方为正治。病深者伐其大半即止，然后俟脾土健运，积聚自消。且夫积聚必成块，治块宜丸，不宜煎，煎药如过路之水，徒耗元气，无损于块，盖块者有形之物，气不能成块，必成于痰食死血，大法贵察其所痛，以知其病之有余不足而攻补之。东垣谓当详脏腑之高下，而高者越之，结者散之，客者除之，留者行之，坚者削之，强者夺之，咸以软之，苦以泻之，全真气药补之，随所利而行之，节饮食，慎起居，和其中外，可使必已，斯诚千古治积聚之良法也五积宜五积丸，增损五积丸尤妙，通治诸积聚，宜化积丸。又按《大全》分癥痞、食癥、血癥、痃癖诸气、疝瘕、八瘕、腹中瘀血凡七门。经云：男子为七疝，女子为瘕聚，则知疝瘕既已同经，男女亦有同病。且癥痞、痃癖诸病，亦属男女皆有之，特腹中瘀血为女子之病耳此条另详《妇科玉尺》，兹不赘。且《大全》所谓七门者：一曰癥，食癥、血癥即统在内。二曰痞。三曰痃。四曰癖。五曰疝。六曰瘕，八瘕即统在内。七曰腹中瘀血。其门类显然可证。但诸积聚皆属痰食死血，《大全》特于癥之一门，复申食癥、血癥二条，其余则否，且即癥，亦但申言食与血而不及痰，何也？须知诸积中未尝无痰，并未尝无食与血，即血癥、食癥之内，更未尝无痰，且诸积之痰食死血，又未尝不先因气病也，故治积者，必兼行气涤痰，去瘀消食，而后可耳。夫七疝，余另立论，瘀血，另详妇科，兹故皆不之及。

试详言癥、瘕、痃、癖、痞。癥者，征也，以腹中坚硬，按之应手，其病形有可征验也，往往见脐下。其原由饮食失节，胃气衰，脾元弱，邪正相搏，积于腹中，牢固不动，故名曰癥，医者当审其病机，或由脾胃虚宜六君子汤加消积药，或由肝脾虚宜归脾汤加消积药，或由肝火郁宜芦荟丸，详察进药。其有脏腑虚弱，好食生冷粘滞之物，因脾胃虚不能克化，遂与脏气相搏，结积成块，日渐长大，坚固不移，此谓之食癥。若体气充实，当先疏导，而佐以补脾健胃，否则必以培土为主，而兼用消导也。或有气壅血滞而不易愈者，散之可也宜乌药散。其有脏腑虚弱，寒热失节，或风冷内停，饮食不化，周身运行之血气，适与相值，结而生块，或因跌扑，或因闪挫，气凝而血亦随结，经络壅瘀，血且不散成块，心腹胠胁间苦痛，渐至羸瘦，妨于饮食，此之谓血癥。薛立斋云：气主嘘之，血主濡之，脾统血，肝藏血，故郁结伤脾，恚怒伤肝者，多患血癥，腹胁作痛，正属肝脾病也宜沈氏血癥丸。薛氏此言，乃血癥病之原于七情所伤者。瘕者，假也，假血成形，腹中虽硬，其实聚散无常也，亦往往见于脐下。其原由寒暖失宜，饮食少节，脏腑之气先虚，又复多所劳伤，外而感受风寒，停蓄于内，是故正虚邪实，正不能胜邪，邪遂挟其力，反假游行之血，相聚相结，而成颗块，推之而动，按之而走，故名曰瘕，医者当审其病机，果属肝脾两伤宜四物汤加柴胡、青皮、木香、延胡索，而三棱、鳖甲，亦专治癥瘕二证，以药投之，自无不效。然瘕为总病，所统八瘕，皆有名可稽，有形可按。一青瘕，聚在左右胁下，藏于背膂，上至肩胛，其苦腰下急痛，腹下气冲，面色黄，四肢肿，二便难，喜唾涎，不可多食。二黄瘕，左胁下有气牢结，不可抑，其苦腰背相引痛，小腹常急，下引阴中如刺，不得小便，或溺黄赤，时发寒热。三燥瘕，状如半杯，上下腹中不定，其苦痛连两胁，上下引心而烦，胸及腹中不得太息，腰背重，足酸削而久立痛，遗尿失精，便难盗汗，妨于饮食，时欲呕吐。四血瘕，留着肠胃之外，及少腹间，其苦横骨下有积气，牢如石，因而少腹急痛，阴中若有冷风，亦或背脊疼，腰疼不可俯仰。五脂瘕，在脂膜间，猝难踪迹，其苦腰背如刺，左右走腹中而切痛，少腹沉重，身体解㑊，大小便血，时甚时止此证妇人独患之，男子无是疾也。六狐瘕，出入少腹间，或隐或见，男子即为狐疝，女子乃名狐瘕，其苦阴酸涩，小便难，少腹瘀痛，胸膈腰背上冲而痛，其瘕甚有手足成形者，乃不治证。七蛇瘕，其形长大，在脐上下，或左右胁，上食心肝，其苦不得吐气，腰背痛，难以动作，少腹热，膀胱引阴挛急，小便黄赤，两股胫间时痛。八鳖瘕，形大如杯，若存若亡，持之应手，其苦小腹内切痛，恶气左右走，上下腹中痛，腰背亦痛，不可以息，面目黄黑，脱声少气，甚亦有头足成形者，乃不治证。此八瘕，皆瘕之属也。痃者，悬也，悬于腹内，近脐左右，各有一条筋脉扛起，大者如臂如筒，小者如指、如笔管、如弦，其原皆由阴阳之气不和，常多郁塞，又时忿怒，动气偏胜，或适当饮食，与气缠裹，适受寒冷，与气停蓄，且忿怒则肝火盛，而血随气结，痰亦缘火相附而升，遂合并而成形质，悬于脐之左右，故名曰痃。医者当审其病机，选药定剂，自获奇功宜麝香丸、积块丸、三棱散、獖猪肝丸。癖者，匿也，潜匿两肋之间，寻摸不见，有时而痛，始觉有物，其原皆由荣卫失调，经络闭隔，而又起居饮食无度，伤脾伤胃，有所劳力，强忍作劳，以致精伤血铁，邪冷之气搏结不散，藏于隐僻之所，故名曰癖。医者当审其病机，针对发药，癖结自解宜香棱丸、大硝石丸、木香硇砂丸。痞者，闭也，痞必有块，块则有形，总在皮里膜外，其原皆由伤于饮食，脾胃亏损，抑且邪积胸中，阻塞气道，气不宣通，为痰为食为血，皆得与正相搏，邪既胜，正不得而制之，遂结成形而有块。丹溪云：凡痞块，左为血积，右为食积，中为痰饮。此言诚然。夫左关肝胆之位，主藏血液，右关脾胃之位，主藏饮食，中间为水谷出入之道路，所以左为血积，右为食积，中为痰饮，其理昭然，观丹溪之言，亦可知痞所由成矣。然虽有痰饮血食之异质，左右与中之殊位，总能闭塞气分，故名曰痞，医者当审其病机以治之宜连萝丸、消块丸、开怀散、消积保中丸。而又必察其形质，不能移动者类于癥，上下左右能移者类于瘕俱宜溃坚丸、溃坚汤。或缘有所惊恐而成宜妙应丸加穿山甲各三钱，元胡索、蓬术各四钱。或缘忧思郁结而得宜入门六郁汤。或缘气分之火壅遏而致宜解郁调胃汤。或缘心腹块痛，每至膜胀寒热而盛宜柴香散。或缘三焦闭格，胸膈楚闷，气不流通，蕴结而积宜助气丸。或缘日耽曲蘖，脾湿气滞，胸中闷满，气促不安，呕吐清水而生宜胜红丸加茯苓、白术、葛根。其致痞不同，治痞因异，而痞焉有不除者乎？总之，积聚癥痃癖痞，分隶三焦，断难混视。痞癖见于胸膈间，是上焦之病。痃积聚见于腹内，是中焦之病。癥瘕见于脐下，是下焦之病，按其证，分其部，方得头绪。故积聚痃癖痞，多生于男子，而女子偶患之，癥瘕多生于女子，而男子偶患之，理固当然也。是以前叙八瘕，亦以为女子常生之病，男子偶或一见。故但详形证，而其原由则详于《妇科玉尺》中，此则从略也。然积聚等七者虽详，而痰食死血之为病，有与此相类，而不得竟谓之积聚癥瘕痃癖痞，亦有是此七病，而各有形证不同，即各当用药调治者。如积聚腹胀如鼓，青筋浮起，坐卧不便宜蒜红丸。如寒气结块，腹大坚满，痛楚之极宜木香通气散。如左肋下痞满，气逆息难，有形，但不妨饮食宜推气汤。如痞积气块，口内生疳宜化痞膏。如心下坚大如盘，由于水饮所作宜枳术汤。如腹中痃癖，致成鼓胀宜乌牛尿膏。如痃癖不瘥，胁下坚硬如石宜大黄散。如腹满癖坚如石，积年不损宜杨枝酒。如小腹冷癖，有形如卵，上下走痛不可忍宜茴香丸。如久患涎沫，遂成积块宜青黛丸。如卒暴癥疾，腹中如石刺痛，日夜啼呼，不治百日死宜牛膝酒。如误食菜中蛇精，或食蛇肉致成蛇瘕，腹内常饥，食物即吐宜赤蜈蚣散。如好吃生米成瘕，不得米则吐清水，得米即止，米不消化，久亦毙人宜鸡屎米煎。如食发成瘕，心腹作痛，咽间如有虫行，欲得油饮宜香泽油。如平时嗜酒，血入于酒，而成酒鳖，平时多气，血凝于气，而成气鳖，虚劳痼冷，败血杂痰而成血鳖，摇头掉尾，如虫之行，上侵人咽，下蚀人肛，或附胁背，或隐胸腹，大则如鳖，小则如钱宜芜荑汤。如老人小儿痃癖，往来疼痛宜星附丸。以上种种，皆积聚等七病之类，所当一一详审者也。他如脾胃虚弱，或饮食过常，或生冷过度，不能克化，又或起居无节，寒暖不调，致随其所食之物，及所伤寒热之气结成积聚，或有块，或无块，面色青，肌体瘦，心腹胀满，噫气吞酸者，又当条款而列陈之。一曰食积，食物不能消化，成积痞闷也宜青礞石、鸡内金、枳实、巴豆、香附，方用保和丸、连萝丸、佐脾丸。二曰酒积，饮酒受伤成积，面黄黑，腹膜胀，时呕痰水也宜麦芽、神曲，方用曲蘖丸、酒积丸、乌白丸。三曰面积，食面太多，或受寒，或懊侬，以致成积，胸胃饱闷也宜麦芽、莱菔子，方用阿魏丸。四曰糍糕积，食之过伤成积，噫气吞酸，心腹作痛也宜白芍、谷芽、神曲，方用青木香元加增法。五曰素粉积，食之失度而成积，胸腹间若有所梗也宜枳实、莱菔子，方用紫苏汤。六曰茶积，好饮茶成癖积，或喜吃干茶叶而成积，面黄，胸膈或空或胀，无常也宜姜黄、吴茱萸、苍术、白术、炮姜、川椒，方用星术丸、磨积元。七曰果菜积，多食果菜成积，不时泻利，腹中若有傀儡也宜丁香、麝香、肉桂，方用妙应丹、桂香丸、平胃散加丁、麝。八曰水积，饮汤水成积，胸胁引痛，沥洛有声也宜牵牛子、甘遂、茯苓、猪苓，方用五苓散、十枣汤、破积导饮丸。九曰肉积，食肉过多成积，腹多膨胀，泄泻疼痛也宜楂肉、阿魏、硇砂、硝石，方用阿魏丸、小阿魏丸、三棱煎元。十曰鱼鳖蟹积，食此过多成积，腹中疼痛，胸中满闷，或吐或泻也宜紫苏、陈皮、木香、姜汁，方用妙应丸、遇仙丹。十一曰蛋积，食蛋不消成积，即嗳败卵气，作酸坚痛也宜白蔻仁、橘红、豆豉、姜汁，方用妙应丸。十二曰狗肉积，食狗多而成积，满腹中觉热胀闷也宜杏仁、山楂，方用三棱煎元。十三曰虫积，饮食积聚，变化生虫，时呕清水苦水，常在腹中咬痛也宜雄黄、白矾、槟榔、雷丸、芜荑、榧子、使君子肉，方用妙应丸、温白元。十四曰血积，瘀血成积，或因打扑，或因堕跌，瘀血蓄于脾腹，面黄粪黑也宜三棱、蓬术、五灵脂、红花、延胡索、桃仁、丹参、大黄，方用桃仁承气汤、三棱煎。十五曰痰积，痰涎凝聚成积，结在胸膈，吐咯不出，咽门至胃脘窄狭如线，疼痛，目眩头旋，腹中累累有块也宜青礞石、海粉、南星、半夏、瓦楞子，方用竹沥化痰丸、竹沥达痰丸、开气消痰汤。十六曰疟积，疟疾不善调理而成积，经汗吐下日久，荣卫亏损，邪气伏藏胁腹，结为癥癖，坚痛，名为疟母也宜常山、鳖甲、三棱、蓬术、草果，方用十将军丸、鳖甲丸、消癖元。十七曰寒积，感伤寒冷成积，腹中疼痛，必以手重按，或将物顶住稍可，口吐清水也宜干姜、柴胡、丁香、肉桂、附子，方用附子理中汤、沈氏棉子丸。十八曰热积，伤热成积，或吐或泻，头晕腹痛，心中烦躁也宜黄芩、黄连、黄柏、石膏，方用清心汤、地骨皮散。共十八条，病皆由积，勿论其块之有无也，且诸积之成，莫不由痰食死血，固夫人而知之矣。庸讵知痰食死血，乃成积之质，而非成积之本乎？盖使痰伏其位，食化其液，血顺其经，病何自作而积何自生。夫惟气郁而湿滞，湿郁而热生，热郁而痰结，痰郁而血凝，血郁而食不化，食郁而积成，此六者，实相因致病，古人所以云六郁为诸积之本也，故当积之未也，必先有以解其郁，而使当升者升，当降者降，当变化者变化，不致传化失常宜入门六郁汤、越鞠保和丸、加味越鞠丸，斯气血冲和，而百疾不作。若积之既成，又当调荣养卫，扶胃健脾，使元气旺，而间进以去病之剂，从容调理，俾其自化，夫然后病去而人亦不伤。乃今之治积者，动议吐下，竟谓非此不除，不知吐与下，只治病之卒暴作者，若积之成，必匪朝伊夕，其所由来者渐矣，故积之治法，必匪朝伊夕，其所由去者，不可不以渐也。不然，《内经》何但有化积、消积、挨积、磨积之文，而并无吐积、下积之说乎？盖直吐直下，皆足以伤胃气而损元气，积必不去也。凡病者医者，其皆体念毋忽。

【脉法】《难经》曰：病在右胁，有积气，得肺脉结，结甚则积甚，结微则积微，肺脉虽不见，右手脉当沉伏。《脉诀》曰：五积为阴，沉伏附骨，肝弦心芤，肾沉结滑，脾实且长，肺浮喘卒，六聚成结，痼则沉结。《正传》曰：郁脉多沉伏，或促或结或代。丹溪曰：郁脉沉涩，积脉弦坚。《纲目》曰：心肺有积，其脉皆喘数。肝有积，其脉弦长。脾胃有积，其脉皆大。《脉经》曰：脉弦紧为积，弦紧而微细者癥也。夫癥瘕积聚之脉皆弦紧，在心下即寸脉弦紧，在胃脘即关脉弦紧，在脐下即尺脉弦紧。又曰：内有积不见脉，难治，见一脉相应易治。又曰：诊积，其脉坚强急者生，虚弱者死。又曰：脉弦而伏者，腹中有癥，不可转也，必死不治。《回春》曰：有癥瘕，其脉多弦，弦急瘕疾，弦细癥疾。《医鉴》曰：腹中有积，脉忌虚弱。又曰：诊女人疝瘕积聚之脉，弦急者生，虚弱小者死。

【诸积原由证治】《灵枢》曰：喜怒不节则伤藏，藏伤则虚。风雨袭虚，则病起于上，留着于脉，稽留不去，息而成积。着于阳明之经则侠脐而居，饱食则益大，饥则益小。着于缓筋也，是阳明之积，饱食则痛，饥则安。着于肠胃之膜原，痛而外连于缓筋，饱食则安，饥则痛。着于膂筋，在肠后者，饥则积见，饱则积不见，按之不得。又曰：人之善病肠中积聚者，皮肤薄而不泽，肉不坚而淖泽，如此则肠胃恶，恶则邪气留止，积聚乃成，肠胃之间，寒温不次，邪气犹至，蓄积留止，大聚乃起。《内经》曰：寒气客于小肠膜原之间，络血之中，血涩不得注于大经，血气稽留不得行，故宿昔而成积矣。仲景曰：病有积有聚有谷气，谷气者，胁下痛，按之则愈，复发为谷气。《入门》曰：治五积古有肥气等五方，今增损五积丸更妙。又曰：积初为寒，宜辛温消导，大七气汤、乌白丸。久则为热，宜辛寒推荡，木香槟榔丸、通元二八丹。又曰：壮人无积，虚人则有之，皆由脾胃怯弱，气血两衰，四时有感，皆能成积，若遽以磨积破结之药治之，疾似去而人已衰矣，法当先补虚，使气血壮，则积自消，宜木香枳壳丸。《本事方》曰：治积要法，大抵以所恶者攻之，所喜者诱之，则易愈。《得效》曰：宿血滞气，凝结为癥瘕，腹中痞块坚硬作楚，当以破气药伐之，或以类相从，如败梳治虱瘕，铜屑治龙瘕，曲蘖治米瘕，石灰治发瘕。丹溪曰：凡攻击之药，有病则病受之，无病则胃气受伤，胃气者，清纯冲和之气也，惟与谷肉菜果相宜，盖药石皆偏胜之气，虽参芪性亦偏，况攻击者乎？又曰：医为病所困，首惟阴虚之难补，久积之难除，玉山自倒，阴虚之谓也，养虎遗患，久积之谓也，人之罹此二患者，可不惧哉！仲景曰：积聚癥瘕，不转动者难治，必死。又曰：五积中奔豚证最为难治，奔豚从小腹起，上冲咽喉，发作欲死，复还止，皆从惊恐得之。越人曰：惊者，神上越也，盖奔豚病上冲咽喉者，随神上越故也。

【外贴法】《千金方》曰：凡积聚癥瘕，用药外贴，亦可令消散，宜三圣膏、琥珀膏、贴痞膏。

【握药宣积法】《得效》曰：凡积聚服药，畏难者可用握药法，能令积散，宜握药丸。

【痞块导引法】《保生秘要》曰：以左手向前上伸，以右手向后下伸，闭气一口，扭身转项，左右转换各十七回，俟后内微觉响声身热乃止，兼行后功。

【运功】《保生秘要》曰：注脐发运，患处撤散，或想刀劈破气块，推之四旁，又灌火烧之，或用梭法。

息积　气分病也。人身之气，周流运行，无时或息，故经络宣通，荣卫调和，机关顺利，而呼吸出入，气以息宣，息随气运，百疾不生。有所怫郁，则气为之壅，壅则不通，升不得升，降不得降，必致腹满肋痛，气逆上冲，故知息调于气。气郁则息亦郁，气郁而积，息亦郁而积也。且《灵枢》曰：何谓逆而乱？曰清气在阴，浊气在阳，荣气顺脉，卫气逆行，清浊相干，乱于胸中，是为太悗闷。夫至太悗闷，则其息之积而不调可知矣。是故息积之病，偏胀膨满，未有不原于气郁者宜化气汤、木香调气散。亦或肠胃因虚，气癖于盲膜之外，流于季胁，气逆息难，经年累月，医所难治，久则荣卫停凝，一朝败浊，溃脓为痈，多至于不救宜磨积元、万病元，则息积之病，盖有不容忽视者。

【息积证治】《内经》曰：帝曰：人有病胁下满气逆，二三岁不已，是为何病？岐伯曰：病名曰息积，此不妨于食，不可灸刺，为导引服药，药不能独治也。

【导引法】《得效》曰：以两手拇指压无名指本节作拳，按髀趺坐，叩齿三十六，屏气二十一息，咽气三口，再屏息，再咽，如是三作，以气通为效。遇子午卯酉时则行。

治积聚癥瘕痃癖痞方九十一

补中益气汤 〔补益〕 人参 黄芪 当归 白术 升麻 柴胡 陈皮 甘草

攻积丸 〔攻伐〕 吴萸 干姜 官桂 川乌各一两 黄连 橘红 槟榔 茯苓 厚朴 枳实 菖蒲 人参 沉香 桔梗 琥珀另研 元胡索 半夏曲各八钱 巴霜另研，五钱 皂角六两

煎汁泛丸，每八分，加至一钱，姜汤下。

肥气丸 〔肝积〕 柴胡一两 黄连七钱 厚朴五钱 川椒四钱 甘草三钱 人参 蓬术 昆布各二钱半 皂角 茯苓各钱半 干姜 巴霜各五分 川乌二分

蜜丸，初服二丸，二日三丸，以后每日加一丸，至大便溏，又每日减少一丸，仍至二丸，再日加增，周而复始，块减半即勿服。伏梁、痞气、奔豚、息贲四方，服法俱照此增减。

伏梁丸 〔心积〕 黄连两半 人参 厚朴各五钱 黄芩 桂枝 茯神 丹参各一钱 干姜 菖蒲 巴霜 川乌各五分 红豆蔻三分

蜜丸，黄连汤下，服法照肥气丸。

痞气丸 〔脾积〕 黄连八钱 厚朴四钱 吴萸三钱 黄芩二钱 砂仁钱半 茯苓 人参 泽泻各一钱 茵陈 干姜各钱半 川乌 川椒各五分 肉桂 巴霜各四分 白术二钱

蜜丸，甘草汤下。服法照肥气丸。

息贲丸 〔肺积〕 黄连两三钱 厚朴八钱 川乌 桔梗 白蔻仁 陈皮 三棱 天冬 人参各二钱 干姜 茯苓 川椒 紫菀各钱半 青皮 巴霜各五分

蜜丸，姜汤下。服法照肥气丸。

奔豚丸　〔肾积〕　厚朴七钱　黄连五钱　川楝子三钱　茯苓　泽泻　菖蒲各二钱　元胡索一钱半　全蝎　附子　独活各一钱　川乌　丁香　巴霜各五分　肉桂二分

蜜丸，淡盐汤下。服法照肥气丸。

增损五积丸　〔总治五积〕　黄连肝积五钱，脾、肾积七钱，心、肺积两半　厚朴肝、心、肺积五钱，脾、肾积八钱　川乌肝、肺积一钱，心、肾、脾积五钱　干姜肝、心积五分，肺、脾、肾积钱半　人参肝、心、脾、肺积二钱，肾积五分　茯苓钱半　巴霜五分

蜜丸，服法亦照五积丸。

如肝积，另加柴胡一两，川椒四钱，蓬术三钱，皂角、昆布各二钱半。

如心积，另加黄芩三钱，肉桂、茯神、丹参各一钱，菖蒲五分。

如肺积，另加桔梗、三棱、天冬、青皮、陈皮、蔻仁各一钱，紫菀、川椒各钱半。

如脾积，另加吴萸、黄芩、砂仁各二钱，泽泻、茵陈各一钱，川椒五分。

如肾积，另加元胡索三钱，苦楝肉、全蝎、附子、独活各一钱，泽泻、菖蒲各二钱，肉桂三分，母丁香五分。

此方兼治一切积块，不拘脐上下左右通用。

化积丸　〔通治诸积〕　三棱　蓬术　阿魏　海浮石　香附　雄黄　槟榔　苏木　瓦楞子　五灵脂

水丸。

六君子汤　〔脾胃虚〕　人参　白术　茯苓　炙甘草　陈皮　半夏

归脾汤　〔肝脾虚〕　人参　黄芪　当归　白术　茯神　杏仁　远志　龙眼　木香　甘草　姜　枣

芦荟丸　〔肝火〕　芦荟　黄连　胡黄连　木香　青皮　芜荑炒，各五钱　当归　茯苓　陈皮各一两半　炙甘草七钱

米糊丸，米饮下七八十丸。

乌药散〔食癥〕 乌药 蓬术醋炒 肉桂 当归 桃仁 青皮 木香等分

为末，每二钱酒下。

沈氏血癥丸〔血癥〕 五灵脂 大黄 甘草梢 桃仁泥各五钱 生地七钱 牛膝四钱 官桂二钱 元胡索 归身各六钱 三棱 蓬术 赤芍 川芎各三钱 琥珀 乳香 没药各一钱

酒糊丸，每服一钱，壮盛人钱半，消过半即止，再随病体立方服药。此金鳌自制方也。

四物汤〔瘕〕 川芎 当归 白芍 生地

麝香丸〔痃〕 麝香五钱 阿魏面煨，二钱半 三棱 五灵脂各七钱半 桃仁七钱 醋炒芫花三钱 槟榔 蓬术 肉桂 没药 当归 木香各五钱

饭丸，梧子大，每十丸，醋汤下，无时。

积块丸〔又〕 醋三棱 醋蓬术 自然铜醋煅 蛇含石各二钱 雄黄 蜈蚣各钱二分 木香钱半 铁华粉醋炒，一钱 沉香八分 冰片五分 芦荟 天竺黄 阿魏 全蝎各四分

雄猪胆汁加蜜丸，消即止。

三棱散〔又〕 三棱八钱 川芎四钱 醋煨大黄一钱

獖猪肝丸〔又〕 獖猪肝一具，可十两者，以巴豆五十粒，去皮，扎在肝内，米醋三碗，煮肝极烂，去巴豆，入京三棱末和得所，丸梧子大，每服五丸，食前酒下。

香棱丸〔癖〕 三棱 槟榔各三两 楂肉二两 萝卜子 香附 枳实 枳壳 陈皮 青皮 蓬术各一两 黄连 神曲 麦芽 鳖甲 干漆 桃仁 硇砂 砂仁 归尾 木香 甘草各一钱

醋糊丸，白汤下三五十丸。

此方通治五积六聚，气块。

又方：木香 丁香各五钱 枳壳 酒三棱 莪术以巴豆三十粒，去壳，同炒，巴豆黄色去之 青皮 川楝肉 茴香等分

醋糊丸，朱砂为衣，每三十丸，淡盐汤下，无时。此方亦治一切积聚，破痰癖，消癥块。

大硝石丸〔又〕 硝石三两 大黄四两 人参 甘草各一两 陈醋三升

铜器内先微火煎大黄数沸，常搅不息，至七分，入诸药熬成膏，至可丸即丸，每服三十丸，米汤下，三日一服，或下如鸡肝，或米泔赤黑等物，多至二三升，后忌风冷。

此方通治七癥八瘕，聚结痞块，及妇人带下绝产，腹中有癥瘕者，当先下。此药妙在但去癥瘕，令人不困。

木香硇砂丸〔又〕 木香 硇砂另研 丁香 官桂 没药另研 附子 干漆 细黑 乳香另研 青皮 大黄末 三棱 猪牙皂角 干姜各等分 巴霜减半

上除硇砂、乳香、没药外，同为末，以醋一升，化硇砂去渣，银石器中慢火熬，次下巴霜、大黄熬成膏，将前药末和膏为丸，如麻子大，每服三五十丸，食后温酒下，加至大便利为度。此药乃攻伐之剂，全无补益，虚人禁用，即壮实者，亦须以四君子汤、四物汤兼服。

此方专治男女痃癖积聚，血块刺痛，脾胃虚寒，饮食不消，久不瘥者。

连萝丸〔痞块〕 黄连一两五钱，半以吴萸五钱同炒，去吴萸，半以益智仁五钱同炒，去益智 白芥子 莱服子并炒，各两半 山栀 川芎 京三棱 蓬术 桃仁 香附 楂肉 神曲各一两 青皮五钱

蒸饼和丸，白汤下五六十丸。一名白芥丸，又名消积丸。

消块丸〔又〕 大黄四两 硝石三两 人参 甘草各两半

各为末，用陈醋三升，磁器内先同大黄末煎，不住手搅，使微沸尽一升，下余药末熬至可丸，如梧子大，米饮下三十丸，当利如鸡肝恶物。一名硝石丸。

此方通治痞块癥瘕，上连萝丸专治食积死血，痰饮成块，

在两胁作痛，雷鸣嘈杂，眩晕，与此方俱灵效之至。

开怀散〔又〕 柴胡 草豆蔻各一钱 醋三棱 醋蓬术 青皮 陈皮 半夏 茯苓 香附 槟榔 枳实 红花 甘香各七分 姜三片

此方专治心下积块痞闷，或发热。

消积保中丸〔又〕 白术三两 去白陈皮二两 半夏 茯苓 醋香附 莱菔子 白芥子 姜黄连 姜栀子 神曲各一两 槟榔七钱 醋三棱 醋蓬术各八钱 麦芽六钱 干漆五钱 青皮香油炒 砂仁各四钱 木香 阿魏各三钱

姜汁酒糊和丸，白汤下四五十丸。

溃坚汤〔又〕 当归 白术 半夏 陈皮 枳实 楂肉 香附 厚朴 砂仁各一钱

磨木香五分冲服。

溃坚丸〔又〕 前方加海粉、瓦楞子、鳖甲、醋化阿魏，加姜汁糊丸，每五七十丸，酒下。

此汤丸二方，通治五积六聚，诸般痞块。

妙应丸〔又〕 附子四个，七钱重者，去皮、脐 作 入硇砂，共一两七钱，面裹，煨熟，去面 荜拨 破故纸 青皮各三两半

糊丸，生姜、陈皮汤下三十丸。

入门六郁汤〔又〕 香附二钱 川芎 苍术各钱半 制半夏 陈皮各一钱 赤苓 山栀各七分 砂仁 甘草各五分 姜三片

兼气加木香、槟榔、乌药、苏叶，兼湿加白术、羌活、防己，兼热加黄连、连翘，兼痰加南星、海粉、瓜蒌仁，兼血加桃仁、韭汁、丹皮，兼食加山楂、神曲、麦芽。

解郁调胃汤〔又〕 盐水炒山栀 酒当归各一钱二分 白术 陈皮 茯苓各一钱 酒赤芍 酒洗生地姜汁炒 香附各八分 神曲 麦芽各七分 川芎六分 生甘草 桃仁各四分 姜三片

煎服。

柴香散〔又〕 地骨皮 枳实 三棱 蓬术各一钱 柴胡

黄芩各七分　赤芍　厚朴　香薷　黄连　元胡索各五分　甘草三分

助气丸〔又〕三棱　蓬术俱用湿纸包，煨透，切片，各二斤　去白青皮　去白陈皮　白术各十五两　枳壳去穰，麸炒　槟榔　木香各十两

糊丸，每服五十丸，开水下。

胜红丸〔又〕醋三棱　醋蓬术　炮干姜　青皮　陈皮　良姜各一两　香附二两

醋糊丸，每三十丸，姜汤下。虚者以补药下之。一方加神曲、麦芽。

蒜红丸〔腹胀〕丁香　木香　沉香　砂仁　青皮　陈皮　槟榔　蓬术　牵牛子　草豆蔻各五钱　肉豆蔻五分　人参　茯苓各二钱半

蒜一百瓣，捣汁和药丸，每服十五丸，秋石汤下。服此药只可服白粥。

木香通气散〔寒癥〕木香　三棱　青盐各一钱　厚朴二钱　炙甘草　枳实各六分　炮姜　蓬术各四分

推气汤〔肋痞〕砂仁　肉桂各二分五厘　木香三分　炙草　茴香　丁香　陈皮　青皮　干姜各五分　蓬术四分　胡椒　沉香各一分

化痞汤〔痞积〕秦艽　三棱　蓬术　黄柏　当归各五钱　大黄三钱　全蝎十四个　穿山甲十四片　蜈蚣五条　木鳖子七个

共入菜油二斤四两内，浸二日夜，煎焦黄色，去渣熬，略冷，下炒紫黄丹一斤二两，不住搅，黑烟起滴水不散，离火，下阿魏一两，乳香、没药各五钱，风化硝三钱，摊贴。

此方加琥珀末一钱，临用入麝少许，狗皮摊贴，兼治马刀瘰疬。

枳术汤〔水饮〕枳实七枚　白术三两

水一斗，煎三升，分三服，腹中软即消也。

乌牛尿膏 〔鼓胀〕 乌牛尿一升，微火煎如饴糖，空心服少许，当鸣转病出，隔日更服之。

大黄散 〔胁如石〕 三棱一两，炮 大黄一两

共为末，醋熬成膏，每日空心姜橘皮汤下一匙，以利下为度。

杨枝汤 〔腹癖〕 白杨木东枝去粗皮，避风锉细五升，炒黄，以酒五升淋讫，用绢袋盛渣，还酒中，密封再宿，每服一合，日二服。

茴香丸 〔小腹癖〕 胡芦巴八钱 茴香六钱 巴戟 川乌各二钱 川楝肉四钱 吴萸五钱

酒糊丸，每服十五丸，小儿五丸，盐酒下。

青黛丸 〔涎积〕 千金子三十枚 腻粉二钱 青黛炒，一钱

糯米饭丸，芡子大，每服一丸，打破，以大枣一枚，蒸熟去皮核，同嚼，冷茶送下，半夜后取下积聚恶物为效。

牛膝酒 〔卒癥〕 牛膝二斤，酒一斗浸之，密封于灰火中，温令味出，每服五合至一升，随量饮。

赤蜈蚣散 〔蛇瘕〕 赤脚蜈蚣一条，炙研酒服。

鸡屎米煎 〔米瘕〕 白米五合 鸡屎一升

同炒焦为末，水一升煎，顿服，少顷吐出瘕，如研米汁或白沫淡水，乃愈也。

香泽油 〔发瘕〕 香油一升，入香泽煎之，盛置病人头边，令气入口鼻，勿与饮之，疲极眠睡，虫当从口出，急以石灰粉手捉取，抽尽即是发也，初出，如不流水中浓菜形。

芫荑汤 〔诸鳖〕 芫荑炒，不拘多少，煎水代茶，兼用暖胃、益血、理中之药，乃可杀之，若徒事雷丸、锡灰之类，无益也。

星附丸 〔痃癖〕 南星 香附等分

为末，姜汁糊丸，每姜汤下二三十丸。

保和丸 〔食积〕 楂肉 姜半夏 黄连 陈皮各五钱 神曲

三钱　麦芽二钱

即将神曲打糊丸，白汤下五七十丸。

一方山楂五两，神曲、半夏各三两，茯苓、陈皮、菔子、麦芽、连翘各一两，别以神曲五两作糊丸。

此方兼治酒积。

佐脾丸〔又〕　楂肉　莱菔子　连翘　陈皮各五钱　赤苓　半夏各二钱

粥丸，水下。

酒积丸〔酒积〕　黄连酒浸一宿　乌梅肉各一两　半夏曲七钱　枳实　砂仁各五钱　杏仁三钱　巴霜一钱

蒸饼丸，白汤下八九或十丸。

乌白丸〔又〕　乌梅肉　生姜各四两　白矾　半夏各二两

捣匀，以新瓦夹定，火焙三日夜，入神曲、麦芽、青皮、陈皮、蓬术、丁香皮、大腹子各一两，酒糊丸，姜汤下五十丸。

此方兼消痰积食积。

阿魏元〔面积〕　阿魏酒浸化　肉桂　蓬术　麦芽　神曲　菔子　青皮　白术　干姜各五钱　百草霜三钱　巴霜三七粒

糊丸，姜汤下二三十丸，面伤，或用面汤下亦可。

此方兼治食生果大多不能克化成积，腹痛呕恶，亦治肉积。

青木香元〔糍糕积〕　黑丑头末，三两　破故纸　槟榔　荜澄茄各二两　青木香一两

水丸，梧子大，用此丸三百粒，入丁香十粒，神曲二钱，巴霜三粒，蒸饼丸，绿豆大，陈皮汤下二三十丸，滞下自安。

此方不用加法，亦治寒疝膀胱气。

紫苏汤〔索粉积〕　紫苏　杏仁泥等分

浓煎汤服，即散。

磨积元〔茶积〕　陈仓米半升　巴豆七粒

同炒令米赤，去巴豆，入青皮、橘红各二两，醋丸，姜汤下二三十丸。

星术丸〔又〕 白术一两 南星 青皮 陈皮各三钱

糊丸。

妙应丹〔果菜积〕 方见前。

此方兼治饮食中蛊毒，或食水陆果瓜，子卵入腹而生虫蛇鱼鳖，或宿食留饮，结为癥瘕。

桂香丸〔又〕 肉桂一两 麝香一钱

饭丸，白汤下十五丸。

平胃散〔又〕 苍术 厚朴 陈皮 甘草

五苓散〔水积〕 白术 肉桂 茯苓 猪苓 泽泻

十枣汤〔又〕

破积导饮丸〔又〕 木香 尖槟榔 青皮 陈皮 枳壳 枳实 三棱 蓬术 半夏 神曲 麦芽 茯苓 干姜 泽泻 甘草各五钱 白丑头末，六钱 巴豆二十粒

姜汁糊丸，姜汤下三五十丸。

此方兼治痰饮积。

小阿魏丸〔肉积〕 阿魏醋化 山楂各一两 黄连六钱半 连翘五钱

醋糊为丸。

此方兼治一切食积成块。

三棱煎元〔又〕 三棱细锉，八两，以醋三升，石器内熬膏 神曲 麦芽各三两 莱菔子 青皮 干漆各二两 杏仁 硇砂飞研，各一两

三棱膏丸，姜汤下二三十丸。

遇仙丹〔鱼鳖蟹积〕 黑牵牛子半生半炒，取头末，四两 三棱 蓬术 茵陈 槟榔俱生用，各五钱

共为末，每药末四两，用皂角五钱浸揉汁煮，将白面一两打糊丸，每三钱，五更茶清送下。病浅者一服见效，病深者再服，必候恶物下尽为度。

此方专治虫积，所下之虫曰穿心虫，曰血鳖虫，曰传尸虫，

曰肺虫，曰疾心虫，曰马尾虫，曰积血虫，曰细虫，曰长虫、寸白虫，其状不一，或作五色，或如鱼冻，此乃王经略赴广东，偶染山岚瘴气，肚腹胀满，百药无效，遇一道人，付此药服之，下虫一条如蛇，长三寸余，病乃愈，因乞其方。

温白元〔虫积〕 炮川乌二两半 吴萸 桔梗 柴胡 菖蒲 紫菀 黄连 炮姜 肉桂心 川椒 巴霜 赤苓 炙皂荚 厚朴 人参各五钱

蜜丸，姜汤下三丸，或五丸至七丸。又名万病紫菀丸。

此方通治积聚，癥瘕痃癖，黄疸鼓胀，十种水气，八种痞塞，五种淋疾，九种心痛，远年疟疾，及七十二种风，三十六种尸疰，癫狂邪祟，一切腹中诸疾。兼治妇人腹中积聚，有似怀孕，羸瘦困惫，或歌哭如邪祟，服此自愈。久病服之，则皆泻出虫蛇恶脓之物。

桃仁承气汤〔血积〕 桃仁 大黄 芒硝 桂枝 甘草

三棱煎〔又〕 三棱 蓬术各四两 芫花一两

用醋五盏，磁器内浸之，封口，文火煅令干，取出棱术，将芫花以余醋炒令微焦，共焙干，为末醋糊丸，姜汁汤下十五丸。一方，三棱、蓬术各二两，青皮、半夏、麦芽各一两，醋六升，同煮干焙为末，制法、服法同上。

此方兼治食瘕酒癖气块。

竹沥化痰丸〔痰积〕 芫花醋浸一宿，炒黑 甘遂面裹煨熟，水浸半日，晒干 大戟长流水煮，晒干，各五钱 大黄湿纸包煨，再用酒浸，炒熟，一两 黄柏炒，二两

粥丸，麻子大，此名小胃丹。如单服此每十丸，临卧津唾咽下，能取上隔湿痰热积，下可利肠胃之痰，惟胃虚少食者忌用。若用小胃丹一料，加南星、半夏俱用白矾、皂角、姜汁水煮十五次，各三两半，苍术用米泔、白矾、皂角水浸一宿炒二两，桃仁、杏仁俱用白矾水浸半日，去皮尖炒，红花酒蒸，陈皮、枳实并用白矾水泡半日炒，白术土炒，白芥子炒各一两，

竹沥姜汁煮神曲糊丸，绿豆大，每服二三十丸，姜汤下，故名竹沥化痰丸。又名加味小胃丹，又名导痰小胃丹。

此方专治风痰痞积，眩晕喉痹，瘫痪不语，腹中痞块等证，神效。

竹沥达痰丸 〔又〕 姜半夏 去白 陈皮 白术微炒 大黄酒浸，蒸，晒干 茯苓 酒黄芩各二两 炙甘草 人参各两半 青礞石一两，同焰硝一两，火煅金色 沉香五钱

以竹沥一大碗半，姜汁三匙，拌匀晒干，如此五六度，因以竹沥、姜汁和丸，小豆大，每百丸，临卧米饮下。一名竹沥运痰丸。

此方能运痰从大便出，不损元气。丹溪曰：痰在四肢非竹沥不开，此药是也。

开气消痰汤 〔又〕 桔梗 便香附 僵蚕各一钱 陈皮 片芩 枳壳各七分 前胡 半夏 枳实 羌活 荆芥 槟榔 射干 威灵仙各五分 木香 甘草各三分 姜三

此方专治胸胃咽门窄狭如线，疼痛及手足俱有核如胡桃者。

十将军丸 〔疟积〕 砂仁 槟榔 常山 草果各二两 三棱 蓬术 青皮 陈皮 乌梅 半夏各一两

先将常山、草果酒醋各一碗浸一宿，后入八味同浸至晚，煮干为末，酒醋各半，打糊丸，白汤下三四十丸，日二服，服至八两即除根。

鳖甲丸 〔又〕 醋鳖甲一两 三棱 蓬术 香附 青皮 桃仁 红花 神曲 麦芽 海粉各五钱

醋糊丸，白汤下三五十丸。本方加芎、归、赤芍，治夜发疟，名阴疟丸。

消癖元 〔又〕 芫花炒 朱砂等分

蜜丸，每十丸，枣汤下，去癖须用芫花破水之剂。

此方专治痎疟弥年，经汗吐下，荣亏卫损，邪气伏藏胁间，结为疟癖，腹胁坚痛。此三方治疟母与疟疾条参看。

附子理中汤〔寒积〕 附子 人参 白术 炮姜 甘草

沈氏棉子丸〔又〕 棉子八两 升麻 炮姜各四钱 白术一两 半夏八钱

砂糖炒烊和丸，每服二钱，米汤空心下，服至半月许，当有寒积，如稀痰一般随大便下，以下尽为度，即勿服，再服健脾温中暖腹之剂。此余自制方也，神效。

清心汤〔热积〕 甘草钱七分 连翘 栀子 酒蒸大黄 薄荷 黄芩 黄连各七分 朴硝五分 竹叶七片 蜜一二匙

地骨皮散〔又〕 石膏二钱 黄芩 知母 生地各一钱 羌活七分半 赤苓 地骨皮各五分

越鞠保和丸〔预解郁〕 白术三两 楂肉二两 便香附 苍术 川芎 神曲 陈皮 半夏 茯苓 枳实 酒黄连 酒当归 山栀 莱菔子 连翘 木香各五钱

姜汁糊丸，姜汤下五十丸。

此方开郁行气消积散热。

加味越鞠丸〔又〕 姜苍术 川芎 便香附 神曲 山栀各四两 陈皮 白术 黄芩各两半 楂肉一两

糊丸，白汤下五六十丸。

大七气丸〔初积〕 三棱 蓬术 青皮 陈皮 桔梗 藿香 益智肉 香附 肉桂 甘草各一钱

一方加大黄、槟榔各一钱，治诸般痞积，面色黄萎，四肢无力，皆由内有虫积，或好食生米壁土茶炭等物，只一服除根，水煎露一宿，空心温服，不得些少饮食，不然，则药力减而虫积不行矣。服后心痛，当下恶物如鱼冻虫鳖，至日午下积尽，方用温粥止之。

木香槟榔丸〔久积〕 大黄四两 黑丑头末 黄芩各二两 木香 槟榔 黄连 当归 枳壳 便香附 青皮 陈皮 蓬术 黄柏各一两

水泛丸，温水下五六十丸。

通元二八丹 〔又〕 黄连八两 芍药 当归 生地 乌梅各五钱

雄猪肚一个，入药末于内，线缝，铺韭菜二斤于锅内，蒸一日，以药熟为度，取出捣丸，空心，姜汤下七十丸，或泻一二次，以粥补之。

木香枳壳丸 〔总治〕 黑丑头末，微炒 大黄各二两 茯苓 白术 厚朴 半夏曲 人参 木香 青皮 陈皮 三棱 蓬术 槟榔 神曲 麦芽各一两 干姜 枳实各五钱

姜汁糊丸，姜汤下七十丸。

凡人有积病，则气滞而馁，此方攻补兼施，真得古人养正积自除之理。

三圣膏 〔外贴〕 风化石灰半斤，为末，瓦器炒令淡红色，提出，候热稍减，次下大黄末一两，就炉外炒，候热减，再入桂心末五钱略炒，入米醋熬成膏，厚纸摊贴。

琥珀膏 〔又〕 大黄 朴硝各一两，为末

大蒜捣膏，和匀作片贴之。一方加麝香五分，名硝黄膏。

贴痞膏 〔又〕 水红花子二钱 大黄 朴硝 山栀 石灰各一钱 酒酵鸡子大一块

共捣成膏，用布摊贴块上，再用汤瓶熨，手帕勒之，三日后揭起肉黑如墨，是其效也。

握药丸 〔握药〕 巴豆 干姜 良姜 白芥子 硫黄 甘遂 槟榔等分

饭丸，如中指大，清早先以川椒汤洗手，麻油涂手，掌中握药一圆，少时即泻，欲止泻，以冷水洗手。

治息积病方四

化气汤 〔气郁〕 蓬术 干姜 青皮 陈皮 丁香 茴香 炙甘草各五钱 肉桂 木香各二钱半 胡椒 沉香各一钱一分

每末二钱，生姜、苏叶、盐少许，煎汤下。

木香调气散〔又〕 乌药 香附 枳壳 青皮 陈皮 厚朴 川芎 苍术各一钱 木香 砂仁各五分 肉桂 甘草各三分 姜三片

磨积元〔虚气〕 胡椒一百五十粒 全蝎十个 木香二钱半

粟米饭丸，橘皮汤下十五丸。

万病元〔又〕芍药 川椒 肉桂 川芎 干姜 防风 巴霜 当归 犀角 桔梗 赤苓 人参 黄芩 黄连 桑皮 蒲黄 前胡 大戟 葶苈 麝香 细辛 雄黄 朱砂 紫菀 醋芫花 醋淬禹余粮研，水飞 甘遂 牛黄各一两 蜈蚣十二节，去头、足，炙 芫青二十八个，糯米同炒，米黄为度，去翅、足 蜥蜴去头、尾、足，炙，四寸

蜜丸，温水或姜汤下三丸，以吐利为度。

此方专治七种癖块，八种痞病，五种癫痫，十种疰忤，七种飞尸，十二种虫毒，五种黄疸，十二种疟疾，十种水病，八种大风，十二种湿痹，及积聚胀满，及久远心腹痛，疳蛔寸白诸虫，久积痰饮，消瘦疲困，或妇人子脏中瘀血凝滞，因而断产，服此药，以三丸为一剂，不过二剂，其病悉除，说无穷尽，故名为万病元。

杂病源流犀烛 卷十五

暑病源流

伏暑　暑风　暑泻　疰夏

经曰：诸病喘呕，暴注下迫，霍乱转筋，身热瞀郁，小便浊赤，皆属于热。经言热不言暑者，固以热即是暑。而此数病皆伤暑之见证，故前人言中暑，亦混言中热也。然而暑与热，毕竟有辨，试观仲景特申夏月热病之旨，谓本伏寒所发，而《金匮》复出中暍之条，正恐人误认为热病之自内而发，不知中暍之自外来而入也。其皆治以白虎汤者，以中暑之发热，大渴齿燥，汗出而喘，与热病无异，故皆以甘寒去热，苦寒降火。甘温益中，必加人参，因津液耗也。其不宜辛温表散者，以夏月则人身内阴外阳，暑之中人，必伤气分。昔人所谓风寒必显有余，有余为邪，暑气必显不足，不足为正是也，所以香薷辛散，止宜乘凉饮冷，遏抑阳气，或致霍乱者可用，非强力作劳，内伤重而受暑者之所宜也宜以白虎汤为主，清暑益气汤为辅，甘露饮、天水散皆可酌用。盖以凡暑病，多生于元虚气弱之人，气本虚，暑复伤气，无气以动，故治暑急补气，惟肺虚有火者，乃忌参术也。试先即仲景书推阐之。仲景曰：太阳中暍，发热恶寒，身热而疼痛，其脉弦细芤迟，小便已洒洒然毛耸，手足逆冷，小有劳身即热，口开，前板齿燥，若发其汗，则恶寒甚，加温针，则发热甚，数下之，则淋甚。盖以此属阴阳俱虚，阳虚故脉弦细，阴虚故脉芤迟，若汗之不益伤阳，温针不益伤阴乎，甘寒之剂所宜用也。仲景又曰：太阳中热者，暍是也，汗出恶寒，身热而渴，白虎加人参汤主之。盖以此为火令烁金，肺伤而气虚，以致膀胱不足而表亦虚，盖膀胱太阳经，主表也，宜以救肺为急，故用本汤也。仲景又曰：太阳中暍，身热疼痛，而脉微弱，此以夏月伤冷水，水行皮中所主也，一物瓜蒂汤主之。盖以此因夏月暑热，以水盥洗，水邪郁遏，令火而成中暍也，瓜蒂能使胸中邪气皆吐下之。喻嘉言云：《金匮》治暍，一以白虎治热，以夏热必犯上伤肺，耗津液，用以救肺，孙思邈之生脉散，李东垣之清暑益气汤，皆祖之矣。一以瓜蒂治湿，以湿淫上甚，亦先伤肺，故外渍之水，得以乘毛孔而聚皮间，皮者，肺之合也，用瓜蒂或吐或下，则肺气不壅，皮间之水得以下趋，何后如河间通苓散，子和桂苓甘露饮，但宗仲景五苓之例，以为导湿消暑，竟不能祖瓜蒂之制，以治上焦湿热，清肺金，而别制一方也。喻氏发明二方之妙如此，然亦止就中暍之方治言之，于暑病则未尽也。且中暍与暑，病固有异，欲以中暍尽概暑病，不可也，盖伤暑之脉必虚，中暍之脉则微弱，故有异也。故夫暑病大端，先分两项，一曰伤暑，一曰中暑。伤暑者，静而得者也，阴证也。或纳凉广厦，起居不节，汗出烦躁，面垢，背微恶寒，手足微厥，甚则洒然毛耸，腠理开则洒洒然寒，闭则蒸蒸热闷，此心包之火不胜时火，故反微恶寒也，倘坐卧阴凉，表虚不任风寒，若误以外感作治，必害宜清暑益气汤。或凉亭水阁，密树浓阴，过受凉快，为寒所袭，头疼，恶寒发热，肢体拘急，是感寒之类，脉必弦紧宜消暑十全散。或脾气虚弱，汗多恶寒宜十味香薷饮。或过伤饮食生冷，泄泻呕吐霍乱者宜六和汤、藿香正气散。此概治伤暑之法也。而其所及之证，有吐利，腹痛气逆，发热，头疼烦渴，肢冷疼，前板齿寒，无汗，脉虚或迟或伏，昏闷者宜香薷饮。有身热小便不利者宜益元散。有吐泻寒热，喘咳痞满，体肿倦卧，便赤者宜六和汤。有发热呕血者宜黄连二钱，酒煎服。有暑天身热头疼燥渴者宜麦冬汤。有暑天发渴者宜生津丸。以上皆伤暑之属，所当分别而治之者也。中暑者，动而得者也，阳证也。或远行劳役，大热而渴，阳气内伏，热合于肾，为水不胜火，发热烦渴，气息喘促，日晡病减，此脾胃大虚也宜补中益气汤去升麻，加五味子、麦冬、黄连、黄柏、泽泻。或农夫田野，及惯于役力之人，过受燔灼，头角额痛，发热，大渴引饮，脉洪大宜地浆水煎苍术白虎汤。或年老及虚汗之人，不宜用寒凉，宜稍加温药行之宜竹叶石膏汤少加熟附子。或平昔阴虚多火，不可用温药宜白虎加人参竹叶汤。凡以中暑皆太阳经分之证，甚或卒倒不省人事，切忌香薷等温散之品，盖既中热，复以辛温伤其气，如火益热矣，故香薷只可治伤暑，不可治中暑，此概言中暑之法也。而其所及之证，有夏月劳苦，卒然昏晕，甚而若死者，少与冷水即死，亦禁卧冷地、湿地，急移其人于阴处，再以热土放脐上，拨开作窍，令人尿其中，以生姜或蒜捣汁和童便或热汤送下，外用布蘸立苏，后徐用药宜麦冬汤、人参白虎汤，此急救法也。又有烦渴口燥闷乱者，先以布蘸热水熨脐中气海，或掬土放脐，令人更溺之，俟苏，以米汤徐灌之，然后随证调治宜六和汤、清暑益气汤随证加减。凡中暑者必伤气宜清暑益气汤，伤暑亦可用。以上皆中暑之证所当分别而治者也。

夫伤暑、中暑，皆暑病之重且大者，故伤暑则暑热之邪伤在肉分，中暑则暑热之邪伤及脏腑。而又有寻常感受暑气，致腹痛水泻者，乃胃与大肠感邪之故，或恶心呕吐者，乃胃口有痰饮，而又感邪之故，此皆名冒暑，是暑病之轻且小者宜黄连香薷散、清暑十全饮、解暑三白汤治之，亦当分别而治。然则暑病亦有无汗脉弦细者，此虽是暑，亦必由过袭阴凉，身中阳气为其所遏，故心烦，肌肤火热，无汗，非暑邪也，不可全用表药宜消暑十全饮。暑月腠理易开，香薷热服，便能汗出，故不必用表也。倘人迎脉紧，而气口反大，咳嗽目疼，鼻流清涕，额与眉棱骨痛，此又被风矣宜选奇汤。至有内伤夹暑者，暑月房劳，兼膏粱水果杂进，至周身阳气不伸，脉沉细，或弦紧，面垢，无汗恶寒，四肢厥逆拘急，霍乱呕吐宜冷香饮子。或吐利兼作，脉微欲绝，或虚浮而散，此为紧病，急当救之毋缓宜浆水散。或冒暑伏热，引饮过多，及恣啖生冷，致脾胃受寒，必腹痛呕泄，水谷不分，脉沉而紧宜大顺散。又有夹水伤暑者，汗出当风，浴起当风，或冷水浸澡，或坐卧于地，以至水湿蓄于身中，适又感受暑邪生病，非全由暑伤也宜香薷饮，必温散之。又有暑瘵者，暑月火能烁金，不禁辛酒，脾火暴盛，劳热躁烦，火动心脾，以致喘咳，忽吐衄，头目不清，胸膈烦渴不宁，即老稚亦有此病，昧者以为劳瘵，不知此由火载血上，非真阴亏损而为虚劳也宜归身、生地、防风、黄连、知母、山栀、荆芥、黄芩、桔梗、木通、元参、甘草、贝母、白茯苓、陈皮、薄荷、麦冬、五味等酌为一帖，煎服黄连香薷饮亦可。又有暑痿者，暑天膏粱之人阳事顿痿，此不可全用热药，亦不可全用凉药宜黄连解毒汤合生脉散。又有搅肠痧者，暑月不头疼发热，但觉小腹痛或心腹俱痛，胀痞，不能屈伸，皆水火流注脏腑，故先小腹后及心腹俱痛，非阴证也宜六和汤、藿香正气散，大抵此证以探吐痰涎为主宜二陈汤加厚朴、山栀，或用炒盐汤探吐。又有霍乱者，暑气入腹，恶心腹痛，上吐下泻，泻水如注，此暑火暴发，升降不利，清浊不分，所泻者皆五脏津液，宜速止之宜胃苓汤，甚者桂苓甘露饮，此证有挟食积者，切不可下，总当立止为上，再商食积。若吐泻无物，或上下关闭竟不吐泻，但心腹绞痛，令人立毙，此为干霍乱，亦即绞肠痧宜急以盐汤探吐，或探吐得通可救，即定后，周时勿进米气，得食又发，戒之。又有暑疡者，夏月头面外项赤肿，或咽喉肿痛，或腿足焮肿，长至数寸，不能步履，而头痛内燥，日夜发热不止，与凡痈毒发热，晡甚旦止者不同宜败毒散及石膏、黄连等，盖热一解肿自消，全无脓血，非外科证也。又有暑疮者，周身发泡，如碗如杯，如桃如李，光亮脆薄，中有臭水，由湿热之水泛于皮肤也宜黄连香薷饮、黄连解毒汤，甚者内实便闭，口疳臭秽，外以鲜荷花瓣贴之，中药周时可平宜凉膈散或承气汤。以上种种皆暑病之兼及者也。要之，暑病所由之经，固属太阳，亦有由阳明者。发热，汗大出，微恶寒，为太阳矣。面赤大汗，烦渴喘急，即阳明也。甚者脉洪大，昏不知人，有似热证，但忽轻忽重为异耳太阳宜五苓散去桂加香薷，阳明宜消暑丸。故平人偶然被暑，必身热，背恶寒，汗出，口渴烦躁闷乱，痰逆恶心，或吐泻转筋，小便闭涩，指头微寒宜五苓散去桂，合益元散用。若脾胃素弱，上焦不足，暑湿郁蒸，肢体困倦，头重心烦，饱闷喘促，早晚寒，日午热，此气血俱虚也宜清燥汤、清暑益气汤。或夏月汗太多，风犯汗孔，身体重痛，肢节麻，或渴或不渴，或小便黄涩，此风郁汗，湿与暑相搏也宜益元散加葱头。故人当湿热盛时，如梅天夏雨，体倦神疲，胸满促，肢冷，或气高喘，身烦热，溺黄赤，大便溏，自汗不食，须预防暑病宜清暑益气汤加渗湿药。虚弱人当暑，体倦神疲，胃不和，食无味，须预防暑病。安乐人当暑，恶寒身重，昏眩寒热，呕吐腹痛，乃夏月感寒，非暑病也宜温辛散。辛苦人劳甚暑病，须培其气宜人参白虎汤。总当分别而治之者也。而治法大要，惟以清心利小便，解暑毒，补真气为主，即脉虚喘促，逆冷，卒昏晕，此热伤阴气，切不可用温药，以助阳而耗阴。

【脉法】 仲景曰：伤暑脉虚。又曰：脉虚身热，得之伤暑。《脉诀》曰：暑伤于气，所以脉虚，弦细芤迟，体状无余。《三因》曰：中暑之脉阳弱阴虚，微迟似芤。《本事》曰：暑脉弦细芤迟，何也？盖寒伤形，热伤气，气伤则气消而脉虚弱，所以弦细芤迟，皆虚脉也。《正传》曰：暑脉虚而微弱，或浮大而散，或隐而不见，夫微弱隐伏，皆虚类也。《活人书》曰：中暑与热病相似，但热病脉盛，中暑脉虚，以此辨之。张凤逵曰《脉理论》：刘复真云，暑脉虚而微弱，按之无力，又脉来隐伏，弦细芤迟，皆暑脉也。脉虚身热，得之伤暑中暍，脉虚而微者是也。寒病传经，故脉日变，温热不传经，故不变。寒病浮洪有力易治，芤细无力难治，无脉不治。温热不然，温有一二部无脉者，暑热有三四部无脉者，被火所逼而伏，非绝无也，于病无妨，攻之亦易，照经用辛寒，火散脉起，病愈矣。盖温热病发在一二经，始终在此，更不传递别经者，其一二经或洪数，则别经弱且伏，依经络调之，伏者起，洪者平，乃愈征也。鳌按：此篇言热病即指暑病而言，非谓伏寒夏发之热病也。

【暑病原由证治】 节斋曰：夏至日后病热为暑。暑者，相火行令也。夏月人感之，自口齿而入，伤心包络经，其为证烦则喘渴，静则多言，身热而烦心，大渴引饮，头痛自汗，倦怠少气，或下血发黄，甚者火热制金，不能平木，搐搦不省人事。东垣曰：夏至阳尽阴生，气浮肌表，散于皮毛，腹中之阳虚矣。世言夏月伏阴在内，此阴字有虚之义，若作阴冷，误甚，火盛之时，流金烁石，何阴冷之有？孙真人制生脉散，令人夏月服之，非为虚而何？《直指》曰：伤暑之证，面垢自汗，身热背寒，烦闷大渴，倦怠少气，毛耸恶寒，或头疼，或霍乱，或四肢厥冷，或身体无痛。中暑之证，则六脉沉伏，冷汗自出，闷绝而昏，不知人矣。

伏暑证 暑久伏病也。盖人受暑邪，当时即发谓之暑病。若热毒之气既已受之，或为些小风寒所固，此毒遂渐渐入内，伏于三焦肠胃之间，或秋或冬，久久而发，此暑毒伏于人身之内者也宜消暑元、香薷饮。亦有夏月，曝书曝衣，暑气未散，随即收藏，至秋冬近之，其气亦从口齿而入，入而即发，此暑毒伏于物而触于人者也。故伏之一字虽同，其所以伏则异。然此二端，其变生之病，或霍乱吐泻，或泄痢腹痛，或疟发寒热，皆能致之，皆当细询其因以为治宜香薷饮、藿香正气散。甚或有身热足冷者，其势则甚危矣宜五苓散下来复丹。

【伏暑证治】 仲景曰：伏暑之证，背寒面垢，少有劳，身即热，口开，前板齿燥，小便已洒洒然毛耸。《入门》曰：每于夏月后发者，为伏暑也。又曰：伏暑者，即冒暑久而藏伏者也。其呕渴恶心下血，及年深暑毒不差者，宜酒蒸黄连丸。其烦渴引饮或泄利者，宜桂苓甘露散。其肠澼下痢赤白癃闭者，宜益元散。其暑邪伏久伤肺，喘咳烦渴气促者，宜清肺生脉饮。其大烦大渴及霍乱后渴者，宜濯热散。

暑风 因暑而感生风病也。病人忽手足搐，昏迷不省，脉浮而虚，急先以温水化苏合丸灌之，俟醒再用药宜黄连香薷饮加羌活二钱，大效。若呕吐宜加陈皮、藿香，小便不利宜加茯苓、猪苓、泽泻、滑石，有痰宜加生姜，大渴宜去半夏加花粉，泻利不止宜加白术，转筋宜加木瓜，腹满身重，难以转侧，口不仁，面垢，谵语，遗尿，此热兼暍也宜白虎汤，各当加减为治。或更病势重，搐搦，厉声吟呻，角弓反张，如中恶之状，亦或先病热，服表散药后，渐成风病，谵语，狂呼乱走，气力百倍，此亦暑风，与阴风不同，宜解散化痰，不可汗下宜竹叶石膏汤去参、米，加黄连、知母。日久脾胃弱，必兼温补。若脉实，必须吐之。若欲预却，则以壮元为主宜四君子汤，生脉散。凡患暑风，误作痫治必不救。

【暑风证治】《得效》曰：中暑复伤风，搐搦不省人事，曰暑风。《入门》曰：暑风、暑厥者，但以手足搐搦为风，手足逆冷为厥，并宜二香散，或人参羌活散合香薷饮服之。《医鉴》曰：夏月感寒者，乃取凉之过也，或纳凉致风寒以伤其外，或食生冷以伤其内故也。若感暑风，痰塞喘急，六和汤倍半夏加羌活、川芎。又曰：感冒暑风，身热头痛，或泄泻呕吐，以二香散主之。又曰：凡暑月伤风、伤寒，悉以二香散解表发散。

暑泻 专受暑而成泻利病也。其原有新有久。新者，暑毒入于口齿，伤于肠胃，数日间其邪即发，或挟食，或挟湿，以致烦渴尿赤，自汗面垢腹痛，所泻如水直注，日夜无度宜以炒黄连为君，葛根、升麻佐之，或桂苓甘露饮。久者，暑邪留于三焦肠胃之间，以致久而成泄，所泻亦是水，但不如新者之暴迫直注，其兼证亦相同宜玉龙丸。此新久之别也。而其证之所现虽同属暑泻，其为治又有当分辨者。如暑伤心脾，呕吐泄泻，或霍乱转筋，及浮肿疟痢宜六和汤。如暑热引饮过多，致水暑交并，而上吐下泻宜解暑三白散。如伤暑上吐下泻，而兼烦乱宜香朴饮子。如暑月烦渴，引饮过多，脾胃停积冷湿，致成吐泻宜大顺散。以上数条，皆难混治。若过受暑而泻，别无他故，则惟清暑足已宜消暑十全饮、香薷汤。其或有盛暑伤于外，阴冷伤于内，为内外受迫者，此证更重，非可易视矣宜连理汤、桂苓元、缩脾饮。此暑泻诸证，当与泄泻条参看。

【暑泻证治】《医鉴》曰：腹痛水泻者，胃与大腹受暑。恶心呕吐者，胃口有痰饮而又受暑也。宜消暑十全饮。

疰夏 脾胃薄弱病也。然虽由脾胃薄弱，亦必因胃有湿热及留饮所致。昔人谓痿发于夏，即名疰夏。以疰夏之证，必倦怠，四肢不举，羸瘦，不能食，有类于诸痿故也。然疰夏与痿，其原毕竟有异，且痿为偶患之疾，此为常有之事，凡幼弱人多有之，故必以清暑益气，健脾扶胃为主也。故前既列夏痿之证于暑病篇，而此又详及疰夏宜参归益元汤、生脉散为主，酌加白术、半夏、陈皮、茯苓、扁豆子、白芍、木瓜、泽泻、炙甘草亦可。

【疰夏证治】仲景曰：平人脉大为劳，极虚亦为劳。夫劳之为病，其脉浮，又手足烦热，寒精自出，脚酸削，不能行，小腹虚满，春夏剧，秋冬瘥，谓之疰夏病。东垣曰：仲景言脉大者，极虚者，气损也。春夏剧者，时助邪也。秋冬瘥者，时胜邪也，黄芪建中汤治之可也。丹溪曰：人遇春末夏初，头痛脚弱，食少身热，世俗谓之疰夏病，属阴虚元气不足，宜补中益气汤去升、柴，加黄柏、白芍、麦冬、五味子，有痰加南星、半夏。又曰：疰夏病宜服生脉散、参归益元汤。东垣曰：暑夏宜补气。盖以夏至阳尽阴生，腹中之阳虚也，今人夏月服生脉散为此故耳。

治暑病方四十

白虎汤 〔总治〕 石膏煨 知母 甘草 粳米

桂苓甘露饮 〔又〕 茯苓 猪苓 白术 滑石各二两 寒水石 炙甘草 泽泻各一两 肉桂三钱

共为末，水下。一方有人参、香薷，共为末，水下。

此方兼治伏暑，烦渴引饮。

天水散 〔又〕 滑石六两 甘草一两

此即六一散之别名也。

瓜蒂汤 〔中暍〕 瓜蒂十四个，水一升，煮五合，顿服。

解暑三白汤 〔冒暑〕 茯苓 泽泻 白术各二钱 姜三片 灯草二十茎

消暑十全饮 〔寒袭〕 香薷一钱半 扁豆 厚朴 苏叶 白术 赤苓 藿香 木瓜 白檀香各一钱 甘草五分

此方兼治伤暑吐泻。

十味香薷饮 〔脾虚〕 香薷钱半 厚朴 扁豆 人参 白术 茯苓 黄芪 木瓜 甘草各七分

六和汤 〔食伤〕 香薷 厚朴各钱半 赤苓 藿香 扁豆 木瓜各一钱 砂仁 半夏 人参 杏仁 甘草各五分 姜三 枣二

一方加麸炒黄连一钱，名清暑六和汤。

藿香正气散 〔生冷〕 白术 白芷 茯苓 厚朴 桔梗 紫苏 藿香 炙草 陈皮 半夏 大腹皮 姜 枣

香薷饮 〔伤暑〕 香薷 扁豆 厚朴 甘草

益元散 〔小便少〕 滑石 甘草

麦冬汤 〔燥渴〕 石膏 知母 白芍 茯苓 山栀 竹茹 麦冬 白术 扁豆 人参 陈皮 乌梅 莲肉 甘草

生津丸 〔发渴〕 白糖 乌梅 薄荷 柿霜 硼砂

蜜丸，噙化。

补中益气汤〔脾胃〕人参　黄芪　当归　白术　升麻　柴胡　陈皮　甘草

苍术白虎汤〔役劳〕石膏　苍术　知母　甘草　粳米

竹叶石膏汤〔虚汗〕人参　竹叶　麦冬　石膏　半夏　甘草　粳米　姜汁

白虎加人参竹叶汤〔虚火〕石膏　知母　粳米　甘草　人参　竹叶

人参白虎汤〔昏晕〕人参　石膏　粳米　甘草　知母

选奇汤〔被风〕羌活钱半　防风　黄芩各一钱　甘草八分

食后，稍热服。

冷香饮子〔内伤〕生附子　草果　橘红　甘草各一钱　姜五片

冷服。

浆水散〔又〕附子　肉桂　干姜　甘草各五钱　良姜　半夏各二钱半

浆水即淡醋，每八分，多至一钱调下。如虚热喘乏加人参。汗多加黄芪、五味子。

桂苓甘露饮〔霍乱〕滑石二两　茯苓　泽泻　寒水石　石膏　甘草各一两　白术　猪苓　肉桂各五钱

每末一钱，姜汤或开水下。一方加人参、香薷。

大顺散〔夹暑〕甘草　干姜　杏仁　官桂等分

先将甘草用白砂炒，次入姜，再次入杏仁炒，然后筛去砂，入桂，共为末，每三钱开水下。

五苓散〔身热〕白术　肉桂　泽泻　茯苓　猪苓

来复丹〔又〕倭硫黄　元精石　硝石　青皮　陈橘皮　五灵脂

醋糊丸，绿豆大，每三十丸，空心，米汤下。

黄连香薷散〔暑风〕香薷二钱　厚朴钱半　黄连七分半

水煎，入酒少许，冷服。

四君子汤〔壮元〕人参　茯苓　白术　甘草

生脉散〔又〕人参　麦冬　五味子

黄连解毒汤〔暑瘘〕黄连　黄柏　黄芩　山栀

二陈汤〔绞肠痧〕茯苓　半夏　陈皮　甘草

胃苓汤〔霍乱〕苍术　厚朴　陈皮　甘草　白术　茯苓　猪苓　泽泻　肉桂

败毒散〔暑疡〕茯苓　甘草　枳壳　桔梗　柴胡　前胡　薄荷　羌活　独活　川芎　连翘　防风　荆芥　金银花　姜三片

一名连翘败毒散。

此方兼治一切痈疽初发，憎寒壮热，甚者头痛拘急，状似伤寒。

凉膈散〔暑疮〕大黄　芒硝　山栀　连翘　黄芩　甘草　薄荷

为末，竹叶、生蜜汤下。

承气汤〔又〕大黄　芒硝　厚朴　枳实

消暑丸〔阳明〕半夏一斤，醋煮　茯苓　甘草各半斤

姜汁糊丸，每二钱，水下。

清燥汤〔气血虚〕黄芪　黄连　神曲　五味子　柴胡　猪苓　甘草　白术　苍术　麦冬　生地　陈皮　茯苓　泽泻　人参　当归　升麻　黄柏

温辛散〔保养〕木香　陈皮　羌活　苍术　紫苏　厚朴　姜　葱

朱砂安神丸〔又〕黄连六钱　甘草　生地各三钱半　当归钱半　朱砂五分

蜜丸，黍米大，津下三十丸。

清肺生脉饮〔暑伤肺〕黄芩二钱　人参　麦冬　当归　生地各一钱　五味子十粒

清暑益气汤〔总治〕苍术一钱半　黄芪　升麻各一钱　人

参　白术　陈皮　神曲　泽泻各五分　酒黄柏　当归　青皮　麦冬　葛根　甘草各三分　五味子九粒

此方以苍、曲、青、陈、泽泻五种理脾，余十味清暑补气。

李东垣清暑益气汤变证加减法附后：

其法曰：如心火乘脾，乃血受火邪而不升发，阳气伏于地中，地者，脾也，必用当归和血，少用黄柏以益真阴。如脾胃不足之证，须少用升麻，乃足阳明太阴引经药也，使行阳道，自脾胃左达少阳行春令，生物之根也，更少加柴胡，使诸经右迁生发阴阳之气，以滋春之和气也。如脾虚，缘心火亢盈，而乘其土也。其次肺气受邪，为热所伤，必多用黄芪，甘草次之，人参又次之，三者皆甘温阳药也。脾始虚，肺气先绝，故用黄芪以益皮毛之气，而填腠理，不令自汗而损元气也。上喘气短懒言，必用人参以辅之。心火乘脾，必用炙草以泻火热，而补脾胃中元气，甘草最少，恐湿满也。若脾胃之急痛，并脾胃太虚，腹中急缩，腹皮急缩者，却宜多用。经曰：急者缓之，若从权，必用升麻以引之，恐左迁之坚邪盛，卒不肯退，反致项上及臀尻肉添而反行阴道，故引以行阳道，使清气他出右迁而上行，以和阴阳之气也。若中满，去甘草，咳甚去人参，口干嗌干加干葛。如脾胃既虚，不能升浮，为阴火伤其生发之气，荣血大亏，荣气伏于地中，阴火煎熬，血气亏少，且心包与心主血之血减则心无所养，致心乱而烦，病名曰悗，悗者，心惑而烦闷不安也，是由清不升，浊不降，清浊乱于胸中，使周身血气逆行而乱。经曰：从下上者，引而去之，故当加辛温甘温之剂以生阳，阳生而阴长。或曰：甘温何能生血，又非血药也？曰：仲景之法，血虚以人参补之，阳旺则能生阴血也，更加当归和血，又宜稍加黄柏以救肾水。盖甘寒泻实火，火减则心气得平而安也。如烦乱犹不能止，少加黄连以去之。盖将补肾水，使肾水旺而心火降，扶持地中阳气也。如气浮心乱，则以朱砂安神丸镇之，得烦减，勿再服，以防泻阳气之反陷也。如心中痞，亦少加黄连。气乱于胸，为清浊相干，故以陈皮理之，能助阳气之升，而散滞气，又助诸甘辛为用，故长夏湿土客邪火旺，可从权加二术、泽泻，上下分泻其湿热之气。湿热太盛，主食不消化，故食减，不知谷味，加炒曲以消之，更加人参、麦冬、五味泻火，益肺气，助秋损也，此乃伏中长夏正旺之时药也。

鳌按：东垣加减法，极精当，极周密，良为本方变化之妙。但血气虚弱者，固用无不效。若壮盛人，不但无功，恐反助湿火，则又不可不斟酌也。

治伏暑方十

消暑元 〔治伏暑〕 半夏八两 赤苓 甘草各四两

用醋二升煮半夏，醋干，共炒为末，姜汁糊丸，每四五十丸，开水下，药下即苏。

香薷饮 〔又〕 方详上。

藿香正气散 〔又〕 方详上。

五苓散 〔又〕 方详上。

来复丹 〔又〕 方详上。

酒蒸黄连丸 〔又〕 黄连四两，酒七合，浸一夜，蒸干为末，面糊丸，每二三十丸，热水下，以胸膈凉不渴为验，一名小黄龙元。

桂苓甘露散 〔又〕 滑石一两 石膏 寒水石 泽泻 葛根 白术 赤苓 甘草各五钱 人参 桂皮 藿香各二钱半 木香一钱二分半

每末二钱，白汤下。

益元散 〔又〕 滑石六两 炙甘草一两

一名六一散。又名天水散。又名神白散。本方加干姜五钱，名温六丸，治因寒吐泻反胃。本方加红曲五钱，名清六丸，治湿热泄泻，俱以饭丸。

清肺生脉饮　〔又〕　黄芩二钱　当归　生地　人参　麦冬各一钱　五味子十粒

濯热散　〔又〕　白矾　五倍子　乌梅肉　甘草各一两

共为末，入白面四两拌匀，每二钱，新汲水调下。一名龙须散。

治暑风方九

黄连香薷饮　〔暑风〕　香薷三钱　厚朴钱半　黄连七分半

入酒少许，水煎冷服。一名黄连香薷散。

白虎汤　〔又〕　方详上。

竹叶石膏汤　〔又〕　人参　竹叶　麦冬　石膏　半夏　甘草　粳米

四君子汤　〔又〕　方详上。

生脉散　〔又〕　方详上。

二香散　〔又〕　香薷　香附各二钱　苍术　苏叶　陈皮各一钱　厚朴　扁豆　甘草各五分　姜三片　木瓜二片　葱白二茎

人参羌活散　〔又〕　羌活　独活　柴胡　前胡　枳壳　桔梗　人参　赤苓　川芎　甘草各六分　天麻　地骨皮各三分　薄荷三叶

香薷饮　〔又〕　香薷　厚朴　扁豆子　甘草

六和汤　〔又〕　香薷　厚朴各钱半　赤苓　藿香　扁豆　木瓜各一钱　砂仁　杏仁　半夏　人参　甘草各五分　姜三　枣二

本方加麸炒黄连一钱，名清暑六和汤。

治暑泻方十一

桂苓甘露饮　〔暑泻〕　滑石二两　茯苓　泽泻　寒水石　石膏　甘草各一两　白术　猪苓　肉桂各五钱

每末二钱，姜汤调下。

玉龙丸　〔又〕　硫黄　硝石　滑石　明矾

水丸。

六和汤 〔又〕 方详上。

解暑三白汤 〔又〕 方详上。

香朴饮子 〔又〕 香薷钱半 厚朴 扁豆 赤茯苓 泽泻 陈皮 木瓜 半夏 人参 乌梅肉 苏叶各七分 甘草五分 姜三 枣二

大顺散 〔又〕甘草切，长一寸，二两 干姜 杏仁 肉桂各四钱

先将甘草以白砂同炒，次入姜同炒，次入杏仁同炒，筛去砂，入桂，为末，每二钱，水煎温服。如烦躁，井水调下。

消暑十全饮 〔又〕 香薷一钱半 厚朴 扁豆子 苏叶 白术 赤苓 藿香 白檀香 木瓜各一钱 甘草五分

香薷汤 〔又〕 香薷三钱 厚朴 扁豆子 赤苓各一钱半 甘草五分

水煎服。或为末汤点二钱服，他暑药皆不及此。

连理汤 〔又〕 人参 白术 干姜 茯苓 黄连 炙甘草

桂苓元 〔又〕肉桂 赤苓等分

蜜丸，每两作八丸，每一丸，井水化下。

缩脾饮 〔又〕 砂仁钱半 草果 乌梅肉 香薷 甘草各一钱 葛根 扁豆子各七分 姜五

治疰夏病方四

参归益元汤 〔疰夏〕 当归 白芍 熟地 茯苓 麦冬各一钱 陈皮 酒黄柏 酒知母各七分 人参五分 甘草三分 五味子十粒 枣二枚 米一撮

生脉散 〔又〕 方详上。

黄芪建中汤 〔又〕 白芍 桂枝 生姜 甘草 大枣 饴糖 黄芪

补中益气汤 〔又〕 方详上。

附录：服药总法

周禹载曰：伤暑伤寒温凉诸证，皆邪气欺正气也，用药如对敌，药入则邪渐退，药力尽而邪又渐炽，必一服周时，即详势诊脉，药对则日夜连进三五服，以邪退病安为主。此法惟仲景《伤寒论》、孙思邈《千金方》中载之。孙曰：夏天日五夜三服，冬天日三夜五服，必期病退而后止，如御敌者，愈驱愈逐，加精锐荡平而后班师，此万全之胜算也。自宋以后，此法不传，故取效寡，而活人之功疏，愚用此法，屡获神奇之效。

疟疾源流

诸疟，暑病也。邪入于阴，则阴实阳虚而发寒；邪入于阳，则阳实阴虚而发热。经故曰：寒热更作，阴阳相移也。盖暑邪伤，或舍皮肤之内，与卫气并居，因随日行阳夜行阴之卫气并行，而得阳则外出，得阴则内薄，是以有日作之疟。或邪舍深而内薄于阴，则邪在脏矣，在脏者其行迟，不能随卫气之行阳行阴，以准外出内薄之候，故阴常与阳争不得出，而有间日一作之疟。或邪与卫气会于六腑，有时相守，不能相争，因又有休数日一作之疟。此《内经》论疟之精蕴，有可悉其源流者也。然疟虽原于暑热，而疟之发实因于寒与风。经曰：夏伤于暑，汗大出，腠理开发，因凄沧之水寒藏皮肤中，秋伤风则病成。夫所谓水者，因浴而受水之气也。所谓寒者，因暑乘凉而反受寒也。是水寒之气，当盛夏之时，与暑热之邪并伏皮肤之内，迨秋风外束，而新凉之阴欲入，暑阳从内拒之，暑阳欲挟水寒之气而出，新凉之阴又从外遏之，阴阳相搏而成疟。此疟所以原于暑，而发必因于寒与风也。特风寒之感，必有重轻，有先后。经曰：先伤寒，后伤风，故先寒后热，病名寒疟。固已，其曰先伤风，后伤寒，故先热后寒，病名温疟者，其先伤之风，乃由盛暑汗出当风所感之风言，非指新秋外束之风言也。既当风而受风，复因贪凉而反受寒，此风与寒之邪，均伏于皮肤内，至秋重又感风而作也。其曰：肺素有热，气盛于身，发则阳气盛，其气不及于阴，而但热不寒者，又名瘅疟。凡此皆指应暑之疟言之，其实四季之气，寒热相劫，皆能为疟，经所云秋病者寒甚，冬病者寒不甚，春病者恶风，夏病者多汗是也。故于温疟复申之曰：温疟者，得之冬中于风，寒气藏于骨髓，至春阳大发，邪不能自出，因遇大暑，腠理发泄，兼有所用力，邪与汗皆出，此病藏于肾，自内而出之外者，据是推之，四时皆能为疟益信矣。至发之时，有或晚或早者，以邪必客风府，风府者，项骨第一节之位。项骨有三节，脊骨二十一节，共二十四节，下为尾骶骨。邪自风府，日下一节，故发晚，二十五日直至骶骨，二十六日邪复自后而前，入于脊内，以注伏膂之脉，由是邪在伏膂，循脊上行，为自阴就阳，却无关节之阻，其邪亦日退，九日即出缺盆，而发渐早，故疟之发，无论日与间日，其邪随经络以内薄者，必俟卫气相会合，病乃发也。总之，邪之浅者，日随卫气为出入，卫气一日一夜与邪气会于风府，疟即相应而发。邪之深者，即留着于内，不能日随卫气出入，须俟卫气周流，适与邪气相值，而相值之候，或间日，或休数日，相值之时，或早或晚，既不能拘，故病亦不能日发，且不能有定时耳。疟之为义，如是尽矣。

试进详治之之法。古人云：有汗欲其无汗，养正为先宜参、苓、芪、术等，秋冬加桂枝。无汗欲其有汗，散邪为急宜柴胡、葛根、石膏、羌活、姜皮、人参、苍术等。其大旨也。要而论之，疟之发，如冰冷，如火热，如风雨骤至，猝不可当，其病为逆，殊不易治。而究其故，要皆中气不足，脾胃虚弱，暑邪与风寒乘虚客之而作，故治之者，莫先于清暑益气，祛风消痰，兼理脾胃，而又随经随证，投药解散之，则庶几其有济矣。何则？疟之作，六经皆有现证。足太阳证，腰痛头疼且重，遍身骨痛，小便短赤，寒从背起，先寒后热，热止，汗出难已。盖邪在三阳盛于表，故汗出不收也宜羌活黄芩汤加减。足阳明证，头疼鼻干，渴欲引饮，不得眠，先寒，洒淅寒甚，久乃热，甚则烦躁，畏日月火光，热去汗出。盖以阳明为热甚之腑，寒胜之故先寒，久乃热也。畏日月火光者，热腑而为阴邪所掩，故触乎热反畏之也宜大剂竹叶石膏汤加减。足少阳证，口苦，耳聋，胸胁痛，或呕，身体解㑊，见人惕惕然，寒不甚，热不甚，热多，汗出甚，盖以病在半表里，故寒热俱不甚。邪在胆而怯，故心惕。少阳主木火，故热多，且汗出甚。解㑊者，倦怠不耐烦也宜小柴胡汤加减。以上三阳经疟，大约多热多渴，亦易得汗，急宜大剂以逐暑邪，除热渴，去头疼宜辛寒如石膏、知母、柴胡，甘寒如葛根、麦冬、竹叶、粳米，苦寒如黄芩为君，兼寒甚者用辛温如姜皮、桂枝，脾胃虚弱饮食不消者，补以参术，佐以蔻仁、砂仁、草蔻、麦芽、枳壳、陈皮、山楂、神曲以为消导。下午或空日，兼服扶脾开胃之药，大补元气宜参术健脾汤，自然易瘳。士材李氏云：在太阳曰风疟，宜汗；阳明曰热疟，宜下；少阳曰风热疟，宜和。其法亦可临时酌用。足太阴证，不乐，善太息，不嗜食，先寒后热，或寒多。若脾疟，必寒从中起，善呕，呕已乃衰，然后发热，热过汗出，乃已。热甚者或渴，否则不渴，喜火。盖以脾喜乐，病则否，上焦痞塞，故好太息而不嗜食。太阴主里，邪不易解，故多寒热。脾病及胃，故善呕也宜桂枝汤加减，参用建中汤，脾寒诸疟宜橘皮散。足厥阴疟，腰痛，少腹满，小便不利如癃状，意恐惧，易太息，先寒后热，甚者色苍苍如欲死，或头疼而渴。盖以厥阴之脉环阴器，抵少腹，布胁肋，故多腰腹小便之病。凡小水不利为癃，如癃者，病不在小水，而在邪之陷，急数欲便也。肝气不足，故恐惧而太息宜先用三黄石膏汤以祛暑邪，次用鳖甲牛膝汤加减。足少阴证，腰痛脊强，口渴，呕吐甚，小便短赤，欲闭户牖而处，寒从下起，寒热俱甚，热多寒少，其病难已。盖以少阴主里，则阴气上冲，故呕吐甚。肾病则阴虚，阴虚故热多寒少。病在阴，故欲暗处。肾阴脏，而邪居之，故难已也宜先用人参白虎汤，次用鳖甲牛膝汤加减。以上治六经诸疟，悉本缪仲淳法。是知三阳疟其邪浅，发在夏至后处暑前。三阴疟其邪深，发在处暑后冬至前。其大较也。三阴三阳疟，俱有日作间作之证，前辈谓三阳疟定日作，三阴疟定间日者非也。独三日疟，即经所云休数日作者，乃必发于三阴耳。故必审其脉证，知为何经，然后决经治之。丹溪谓为作于子午卯酉日者，少阴经疟；作于寅申巳亥日者，厥阴经疟；作于辰戌丑未日者，太阴经疟。亦是审验三阴经法宜以鳖甲牛膝为君，加入引经药，作于夜而便燥者加当归，脾胃弱者勿加，佐以姜皮，热甚勿入，大剂与之。既审知何经而施治。其或有痰兼去痰宜加槟榔、半夏。有癖兼除癖宜加常山。经络阻碍，兼透经络宜加穿山甲。若止暑结荣分，则槟榔等俱无所用宜鳖甲、香薷、生姜。此治三日疟之大法也。邪气深伏，并能为五脏疟。如肺疟则心寒，寒甚则热，热时善惊，如有所见。盖以肺为心覆，寒邪乘所不胜，故心寒。心气受伤，故善惊也宜桂枝加芍药汤。心疟则烦心甚，欲得清水，反寒多而不甚热。盖以邪在心，故烦欲得水以解，心阳脏，而邪居之，则阳虚阴盛，故反寒多不甚热也宜桂枝黄芩汤。肝疟则面青太息，状若死。盖以肝气苍，肝郁则气逆，故太息。木病则强，故若死也宜四逆汤。脾疟则寒时腹痛，热时腹鸣，鸣已汗出。盖以脾至阴，而邪居之，故寒而腹痛。寒已而热，脾气得行，故腹中鸣。鸣已，阳气外达，故汗出而解也宜小建中汤、橘皮散。肾疟则腰脊痛，大便难，目晅晅然，手足寒。盖以肾脉贯脊，开窍于二阴，故腰脊大便病。目不明，水亏也。手足寒，阴厥也宜桂枝加归芍汤。但前既言六经疟，而此又言五脏疟者，以前就经言，邪只中诸脏之经，此就部言，邪并中诸脏之部，故非重复也。

此外又有风、寒、暑、湿、痰、食、血、劳、瘴、疫、鬼、牝、疟母等证，士材谓为疟之兼病，非因而成疟者是也。然既有此等兼病，则必有其所由然，与其所以治。风疟者，自感风而得，风为阳邪，故其证先热后寒，恶风自汗，头疼烦躁宜川芎、白芷、细辛、青皮、槟榔、紫苏。寒疟者，自感寒而得，与经言寒疟不同，寒为阴邪，故先寒后热，且寒多热少，恶寒无汗，挛痛而惨宜姜、桂、厚朴、草果等，附子亦可酌用。暑疟者，专受暑而得，与凡疟之因暑而反受风寒以成者不同，故但热不寒，或多热，里实不泄，烦渴而呕，肌肉消削宜益元散、香薷饮、小柴胡汤参用之，或加竹沥。湿疟者，感受湿气而成，其证寒热相等，小便不利，身体重痛，肢节烦疼，呕逆胀满宜参用胃苓汤、除湿汤、五苓散、加味二陈汤。痰疟者，痰结胸中，与凡疟所挟之痰更甚，故寒热乍已，胸中满闷不退，或头疼肉跳，吐食呕沫，甚则昏迷卒倒，皆是痰涎强聚之故宜二陈汤、导痰汤。食疟者，饮食不节，食滞痰生所致，故寒已复热，热已复寒，寒热交并，饥不能食，食则胀满呕逆，腹痛，亦名胃疟宜青皮、陈皮、砂仁、蔻仁、麦芽、草果、山楂、神曲。血疟者，或衄血，或便血，或女人月事适来，皆是血证宜于治疟药中加桃仁、蓬术、延胡索等。劳疟者，以真元不足，表里俱虚，或作劳，或房劳所致，故病发于阴，即久疟也，其证寒热甚微，寒中有热，热中有寒，最难调治宜补中益气汤酌加鳖甲、牛膝、首乌。瘴疟者，感受山岚湿润之毒气，以至败血瘀心，瘀涎聚脾，故乍寒乍热，迷困发狂，或哂而不言，岭南最多此证宜小柴胡汤加大黄、木香。疫疟者，一方长幼相似，因染时行不正之气，变成寒热，须参气运用药宜五瘟丹、不换金正气散。鬼疟者，亦感时行不正之气，以至成疟，寒热日作，或甚或不甚，每发必胡言乱语，见神见鬼，多生恐怖宜苍术、白芷、桃仁、雄黄。牝疟者，阳气素虚，又久受阴湿，阴盛阳虚，故但寒不热，气虚而泄宜柴胡姜桂汤，或加黄芩。至于疟母者，缘治之失宜，营卫亏损，邪伏肝经，挟血挟痰挟食，胁下结成块是也，必以补虚为主，不可轻用攻剂宜参用小柴胡汤、四君子汤加鳖甲、肉桂、射干、牡蛎、砂仁、三棱、青皮。而犹有未尽者，更陈列之。疟必由中气虚，若用破气药，则中气愈伤，邪不得解，甚则中满不思食，作泄，恶寒，口干，种种变生，急难医治，如或遇此，速宜培补真气宜六君子汤。疟病必挟痰，所谓无痰不成疟是也，然痰有寒热之分，不容概治热痰以贝母为君，竹茹、竹沥、橘红、茯苓、瓜蒌霜佐之，寒痰发疟，寒多不渴，以半夏、白术、橘皮为君，姜皮佐之。疟病必挟风，有风者先治其邪宜以首乌为君，白术、橘皮为臣，葛根、羌活、姜皮为佐，不头疼去羌活。疟有暑湿热之邪内伏，百药不效者，尤宜详审，或稍下之亦可宜青蒿、苍术、枳实。疟有寒甚而因于虚者，治必兼补兼散宜以甘温如参、芪、术为君，辛甘如姜皮、桂枝为佐。疟发在阴分者，不得概用阳分药宜以当归、牛膝为君，佐以干姜，如热甚而渴，去姜，加知母、麦冬、竹叶、鳖甲等。疟发日久，多热不解者，必本阴虚，当益阴除热宜鳖甲、牛膝为主。疟发日久，多寒不解者，必本阳虚，当补中益气宜以参、芪、术为主。疟发日久，并寒与热不歇者，为有根，根者何？水饮败血结癖是也。盖水饮皆能生寒热，败血为暑热之毒，结癖为疟母，而有结癖者胁必痛，以癖必结于胁下也。凡此皆为寒热不歇之根，故挟水饮者，当逐水饮，挟败血者，当消暑毒，有结癖者，当攻其癖，能随证疏利之，寒热自除矣。《直指》云：疟多用常山，以水在上能吐之，水在中下能破其结而下其水。斯言良是也，此皆治疟之要法，不可不知者。若疟后变证，惟痢最为危急，而其变痢之由，有因暑邪太盛，解散不早，即或解散，不能通畅，以至陷入于里，变而为痢者，急用表里分消之法以治之宜以芩、连、芍、草、滑石、红曲以消里，葛根、升、柴以治外，脾胃弱加人参、扁豆、莲肉，连进大剂，以痢愈为度，痢愈疟亦止，即不止，其发亦轻，仍随经随证施治。有因误下邪气隐于内，变而为痢者，则必兼腹满、肿胀、呕恶、不思食等证，法宜逐邪去滞以培土宜芩、连、芍、草、滑石、红曲、葛根、柴胡、人参、莲肉等，及陈皮、藿香、厚朴、姜皮，亦以痢愈为度。此二因者，证之最急，治之之药，必宜大剂，若胆小，虽用药不谬，终不去病，以致迁延不救。其次疟劳，或素有弱证，而又患疟，以致旧病更深，或因疟煎熬日久顿惫，精神衰耗，内热不清，肌肉消削，渐至往来潮热，致成痨瘵，急宜察其何经受病，以补益调理之宜补中益气汤、八味丸为主。其次厥疟，总由气血亏虚，调理失宜，或因寒而厚衣重被，至发热不去，过伤于暖，或因热而单衣露体，虽过时犹然，至又感寒，遂成厥疟，治者当分别寒热，不得混施汤剂热厥宜升阳散火汤，寒厥宜建中汤，及附、桂、吴萸，俱可酌用，或兼气虚，参用参芪益气汤，或兼血虚，参用四物汤。以上种种诸法，固合疟之证变为治矣，宁患有未瘳乎。至如似疟非疟一证，亦恶寒，亦发热，亦或连日作，或间日作，而其与疟分别处，惟在乎脉不必弦，皆由感冒风寒，忽觉毛寒股栗，百骸鼓撼，呕不能食，未几而发热，有似疟状也，其或有热多者宜小柴胡汤，或有寒多者宜人参养胃汤，或有内伤虚者宜补中益气汤加山楂、麦芽、蔻仁以扶脾胃，皆宜随证施治，自止矣。然伤寒痨病，各有如疟，各宜从本病施治，即痰饮癥疝，积聚伤食，暑湿燥火，痈疽疮毒等证，俱有寒热似疟者，须细问其原，不得概认为疟。

【脉法】《要略》曰：疟脉自弦，弦数多热，弦迟多寒，弦小紧者宜下之，弦迟者可温之，弦而紧者可发汗，浮大者可吐之，弦数者风发也，以饮食消息止之。《脉经》曰：疟脉自弦，微则为虚，代散则死。丹溪曰：疟脉多弦，但热则带数，寒则带迟，亦有病久而脉极虚微无力，似乎不弦，然必于虚数之中见弦，但不搏手耳，细察之可也。《医鉴》曰：弦短者伤食，弦滑者多痰，虚微无力为久疟。《回春》曰：疟脉迟缓者，病自愈。

【疟疾形证】《内经》曰：阴阳交争，阳并于阴，则阴实而阳虚。阳明虚则寒栗鼓颔。太阳虚则腰背头项痛。三阳俱虚则阴气胜，阴胜则骨寒而痛，寒生于内，故中外皆寒。阳盛则外热，阴虚则内热，内外皆热，则喘而咳，故欲饮冷。《入门》曰：卫虚则先寒，营虚则先热，表邪多则寒多，里邪多则热多，表里相半则寒热相等。丹溪曰：人之荣卫昼行于阳，阳表也，夜行于阴，阴里也，荣卫行到，病所不通，乃作寒栗鼓振，头颔中外皆寒，腰脊俱痛，此邪气入于内也。寒战俱已，内外皆热，头痛如破，渴欲饮冷，烦满欲吐，自汗，此邪气发于外也。《三因》曰：暑疟则单热，湿疟则多寒，寒疟则先寒后热，风疟则先热后寒，余皆先寒后热。又曰：阳不足，则阴邪出表而与阳争，乃阴胜而为寒。阴不足，则阳邪入里而与阴争，乃阳胜而为热。若邪入而正气不与之争，则但热而无寒。阳不足，则先寒，阴不足，则先热。东垣曰：身后则为太阳，太阳者，膀胱水寒也；身前为阳明，阳明者，大肠金燥也；少阳之邪在其中，近后膀胱水则恶寒，近前阳明金则发热，故往来寒热而为疟。

【疟发日数】 丹溪曰：三日一发者，受病一年，间日一发者，受病半年，连日发者，受病一月，二日连发住一日者，气血俱受病也。又曰：三日一发，阴经受病最重。《入门》曰：阳为腑，邪浅与荣卫并行，一日一作。阴为脏，邪深横连膜原，不能与正气并行，故间日蓄积乃作，或三四日一作，久则必为疟母。

【疟发时刻】 《保命》曰：从卯至午作者，邪在外也。从午至酉作者，邪在内也。从酉至子作，或至寅作者，邪在血分也。《入门》曰：阳为子时至巳，阴为午时至亥，如作寅卯而退于未申，或作未申而退于子丑，皆谓之阴阳不分，须用药趱早，或移时分，定阴阳，然后阳疟截住，阴疟升散。

【疟发昼夜宜分治】 《医鉴》曰：气虚则日发，宜补中益气汤加半夏、黄芩，六君子汤。血虚则夜发，宜麻黄黄芩汤，柴胡芎归汤。

【疟疾治法】 《保命》曰：太阳曰寒疟，宜汗；正阳明曰热疟，宜下；少阳曰风疟，宜和。三经皆谓暴疟。在三阴俱曰温疟，宜汗下和。痎疟者，老疟也，故曰久疟，又曰太阳疟，宜桂枝羌活汤、麻黄羌活汤。阳明疟，宜柴苓汤、人参白虎汤。

少阳疟，宜柴胡桂枝汤、柴胡加桂汤。三阴疟，总宜白虎桂枝汤、麻黄白术汤。太阳阳明合疟，宜桂枝芍药汤、桂枝石膏汤。三阳合疟，宜桂枝黄芩汤以和之。《正传》曰：伤寒余热未尽，重感于寒而变疟，名曰温疟，亦名风疟，此为伤寒坏证，其证先热后寒，不得作正疟疾治。《入门》曰：桂枝汤治太阳，白虎汤治阳明，小柴胡汤治少阳，意甚明白。挟痰合二陈汤，挟食合平胃散，尿涩合五苓散，便闭合大柴胡汤，无汗加葛根、苍术，有汗加黄芩、白术，气虚加人参、白术，热甚加芩、连，寒多加草果，口渴加乌梅，夜作加桃仁、赤芍，日久加常山、槟榔吐之，治疟之法尽矣。又曰：疟无汗，宜用柴胡、升麻、川芎；多汗，宜用白术、乌梅。《得效》曰：疟疾者，阴阳交争，寒热互作，用药须半生半熟、半冷半热，乃收十全之功，盖所以分阴阳，解寒热也。《直指》曰：凡疟方来，与正发时，不可服药，恐药病交争，转为深害，须未发两时之前，或发日清晨与服，仍节饮食，避风寒，远酒色，慎起居，无不愈。《医鉴》曰：如疟疾寒热大作，此太阳阳明合病也，谓之大争，寒作则必战动，热发则必汗泄。经曰：汗出不愈，知为热也，不治之，恐久而传入阴经，故宜用桂枝芍药以解之。若服此汤后，寒热转甚者，知太阳阳明少阳三经合病也，故又宜桂枝黄芩汤以和之。

【疟疾难治不治证】《灵枢》曰：寒热脱形，脉坚搏逆也，死不治。《得效》曰：久疟复作，虚浮不食者，难治。久疟腰脊强急瘈疭者，必不治。

【疟疾导引法】《保生秘要》曰：平身坐定，双手擦掌抚肾囊，两肘靠膝，以声势向前躬而后抑，如此用力起五九之数，约汗透身，轻爽而自愈，慎风邪。

【疟疾运功】《保生秘要》曰：定艮起念，运上风门穴，多着工夫，盖风感此透也，渐运入内，又散出外，上泥丸，降心头推开，或吐而愈，不吐亦愈。

治疟方四十六

羌活黄芩汤〔太阳疟〕 羌活 黄芩 陈皮 前胡 猪苓 甘草 知母

如口渴，即兼阳明，宜倍知母，加麦冬、石膏。渴而汗少或无汗，加葛根。如深秋或冬无汗，加姜皮。因虚汗少或无汗，加人参、麦冬、姜皮。因虚汗多，加黄芪、桂枝，汗止即去桂枝。若素有热，勿入桂枝，代以白芍、五味子。若发于阴加当归。小便短赤或涩，加六一散，春温以茯苓、猪苓代之。

桂枝羌活汤〔又〕 桂枝 羌活 防风 甘草各一钱半

此方能治太阳疟，自汗，头项痛，腰脊强。

麻黄羌活汤〔又〕 麻黄 羌活 防风 甘草

此方能治太阳疟无汗，即前方去桂枝用麻黄也。

柴苓汤〔阳明疟〕 柴胡一钱六分 泽泻一钱三分 赤苓 猪苓 白术各七分半 半夏七分 黄芩 人参 甘草各六分 桂心三分 姜三片

竹叶石膏汤〔又〕 竹叶 石膏 人参 麦冬 甘草 生粳米

无汗或汗少不呕者，加葛根。虚而作劳，加人参。汗多加白术。痰多加橘红、贝母，得汗即解。寒热俱甚，渴甚，汗多，寒时指甲紫黯者，加桂枝。

小柴胡汤〔少阳疟〕 柴胡 黄芩 人参 半夏 甘草 姜枣

渴者去半夏，加石膏、麦冬。肺热去人参，倍麦冬，加知母。有痰不渴，加贝母、白术、茯苓、姜皮。阴虚有热，虽呕吐，忌用半夏、生姜，恐损津液。至声哑，加竹茹、橘皮、茯苓、乌梅、麦冬。

柴胡桂枝汤〔又〕 柴胡二钱 桂枝 黄芩 人参 白术 半夏各一钱 甘草五分 姜三 枣二

此方能治少阳疟，寒热乍往乍来。

柴胡加桂汤 〔又〕 柴胡三钱 黄芩 桂枝各二钱半 半夏一钱 甘草四分 姜三 枣二

桂枝芍药汤 〔二阳疟〕 桂枝一钱 赤芍 知母 石膏 黄芩各二钱

桂枝石膏汤 〔又〕 石膏 知母各三钱 黄芩二钱 桂枝一钱

桂枝黄芩汤 〔三阳疟〕 柴胡二钱 石膏 知母各一钱半 人参 黄芩 半夏 甘草各一钱二分 桂枝一钱

参术健脾汤 〔凡疟总服〕 人参 橘红 茯苓 白蔻仁 山楂 麦芽 藿香 白术 白芍 山药

肺火去参、术，加麦冬、石斛、乌梅。停食必恶食，倍山楂，加神曲。伤肉食加黄连、红曲。伤谷食加枳实、草果。伤面食加莱菔子，食消即已，单用本方。胃家素有湿痰，其证不渴，寒多，方可用半夏、橘红、苍术、白术，大剂与之。呕甚加姜皮。

白虎桂枝汤 〔三阴疟〕 石膏四钱 知母二钱 桂枝 甘草各一钱 粳米一合

三阴疟其脉如平，无寒但热，骨节烦疼，时便难，朝发暮解，暮发朝解，此方治之。

麻黄白芍汤 〔又〕 麻黄 桂皮 青皮 陈皮 半夏曲 白芷 苏叶 赤苓 白术 桔梗 细辛 槟榔 甘草各七分 姜三片 枣二枚

桂枝汤 〔太阴疟〕 桂枝 芍药 甘草 姜 枣

有痰加陈皮、白术。

建中汤 〔又〕

橘皮散 〔脾寒诸疟〕 广皮八两，去白，切，姜汁浸过一宿，砂罐内重汤煮干，焙，研末，每服三钱，大枣十枚去核，水一碗，煎至半碗，发前服，即以枣下之。

此方非寒极甚者，勿与服。

三黄石膏汤　〔厥阴疟〕

鳖甲牛膝汤　〔又〕　鳖甲　牛膝　当归　陈皮　柴胡

热甚而渴，倍鳖甲，加花粉、麦冬、知母。脾胃弱或溏泄，去当归，加人参。寒甚，寒多指甲青黯，加人参、姜皮、桂枝。肺火忌用参，止多服本方。

人参白虎汤　〔少阴疟阳明疟〕　人参　石膏　知母　甘草　粳米

凡少阴疟，先用本方加桂枝以祛暑邪，后加鳖甲、牛膝。热甚，倍知母，加麦冬。寒甚加桂枝。热甚而呕，加竹茹、人参、陈皮。用桂枝、牛膝者，肝肾同一治也。

桂枝加芍药汤　〔肺疟〕　桂枝　芍药　甘草　姜　枣

芍药倍用。

桂枝黄芩汤　〔心疟〕　桂枝　芍药　甘草　黄芩　姜　枣

四逆汤　〔肝疟〕　附子　干姜　甘草

小建中汤　〔脾疟〕　桂枝　芍药　甘草　饴糖　姜　枣

桂枝加归芍汤　〔肾疟〕　桂枝　芍药　甘草　当归　姜　枣

芍药倍用。

益元散　〔暑疟〕　滑石　甘草　朱砂

香薷饮　〔又〕　香薷　厚朴　扁豆子　甘草

胃苓汤　〔湿疟〕　苍术　厚朴　陈皮　甘草　白术　肉桂　茯苓　猪苓　泽泻

除湿汤　〔又〕　苍术　厚朴　陈皮　甘草　白术　茯苓　半夏　藿香

加味二陈汤　〔又〕　半夏　陈皮　茯苓　甘草　黄芩　羌活　苍术

二陈汤　〔痰疟〕　半夏　陈皮　茯苓　甘草

导痰汤　〔又〕　半夏　南星　赤苓　枳实　广橘红　甘草　生姜

不换金正气散 〔又〕 苍术二钱 厚朴 陈皮 藿香 半夏 甘草各一钱 姜一片 枣二枚

五瘟丹 〔疫疟〕 黄连火戊癸年为君 黄柏水丙辛年为君 黄芩金乙庚年为君 甘草土甲己年为君 香附木丁壬年为君 紫苏叶各一两

为君者倍入，皆生用，冬至日制为末，用锦纹大黄三两熬成膏，为丸，弹子大，朱砂、雄黄为衣，再贴金箔，每一丸，井华水磨服。

补中益气汤 〔劳疟昼发疟〕 人参 黄芪 白术 甘草 陈皮 归身 升麻 柴胡

柴胡姜桂汤 〔牝疟〕 柴胡 干姜 桂枝 黄芩 花粉 牡蛎 甘草

六君子汤 〔疟母昼发疟〕 人参 白术 茯苓 甘草 半夏 陈皮

调中益气汤 〔疟痨〕 人参 黄芪 白术 甘草 当归 白芍 柴胡 升麻 陈皮 五味子

归脾汤 〔疟痨〕 人参 黄芪 当归 白术 枣仁 远志 茯神 圆眼 木香 甘草 姜 枣

八味丸 〔疟痨〕 熟地 山药 山萸 丹皮 茯苓 泽泻 附子 肉桂

升阳散火汤 〔热厥疟〕 升麻 柴胡 羌活 独活 葛根 白芍 防风 甘草

理中汤 〔寒厥疟〕 人参 白术 炮姜 炙草

参芪益气汤 〔气虚疟〕 人参 黄芪 白术 五味 麦冬 陈皮 炮附子 炙甘草

四物汤 〔血虚疟〕 川芎 当归 白芍 熟地

麻黄黄芩汤 〔夜发疟〕 麻黄三钱 黄芩二钱 桂心一钱 甘草一钱半 桃仁十五个

临卧服。桃仁味甘苦辛，肝者，血之海，血受邪则肝气燥，经所谓肝苦急，急食甘以缓之，桃仁散血缓肝。谓邪气深远而入血，故夜发，乃阴经有邪，此汤乃发散血中风寒之剂也。

柴胡芎归汤〔又〕 柴胡 葛根 川芎各一钱 桔梗 当归 赤芍药 人参 厚朴 白术 白茯苓 陈皮各七分 红花 甘草各三分 姜三片 枣二枚 乌梅一枚

此方能治夜发之疟，引出阳分而散，后再服人参截疟饮，自愈矣。

人参截疟饮〔截一切疟〕 人参 白术 茯苓 当归 青皮 厚朴 柴胡 黄芩 知母 酒常山 草果 醋鳖甲各八分 肉桂 甘草各三分 姜三片 枣三枚 乌梅一个 桃仁七粒

水煎，露一夜，五更空心服，渣再煎，朝服，糖拌乌梅下药。忌鸡、鱼、豆腐、面食、辛辣物。此方虚人尤妙。

截疟饮〔又〕 黄芪二钱 人参 白术 茯苓各钱半 砂仁 草果 橘红各一钱 五味子八分 甘草六分 乌梅三个 姜三片 枣二枚

此方治虚人久疟不止，极效。

截疟方〔又〕 人参自四钱至一两，姜皮或生姜相配，露一夜，发日五更服，必止。甚者连进二服或三服。如贫，以白术代参。夜发者加当归，无不应手取效。此必久疟料无外邪内滞，方可服。

人参养胃汤〔似疟非疟〕 人参 白术 橘红 半夏曲 丁香 木香 藿香 神曲 麦芽 茯苓 砂仁 厚朴 建莲 甘草各七分 姜三片

附载：倪涵初治疟四方

第一方 广皮 姜半夏 茯苓 威灵仙各一钱 制苍术 姜厚朴 柴胡 黄芩各八分 青皮 槟榔各六分 炙甘草三分

头痛加白芷，加姜三片，上咀片，如法炮制，河井水各一杯，煎九分，饥时服，渣再煎服。此方平胃消痰，理气除湿，有疏导开先之功，受病轻者，二帖即愈，勿再药可也。若二帖后病势虽减而不全愈，必用第二方，少则三帖，多则五帖而已。

第二方 生首乌三钱 知母 醋鳖甲各二钱 白术 威灵仙 当归各一钱 茯苓 枯黄芩 柴胡 陈皮各八分 炙甘草三分 姜三片

井水、河水各一杯，煎八分，加无灰酒五分，再煎一沸，空心服，渣再煎服。此方补泻互用，虚实得宜，不用人参、黄芪，屏去常山、草果，平平无奇，却有神效，即极弱之人犯极重之病，十帖后，立有起色，功奏万全，所云加减一二即不灵应者，正此方也。

第三方 黄芪 当归各一钱二分 人参 白术各一钱 柴胡 陈皮各八分 升麻四分 炙甘草三分

或加首乌二钱，炒知母一钱。或又加麦芽一钱，青蒿子八分皆可。姜一片，枣二枚，水二杯，煎八分，半饥时服三五帖，元气充实，永不发矣。方虽有三，第二实为主方，既不刻削，亦可峻补，功独归之。其第三方专为有力者设，若贫家，只多服第二方可也。疟之为害，南人患之，北人尤甚，弱者患之，强者尤甚，虽不至遽伤人命，然不治则发无已时，治之不得其道，则邪恶内伏，正气日虚，久而久之，遂不可治。予所定三方，甚为平易无奇，绝不入常山、草果等劫剂，且不必分阳疟阴疟，连日间日三日，及非时疟，人无分老幼，疾不论久近，此三方不用加减，惟按次第服之，无不应手而愈也。

久疟全消方 威灵仙 醋莪术 炒麦芽各一两 生首乌二两 金毛狗脊八钱 青蒿子 黄丹 穿山甲水煮，切细，炒成珠 醋鳖甲各五钱

如小儿，加炙鸡肫皮五钱。用山药粉一两，饴糖一两，水一小碗为糊丸，每半饥时，姜汤下二三钱。凡处暑后冬至前，或间日，或非时，缠延日久，须治疟母，予尝酌定此方以治人，服不半料，无不全愈收功。

附载：缪仲淳治疟诸法及诸药要品

热多贝母　麦冬　葛根　竹叶　知母　黄芩　柴胡　乌梅　首乌　鳖甲　牡蛎　石膏　橘红　滑石　牛膝　茯苓

寒多桂枝　姜皮　人参　白术　苍术　黄芪　归身　炙草　半夏　橘红　蔻仁　草蔻仁

汗多人参　白术　黄芪　秋冬加桂枝

无汗葛根　柴胡　石膏　羌活　姜皮　人参　苍术

疟母鳖甲　射干　牡蛎　三棱　砂仁　肉桂　人参　青皮　陈皮　甘草

痢疾源流

诸痢，暑湿病也。大抵痢之病根，皆由湿蒸热壅，以至气血凝滞，渐至肠胃之病。惟由湿热，故多偏于燥，里急后重，小便赤涩，皆其证也。惟由气血郁滞，故血主于心，而热郁伤血者，心亦由是而病。气生于肺，而凝滞伤气者，肺亦由是而病。至心之表为小肠，肺之表为大肠，二经出纳水谷，转输糟粕，而胃又为二经之总司，故心移病小肠，则血凝而成赤痢，肺移病大肠，则气结而成白痢，而血与气之凝结，必挟饮食痰涎，始成积滞。其饮食痰涎，皆贮于胃，故痢之病，不离乎胃，此病起心肺而及于胃者也。亦有胃家本经湿热，传染于大小肠者，则以大小肠为出纳转输之官，而胃家饮食痰涎之积滞，必由大小肠出，故病又从胃而及二经，其所痢又必兼黄，盖以黄为土色也。则就所痢之色，其或是赤，可知病因于血，即病根于心；其或是白，可知病因于气，即病根于肺；其或是黄，可知病因于饮食痰涎，即病根于胃。从其根而治之，各投以引经之药为向导心，黄连、细辛；肺，桔梗、升麻、白芷、葱白；胃，白芷、升麻、葛根、大黄，岂可概从肠胃之说乎哉？特所谓从根而治者，伤气分则调气益气宜导气汤、异功散、四七汤、木香化滞汤，伤血分则和血补血宜阿胶四物汤、四物地榆汤加山栀、槐花等，伤胃分则安胃养胃宜胃苓汤、香砂枳术丸、保和丸，固各有所主矣。而要法则必先祛暑邪兼渗湿宜薷苓汤、胜湿汤，虽病在气血，亦必兼理脾胃为主，经云：安谷则昌，绝谷则亡，此之谓也。至于痢久则伤肾，则以肾为胃关，开窍于二阴，病既或由心肺而及胃，以注于二经，或专由胃以及大小肠而注于二经，总未有不伤肾者，故治必当补肾宜熟地炭、丹皮、沉香、山药、远志、黄柏，使命门之火旺，有以生土，将饮食自进，垢滞自化矣。此各经致痢之原，不可不别而治也。若但拘痢无止法一言，概行攻伐，必愈损血耗气，或又拘初则行、久则涩之语，每至固涩之后，壅滞气血，变为肿胀喘急宜木香调气汤、苏子降气汤，非不审其经以治其根而及其流之过哉。总之，痢之由于气者，必疏通之。由于血者，必调和之。由于饮食痰涎者必推荡之。以至由气血而伤及脾胃，必培补中宫宜归脾汤、六君子汤。由气血与脾胃而伤肾，必峻补元阳如附、桂、五味、补骨脂、赤石脂、禹余粮等，俱可选用。此治痢之大凡也。然而病之由来不一，更变无穷，固不得不求其详也。试条举之：或发痢冒暑而成，自汗发热面垢，呕渴，腹痛，小便不通，此暑湿积滞皆有之宜香薷饮、五苓散，藿香正气散中加木香、黄连、香薷。或初发时即里急后重，所下无多，才起腹又痛，此湿热凝滞之故宜藿香正气散加木香、黄连、枳壳，或檀香、乳香、冰片、麝香。或里急，登圊反不出，则由于气滞宜苏子降气汤、木香化滞汤，重者承气汤。或里急而频见汗衣，则为气脱宜理中汤，补中益气汤去当归加肉果。或后重而至圊稍减，则为火迫宜治痢方中加黄连为主。或后重而至圊不减，则为虚滑宜真人养脏汤。或后重而至圊转甚，则为下陷宜治痢方中加升麻举之，甘草缓之。或腹中疼痛不止，则由肺邪郁在大肠宜桔梗、苏子为君，白芍、甘草、陈皮、木香、当归以佐之；恶寒加干姜，恶热加黄连，虚弱用建中汤。一方，枳壳、黄连等分，槐花一两拌炒，去槐花，用二味，煎好入乳香、没药各八分，为治腹痛神妙之品。或大孔痛，

卷十五

宜分寒热为治热治于下，宜芩、连、槐花、木香、槟榔；挟寒，理中汤，外以炒盐熨之。或痢已止，但虚坐努责不得解，则由血虚宜四物汤去川芎，加红花、陈皮、甘草。或老人深秋患痢呃逆，最宜小心宜黄柏末，米饮丸，参、苓、米汤下。或胎前作痢，不可轻用伤胎药宜芩、连、白芍、炙草、橘红、枳壳、红曲、莲肉，略用升麻亦可，未满七月，勿用滑石。或产后作痢，积滞虽多，腹痛虽极，不可轻用荡涤药如大黄、芒硝之类，恐伤胃气，致不可救宜人参、白术、当归、红曲、升麻、炙甘草、滑石、益母草。恶露未尽者兼治之宜加乳香、没药、砂仁。血虚者稍清理之宜加阿胶。以上总言治痢之法也。

而赤白之分，亦有宜别者。赤则如下脓血，由脾经受湿也宜苍术地榆汤。下血不止，热毒凝滞也宜郁金散。纯下血而色鲜红，心家伏热也宜犀角丸。赤痢久而百法不效，脉沉弦而左为甚，秽物甚少，但有紫黑血水，此瘀血也宜乳香、没药、归尾、桃仁、木香、槟榔，甚者加大黄。白则如鼻涕，如冻胶，此由气分致病，亦名冷痢宜先用沉香、木香、蔻仁、砂仁，次用理中汤加木香。甚有不能食者宜肉果、陈米。赤白痢则赤白各半，此由冷热不调也宜小驻车丸。又有水谷痢，由脾胃气虚，不能消化水谷，糟粕不聚，变而为水谷痢也。飧泄亦曰水谷痢，当参看宜保和丸。又有脓血痢，凡脓血稠粘，里急后重，皆属于火，故《内经》曰：溲涩而便脓血。言病因也。又曰：知气行而血止。言治法也。故易老云：行血则便脓自愈，调气则后重自除，重剂则以大黄汤下之，轻剂则以芍药汤和之。然而所便脓血，自有三部：如脉沉恶寒，或腰痛脐下痛，此中部血也，非黄芩不能治。如烦躁，先便脓后见血，此上部血也，非黄连不能治。如脉沉恶寒，先见血，后便脓，此下部血也，非地榆不能治。但此便脓血，与前赤痢下如脓血者不同，以前则湿病，此则火病也。又有风痢，恶风，鼻塞身重，色青或纯下清水宜苍术防风汤。或所下似痢非痢，似血非血宜苍廪汤。或纯下清血宜露风汤。又有寒痢，所下白如鸭溏，肠鸣，痛坠不甚宜理中汤、诃子肉汤。日久则宜补肠宜黄连补肠汤。又有湿痢，腹胀甚，身重，下如黑豆汁，或赤黑混浊，此危证也宜加味除湿汤。又有热痢与暑痢，似同而异，背寒，齿干面垢，烦冤，燥渴引饮，皆暑证，不宜轻用热药。其冷热蕴积肠胃间，滑泄垢腻者，名肠垢，即为热痢宜芩连芍药汤。又有气痢，状如蟹渤，拘急独甚宜气痢丸。又有疫痢，一方一家之内，上下大小传染相似，是疫毒痢也，当察运气之相胜以治之宜人参败毒散加芍药。至噤口一证，食不得入，到口即吐，尤为危急，以胃气绝，或毒气上冲心肺，证兼头疼心烦，手足温热，不易治也宜仓廪汤。而其致噤之故，又各有异。有因宿食未化噎而不下者宜加山楂、麦芽、神曲、枳实。有因邪留胃中，脾气因滞涩者宜加黄连、枳壳、厚朴。有因水饮痰涎积聚者宜加二术、二苓、半夏，重者加甘遂。有因火炎气冲者宜加芩、连、枳壳、茯苓、桔梗、橘红、菖蒲等。有因胃家虚冷呕逆者宜加桂、姜、苓、术。有因积腻太多，恶气熏蒸者宜加香、连、枳、朴、大黄等。有因肝邪乘脾而呕吐者宜加香、连、白芍、吴萸、青皮、陈皮。各以所因治之。仲景用参、连、石菖、粳米煎汤细呷，大妙。又有休息痢，所谓屡止屡发久而不愈者。或因补涩太早，积滞未清宜香连丸加茯苓、枳实。或因饮食不节宜香连丸加白术、枳壳、神曲、山楂。或因房欲不戒宜补中益气汤加木香、肉果。或因虚滑太甚，却无积滞宜粟壳、椿白皮、人参、白术、木香、粳米。亦各以所因治之。又有五色痢，所下五色俱有，乃脾胃食积及四气相并，或湿毒甚盛故也，当先通利宜秘方养脏汤。又有毒痢，或痧毒内陷，致有脓血，各药不效，此险证也宜忍冬藤为君，地榆、丹砂、犀角汁佐之。至如下后痢已减，但久而不能全愈，此由虚也，然不可骤用涩药，恐因涩而肠胃不利，反作痛宜白芍、茯苓、木香、甘草、升麻、陈皮，或应用涩药，须倍加砂仁、陈皮和之，香参丸亦可。久痢已成坏病，变态百出，当勿拘脉证，概用补益以治之宜参、附、香、砂、芪、术，亦或得生。久痢变成痛风，皆调摄失宜之故宜补中益气汤加羌、独、虎骨、松节、乳香、黄柏、苍术、桃仁。总之，痢之为患，艰涩难出者，急与疏通，滑润易出者，酌为兜涩。然或疏通而误用巴豆、牵牛等味，以致洞泄肠开而毙，或兜涩而误投诃子、粟壳、亚芙蓉、肉豆蔻等味，以致便闭腹胀，或湿热上攻，肢节肿胀，拘挛作痛而死，罪皆由医者之妄耳，可不慎乎哉！

【脉法】 仲景曰：下痢脉微弱数者，为欲自愈，虽发热不死，下痢脉大者为未止，下痢日十余行，脉反实者死。《脉经》曰：肠澼下脓血，脉沉小留连者生，数疾且大有热者死。《脉诀》曰：下痢微小却为生，脉大而浮洪，却无差日。又曰：无积不痢，脉宜滑大，浮弦急死，沉细无害。丹溪曰：凡痢，身凉脉细者生，身热脉大者死。

【辨便色】《入门》曰：热痢紫黑色，寒痢白如鸭溏，湿痢下如黑豆汁，风痢纯下清水，气痢状如蟹沫，积痢色黄或如鱼脑，虚痢白如鼻涕、冻胶，蛊疰痢黑如鸡肝。又曰：血寒则凝，痢色必紫黑成块，或杂脓血。盖脓为陈积，血为新积也。

【痢疾原委】《医鉴》曰：滞下之证，《内经》所载有血溢、血泄、血便、泄下，古方则有消脓血及泄下，近世并呼为痢疾，名虽不同，其实一也。

【痢疾宜从六淫例治】 缪仲淳曰：滞下者，俗呼为痢疾，皆由暑湿与饮食之积滞，胶固而成，其证类多里急后重，数登圊而不便，或发热，或口渴，或恶心不思食，何莫非暑之标证也，必用六一散，黄连、芍药为主，而后随其所苦为之增损，伤气分则调气益气，伤血分则行血和血，然未有不先治暑而可获效者矣。治病必求其本，其斯之谓欤。

【痢疾四大忌】 倪涵初曰：痢为险恶之证，生死所关，不惟时医治之失宜，而古今治法千家，多不得其道，是以不能速收全效。今立方何以为奇倪氏三方附后，不泥成法，故奇也。立论何以为妙即此四大忌论，不胶成说，故妙也。然其药品，又不外乎常用之味，有识者切不可更张，勿为庸医所误，遵而用之，百试百效者也。又曰：古今治痢，皆云热则清之，寒则温之，初起盛热则下之，有表证则汗之，小便赤涩则分利之，此五者举世信用，如规矩准绳之不可易。予谓惟清热一法无忌，余则犯四大忌，不可用也。何谓四大忌？一曰忌温补，痢之为病，由于湿热蕴积，胶滞于肠胃中而发，宜清邪热，导滞气，行瘀血，而其病即去，若用参、术等温补之药，则热愈盛，气愈滞，而血亦凝，久之，正气虚，邪气盛，不可疗矣，此投温补之剂为祸最烈也。二曰忌大下，痢因邪热胶滞肠胃而成，与沟渠壅塞相似，惟用磨刮疏通则愈，若用承气汤大下之，譬如欲清壅塞之渠，而注狂澜之水，壅塞必不能清，无不岸崩堤塌矣，治痢而大下之，胶滞必不可去，徒伤胃气，损元气而已，正气伤损，邪气不可除，壮者犹可，弱者危矣。鳌按：此条之论，应为凡治痢而必用大下者戒，固不可不遵。若邪积滞，壅遏太甚，三焦不能宣通，饮食不能容纳，并有气闭不得升降者，痢下虽多，终不能一时通，而正气为邪气遏塞日久，亦不免伤残，如此等证，非用大黄等推荡之，亦未易奏效，总在临时酌剂，不可固执耳。但即用下药，亦惟大黄一味为无弊，不得已佐以元明粉亦可，其余如牵牛、巴豆等，慎勿轻投也。三曰忌发汗，痢有头痛目眩，身发寒热者，此非外感，乃内毒熏蒸，自内达外，虽有表证，实非表邪也，若发汗，则正气已耗，邪气益肆，且风剂燥热，愈助热邪，表虚于外，邪炽于内，鲜不毙矣。四曰忌分利，利小便者，治水泻之良法也，以之治痢，则大乖矣。痢因邪热胶滞，津液枯涩而成，若用五苓等剂，分利其水，则津液愈枯而滞涩更甚，遂至缠绵不已，则分利之为害也。若清热导滞，则痢自愈，而小便自清，又安用分利为哉？鳌按：此诚百试百效之良法。余于此一证，素畏其险恶，用心调治，经今二十余年，百试百验，既而身自患之，试验益精，然后能破诸家之迷障，而为奇妙之方论，是用述其颠末，以拯人之疾苦，而悉登诸寿域也。

【八痢危证】《入门》曰：一冷痢白积；二热痢赤积；三冷热不调，积下赤白；四疳痢黄白积，或见五色；五惊痢青积，不臭；六休息痢，屎黑如鱼肠；七脓痢，腹胀肛痛便臭；八蛊疰痢，下紫黑血如猪肝。总以小驻车丸、真人养脏汤治之。

【白痢变证】《直指》曰：凡泄利无已，变作白脓，点滴而下，用温脾药不愈，法当温肾。盖肾主骨髓，白脓者，骨髓之异名也，其证面色微黑，骨力羸弱，的见肾虚，当为用破故纸、当归、木香、肉桂、干姜之属。

【治痢用药大法】《入门》曰：色黑大黄，色紫地榆，色红黄芩，色淡生姜，色白肉桂，色黄山楂，痛甚木香、山栀。鳌按：生姜、肉桂二味，虽痢色淡白，亦当斟酌用之，未可遽定为金针也。

【痢疾吉凶辨】《脉经》曰：下痢有发热而渴，脉弱者，自愈。下痢脉数，有微热，汗出，今日愈。《内经》曰：下痢如鱼脑髓者，半生半死。身热脉大者，半生半死。下痢如尘腐色者死。下纯血者死。仲景曰：下痢手足厥冷，无脉者，灸之，灸之不温，脉不还，反微喘者死。下痢脉绝，手足冷，晬时脉还，手足温者生，脉不还者死。《入门》曰：下痢谵语直视，及厥躁不得眠，汗不止，无脉者死。《得效》曰：下痢身凉能食，小便通，易愈。身热多汗，渴甚，小便不利，手足厥冷，灸不温，兼微喘，不食者死。《永类钤方》曰：痢不治证，脉大身热，鸭屎，发渴，咳逆，五色，红水，噤口，唇红，手足冷，气喘，皆是也。痢后烦渴欲饮为心绝，小便绝不通为胃绝。又曰：下痢小便不通，或绝无者，此毒气并归一脏，胃干者必死。省翁曰：小儿之痢，重伤胃气，全不饮食，名曰噤口。肛门宽大，深黑可畏，腹肚疼痛，里急后重，鲜血点滴，名曰刮肠。日夜频并，饮食直过，名曰滑肠。皆为恶候。又曰：小儿痢，谷道不闭，黄汁长流者，不治。

治痢方四十二

导气汤〔调气益气〕 大黄 黄连 木香 江枳壳 槟榔 黄芩 当归 白芍

异功散〔又〕 人参 白术 茯苓 甘草 陈皮

四七汤〔又〕 茯苓 半夏 厚朴 苏叶 姜

木香化滞汤〔又〕 当归 柴胡 木香 陈皮 草蔻仁 香附 甘草 红花 半夏

胸满加枳壳、桔梗，腹胀加厚朴、枳实，小腹痛甚加青皮、槟榔，热加山栀，气痛加乌药，怒倍柴胡。

阿胶四物汤〔和血补血〕 阿胶 川芎 当归 白芍药 地黄

四物地榆汤〔又〕 川芎 当归 白芍 地榆

胃苓汤〔又〕 苍术 厚朴 陈皮 甘草 白茯苓 猪苓 白术 泽泻 肉桂

香砂枳术丸〔又〕 木香 砂仁 枳壳 白术

保和丸〔又〕 山楂 神曲 半夏 陈皮 莱菔子 麦芽 黄连 茯苓 连翘

小驻车丸〔赤白痢〕 黄连三两 阿胶一两半 当归一两 干姜五钱

醋糊丸，米汤下四五十丸。

大承气汤〔气滞〕 大黄 芒硝 厚朴 枳实

小承气汤〔又〕 生大黄 厚朴 枳实

薷苓汤〔祛暑〕 香薷 黄连 厚朴 扁豆 茯苓 猪苓 白术 泽泻 甘草

胜湿汤〔除湿〕 苍术 羌活 防风 甘草 黄柏 黄连 猪苓 泽泻

苏子降气汤〔气滞〕 苏子 半夏 前胡 炙草 陈皮 当

归　沉香

木香调气汤　〔胀喘〕　木香　藿香　砂仁　蔻仁　甘草

归脾汤　〔补中〕　人参　黄芪　当归　白术　茯神　枣仁　炙草　桂圆　远志　木香　姜　枣

六君子汤　〔又〕　人参　白术　茯苓　甘草　广橘皮　半夏

香薷饮　〔暑湿〕　香薷　厚朴　扁豆　甘草

五苓散　〔又〕　茯苓　猪苓　泽泻　白术　肉桂

藿香正气散　〔又〕　藿香　紫苏　白芷　茯苓　大腹皮　厚朴　白术　半夏　陈皮　桔梗　甘草

理中汤　〔气脱虚寒房欲〕　人参　白术　炮姜　甘草

补中益气汤　〔又〕　人参　黄芪　白术　归身　炙甘草　陈皮　升麻　柴胡

真人养脏汤　〔虚滑〕　人参　诃子　白术　白芍　当归　木香　肉桂　甘草　肉果　粟壳

建中汤　〔肺郁〕　白芍　桂枝　甘草　饴糖　姜　枣

苍术地榆汤　〔脾湿〕　苍术　地榆

郁金散　〔热毒〕　郁金　槐花　甘草

食前，豉汤下。

犀角丸　〔心热〕　犀角　朱砂各二钱　牛黄　人参各三钱

丸如麻子大，灯心、龙眼汤下二钱。

仓廪汤　〔噤口风痢〕　人参　枳壳　茯苓　炙甘草　前胡　川芎　羌活　独活　桂枝　柴胡

加姜、陈米。

香连丸　〔总治〕　黄连吴萸炒，去吴萸　木香等分

醋糊丸。

香参丸　〔久痢〕　木香四两　苦参酒炒，六两　甘草一斤

熬膏丸，每服三钱。白痢姜汤下，赤痢甘草汤下，噤口痢砂仁、莲肉汤下，水泻猪苓、泽泻汤下。此方必痢久方可用，

早服不得。

大黄汤 〔脓血痢〕 大黄一两切，好酒二盏，浸半日，煎一盏半，去渣，分二次顿服，以利为度。此方用酒煎者，欲上至颠顶，外彻皮毛也。

芍药汤 〔又〕 白芍二钱 黄连 黄芩 归尾各一钱 大黄七分 木香 槟榔 甘草各五分 桃仁五粒，去皮、尖

行血则便脓愈，调气则后重除，此方是也。

苍术防风汤 〔风痢〕 苍术 防风 麻黄 生姜

露风汤 〔又〕 杏仁七粒 樗根皮掌大一块 乌梅一个 草果一个 石榴皮半个 青皮二个 甘草一寸 姜三片

煎好去渣，露一宿，次早空心温服。

黄连补肠汤 〔寒痢〕 黄连四钱 赤苓 川芎各三钱 石榴皮 地榆各五钱 伏龙肝二钱

锉作末，每服八钱，煎服自效。

加味除湿汤 〔湿痢〕 半夏 厚朴 苍术各一钱二分 广藿香 陈皮 赤苓各七分 木香 肉桂 甘草各五分

加姜三、枣二。

芩连芍药汤 〔热痢〕 白芍二钱 黄芩 黄连 广木香 枳壳各一钱半 陈皮一钱 炙甘草三分

气痢丸 〔气痢〕 诃子皮 陈皮 厚朴各五钱

蜜丸，米汤下三十丸。

羚羊角丸 〔蛊疰痢〕 黄连二两 羚羊角 黄柏各一两五钱 茯苓一两

蜜丸，茶下。

茜根丸 〔又〕 茜根 犀角 丹皮 当归 黑地榆 黄连 枳壳 白芍等分

醋糊丸。

秘方养脏汤 〔五色痢〕 粟壳一钱半 陈皮 枳壳 黄连 木香 乌梅 厚朴 杏仁 炙草 枣二枚 黑豆三十粒

附载：倪涵初治痢三方

初起第一方 川连一钱二分 黄芩 白芍 楂肉各一钱二分 枳壳 厚朴 槟榔 青皮各八分 当归 地榆 甘草各五分 红花酒炒，三分 桃仁一钱，去皮、尖，研如粉 木香二分

水二碗，煎一碗，空心服，渣再煎服。

此方不拘红白噤口，里急后重，身热头痛皆可服。如单白者，去地榆、桃仁，加橘红四分，木香三分。滞涩甚者，加酒炒大黄二钱，服一二剂，仍去之。若用一剂滞涩已去，不必用第二剂。用大黄于壮盛之人，亦不可拘二钱之数。此方用之于痢起三五日，神效，用之于旬日亦效，惟十日半月外，则当加减矣，另详于下。

加减第二方 川连酒炒，六分，生用四分 黄芩酒炒，六分，生用四分 白芍酒炒，六分，生用四分 山楂一钱 桃仁六分 当归五分 广橘红 青皮 槟榔 地榆各四分 甘草炙，三分，生用二分 红花三分 木香二分

煎服法照前。如延至月余，脾胃弱而虚滑者，法当补理，其方另具于下。

补理第三方 川连 黄芩各酒炒，六分 白芍酒炒，四分 广皮六分 白术土炒 当归 人参 炙甘草各五分

煎服法照前。以上三方，如妇人有孕，去桃仁、红花、槟榔。以上三方，随用随效，其有不效者，必初时服参术补剂太早，补塞邪气在内，久而正气已虚，邪气益盛，缠延不止，欲补而涩之则助邪，欲清而疏之则愈滑，遂至不可救药，虽有奇方，无如之何，则初起即投温补杀之也。

附载：缪仲淳治痢诸法及诸药要品

腹痛宜和黄连四钱，白芍三钱，炙甘草一钱半，黄柏一钱，升麻七分，煎服。

胃弱宜和前方去黄柏，加人参三钱，橘红二钱，莲子四十粒。

里急宜解前方加当归二钱。

后重宜除前方加枳壳、槟榔各一钱半，木香汁七匙。

口渴小便赤涩短少或不利宜利前方加枳壳、槟榔、滑石各一钱半。

身重宜除湿茯苓、泽泻。

脉弦宜去风秦艽、防风。

风邪内闭宜汗麻黄、白芷、葛根。

身冷自汗宜温附子、干姜。

赤多宜清山楂、红曲、乌梅。

脓血稠粘宜重药竭之大黄、芒硝。

白多宜温吴茱萸。

鹜溏为利宜温木香、肉桂。

恶心饮呕即噤口痢宜清胃人参、扁豆、白芍，以绿色升麻六七分佐之。

久痢不止宜敛人参三钱，茯苓二钱，砂仁一钱五分，肉果煨一钱。

杂病源流犀烛　卷十六

湿病源流

经曰：诸湿肿满，皆属脾土。此言土湿过甚，则痞塞肿满之病生。经故又曰：诸痉强直，积饮痞膈，中满吐下霍乱，体重胕肿，肉如泥，按之不起，皆属于湿也。盖太阴湿土，乃脾胃之气也。然则湿之为病，内外因固俱有之。其由内因者，则本脾土所化之湿，火盛化为湿热，水盛化为寒湿，其为症状，发热恶寒，身重自汗，筋骨疼，小便秘，大便溏，腰疼胕肿，肉如泥，脚如石坠，其为脉必缓，浮缓湿在表，沉缓湿在里，弦缓风湿相搏，治法则以燥脾利溲为主宜五苓散加苍术、半夏、厚朴。其由外因者，则为天雨露，地泥水，人饮食，与汗衣湿衫，其为症状，头面如裹滞重，骨节疼，手足酸软，腿膝胕肿，挟风痰则麻，兼死血则木，动邪火则肿疼，或疝气偏坠，目黄，其为脉亦必缓，治法则以燥湿祛风为主宜除温羌活汤，虚者独活寄生汤。湿病之因，内外不同如此，然不论内外，其熏袭乎人，多有不觉，非若风寒暑热之暴伤，人便觉也。至病之为患于身者，其部分尤不可不辨：如湿在上，宜防风，风能燥湿，犹湿衣悬透风处则干也；湿在中，宜苍术，犹地上有湿，灰多则渗干也；湿在下，宜利小便，犹欲地干，必开水沟也；湿在周身，宜乌药、羌活等；湿在两臂，宜桑条、威灵仙等；湿在两股，宜牛膝、防己、萆薢等。分其部位而治之。而一身之患，有不尽去者乎。且同一湿也，而有中湿、寒湿、风湿、湿痹、湿热、湿温、酒湿及湿痰、破伤湿之不齐焉。中湿者，其脉沉而微缓，腹䐜胀，倦怠，且湿喜归脾，流于关节，四肢疼痛而烦。或一身重着，久则浮肿喘满，昏不知人。挟风则眩晕呕哕，挟寒则挛拳掣痛。《内经》曰：面色浮泽，是为中湿。此尤显而可验者也宜除湿汤、加味术附汤。寒湿者，虽夏月亦觉清凉，多中于血虚之人，发则关节不利，牵掣作痛宜虎骨、官桂、当归。若腰下冷重或痛，便为肾着宜肾着汤。前辈云：凡湿，以尿赤而渴为湿热，以尿清不渴为寒湿，是其验也。风湿者，太阳经感风，与湿相搏，其骨节酸疼，不能转侧者，湿气也。其掣而不能屈伸者，风也。其汗出身寒，脉沉微，短气，小便清而不利者，寒闭也。其恶风者，表虚也。其或微肿者，阳气不行也。然虽恶风寒，宜微汗之，不得用麻黄、葛根辈，使其大汗，若使大汗，则风去湿留，反能为患宜除湿羌活汤。湿热者，肢节疼，肩背重，胸满身疼，流走胫肿作疼宜当归拈痛汤，疼甚加倍服之。或有气如火从脚下起入腹，此亦湿郁成热而作宜二妙丸加牛膝、防己。湿痰者，痰涎流注肌肉间，时作酸疼宜祛湿痰汤。湿温者，两胫逆冷，胸腹满，多汗，头痛妄言，必其人尝伤于湿，因而中暑，暑湿相搏，则发湿温，其脉阳濡而弱，阴小而急，治在太阳，不可发汗，汗出必不能言，耳聋，不知痛所在，身青，面色变，名曰重暍，如此死者，乃医杀之宜苍术白虎汤。酒湿者，亦能作痹证，口眼㖞斜，半身不遂，浑似中风，舌强语涩，当泻湿毒，不可作风病治而汗之宜苍术汤。破伤湿者，因破伤皮肉，而入水湿，口噤身强直者是也宜用甘草汤调服煅牡蛎末二钱，仍取末敷疮口。湿痹详在风门。此风寒暑等当各因所兼而治之者也。至其伤湿之故，则有缘肾虚者，必身重腰冷，如坐水中，不渴，小便利宜肾着汤。有由体气虚弱者，必身重，或便溏宜清燥汤。有因坐卧湿地，当风凉，致腰背足膝疼，偏枯拘挛者宜独活寄生汤。

有因年老衰惫，及女人肾虚血竭，致腰脚疼者宜独活寄生汤。有由下焦冷湿，致身重腰冷，却能饮食者宜干姜散。有缘风湿相搏，夏月身重如山者宜胜湿汤。所由既异，为治亦殊，辨之诚宜切矣。若夫湿流关节一证，身体烦疼，为病尤剧。其夹风者，必加烦热，流走拘急。其夹寒者，必加挛痛浮肿湿证，宜茯苓川芎汤；夹风，宜防风汤；夹寒，宜加减五积散。三者合则成痹矣，另详痹证。此皆不可不知者也。总之，湿之中人，必原于虚，强壮者无虑也。治湿之法，惟当渗利小便，别无他法也。古书有加减二陈汤法，以之治湿，颇极神效，奉为蓍蔡可也。

【脉法】《难经》曰：湿温之脉，阳濡而弱，阴小而急。《脉经》曰：伤湿之脉细濡，湿热之脉缓大。《脉诀》曰：脉浮而缓，湿在表也，脉沉而缓，湿在里也。《活人书》曰：身痛脉沉为中湿，脉浮为风湿。《人门》曰：寸口阴脉紧者，雾露浊邪中于少阴之分，名曰浑阴；寸口阳脉紧，或带涩者，雾露清邪中于上焦太阳之分，名曰洁阳，中雾露之气也。阴阳脉俱紧者，上下二焦俱中邪也，必吐利后，脉不紧，手足温则愈。若阴阳脉俱紧，口中气出，唇口干燥，蜷卧足冷，涕出，舌苔滑，勿妄治也。

【暑湿异处】《内经》曰：地之湿气感人，害人皮肉筋脉，盖湿伤形，形伤故痛。仲景曰：湿伤关节，则一身尽痛。《活人书》曰：风湿相搏，则骨节烦疼，湿则关节不利，故痛。《人门》曰：暑病多无身痛，盖伤气而不伤形故也。

【湿病类伤寒】《活人书》曰：中湿、风湿、湿温，皆类伤寒。中湿之由风雨袭虚，山泽蒸气，湿流关节，一身尽痛。风湿者，其人先中湿，又伤风也。其人中湿，因又中暑，名曰湿温。又曰：伤寒有五，其一为中湿，盖风湿之气中人为病，发热与温病相类，故曰湿温。故《难经》曰：湿温之脉，阳濡而弱，阴小而急也。

【湿病原由证治】《内经》曰：因于湿，首如裹，大筋软短，小筋弛长。注云：受热则缩而短，得湿则引而长。《钩元》曰：湿病本不自生，因火热怫郁，水液不能宣通，停滞而生水湿也。仲景曰：太阳病，关节疼痛而烦，脉沉而细者，此名中湿，亦曰湿痹。又曰：病者一身尽疼，发热，日晡所剧者，此名风湿。丹溪曰：湿本土气，火热能生湿土，故夏热则万物润，秋凉则万物燥也。夫热郁生湿，湿生痰，故用二陈汤加酒芩、羌活、防风去风行湿，盖风能胜湿也。又曰：湿者，土浊之气。头为诸阳之会，其位高，其气清，其体虚，故聪明得以系焉。湿气熏蒸，清气不行，沉重而不爽利，似乎有物蒙冒之，失而不治，湿郁为热，热留不去，热伤血不能养筋，故大筋为拘挛。湿伤筋不能束骨，故小筋为痿弱。又曰：湿上甚而热，治以苦温，佐以甘辛，平胃散主之。湿在上，宜微汗而解，不欲汗多，故不用麻黄、干葛，宜微汗，用防已黄芩汤。湿在中下，宜利小便，此渗淡治湿也，五苓散主之。《入门》曰：雾露浊邪中下焦，名曰浑阴。气为栗，令人足胫逆冷，小便妄出，或腹痛下利，宜理中汤、四逆汤。雾露清邪中于上焦，名曰洁阳，令人发热头痛，项强颈挛，腰痛胫酸，宜九味羌活汤、藿香正气散。《正传》曰：湿家治法，大概宜发微汗，利小便，使上下分消，是其治也。《医鉴》曰：太阳发汗太多，因致痉，湿家大发汗，亦作痉。盖汗太多则亡阳，不能养筋，故筋脉紧急而成痉，其证身热足冷，项颈强急，时头热，面赤目赤，独头面摇，卒口噤，背反张者是也。缪仲淳曰：伤于暑湿而成瘫痪，四肢不能动，宜用自然铜烧红酒浸一夜，川乌头炮、五灵脂、苍术酒浸各一两，当归二钱酒浸，为末，酒糊丸，每七丸，酒下，觉四肢麻木即止，只虚人有火未宜轻用。其有中湿骨痛者，白术一两，酒三盏，煎一盏，顿服，不饮酒以水代之。至如寻常湿气作痛，则取白术熬膏，白汤点服。叶天士曰：时令湿热之气，触自口鼻，由募原以走中道，遂至清肃不行，不饥不食，但湿乃化热之渐，致机窍不为灵动，与形质滞浊有别，此清热开郁，必佐芳香以逐秽为法，宜用瓜蒌皮、桔梗、香豉、黑山栀、枳壳、郁金、降香末。又曰：本人体壮有湿，近长夏，阴雨潮湿，着于经络，身痛自利发热。仲景云：湿家大忌发散，汗之则变痉厥。脉来小弱而缓，湿邪凝遏阳气，病名湿温。湿中热气，横冲心包络，以致神昏，四肢不暖，亦手厥阴见证，非与伤寒同法也，药用犀角、连翘心、元参、石菖蒲、野赤豆皮、金银花煎送至宝丹。又曰：仲景云：小便不利者，为无血也；小便利者，血证谛也。此证是暑湿气蒸，三焦弥漫，以致神昏，乃诸窍阻塞之兆。至小腹硬满，大便不下，全是湿郁气结，彼夯医犹以滋味呆钝滞药与气分结邪，相反极矣，当用甘露饮法，猪苓、浙茯苓、寒水石、晚蚕沙、皂荚子去皮。又曰：厥阴为病，必错杂不一，疟痢之后，肝脏必虚，发证左胁有痞，腹中傀儡外坚，胁下每常汩汩有声，恶虚就实，常有寒热，胃中不知饥，而又嘈杂吞酸，脉长而数，显然厥阴阳明湿热，下渗前阴，阳缩而为湿热证也，须用升发阳明胃气，渗泄厥阴湿热，其证自愈，苍术、半夏、茯苓、橘红、当归、通草、茴香、柏子仁、沙蒺藜、川楝子，即为丸方。

治湿病方二十三

五苓散〔内因〕 肉桂 白术 茯苓 猪苓 泽泻

除湿羌活汤〔外因〕 苍术 藁本 羌活 防风 柴胡 升麻

独活寄生汤〔外因虚〕 独活 桑寄生 熟地 牛膝 杜仲 秦艽 白芍 细辛 人参 茯苓 当归 防风 甘草 姜

加味术附汤〔中湿〕 附子二钱 白术 炒甘草 赤苓各钱半 姜七 枣二

水煎，日再服。才见身痹，三服后当如冒状，勿怪，盖术附并行皮中，逐水气故耳。

除湿汤〔又〕 半夏 苍术 厚朴各钱半 陈皮 藿香各七

分半　甘草五分　姜七　枣二

当归拈痛汤〔湿热〕羌活　茯苓　人参　葛根　升麻　当归　苍术　知母　苦参　防风　泽泻　猪苓　白术　茵陈草　炙甘草

祛湿痰汤〔湿痰〕茯苓　胆星　半夏　羌活　独活　当归　黄芩　白术　苍术　陈皮　薄荷　甘草　香附　防己　威灵仙

肾着汤〔肾虚〕炮姜　茯苓　白术　炙甘草

如小便赤，大便泄，加苍术、陈皮、丁香。

清燥汤〔体气虚〕黄芪　黄连　神曲　猪苓　五味子　柴胡　甘草　白术　苍术　麦冬　陈皮　生地　茯苓　人参　泽泻　当归　黄柏　升麻

干姜散〔下焦〕干姜　茯苓　白术　甘草

胜湿汤〔风湿〕羌活　防风　苍术　甘草　黄连　黄柏　猪苓　泽泻

茯苓川芎汤〔湿证〕茯苓　桑皮　防风　苍术　麻黄　赤芍　当归　官桂　甘草　川芎　枣

防风汤〔夹风〕防风　葛根　羌活　秦艽　桂枝　甘草　当归　杏仁　黄芩　赤苓　姜

水煎，入酒少许服。

加减五积散〔夹寒〕茯苓　白芷　半夏　川芎　当归　陈皮　甘草　干姜　桔梗　赤芍　苍术　麻黄　厚朴

加味二陈汤〔总治〕陈皮　半夏　茯苓　甘草

加制苍术、羌活、黄芩。

因证加减法附后：

如或湿在上，头重呕吐，倍苍术。湿在下，足胫胕肿，加升麻。湿在内，腹胀中痞，加猪苓、泽泻。湿在外，身重浮肿，倍羌活取汗。肥人湿，沉困怠惰，是气虚，加人参、白术。瘦人是湿热，倍黄芩，加白术、白芍。瘦白亦是气虚，照肥人治之。

防己黄芪汤〔湿在上〕 防己　黄芪各三钱　白术二钱　甘草钱半　姜三　枣二

平胃散〔又〕 苍术　厚朴　陈皮　甘草

单苍术膏〔又〕 苍术一味熬膏。

二陈汤〔热生湿〕 茯苓　甘草　半夏　陈皮

藿香正气散〔清邪〕 藿香　白芷　茯苓　紫苏　厚朴　白术　陈皮　桔梗　半夏　甘草　大腹皮

九味羌活汤〔又〕 羌活　白芷　细辛　生地　防风　苍术　甘草　川芎　黄芩　姜

四逆汤〔浊邪〕 附子　干姜　甘草

理中汤〔又〕 人参　白术　炙草　干姜

痰饮源流

痰饮，湿病也。经曰：太阴在泉，湿淫所胜，民病饮积。又曰：岁土太过，时雨流行，甚则饮发。又曰：土郁之发，太阴之复，皆病饮发。《内经》论痰饮，皆因湿土，以故人自初生，以至临死，皆有痰，皆生于脾，聚于胃，以人身非痰不能滋润也。而其为物则流动不测，故其为害，上至巅顶，下至涌泉，随气升降，周身内外皆到，五脏六腑俱有。试罕譬之，正如云雾之在天壤，无根底，无归宿，来去无端，聚散靡定，火动则生，气滞则盛，风鼓则涌，变怪百端，故痰为诸病之源，怪病皆由痰成也。然天之云雾，阳光一出，即消散无踪，人身之痰，若元阳壮旺，亦阴湿不凝，而变灭无迹，其理固相同也。兹即痰之在一身者言之：在肺曰燥痰，其色白，咯出如米粒，多喘促，寒热，悲愁，脉必涩宜利金丸。在心曰热痰，其色赤，结如胶而坚，多烦热，心痛，口干，唇燥，喜笑，脉必洪宜半黄丸。在脾曰湿痰，其色黄，滑而易出，多倦怠，软弱喜卧，腹胀食滞，脉必缓宜白术丸，或挟虚宜六君子汤，挟食宜保和丸，挟暑宜消暑丸，挟惊宜妙应丸，各宜从脾分治。在肝曰风痰，其色青，吐出如沫，多泡，四肢闷满，躁怒，二便闭，脉必弦宜川芎丸加半夏、南星，防风丸。在肾曰寒痰，其色有黑点，吐出多稀，多小便急痛，足寒逆，心恐怖，脉必沉宜胡椒理中丸或加星、半。此痰之由于五脏者也。若由于外感而生者，一曰风痰，多瘫痪奇证，头风眩晕，暗风闷乱，或搐搦瞤动宜青洲白圆子。二曰寒痰，即冷痰也，骨痹，四肢不举，气刺痛，无烦热，凝结清冷宜温中化痰丸、温胃化痰丸。三曰湿痰，身重而软，倦怠困弱宜山精丸、三仙丸。四曰热痰，即火痰也，多烦热燥结，头面烘热，或为眼烂喉闭，癫狂嘈杂，懊侬怔忡，其色亦黄宜清气化痰丸、清热导痰汤。五曰郁痰，即火痰郁于心肺间，久则凝滞胸膈，稠粘难咯，多毛焦，咽干，口燥，咳嗽喘促，色白如枯骨宜节斋化痰丸。六曰气痰，七情郁结，痰滞咽喉，形如败絮，或如梅核，咯不出咽不下，胸膈痞闷宜清火豁痰丸。七曰食痰，饮食不消，或挟瘀血，遂成窠囊，以至痞满不通宜黄瓜蒌丸。八曰酒痰，因饮酒不消，或酒后多饮茶水，但得酒，次日即吐，饮食不美，呕吐酸水等证宜瑞竹堂化痰丸。九曰惊痰，因惊痰结成块在胸腹，发则跳动，痛不可忍，或成癫痫，在妇人多有此证宜妙应丸。以上如风寒湿火等痰，虽与五脏所发者或有相似，然内因与外因毕竟有别。此外，又有相火咳血痰宜滋阴清化丸。胃热郁结臭痰宜清胃汤加减用。郁气凝聚成块痰宜清气化痰丸。脾气不运柔痰宜参术健脾丸。骨节空处结核痰宜滚痰丸。风气发涌所生白沫潮痰宜生铁落汤。郁火凝结，久成痰毒宜先服舟车神佑丸，次服导痰汤。劳损所生，如鸡蛋白痰，即俗所谓白血宜金匮肾气丸加消痰药。心胆被惊，神不守舍，或痰迷心窍，妄言妄见宜寿星丸。风痰注痛，或在腰脚，或在手臂宜踯躅花丸。上膈风热痰实宜桔梗芦散。顽痰壅遏胸膈，久而不化宜青绿丸。胸胃中有痰，头痛不欲食宜矾吐法。痰血凝聚，致成结胸宜紫芝丸。阴虚火动生痰，不堪用燥剂宜五味天冬丸。中脘气滞，痰涎烦闷，头目不清宜三仙丸。种种不一，总由气血阴阳，升降怫逆而成。虽然同焉是物，稠粘者为痰，清稀者即为饮。饮有八：一曰留饮，水停心下，背冷如手掌大，或短气而渴，四肢历节痛，胁痛引缺盆，咳嗽转甚，脉沉是也，久则骨节蹉跌，恐致癫痫也宜导痰汤。二曰痰饮，水走肠中，辘辘有声是也宜苓桂术甘汤。三曰癖饮，水癖在两胁下，动摇有声是也宜十枣汤、三花神佑丸。四曰溢饮，水流四肢，当汗不汗，身体疼重是也宜大青龙汤。五曰悬饮，饮后水流胁下，咳唾引痛是也宜十枣汤。六曰伏饮，膈满呕吐，喘咳寒热，泪出，恶寒，腰背痛，身瞤惕是也宜倍术丸。七曰支饮，咳逆，倚息，短气，不得卧，形如肿是也宜五苓散。八曰流饮，饮水流行，遍体俱注无定在是也宜三花神佑丸。此外又有饮食胃寒，或饮茶过多，致成五饮及酒癖宜姜桂丸。或患支饮，时苦冒眩宜泽泻汤。饮癖，呕酸嘈杂，胁痛食减宜苍术丸。冷饮过度，遂令脾胃气弱，不能消化，饮食入胃，皆变成冷水，反吐不停宜赤石脂散。种种不一，总由饮食水浆，乖时失度而成。虽然，曰痰曰饮之外，又有非痰非饮，时吐白沫，不甚稠粘者，脾虚不能摄液，故涎沫自出也宜六君子汤加生姜、益智仁或以半夏、干姜等分，为末服之。又有时吐酸水，非关食滞者，必由停饮所致也宜苍半苓陈汤。又有呕清水者，渴欲饮水，水入即吐，此名水逆也宜五苓散。又有痰极腥臭，或带脓血者，必肺胃痈也肺宜清金饮，胃宜葵根汤。凡此皆痰饮之属也，要之，治痰治饮，不外理脾理气两法。盖脾胃健运自无痰，故曰治痰先理脾胃。气道顺，津液流通亦无痰，故曰治痰必理气。但昔人云：脾喜温燥，恶寒润，宜以二术、星、夏为要药矣。肺喜凉润，恶温燥，宜以二母、二冬、地黄、桔梗为要药矣。旨哉斯言，其诚有不可混治者乎！然而土能生金，金不能助土，脾痰断不可用肺药，肺痰稍助脾以生肺，痰自益消也，是在临证时消息之可耳。

【脉法】 仲景曰：脉双弦者，寒也；偏弦者，饮也。又曰：肺饮不弦，但苦喘短气。又曰：脉沉而弦者，此悬饮内痛。又曰：脉浮而细滑者伤饮。《提纲》曰：痰脉弦滑。《三因》曰：饮脉皆弦微沉滑。丹溪曰：久得涩脉，必费调理，以痰胶固，脉道阻塞也。《医鉴》曰：脉沉弦细，谓大小不匀，俱痰饮为病也。

【痰涎饮不同】《直指》曰：伏于包络，随气上浮，客肺壅嗽而发动者痰也。聚于脾元，随气上溢，口角流出而不禁者涎也。惟饮生于胃腑，为呕为吐，此则胃家之病。又曰：水与饮同出而异名，人惟脾土有亏，故所饮水浆，不能传化，或停心下，或聚胁间，或注经络，或溢膀胱，往往因此成疾。又曰：饮者，因饮水不散而成病。痰者，因火炎熏灼而成疾。故痰稠浊，饮清稀。

【痰饮药宜分治】 缪仲淳曰：夫痰之生也，其出非一，药亦不同。由于阴虚火炎，上迫乎肺，肺气热，则煎熬津液，凝结为痰，是谓阴虚痰火，痰在于肺，而本于肾，治宜降气清热，益阴滋水，法忌辛温燥热补气等药。由于脾胃寒湿生痰，或饮啖过度，好食油面猪脂，以致脾气不利，壅滞为痰，甚至流于经络，皮里膜外，或结块，或不思食，或彻夜不眠，或卒然眩仆，不知人事，或发癫痫，或昔肥今瘦，或叫呼异常，或身重腹胀，不便行走，或泄泻不止，或成瘫痪，种种怪证，皆痰所为。故昔人云：怪病多属痰，暴病多属火，有以夫此病在脾胃，无关肺肾，治宜燥脾行气，散结软坚，法忌滞腻苦寒湿润等药，及诸般厚味。由于风寒之邪，郁闭热气在肺，而成痰嗽齁喘，病亦在肺，治宜豁痰除肺热药中加辛热辛温，如麻黄、生姜、干姜之属以散外寒，则药无格拒之患，法忌温补酸收等药。病因不齐药亦宜异，利润，利燥及利发散，各有攸当，非可混而施也。夫世每以痰饮混称，药亦混投，殊不知痰之与饮，其由来正自有别，其状亦殊，痰质稠粘，饮惟清水，特其色有异，或青或黄，或绿或黑，或如酸浆，或伏于肠胃，或上支胸胁，刺痛难忍，或流于经络四肢，则关节不利。支饮上攻，为心痛，为中脘痛，甚则汗出，为呕吐酸水、苦水、黄水等。种种各异，或发寒热，不思饮食，及不得安眠，皆其候也。此证多因酒后过饮茶汤，则水浆与肠胃中饮食湿热之气凝而为饮，或因情抱抑郁，饮食停滞，不得以时消散，亦能成饮。总之，必由脾胃有湿，或脾胃本虚，又感饮食之湿，则停而不消，此饮之大略也，治宜燥湿利水，行气健脾为主，乃为得也。其药大都以半夏、茯苓、白术、人参为君，佐以猪苓、泽泻以渗泄之，白豆蔻、陈皮以开散之，苏梗、旋覆以通畅之，东垣五饮丸中有人参，其旨概可见矣。

【痰病似邪祟】 东垣曰：血气者，人之神也，神气虚乏，邪因而入，理或有之，若夫血气两虚，痰客中焦，妨碍升降，不得运用，致十二官失职，视听言动，皆有虚妄，以邪治之，必死，先宜多饮姜盐汤探吐，或多灌竹沥、香油，次服消痰药饵。

【辨痰色】《入门》曰：寒痰清，湿痰白，火痰黑，热痰黄，老痰胶。

【痰饮原由证治】 丹溪曰：凡有痰者，眼皮及眼下必有烟灰黑色。又曰：凡病百药不效，关脉伏而大者，痰也，控涎丹下之。又曰：脾虚不能克制肾水，多唾痰，唾而不咳者，宜八味丸。又曰：大病后多唾痰，此胃冷也。又曰：病人多唾白沫，乃胃口上停寒也。又曰：凡病久淹延，卒不死者，多因食积痰饮所致。所以然者，因胃气亦赖痰积所养，饮食虽少，胃气卒不便虚故也。又曰：痰在膈上必用吐法，泻亦不能去，脉浮者宜吐，胶固稠浊者必用吐。又曰：痰在经络中，非吐不可，此中就有发散之意，不必在出痰也。又曰：凡用吐药，升提其气，便吐也。又曰：气实痰热结者，难治。《入门》曰：一切痰证，食少，肌色如故。一切水证，胁硬，心下怔忡。又曰：痰新而轻者，味淡色清白稀薄，久而重者，黄浊稠粘凝结，咯不出，渐成恶味，酸辛腥臊咸苦，甚至带血而出。但痰证初起，头痛发热，类外感表证，久则潮咳夜重，类内伤阴火，痰饮流注，支节疼痛，又类风证。但痰证胸满食减，肌色如故，脉滑不匀不定为异耳。又曰：俗云十病九痰，诚哉斯言。又曰：痰厥者，皆因内虚受寒，痰气阻塞，手足厥冷麻痹，晕倒，脉沉细也。《回春》曰：凡臂难，遍身骨节痛，坐卧不宁，痰入骨也。又曰：眼黑而行步呻吟，举动艰难，入骨痰也，其证必遍身骨节痛，眼黑，面土色，四肢痿痹。屈伸不便者，风湿痰也。眼黑气短促者，惊风痰也。眼黑颊赤，或面黄者，热痰也。咯之不出者，痰结也。胁下痛，作寒热，咳嗽气结亦痰结。《局方》曰：胸中有寒，则喜唾痰。《资生经》曰：痰涎病不一，惟痨瘵有痰为难治，最宜早灸膏肓、四花穴。《全婴方》曰：肺胃虚则生粘痰，痰涎滞咽喉，如曳锯声，时或瘈疭。或因吐泻所致，脾虚肺亦虚，痰涎流溢，变成癫痫，尤为难治。《得效》曰：有痰饮流注者，人忽胸背手脚腰胯隐痛不可忍，连筋骨牵引钓痛，坐卧不宁，时时走易不定，不可便用风药，及妄施针灸。亦不可疑为风毒结聚欲为痈，乱用药帖，此乃痰涎伏在心膈上下，变为此疾，能令人头痛难举，神昏意倦，多睡，食少味，痰唾稠粘，夜间喉中如锯声，多流睡涎，手足冷痹，气脉不通。亦不得误认为瘫痪，凡有此疾，只服控涎丹，其疾如失。丹溪曰：有痰核块者，人身上中下，有块如肿毒，多在皮里膜外，此因湿痰流注，作核不散，问其平日好食何物，用药吐下之，方用消痰散核之剂，如二陈汤，加大黄、连翘、柴胡、桔梗、姜黄连、白芥子，水煎，入竹沥，多服自消。《医鉴》曰：痰饮流注于胸背头项腋胯腰腿手足，聚结肿硬，或痛或不痛，按之无血潮，虽或有微红，亦淡薄不热，坚如石，破之无脓，或有薄血，或清水，或如紫汁。又有坏肉如败絮，或如瘰疬，在皮肉间如鸡卵可移动，软活不硬，惟觉咽喉痰结，作寒作热。《回春》曰：浑身有肿块，或骨体串痛，都湿痰流注经络也。

【痰火导引】《保生秘要》曰：伸足坐定，以双手掐儿诀撑起，用力低头，躬身而下，扳足尖三次，如诀，用力而起，咽津下降幽阙，躬起二十四回，守运后功。

【运功】《保生秘要》曰：取静千晌，用十六字提咽指腰存想，念兹在兹，次运尾闾八九度，入静，自然痰火自降。

治痰饮方五十一

利金丸 〔燥痰〕 桔梗 贝母 陈皮 枳壳 茯苓 甘草 姜

半黄丸 〔热痰〕 南星 半夏 黄芩等分

姜汁浸蒸饼研丸，姜汤下四五十丸。

白术丸 〔湿痰〕 南星 半夏 白术

汤浸蒸饼丸，食后姜汤下。

六君子汤 〔挟虚〕 人参 茯苓 白术 炙草 半夏 陈皮

保和丸 〔挟食〕 山楂 神曲 半夏 橘红 茯苓 麦芽 连翘 黄连 莱菔子

水泛丸。

消暑丸 〔风挟暑〕 茯苓 半夏 甘草

姜汁糊丸，忌见生水，每五十丸，姜汤下，入夏后不可缺也。

妙应丸 〔湿挟惊〕 甘遂 大戟 白芥子

糊丸，梧子大，卧时姜汤下七丸至十丸。气实痰猛者，量加丸数，或加朱砂为衣。痛甚加全蝎，酒痰加雄黄，惊痰成块加穿山甲、鳖甲、蓬术、元胡索，即控涎丹。

防风丸 〔风痰〕 防风 川芎 甘草 天麻

蜜丸，重一钱，朱砂为衣，荆芥汤化下一丸。

川芎丸 〔又〕 川芎 薄荷 桔梗 甘草 防风 细辛

蜜丸，每丸重三分，食后、卧时，茶清嚼一丸。

胡椒理中丸 〔寒痰〕 胡椒 甘草 荜拨 良姜 细辛 陈

皮　干姜　白术　款冬花

蜜丸，每服三十丸至五十丸。

青州白圆子〔寒痰〕半夏七两　南星三两　白附子二两　川乌五钱

上为细末，水浸，春五、夏三、秋七、冬十，朝夕换水。日数足，取绢袋中滤过，其渣再研滤，以尽为度，澄清去水，晒干，又为末，糯米粥清和丸，绿豆大，姜汤下三五十丸。

温中化痰丸〔又〕青皮　陈皮　良姜　干姜等分

醋糊丸，米饮下五十丸。

温胃化痰丸〔又〕半夏三两　炮姜　陈皮　白术各二两

姜汁糊丸，姜汤下二三十丸。

山精丸〔湿痰〕苍术二斤，黑桑椹一斗取汁，将苍术收浸九次，晒干，入杞子、地骨皮末各一斤，蜜丸，温汤下百丸。

三仙丸〔又〕半夏、南星各一斤，为末，姜汁调作饼，放筛中，将艾叶盖发黄色，造成曲收之。此须三四月造，每曲四两，入香附末二两，姜汁糊丸，姜汤下五十丸。

清气化痰丸〔热痰〕半夏二两　陈皮　赤苓各一两半　黄芩　连翘　山栀　桔梗　甘草各一两　薄荷　荆芥各五钱

姜汁糊丸，姜汤下五十丸。

此方乃二陈汤合凉膈散也。

清热导痰汤〔又〕瓜蒌仁　黄连　黄芩　南星　半夏　陈皮　赤苓　桔梗　白术　人参各七分　枳实　甘草各五分　姜三枣二

冲竹沥、姜汁。

节斋化痰丸〔郁痰〕天冬　黄芩　橘红　海粉　瓜蒌仁各一两　芒硝　盐水炒香附　桔梗　连翘各五钱　青黛二钱

蜜入姜汁少许，丸芡子大，细嚼一丸，开水下。

清火豁痰丸〔气痰〕制大黄二两半　白术　枳实　陈皮各二两　山栀　半夏　酒黄连　酒黄芩　南星各两半　贝母一两二

钱　连翘　花粉　茯苓　神曲　白芥子各一两　元明粉七钱　青礞石以焰硝一两，同煅，如金色　青黛　甘草各五钱　沉香二钱

竹沥为丸，茶清下五七十丸。

黄瓜蒌丸〔食痰〕瓜蒌仁　神曲　半夏曲　楂肉等分

瓜蒌汁丸，姜汤、竹沥下五十丸。

瑞竹堂化痰丸〔酒痰〕半夏　南星　生姜　白矾　皂角各四两

同入砂锅内水煮，以南星无白点为度，去皂角不用，再入青皮、陈皮、葛根、苏子、神曲、麦芽、楂肉、莱菔子、香附、杏仁各一两，姜汁糊丸，食后、临卧，茶、酒任下五七十丸。

滋阴清化丸〔相火痰〕天冬　麦冬　生地　熟地　知母　贝母　茯苓　山药　花粉　五味子　甘草

蜜丸，噙化。

清胃汤〔胃痰〕升麻　当归　黄连　丹皮　生地

清气化痰丸〔郁气痰〕半夏　南星　白矾　皂角　干姜

先将白矾等三味，用水五碗，煎三碗，入星、夏浸二日，再煮至星、夏无白点，晒干，又用莱菔子、橘红、青皮、杏仁、葛根、山楂、神曲、麦芽、香附，蒸饼丸，每六七十丸茶汤下。如素厚味，胸满痰盛，内多积热郁结者，无不愈。如脾胃虚弱切忌。

参术健脾丸〔脾不运〕人参　白术　茯苓　陈皮　炙甘草　白芍　当归　姜　枣

滚痰丸〔结核〕大黄　黄芩　青礞石　沉香　百药煎

水丸，空心，白汤下三钱。此药但取痰积自肠中次第而下，并不刮肠大泻，为痰家圣药。

生铁落汤〔潮痰〕生铁落先煮水入石膏三两，龙齿、茯苓、防风各两半，元参、秦艽各一两，煎好，再加竹沥半小杯。

此方专取生铁落重坠之性，能降痰热之郁结于肠胃经络者。

舟车神佑丸〔痰毒〕甘遂　芫花　大戟　大黄　青皮

黑牵牛头末　陈皮　木香　槟榔　轻粉

水丸，椒子大，空心服五丸，日三服。如痞闷者，多服反烦满，宜初服二丸，每服加一丸，以快利为度。

导痰汤〔又〕　半夏　南星　赤苓　枳实　橘红　甘草

食后，姜汤下三四钱。水煎亦可。

金匮肾气丸〔白痰〕　熟地　山药　山萸　丹皮　茯苓　泽泻　附子　肉桂　牛膝　车前子

寿星丸〔被惊〕　天南星一斤，先掘土坑一尺，以炭火三十斤烧赤，入酒五升，渗干，乃安南星在内，盆覆定，以灰塞之，勿令走气，次日取出为末，朱砂二两，琥珀一两，共为末，姜汁糊丸，每三十丸至五十丸，人参、菖蒲汤下，日三服。

踯躅花丸〔注痛〕　踯躅花、南星并生时捣作饼，甑上蒸四五遍，以稀葛囊盛之，临时取焙为末，蒸饼丸，每服三丸，温酒下。腰脚骨痛空心服，手臂痛食后服，大良。

桔梗芦散〔上膈〕　桔梗芦生研末，白汤调服一二钱，探吐。

青绿丸〔顽痰〕　石青一两　石绿五钱

水飞为末，曲糊丸，绿豆大，每服十丸，温水下，吐去痰一二碗，能不损人。

矾吐法〔痰澼〕　白矾一两，水二升，煮一升，纳蜜半合，频服，须臾大吐。不吐，饮少热汤引之。

紫芝丸〔痰血〕　五灵脂飞　半夏汤泡，等分

姜汁糊丸，每饮下二十丸。

五味天冬丸〔阴虚〕　天冬一斤，浸洗去心，净肉十二两。五味子，水浸去核，取肉四两。并晒干，不见火，捣丸，每茶下二十丸，日三服。

苓桂术甘汤〔痰饮〕　桂枝　白术　茯苓　甘草

大青龙汤〔溢饮〕　麻黄　桂枝　甘草　杏仁　石膏　姜枣

十枣汤〔悬饮〕芫花　甘遂　大戟

水杯半，先煎大枣十枚，取八分，入药末七分，平旦温服，病不除，再服五分。

五苓散〔支饮〕茯苓　白术　猪苓　泽泻　肉桂

三花神佑丸〔流饮〕

苍半苓陈汤〔酸水〕苍术　半夏　茯苓　陈皮

清金饮〔肺痈〕刺蒺藜　苡仁　橘叶　黄芩　花粉　牛蒡子　贝母　桑皮　桔梗

葵根汤〔胃痈〕葵根一两　黄芪　白术各三钱

倍术丸〔伏饮〕肉桂　干姜　白术

蜜丸，每三十丸，米饮下。

八味丸〔不咳〕熟地　山萸　丹皮　茯苓　泽泻　附子　肉桂

姜桂丸〔五饮〕白术一斤　炮干姜　肉桂各八两

蜜丸，每服二三十丸。

泽泻汤〔支饮〕泽泻五两　白术二两

水二升，煮一升，分二服。

赤石脂散〔吐水〕赤石脂一斤，捣筛，服方寸匕，酒饮任下，稍加至三匕，服尽一斤，终身不吐痰水，又不下痢，补五脏，令人肥健。有人痰饮诸药不效，用此遂愈。

苍术丸〔饮癖〕苍术一斤，去皮，切片，为末　油麻五钱，水二钱，滤，研汁　大枣五十枚，煮去皮、核

捣丸，每空心汤下五十丸，增至一二百丸。忌桃、李、雀肉，服三月而疾除。若再常服，不呕不痛，胸膈宽利。初服时必觉微燥，以山栀末汤解之，久服自不觉燥。

诸疸源流

黄胖

诸疸，脾湿病也。疸有五：曰黄疸，曰谷疸，曰酒疸，曰

女劳疸，曰黄汗，其名各别。仲景谓当以十八日为期，治之十日以上瘥，反剧为难治，其故何也？盖疸病既成，则由浅而深，当速治，曰十八日者，五日为一候，三候为一气，若其病延至十五日，又加三日，则一气有余，虽未满四候，而愈则竟愈，故曰为期，过此则根渐深而难拔。曰治之十日以上瘥者，言至十日外必宜瘥，倘不瘥而反剧，必不若初治之可取效，而为难治矣，此仲景言诸疸之期也。古人谓黄疸之为病，如罨曲罨酱，湿热郁蒸变色，大抵湿胜则所蒸之色若熏黄黑晦，热胜则所蒸之色若橘黄鲜亮，最宜分别。而熏黄黑晦一证，若兼一身尽疼，乃是湿病，非疸，当从湿治宜除湿羌活汤、茯苓渗湿汤。疸则身未有疼者。试即五疸形证治法详言之：如遍身面目悉黄，寒热，食即饥，黄疸也。经言目黄者曰黄疸，以目为宗脉所聚，诸经之热上熏于目，故目黄，可稔知为黄疸也宜茵陈五苓散连服，以小便清为度。若无汗则汗之宜桂枝黄芪汤。腹满，小便涩，出汗，则斟酌下之宜酌用硝黄汤。腹满欲吐，但以鸡翎探吐之，呕则止之宜小半夏汤。如食已头眩，寒热，心中怫郁不安，久则身黄，谷疸也。因饥饱所致，亦名胃疸，以胃气蒸冲得之。经曰：已食如饥者，胃疸是也宜茵陈汤。如身目黄，腹如水状，心中懊侬，不食，时欲吐，足胫满，小便黄赤，面黄而有赤斑，酒疸也，因酒后胃热，醉卧当风，水湿得之宜栀子大黄汤、加味柴胡汤。若但心满不食，尿赤，则不用前剂宜当归白术汤。或变成腹胀，渐至面足肿及身，急须培土宜藿香扶脾饮。如薄暮发热恶寒，额黑，微汗，手足热，腹胀如水，小腹满急，大便时溏，女劳疸也，实非水湿，因房事后醉饱而成。经所云溺黄赤安卧者，黄疸。《正理论》谓得之女劳者是也宜加味四君子汤。若兼小便不利，解之宜滑石散。兼身目黄赤，小便不利，清理之宜肾着汤。如不渴，汗出同栀子水染衣，黄汗也，因脾热汗出，用水澡浴，水入毛孔而成宜黄芪汤。以上五疸之异，所可分按者也。然而五疸之中，惟酒疸变证最多，盖以酒者，大热大毒，渗入百脉，不止发黄而已，溢于皮肤，为黑为肿，流于清气道中，则胀，或成鼻痈，种种不同也黑疸详在后。其余又有阴黄，乃伤寒兼证，四肢重，自汗，背寒身冷，心下痞硬泻利，小便白，脉紧细空虚，此由寒凉过度，变阳为阴，或太阳太阴司天之岁寒湿太过，亦变此证宜茵陈四逆汤。又有虚黄，口淡，怔忡，寒热，溲白，耳鸣，脚软，怠惰无力，凡郁不得志人，多生此证宜人参养荣汤。又有风黄，身不黄，独目黄，其人肥，风不外泄故也宜青龙散。又有瘀血发黄，身热，小便自利，大便反黑，脉芤而涩，常用药下尽黑物为度宜桃仁承气汤。又有天行疫疠，以致发黄者，俗谓之瘟黄，杀人最急宜茵陈泻黄汤、济生茵陈汤。五疸之外，又有可历举者如此。大约疸证渴者难治，不渴者易治。治之之法，上半身宜发汗，下半身宜利小便，切不可轻下，惟有食积当用消导宜茵陈汤，余则以利水除湿，清热养胃为主。总治诸疸，宜化疸汤、茯苓泽泻汤。故丹溪以为五疸不必细分，但以湿热概之也。夫丹溪之言虽若太简，其实五疸之因，不外饮食劳役，有伤脾土，不能运化，脾土虚甚，湿热内郁，久而不泄，流入皮肤，彻于周身，故色若涂金，溺若姜黄耳，则是不可不辨者。诸疸之证，而治之有要者，丹溪之言极为真切也。特治之之时，既概以湿热，复能察各证之由，加药以瘳之，更为对证无误耳。至于治疸之药，不宜多用寒凉，必君以渗泄，佐以甘平，斯湿可除，热易解。若太寒凉，重伤脾土，恐变为腹胀，此防于未然者也。若既成腹胀者，治法必须疏导湿热于大小二便之中。总之，新起之证，惟通用化疸、渗湿二汤，及久病则宜补益宜参术健脾汤，色疸久，加黄芪、扁豆子。若疸病久而口淡咽干，发热微寒，或杂见虚证，赤白浊，又当参酌治之宜当归秦艽散。久而虚，必温补宜人参养荣汤，或四君子汤下金匮肾气丸。若素虚弱，避渗泄而过滋补，以致湿热增甚，又不在久病调补之例。而亦有服对证药不效，耳目皆黄，食不消者，是胃中有干粪也，宜饮熬猪油，量人气禀或一杯，或半杯，日三次，以燥粪下为度，即愈。

夫诸黄之为病，其源流证治，亦既详言之矣。若夫黑疸，为证尤重，故特表而出之。大约黑疸专由女劳，亦兼由于酒，惟此二者有以致之。其他疸病，虽有变证，必不致黑。试举仲景之言以证之。《金匮》曰：额上黑，微汗出，手足中热，薄暮即发，膀胱急，小便自利，名曰女劳疸。腹如水状，不治。盖言黄，虽必由伤脾，而致伤之原，有因肾者，额为心部，黑为水色，肾邪重则水胜火，而黑见于额也。手劳宫属心，足涌泉属肾，水火不相济，故热。又以暮交于酉，酉主肾，因原有虚热，卫气并之，即发于手足而热也。膀胱为肾腑，脏虚则腑急，然虽急而非热流膀胱之比，故小便仍利也。迨至腹如水状，则脾精不守，先后天俱绝矣，其可治乎？此女劳之所以成黑疸也。又曰：黄家日晡所发热，而反恶寒，此为女劳得之。膀胱小腹满，身尽黄，额上黑，足下热，因作黑疸，其腹胀如水状，大便必黑，时溏，此女劳之病，非水也。腹满者难治，消矾散主之。仲景为立方，因详辨女劳疸证，其初亦未遽即黄，故如日晡发热，反恶寒，少腹满，身尽黄等证，皆与他疸病相类，惟额黑、足热、膀胱急、小便利，为女劳所独，以正愈亏而邪愈肆，故曰因作黑疸。盖至是而肾邪遍于周身，不独额上见黑，而周身渐黑，且肾邪遍于肠胃，不独周身黑，而大便亦黑。腹胀如水状者，水肆则土败。时溏泄者，土败则不坚。然曰似水，则非真水，故曰此女劳之病，非水也。至于腹满，则土之败已极，肾邪益不能制，而何可治乎。然则黑疸之为病，固自有由，而黑疸之云黑，所以专属女劳之伤肾者言也宜沈氏黑疸方。其又曰：酒疸，下之，久久为黑疸，目青面黑，心中如啖蒜齑状，大便正黑，皮肤爪之不仁，其脉浮弱，虽黑微黄，故知之者，以酒疸始亦本黄。或因误下，则阳明病邪从支别入少阴，故积渐而肾伤，肾伤，故亦从肾色而变为黑疸也。惟其然，肝肾同原，故肝亦病而目青，肾气上乘而面黑。且肾邪乘土，故大便俱黑。土伤则痹，故皮肤不仁，肾邪盛而正气虚，故脉浮弱。似此种种，竟同女劳之疸，何以辨其为酒疸？不知肾元虽病，而其实酒热未除，故心中如啖蒜齑，皆酒积之为味也。虽误下伤肾而黑，然实因酒而脉终浮，故黑色中犹带微黄，不如女劳疸之纯黑也。然则酒疸之黑，虽亦由伤肾，而要与女劳有别矣宜沈氏黑疸方。余故曰：黑疸专由女劳，兼由于酒，曰专曰兼，其亦可知矣。虽然，疸至于黑，危险极矣，虽立治之之法，亦未必尽效，毋徒咎医之不良也。

【脉法】《脉诀》曰：五疸实热，脉必洪数，其或微涩，悉属虚弱。《直指》曰：疸脉缓大者顺，弦急而坚者逆。

【诸疸原由证治】 仲景曰：寸口脉浮而缓，浮则为风，缓则为痹，痹非中风，四肢苦烦，脾色必黄，瘀热以行。《入门》曰：经云湿热相交，民病瘅，瘅即黄疸，阳而无阴也。又曰：诸发黄，皆小便不利，惟瘀血发黄，小便自利。盖热结下焦，则热伤下焦而小便不利，血结下焦，则热但耗血而不耗津液，故小便自利也。海藏曰：凡病，当汗而不汗，当利小便而不利，皆生黄。盖脾主肌肉，四肢寒湿，与内热相合故也。《正传》曰：五疸同是湿热，终无寒热之异。仲景曰：脉沉，渴欲饮水，小便不利者，必发黄。丹溪曰：凡时行感冒，及伏暑未解，宿食未消，皆能发黄。时行疫疠，亦能发黄，杀人最急。又曰：黄疸因食积者，下其食积，其余但利小便为先，小便利，黄自退。《千金方》曰：伤寒病遇太阳太阴司天，若下之太过，往往变成阴黄。寒水太过，土气不及，往往变成此疾。缪仲淳曰：凡黄有数种，伤酒黄，误食鼠粪亦作黄。因劳发黄，多痰涕，目有赤脉，益憔悴或面赤恶心者是也，用秦艽五钱，酒半升浸，绞取汁，空腹服，或利便止，就中饮酒人易治，屡用得效。又法，黄疸、谷疸，用龙胆苦参丸。酒疸用茵陈蒿酒、猪项肉丸。甚至心下懊痛，足胫满，小便黄，饮酒发赤黑黄斑者，由大醉当风，入水所致，用黄芪散。女劳疸，因大热大劳，交接后入水所致。身目俱黄，发热恶寒，小腹满急，小便难，用二石散。其气短声沉者，用月经灰酒。其体重不眠，眼赤如朱，心下块起若瘕者，十死一生之证，宜烙舌下，灸心俞、关元二七壮，以妇人内衣烧灰，酒服二钱。时行黄疸，用小麦汤。走精黄疸，多睡，舌紫甚，面裂，若爪甲黑者，多死，用豉五钱，牛脂一两煎过，棉裹烙舌，去黑皮一重，浓煎豉汤饮之。急黄欲死，用雄雀粪汤化服之，立苏。痫黄如金，好眠吐涎，用白鲜皮汤。妇人黄疸，经水不调，因房事触犯所致，用蜡矾丸。徐忠可曰：仲景言黄疸初时由风，兼挟寒湿，后则变热，然其立方，虽有谷疸茵陈蒿汤主之、女劳疸消矾散主之、酒疸栀子大黄汤主之、正黄疸发汗，桂枝加黄芪汤；谷气实，猪膏发煎；两解表里，茵陈五苓散；有里无表，大黄消石汤；真寒假热，小半夏汤；无表里而虚，小建中汤之别，未尝专于治风，专于治寒，专于治湿，惟清热开郁。而为肺为胃，为脾为肾，分因用药，绝不兼补，岂非治黄疸法以清热开郁为主，虽亦有汗下之说，而破气与温补，大汗及大下，皆非所宜乎！

黄胖 宿病也。与黄疸暴病不同，盖黄疸眼目皆黄，无肿状，黄胖多肿，色黄中带白，眼目如故，或洋洋少神，虽病根都发于脾，然黄疸则由脾经湿热蒸郁而成，黄胖则湿热未甚，多虫与食积所致，必吐黄水，毛发皆直，或好食生米、茶叶、土炭之类宜四宝丹。有食积用消食之剂宜神曲、红曲、山楂、谷芽、麦芽、菔子。针砂消食平肝，其功最速，不可缺，又须带健脾去湿热之品治之，无不愈者宜二术、茯苓、泽泻。力役人劳苦受伤，亦成黄胖病，俗名脱力黄，好食易饥，怠惰无力宜沈氏双砂丸，此又在虫食黄病之外者。

【黄胖证治】《得效》曰：食劳疳黄，一名黄胖。夫黄疸者，暴病也，故仲景以十八日为期，食劳黄者，久病也，至有久而终不愈者。《正传》曰：绿矾丸、褪金丸二方，治黄胖病最捷。缪仲淳曰：脾病黄肿者，用青矾四两，煅成赤珠子，当归四两，酒醉浸七日焙，百草霜三两，为末，以浸药酒打糊丸，梧子大，每服五丸至七丸，温水下，一月后黄去，立效。又脾劳黄病，针砂四两，醋淬七次，干漆，烧存性二钱，香附三钱，平胃散五钱，为末，蒸饼丸，汤下。又好食茶叶面黄者，每日食榧子七枚，以愈为度。《入门》曰：黄病爱吃茶叶者，用苍术、白术各三两，石膏、白芍、黄芩、南星、陈皮各一两，薄荷七钱，砂糖煮神曲糊丸，空心，砂糖水吞下五七十丸。又黄病爱吃生米者，用白术一钱半，苍术一钱三分，白芍、陈皮、神曲、麦芽、山楂、茯苓、石膏各一钱，厚朴七分，藿香五分，甘草三分，砂糖末一匙冲服。

治黄疸病方三十七

除湿羌活汤〔湿似疸〕 苍术 藁本 羌活 防风 升麻 柴胡

茯苓渗湿汤〔诸疸〕 茵陈 茯苓 猪苓 泽泻 白术 苍术 陈皮 黄连 山栀 秦艽 防己 葛根

食后服。

茵陈五苓散〔黄疸〕 苍术 猪苓 赤苓 泽泻 官桂 茵陈 车前 柴胡 木通

伤酒成疸，加葛根、灯心。

桂枝黄芪汤〔又〕 桂枝 白芍 甘草 生姜 大枣 黄芪

此治无汗须热服，须臾，饮滚水以助之即汗，如无汗再服。

硝黄汤〔又〕 大黄 硝石 黄柏 山栀

小半夏汤〔又〕 半夏 生姜

茵陈汤〔谷疸〕 茵陈 山栀 大黄

栀子大黄汤〔酒疸〕 山栀 大黄 枳实 淡豉 葛根

加味柴胡汤〔又〕 茵陈草 柴胡 黄芩 半夏 黄连 淡豉 葛根 大黄

当归白术汤 〔又〕 茵陈草 当归 白术 黄芩 甘草 半夏 枳实 前胡 茯苓 枣仁

藿香扶脾饮 〔又〕 炙甘草 厚朴 半夏 藿香 木香 陈皮 麦芽

日二服。

加味四君子汤 〔女劳〕 人参 黄芪 茯苓 白术 炙草 白芍 扁豆 姜 枣

滑石散 〔又〕 滑石钱半 枯矾三分

为末，大麦汤下。

肾着汤 〔又〕 升麻 防风 苍术 白术 羌活 独活 茯苓 猪苓 柴胡 葛根 甘草 泽泻 人参 神曲 黄柏

又方，四苓合四物，去川芎，加茵陈、麦冬、滑石。

黄芪汤 〔黄汗〕 黄芪 赤芍 茵陈 石膏 麦冬 淡豉 甘草 生姜 竹叶

茵陈四逆汤 〔阴黄〕 茵陈 附子 甘草 干姜

济生茵陈汤 〔疫疸〕 茵陈四钱 大黄二钱 山栀一钱

茵陈泻黄汤 〔又〕 茵陈草 葛根 姜黄连 山栀 白术 赤苓 白芍 人参 木通 木香 姜 枣

人参养荣汤 〔虚黄〕 人参 当归 白芍 陈皮 黄芪 肉桂 白术 炙草 熟地 茯苓 远志 五味 姜 枣

青龙散 〔风黄〕 防风 荆芥 首乌 生地 威灵仙

每末一钱，食后开水下，日三次。

桃仁承气汤 〔血黄〕 大黄 芒硝 厚朴 枳实 桃仁

化疸汤 〔总治〕 茵陈 苍术 木通 山栀 茯苓 猪苓 泽泻 苡仁

停滞加神曲、麦芽、山楂，酒疸加葛根、苜蓿，女劳加当归、红花，瘀血加琥珀、丹皮、红花、红曲、蒲黄、桃仁、五灵脂、延胡索。

参术健脾汤 〔久疸〕 人参 白术 茯苓 当归 陈皮 白

芍　炙草　大枣

当归秦艽散〔又〕　川芎　当归　白芍　熟地　茯苓　秦艽　白术　陈皮　半夏　炙草

四君子汤〔又〕　人参　茯苓　白术　炙草

金匮肾气丸〔又〕　熟地八两　山萸　山药各四两　丹皮　茯苓　泽泻各三两　附子　肉桂各一两　牛膝　车前子各两半

硝矾散〔黑疸〕　硝石　矾石烧，等分

为末，大麦粥汁服方寸匕，日三服，病随大小便去，小便正黄，大便正黑，是其候也。

硝能散虚郁之热，为体轻脱，而寒不伤脾。矾能却水，而所到之处，邪不复侵，合而用之，散郁热，解肾毒，其于气血阴阳汗下补泻等治法，毫不相涉，所以为佳。

沈氏黑疸方〔又〕　茵陈蒿四两，捣取汁一合，瓜蒌根一斤，捣取汁六合，冲和，顿服之，必有黄水自小便中下。如不下，再服。

此金鳌自制方也，简便方单用瓜蒌根汁以泄热毒，为黑疸良方。余复加茵陈汁以为湿邪引导，较为真切，故用之辄效也。

龙胆苦参丸〔谷疸劳疸〕　龙胆草一两　苦参三两

牛胆汁丸，梧子大，食前，以生大麦苗汁或麦饮下五丸，日三服，不减，稍增。谷疸照原方。劳疸再加龙胆一两、山栀子三七枚，更妙，猪胆汁丸亦可。

茵陈蒿酒〔酒疸〕　茵陈蒿四根　山栀七枚　大田螺一个，连壳打烂

以百沸白酒一大盏，冲汁饮之。

猪项肉丸〔又〕　猪项肉一两，剁如泥　甘遂末一钱

和作丸，纸包，煨香食之。酒下，当利出酒布袋也。

黄芪散〔又〕　黄芪二两　木兰一两

每末方寸匕，酒下，日三服。

二石散〔女劳〕　滑石　石膏等分

为末，每方寸匕，大麦汁服，日三次，小便大利愈。腹满者不治。

月经灰酒 〔又〕 女人月经和血衣烧灰，酒服方寸匕，日二服，三日瘥。

小麦汤 〔时行〕 小麦七升 竹叶五升，切 石膏三两

水一斗半，煮取七升，细服，尽剂愈。

白鲜皮汤 〔痫黄〕 白鲜皮 茵陈蒿等分

水二钟，煎服，日二服。

蜡矾丸 〔妇人〕 白矾 黄蜡各五钱 陈皮三钱

化蜡作丸，每服五十丸，以调经汤下。

治黄胖方四

四宝丹 〔黄胖〕 使君子肉二两 槟榔 南星制，各一两

以此三味为主，如吃米，加麦芽一斤。如吃茶叶，加细茶一斤。如吃土加垩土一斤。如吃炭，加黑炭一斤。蜜丸，空心，砂糖水送下五十丸。

绿矾丸 〔又〕 五倍子炒黑 神曲炒黄，各八两 针砂炒红，醋淬 绿矾姜汁炒白，各四两

姜汁煮枣肉丸，温酒下六七十丸，米饮下亦可。终身忌食荞麦面，犯之必再发不治。

褪金丸 〔又〕 针砂醋淬 便香附各六两 白术 苍术各二两半 陈皮 神曲 麦芽各两半 厚朴 甘草各一两

面糊丸，米汤下五七十丸。忌鱼腥湿面生冷等物。有块加醋三棱、醋蓬术各一两半。

沈氏双砂丸 〔脱力黄〕 针砂四两，炒红，醋淬至白色 砂仁一两，生研 香附便浸炒，五钱 皂矾白馒头包，煅红，一两 广木香生研，一两 大麦粉三升

胡桃肉四两，生捣如泥，同黑枣一斤煮烂，去皮核为丸，每服一钱半。脱力劳伤陈酒下，一切黄病米饮下，每病不过服

四两，多至六两，无不愈。

此金鳌自制方也，用以治脱力黄及一切黄，神效。

附载：杨氏黄病方二

余粮丸 〔总治脱力劳伤黄病，及一切黄胖病仙方也〕 余粮石醋煅，一斤　海金沙醋炒，二两　皂矾浮麦醋炒，四两　豨莶草酒炒，二两　益母草蜜、酒炒，二两　百草霜醋炒，二两　香附便浸，盐、酒炒，四两　茵陈酒炒，二两　乌龙尾醋、酒炒，二两　广皮焙，二两　砂仁姜汁炒，二两　白蔻仁烘，二两　松萝茶焙脆，二两　木香晒，二两　生地酒煮，晒，二两　归身炒，二两　白芷晒，二两　陈香橼切片，晒，二两　川贝母去心，晒，二两　川椒晒，二两　延胡索酒炒，二两　漆渣炒烟尽，二两

大枣六斤煮，取肉作丸，豌豆大，朝七暮八，开水送下，以病愈为度。

香附丸 〔治同上〕 香附童便浸炒，一斤　针砂醋煅，一两　厚朴姜汁炒，五两　甘草炒，一两　陈皮去白，炒，三两　白芍炒，五两　制苍术五两　山楂肉炒黑，五两　茯苓乳蒸，晒，焙，三两　青皮炒，六两　苦参炒，春夏二两，秋冬一两　白术土炒，三两

醋糊丸，每一钱，米饮下，弱者七八分，白术汤下。忌一切生冷油腻腥发磁硬之物，服过七日，手心即凉，内有红晕起，调理半月即愈矣。虚弱人宜佐以四君子汤。

杂病源流犀烛 卷十七

燥病源流

经曰：诸涩枯涸，干劲皴揭，皆属于燥。夫阳明燥金，乃肺与大肠之气也，故燥之为病，皆阳实阴虚，血液衰耗所致，条分之，虽有风燥、热燥、火燥、气虚燥之殊，要皆血少火多之故，是以外则皮肤皴揭，中则烦渴，上则咽鼻干焦，下则溲赤便难。阳有余而阴不足，肺失清化之源，肾乏滋生之本，痿消噎挛，皆本于此，治法惟以滋金养血为主宜滋燥饮。所谓热燥，病在里者也，耗人津液，故便秘，消渴生焉宜大补地黄丸。所谓风燥，病在表者也，肌肤枯，毛发槁，故干疥爪枯生焉宜养荣汤。所谓火燥，病亦在里者也。东垣云：饥饱劳役，损伤胃气，及食辛辣厚味而助火，邪伏于肺中，耗散真阴，津液亏少，故大便燥结，而其燥结，又有风燥热燥、阳结阴结之殊，治法总惟辛以润之，苦以泻之宜大黄、黄芩、黄连、黄柏、连翘、山栀、元参、知母、石膏、童便、当归、木通、麻仁、甘菊、柏子仁、蔗浆、梨汁。而此热燥、风燥、火燥，其原总不外气血之虚燥。盖惟气血之虚，先有致燥之由，故风热火相感而成病也。然气虚之燥，其证则为痿痹，以肺热不能管摄一身也。血虚之燥，其证则为噎嗝，以胃槁不能收纳饮食也气虚燥宜以黄芪为君，黄柏为臣，黄芩为使；血虚燥宜以归身为君，白芍为臣，生地为佐。其本病亦有易见者，至于燥病之发不一，疗治之法亦不一。试列举之，一切燥热，可概治也宜大补地黄丸。咽干鼻燥，必清上部也宜清凉饮。大肠风秘燥结，必理中焦也宜镇风润气丸、辛润汤、元戎四物汤。皮肤皴裂，血出肌肉燥痒，是火刑金，必清肺以保金也宜加减四物汤。筋燥爪枯，必滋养其荣血也宜养荣汤。皮肤拆，手足爪甲枯，搔之屑起，血出痛楚，必养血以泽肤也宜生血润肤饮、琼脂膏、天门冬膏。肠胃枯燥，大便秘结，必清燥以润肠也宜当归承气汤。如是而燥病有不愈者哉？

【脉法】《入门》曰：伤燥脉涩。《正传》曰：脉紧而涩，或浮而弦，或芤而迟，皆燥脉也。

【燥病原由证治】《类聚》曰：燥者肺金之本，燥金受热化以成燥涩。由风能胜热，热能耗液而成燥也。燥于外则皮肤皴揭而瘙痒，燥于中则精血枯涸，燥于上则咽鼻干焦，燥于下则便尿闭结，故曰：燥为肺金病也，宜当归承气汤。《正传》曰：火热胜，则金衰而风生。缘风能胜湿，热能耗液而为燥，阳实阴虚，则风热胜于水湿而为燥也。盖肝主筋而风气自甚，又燥热加之，则筋太燥也。燥金主于收敛，故其脉紧涩，而为病劲强紧急而口噤也。夫燥之为病，血液衰少，不能荣养百骸故也。《入门》曰：经云，燥者润之，养血之谓也，积液固能生气，积气亦能生液，宜服琼玉膏。又曰：皮肤皴揭拆裂，血出大痛，或皮肤搔痒，爪甲浮起干枯，皆火烁肺金，燥之甚也，宜以四物汤去川芎合生脉散，加天冬、花粉、知母、黄柏、酒红花、生甘草之类。东垣曰：荣卫枯涸，湿剂所以润之，二冬、人参、杞子、五味，同为生脉之剂。《叶氏医案》曰：燥有由心阳过动伤液者，一老人舌腐肉消肌枯，心事繁冗，阳气过动，致五液皆涸而为燥，冬月无妨，夏月深处林壑，心境凝然，每早服牛乳一杯。又曰：上燥治气，下燥治血，此定评也。今阳明胃腑之虚，因久病呕逆，投以辛耗破气，津液劫伤，胃气不主下行，致肠中传送失司，经云六腑以通为补，半月小效，全在一通补工夫，岂徒理燥而已。议甘寒清补胃阴，用生地、天冬、人参、甜梨肉、生白蜜。又曰：阳津阴液重伤，余热淹留不解，临晚潮热，舌色若赭，频饮，救亢阳焚燎，究未能解渴，形脉俱虚，难投白虎，当以仲景复脉一法，为邪少虚多，使少阴厥阴二脏之阴少苏，冀得胃关复振，因左关尺空数不藏，非久延所宜耳，此亦治热劫阴液之法也，用人参、生地、阿胶、麦冬、桂枝、炙草、生姜、大枣。华岫云曰：燥为干涩不通之候，内伤外感宜分。外感者，由于天时风热过胜，或因深秋偏亢之邪，始必伤人上焦气分，法以辛凉甘润肺胃为先，喻氏清燥救肺汤是也；内伤者，乃人之本病，精血下夺而成，或因偏饵燥剂所致，病从下焦阴分先起，法以纯阴静药，柔养肝肾为宜，大补地黄丸、六味丸是也。要知是证大忌苦涩，最喜甘柔，若气分失治，则延及于血，下病失治，则槁及乎上，喘咳痿厥三消噎嗝之萌，总由此致。大凡津液结而为患者，必佐辛通之气味。精血竭而为患者，必藉血肉之滋填。在表佐风药而成功，在腑以缓通为要务。古之滋燥养荣汤、润肠丸、五仁汤、琼脂膏、牛羊乳汁等法，各有专司也。

治燥病方十九

滋燥饮〔总治〕 秦艽　花粉　白芍　生地　天冬　麦冬

加蜜、童便服。人乳、牛乳、梨汁、蔗汁，时时可服。

大补地黄丸〔热燥〕 熟地　当归　杞子　山药　山萸　白芍　生地　元参　酒知母　酒黄柏　肉苁蓉

蜜丸，盐汤下。

养荣汤〔风燥〕 当归　白芍　熟地　生地　秦艽　黄芩　防风　甘草

清凉饮〔清上部〕 黄连　黄芩　薄荷　当归　元参　白芍　甘草

便少加大黄。

镇风润气丸　〔风秘〕　大黄　麻仁　山萸　山药　牛膝　槟榔　枳壳　独活　防风　车前子　菟丝子　郁李仁

辛润汤　〔又〕　熟地　生地　升麻　红花　炙甘草　槟榔　归身　桃仁

元戎四物汤　〔又〕　川芎　当归　白芍　生地　煨大黄　桃仁

加减四物汤　〔保肺〕　当归　白芍　生地　麦冬　元参　花粉　甘草　黄柏　五味子

生血润肤饮　〔润肤〕　天冬一钱半　生地　熟地　麦冬　当归　黄芪各一钱　酒芩　桃仁泥　瓜蒌仁各五分　升麻二分　酒红花一分　五味子九粒

天门冬膏　〔又〕　天门冬去心，生捣绞汁，滤去渣，砂锅熬成膏，酒服一二匙。

当归承气汤　〔润肠〕　当归　大黄各二钱　芒硝七分　甘草五分

水煎，临时入芒硝搅和服。

四物汤　〔燥甚〕　川芎　当归　白芍　熟地

生脉散　〔又〕　人参　麦冬　五味子

炙甘草汤　〔热劫〕　炙草　阿胶　生地　麦冬　人参　麻仁

清燥救肺汤　〔伤气〕　桔梗　黄芩　麦冬　花粉　桑皮　生地

六味丸　〔伤血〕　生地　山药　山萸　丹皮　茯苓　泽泻

滋燥养荣汤　〔总治〕　熟地　生地　黄芩　甘草　白芍　当归　秦艽　防风

润肠丸　〔又〕　归尾　羌活　桃仁　麻仁　大黄

一方加秦艽、防风、皂角子。

五仁汤　〔又〕　桃仁　杏仁　柏子仁　松子仁　郁李仁

琼脂膏　〔又〕　生地二十斤，打汁，去渣　白蜜二升，煎沸，

去沫　鹿角胶　真酥油各二斤　生姜二两，取汁

先以慢火熬地黄汁数沸，棉滤取净汁，又煎二十沸，下胶，次下酥蜜，同熬至如饴，磁器收贮，每服一二匙，温酒下。

三消源流

消瘅

三消，燥病也。三消之证，分上中下。上消者，舌赤裂，咽如烧，大渴引饮，日夜无度。中消者，多食易饥，肌肉燥，口干饮水，大便硬，小便如泔。下消者，烦躁引饮，耳轮焦，便溺不摄，或便如胶油。三消之由：上消肺也，由肺家实火，或上焦热，或心火煅炼肺金。中消脾也，由脾家实火，或伏阳蒸胃。下消肾也，由肾阴虚，或火伏下焦。经曰：心移寒于肺，为肺消，肺消者，饮一溲二，死不治。又曰：心移热于肺，传为鬲消。又曰：奇病有消渴，皆上消也，多饮而渴不止者也。盖肺主气，其能通调水道而有制者，赖心君火，时与以温气而为之主，以润燥金，故肺之合皮，其主心也，若心火不足，不能温金，而反移以寒，寒与金化，则金冷气沉而不得升，犹下有沟渎，上无雨露，是以饮一溲二也，是肺气以下而枯索也，故曰肺消死不治，此因于寒者也。肺本燥金，心腹以热移之，为火燥相即，因而鬲上焦烦，饮水多而善消，此因于热者也。可见上消之由，有阴有阳，不可不辨。而多饮易消，火气炎郁，所以为奇病也。经又曰：瘅成为消中。又曰：胃中热则消谷，令人善饥。又曰：二阳结，谓之消，皆中消也。此盖结于本气，阳明气盛热壮，然以血多津守，未尝有所结，今言其结，则阳邪盛而伤阴，枯其津液，故结在中焦。阳明亢甚，故消谷善饥。又热亢能消，精液不荣肌肉，故名曰消也。经又曰：溲便频而膏浊不禁，肝肾主之，此下消也。盖缘肾水亏损，津液枯竭，水亏火旺，蒸烁肺金，肺被火邪，又不能生肾，故成下消也。赵献可言三消之证，总由煎熬既久，五脏燥烈，能食者必发胸

疽背痈，不能食者必发中满鼓胀，治者不必分上下，概用清肺滋肾之药，上消小剂，中消中剂，下消大剂宜概用六味丸加麦冬、五味子。其或命门火衰，火不归元，游于肺为上消，游于胃为中消，必用引火归元之法，渴病若失矣宜八味丸，冷水服之。若过用寒凉，恐内热未除，中寒又起。献可此言诚能于消病中寻源讨流，但必切脉合证，确然审是命门火衰，然后可用桂附，若由热结所致，下咽立毙矣，慎之谨之。大约善治三消者，必补肾水真阴之虚，泻心火燔灼之势，除肠胃燥热之邪，济心中津液之衰，使道路散而不结，津液生而不枯，气血利而不涩，则消证无不愈矣。夫三消之成，总皆以水火不交，偏胜用事，燥热伤阴之所致，而要之五行之气相成，阳胜固能消阴，阴胜亦能消阳，如经言二阳之病，传为风消。二阳者，阳明也，阳明既病，木邪起而胜之，既胜，则精血不荣，肌肉风消也，故由燥阳伤阴，而气不化水固为消。由阴邪偏胜，而阳不帅阴，其水不化气亦为消，其消一也总治三消，宜人参白术散、桑白皮汤、活血润燥生津饮、大黄甘草饮子。又有中消而口甘者，由脾热；中消而口苦者，由胆热，此二种《内经》谓之瘅证，与消病一类而却非即消病。盖口甘者，脾瘅，肥美之所发。肥令人内热，甘令人中满，中满热郁，其气上溢，久亦转为消渴也。经则治之以兰草，除陈气也。兰性味甘寒，能利水道，其清气能生津止渴，除陈积蓄热也。口苦者，胆瘅。肝取决于胆，而数谋虑不决，胆气虚，其气上溢，而口为之苦，以胆之脉会于咽也。治法俱同三消，特各加引经药使归于肝脾。

至三消分治之方，可详举之：有烦渴能食者宜人参白虎汤。有消渴胸满心烦，无精神者宜人参宁神汤。有消渴便干，阴头短，舌白燥，口唇裂，眼涩而昏者宜止消润燥汤。有消渴后身肿者宜紫苏汤。有消渴面目足膝肿，小便少者宜瞿麦饮。有消渴咽干面赤烦躁者宜地黄饮。有消渴盛于夜者宜加减地黄丸。有消渴由心火上炎，肾水不济，烦渴引饮，气血日消者宜降心汤。有心火炽热，口干烦渴，小便赤涩者宜清心莲子饮。有消渴小便数，舌上赤脉，肌体枯瘦者宜和血益气汤。有消渴而上焦烦热，为膈消者宜人参石膏汤。有消渴不能食者宜麦门冬饮子。有老人虚人大渴者宜人参麦冬汤。以上皆上消之属通治上消宜生津养血汤、黄芩汤。有消中饮食多，不甚渴，小便数，肌肉瘦者宜加减白术散。有消谷善饥者宜加减白术散。有能食而瘦，口干自汗，便结溺数者宜清凉饮。有消中而瘦，二便秘者宜兰香饮子。有消中由胃热者宜藕汁膏。有消中而中焦燥热，肌肉瘦削，大便硬，小便数而黄赤者宜生津甘露饮。有消中后腿渐细，将成肾消者宜茯苓丸。以上皆中消之属通治消中，宜调胃承气汤、加减三黄丸、黄连猪肚丸、顺气散。有肾消大渴饮水，下部消瘦，小便如脂液者宜元菟丹。有肾虚水涸燥渴者宜双补丸。有肾消大渴便数，腰膝疼者宜肾沥丸。有肾消尿浊如膏者宜人参茯苓散。有肾消口燥烦渴，两脚枯瘦者宜加减肾气丸。有肾虚消渴，小便无度者宜鹿茸丸。有肾消茎长而坚，精自出者，此孤阳无阴，即强中证也，最难治，盖此亦由耽好女色，或服丹石以恣欲，久则真气脱而热气盛，故饮食如汤沃雪，肌肤削，小便如膏油，阳易兴而精易泄也宜六味丸、石子荠苨汤、黄连猪肚丸。以上皆下消之属通治下消，宜补肾地黄元、加减八味丸。消证之不同如此。此外又有食㑊证。经曰：大肠移热于胃，善食而瘦，谓之食㑊。胃移热于胆，亦名食㑊。注云：㑊者，易也。饮食移易而过，不生肌肉也，治之与消中同。而又有酒渴证，由平日好酒，热积于内，津液枯燥，烦渴引饮，专嗜冷物也宜乌梅木瓜汤。而又有虫渴证，由虫在脏腑之间，耗其精液，而成消渴也宜苦楝汤。而又有类消证，其人渴欲求饮，饮一二口即厌，不比消渴之无厌，此由中气虚寒，寒水泛上，逼出浮游之火于喉舌间，故上焦欲得水救，水到中焦，以水遇水，故厌也宜理中汤送八味丸。又经云：二阳之病发心脾，有不得隐曲，女子不月。阳明位太阴之表而居中，于腑则胃当之，非若手阳明大肠之以经络为阳明比也。其病发心脾者，胃与心为生土之母子，而脾与胃为行津之表里。发者，发足之义。人之情欲，本以伤心，劳倦忧思，本以伤脾，脏既伤，则必连及于腑，又必从其能连及者，如母病必及子。故凡内而伤精，外而伤形者，皆能病及胃，此二阳之病，发自心脾也。然阳明为生化之本，其气盛，其精血下行，化荣卫而润宗筋，化源既病，则阳道外衰，故不得隐曲而枯涩，女子则不月。盖心脾为真阴之主，胃为真阳之主，伤真阴必使真阳无守，二阳既病，仓廪空而饷道绝，为生死之关，然必自真阳之伤为之，故曰发心脾也。治亦同三消，参其证而用方主之可也。至于消渴既久，其传变之证，在能食者必发痈疽背疮，不能食者必至中满鼓胀，何也？津液竭则火邪胜，故发痈脓，且痛甚而或不溃，或流赤水也。又如上中二消，制之太急，寒药多而胃气伤，故成中满，甚而水气浸渍，溢于皮肤，则为肿胀，所谓上热未除，中寒之证复生也。夫至痈疽胀满，亦与强中等证，皆为传变而不易治矣。

【脉法】《内经》曰：消渴脉实大，病久可治。脉悬小坚，病久不可治。仲景曰：趺阳脉数，胃中有热，即消谷引饮，大便必坚，小便即数。《脉经》曰：消渴脉，当得紧实而数，反得沉涩而微者死。又曰：心脉滑为渴，滑者，阳气胜也。心脉微小为消瘅。又曰：脉数大者生，沉小者死。

【消渴与脚气反】《本事》曰：消渴脚气，虽皆为肾虚所致，其为病则相反。脚气始发于二三月，盛于五六月，衰于七八月。消渴始发于七八月，盛于十一二月，衰于二三月。其故何也？盖脚气，壅疾也。消渴，宣疾也。春夏阳气上，故壅疾发，则宣疾愈。秋冬阳气下，故宣疾发，则壅疾愈。审此二者，疾可理也。

【消渴原由证治】《本事》曰：消渴之证，全由坎水衰少。何也？肺为五脏华盖，若下有暖气蒸，则肺润。若下冷极，则阳不能升，故肺干而渴。譬如釜中有水，以火暖之，又以板覆，则暖气上腾，故板能润。若无火力，则水气不能上升，此板终不能润。火力者，腰肾强盛，常须暖补肾气，饮食得火力则润上而易消，亦免干渴之患，宜肾气丸。又曰：消渴者肾虚所致，每发则小便必甜。以物理推之，淋饧醋酒作脯法，须臾即甜，足明人之食后，滋味皆甜，流在膀胱。若脾肾气盛，则上蒸炎气，化成精气，下入骨髓，其次为脂膏，又其次为血肉，其余则为小便，故小便色黄，血之余也。五脏之气咸润者，则下味也。若腰肾既虚冷，则不能蒸化谷气，尽下为小便，故味甘不变，其色清冷，则肌肤枯槁也。《直指》曰：自肾消而析之，又有五石过度之人，真气既尽，石势独留，阳道兴强，不交精泄，名曰强中。消渴，轻也。消中，甚焉。消肾，又甚焉。若强中，则毙可立待。《类聚》曰：五脏六腑，皆有津液，热气在内，则津液竭少，故为渴。夫渴者，数饮水，其人必头目眩，背寒而呕，皆因里虚故也。《入门》曰：饮水而安者，实热也。饮水少顷即吐者，火邪假渴耳。丹溪曰：三消多属血虚不生津液，宜以四物汤为主。上消加人参、五味、麦冬、花粉煎，入藕汁、地黄汁、牛乳。酒客生葛根汁冲服。中消加知母、石膏、寒水石、滑石。下消加黄柏、知母、熟地、五味子。又曰：养肺降火生血为主，分上中下治之。又曰：消渴证，小便反多，如饮水一斗，小便亦一斗，宜肾气丸。徐忠可曰：仲景云：厥阴之为病消渴，气上冲心，心中疼热，饥而不欲食，食即吐，下之不肯止。夫厥阴之为病消渴七字，乃消渴之大原，然或单渴不止，或善食而渴，或渴而小便反多，后人乃有上中下之分，不知上中下虽似不同，其病原总属厥阴。厥阴者，风木之脏也，与风相得，故凡中风，必先中肝。然风善行而数变，故在经络，在血脉，在肌肉，各各不同。而又有郁于本脏者，则肝得邪而实，因而乘其所胜。阳明受之，乘其所生，少阴受之，于是上中下或有偏胜，现证稍殊，皆为消渴，皆由厥阴风郁火燔，故曰厥阴之为病消渴。《内经》亦有风消二字，消必兼风言之，亦此意也。又曰：《内经》云，二阳结，谓之消。仲景独言厥阴，似乎互异，不知邪气浸淫，病深肠胃，气聚不散，故曰结，其使肠胃之气不能健运而成三消，则厥阴实为病之本。如果病专肠胃，则下之为中病，消渴宜无不止矣。然多食而饥不止为中消，此又云饥不欲食，则知消渴之病，亦有不欲食者，但能食而渴者，全重二阳论治。饮一溲二，重在肾虚论治。其不能食而气冲者，重在厥阴论治。此又临证时微细之辨乎。缪仲淳曰：三消渴疾，以鲇鱼涎和黄连末为丸，每五七丸，乌梅下，日三服取效。又曰：用白芍、甘草等分为末，每一钱，水煎，日三服。有人患消渴九年，服药止而复作，得是方服之，七日顿愈。古人处方，殆不可晓，不可以平易而忽之。又方，用瓜蒌根、黄连各三两，为末蜜丸，每三十丸，麦冬汤下，日二服。其饮水无度，小便数者，用田螺五升，水一斗浸一夜，渴即饮之，每日一换水及螺，或煮食饮汁亦妙。其饮水无度，小便赤涩者，用秋麻子仁一升，水三升，煮三四沸饮，不过五升瘥。其肾消饮水，小便如膏油者，用茴香、苦楝子等分炒，为末，每食前酒服二钱。其消渴饮水，骨节烦热者，用芭蕉根捣汁，时饮一二合。其消渴不止，下元虚损者，用牛膝末五两，生地汁五升浸之，日晒夜浸，汁尽为度，蜜丸，空心酒下三十丸，久服壮筋骨，驻颜色，黑须发，津液自生。其胃虚消渴者，羊肚煮烂，空腹服之。其消渴烦乱者，干冬瓜瓤一两水煎服。其消渴羸瘦，小便不禁者，兔骨和大麦苗煮汁服极效。其消中易饥者，用苁蓉、山萸、五味，蜜丸，每盐酒下二十丸。其三消骨蒸者，以冬瓜自然汁浸晒黄连末七次，又以冬瓜汁和丸，每三四十丸，大麦汤下。寻常口渴，只一服见效。其强中消渴者，用猪肾一具，荠苨、石膏各三两，人参、茯苓、磁石、知母、葛根、黄芩、花粉、甘草各二两，黑大豆一升，水一斗半，先煮猪肾大豆取汁一斗，去渣，下药再煮三升，分三服，名猪肾荠苨汤，后人名为石子荠苨汤。

消瘅 肝心肾三经之阴虚而生内热病也。即经所谓热中，与三消异。《灵枢经》言：五脏皆柔弱者，善病消瘅。夫皆柔弱者，天元形体不充也。其本大气不足，五脏气馁，阴虚生内热，自是内热不解，而外消肌肉，故五脏之脉，皆以微小者为消瘅，是五脏之气，不能充满于荣分，而内有郁热以烁之也。故法以脉实大者为顺，虽病可治。若脉悬小而坚，则精枯血槁，必不能耐久矣。是知消瘅之病，本起于不足，必以滋阴平肝清热为主也宜生地黄饮子、玉泉丸。

【消瘅证治】《内经》注曰：瘅，谓消热病也。多饮数溲，谓之热中。多食数溲，谓之消中。《内经》曰：凡消瘅，肥实人则膏粱之疾也。此人因数食甘美而多肥，故其气上溢，转为消渴。注曰：食肥则腠理密，而阳气不得外泄，故肥令人内热。甘者，性气和缓而发散逆，故甘令人中满。然内热则阳气炎上，炎上则欲饮而嗌干，中满则阳气有余，有余则脾气上溢，故转为消渴。《入门》曰：消者，烧也，如火烹烧物者也。

鳌按：消为肌肉烁，瘅为内郁热，二字连读，为一证之名，非如《内经》言瘅成为消中，消为三消，瘅为瘅病也。即《内经》言肥甘之病，亦消渴之类，非消瘅，姑附于此。

治三消方四十四

六味丸 〔总治〕 地黄 山药 山萸 丹皮 茯苓 泽泻

八味丸 〔又〕 熟地 山药 山萸 丹皮 茯苓 泽泻 附子 肉桂

人参白术散 〔又〕 人参 白术 当归 白芍 山栀 大黄 连翘 泽泻 花粉 葛根 茯苓各一钱 官桂 木香 藿香各五分 甘草六分 寒水石四钱 石膏八钱 磁石 芒硝各六钱

共为末，每取五钱，加蜜少许服，渐加至两许，日二三服。

桑白皮汤 〔又〕 桑白皮新生者，二钱 茯苓 人参 麦冬 葛根 山药 肉桂各一钱 甘草五分

水煎服。

大黄甘草饮子 〔又〕 大黄两半 甘草大者，四两 黑豆五升，另煮三沸，去苦水

另用井水一桶同煮，豆烂，令病人食豆饮汁，无时，不三剂病去。

活血润燥生津饮 〔又〕 天冬 麦冬 五味子 瓜蒌仁 火麻仁 生地 熟地 花粉 当归 甘草各一钱

水煎服。

人参宁神汤 〔上消〕 人参 生地 甘草 葛根 茯神 知母 花粉 竹叶 五味子

人参白虎汤 〔又〕 人参 石膏 甘草 知母

止消润燥汤 〔又〕 升麻钱半 杏仁 桃仁 麻仁 归身 荆芥 知母 黄柏 石膏各一钱 熟地二钱 柴胡七分 甘草五分 川椒 细辛各一分 红花二分半

热服。

紫苏汤 〔又〕 紫苏 桑皮 赤苓各一钱 郁李仁二钱 羚羊角七分半 槟榔七分 肉桂 木香 独活 枳壳各五分

瞿麦饮 〔又〕 瞿麦 泽泻 滑石各一钱 防己一钱半 黄芩 大黄各五分 桑螵蛸三个

地黄饮 〔又〕 熟地 生地 天冬 麦冬 人参 枇杷叶 枳壳 石斛 泽泻 黄芪 甘草

加减地黄丸 〔又〕 熟地 山药 山萸 丹皮 五味子 百药煎

降心汤 〔又〕 花粉二钱 人参 远志 当归 熟地 茯苓 蜜黄芪 五味子 甘草各一钱 枣二枚

清心莲子饮 〔又〕 莲子二钱 赤苓 人参 黄芪各一钱 黄芩 麦冬 车前子 地骨皮 甘草各七分

人参石膏汤 〔又〕 人参钱七分 石膏四钱 知母二钱三分 甘草钱三分

和血益气汤 〔又〕 酒黄柏 升麻各一钱 酒生地 酒黄连

各八分　杏仁　桃仁　石膏各六分　知母　羌活　防己各五分　归梢四分　生甘草　炙甘草　麻黄根　柴胡各三分　红花分半

麦门冬饮子〔又〕　麦冬二钱　知母　花粉　人参　五味子　葛根　茯神　生地　甘草各一钱　竹叶十片

人参麦冬汤〔又〕　人参　茯苓　甘草　杞子　五味子　麦冬

生津养血汤〔通治上消〕　当归　白芍　生地　麦冬各一钱　川芎　黄连各八分　花粉七分　蜜知母　蜜黄柏　莲肉　乌梅肉　薄荷　甘草各五分

黄芩汤〔又〕　片芩　山栀　桔梗　麦冬　当归　生地　花粉　葛根　人参　白芍各一钱

乌梅一个，水煎服。

清凉饮〔中消〕　甘草冬用梢　防风梢　羌活　龙胆草　柴胡　黄芪　茯苓　生地　酒知母　防己　桃仁　杏仁　当归　黄柏　石膏

兰香饮子〔又〕　石膏三钱　知母钱半　生甘草　防风各一钱　炙甘草　人参　兰香叶　连翘　白豆蔻　桔梗　升麻各五分　半夏二分

蒸饼糊调成饼，晒干为末，每二钱，淡姜汤下。

生津甘露汤〔又〕　石膏　龙胆草　黄柏各一钱　柴胡　羌活　黄芪　酒知母　酒黄芩　炙甘草各八分　归身六分　升麻四分　防风　防己　生地　生甘草各三分　杏仁六个　桃仁五个　红花少许

水煎，加酒一匙，不拘时，稍热服。一名清凉饮子。

藕汁膏〔又〕　藕汁、生地汁、牛乳和黄连末、天花粉末，佐以姜汁，白蜜为膏，挑取留舌上，徐徐以白汤送下。日三四次。

加减白术散〔又〕　葛根二钱　人参　白术　茯苓各一钱　木香　知母　黄柏　甘草各五分　五味子九粒

茯苓丸〔又〕 茯苓 黄连 花粉 熟地 覆盆子 萆薢 人参 元参 石斛 蛇床子 鸡肶皮

磁石汤下。

调胃承气汤〔通治中消〕

加减三黄丸〔又〕 大黄 黄芩 黄连 生地

黄连猪肚丸〔又〕 雄猪肚全具 黄连五两 麦冬 瓜蒌根 知母各四两

将四味为末，入肚内线封口，蒸烂捣，入蜜少许丸，每百丸米饮下。

顺气散〔又〕 大黄 芒硝各二钱 炙甘草一钱

元菟丹〔下消〕 菟丝子酒浸，通软，乘湿研，焙干，别取末，十两 五味子酒浸，别为末，净，七两 茯苓 莲肉各三两，别研 干山药末六两

将所浸酒添酒打糊丸，空心，食前米饮下。

双补丸〔又〕 鹿角胶 人参 茯苓 苡仁 熟地 苁蓉 归身 石斛 黄芪 木瓜 五味 菟丝子 覆盆子各一两 沉香 泽泻各五钱 麝香一钱

肾沥丸〔又〕 鸡肶皮 人参 黄芪 肉桂 泽泻 熟地 远志 茯苓 归身 龙骨 桑螵蛸各一两 麦冬 川芎各二两 五味子 元参 炙草各五钱 磁石二两，研，淬去赤水

每末五钱，用羊肾煮汤代水煎，日二服。

加减肾气丸〔又〕 熟地二两 丹皮 茯苓 山萸 五味子 泽泻 山药 鹿茸各一两 肉桂 沉香各五钱

蜜丸，空心下七八十丸。

人参茯苓散〔又〕 滑石 寒水石各钱半 甘草七分 赤苓 葛根 黄芩 薄荷 大黄各五分 连翘三分 人参 白术 泽泻 桔梗 天花粉 山栀 砂仁各二分

一名人参散。

鹿茸丸〔又〕 麦冬二两 鹿茸 熟地 黄芪 五味子 鸡

肫皮麸炒　酒浸肉苁蓉　破故纸　酒牛膝　山萸　人参各七钱半　地骨皮　茯苓　元参各五钱

蜜丸，空心米饮下。

石子荠苨汤〔又〕荠苨　石膏各钱半　人参　茯苓　花粉　磁石　知母　葛根　黄芩　甘草各一钱

先以水三盏，煮猪腰一个、黑豆一合至半，去渣入药，煎七分，食后服，次服黄连猪肚丸。

补肾地黄元〔通治下消〕黄柏一斤，切　生地半斤，酒浸二日，蒸烂，研膏，与黄柏拌，晒干　茯苓四两　天冬　熟地　人参　甘菊各二两　酒条芩　生片芩　当归　枳壳　麦冬各一两

水丸，空心盐、酒下七八十丸。

加减八味丸〔又〕熟地二两　山药　山萸各一两　酒蒸泽泻　茯苓　丹皮各八钱　五味子略炒，一两半　肉桂五钱

蜜丸，五更初未言语时，盐汤下五六十丸，临卧再服。此方有五味，最为得力，不惟止渴，亦免生痈疽，久服永除渴疾，气血加壮。

乌梅木瓜汤〔酒渴〕乌梅打碎　木瓜各二钱　炒麦芽　草果　甘草各一钱　姜五片

苦楝汤〔虫渴〕苦楝根皮一握，切，焙　麝香少许

水煎，空心饮之。

金匮肾气丸〔补气〕熟地　山药　山萸　丹皮　茯苓　泽泻　附子　肉桂　牛膝　车前子

四物汤〔补血〕川芎　当归　白芍　地黄

治消瘅诸药要品及方二

滋阴清热平肝地黄　元参　麦冬　鳖甲　沙参　山药　黄柏　枣仁　丹皮　知母　白芍　川续断　青蒿　牛膝　五味　山萸　阿胶珠　沙蒺藜　柏子仁　地骨皮　杞子　金石斛　车前子

玉泉丸〔消瘅〕花粉　葛根各两半　麦冬　人参　茯苓　乌

梅　甘草各一两　生黄芪　蜜黄芪各五钱

蜜丸，弹子大，每一丸，温水嚼下。

生地黄饮子〔又〕人参　黄芪　生地　熟地　金石斛　天冬　麦冬　枳壳　枇杷叶　泽泻各一钱　甘草五分

此方乃二黄元合甘露饮也，生精补血，润燥止渴，佐以泽泻、枳壳，疏导二府，使心火下行，则小便清利，肺金润泽，火府流畅，宿热既消，其渴自止，造化精深，妙无伦比。

火病源流

火有三：一曰君火，一曰相火，一曰龙雷之火。人之心为君，以照临为德，故居神之物，惟火为之，所谓君火也。君火不以火用，惟建极于广明。广明即膻中，为神明喜乐之官。广大清明之地，君主居之，以照临十二官，为生之本，荣之居，初非以燔灼为令也。经故曰：君火以明。以明者，言照临之不爽也。后人昧乎明字之义，因改曰君火以名，亦可发一笑矣。然君火虽不用，有时无精以养，则神空飞而有自焚之患，则亦有灼热之时。相火者，心包代君行事，在三焦之中，处两阳合明之地，所以应天之夏令，而主乎腐熟水谷。故经曰：阳明者，午也。经以阳明当相火夏令，不言心包，而心包在其中矣。盖人之相火，起少阳胆，游行三焦，督署于心包，为阳明胃腐熟水谷之主。故曰少阳相火，火之能相在少阳耳。丹溪诸公，乃以龙雷之阴火为相火，后人多承袭其讹，其不知相火，先不知龙雷之阴火矣。所谓龙雷者何？昙氏曰：性火真空，性空真火，遍满法界。阴符曰：火生于木，祸发必克。盖阳隧真形，即在阴物奠宅之中，故此火则隐胎坎水，朕兆风木，实在乎君相有形之外。是谓龙雷，无故则不现，虽激之亦不起，惟水涸木枯，气逆血沸，则势将焚巢燎原而不可止。此火若起，则反君灭相，岂君相治平之火乎？缘此火不起于子半，不循行于少阳胆，猝犯之而猝起，所谓火生于木，祸发必克者也。何前人竟谓之相火哉？然而相火之为害亦大矣。甚则为元气之贼，又能煎熬真阴，阴虚则病，阴绝则死，皆相火之为也。夫火主动，凡动皆属火，醉饱胃火动，恚怒肝火动，悲哀肺火动，房劳肾火动，心火能自焚，是五脏又皆有火也。且火动即身热，其因于五脏者各不同。如按至肌肉之下，至骨上，乃肝之热，寅卯时尤甚，其证必兼四肢满闷，便难，转筋，多怒多惊，筋疲，不能起于床宜柴胡饮子。如按至皮肤之下，肌肉之上，轻手乃得，微按至皮毛之下，则热，少加力按之，则全不热，是热在血脉也，乃心之热，日中尤甚，其证必兼烦心，心痛，掌中热而啘宜导赤汤。如轻手按不热，重按至筋骨亦不热，在不轻不重间，此热在肌肉也，乃脾之热，夜尤重，其证必兼怠惰嗜卧，四肢不收，无气以动，宜分虚实虚宜补中益气汤，实宜泻黄散。如轻按不热，重按至骨，其热炙手，乃肾之热，亥子时尤甚，其证必兼骨苏苏然如虫蚀，其骨因热不任，亦不能起于床宜滋肾丸。如轻手乃得，略按全无，此热在皮毛也，乃肺之热，日西尤甚，宜分轻重轻者泻白散，重者凉膈散。是五脏之热所宜审也。且火动则热壅，其见于三焦者又各不同。如热在上焦，因咳而为肺痿，或口舌生疮，眼目赤肿，头项肿痛宜凉膈散加减、凉膈散、清心汤。如热在中焦，大便坚结，或胸膈烦躁，饮食不美宜四顺清凉饮、桃仁承气汤。如热在下焦，尿血淋闭，或小便赤涩，大便秘结宜立效散、防风当归饮子。是三焦之热所宜审也。然而火之虚实又宜辨，如遇发热，脉沉实而大者为实，浮而虚数者为虚也。火之燥湿又宜辨，燥火疼而不肿，湿火肿而不疼；又燥火筋缩而疼，湿火肿胀而疼；又燥火口渴便闭，湿火口不渴而大便滑也。痰与火又宜辨，如病之有形者总是痰，红肿结核，或疼或不疼是也；病之无形者总是火，但疼不肿是也。火变病又宜辨，如睡觉忽腰背重滞，转侧不便；如隆冬薄衣不冷，非关壮盛；如平时筋不缩，偶直足一曲即缩；如食时有涕无痰，不食时有痰无涕；如弱证左侧睡，心左坠一响，右侧睡，心右坠一响；如心中滴滴当当若有响声；如头眩耳鸣目晕，皆火之变幻也。治火之药又宜辨，如心火宜黄连、生地、麦冬、木通。小肠火宜赤苓、木通。肝火宜柴胡、黄芩。胆火宜连翘、龙胆草。脾火宜白芍、生地。胃火宜石膏、葛根、大黄。肺火宜山栀、黄芩、桑皮、石膏。大肠火宜大黄、黄芩。肾火宜黄柏、知母。膀胱火宜黄柏、滑石。三焦火上宜山栀，中宜连翘，下宜地骨皮。心包络火宜麦冬、丹皮。燥火宜生地、当归、麦冬。湿火宜苍术、木通、茯苓、猪苓。实火宜大黄、芒硝。实火热甚宜黄连、黄柏、黄芩、山栀，如欲下之，宜加大黄。虚火宜姜皮、竹叶、麦冬、童便、甘草、生姜。虚火宜补宜人参、黄芪、白术、炙草、生姜。郁火宜青黛。郁火重按烙手，轻按不觉，此热在肌肉之内，取汗则愈宜升麻、葛根、羌活以发热郁之火，青黛以宣五脏郁火，山栀以利小便而解郁火。血中火宜生地。血虚发热宜当归、生地、熟地。气如火从足下起入腹，为虚热之极，十不救一宜六味加肉桂，大剂作汤，外用附子末，津调涂涌泉穴，或愈。无根之火，游行作热宜元参、麦冬。肾水受伤，为真阴失守宜六味加元参作汤服。痰结热火宜竹茹、竹沥、花粉、天冬。过食生冷，遏抑少阳之火于脾部宜加减发郁汤。是皆火之为病，所当悉心究之者。火之见证又宜辨，二便忽闭，火也，以利小便为先宜赤苓、猪苓、泽泻、通草、车前子、滑石、海金沙、防己、萹蓄、瞿麦。气逆冲上，火也，以降气清热为先宜郁金、苏子、麦冬、枇杷叶。躁扰狂越，詈骂惊骇，火也，以清镇凉解为先宜牛黄、黄连、黄芩、山栀、滑石、知母、童便、石膏，大便秘加大黄，不行再加芒硝。猝眩仆，九窍流血，火也，以降折清凉为先，然多不治宜犀角汁、童便、竹沥、盐汤、蓝汁、梨汁、蔗汁。猝心痛，火也，以凉心解毒为先宜山栀、白芍、生甘草、元胡索、苏子、盐汤。目暴赤肿痛甚，火也，以凉血清热为先宜生地、赤芍、黄柏、荆芥、山栀、木通、黄连、大黄、元参、连翘、龙胆草、童便。头面忽然赤肿或痛，火也，以清热消毒为先宜甘菊、牛蒡子、连翘、荆芥、石膏、竹叶、薄荷、蝉退、元参、知母、甘草、大黄。口干舌苦，忽大渴思冰水，火也，以清润生津为先宜石膏、知母、元参、麦冬、竹叶、花粉、五味子、梨汁、蔗汁、童便。暴喑，火也，以降气发音为先宜苏子、贝母、桔梗、百部、竹沥、天冬、麦冬、薄荷、元参、桑皮、梨汁、枇杷叶。暴注，火也，以利水泄热为先宜茯苓、黄连、黄芩、滑石、白芍、葛根、木通、甘草。禁栗如丧神守，火也，以清热镇神为先宜朱砂、黄芩、山栀、知母、牛黄、黄连、童便、石膏。瞤瘛瞀乱，火也，以和肝涤热为先宜白芍、竹叶、元参、黄连、石膏、黄柏、知母、甘菊、生地、麦冬。症状不同，而各有所以治之如此。总之，治火切不可久任寒凉之品，重伤脾胃，便不可救，故化而裁之因乎变，神而明之存乎人。

【脉法】《脉经》曰：火脉洪数，虚则浮。《脉诀》曰：骨痿劳热，脉数而虚，热而涩小，必捐其躯，加汗加咳，非药可治。丹溪曰：脉实数者有实热。《正传》曰：脉浮而洪数，虚火。沉而实大，实火。洪数见左寸，心火。右寸肺火。左关肝火。右关脾火。两尺肾经命门之火。男子两尺洪大，必遗精，阴火盛也。

【火论四条】 缪仲淳曰：夫火者，阳也，气也，与水为对待者也。水为阴精，火为阳气，二物匹配，名曰阴阳和平，亦名少火生气，如是则诸病不作矣。倘不善摄养，以致阴亏水涸，则火偏胜阴，不足则阳必凑之，是谓阳盛阴虚，亦曰旺火食气，是知火即气也，气即火也。东垣亦曰火与元气不两立，亦指此也。譬诸水性本流，过极即凝为冰，解则复常，非二物也。盖平则为水火既济。火即真阳之气，及其偏，则即阳气而为火也，始与元气不两立矣。故戴人曰：莫治风，莫治燥，治得火时风便了。正指火之变态多端，为病不一，了此，则皆可辨也。人身之有阴阳，水一而已，火则二焉，是禀受之始，阳常有余，阴常不足也。故自少至老，所生疾病，由于真阴不足者恒也。若真阳不足之病，千百中一二矣。阳者，气也、火也、神也。阴者，血也、水也、精也。阴阳和平，是为常候。若纵恣房室，或肆情喜怒，或轻犯阴阳，或嗜好辛热，以致肾水真阴不足，不能匹配阳火，遂使阳气有余，气有余即是火，故火愈盛而水愈涸，于是而吐血、咳嗽、吐痰、内热、骨蒸、盗汗，种种阴虚之病。医者又不明，凡见前证，不分阴阳，概施温补，参芪二术，还佐姜桂。倘遇惫剧，辄投附子，死犹不悟，良可悯也。虽然，亦病家不明有以致之，何则？难成易亏者，阴也。益阴之药，必无旦夕之效，助阳之药，能使胃气一时暂壮，饮食加增，或阳道兴举，有似神旺。医者病者，利其速效，宜乎服药者多毙，勿药者反得存也。人身以阴阳两称为平，偏胜则病，此大较也。水不足，则火有余，阴既亏，则阳独盛。盖阴阳之精，互藏其宅，是阳中有阴，阴中有阳也。故心，火也，而生赤液。肾，水也，而藏白气。赤液为阴，白气为阳，循环不息，此常度也。苟不知摄养，亏损真阴，阳无所附，而发越上升，此火空则发，周身之气并于阳也。并于阳则阳盛，故上焦热而咳嗽生痰，迫血上行，而为吐衄，为烦躁，为头痛，为不得眠，为胸前骨痛，为口干舌苦，此其候也。阳愈盛，则阴虚，阴愈虚则为五心烦热，为潮热骨蒸，为遗精，为骨乏少力，为小水短赤，丹田不暖，则饮食不化，为泻泄，为卒僵仆，此其候也。治之之要，当亟降气，当急益精。气降则阳交于阴，是火下降也。精血生，则肾阴来复，是水上升也。此坎离而既济也。至此则阴阳二气复得其平矣。经曰：形不足，补之以气。人参、黄芪、人胞、羊肉、红铅之属是已，益阳气也，乃可以却沉寒。经曰：精不足，补之以味。人乳、鳖甲、地黄、黄柏、杞子、牛膝、天冬之属是已，补阴精也，乃可以除伏热。

【火病原由证治】《内经》曰：心热病者，颜先赤。颜即额也。脾热病者，鼻先赤。肝热病者，左颊先赤。肺热病者，右颊先赤。肾热病者，颐先赤。《纲目》曰：心肺居胸背，心热则胸热，肺热则背热。肝胆居胁，肝胆热则当胁热。肾居腰，肾热则当腰热。胃居脐上，胃热脐以上热。肠居脐下，肠热则脐以下热。以上言脏腑发热部分。东垣曰：凡病，昼病在气，夜病在血。昼发少而夜发多者，足太阳膀胱血中浮热，微有气也。有时发，有时止，知邪气不在表，不在里，而在经络中也。夜发多者，是邪气下陷之深，当从热入血室而论之，宜泻血汤、退热汤。海藏曰：昼热则行阳二十五度，宜柴胡饮子。夜热则行阴二十五度，宜四顺清凉饮。平旦发热，热在行阳之分，肺气主之，故宜白虎汤以泻气中之火。日晡潮热，热在行阴之分，肾气主之，故宜地骨皮散以泻血中之火。《入门》曰：气分实热，白虎汤。血分实热，四顺清凉饮。气分虚热，清心莲子饮。血分虚热，滋阴降火汤。以上言昼夜发热之异。丹溪曰：火能消物，凡烁金亏土，旺木涸水者，皆火也。河间曰：火之为病，其害甚大，其变甚速，其势甚张，其死甚暴。人身有二火，一君火，一相火，在气交中，多动少静，凡动皆属火化，动之极也，病则死矣。又有脏腑阴阳之火，根于五志之内，六欲七情激之，其火随起。东垣曰：相火易起，五性厥阳之火相扇，则妄动矣。火起于妄，变化不测，无时不有煎熬真阴，阴虚则病，阴绝则死。又曰：火者，元气、谷气、真气之贼也。以上言火为元气贼。丹溪曰：病人自言冷气从下而上，非真冷气也，此上升之气自肝而出，中挟相火，自下而上，其热为甚。自觉其冷者，火极似水，积热之甚也，阳亢阴微，故见此证。冷生气者，高阳生之谬言也。又曰：气从左边起，肝火也，宜回金丸。气从脐下起，阴火也，宜黄柏丸、坎离丸。气从足下起，入腹，乃虚之极也，宜滋阴降火汤，外用津调附子末涂涌泉穴，引热下行。盖火起于九泉之下，十不救一。以上言上升之气属火。东垣曰：能食而热，口舌干燥，大便难者，实热也，以辛苦大寒之剂下之，泻热补阴，脉洪盛而有力者是也。不能食而热，自汗气短者，虚热也，以甘寒之剂泻热补气，脉虚而无力者是也。海藏曰：五脏阴也，所主皆有形，骨肉筋血皮毛是也。此五脏皆阴足，阴足而热反胜之，是为实热。若骨痿肉烁，筋缓血枯，皮聚毛落者，阴不足。阴不足而有热，乃虚热也。丹溪曰：实火可泻，黄连解毒汤之类。虚火可补，四君子汤之类。以上言火热有虚实。《内经》曰：阴虚则发热，阳在外为阴之卫，阴在内为阳之守。精神外驰，嗜欲无节，阴气耗散，阳无所附，遂致浮散于肌表之间而恶热，当作阴虚治之。又曰：恶寒战栗，皆属于热。又曰：病热而反觉自冷，实非寒也。古人遇战寒之证，有以大承气汤下燥粪而愈者，明是热证耳。丹溪曰：恶热非热，明是虚证；恶寒非寒，明是实证。仲景曰：其人亡血，必恶寒，后乃发热无休止，其阴脉必迟涩，或微涩。以上言恶热恶寒。阳虚外寒，阳盛外热者，《内经》曰阳受气于上焦，以温皮肤分肉之间。今寒气在外，则上焦不通。上焦不通，则寒气独留于外，故寒栗。又曰：上焦不通利，则皮肤密致，腠理闭寒，玄府不通，卫气不得泄越，故外热。阴虚内实，阴盛外寒者，《内经》曰：有所劳倦，形气衰少，谷气不盛，上焦不行，下脘不通，胃气热，热气熏胸中，故内热。又曰：厥气上逆，寒气积于胸中而不泻，不泻则温气去，寒独留而血凝涩，涩则脉不通，其脉盛大以涩，故中寒。以上言阴阳虚盛而致内外寒热。方广曰：阴虚阳虚，丹溪辨之明矣，何则？日夜发热，日重夜轻，口中无味，阳虚证也。午后发热，夜半则止，口中有味，阴虚证也。阳虚之证责在胃，阴虚之证责在肾。盖饥饱伤胃，则阳虚矣。房劳伤肾，则阴虚矣。以药论之，甘温则能补阳气，苦寒则能补阴血。如四君子补阳气，四物补阴血是也。若气血两虚，但以甘温补气，气旺则能生血也。若只血虚而气不虚，亦用甘温补气，气旺而阴血愈作矣。故阳虚与阴虚，甘药与苦药，不可不慎也。《入门》曰：气虚热，升阳以散之，宜补中益气汤、益胃升阳汤。血虚热，滋阴以降之，宜滋阴降火汤、坎离丸。气血俱虚热，升阳滋阴兼用之，宜十全大补汤、人参养荣汤加知母、黄柏。以上辨阴虚阳虚。丹溪曰：饮酒人发热者难治，不饮酒人因酒发热者，亦难治也。仲景曰：饮酒发热，黄连解毒汤加葛根主之。以上言饮酒发热。《直指》曰：其人血滞而发热者，脉涩，必有漱水之证，必有呕恶之证，必有两足厥冷之证，必有小腹结急之证，或吐血，或鼻衄，宜用柴、芩，佐以川芎、白芷、桃仁、五灵脂，更加大黄、蜂蜜，使滞血宣通，黑物利去，则热不复作矣。以上言滞血发热。《入门》曰：火不妄动，动由于心。静之一字，其心中之水乎。又曰：神静则心火自降，欲断则肾水自升。以上言制火有方。丹溪曰：退热之法，全在清心，必用麦冬、灯心、白术、茯苓。盖心者，一身之宰，心不清，则妄动而热不退。热能伤血，血滞则气郁，而热愈不退。退热之法，又在调血，宜用芎、归。若阳浮于外，则当敛以降之，宜参苓白术散。《直指》曰：凡壮热烦躁，用柴、芩、大黄解利之。其热不退，宜用黄芩、川芎、乌梅作剂，入黄连、生地、赤苓、灯草煎汤，其效甚速。盖芎、地皆能调血，心血一调，其热自退。骆隆古曰：风火既炽，当滋肾水可耳。以上言退热有法。海藏曰：君火者，心火也，可以湿伏，可以水灭，黄连之属可以制之。相火者，龙火也，不可以水灭，惟从其性而伏之，黄柏之属可以降之。又曰：上焦热，栀子、片芩；中焦热，黄连、白芍；下焦热，黄柏、大黄。东垣曰：黄连泻心火。黄芩泻肺火。白芍泻脾火。柴胡泻肝火，黄连佐之。知母泻肾火。木通泻小肠火。条芩泻大肠火。柴胡泻胆火，黄连佐之。鳌按：泻胆火龙胆草为最。石膏泻胃火。黄柏泻膀胱火。《入门》曰：主治各经热药，肝之气柴胡，血黄芩；心之气麦冬，血黄连；脾之气白芍，血大黄；肺之气石膏，血栀子；肾之气元参，血黄柏；胆之气连翘，血柴胡；胃之气葛根，血大黄；大肠之气连翘，血大黄；小肠之气赤苓，血木通；膀胱之气滑石，血黄柏；心包之气麦冬，血丹皮；三焦之气连翘，血地骨皮。以上言脏腑泻火清热药。丹溪曰：除热泻火，非甘寒不可。有大热脉洪大，服苦寒剂而不退者，加石膏。火妄动，夏月用益元散镇坠之。虚热用荆芥、薄荷、山栀、黄芩，实热用大黄、芒硝。实火可泻，黄连解毒汤之类；虚火可补，参、术、甘草之类。火盛者不可骤用寒凉，必兼温散。火急甚者必缓之，生甘草兼泻兼缓，参术亦可。火盛发狂，人壮气实者，可用正治，冰水之类饮之。虚者用生姜汤，若投冰水立死。补阴则火自降，黄柏、生地之类。又曰：芩、连、白芍、知母、柴胡，皆苦寒能泻五脏有余之火。若内伤劳倦，为阳虚之病，以甘温除之，如参、芪、甘草之属。相火炽盛，日渐煎熬，为血虚之病，以甘寒降之，如归、地之属。心火亢极，为阳强之病，以咸冷折之，如硝、黄之属。肾水受伤，真阴失守，为阴虚之病，以壮水之主制之，如生地、元参之属。命门火衰，为阳脱之病，以温热济之，如附、桂之属。胃虚食冷，遏抑阳气，为火郁之病，以升散发之，如升麻、葛根之属。以上言通治火热之药。

治火病方四十八方

六味丸〔虚热〕 熟地　山萸　山药　丹皮　茯苓　泽泻

加减发郁汤〔火遏〕 升麻　葛根　羌活　柴胡　细辛　香附　葱白

泻血汤〔夜热〕 酒生地　柴胡各一钱　熟地　蒲黄　丹参　酒当归　酒防己　羌活　炙甘草各七分　桃仁泥二分

退热汤〔又〕 黄芪一钱三分　柴胡一钱　酒黄连　黄芩　甘草　赤芍　地骨皮　生地　苍术各七分　归身　升麻各五分

柴胡饮子〔昼热〕 柴胡　黄芩　人参　当归　赤芍　大黄　甘草各一钱　姜三片

四顺清凉饮〔积热〕 蒸大黄　赤芍　当归　炙草各一钱二分　薄荷汁

白虎汤〔朝热〕 石膏　知母　甘草　粳米

地骨皮散〔骨蒸〕 石膏二钱　柴胡　黄芩　知母　生地各一钱　羌活　麻黄各七分半　赤苓　地骨皮各五分　姜三片

清心莲子饮〔心火〕 莲子二钱　赤苓　人参　黄芪各一钱

黄芩　麦冬　地骨皮　车前子　甘草各七分

滋阴降火汤〔血热〕白芍钱三分　当归钱二分　熟地　麦冬　白术各一钱　酒生地八分　陈皮七分　盐知母　盐黄柏　炙草各五分　姜三片　枣二枚

黄连解毒汤〔实火〕黄连　黄芩　黄柏　山栀各钱二分半

加连翘、柴胡、赤芍各一钱。

四君子汤〔虚火〕人参　茯苓　白芍　甘草

凉膈散〔积热〕连翘二钱　大黄　芒硝　甘草各一钱　薄荷　黄芩　山栀各五分　竹叶七片　蜜少许

煎至半入硝。

清心汤〔上焦热〕甘草钱七分　连翘　山栀　酒蒸大黄　薄荷　黄连　黄芩各七分　朴硝五分　竹叶七片　蜜少许

加减凉膈散〔又〕连翘二钱　甘草钱半　山栀　黄芩　桔梗　薄荷各五分　竹叶七片

桃仁承气汤〔中焦热〕桃仁　大黄　芒硝　甘草　桂枝

立效散〔下焦热〕瞿麦四钱　山栀二钱　甘草一钱　姜　灯心

防风当归饮子〔又〕滑石三钱　柴胡　人参　赤苓　甘草各一钱　大黄　当归　赤芍　防风各七分　姜三片

此方乃专治风热、燥热、湿热，补虚之妙剂。

五蒸汤〔诸蒸〕石膏二钱　生地　葛根各钱半　知母　黄芩　赤苓各一钱　甘草五分　竹叶七片　粳米一撮　小麦二撮

五蒸丸〔又〕青蒿童便浸　地骨皮　生地　石膏各一两　当归七钱　胡黄连五钱　醋鳖甲一片

蜜丸，小麦汤下七十丸。

荆蓬煎丸〔骨蒸〕三棱　蓬术俱酒浸三日，夏一日，同巴豆二十八粒炒，去豆，汤浸，去白，各二两　木香　枳壳　青皮　茴香　槟榔各一两

糊丸，姜汤下三五十丸。

清骨散〔又〕 生地 柴胡各二钱 熟地 人参 防风各一钱 薄荷七分 胡黄连 秦艽 赤苓各五分

柴前梅连散〔又〕 柴胡 前胡 乌梅 黄连各一钱 童尿二盏 猪胆一个 猪脊髓一条 韭白五分

煎至一盏，服。

此劫剂也，胃虚人忌用。

加减小柴胡汤〔五心热〕 柴胡 黄芩 人参 甘草

加香附、黄连、前胡。

升阳散火汤〔又〕 升麻 葛根 羌活 独活 人参 白芍各一钱 柴胡 甘草各七分 防风五分 甘草三分

火郁汤〔又〕 羌活 升麻 葛根 白芍 人参 银柴胡 甘草各一钱 防风五分 葱白

四七汤〔骨厥〕 半夏曲 茯苓 苏叶 厚朴 姜 大枣

补中益气汤〔潮热〕 黄芪钱半 人参 白术 炙草各一钱 归身 陈皮各五分 升麻 柴胡各三分

茯苓补心汤〔劳心〕 白芍二钱 熟地钱半 当归一钱二分 川芎 茯苓 人参 前胡 半夏各七分 陈皮 枳壳 葛根 桔梗 苏叶 甘草各五分 姜三 枣二

加减逍遥散〔又〕 当归 白芍 柴胡 茯苓 白术 甘草 煨姜 薄荷

加胡黄连、麦冬、地骨皮、黄芩、秦艽、木通、车前子，等分，入灯心。

四物二连汤〔又〕 川芎 当归 白芍 熟地 胡黄连 黄连

参苏饮〔又〕 人参 苏叶 葛根 半夏 前胡 桔梗 枳壳 陈皮 茯苓 甘草 木香 生姜 大枣

三黄元〔积热〕 煨大黄 黄芩 黄连等分

蜜丸，热水下三五十丸。

三黄汤〔又〕 取三黄元料，每用一钱半，水煎服。

洗心散〔又〕 麻黄 大黄 当归 荆芥穗 赤芍 甘草各一钱 白术五分 薄荷七叶

四金丸〔肝火〕 黄连六两 吴萸一两

蒸饼丸，空心，白汤下三五十丸。一名左金丸，又名萸连丸。

黄柏丸〔阴火〕 黄柏一味，炒为末，水丸，空心服。

坎离既济丸〔又〕 酒当归二两 熟地 酒生地 山萸 酒牛膝 天冬 麦冬各四两 酒白芍 五味子 山药 酥炙龟板各三两 酒知母 盐知母各二两 酒川柏 盐川柏各三两 川芎一两

蜜丸，盐汤下三五十丸。

四物汤〔阴虚血〕 川芎 当归 白芍 地黄

益胃升阳汤〔内伤〕 白术一钱半 人参 神曲各七分半 黄芪一钱 归身 陈皮 炙甘草各五分 升麻 柴胡各三分 黄芩二分

十全大补汤〔升阳滋阴〕 人参 白术 茯苓 甘草 川芎 当归 白芍 地黄 黄芪 肉桂各一钱 姜三 枣二

人参养荣汤〔又〕 酒白芍二钱 人参 当归 黄芪 白术 陈皮 肉桂 炙草各一钱 五味子 熟地 防风各七分半 远志五分 姜三 枣二

橘皮汤〔虚损〕 橘皮三钱 竹茹 甘草各一钱 人参五分 姜三 枣二

人参竹叶汤〔又〕 石膏 麦冬各二钱 半夏一钱 炙甘草 人参各五分 竹叶七片 粳米一撮 姜三片

淡竹茹汤〔又〕 麦冬 小麦各二钱 半夏钱半 白茯苓 人参各一钱 甘草五分 竹茹一钱二分 姜三 枣二

既济汤〔又〕 竹叶 人参 麦冬 半夏 甘草 生姜 粳米 附子

此即竹叶石膏汤去石膏加附子。

竹叶石膏汤〔又〕 竹叶 石膏 人参 麦冬 半夏 生

甘草　生姜　粳米

阴虚生内热汤〔又〕川芎　当归　苍术　陈皮各八分　白术　麦冬　沙参各七分　白芍　花粉各六分　元参五分　黄柏三分　甘草二分　姜三片

久服去川芎，冬月加补骨脂。

诸血源流

蓄血证　脱血证

诸血，火病也。血生于脾，统于心，藏于肝，宣布于肺，根于肾，灌溉于一身，以入于脉，故曰血者，神气也。其入于脉，少则涩，充则实。生化旺，诸经赖以长养。衰耗竭，百脉由此空虚。盖血属阴，难成而易亏，人非节欲以谨养之，必至阳火盛炽，日渐煎熬，真阴内损，而吐衄妄行于上，便溺渗泄于下，精神损而百病生矣。故经曰：心主血而不能藏，夜则复归于肝，肝藏血而不能主，昼则听令于心。心为君，肝为相，君火动，相火从之。相火动，六经之火从之。火动则血随以动，迨至六经受伤，血液流迸，聚于两胁胸膈之间，从火而升，为吐为咯。伤重者从夹脊而上如潮涌生，法当任其出，不得强遏，以所出皆败血，即遏之亦不归经也，必与以消瘀之品，佐以润下之剂，使败血下行，乃服止血药以归其经，再服补血药以还其元，此正治也。试与诸血证详言之：吐血者，吐出全血也。阳证血色鲜红，阴证血色如猪肝紫黯。或由七情妄动，形体疲劳，阳火相迫错行。脉洪口渴便结者，须用凉药宜二冬、二母、生地、丹皮、山栀、白芍、黄柏、犀角。若气虚挟寒，阴阳不相为守，血亦妄行，必有虚冷之状，盖阳虚阴必走也宜理中汤加木香、乌药。血证久，古人多以胃药收功，如乌药、沉香、炮姜、大枣，此虚家神剂也。而其条分缕判，则有伤酒食醉饱，低头掬损肺脏，吐血汗血，或口鼻妄行，但声未失者宜槐花散。有劳瘵而吐血者宜神传膏。有劳心而吐血者宜米莲散。有肺痿而吐血者宜黄明胶散。有阳虚而吐血者宜生地黄膏。有忧恚吐血，烦满少气，胸中疼痛者宜柏叶散。有气郁而吐血者宜香附散。有心热而吐血者宜蒲黄汤。有吐痰夹血，心烦骨蒸者宜人中黄散。有坠跌瘀血，积在胸腹，吐血无数者宜干藕节散。有忽然吐血一二口，或心衄，或内崩者宜阿胶汤、茜根煎。皆当治。而古人试血之法，又不可不知。如吐在水碗内，浮者，肺血也；沉者，肝血也；半浮半沉者，心血也。各随所见。以羊肺、羊肝、羊心煮熟，蘸白及末，日日食之。咯血者，痰中咯出血疙瘩，与吐血证相类，轻则身凉脉微，重则身热脉大，急则治标宜十灰散、花蕊散，缓则治本宜四物汤、犀角地黄汤，当斟酌行之。而其条分缕判，则有由肺热者宜青饼子。有由肺损者宜薏苡仁散。皆当治。咳血者，火乘金位，肺络受伤，故血从咳嗽出也。先痰嗽而后见红者，是积痰生热，宜急降痰火宜橘红、苏子、贝母、麦冬、黄连、瓜蒌霜。先见红而后痰嗽者，是阴虚火动，痰不下降，宜滋阴降火宜补阴丸加麦冬。而其条分缕判，则有肺家热郁而咳血者宜紫菀丸。有咳血而极甚不止者宜桑白皮散。有肺破而嗽血不止者宜海犀膏散。皆当治，而此条又当与咳嗽条互参。衄血者，劳伤元气，阴虚火动，邪火上冲，气归于肺也，宜清肺降火宜白虎汤加地黄、犀角、丹皮、白芍、山栀、扁柏。而其条分缕判，则有由肺经实热者宜青黄散。有由少小鼻破衄血，小劳辄出者宜桑耳塞鼻丹。有由病后常衄，小劳即作者宜石膏牡蛎丸。有衄至五七日不住者宜人中白散。有口鼻出血如涌，因酒色太过者宜荆芥散。有火热上升，而衄极甚，或不止者宜沈氏止衄丹。牙血者，阳明经热火上攻所致，或挟风或挟湿，或系血热，或系气实宜清胃汤加减，或大寒犯脑宜白芷散，须就脉证辨之总治宜用百草霜，擦牙立止。舌上无故出血者，全属心火，舌为心苗也宜槐花末擦之。而其条分缕判，则有舌硬而出血者宜木贼煎。有舌肿出血如泉者宜涂舌丹。有舌上出血，窍如针孔者宜紫金沙丸。溺血者，一因膀胱火，即血淋之属，溺出必痛宜小蓟饮子，或四物汤加发灰、山栀、牛膝。一因下元虚冷，即尿血，溺出不痛宜金匮肾气丸。而其条分缕判，则有由劳伤者宜茅根汤。有由阴虚者宜参芪萝卜散。有卒然尿血不止者宜龙胆草汤。有不问男妇患溺血者宜龙骨散、郁金散、二草丹。皆当治。肠风者，肠胃间湿热郁积，甚至胀满而下血也宜槐花散，或四物汤加阿胶、山栀、地榆。而其条分缕判，则有风入大肠，留滞不散，挟湿而成者宜加减四物汤。有阴分虚，血不循经而成者宜四物汤、地榆散合用。皆当治。便血者，《内经》谓之结阴病，由于阴气内结，不得外行，血无所禀，渗入肠间，遂成此证，与肠风不同。《内经》释云：其脉必虚涩者是也宜平胃地榆汤、结阴丹、清脏汤、榆砂汤。而其条分缕判，有先便后血，仲景谓之远血者宜黄土汤。有先血后便，仲景谓之近血者宜赤小豆当归散。有内伤下血，必有以解脉络之结者宜连壳丸。有实热积于内而便血者宜当归承气汤。有结阴下血，而腹痛不已者宜地榆甘草汤。有由脾湿便血者宜苍术地榆汤。有大便泻血，三代相传者宜砂仁末米汤热服二钱，以愈为度。有脏毒下血者宜大蒜丸、旱莲草散、干柿散。有痔漏脱肛泻血，面色萎黄，积年不瘥者宜白术丸。有五肿肠风痔漏泻血：粪前有血，名外痔。粪后有血，名内痔。大肠不收，名脱肛。谷道四面胬肉如奶，名举痔。头上有孔，名瘘疮。内有虫，名虫痔者宜槐角丸。有瘀血内漏者宜蒲黄散子。有下血虚寒，日久肠冷者宜熟附子丸。有便血及肠风，用寒药热药及脾虚药俱不效者宜山楂子散。有便血止后，但觉丹田元气虚乏，腰膝沉重少力者宜桑寄生散。有卒泻鲜血，喷出如竹筒者宜小蓟打汁，温服一升。有肠胃积热，及因酒毒下血，腹痛作渴，脉弦数者宜黄连丸、酒蒸黄连丸。有大肠素虚挟风，又饮酒过度挟热，下痢脓血，且痛甚，多日不瘥者宜乌梅丸、樗白皮散。有风邪入脏，或食毒积热，大便鲜血，疼痛肛出，或久患酒痢者宜木馒头散。皆当治。痰涎血者，脾家蓄热所致宜加味逍遥散、清肺汤。而痰唾中带有红丝红点，病尤为甚。其条分缕判，则有由六经之火者宜山栀地黄汤。有由思虑伤心伤肺者宜天门冬汤。有由于阴分虚弱者宜清火滋阴汤。呕血者，血从口涌出，多至成盆成碗者，始必大怒，以致肝气上逆，治以降气清热为主宜苏子、郁金、橘皮、甘草、降香、蒲黄、当归、青黛、麦冬、生地、赤芍、童便、天冬、麦冬。而其条分缕判，则有饮酒过多，积热涌盛，或至垂死者宜葛黄丸。有饮食过度，负重努力，伤胃而大呕者宜是斋白术散。有阳乘于阴血溢妄出者宜四生丸。有内伤心肺，血如涌泉，从口鼻出，须臾不救则死者宜侧柏散。有血出如泉，诸药不能效者宜七生汤。有因虚劳，五内崩损，涌出可升斗计者宜花蕊石散。皆当治。肠澼者，东垣谓为水谷与血，另作一派，如唧桶涌出也。长夏湿热太甚，正当客气盛而主气弱，故肠澼之病甚也。总之，肠风、脏毒、便血、肠澼四者，虽相似而各有辨。肠风由邪气外入，随感随见，所以下清血而色鲜，必在粪前。脏毒由蕴积热毒，久而始见，所以下浊血而色黯，必在粪后。便血兼由湿热风虚，所以下血或清或浊，亦不论粪前粪后。肠澼则客气盛而正气衰，所以血与水谷齐出。固不可不详审而治之也。然则肠澼之不得用肠风等药明矣宜凉血地黄汤、当归和血散、升阳除湿和血汤、加味香连丸。而其条分缕判，则有唧出之血，远散如筛，色紫黑，腰腹沉重，名曰湿毒肠澼者宜升阳补胃汤。有唧出血色紫黑，腹痛恶寒，右关脉按之无力，喜热物熨之，而由于内寒者宜益智和中汤。有因饱食发为肠澼者宜香壳丸。有下血作派，唧出有力，而远射四散如筛，腹中大痛者宜芍药黄连汤。皆当治。九窍出血者，因火盛之极，故卒然大惊，九窍皆出血也宜侧柏散、沈氏犀角汤。而其条分缕判，则有九窍四肢指岐间出血，乃暴怒所为者宜小蓟散，或以井华水卒噀其面，勿令病人先知。有指缝搔痒成疮，有窍出血不止者宜多年粪桶箍篾烧灰，傅之即止。有血自皮肤间溅出者宜以煮酒坛上纸揉碎如杨花，摊在出血处，按之即止。有腘中出血不止，乃血虚者宜十全大补汤。有遍身不论何处，无故出血者宜五花汤。皆当治。血汗者，或有病，或无病，汗出而色红染衣，亦谓之红汗，《内经》以为少阴所至，河间以为胆受热而血妄行，《本草》以为大喜伤心，喜则气散，而血随气行。其原虽不同，而治之则一宜黄芪建中汤兼服妙香散，以金银器、大小麦、麦冬煎汤调下，或定命散。薄厥证者，得于大怒气逆，阴阳奔并，不必素有病，而忽吐血以升斗计，脉弦急者是也宜六郁汤。唾血者，鲜血随唾出，其原本于肾也宜滋阴降火汤。而其条分缕判，有唾中带红丝者，乃是肺痿难治宜人参平肺散。有由热郁所致者宜河间生地黄散。有阴虚火动而唾血者宜清唾汤。有由劳心动火者宜元霜雪梨膏。皆当治。以上诸血证，或轻或重，或缓或急，其原各有所因，其证各有所见如此。然而一切去血过多，则必致眩晕闷绝，以虚故也宜大剂芎归汤煎服救之，全生活血汤、生地芩连汤亦佳。故凡吐衄太多不止者，当防其血晕，急取茅根烧烟，将醋洒之，令鼻嗅气，以遏其势。或蓦然以冷水噀其面，使惊则止。或浓磨京墨汁饮之，仍点入鼻中。如此预防，庶可免血晕之患。至妇人崩漏，及产后血证，俱详在《妇科》，兹不赘。

【脉法】《灵枢》曰：衄而不止，脉大者逆。《内经》曰：脉至而搏，血衄身热者死。又曰：腹胀便血，脉大时绝者死。《难经》曰：病若吐衄，脉当沉细，反浮大而牢者死。仲景曰：脱血而脉实者，难治。《脉经》曰：脉得诸涩濡弱，为亡血。《脉诀》曰：诸证失血，皆见芤脉，脉贵沉细，浮大难治。《正传》曰：芤为失血，涩为少血。又曰：亡血之脉，必大而芤，大为发热，芤为失血。丹溪曰：吐衄血，脉滑数者难治。又曰：吐唾血，脉细弱者生，实大者死。又曰：诸失血证，脉大且数者逆也。

【论治血三法药各不同】 缪仲淳曰：血虚宜补之，虚则发热，内热法宜滋益荣血，用甘寒甘平酸寒酸温之品宜熟地、白芍、牛膝、炙草、鹿角胶、杞子、人乳、肉苁蓉、生地、枣仁、龙眼、甘菊。血热宜清之凉之，热则为痈肿疮疥，为齿衄，为牙齿肿，为舌上出血，为舌肿，为赤淋，为血崩，为月事先期，为热入血室，为赤游丹，为眼暴赤肿痛，法宜酸寒苦寒咸寒辛凉以除实热宜童便、生地、犀角、茜草、山栀、青黛、大蓟、小蓟、荆芥、丹皮、赤芍、地榆、黄连、大黄、天冬、元参。血瘀宜通之，瘀必发热发黄，作痛作肿，及作结块癖积，法宜辛温辛热辛平辛寒甘温之剂，以入血通行，佐以咸寒，乃可软坚宜当归、红花、桃仁、苏木、肉桂、五灵脂、蒲黄、姜黄、郁金、三棱、花蕊石、韭汁、左牡蛎、芒硝、延胡索、蟅虫、干漆、童便、没药、丹参、乳香。盖血为荣，阴也，有形可见，有色可察，有证可审者也，病既不同，药亦各异，治之之法，要在合宜而已，谨之。

【论治吐血三要】 缪仲淳曰：吐血宜降气，不宜降火。盖气有余即是火，气降则火降，火降则气不上升，血随气行，无溢出上窍之患矣。降火必用寒凉之药，反伤胃气，胃气伤，则脾不能统血，血愈不能归经矣。今之疗吐血者，大患有二：一则专用寒凉之味，如芩、连、山栀、青黛、柿饼灰、四物汤、黄柏、知母之类，往往伤脾作泄，以致不救。一则专用人参，肺热还伤肺，咳逆愈甚。亦有用参而愈者，此是气虚喘嗽。气为阳，不由阴虚火炽所致，然亦百不一二也，宜以白芍、炙草制肝，麦冬、薄荷、橘红、贝母、枇杷叶清肺，苡仁、山药养脾，韭菜、降香、苏子下气，青蒿、鳖甲、丹皮、地骨皮、银柴胡补阴清热，枣仁、茯神养心，山萸、杞子、牛膝补肾，此累试效验之方。然阴无骤补之法，非多服药不效，病家欲速其功，医士张皇失主，百药杂试，以致损命而不悟，悲夫！宜行血，不宜止血。血不循经络者，气逆上壅也。夫血得热则行，得寒则凝，故降气行血，则血循经络，不求其止而自止矣。止之则血凝，血凝必发热恶食，及胸胁痛，病日沉痼矣，宜补肝不宜伐肝。经曰：五脏者，藏精气而不泻者也。肝为将军之官，主藏血，吐血者，肝失其职也。养肝则肝气平，而血有所归，伐之则肝不能藏血，血愈不止矣。

【辨验血色】 王海藏曰：初便褐色者重，再便深褐色者愈重，三便黑色者尤重。色变者，以其有火燥也，不可不辨。《纲目》曰：新血鲜红，旧血瘀黑。又曰：风证色青，寒证色黯，暑证色红，湿证如烟煤屋漏水。

【诸血原由证治】《内经》曰：诸血者，皆属于心。又曰：大怒则形气绝，而血菀于上，使人薄厥。又曰：怒则气逆，甚则呕血。《入门》曰：暴喜动心，不能生血，暴怒伤肝，不能藏血，积忧伤肺，过思伤脾，失志伤肾，皆能动血。《正传》曰：暴喜伤心，则气缓而心不出血，故肝无所受。暴怒伤肝，则气逆而肝不纳血，故血无所归。又房劳过度，以致阴火沸腾，血从火起，故错经妄行。以上皆七情动血之病也。《直指》曰：凡热皆出于心，热甚则能伤血。《三因》曰：凡血，得热则洋溢，故鲜。得寒则凝滞，故瘀。瘀者黑色也，鲜者红色也。丹溪曰：诸见血皆热证，所谓知其要者，一言而终是也。又曰：血见热则行，见寒则凝，凡口鼻出血，皆系阳盛阴虚，有升无降，血随气上，越出诸窍，法当补阴抑阳，气降则血归于经也。以上皆言火热伤血之病也。《灵枢》曰：卒然多饮食，则胀满，起居不节，用力过度，则阳络脉伤，伤则血外溢而衄，阴络脉伤，则血内溢而后血。《内经》曰：血由上窍出，为血溢；由大小便出，为血泄。以上皆言内伤失血之病也。丹溪曰：血妄行于上则吐衄，衰涸于下则虚劳，妄返于下则便红，积热膀胱则癃闭尿血，渗漏肠间则为肠风，湿蕴热瘀则为滞下，热极腐化则为脓血，火极似水则紫黑，热胜于阴则发疮疡，湿滞于血则发痛痒，瘾疹皮肤则为冷痹，蓄之在上其人喜忘，蓄之在下其人喜狂，以上言诸失血病也。《入门》曰：凡血逆行难治，顺行易治，无潮热者轻，有潮热者重，潮盛脉大者死，九窍血身热不得卧者即死。东垣曰：诸血证，身热脉大难治，身凉脉静易治。又曰：血溢上行，或吐呕唾，逆也，凶也；若变而下行，为恶痢，顺也，吉也。故仲景云：蓄血证下血者，当自愈。无病人忽然下血利者，其病进也。今病血证上行，而复下行为恶痢者，其邪欲去，是知吉也。仲景曰：吐血咳逆上气，脉数有热，不得卧者死。《直指》曰：无故忽然泻下恶血，名曰心绝，难治。又曰：伤寒太阳证衄血者，病欲愈。热结膀胱，血自下者，亦欲愈。观此则他病伏热之人，上焦瘀热而作吐者，亦病之欲愈也。虽然，血既吐而自止，则可矣。以上皆言诸血病之吉凶也。丹溪曰：凡药治血，不可单行单止，及纯用寒凉，如用，须酒炒酒煮。又曰：血证久服药不效，以川芎为君乃效也。《入门》曰：若呕吐血出未多，必有瘀在胸膈，当先消瘀而凉之止之，消瘀宜犀角地黄汤。又曰：治血，防风为上使，连翘、黄连为中使，地榆为下使，不可不知。东垣曰：血不足用甘草，血瘀黑用熟地，血鲜红用生地，若脉洪实痛甚用酒大黄，和血止痛用当归。以上言治血药法也。

【咳红导引法】《保生秘要》曰：坐定兀子上，以双手搭项，蹲身闭气三七口，如气稍急，微微放之，放而又闭，日行五次，兼用运法极妙。

【运功】《保生秘要》曰：艮念数日，绦胸前推开，次运涌泉水洗心，或封固脐凝守。

蓄血 瘀血郁积也。而瘀血之郁积，当有上中下之分。如衄呕唾吐血，皆属上部，苟蓄于此，其证必兼善忘宜犀角地黄汤。血结胸中，则属中部，苟蓄于此，其证必兼胸满身黄，漱水不欲咽宜桃仁承气汤。血凝下焦，又属下部，苟蓄于此，其证必兼发狂粪黑，小腹硬痛，须尽下黑物为效宜抵当汤、抵当丸。医者能分三部治之，蓄血之证，无遁情矣。而仲景云：伤寒热病，身黄屎黑，发狂喜忘者，为蓄血。仲景云然者，乃是伤寒热病亦有蓄血之证，非蓄血止属伤寒热病才有之也，治之之法，虽大略相同，而倘由伤寒热病者，则必随本证而调剂治之，与单病蓄血者应稍殊也。

【蓄血原由证治】海藏曰：喜忘发狂，身黄屎黑，疾已甚也。但小腹满，小便不利者，轻也。《直指》曰：蓄血外证，痰呕燥渴，昏愦迷忘，常喜汤水沃口。《入门》曰：凡病日轻夜重，便是瘀血。又曰：通治三焦蓄血，生地黄汤。丹溪曰：生韭菜汁，善治胸膈间瘀血，甚效。《纲目》曰：瘀血燥结，宜用玉烛散。《直指》曰：下焦蓄血，宜桃仁、五灵脂、生地、大黄、甘草，利而逐之。《本草》曰：没药、苏木、水蛭、虻虫、桃仁留尖、五灵脂，皆破瘀血。

脱血 冲脉病也。《灵枢》曰：冲脉为血之海，血海不足，则身少血色，面无精光，是名血脱。又曰：血脱者，色白，夭然不泽，其脉空虚。然则据经之言，脱血之证，固由冲脉不足，但其所以不足之故，有由先天赋畀，本来衰弱，而后天又不能培养，以致尪然如不胜衣者。有先天赋畀，本来充盛，而或因思虑过伤，或因房劳过伤，或努力过伤，或因酒食过伤，皆能亏耗真阴，真阴既亏，血自消散而不泽者。且真阴既亏，火热愈炽，或致衄吐溺便，上下失血，而夭然血不华者。凡此皆脱血之所由来也，故附列此条于诸血之后宜四物汤、三才丸、补荣汤、加减四物汤。

【脱血原由证治】《内经》曰：臂多青脉曰脱血。又曰：安卧脉盛，谓之脱血。东垣曰：六脉弦细而涩，按之空虚，其色必白而夭不泽者，脱血也。

鳌按：《灵枢》谓鼻头色白者，为亡血。身少血色，面无精光者，为脱血。则知亡血之色之白，仅在鼻头，而脱血之色之白，且由面而及于一身，此其所以异也。亡血者，即诸失血也，乃一时暴来之病，非若脱血为由内而渐致之病也。

治诸血方一百零三

理中汤 〔气虚〕 人参 白术 炙草 干姜

槐花散 〔吐血〕 槐花二两 百草霜五钱

每末二钱，茅根汤下。

神传膏 〔又〕 剪草一斤，洗净，晒为末，入生蜜二斤和为膏，忌铁器，盛磁瓶内，一日一蒸，九蒸九晒乃止。病人五更面东坐，勿言语，挑膏四匙食之，良久，以粥汤压之，药只冷服，米汤亦勿太热，或吐或否，总不妨。如久病肺损咯血，只一服愈。寻常嗽血妄行，每服一匙可也。上部血，须用剪草、丹皮、天冬、麦冬。许学士云：剪草治劳瘵吐血损肺，及血妄行。

米莲散〔又〕 糯米五钱　莲子心七枚

为末，酒服多效，或以墨汁作丸服之。

黄明胶散〔又〕 黄明胶炙干　花桑叶阴干，各二两

研末，每三钱，生地汁调下。

生地黄膏〔又〕 生地一斤，打汁，入酒少许，以熟附两半，去皮脐，切片入汁，内石器煮成膏，取附片焙干，入山药三两研末，以膏捣丸，空心，米饮下三十丸。

柏叶散〔又〕 柏叶为末，米饮调下二方寸匕。

香附散〔又〕 香附为末，每服二钱，童便调下。

蒲黄汤〔又〕 蒲黄末三钱，煎汤服。每日温酒或冷水调服亦可。

人中黄散〔又〕 人中黄为末，每服四钱或三钱，用茜根汁、姜汁、竹沥，和匀服之。

干藕节散〔又〕 干藕节为末，酒服方寸匕，日二次。

阿胶汤〔又〕 阿胶二两　蒲黄六合　生地三升

水五升，煮三升，分服。

茜根煎〔又〕 茜根一两，为末，每末二钱，水煎冷服，亦可水调服。

十灰散〔咯血〕 大蓟　小蓟　柏叶　荷叶　茅根　茜根　丹皮　棕皮　大黄　栀子黄等分

烧存性研末，或藕汁或莱菔汁磨京墨半匙下五钱，立止。

花蕊散〔又〕 花蕊石研极细，童便一杯煎温，调服三钱或五钱，男用酒一半，女用醋一半与童便和服亦可，总使瘀化

黄水再调治。

四物汤〔又〕 川芎　当归　白芍　熟地各一钱二分半

水煎服。一方，春倍川芎，夏倍白芍，秋倍地黄，冬倍当归。又方，春加防风，夏加黄芩，秋加天冬，冬加桂枝。当归和血归经，白芍凉血补肾，生地黄生血宁心，熟地黄补血滋肾，川芎行血通肝。刘宗厚曰：欲求血药，其四物之谓乎？夫川芎，血中气药也，通肝经，性味辛散，能行血滞于气也。地黄，血中血药也，通肾经，性味甘寒，能生真阴之虚者也。当归分三治，血中主药也，通肝经，性味辛温，全用能活血，各归其经也。白芍，阴分药也，通脾经，性味酸寒，能凉血，又治血虚腹痛，若求阴药之属，必于此而取则焉。

犀角地黄汤〔又〕 犀角　生地　黄连　黄芩　大黄

青饼子〔又〕 青黛一两　杏仁以牡蛎粉炒过，一两

研匀，黄蜡化和，作三十饼子，每服一饼，以干柿半个夹定，湿纸包，煨香嚼食，粥饮送下，日三。

薏苡仁散〔又〕 薏苡仁为末，以熟猪肺切蘸，空心食之，苡仁补肺，猪肺引经也。

补阴丸〔咳血〕 龟板　杞子　黄柏　知母　杜仲　砂仁　甘草　五味子　侧柏叶

用猪脊髓、地黄膏为丸。

紫菀丸〔又〕 紫菀　五味子等分

蜜丸，芡子大，含化。

桑白皮散〔又〕 鲜桑根白皮一斤，米泔浸三宿，刮去黄皮，锉碎，入糯米四两，焙干为末，每一钱，米饮下。

海犀膏散〔又〕 海犀胶即水胶一大片，炙黄，涂酥再炙，研末，每三钱，白汤化服。

白虎汤〔衄血〕 石膏　知母　粳米　竹叶

青黄散〔又〕 青黛　蒲黄各一钱

新汲水服之，或青黛、发灰等分，生地汁调下亦可。

桑耳塞鼻丹 〔又〕 桑耳炒焦捣末，每发时以杏仁大塞鼻中，数次即可断。

石膏牡蛎丸 〔又〕 石膏五钱 牡蛎一两

每末方寸匕，酒服，蜜丸亦可，日三次。

人中白散 〔又〕 人中白新瓦上焙干，入麝少许，温酒调服，立效。

荆芥散 〔又〕 荆芥炭，每二钱，研，陈皮汤下，不过二服也。

沈氏止衄丹 〔又〕 香附二两 川芎一两 黑山栀 黄芩各五钱

共为末，每服二钱，开水下，不过一服即止，重者亦止二三服。

此金鳌自制方也，用之无不验。

清胃汤 〔牙血〕 升麻 当归 黄连 生地 丹皮

白芷散 〔又〕

木贼煎 〔舌血〕 木贼草煎水漱之，立止。

涂舌丹 〔又〕 乌贼骨 蒲黄等分

炒为细末，涂舌上。

紫金沙丸 〔又〕 紫金沙即露蜂房顶上实处，一两 贝母四钱 芦荟三钱

蜜丸，芡子大，每一丸，水一小杯，煎五分温服。如吐血，温酒调服。

小蓟饮子 〔溺血〕 藕节二钱 当归一钱 山栀八分 小蓟 生地 滑石 通草 蒲黄各五分 甘草三分 竹叶七片

金匮肾气丸 〔又〕 熟地八两 山药 山萸各四两 丹皮 茯苓 泽泻各三两 附子 肉桂 车前子 牛膝各一两

茅根汤 〔又〕 茅根 姜炭等分

入蜜一匙，水二杯，煎一杯。

参芪萝卜散 〔又〕 人参 盐黄芪等分

为末，用红皮大萝卜一枚，切四片，用蜜二两，将萝卜逐片蘸炙令干，再炙，勿令焦，蜜尽为度，每用一斤，蘸药食之，仍以盐汤送下，以瘥为度。

龙胆草汤 〔又〕 龙胆草一虎口，水五升，煮二升半，分五服。

郁金散 〔又〕 郁金、槐花各一两，每末二钱，淡豉汤下。

龙骨散 〔又〕 龙骨煅为末，每服方寸匕，日三。

二草丹 〔又〕 金陵草即旱莲草、车前草各等分，捣汁，每空心服三杯，愈乃止。

槐花散 〔肠风〕 槐花二钱 苍术 厚朴 陈皮 当归 枳壳各一钱 乌梅肉 炙甘草各五分

加减四物汤 〔又〕 生地 当归 川芎 侧柏叶各一钱 枳壳 荆芥 槐花 炙草各五分 乌梅一枚 姜三片

地榆散 〔又〕 地榆、卷柏各五钱，砂瓶煮十余沸，温服。

平胃地榆汤 〔便血〕 苍术 升麻 炮附各一钱 地榆七分 葛根 厚朴 白术 陈皮 赤苓各五分 干姜 当归 神曲 白芍 益智仁 人参 炙草各三分 姜三 枣二

结阴丹 〔又〕 枳壳 威灵仙 黄芪 陈皮 椿根白皮 首乌 荆芥穗各五钱

米糊丸，每五七十丸，米汤少入醋下。

清脏汤 〔又〕 生地一钱 酒洗当归 地榆各八分 山栀 黄芩 黄柏各七分 白芍 黄连 阿胶 侧柏叶各六分 川芎 槐角各五分

榆砂汤 〔又〕 地榆四两 砂仁七枚 生甘草钱半 炙草一钱

黄土汤 〔又〕 灶中黄土三钱 熟地 白术 附子 阿胶 黄芩 炙草各一钱

赤小豆当归散 〔又〕 赤小豆五两，浸令芽出，晒干 当归一两

每末二钱，浆水调服，日三服。

连壳丸〔又〕 黄连 枳壳各二两，锉

以槐花四两同炒，去槐花，蒸饼丸，白汤下五七十丸。

当归承气汤〔又〕 当归二钱 厚朴 枳实 大黄各八分 芒硝七分

地榆甘草汤〔又〕 地榆四两 炙甘草三两

每末五钱，水二盏，入砂仁末一钱，煎盏半，分二服。

苍术地榆汤〔又〕 苍术二两 地榆一两

分二帖，水煎，食前温服。

大蒜丸〔又〕 煨大蒜二枚，淡豉十枚，同捣丸，梧子大，香菜汤送二十丸，日二服，安乃止，永绝根本，无所忌。此药甚妙，大蒜九蒸更佳，仍以冷齑水送下。

旱莲草散〔又〕 旱莲草瓦上焙，研末，每服二钱，米汤下。

干柿散〔又〕 干柿烧存性，汤服二钱愈。有人患此半月，自分必死，服此方即愈。

白术丸〔又〕 白术一斤土炒研末，生地半斤，饭上蒸熟，捣和，干则少入酒丸，每十五丸米饮下，日三。

槐角丸〔又〕 槐角去梗，炒，一两 地榆 酒当归 麸炒枳壳 防风 黄芩各五钱

酒糊丸，米饮下五十丸。

蒲黄散子〔又〕 蒲黄末二两，每方寸匕，水调下，服尽止。

熟附子丸〔又〕 熟附子去皮 枯矾各一两

每末三钱，米饮下。又方，熟附一枚，生姜三钱半，水煎，或加黑豆一百粒。

山楂子散〔又〕 山楂净肉为末，艾汤调下，应手而效。

桑寄生散〔又〕 桑寄生为末，每服一钱，非时，白汤点服。

黄连丸〔又〕 黄连四两，作四分，一生研，一炒研，一炮研，

一水浸，晒，研　条芩一两　防风一两

面糊丸，每五十丸，米泔浸枳壳水送下。冬月加酒蒸大黄一两。

酒蒸黄连丸　〔又〕　黄连四两，酒浸一宿，晒干为末，酒糊丸，熟水下三五十丸。

乌梅丸　〔又〕　乌梅三两，烧，存性，醋煮米糊丸，每空心，米饮下二十丸，日三。

樗白皮散　〔又〕　樗白皮　人参各一两

每末二钱，空心，温酒调服，米汤亦可。忌油腻、湿面、青菜、果子、甜物、鸡、猪、鱼、羊、蒜、薤等。

木馒头散　〔又〕　木馒头烧，存性　棕灰　乌梅肉　炙甘草等分

每末二钱，水一盏，煎服。

加味逍遥散　〔痰涎〕　丹皮　白术各钱半　当归　赤芍　桃仁　贝母各一钱　山栀　黄芩各八分　桔梗七分　青皮五分　甘草三分

清肺汤　〔又〕　赤苓　陈皮　当归　生地　赤芍　天冬　麦冬　山栀　黄芩　紫菀　桑皮　阿胶珠各七分　甘草三分　枣二枚　乌梅一个

山栀地黄汤　〔又〕　山栀钱二分　生地　赤芍　知母　贝母　瓜蒌仁各一钱　花粉　丹皮　麦冬各五分

天门冬汤　〔又〕　天冬　远志　白芍　藕节　麦冬　黄芪　阿胶　没药　当归　生地各七分　人参　甘草各三分　姜三片

清火滋阴汤　〔又〕　天冬　麦冬　生地　丹皮　赤芍　山栀　黄连　山药　山萸　泽泻　甘草　赤苓各七分　加童便

葛黄丸　〔呕血〕　黄连四两　葛花三两，无则葛根代之

用大黄末，水熬成膏为丸，温水下百丸。

是斋白术散　〔又〕　白术二钱　人参　黄芪　茯苓各一钱　山药　百合各七分半　甘草五分　前胡　柴胡各二分半　姜三　枣二

四生丸 〔又〕 生荷叶 生艾叶 生侧柏叶 生地黄叶如无，以鲜生地代，等分

捣烂丸，如鸡子大，每取一丸，水一盏，煎服，或盐汤化服亦可。一方无荷叶，有生薄荷叶。

侧柏散 〔又〕 侧柏叶蒸干，二两半 荆芥穗炭 人参各一两

每末三钱，入白面二钱，新汲水调如稀糊服。

七生汤 〔又〕 生地 生荷叶 生藕节 生茅根 生韭菜各一钱 生姜五钱

上共捣取自然汁一碗，浓磨京墨同服。

凉血地黄汤 〔肠澼〕 知母 黄柏各钱半 熟地 当归 槐花 青皮各七分

当归和血散 〔又〕 当归 升麻各钱半 槐花 青皮 荆芥 白术 熟地各七分 川芎五分

共为末，每二钱，空心，米饮下。一名槐花散。

升阳除湿和血汤 〔又〕 白芍钱半 黄芪 炙草各一钱 陈皮 升麻各七分 生地 丹皮 生甘草各七分 当归 熟地 苍术 秦艽 肉桂各三分

加味香连丸 〔又〕 黄连 淡吴萸各一两 木香一钱 煨白豆蔻一钱半 乳香 没药各钱二分

水浸乌梅肉捣丸，每三十丸，甘草汤下。

升阳补胃汤 〔又〕 白芍一钱半 升麻 羌活 黄芪各一钱 生地 熟地 独活 柴胡 防风 丹皮 炙草各五分 当归 葛根各三分 肉桂二分

益智和中丸 〔又〕 白芍一钱半 当归 黄芪 升麻 炙草各一钱 丹皮 柴胡 葛根 半夏 益智仁各五分 桂枝四分 肉桂 炮姜各二分

香壳丸 〔又〕 黄连一两 枳壳 厚朴各五钱 当归四钱 荆芥穗 木香 黄柏各三钱 刺猬皮一个，烧灰

面糊丸，温水下五七十丸，日二服。一名加味连壳丸。

芍药黄连汤 〔又〕 白芍　黄连　当归各二钱半　炙草一钱　大黄五分　肉桂二分半

沈氏犀角汤 〔九窍血〕 犀角磨汁　黄连　荆芥炭　小蓟各一钱　龙骨生研，八分　黄芩钱半　人参五分

水二杯，煎一杯，入侧柏汁五匙服。

此金鳌自制方也，用之效。

小蓟散 〔又〕 小蓟　百草霜　香附　蒲黄炒各用五钱

为末，或掺或擦牙，立止。

五花汤 〔又〕 水芦花　红花　槐花　茅花　白鸡冠花等分

水煎服。

黄芪建中汤 〔血汗〕

妙香散 〔又〕

定命散 〔又〕 朱砂　寒水石　麝香等分

每末五分，新水调下。

六郁汤 〔薄厥证〕 香附　苍术　神曲　山栀子　连翘　陈皮　川芎　赤苓　贝母　枳壳　苏叶各一钱　甘草五分　姜三

滋阴降火汤 〔唾血〕 白芍钱三分　当归钱二分　熟地　麦冬　白术各一钱　酒生地八分　陈皮七分　盐知母　盐黄柏各五分　姜三　枣二

人参平肺散 〔又〕 桑皮二钱　人参　知母　地骨皮　炙草各一钱　天冬　赤苓各八分　陈皮　青皮各五分　五味子二十粒　姜三片

河间生地黄散 〔又〕 杞子　柴胡　黄连　地骨皮　天门冬　白芍　黄芩　黄芪　生地　熟地　生甘草各七分

清唾汤 〔又〕 知母　贝母　桔梗　黄柏盐水炒　熟地　元参　天冬　远志　麦冬各一钱　姜炭五分

元霜雪梨膏 〔又〕 雪梨六十个，去心，打，取汁，二十钟，酸者不用　生藕汁十钟　生地汁十钟　麦冬煎浓汁，五钟　生莱菔汁

五钟　白茅根汁十钟

上汁合和，重滤去渣，火上煎炼，入炼蜜一斤，饴糖八两，姜汁半酒杯，火上再熬如稀糊，收好，每服三五匙，日三次，不拘时。

芎归汤〔眩晕〕

生地芩连汤〔又〕生地　川芎　当归各钱半　赤芍　山栀　黄芩　黄连各七分　防风二钱

水煎，徐徐呷下。

此方兼治男子失血过多，女人崩漏过度，因而涸燥，循衣摸床，撮空，闭目不省，扬手掷足，错语失神，鼻干气粗，并及眩晕，皆危证也，以此救之。

全生活血汤〔又〕白芍　升麻各一钱　防风　羌活　独活　柴胡　归身　葛根　甘草各七分　川芎　藁本各五分　生地　熟地各四分　蔓荆子　细辛各三分　红花二分

此方兼治崩漏太多，昏冒不省，闭目无所知觉。盖因血暴亡也，血去则心神无所养，暴损气血，岂能久活？当补而升举之，以助其阳，则目张神不昏迷矣。此方补血养血，生血益阳，以补手足厥阴之不足。

治蓄血方五

犀角地黄汤〔上部〕生地三钱　赤芍二钱　犀角镑　丹皮各一钱

一方加当归、黄芩、黄连各一钱。

桃仁承气汤〔中部〕桃仁　甘草　桂枝　大黄　芒硝

抵当汤〔下部〕

抵当丸〔又〕

生地黄汤〔总治〕生地汁一升，无则用干生地二两　干漆五钱　生藕汁半升，无则用刺蓟汁升半　生蓝叶汁半升，无则用干末半升　虻虫二十个，炒　水蛭十个，炒　大黄一两　桃仁研，五钱水一升，同熬至二升，放冷，分二服，先服至半日许，血未下再服之。此药比抵当汤丸甚轻，恐服抵当汤丸下血不止，故以此主之。

此方专治蓄血证，脉沉细微，肤冷，脐下满，或狂或躁，大便色黑，小便自利，老幼气弱者尤宜。

治脱血证方四

四物汤 〔总治〕 川芎 当归 白芍 生地

三才汤 〔又〕 熟地 天冬 人参

蜜丸，酒饮任下百丸。

加减四物汤 〔又〕 侧柏叶 生地 当归 川芎各一钱 枳壳 荆芥 槐花 炙草各五分 姜三 乌梅一

补荣汤 〔又〕 当归 白芍 生地 熟地 赤苓 山栀 麦冬 陈皮各一钱 人参 甘草各五分 枣二枚 乌梅一个

嗳气嘈杂吞酸恶心源流

嗳气嘈杂吞酸恶心，皆火病也。嗳气者，即《内经》之噫气。经云：五气所病，心为噫。又云：寒气客于胃，厥逆，从下上散，复出于胃，故为噫。窃按嗳气一证，总由胃弱不和，三焦失职。经云：寒气客胃者，必先有火郁于胃中，又为客寒所遏，清无所归而不得升，浊无所纳而不得降。又或挟痰，或挟食，或挟气，故随胸中之气而上逆也宜香附散。而致嗳之原，更有由脾肺郁者，有由胃阳虚者脾肺郁，宜杏仁、桔梗、郁金、厚朴、半夏曲；胃阳虚，宜生白术、茯苓、益智、厚朴、半夏曲。皆当详察。嘈杂者，即心嘈。《内经》云：饮入于胃，游溢精气，上输于脾，脾气散精，上归于肺。又云：脾主为胃行其津液，则知胃阳易燥，必赖脾阴养之。脾阴易湿，必赖胃阳运之。若表里不和，则鲜冲和之气，致生嘈杂之病。其原有火动其痰者，必痰多脉滑而数，当先治痰，次治火宜二陈汤加黄芩、黄连。有食郁作热者，必脉数实而大，当先治火，次消导宜生地、黄芩、木通、神曲、山楂、麦芽。有湿痰壅盛者，必脉沉而滑，当去湿消痰宜白术丸。有气郁胸膈者，必脉沉而涩，当开郁理气宜气郁汤。又有嘈杂至于醋心吐水者宜槟榔橘皮汤。有嘈杂醋心，上攻直至咽喉者宜吴茱萸汤。有嘈杂由心阳热，而心中烦，头汗泄者宜茯神、淮小麦、朱砂、柏子仁。有妇人时患嘈杂，皆血液汗泪，变而为痰。或言是血嘈，多以猪血炒食自愈。盖以血导血归原之意也。即或蛔虫作嘈杂，虫得血腥亦饱伏也。又有肝阴虚，经水十日半月一至，夜分多嘈杂者宜生地、阿胶、天冬、茯神、白芍、丹皮。皆当详察。吞酸者，郁滞日久，伏于脾胃间，不能自出，又咽不下。倘肌表复遇风寒，则内热愈郁，而酸味刺心。肌肤得温暖，则腠理开发。或得香热汤丸，则津液流通，郁热暂解宜二陈汤、左金丸。或有食已吞酸，则因于胃气虚冷宜吴萸、炮姜等分为末，汤服一钱或八分。另有吐酸，吐出酸水如醋，是津液郁积日久，湿中生痰，故从火化，遂作酸味随上升之气而吐也宜平胃散加木香、砂仁、楂肉、神曲。恶心者，由痰凝胃脘，或湿热壅遏膈中，故欲吐不吐，欲呕不呕，心中兀兀，如畏舟车者然宜橘红、半夏、山栀、黄连。此四者，皆胃家之病，而治之之法，固不离乎胃矣。而亦有时不专主胃者，盖胃司纳食，主乎通降，通降则无此四者之病，其所以不通降而生病之故，皆由肝气冲逆，阻胃之降也。古人胃病治肝实，有见于此，所以嗳气嘈杂吞酸恶心诸证，于理胃药中，必加平肝之品也。

【嗳气等原由证治】《灵枢》曰：足太阳之脉病，是动，则病腹胀善噫。《内经》曰：太阴病，所谓上走心为噫者，阴盛而上走乎阳明，阳明终属心，故上走而噫也。《脉经》曰：寸脉紧，寒之实也，寒在上焦，胸中必满而噫。仲景曰：上焦受中焦之气未和，不能消，故能噫。又曰：上焦之气，不至其部，则物不能传化，故噫而吞酸。又曰：寸口脉弱而缓，弱者阳气不足，缓者胃气有余，噫而吞酸，食卒不下，气填于膈上。《活人书》曰：伤寒噫气，由中气不交故也。少阴经至胸中交于厥阴，水火相搏而有声，故噫气。《入门》曰：噫气，转出食气也。胃中郁火，膈上稠痰，饮食郁成，宜香附、石膏、半夏、南星、栀子治之，亦治嘈杂。又曰：气实噫者，食罢噫转腐气，甚则物亦然，湿热所致也。气虚噫者，浊气填胸也。不因饮食常噫者，虚也。盖胃有浊气，膈有湿痰，俱能发噫也。宜六君子汤加沉香为君，厚朴、苏叶为臣，吴萸为使以治之。亦有善饮酒，每朝常噫不吐者。《正传》曰：痰在中焦，作噫气吞酸，胃脘当心痛，或呕清水，恶心，以茯苓、陈皮、半夏、甘草、白术、苍术、神曲、麦芽、砂仁、川芎、草蔻仁、枳实、猪苓、泽泻、吴萸、黄连、槟榔、木香、山栀之类治之效。又曰：河间《原病式》言酸者，肝木之味，由火盛克金，不能平木，则肝木自甚，故为酸，是以肝热则口酸也。所以中酸不宜食粘胃油腻者，谓能令气郁不通畅也。丹溪曰：俗谓之心嘈，似饥不饥，似痛不痛，而有懊憹不自宁之况，其证或兼嗳气，或兼痞满，渐至胃脘作痛，皆痰火为患也，治法以半夏、橘红辈消其痰，芩、连、石膏、山栀、知母辈降其火，二术、芍药辈健脾行湿，壮其本元则安。又曰：此乃食郁有热，黑山栀、姜炒黄连必用之药。又曰：《内经》言诸呕吐酸，皆属于热，以为热，言其本也。东垣言作热攻之，必误，则又以为寒，言其末也。

【吞酸导引法】《保生秘要》曰：于肝经肺经二穴，掐之九九，擦亦九九，行功后自效。

【运功】《保生秘要》曰：先服气凝定，归元半晌，次行胃口，洗涤邪火，至转大肠散浊，复元，又凝定气自愈。

治嗳气嘈杂吞酸吐酸恶心方九

香附散〔嗳气〕 香附 山栀 黄连 橘红 半夏

六君子汤〔又〕 人参 茯苓 白术 炙草 陈皮 半夏

二陈汤〔嘈杂〕 茯苓 半夏 陈皮 甘草

白术丸 〔又〕 白术 南星 半夏

气郁汤 〔又〕 香附 苍术 橘红 半夏 茯苓 贝母 川芎 山栀 甘草 紫苏 木香 尖槟榔

槟榔橘皮汤 〔又〕 槟榔四两 橘皮一两

每末方寸匕，空心，生蜜汤下。

吴茱萸汤 〔又〕 淡吴萸，水煎，顿服。有人心如蜇破，服此，二十年不发也，累用有效。

左金丸 〔吞酸〕 黄连 吴萸

平胃散 〔吐酸〕 苍术 厚朴 陈皮 甘草

呃逆源流

呃逆，火病也。经曰：诸逆冲上，皆属于火是也。呃逆一证，古名哕，后名咳逆，又名吃忒。其故有三：一曰热逆，胃火干气上逆，脉洪大而数，必口干舌燥，面赤便秘宜平胃散加清火药。阴火上炎而呃，其气从脐下逆上，盖上升之气至肝而出，中挟相火也宜山栀、黄连清火，木香理气，茯苓、半夏理脾。胃中停痰阻塞，致痰火郁遏，不得疏泄，亦呃宜参用二陈汤、半黄丸。温病发呃，乃伏热在胃，令人胸满而气逆，逆而呃，或大下，胃中虚冷，亦致呃宜茅葛汤。一曰气呃，劳役过度，努伤中焦，丹田之气，逆而上行，故呃，急调气宜调气平胃散、人参利膈汤。中气大虚，不时发呃，急补益宜补中益气汤。元气不足，胃虚而呃，非培元不可宜人参理中汤。肺气郁痹，面冷频呃，总在咽喉不爽，当开上焦之痹，盖心胸背部，须藉在上清阳舒展，乃能旷达也宜枇杷叶、川贝、郁金、射干、通草、淡豉。痢后发呃，极为险证宜六君子汤。伤寒汗吐下后，或泻利日久，或大病后气呃，为中气极虚宜十全大补汤，兼热加竹茹、丹皮，兼寒加丁香、附、桂，脉沉数大、便秘，宜稍加大黄。男女伤寒，及一切杂病，手足逆冷而呕且呃宜姜橘汤。呃逆之甚，至于短气，急疏导之宜紫苏二钱、人参一钱，煎服。食伤脾胃，复病呕吐，发呃下利，两脉微涩，是阳气欲尽，浊阴冲逆，急候也，舍理阳驱阴无别法宜干姜、吴萸、人参、茯苓、丁香、柿蒂、炮熟附子。病后气逆，不能归元，致呃呃连声不止，声闻屋外宜刀豆子烧存性，白汤调服二钱即止。温病饮水过多，气滞，呃逆不止宜枇杷叶、茅根各半斤煎水，徐徐服。呃而心下悸，盖缘水气停郁宜二陈汤加木香、竹沥、姜汁。痰气滞，其气从胸中起中州，元气郁也宜气郁汤。或脉小舌白，气逆吃忒，畏寒微战，胃阳虚，肝木上犯，必议镇肝安胃理阳法宜代赭石、人参、丁香、橘皮、茯苓、淡干姜、半夏。若无别证，忽然发呃，气从胃中而起，只是气不顺宜木香调气散。若痰结碍逆而吃忒，乃为痰呃宜先用盐汤探吐法，后服导痰汤。阴火从少腹上冲呃逆，夜分转甚，乃荣血亏伤之故宜四物汤加知母、黄柏、竹茹、陈皮、茯苓。呃而专由于火，则曰火呃宜干柿生姜煎服。呃而音高连声，尚为有力，为实，可治。若呃一二声而音低者，中气稍绝，而不能接续，则虚之极，旦发夕死。病后大发呃，亦由真元之气绝，不治。一曰胃寒，手足冷，呕吐，无热证，脉迟涩，为胃寒之候宜丁香柿蒂汤。胃虚寒，致胸满而发呃宜丁香柿蒂汤。胃家寒冷，久呃不能止宜沉香散。肾气自腹中赶上，筑于咽喉，逆气连属而不能出，或至数十声，上下不得喘息，此由寒伤胃脘，肾虚气逆，上乘于胃，与气相并。经云：病深者，其声哕也宜吴茱萸散。吐利后胃气虚寒，手足厥冷，必伤土气宜理中汤加丁香、白术、枳壳。或脉歇止，汗出呃逆，大便溏，此劳倦积伤，胃中虚冷，阴浊上干宜人参、茯苓、淡干姜、炒川椒、代赭石、炒乌梅肉。若为冷物所阻，或误投寒剂所遏，至阳不得上升而呃，阳证伤寒，胸中饮食未消，误服石膏、人中黄之类而呃，均宜散其寒，越其热，不使寒热抑遏宜丁香柿蒂散。以上三者，皆呃证之由也，故有谓呃证属寒多而热少者，又有谓呃证属热多而寒少者，皆一偏之见。盖呃之为证，总属乎火，即如胃寒诸证，亦必火热为寒所遏而然，若纯由乎寒，则必不相激而逆上矣。故人有寻常并无疾病，或一张口而寒气相袭，立时发呃者，俗名之曰冷呃，其得竟谓之冷病乎？盖相袭者寒气，而相袭之时，必阳气适当上升，故寒气一袭，阳即不得越而呃也。若阳当下降，而非上升之时，虽寒袭之，亦必不呃也。然此偶然感发，不足为病，非若前文三因之证，必须调治也。至如《活人书》所载呃逆阴证，胃寒脉细虚极宜丁香柿蒂散、羌活附子汤。呃逆阳证，发热口苦，胸满脉数宜橘皮竹茹汤，或小柴胡汤加橘皮、竹茹。《入门》所载痢后呃逆宜人参、白术煎汤，调益元散顿服，自止。痢后胃阳衰，气弱不相续而呃逆宜补中益气汤加竹茹、生姜、附子。饮食填塞胸中，或食物太甚，噎而不下，发为呃逆宜三香散或二陈汤加枳壳、砂仁、苏叶。《正传》所载痰闭于上，火动于下，无别证，忽发呃逆，从胸中起宜二陈汤加芩、连、桔梗、姜炒山栀。痰挟气虚而呃逆宜六君子汤。《纲目》所载胃中虚冷，不能食，饮水则呃逆，或饮水太过，或水结胸而呃逆宜小陷胸汤。或但饮水多而呃逆，别无恶候宜五苓散。《回春》所载过笑而呃逆宜灯草探鼻取嚏。皆所当究者也。总之，呃逆甚危，不得视为寻常易瘳之证，倘寻常视之，危毙立见。

【脉法】《医鉴》曰：呃逆之脉，宜浮缓，若弦促代急微结，难治，散大者必死。

【呃逆证治】《入门》曰：呃逆当分有余不足：不足者，因内伤，及大病后发，其证胃弱面青，肢冷便软。有余者，因外感冒燥，及大怒大饱而发，其证面红体热，便闭。便软者泻心汤主之，便闭者大承气汤主之。《纲目》曰：《灵枢》云，哕以草刺鼻令嚏而已，无息而疾迎引之，立已，大惊之亦已。详此三法，正是治呃逆之法。今人用纸捻刺鼻取嚏，嚏则呃逆立止，或闭口鼻气，使之无息亦立已，或作冤盗贼大惊骇之亦立已，此以哕为呃逆，正得经旨也。谓之哕者，呃声之重也。谓之呃者，哕声之轻也。皆因病声之轻重而名之也。又曰：呃声频密相连者为实，可治。若半时呃一声者为虚，难治，多死，死在旦夕。呃至八九声气不回者，难治。呃逆小便秘涩，或腹满者，不治。脉见沉微散者死。泻痢后呃逆，及伤寒结胸发黄而呃逆，俱难治。

治呃逆方二十七

平胃散〔热呃〕 苍术 厚朴 甘草 陈皮

二陈汤〔痰呃〕 茯苓 陈皮 甘草 半夏

半黄丸〔又〕 半夏 南星 黄芩

姜汁浸，蒸饼丸，食后姜汤下七十丸。

茅葛汤〔热呃〕 茅根 葛根各半斤

水三升，煎升半，每温饮一盏，哕止即停。

调气平胃散〔气呃〕 木香 檀香 乌药 蔻仁 砂仁 藿香 苍术 厚朴 陈皮 甘草

人参利膈汤〔又〕 木香 槟榔 人参 当归 藿香 甘草 枳实 厚朴 大黄

补中益气汤〔虚呃〕 人参 黄芪 归身 白术 陈皮 甘草 升麻 柴胡

人参理中汤〔胃虚〕 人参 白术 甘草 干姜

六君子汤〔痢后〕 人参 茯苓 白术 甘草 半夏 陈皮

十全大补汤〔虚极〕 肉桂 炙草 白芍 黄芪 当归 川芎 人参 白术 熟地 茯苓 姜 枣

姜橘汤〔病后〕 橘皮四两 生姜一两

水煎，徐呷乃止。

木香调气汤〔忽呃〕 木香 藿香 砂仁 蔻仁 甘草

导痰汤〔痰呃〕 南星 半夏 茯苓 枳实 陈皮 甘草

四物汤〔血亏〕 川芎 当归 地黄 白芍

丁香柿蒂汤〔胃寒〕 丁香 柿蒂 人参 茯苓 良姜 橘皮 半夏各五钱 甘草二钱半 生姜七钱半

共为粗末，每三钱，煎服，或调苏合丸服亦可。一方七味各一钱，甘草五分，煎服。

沉香散〔久呃〕 沉香 紫苏 白蔻仁各一钱

共为末，每柿蒂汤服五七分。

理中汤〔吐痢后〕 白术 干姜 炙草

气郁汤〔郁呃〕 香附 茯神 藿香 桔梗 木香 枳壳 厚朴 砂仁

丁香柿蒂散〔寒呃〕 丁香 柿蒂各二钱

共为末，生姜五片，煎汤调下。如治伤寒呃逆，每末一钱，人参汤下。本方洁古治虚人呃逆，加人参一钱。《三因方》加贝母、甘草等分。《卫生方》加青皮、陈皮。《易简方》加半夏、生姜。

羌活附子汤〔胃寒〕 羌活 附子 茴香 炮姜 木香 丁香各一钱

入盐一撮，同煎服。

橘皮竹茹汤〔阳证〕 橘皮三钱 人参二钱 竹茹四钱 甘草一钱 姜五片 枣二枚

加白术、枳壳尤妙。

小柴胡汤〔又〕 柴胡 黄芩 人参 半夏 甘草

益元散〔痢后〕 滑石 甘草

三香散〔食呃〕 沉香 木香 蔻仁 苏叶 藿香

小陷胸汤〔水结〕 黄连 半夏 瓜蒌实

生姜泻心汤〔便软〕 生姜 黄连 黄芩 半夏 人参 甘草 干姜 大枣

大承气汤〔便闭〕 大黄 芒硝 枳实 厚朴

杂病源流犀烛 卷十八 内伤外感门

内伤外感源流

脱营失精

内伤外感，内外因所生病也。外感者，风寒暑湿燥火六淫之邪，感乎一身。内伤者，饮食劳役七情之逆，伤及五脏。外感当泻不当补，内伤当补不当泻，治法迥别。故外感有头疼发热之候，不可误敛。内伤亦有头疼发热之候，不可误汗。东垣云：左手人迎脉大于气口，为外感；右手气口脉大于人迎，为内伤。外感寒热齐作而无间，内伤寒热间作而不齐。外感恶寒，虽近火不除；内伤恶寒，则就温即解。外感恶风，乃不禁一切风；内伤恶风，惟恶些小贼风。外感显在鼻，故鼻气不利，壅盛而有力；内伤显在口，故口不知味，而腹中不得和。外感邪气有余，故发言壮厉，且先轻后重；内伤元气不足，故出言懒弱，且先重后轻。外感手背热，手心不热；内伤手心热，手背不热。外感头疼不止，至传里方罢；内伤头疼，则时作时止。外感起即着床，非扶不起，筋挛骨痛；内伤怠惰嗜卧，四肢不收。外感不能食，然口则知味而不恶食；内伤则恶食，而口不知味。外感三日后谷消水去，邪气便传里，必渴；内伤邪在血脉中有余，故不渴。若饥饿，内伤房劳太过，比之内伤饮食尤为不足，当大补回阳，尤恐或迟，切不可误作外感治。若伤寒温病热病湿病，比之寻常感冒，尤为险重，当按经对证，速去其邪，切不可误作内伤治。内伤外感之相反，而治法之不同如此，医者安可不先了然于心，以使了然于临证时哉。

【内伤脉法】 仲景曰：趺阳脉浮而数，浮伤胃，数伤脾，邪气独留，心中即饥，邪热不杀谷，潮热发渴。又曰：寸口脉弱而迟，弱者卫气微，迟者荣中寒。荣为血，血寒则发热。卫为气，气微者心内饥，饥而虚满不能食也。寸口脉弱而缓，弱者阳气不足，缓者卫气有余。噫而吞酸，食卒不下，气填于膈上也。注曰：胃中有未消谷，故噫而吞酸，寸口脉紧，胸中有宿食不化。又曰：脉紧如转索无常者，有宿食也。东垣曰：阳脉滑而紧，滑则胃气实，紧则脾气伤，待食不消者，此脾不和也。脉浮滑而疾者，此食不消，脾不磨也。《脉诀》曰：内伤劳役，豁大不禁，若损胃气，隐而难寻，内伤饮食，滑疾浮沉。《正传》曰：右寸气口脉急大而数，时一代而涩，此饮食失节，劳役过甚，太过之脉也。右关胃脉损弱，甚则隐而不见，但内显脾脉之大数浮缓，时一代，此饮食不节，寒温失所之脉也。右关脉沉而滑，此宿食不消之脉也。丹溪曰：宿食不消，则独右关脉沉而滑。经云：脉滑者，有宿食是也。

【外感脉法】 东垣曰：左手人迎脉紧盛，大于气口一倍，为外感之邪。李士材曰：左为人迎，辨外因之风，以左关乃肝胆脉，肝为风脏，故曰人迎紧盛伤于风，勿以外因，兼求六气。

鳌按：士材专论人迎，故但主风，若云外感，则统言六淫之邪自外相感者，其脉各详于诸杂病中，故兹不胪列。

【辨内外伤证】 方广曰：外感内伤，乃病之大关键，丹溪言内伤证，皆以补益为主，看所挟而兼用药。但先生之言，引而不发，予今补之。如内伤挟外感者，则于补中益气汤内，春加川芎、柴胡、防风、荆芥、紫苏、薄荷，夏加葛根、石膏、麦冬、薄荷、升麻、柴胡，秋加羌活、防风、荆芥，冬加麻黄、桂枝、干姜之类。《入门》曰：若显内证多者，则是内伤重而外感轻，当以补养为先。若显外证多者，则是外感重而内伤轻，宜以发散为主。

【内伤原由证治】《入门》曰：饮食伤，食养阴，饮养阳，饮食无过，则入于口，达于脾胃，入于鼻，藏于心肺，气法相承，阴阳和调，神乃自生。盖精顺五气以为灵，若食气相恶，则伤其精。神受五味以成体，若食味不调，则伤其形也。又曰：劳倦伤，手按心口不痛。饮食伤，手按心口痛。王安道曰：劳倦伤，诚不足也。饮食伤，尤当于不足之中，分其有余不足。何者？饥饿不饮食，与饮食太过，虽皆失节，然饥饿不饮食者，胃气空虚，此为不足，固失节也。饮食自倍而停滞者，胃气受伤，此不足之中兼有余，亦失节也。东垣曰：劳倦伤亦有二焉，劳力纯伤气，劳心兼伤血，房劳伤肾，与劳倦相似，七情动气，脉与饮食无二。鳌按：食伤与不能食，另详源流于后，此条特因前人言劳倦饮食二伤杂出，故类摘于此以上言劳倦饮食二伤之异。《内经》曰：劳则气散气短，喘促汗出，内外皆越，故气耗矣。又曰：阴虚生内热，奈何？曰：有所劳倦，形气衰少，谷气不盛，上焦不行，下脘不通，而胃气热，热气熏胸中，故内热。《入门》曰：经言阴虚生内热，劳倦伤之原也。盖此阴虚，指身中之阴气，与水谷之味耳。又曰：房劳伤肾，与劳倦相似，均一内伤发热证也。劳倦因阳气之下陷，宜补其气以升提之。房劳因阳火之上升，宜滋其阴以降下之。一升一降，迥然不同。又曰：七情动气，脉与饮食无二。盖饮食七情，俱能闭塞三焦，熏蒸肺胃清道，肺为气主，由是而失其传化之常，所以气口脉独紧且盛，其证呕泄痞满腹痛亦相似。但伤食则恶食，七情虽作饱，却不恶食。东垣曰：喜怒不节，起居不时，有所劳倦，皆损其气，气衰则火旺，火旺则乘脾土，脾主四肢，故困热，无气以动，懒于言语，动作喘乏，表热自汗，心烦不安，当息心静坐以养其神，以甘寒泻其热火，酸味收其散气，甘温调其中气。《正传》曰：经言劳者温之，损者益之。夫劳则动之太过，而神不宁矣，故温之，温者，养也，温之者，调其饮食，适其起居，从容以待其真气之复常也。东垣乃谓宜温药以补元气而泻火邪，又以温能除大热为《内经》所云，而遍考《内经》，并无此语，不能无疑也。又经言形不足者，温之以气，其温字，亦是滋养之义，非指温药也以上单言劳倦伤。《内经》曰：水谷之寒热，感则害人六腑。又曰：阴之所生，本在五味，阴之五宫，伤在五味。注曰：阴，五脏也。丹溪曰：伤食证，亦有头痛发热，但身不痛为异耳。又曰：补脾胃药内，必用心经药，以火能生土故也。古方用益智仁正是此意。又曰：张易老枳术丸，用白术二两补脾，枳实一两消痞，东垣加陈皮一两和胃，一补一泻，简而又当，故能治饮食不消，心下痞闷之证。盖以用药大法，所贵服之强人胃气，令益厚，虽重食、猛食、多食，亦不复致伤也。又曰：酒虽与水同体，然伤于肠胃，则升之不散，降之不下。郁于气分，逐气升降而半有消耗，如人饮醇酒，则小便少，此其可验，故治法宜汗，宜利小便为主，后世与伤饮食法同治，大谬。又曰：酒性喜升，气必随之，痰郁于上，尿涩于下，肺受贼邪，金体必燥，恣饮寒凉，其热内郁，肺气得热，必大伤耗，其始病浅，或呕吐，或自汗，或心脾痛，尚可发散而去之。及久而病深，则为消渴，为黄疸，为肺痿，为内癖，为鼓胀，为失目，为哮喘，为劳嗽，为癫痫，为难明之疾，可不慎乎！《得效》曰：久饮酒者，脏腑积毒，致令蒸筋伤神，腐肠损寿。东垣曰：饥饿胃虚为不足，故须补益。饮食停滞为有余，故须消导。又有物滞气伤，必须消补兼行者。亦有物暂滞而气不甚伤者，宜消导独行，不须兼补。亦有既停滞而复自化者，不须消导，但当补益以上单言饮食伤。《回春》曰：脾胃俱实，则过时而不饥，多食而不伤。脾胃俱虚，则不能食而瘦，与之食则少食，不与则不思食，饥饱不知。又曰：

食少而肥者，虽肥而四肢不举，盖脾困邪胜也。食多而瘦者，胃伏火邪于气分，则能食，虽多食而不能生肌也以上言脾胃虚实。东垣曰：食入则困倦，精神昏冒而欲睡者，脾虚弱也。又曰：脾胃不节，损其胃气，不能克化，散于肝，归于心，溢于肺，食入则昏冒欲睡，得卧则食在一边，气暂得舒，是知升发之气不行也。《回春》曰：劳伤者，过于劳役，耗损元气，脾胃虚衰，不任风寒，故昏冒以上言食后昏倦。《入门》曰：凡内伤脾胃，始则四肢困热，无气以动，表热自汗，心烦不安，胃气热，热气熏胸中，为内热证，宜以甘温补中益气。东垣曰：凡脾胃证，调治差误，或妄下之，则末传为寒中，复遇时寒，则四肢厥逆，心胃绞痛，冷汗出。夫六气之胜，皆能为病，惟寒毒最重，阴主杀故也，宜温胃益中以上言内伤病，始为热中，终为寒中。《原病》曰：四方温凉不同，嗜欲因以成性，若移旧土，多不习伏，必以饮食入肠胃，肠胃不习，疾病必生，故有不伏水土病。《入门》曰：不伏水土病，与湿瘴同原，皆可随水土风气冷热，加减用药，然总宜以扶脾健胃为主，不可妄治以上言不伏水土病与内伤同。

脱营失精　失志病也。经曰：尝贵后贱，名曰脱营。尝富后贫，名曰失精。虽不中邪，病从内生，身体日减，气虚无精，病深无气，洒洒然时惊，病深者，以其外耗于卫，内夺于荣。注云：血为忧煎，气随悲灭，故外耗于卫，内夺于荣也。盖人如愤恨必伤肝，思虑必伤脾，悲哀必伤肺。若后贫后贱之人，忧愁思虑，愤恨悲哀，无一不有，故内伤脏腑，伤则各经火动，并伤元气，日渐日深，病发则饮食无味，神倦肌瘦也，治之可不察其由哉宜内服镇心丹、升阳顺气汤，外用香盐散，日擦牙齿，自愈。

【脱营失精治法】　东垣曰：心者，君主之官，神明出焉。凡恚怒悲忿，忧思恐惧，皆损元气。心者神之舍，心君不宁，化而为火，火者土神之贼也，故曰阴火太盛，经营之气不能颐养于神，乃脉病也。人心之神，真气之别名也，得血则生，血生则脉旺。脉者，神之舍，若心生凝滞，则七神离形，而脉中惟有火矣。善治病者，惟在调和脾胃，使心无凝滞，或生欢欣，或逢喜事，或天气暄暖，或居温和，或食滋味，或见可欲事，则爽然如无病矣，盖胃中元气得舒伸故也。

鳌按：东垣此论，虽未专主脱营失精病，而脱营失精病所以调治安养之者，亦当如是，故录之。

治内伤诸药要品

消导积滞山楂 草果 槟榔 神曲 麦芽 京三棱 枳实 枳壳 红曲 厚朴 橘红 蓬莪术 砂仁 谷芽 藿香 莱菔子

开解郁结青皮 陈皮 砂仁 蔻仁 枳壳 枇杷叶 枳实 郁金 苏子 乌药 木通 紫厚朴 木香 檀香 藿香 苍术 降香

补益虚衰人参 白术 归身 山药 百合 菟丝子 黄芪 苍术 建莲 龙眼 熟地 肉苁蓉 茯苓 茯神 扁豆子

治外感诸药要品

发散风寒川芎 藁本 甘草 白芷 桔梗 桑白皮 细辛 防风 荆芥 前胡 紫苏 苦杏仁 薄荷 石膏 升麻 柴胡 麻黄 川羌活 生姜 独活 细辛 葱白 桂枝 干姜

疏泄风热石膏 知母 甘草 麦冬 前胡 淡竹叶 桔梗 薄荷 葛根 桑皮

治脱营失精方三

加减镇心丹 〔内服〕 天冬 黄芪 熟地 酒归身各一两半 麦冬 生地 山药 茯神各一两 五味子 远志肉 人参各五钱

蜜丸，朱砂为衣。

升阳顺气汤 〔又〕 黄芪二钱 人参 半夏各一钱 神曲七分半 当归 草蔻仁 陈皮 丹皮 升麻 柴胡各五分 黄柏 炙草各二分半 姜三片

香盐散 〔擦牙〕 大鼠骨一具，煅　炒川椒　乳香炙，各二两　白蒺藜　青盐各一两

伤食不能食源流

此篇当与内伤外感总论源流参看

伤食，脾虚病也。脾家之气虚，故所食之物，皆足为害。伤食之脉，左手平和，右手气口紧盛。伤食之证，必胸膈痞塞，噫气如败卵总治宜保和丸、平胃散、胃苓汤为主。且伤食者必恶心吞酸宜加橘皮、半夏、山栀、黄连。伤食者必多吐泻宜焦术、神曲、陈皮、姜、枣。伤食者必恶饮食宜陈皮、山药、扁豆、莲子、茯苓、白芍、山楂、砂仁、谷芽、麦芽、草果、草蔻仁。伤食者必不能消化宜以谷芽、麦芽、肉豆蔻为主。伤食者必头疼发热宜石斛、柴胡、白术、炙甘草、麦芽、陈皮、白芍。凡此，皆其证之所兼及者也。至于所伤之物，既种种不同宜各用主治之药，详载于后。所伤之候，又有乍伤、宿食之各异乍伤宜平胃散，宿食宜大安丸。所伤之因，又有兼寒宜理中汤加丁香、蔻仁、兼湿宜除湿汤加麦芽、神曲，兼痰宜二陈汤加白术、神曲。兼气宜调气平胃散之各殊，皆当审所伤之轻重，元气之虚实，脏腑之强弱，时候之寒暖，或当消导，或当补益，或当以消导为主而兼补益，或当以补益为主而兼消导，且于消导补益之中，或当兼疏散，或当兼渗泄，或当兼下利，各随宜以治之，慎勿专任攻伐，致戕天和，有太过之弊，斯称王道。

不能食，脾胃俱虚病也。东垣云：脾胃旺，能食而肥；脾胃虚，不能食而瘦。此之谓也。故治之者必当知不食之故，由于脾胃之虚，急当补益宜补中益气汤，而不可用诛伐，使元气愈虚，斯为要着。或补之不效，更当兼补其母，使火以生土，土自健运宜八味丸、二神丸。补母不效更当兼顾其子，使金不窃母之气以自救，致脾胃益虚，则土自能保宜茯苓、人参、桔梗、甘草。惟审知脾胃中，或有积滞，或有实火，或有寒痰，或有湿

饮，而元气未衰，邪气方甚者，方可稍用消导，而仍以补益为主宜异功散、香砂枳术丸。其有挟郁者，开之宜育气丸。动气者，平之宜异功散加木香、沉香。上焦湿热阻气者，开提之宜枇杷叶、苏子、杏仁、黄芩、降香、土瓜蒌皮。胃伤恶食，络虚风动浮肿者，和解之宜人参、檀香泥、新会皮、炒荷叶蒂、炒粳米。心营热入，胃汁全亏，不饥不食，假寐惊跳者，调摄之宜鲜生地、竹叶心、金银花、火麻仁、麦门冬、生知母。脾胃虚，不能消化水谷，胸膈痞闷，腹胁膨胀，连年累月，食减嗜卧，口无味者，通快之宜消谷丸。腹中虚冷，不能食，食辄不消，羸弱生病者，温暖之宜苍术丸。时病后，胃气未和，知饥不纳者，调养之宜茯神、枣仁、川石斛、知母、鲜莲子、鲜省头草。夫然后脾胃益快，自然进食矣。

【脉法】《灵枢》曰：脉小而寒者，不嗜食。东垣曰：右手气口脉大于人迎一倍，为内伤饮食。

【伤食不食证治】《灵枢》曰：善饥而不嗜食，以精气并于脾，热气留于胃，胃热则消谷，谷消故善饥，胃气上，则胃脘寒，故不嗜食也。《内经》曰：太阴所谓恶闻食臭者，胃无气故也。《入门》曰：恶闻食臭者，膀胱移热于小肠也。又曰：口多嗜味，阴虚火动故也。阴虚则口中有味，阳虚则口中无味也。丹溪曰：恶食者，胸中有物，宜导痰补脾。又曰：不进食，服脾药不效者，盖肾气虚弱，真元衰削，是以不能消化饮食，譬之釜中水谷，下无火力，终日米不熟，其何能化？黄鲁直日服菟丝子数匙，十日外，饮啖如汤沃雪，亦此理也。又曰：一室女因事忤意，郁结在脾，半年不食，但日食荞麦数口，或馒头弹子大，深恶粥饭，予意脾气实，非枳实不能开，以温胆汤去竹茹，与数十帖而安。《内经》注曰：思则气结者，系心不散，故气亦停留而为结也。《得效》曰：思伤脾者，脾在志为思，思则气化不行，精衰中脘，不得饮食，腹胀满，四肢怠惰。

治所伤诸物主治之药

伤酒轻者，葛根、葛花、枳椇子、神曲、黄连、白蔻仁；甚者，甘遂、黑牵牛子

伤谷轻者，麦芽、谷芽、神曲、砂仁；甚者，鸡内金

伤曲莱菔子、姜，酒煎

伤茶轻者，姜黄、芝麻；甚者，吴萸、椒、姜

伤肉轻者，山楂、阿魏；甚者，硝石、硼砂

伤菜丁香、麝香、肉桂

伤蛋蔻仁、橘红、豆豉、姜汁

伤鱼鳖紫苏、陈皮、木香、姜汁，白马尿专治鳖积

伤狗肉杏仁、山楂

伤糯米大麦曲，研末酒服

伤瓜鲞鱼炙食，瓜皮煎汤

治伤食方七

保和丸 〔总治〕 楂肉二两 半夏 橘红 麦芽 神曲 茯苓各一两 连翘 莱菔子 黄连各五钱

胃苓汤 〔又〕 苍术 厚朴 陈皮 甘草 茯苓 猪苓 白术 桂心 泽泻 姜 枣

此方即平胃、五苓二散合用。又名对金锭子。

平胃散 〔乍伤〕 苍术 厚朴 陈皮 甘草

大安丸 〔宿食〕 山楂 神曲 半夏 橘红 茯苓 麦芽 连翘 菔子 黄连 白术

此即保和丸加白术一两也。

理中汤 〔兼寒〕 人参 白术 甘草 生姜

除湿汤 〔兼湿〕 苍术 厚朴 半夏各钱半 藿香 陈皮各七分半 甘草五分 姜七 枣二

调气平胃散 〔兼气〕 木香 檀香 藿香 砂仁 蔻仁

乌药　厚朴　苍术　陈皮　甘草

治不能食方八

补中益气汤〔总治〕人参　黄芪　当归　白术　陈皮　甘草　柴胡　升麻

八味丸〔补火〕地黄　山药　山萸　茯苓　丹皮　泽泻　附子　肉桂

二神丸〔又〕补骨脂四两　肉豆蔻二两

共为末，大枣四十九枚，生姜四两，同煮烂，枣去皮核，去姜，捣丸，盐汤下三钱。

异功散〔消补〕人参　茯苓　白术　甘草　橘红

温胆汤〔脾结〕陈皮　半夏　茯苓　甘草　枳实　竹茹　姜　枣

如心虚，加人参、枣仁。心内烦热，加黄连、麦冬。口燥舌干，去半夏，加麦冬、五味、花粉。表热未清，加柴胡。内虚大便自利，去枳实，加白术。内热心烦，加山栀。

育气丸〔挟郁〕木香　丁香　藿香　檀香　砂仁　蔻仁　人参　白术　茯苓　炙草　山药　橘红　青皮　荜澄茄

每末二钱，木瓜汤下。

消谷丸〔通快〕神曲六两　炒乌梅肉　炮姜各四两　麦芽三两

蜜丸，每米饮下五十丸，日三服。

苍术丸〔温暖〕制苍术二斤　神曲一斤

蜜丸，每三十丸，米汤下，日三服。大冷加干姜三两，腹痛加当归三两，羸弱加炙甘草二两。

诸郁源流

诸郁，脏气病也。其原本由思虑过深，更兼脏气弱，故六郁之病生焉。六郁者，气血湿热食痰也。诸郁之脉皆沉。六郁所挟，则兼芤涩数紧滑缓，或沉结促代，最宜细诊。盖郁者，滞而不通之义。百病皆生于郁，人若气血冲和，病安从作？有怫郁，当升不升，当降不降，当化不化，或郁于气，或郁于血，病斯作矣。治郁之法，不外《内经》所言木郁达之，火郁发之，土郁夺之，金郁泄之，水郁折之数语。后之解者，以吐训达，而以烧盐三两，温汤二升毕达之义。以汗训发，而以升麻、柴胡、羌活、防风毕发之义。以下训夺，而以槟榔、枳实、大黄、厚朴毕夺之义。以解表利小便训泄，而以橘红、苏子、桑皮、木通、猪苓、泽泻毕泄之义。以遏制冲逆训折，而以黄柏一味毕折之义。用之有应有不应，以五者仅为一偏之治，不知立言者原无过，解之者自误也。王安道、张介宾皆能扩充《内经》之旨，余因撮其要而为之论。夫达者，通畅之义。木郁风之属，脏应肝，腑应胆，主在筋爪，伤在脾胃，证多呕酸。木喜条鬯，宜用轻扬之药，在表疏其经，在里疏其脏，但使气得通行，均谓之达。若专用吐，谓肺金盛，抑制肝木，则与泻肺气、举肝气可矣，何必吐？谓脾浊下流，少阳清气不升，则与抑胃升阳可矣，又何必吐？木郁固有吐之之理，而以吐总该达字，则未也宜达郁汤。发者，越之也。火郁之病，为阳为热，脏应心，腑应小肠、三焦，主在脉络，伤在阴分。凡火之结聚敛伏者，不宜蔽遏，当因其势而解之散之，升之扬之。如腠理外蔽，邪热怫郁，则解表取汗以散之。如龙火郁甚，非苦寒沉降之剂可治，则用升浮之品，佐以甘温，顺其性而从治之，汗未足以概之也宜发郁汤。夺者，直取之谓也。湿滞则土郁，脏应脾，腑应胃，主在肌肉、四肢，伤在血分，当理其滞。滞在上宜吐，滞在中宜伐，滞在下宜泻，皆夺也，夺岂止于下哉宜夺郁汤。泄者，疏利之也。金郁之病，为敛闭，为燥塞，脏应肺，腑应大肠，主在皮毛、声息，伤在气分，或解表，或利气，皆可谓泄。利小便是水郁治法，与金郁无关宜泄郁汤。折者，调制之也。水之本在肾，标在肺。实土可以制水，治在脾。壮火可以制水，治在命门。自强可以帅水，治在肾。分利可以泄水，治在膀胱。凡此皆谓之折，非独抑之而已宜折郁汤。《内经》言五郁之旨，其有可阐明而得之者也。而丹溪又谓病之属郁者常八九，须视所挟以开导之，因分气血湿火食痰为六郁。又谓六者有相因之势，气郁则留湿，湿滞则成火，火郁则生痰，痰滞则血凝，血凝则食结，而遂成痞块，故著越鞠丸通治诸郁。以香附理气，川芎调血，苍术开湿，山栀治火，神曲疗食，痰郁加贝母，此以理气为主，不易之品也。若湿盛加白术、茯苓，血甚加桃仁、红花，火盛加黄芩、青黛，食甚加山楂、厚朴，痰盛加胆星、浮石，此又因病而变通之法。又春加防风，夏加苦参，秋冬加吴萸，乃经所云升降浮沉则顺之，寒热温凉则逆之也，此法最为稳当。虽然，丹溪以越鞠通治诸郁，固属不易，而既分为六郁，则其证其治，又有不可不详者。如求谋横逆，贫窘暴怒，悲哀思虑，皆致胸满胁痛，脉必沉涩，是气郁宜气郁汤，内香附、川芎、木香是要药，又木香调气散。胸胁痛者，兼血郁，盛怒叫呼，挫闪，饥饱劳役，致胸胁间常如针刺痛，或能食，小便淋，大便红，脉沉芤而涩，是血郁宜血郁汤，内桃仁、红花、香附，并加青黛、川芎为要药。雾露风雨，坐卧湿衣湿衫，皆致身重疼痛，首如物蒙，倦怠好卧，阴寒则发，脉沉涩而缓，是湿郁宜湿郁汤，内苍术、川芎、赤苓，并加白芷为要药，又渗湿汤。不发热，常觉自蒸不能解，目蒙口渴，舌燥便赤，脉沉而数，是热郁。或昏瞀，或肌热，扪之烙手，皆是热郁宜火郁汤，又青黛、香附、苍术、川芎、山栀为要药。酸嗳腹满，不能食，黄疸鼓胀痞块，脉紧实，是食郁宜食郁汤，内神曲、苍术、香附，并加山楂、醋炒针砂为要药。动则喘满或嗽，寸脉沉而滑，是痰郁宜痰郁汤，内香附、瓜蒌、南星、海浮石为要药，又升发二陈汤。且不特是也。经云：五郁之发，乃因五运之气，有太过不及，遂有胜复之变。由是推之，六气着人，皆能郁而致病。如风邪袭人而郁，头痛目胀，鼻塞声重者是宜神术散。寒之所郁，呕吐清水，腰腹痛，癞疝癥瘕，下利清白者是宜五积散。且如伤寒之邪，郁于卫，郁于营，或郁在经在腑在脏皆是，其方治详伤寒书，可参看。暑热或郁，必为阴寒所遏，阳气不得发越，头痛肢节痛，大热无汗者是宜六和汤、苍术白虎汤。湿气之郁，结在三焦宜正气散加防己、大豆黄卷。瘟疫之邪所郁，客于募原，其方治详温疫篇，可参看。风寒湿三气杂感而郁，致成痹证，其方治详诸痹篇，可参看。总之，结不解散，即谓之郁，此又外感六气而成者。要之《内经》之论五郁，是言脏气。论六气之郁，是言客气。丹溪论郁，是言病气。皆当稔悉。此外又有忧愁思虑之郁，先富后贫曰失精，先贵后贱曰脱荣，此郁开之极难，然究不外木达火发之义。赵献可则又谓东方生生之气，在木治木，诸郁自散，加味逍遥散最妙，柴胡、薄荷能升能清，逆无不达，兼以陈皮、川芎、白芍损肝之过，丹皮、山栀泻肝之实。木盛土衰，甘、术扶之。木伤血病，当归养之。木实火燥，茯神宁之。少加吴萸为反佐，取其气燥入肝，辛热疏利。散剂之后，继以六味丸加柴胡、白芍。前之用逍遥散者，风以散之也。继之用六味丸者，雨以润之也。献可之法，虽进一步，然消息得宜，亦有至理。治郁者惟以五郁为本，详察六气之害，参用丹溪、献可之论，庶乎得之矣。总之，凡治诸郁，均忌酸敛滞腻，宜开发志意，调气散结，和中健脾，如是止耳，否则非其治也。

【脉法】《正传》曰：郁脉多沉伏，或促或结或代。丹溪曰：积脉弦坚，郁脉沉涩。

【诸郁原由证治】《明理》曰：气血恬和，百病不生，一有怫郁，诸疾生焉。郁者，病结不散也。丹溪曰：治郁之法，顺气为先，降火化痰消积，分多少而治，苍术、川芎，总解诸郁。《正传》曰：热郁而成痰，痰郁而成癖，血郁而成癥，食郁而成痞满，此必然之理也。《医鉴》曰：六郁为积聚癥瘕痃癖之本。又曰：六郁治法，通用六郁汤、越鞠丸、加味越鞠丸、越鞠保和丸。缪仲淳曰：心气郁结，用羊心一具，同番红花水浸一盏，入盐少许，徐徐涂心上，炙热食之，令人心安多喜。若忧郁不伸，胸膈不宽者，贝母去心，姜汁炒研，姜汁面糊丸。每服七十丸，白蒺藜汤下。《叶氏医案》曰：郁损心阳，阳坠入阴为淋浊，由情志内伤，即为阴虚致病。盖心藏神，神耗如溃，诸窍失司，非偏寒偏热药可治，必得开爽，冀有向安，宜妙香散。又曰：悲泣乃情怀内起之病，病生于郁，形象渐入，按之坚硬，正在心下，用苦辛降，当先从气结治，宜黄连、干姜、半夏、姜汁、茯苓、连皮瓜蒌。又曰：惊惶忿怒，都主肝阳上冒，血沸气滞瘀浊，宜宣通以就下，误投止塞，旧瘀不清，新血又瘀络中，匝月屡屡反复，究竟肝胆气血皆郁，仍宜条达宣扬。漏疡在肛，得体中稍健，设法用旋覆花、新绛、青葱管、炒桃仁、柏子仁。

治诸郁方二十六

达郁汤〔治木〕 升麻　柴胡　川芎　香附　桑皮　橘叶　白蒺藜

发郁汤〔治火〕 丹皮　柴胡　羌活　葛根　远志　菖蒲　葱白　细辛

夺郁汤〔治土〕 苍术　藿香　香附　陈皮　砂仁　苏梗　生姜　草蔻仁　省头草

泄郁汤〔治金〕 紫菀　贝母　桔梗　沙参　香附　砂仁　白蒺藜

折郁汤〔治水〕 白术　茯苓　猪苓　泽泻　肉桂　丁香　木通　白蔻仁

越鞠丸〔总治〕 香附　苍术　川芎　山栀　神曲

水丸，或加陈皮、半夏、茯苓、砂仁、甘草、苏子、卜子。

气郁汤〔治气〕 香附　苍术　橘红　半夏　贝母　山栀　茯苓　川芎　甘草　紫苏　木香　槟榔

血郁汤〔治血〕 丹皮　红曲　通草　香附　降香　苏木

山楂　麦芽　桃仁　韭汁　穿山甲

湿郁汤〔治湿〕　苍术　白术　厚朴　赤苓　半夏　川芎　羌活　独活　香附　甘草　生姜

火郁汤〔治火〕　连翘　薄荷　黄芩　槐仁　麦冬　甘草　郁金　竹叶　全瓜蒌

食郁汤〔治食〕　苍术　厚朴　川芎　陈皮　神曲　山栀　枳壳　炙草　香附　砂仁

痰郁汤〔治痰〕　苏子　半夏　前胡　炙草　当归　陈皮　沉香

以上名苏子降气汤。今加瓜蒌净仁、胆星、枳实、香附、浮石。如虚加黄芪。寒冷加肉桂。

神术散〔治风〕　苍术　藁本　白芷　细辛　羌活　川芎　甘草

五积散〔治寒〕　当归　白芷　茯苓　半夏　川芎　白芍　甘草　枳壳　麻黄　桂皮　陈皮　桔梗　厚朴　苍术　干姜　姜　枣

正气散〔治湿〕　藿香　紫苏　白芷　茯苓　白术　陈皮　厚朴　桔梗　甘草　半夏曲　大腹皮　姜　枣

六和汤〔治暑〕　人参　白术　半夏　砂仁　茯苓　扁豆　藿香　厚朴　杏仁　木瓜　炙草　香薷　姜　枣

苍术白虎汤〔又〕　制苍术　知母　石膏　甘草　粳米

加味逍遥散〔总治〕　茯苓　白术　白芍　当归　柴胡　甘草

以上名逍遥散。加山栀、丹皮。

六味丸〔又〕　熟地黄　山药　山萸　茯苓　丹皮　泽泻

木香调气散〔治气〕　木香　乌药　香附　枳壳　青皮　陈皮　厚朴　川芎　苍术各一钱　砂仁五分　桂枝　甘草各三分　姜三片

升发二陈汤〔治痰〕　半夏二钱　赤苓　陈皮　川芎各一钱

半 柴胡 升麻 防风 甘草各一钱 姜三片

六郁汤 〔开泄〕 香附 苍术 神曲 山栀 连翘 陈皮 川芎 赤苓 贝母 苏叶 枳壳各一钱 甘草五分 姜三片

六郁汤 〔通治〕 香附二钱 川芎 苍术各一钱半 陈皮 半夏各一钱 赤苓 山栀各七分 砂仁 甘草各五分 姜三片

附加减法：气郁，加木香、槟榔、乌药、苏叶。湿郁，加白术、羌活、防己。热郁，加黄连、连翘。痰郁，加南星、瓜蒌、海粉。血郁，加桃仁、丹皮、韭汁。食郁，加山楂、神曲、麦芽。

越鞠保和丸 〔又〕 白术三两 山楂二两 苍术 川芎 神曲 香附 陈皮 半夏 枳实 茯苓 酒黄连 酒当归各一两 山栀 莱菔子 连翘 木香各五钱

姜汁化蒸饼丸。

此方能开郁行气，消积散热。

加味越鞠丸 〔又〕 姜苍术 川芎 香附 神曲 山栀各四两 陈皮 白术 黄芩各两半 楂肉二两

糊丸。

妙香散 〔心阳〕

色欲伤源流

色欲伤，精气神病也。盖以三者相因，不能离贰，尝考养生家言，精能生气，气能生神，荣卫一身，莫大于此。养生之士，先宝其精，精满则气壮，气壮则神旺，神旺则身健，身健而少病，内则五脏敷华，外则肌肤润泽，容颜光彩，耳目聪明，老当益壮矣。此养生者以精气神为主，而尤以精为宝也。又按医家言，气者神之祖，精乃气之子，气者精神之根蒂也。又言，凡阴阳之要，阳密乃固，故曰：阳强不能密，阴气乃绝。阴平阳秘，精神乃治；阴阳离决，精气乃绝。此医者亦以精气神为主，而尤以精为宝也。然则欲神之旺，必先使气之充，欲气之充，必先使精之固。男女居室，虽生人之大欲所存，为圣王所不能禁，然使行之有节，保之有方，阴阳交接之间，亦何至受伤，何至受伤而成病？其所以受伤者，乃淫欲无充之故也。《灵枢经》曰：五谷之津液，和合而为膏，内渗入于骨空，补益髓脑，而下流于阴股。阴阳不和，则使液溢而下流于阴下，过度则虚，虚则腰背痛而胫酸。《真诠》云：五脏各有藏精，并无停泊于其所。盖人未交感，精涵于血中，未有形状。交感之后，欲火动极，而周身流行之血至命门，而变为精以泄焉。故以人所泄之精，贮于器，拌少盐酒，露一宿，则复为血矣。据此，则知血者，五谷之津液所充。而精者，又人身之血所由以化。精顾不甚重欤，而犹谓可或伤欤。且夫欲之不可纵也，良非无故。《养生书》曰：凡觉阳事辄盛，若一度制得，则一度火灭，一度增油。若不能制，纵欲施泻，即是膏火将灭，更去其油，不可不谨自防也。观于添油灭火之论，人苟精伤无度，而其为病，且有不可胜言者。讵第如《灵枢经》所云胫酸腰痛而已乎？若梦遗，若滑泄，若尿精，若白淫，若漏精，种种名状，不可指屈，而其后必至尪然羸瘦，渐成痨瘵。若水流下，不可收挽。若火燎原，不可救灭。此无他，精伤则气馁，气馁则神散，合精气神而皆为病，故即精气神而不能葆也。即精气神而不能葆，故极精气神所生之病，益复戕其精气神而无不委顿，以至于死也。嗟乎！色欲之为害，一至于此。而其详有可得而言者，其或心火旺，肾水衰，心有所欲，速于感动，疾于施泄欤宜大凤髓丹、金锁思仙丹。其或君火偶动，相火随之，而妄思淫泄欤宜黄连清心饮。其或阴虚火动，夜必成梦，梦则多泄，泄则愈虚，虚则愈梦欤宜保精汤、鹿角散。其或少壮气盛，情欲动中，所愿不遂，意淫于外，致成梦泄欤宜猪苓丸。其或经络热而焚燎，心经热而恍惚，闭目即若有见，无夜不梦，无梦不泄欤宜清心丸。其或始由房劳太甚，精伤窍滑，无论梦与不梦，合目即遗欤宜樗根皮丸。其或肝肾两伤，精气衰弱，脉象空虚，悲愁欲哭，面色夭白，为脱精脱神欤宜巴戟丸、固精丸。其或阳虚精脱，未交先泄，或乍交即泄，滑泄不禁欤宜芡实丸、锁阳丹。其或无故精流不止，日夜皆然，其属危急欤宜秘元丹、约精丸。其或房劳邪术，损伤肾气，茎中时痛时痒，白物随溲而下，或阴茎挺纵不收，名为白淫欤宜先服泻心汤以降心火，次服白龙丸以补肾元。其或湿热伤脾，脾多痰积，下渗而遗泄欤宜樗根白皮丸。其或肾阳虚微，精关滑泄，自汗盗汗，夜多梦与鬼交欤宜猪肾丸。其或元气虚寒，精滑不禁，大腑溏泄，手足厥冷欤宜阳起石丸。其或茎强不痿，精流不住，常如针刺，捏之则痛，病名强中，为肾滞漏疾欤宜韭子煎。其或大吐大泄后，四肢厥冷，不省人事，或交接后，小腹肾痛，外肾搐缩，冷汗出，均为脱阳危证，须臾则不救欤宜先以葱白炒热熨脐，后服葱白酒。其或肾脏精气亏，相火易动难制，致梦遗精浊，烦劳即发，频年不愈欤宜潜阳填髓丸。其或肾中有火，精得热而妄行，频频精泄，不寐心嘈，久必成肾消之证欤宜清肾汤。其或阴气走泄，湿热乘虚下陷，坠自腰中，至囊环跳膝盖诸处，可见久遗八脉皆伤欤宜先服猪苓汤以清湿热，后服湖莲丸以固真元。其或神伤于上，精败于下，心肾不交，久伤精气不复欤宜先服参术膏，接服寇氏桑螵蛸散以宁神固精，收摄散亡，乃涩以治脱之法。其或暑湿热郁，脾胃受伤，色黄，神倦气馁，致成遗泄证欤宜归脾汤去黄芪、桂圆，加龙骨、益智仁。其或阴精走泄，阳不内依，欲寐即醒，心动震悸，气因精夺欤宜青花龙骨汤。其或读书夜坐，阳气上升，充塞上窍，痰多鼻塞，能食，上盛下衰，寐则阳直降而精下注，有梦而泄欤宜补心丹。其或真阴损伤，而五志中阳火，上燔为喉咙痛，下坠为遗，精髓日耗，骨痿无力，日延枯槁欤宜早服补心丹，晚服桑螵蛸散。其或知识太早，精血未满而泄，必关键不摄，始而精腐变浊，久则元精滑溢，口咸气胀欤宜六子丸。其或屡因嗔怒，肝阳升则上涌，气冲心热，呛咳失血，坠则遗精，暮热晨汗，脉象虚数，为阴阳枢纽失固欤宜摄真汤。其或肾气失纳，阳浮不肯潜伏，致诸气皆升，络血随气上溢，肉瞤心悸，头面热，四末汗，两足跗肿冷，走动吸短欲喘，多梦而遗，由精伤以及神离气怯软宜葆真止泄丸。凡若此者，固皆色欲过度，少阴受伤，甚而连及各脏腑所生病也。虽然，色欲之伤虽先及肾，而其原实由于心与肝，何言之？丹溪曰：主闭藏者，肾也。司疏泄者，肝也。二脏皆有相火，而其系上属于心。心，君火也，为物所感，则易动，心动则相火亦动矣。丹溪此言，直窥乎好淫者之隐而言之也。盖人当交接之先，未尝不由心动者，心一动，相火遂翕然而起，相火起，精气之涵蓄于中者，亦一时暗动，迨至交接，则倾倒而出之。而精藏少减，于此知节，或隔许久再行，精藏之少减者，亦已充满，虽交无伤。若不知节，日日行，甚或日几度行之，则精之涵蓄于内者，有去无来，而精藏空虚矣。如是而肾有不伤者乎？肾既伤，则水之涸者火益盛，肾家龙火会合，肝家雷火燔灼，真阴煎熬血液，由是而潮热而骨蒸，而枯槁，而羸瘦，而尪怯，变生种种，年寿日促矣。且不特此也。初因君火不宁，久则相火擅权，精元一于走而不固，精藏中容或有留剩，及日夜所息，谷食所滋者，虽不交会，亦暗流而疏泄。或因梦寐而遗，或因小便而出，或因闻见而流，即精之受伤，益致精病，所谓伤者是也。盖至此，精遂涸而不能复，气遂馁而不能充，神遂涣而不能聚矣。吁，其可慨哉！是故知命惜身者，必当知精为一身之宝，而节欲以储之。经颂曰：道以精为宝，宝时宜秘密，施人即生人，留己则生己，结婴尚未可，何况空废弃，弃损不觉多，衰老而命坠。此言精之不可妄去也。欲不妄去其精，舍节欲何由哉？且夫欲之当节，自少至老，莫不皆然，而尤要者，则惟幼少与衰晚二候。孔子曰：少之时，血气未定，戒之在色。盖以人当十五六时，情窦乍开，欲火萌动，若有所遇，而此心之勃不能已者，乘其血气之初旺，往往有溺而不返之忧，由是而纵情逞意，日丧其宝，将初旺之血气，不但无极旺之时，且于是而日耗，而百疾生矣。故《养生书》曰：男子二八未泄之时，其一身之精，通有一升六合，此其时成数也，称得一升，积而满者至三升，损而丧之者不及一升。精与气相养，气聚则精盈，精盈则气盛，精盈气盛则神足。人年十六后精泄，凡交一次，则丧半合，有丧而无益，则精竭身惫。故欲不节则精耗，精耗则气衰神悴而病至，病至则身危。噫，精之为物，其人身之至宝乎！观于此言，益可知二八精通之后，即宜谨守其身矣。况于未至二八，精气尚涩，而可逞心淫荡乎？夫壮盛之年，其当谨慎色欲，不必言矣。《内经》曰：人生八八数，精髓竭，当节其欲。盖以人至五十始衰，六十则更衰，定当闭精勿泄，以养天和，由是生气强固而能长久，此至人之道也。倘宜节而不知节，当绝而不能绝，肾精不固，以至神气减少者，五脏皆有精，势必连及他脏。而肝精不守，目眩无光矣。肺精不足，肌肉瘦削矣。心精不充，昏冒恍惚矣。脾精不坚，齿发脱落矣。岂非以肾脏主水，受诸脏之精而藏之，为都会关司之所。故肾精耗，则诸脏之精亦耗。肾精竭，则诸脏之精亦竭欤。故《养生书》曰：人年四十以下，多有放恣，四十以上，即顿觉气力衰退，衰退既至，众病蜂起，久而不治，遂至不救。若年过六十，有数旬不得交合，而意中平平者，自可闭固也。观于此言，益可知年近衰晚，即当秘密其精而勿失矣，况推之七十八十，而可弗慎惜其身命乎！虽然，精之具足于身者，固贵节欲以保之矣。而所以保之之要，又当审乎炼精之诀，补精之味。《真诠》曰：炼精者，全在肾家下手，内肾一窍名玄关，外肾一窍名牡户，真精未泄，乾体未破，则外肾阳气至子时而兴。人身之气，与天地之气两相吻合，精泄体破，则吾身阳生之候渐晚。有丑而生者，次则寅而生者，又次则卯而生者，有终不生者，始与天地不相应矣。炼之之诀，须半夜子时，即披衣起坐，两手搓极热，以一手将外肾兜住，以一手掩脐，而凝神于内肾，久久习之，而精旺矣。又曰：《内经》言精生于谷，又言精不足者补之以味，然醲郁之味，不能生精，惟恬澹之味，乃能补精。

《洪范》论味，而曰稼穑作甘，世间之味，惟五谷得味之正，但能淡食谷味，最能养精。凡煮粥饭，而中有厚汁滚作一团者，此米之精液所聚也，食之最能生精，试之有效。《真诠》之言炼精补精，是殆于节欲保精而外，又得所以养精生精之妙矣。人果遵而行之，亦何患精之不充乎？精之既充，更何患气之不壮，神之不固乎？然此皆艳冶当前，姣娆在侧，情投意洽，顿起淫心，因而云雨绸缪，真精施泄，虽此身殆毙，有所勿顾。即不然，或蓬婆相对，村丑相临，未免有情，因谐鱼水，以至为妻为妾，居室缠绵，衾枕言欢，匪朝伊夕。甚而捐兹闺阁，恋彼龙阳，有美婉童，心如胶漆。要皆实有其事，确有其人，兴之所到，情之所钟，所谓一旦相依，谁能遣此者？独可异者，即无彼美，终鲜狂且，形不必其相遇，目不必其相接，忽然而心动，忽然而火炽，独居无耦，宛如有女同衾，握手为欢，不啻伊人在御直身顿足，筋脉者摇，而且火则屏而上炎，精则罄而就下，其为伤损，较之实有其事，确有其人者，为尤甚焉矣。则其精气神有不归于竭者哉，故所治之病，与色欲伤者同，而治之之方药，亦与色欲伤者同。此篇当与遗泄淋浊虚痨等篇参看。

【脉法】《脉诀》曰：遗精白浊，当验于尺，结芤动紧，二证之的。《脉经》曰：涩脉为精血不足之候，丈夫脉涩，号曰伤精。《医鉴》曰：微涩伤精。

【色欲伤原由证治】《灵枢》曰：恐惧而不解，则伤精，精伤则骨废痿厥，精时自下。又曰：精脱者耳聋。《内经》释曰：肾藏天一，以悭为事。志意内治，则精全而涩。若思想外淫，房室太甚，则固有淫佚不守，辄随溲尿而下。仲景曰：失精家，小腹弦急，阴头寒，目眩发落，脉极虚芤迟，为亡血失精，男子失精，女子梦交，桂枝龙骨牡蛎汤主之。《黄庭经》曰：急守精室勿妄泄，闭而宝之可长活。《集要》曰：西番人多寿考，每夜卧，常以手掩外肾令温暖，此亦一术也。《直指》曰：邪容于阴，神不守舍，故心有所感，梦而后泄也。《本事》曰：梦遗不可作虚冷，亦有经络热而得之。尝治一人，至夜脊心热，梦遗，用珍珠粉丸、猪苓丸，遗止，而终服紫雪，脊热始除，清心丸亦佳。又曰：肾藏精，盖肾能摄精气以育人伦者也。或育或散，皆主于肾，今肾气衰，则一身之精气，无所管摄，故妄行而出不时，猪苓丸一方，正为此设。《入门》曰：梦遗全属心。盖交感之精，虽常有一点白膜裹藏于肾，而元素以为此精之本者，实在乎心，日有所思，夜梦而失之矣，宜黄连清心饮。又曰：梦与鬼交而泄精，亦曰梦遗，专主于热，用知、柏、牡蛎、蛤粉。若损伤气血，不能固守而梦遗者，当补以八物汤吞樗根皮丸。又曰：其不御女漏者，或闻淫事，或见美色，或思想不遂，或入房太甚，宗筋弛纵，发为筋痿而精自出者，谓之白淫，宜乎渗漏而不止也，宜加减珍珠粉丸。又曰：欲心一动，精随念去，茎中痒痛，常如欲小便然，或从小便而出，或不从便出而自流者，谓之遗精，比之梦遗尤甚，八物汤加吞珍珠粉丸。又曰：少时欲过，阳脱而遗泄者，宜金锁正元丹。戴氏曰：梦遗精滑，皆相火所动，久则有虚而无寒也。又曰：不因梦而自泄者，谓之精滑，皆相火之所动也，宜巴戟丸、补真玉露丸、固精丸、锁阳丹。《正理》曰：日啖饮食之精熟者益气，此生于谷，故气从米。人身之中，全具天地阴阳造化之气，人年三十而气壮，节欲少劳，则气长而缓。多欲劳倦，则气少而短。气少则身弱，身弱则病生，病生则命危。《纲目》曰：梦遗属郁滞者居大半，庸工不知其郁，但用涩剂固脱，殊不知愈涩愈郁，其病反甚。尝有一男子梦遗，医与涩药反甚，先与神芎丸大下之，却服猪苓丸遂痊，可见梦遗属郁滞者为多也。又曰：一人虚而泄精脉弦大，服诸药不效，后用五倍子一两、白茯苓二两为丸，服之而愈。五倍涩泄之功，敏于龙骨、蛤粉等类也。《医鉴》曰：童男阳盛，情动于中，志有所慕而不得遂，成夜梦而遗精，慎不可补，清心乃安，朝服清心莲子饮，暮服定志丸，无不愈者。

治色欲伤方四十一

大凤髓丹〔心火〕 炒黄柏二两 砂仁盐水炒，一两 甘草五钱 熟半夏 猪苓 茯苓 红莲须 益智仁各二钱五分

上为极细末，用盐水和丸，梧子大，空心，糯米饮吞下五十丸，或七十丸效。一名封髓丹。

金锁思仙丸〔又〕 莲须 莲子 芡仁等分

金樱子膏丸，空心，盐汤下三十丸，月后见效，即不走泄。如久服，精神完固，能成地仙。

黄连清心饮〔君相火〕 黄连 生地 当归 甘草 酸枣仁 茯神 远志 人参 莲肉等分

每粗末五钱，水煎。

保精汤〔阴虚〕 川芎 当归 白芍 地黄姜汁炒 麦冬 酒黄柏 蜜知母 姜黄连 童便炒山栀 姜炭 熟牡蛎 萸肉各五分

鹿角散〔又〕 鹿角屑 鹿茸各一两 茯苓七钱半 人参 茯苓 川芎 当归 桑螵蛸 补骨脂 煅龙骨 韭子酒浸一宿，焙，各五钱 柏子仁 甘草各二钱半

每服五钱，加姜五片，枣二枚，粳米百粒，水煎，空心服。

猪苓丸〔少壮〕 半夏一两，猪苓末二两，先将一半炒半夏令色黄，不令焦，出火毒，只取半夏为末糊丸，候干，再用前猪苓一半同炒微裂，入砂锅内养之，空心，温酒或盐汤下三五十丸。盖半夏有利性，而猪苓导水，即肾闭导气使通之意。一名半苓丸。半夏用生而大者，矾水浸三宿，晒干，破如豆大。

清心丸〔经络热〕 黄柏一两，为末，冰片一钱，蜜丸，每十五丸，空心，麦冬汤下。

樗根皮丸〔窍滑〕 樗根白皮炒为末，酒糊丸，然此性凉而燥，不可单服，以八物汤送下为佳。

八物汤〔又〕 人参 白术 茯苓 甘草 川芎 当归

白芍　熟地各一钱二分

一名八珍汤。

巴戟丸〔肝肾〕巴戟　肉苁蓉　五味子　菟丝子　人参　白术　熟地　补骨脂　茴香　覆盆子　龙骨　牡蛎　益智仁等分

蜜丸，每三十丸，米饮下，日二服。虚甚八物汤下。

固精丸〔又〕黄柏　知母各一两　牡蛎　芡实　莲须　茯苓　远志各三钱　龙骨二钱　山萸五钱

山药糊丸，朱砂为衣，空心盐汤下五十丸。

芡实丸〔阳虚〕芡实五百个　七夕莲花须　萸肉各一两　沙蒺藜五两　覆盆子二两　龙骨五钱

蜜丸，空心，莲肉汤下六七十丸。

锁阳丹〔又〕桑螵蛸三两　龙骨　茯苓各一两

糊丸，茯苓盐汤下七十丸。

秘元丹〔精流〕龙骨酒煮，焙　灵砂水飞，各一两　砂仁　诃子小者煨，取肉，各五分

糯米糊丸，温水下十五丸，加至三十丸。

约精丸〔又〕韭子霜后采者，一斤，酒浸一宿，焙　龙骨二两

酒调糯米粉丸，空心，盐汤下三十丸。

泻心汤〔房劳〕黄芩二两　黄连　生地　知母各一两　甘草五钱

每粗末五钱，水煎服。一名黄连泻心汤。

白龙丸〔又〕鹿角　牡蛎各二两　生龙骨一两

酒糊丸，空心，温酒或盐汤下三五十丸，大能固精。

樗根白皮丸〔湿热〕炒韭子一两，炒　白芍五钱　盐黄柏　盐知母　煅牡蛎各三钱　白术　枳实　茯苓　升麻　柴胡各二钱

神曲糊丸，空心，盐汤下五十丸。

猪肾丸〔阳虚〕猪肾一枚，去膜，入附子末一钱，湿纸包煨熟，空心食之，饮酒一杯，不过三五服效。

阳起石丸〔虚寒〕阳起石煅　钟乳粉各等分　酒煮附子末

面糊丸，空心，米饮下五十丸，以愈为度。

韭子煎 〔茎强〕 家韭子 破故纸各一两

每末三钱，水煎服，日三即住。

葱白酒 〔脱阳〕 葱白三七茎，打烂用酒煮灌之，阳气即回。

潜阳填髓丸 〔烦劳〕 熟地八两 川斛膏 线胶各四两 湖莲 芡实各三两 麦冬 茯神 五味 沙苑子各二两 远志一两

金樱膏丸。

清肾汤 〔肾火〕 焦黄柏 生地 天门冬 茯苓 煅牡蛎 炒山药

湖莲丸 〔固真〕 熟地 五味 芡实 茯苓 湖莲 山药

参术膏 〔心肾〕 人参 白术

熬膏，米饮送下。

桑螵蛸散 〔又〕 人参 茯神 远志 菖蒲 桑螵蛸 龙骨 龟板 当归

归脾汤 〔暑湿热〕 人参 白术 茯神 枣仁 龙眼肉 黄芪 当归 远志 木香 炙草 生姜 大枣

青花龙骨汤 〔气夺〕 龟板去墙，削光，一两 桑螵蛸壳 青花龙骨飞，各三钱 抱木茯神三钱二分 人参 当归各一钱

补心丹 〔读书〕 人参 丹参 元参 天冬 麦冬 生地 茯神 远志 枣仁 当归 朱砂 菖蒲 桔梗 柏子仁 五味子

六子丸 〔识早〕 生菟丝子粉 蛇床子 覆盆子 沙苑子 家韭子 五味子 鳇鱼胶丸

摄真汤 〔嗔怒〕 鱼鳔 生龙骨 桑螵蛸 芡实 茯苓 五味子

秋石冲服。

葆真止泄丸 〔阳浮〕 水煮熟地 人参秋石拌 龙骨 杞子 五味子 山药 茯神 牛膝炭

桂枝龙骨牡蛎汤 〔失精〕 桂枝 龙骨 牡蛎 白芍 生姜各三两 甘草二两 大枣十二枚

水七升，煮三升，分三服。

珍珠粉丸 〔梦遗〕 黄柏新瓦上炒赤 真蛤粉各一斤 真珠三两

水丸，空心，温酒下百丸。法曰：阳盛乘阴，故精泄，黄柏降心火，蛤粉涩而补肾阴。易老方无真珠。

紫雪 〔又〕 黄金 寒水石 石膏 滑石 磁石 升麻 元参 甘草 沉香 木香 丁香 朴硝 硝石 朱砂 麝香 犀角 羚羊角

加减珍珠粉丸 〔又〕 黄柏半生半炒 蛤粉各三两 滑石二两 樗根皮一两 干姜炒褐色 青黛各五钱

神曲糊丸，空心酒下七十丸。

此方黄柏降心火除湿热。蛤粉咸补肾。滑石利窍。樗皮大燥湿热。青黛解郁降火。干姜敛肺气，下降生阴血，盐制，炒微黑用之。

金锁正元丹 〔少时〕

补真玉露丸 〔阳虚〕 茯苓 龙骨 韭子酒炒 菟丝子酒浸煮，等分

蜜丸，空心，酒或盐汤下五十丸，后以美膳压之，宜火日修合。

神芎丸 〔下药〕

定志丸 〔虚泄〕 人参 茯苓 茯神各三两 菖蒲 远志各二两 朱砂一两半

为衣，蜜丸，米汤下五七十丸。

杂病源流犀烛　卷十九

春温病源流

春温，少阴病也。仲景何以言太阳，以太阳与少阴相表里，就其发热言之，故曰太阳，而邪之所伤者，实少阴也。经曰：冬伤于寒，春必病温。又曰：冬不藏精，春必病温。夫邪之所凑，其气必虚，不藏精矣，有不虚乎？少阴主精，其精不藏，则虚者非少阴乎？特以冬时寒水主令，少阴气旺，寒虽伤之，未便发泄，至春少阳司令，木旺水亏，不足供其滋溉，所郁之邪，向之乘虚而入者，今则乘虚而发，木燥火炎，乘太阳之气，蒸蒸而热，故所伤虽寒，所病则温。是以春温虽太阳、少阳、少阴三经俱有之病，而其原则专属少阴也。仲景复言太少合病，以发热不恶寒，兼耳聋胁满也。复言三阳合病，以脉大为阳明，多眠为热聚少阳也。其发热而不恶寒者，以寒郁营间，久则反热，热自内发，无表证也。然此其定理也。亦有寒邪将发之时，复感风邪者，必先头痛。或先恶寒而后热，此新邪引旧邪也。或往来寒热，头痛呕吐，稍愈后，浑身壮热，此正气又虚，伏邪更重也无外证宜黄芩汤为主，兼外证必加柴胡，或本经药以轻解，切不可汗。故仲景曰：发汗已，身灼热者，名曰风温。言误用辛热，既辛散以劫其阴，复增热以助其阳，故热甚脉浮，遂成危证也，误下误火亦危，总宜以凉解为主。夫所伤者寒，所发者热，而曰温，何也？盖冬之伤寒，必先天气温暖，开发腠理，忽然寒气袭之，故受伤。又以所伤不甚，故不即病，乘少阴之虚而伏于其经，至春木旺，其气温和，夏热尚远，故所发之病，不得仍谓之寒，不得遂谓之热，而谓之温也。适当春时，故谓之春温也。兹据仲景《伤寒论》中所及温病而条疏之。仲景曰：太阳病，发热而渴，不恶寒者为温病。盖以邪自内发，表里俱热，津液必耗，故渴。内方喜寒，故不恶寒。三四日后或腹满，或不利者，皆由热也。未显他经之证，故曰太阳，以与少阴为表里。邪之伏，既在少阴里，邪之发，自在太阳表也。仲景又曰：若汗发已身灼热者，名曰风温。风温为病，脉阴阳俱浮，自汗出，身重多眠睡，鼻息必鼾，语言难出。若被下者，小便不利，直视失溲。若被火者，微发黄，色剧，则如惊时瘛疭。若火熏之，一逆尚引日，再逆促命期。盖以此仍是太阳证而误汗者，虽与更感风者不同。然其证本温，复辛散以耗津增热，以使脉浮。风与温混，肾水不能独沉，故现肾之本病，若自汗至语言难出等证也。古律云：风温治在少阴，不可发汗，发汗者死。今虽太阳风温，亦同少阴之不可汗也，奈何误汗之乎？若不汗而误下，伤膀胱之气，其变直视等证，由腑脏两绝也。误火劫，微则热伤营气，而热瘀发黄，盛则热甚生风而惊瘛，是由神明乱筋脉扰也。一逆再逆，统指汗下火三者言之。仲景又曰：太阳与少阳合病，自利者，与黄芩汤；若呕者，黄芩加半夏生姜汤主之。盖以温病之为太少二阳，止据胁满头痛口苦引饮，不恶寒而即热断之，非如伤寒合病皆表证也。且不但无表，兼有下利之里证。又以内郁既久，中气已虚，邪不能一时尽泄于外，至下走即利，非如伤寒协热利必待传经也。故不用二经药，而但用黄芩汤。黄芩汤者，治温主方也。仲景又曰：三阳合病，脉浮大，上关上，但欲眠睡，目合则汗。盖以太阳脉浮，阳明脉大，关上又太阳部位，邪虽见于阳，少阴之源未靖，故显欲眠本证。然母虚子亦虚，目合而盗汗出，因显少阳本证，故曰三阳也宜小柴胡汤去人参、半夏，加芍药。仲景又曰：师曰：伏气之病，以意候之，今月之内，欲有伏气，假令伏气，当须脉之。若脉微弱，当喉中痛似伤，非喉痹也。病人云：实咽中痛，虽尔，今复欲下利，盖以微弱，少阴脉也。肾虚故不及于阳，而即发于阴，少阴脉循喉，故发则痛而似伤。肾司开合，虽阴热上升，而咽痛泄不尽必后陷，故下利可下。此一节，于伏气之时见伏气病也。仲景又曰：少阴病，二三日咽痛者，可与甘草汤。不差者，与桔梗汤。盖以甘草汤缓伏气上升之势也。桔梗汤开伏气怫郁之邪也。不用黄芩汤，以二三日为初发之时，无胸满、心烦、下利、呕渴等证，止咽痛耳。连举二方，倘服之痛止，邪即衰其大半，后可随所见而投药，亦不妄投之道也。仲景又曰：少阴病，得之二三日已上，心中烦而不卧，黄连阿胶汤主之。盖以此虽未至咽痛，而心烦不卧，血液已耗于伏邪未发时，故以清热滋阴为要也。以上皆仲景要法，治温之准则也。

总之，温证之发，必渴而烦，胁满口苦，恶热不恶寒，以自内发，无表证也。虽经络不同，必先少阳，以春行风木令也。若周禹载治春温诸法，可遵用之。其法，有治少阳、阳明合病里证多者宜大承气汤。有治三阳合病者宜大柴胡汤、双解散。有治少阳客邪发，脉弦，两额旁痛，寒热口苦者宜小柴胡汤去参、半、姜，加花粉，如呕但去人参。有治脉微紧，兼恶寒头痛者宜栀子豉汤或益元散加葱、豉、薄荷，热甚凉膈散去硝黄加葱豉。有治暴感外邪，头痛如破者宜葛根葱白汤，邪散后，用黄芩汤。有治热在上焦，脉洪大而数，外热谵妄者宜三黄石膏汤。有治应下证，下后热不去，或暂解复热，须再下者宜承气汤。有治下后热不止，脉涩，咽痛，胸满多汗，热伤血分宜吐者宜葶苈苦酒汤。有治里热已甚，阳邪怫郁作战，而不能汗出，虽下，证未全除者宜凉膈散。有治腹满烦渴，脉沉实者宜选用三承气汤，势极合用黄连解毒汤。以上皆春温证。有治病温，少阴伏邪发出，更感太阳客邪，名曰寒温，必阳脉浮滑，阴脉濡弱，发热咽痛，口苦，但微恶寒者宜黄芩汤加桂枝、石膏，或以葱豉先治其外，后用本汤，甚则用葳蕤汤加减。有治本太阳病发热而渴，误发汗，身灼热者，亦名风温，脉阴阳俱浮如前证宜麻黄升麻汤去二麻、姜、术。夫误汗风温一证，仲景不立方者，以太阳、少阴同时荐至，危于两感，去生甚远也。以上皆风温证。此外又有冬温病，冬行春令，天气温暖，实为非时之暖，不正之气，独冬不藏精之人，肾气外泄，腠理不固，温气袭入，感之成病，此为冬温。盖当冬而温，火胜矣。不藏精，水亏矣。水既亏，则所胜妄行，土有余矣。所生受病，金不足矣。所不胜者，反来侮之，火太过矣。火土合德，湿热相助，故成温病。是冬气温暖，感之而即病者也，非如春温之由于伏寒者也。故周氏又有治冬温之法，并条列而采用之。有治寸脉洪，尺脉数，或实大，心烦呕逆，身热，不恶寒，或头痛身重，面肿咳嗽，咽痛下利，与春温无异，特时令不同者宜阳旦汤加桔梗、茯苓。有治寒食停滞者宜厚朴一味以温散，黄芩凉解其外，即仲景阴旦汤之意。有治先感温气，即被严寒逼抑，发热而微恶寒，汗不出而烦扰者宜阳旦汤加麻黄、石膏。有治本冬温，医误认伤寒，用辛热发汗，致令发瘢成毒者宜升麻葛根汤加犀角、黑参，或犀角黑参汤。有治误用辛热发汗，徒耗津液，里热益甚，胸腹满，又误用下药，反发热无休，脉来涩，为阴血受伤者，急宜探之宜葶苈苦酒汤，以收阴气，泄邪热，若服药后势转剧，神气昏愦，谵语错乱，必不救也。冬温为病，亦自不一，当各随见证治之。凡冬温之毒，大便泄，谵语，脉虚小，手足冷者，皆不治也。以上皆冬温证。而又有温疟者，是春温病未愈，适又感寒，忽作寒热者也。《阴阳例》云：脉阴阳俱盛，重感于寒，变为温疟。其证寒热交作，胸胁满，烦渴而呕，微恶寒，即是也宜小柴胡汤去参、半，加花粉、石膏。又有治无寒但热，其脉平，骨节烦疼，时呕者宜黄芩加生姜汤。至如《内经》所言先热后寒之温疟，乃得之冬，中于风寒，气藏于骨髓之间，至春阳大发时，邪气不能自出，因遇大暑，脑髓烁，肌肉消，腠理发泄。或有劳力，邪气与汗并出。此病固藏于肾，自内达外者也。惟其阴气阳邪盛，故为热。热甚必衰，衰则气反而复入。入则阳虚，阳虚则又寒。故先热后寒，亦名温疟宜人参白虎汤。又或有客邪内蕴，先微恶寒，继大热，热而复大寒者，此伏邪自发之温疟，与温病复感外邪之温疟不同宜人参白虎汤少加桂枝。以上皆温疟证。而又有温毒发斑者，夫发斑皆失于汗下之故，热毒内攻，不得散，蕴结阳明，而发出肌表。或汗下不解，足冷耳聋，胸烦闷，咳嗽呕逆，躁热，起卧不安，俱是发斑之候。春至，病温之人更遇时热，变为温毒。王氏叔和云：阳脉洪数，阴脉实大，更感温湿，变为温毒，伏温与时热交并，表里俱热，其为病最重也，其为脉浮沉俱盛也，其为证心烦闷，呕逆喘咳，甚则面赤身俱赤，狂乱躁渴，咽肿痛，狂言下利而发斑也，最为危候。周氏亦有治法，更条列之。有治斑如锦纹，身热烦躁而无燥结者宜黄连解毒汤。有治躁闷狂乱而无汗者宜三黄石膏汤。有治自汗烦渴而发斑，为胃热者宜人参化斑汤。有治烦热错语不眠者宜白虎汤合黄连解毒汤。有治斑不透者宜犀角大青汤。有治斑已透，热不退者宜犀角大青汤去升麻、黄芩，加人参、生地、柴胡。有治斑色紫而为危候者宜黄连解毒、犀角地黄二汤合用，必须与病家言过，而后用药，以此证虽药，十中仅救一二。若色黑而下陷，必死，可勿药。凡发斑虽禁下，若大便秘，躁渴色紫者，可微下之宜大柴胡汤。若发斑已尽，外热已退，内实不大便，谵语，微下之宜小剂凉膈散，或大柴胡汤。凡发斑，鲜红起发者吉，虽大不妨。稠密成片紫色者，半死半生。杂色青紫者，十不一生。总之，红赤者为胃热，紫为胃伤，黑为胃烂也。凡斑既赤，脉须洪数有力，身温足暖者，易治。脉小足冷，元气虚弱者，难治。狂言发斑，大便自利，或短气，燥结不通，而黑斑如果实黡者，皆不治。以上皆温毒发斑证，夏热发斑同此验治。至于脉象，或见浮紧，乃重感不正之暴寒，寒邪束于外，热邪结于内，故其脉外绷急而内洪盛也。若误认弦脉为紧，必谬。盖脉之盛而有力者多兼弦，不可误认为紧而以为寒也。夫温病之脉，多在肌肉之分，不甚浮，且右反甚于左者，怫郁在内故也。其左手盛或浮者，必重感风寒，否则非温病，是非时暴寒耳。温病亦有先见表证而后见里证者，怫郁自内达外，热郁腠理之时，若不用辛凉发散，邪不得外泄，遂还里而成可攻之证，非如伤寒从表而始也。或不明斯理，而于温病求浮紧之脉，亦疏矣。其脉法有如此者。夏热病脉，亦同此看法周氏禹载温病治法最善，故此篇多采用之。

【脉法】《灵枢》曰：尺肤热甚，脉盛躁者，病温也。《脉诀》曰：阴阳俱盛，病热之极，浮之而滑，沉之散涩，惟温病脉，散于诸经，各随所在，不可指名。脉法曰：温病二三日，身热腹满头痛，食饮如故，脉直而疾，八日死。温病四五日，头痛腹满而吐，脉来细而强，十二日死。温病八九日，头身不痛，目不赤，色不变，而反利，脉来涩，按之不足，举之却大，心下坚，十七日死。温病汗不出，出不至足者死。《医鉴》曰：温病穰穰大热，脉细小者死。温病下利腹中痛者，死证也。

【温病原由证治】 丹溪曰：夏至前发为温病，夏至后发为热病，谓之伏气伤寒，所谓冬伤于寒，春必病温是也。《正传》曰：温病初证，未知端的，先以荆防败毒散治之，看归在何经，随经施治。又曰：治法切不可作伤寒正治而大汗大下，但当从乎中治，而用少阳之小柴胡汤，阳明之升麻葛根汤，加减治之。陶节庵曰：问曰：伤寒温病，何以为辨？答曰：温病于冬时感寒所得也，至春变为温病耳。伤寒汗下不愈而过经，其证尚在而不除者，亦温病也。经云：温病之脉，行在诸经，不知何经之动，随其经之所在而取之。如太阳病头疼恶寒，汗下后，过经不愈，诊得尺寸俱浮者，太阳病温也。如目疼恶寒身热，汗下后，过经不愈，诊得尺寸俱长者，阳明病温也。如胸胁痛，汗下后，过经不愈，诊得尺寸俱弦者，少阳病温也。如腹满嗌干，过经不愈，诊得尺寸俱沉细者，太阴病温也。如口燥舌干而渴，过经不愈，诊得尺寸俱沉者，少阴病温也。如烦满囊缩，过经不愈，诊得尺寸俱微缓者，厥阴病温也。是故随其经而取之，随其证而治之。如发斑乃温毒也。又曰：治温大抵不宜发汗，过时而发，不在表也。已经汗下，亦不在表也。经曰：不恶寒而反渴者，温病也。盖其热自内达外，无表证明矣。又曰：温毒者，冬月感寒毒异气，至春始发也。表证未罢，毒气未散，故有发斑之候。心下烦闷，呕吐咳嗽，后必下利，寸脉洪数，尺脉实大，为病则重，以阳气盛故耳。通用元参升麻汤以治之。周禹载曰：二阳搏，病温者，死不治。虽未入阴，不过十日死。二阳者，少阳、阳明也。又曰：温病发于三阴，脉微足冷者，难治。又曰：温病大热，脉反细小，手足逆冷者死。又曰：温病初起，大热目昏谵语，脉小足冷，五六日而脉反躁急，呕吐昏沉，失血痉搐，舌本焦黑，脉促结代小者，皆死。又曰：温病汗后反热，脉反盛者死。又曰：温病误发汗，狂言不能食，脉反躁盛者，皆不治。华岫云曰：冬伤于寒，春必病温者，重在冬不藏精也。盖烦劳多欲之人，阴精久耗，入春则里气大泄，木火内燃，强阳无制，燔燎之势，直从里发，始见必壮热烦冤，口干舌燥之候矣。故主治以存精液为第一，黄芩汤坚阴却邪，即此义也。再者，在内之温邪欲发，在外之新邪又加，葱豉汤最为捷径，表分可以肃清。又曰：风温者，风为天之阳气，温乃化热之邪，两阳熏灼，先伤上焦，种种变幻情状，不外手三阴为病薮，头胀汗出，身热咳嗽，必然并见，当与辛凉轻剂清解为先，大忌辛温消散，劫烁清津。太阴无肃化之权，救逆则有蔗浆、芦根、玉竹、门冬之类也。又忌苦寒沉降，损伤胃口，阳明顿失循序之司，救逆则有复脉、建中之类也。大凡此证，骤变则为痉厥，缓变则为虚劳，其主治之方，总以甘药为要，或兼寒，或兼温，在人通变可也。

治春温病方二十八

黄芩汤 〔主方〕 黄芩三两 炙草 白芍各二两 大枣十二枚，擘碎

水一斗，煮三升，每服一升，日二服，夜一服。

黄芩加半夏生姜汤 〔呕吐〕 黄芩三两 炙草 白芍各二两 大枣十二枚，擘碎 半夏半升 生姜一两

照前煮法、服法。

此方用黄芩涤热，故为温利主药。用白芍者，酸寒入阴分。一泄一收，热去而利自止也。甘草、大枣和中也。膀胱与胆既病，胃岂能独安？若呕，则明有痰饮结聚，非姜、半不除，虽其性辛燥，非伏气所宜，而去呕则有殊功也。

甘草汤 〔咽痛〕 甘草二两，甘能治大热。

桔梗汤 〔又〕 桔梗一两 甘草一两

此方用桔梗开肺，以少阴之火上攻，并其母亦病也。

黄连阿胶汤 〔心烦〕 黄连 阿胶 黄芩 白芍 鸡子黄

小柴胡汤 〔三阳〕 柴胡 黄芩 人参 半夏 甘草

大柴胡汤 〔又〕 柴胡 黄芩 白芍 半夏 枳实 大黄 姜 枣

大承气汤 〔里证〕 大黄 芒硝 厚朴 枳实

双解散 〔三阳〕 麻黄 防风 川芎 连翘 薄荷 当归 白芍 大黄 芒硝各五钱 石膏 黄芩 桔梗各一两 炙甘草二两 白术 荆芥 山栀各二两 滑石三两

每取末三钱，加生姜三片煎。

栀子豉汤 〔恶寒头痛〕 山栀十四枚 香豉四钱，绵裹

益元散 〔又〕 滑石 甘草

凉膈散 〔热甚〕 连翘 山栀 白芍 黄芩 大黄 芒硝各二钱 葱白一茎 炙草五分 大枣一枚

葛根葱白汤 〔暴感〕 川芎二钱 葛根 白芍 知母各一钱

半　葱白四个　姜十片

未止再服。

本方去知母，加甘草、大枣，名增损葛根葱白汤，能治感冒头痛。

三黄石膏汤〔三焦热〕黄连　黄芩　黄柏各二钱　山栀二十枚　石膏五钱　麻黄六分　豉三钱　姜三　葱白二

澄清地浆水煎服。半日许不出汗，再服。如脉数便闭，上气喘急，舌卷囊缩，去豉、麻黄，加大黄、芒硝。节庵杀车捶法，加细茶一撮。

葶苈苦酒汤〔血热〕葶苈三钱，捣研取汁　苦酒三合　生艾汁一合，如无，干艾浸捣汁

水煎，作三服服之，取汗为度。

小承气汤〔腹满〕大黄　枳实　厚朴

调胃承气汤〔又〕大黄　芒硝　厚朴　甘草

黄连解毒汤〔烦渴〕黄连　黄芩　黄柏　山栀各钱半

葳蕤汤〔风温〕葳蕤一钱半　石膏二钱　白薇　麻黄　川芎　葛根　羌活　炙甘草　杏仁　青木香各一钱

日三服。

麻黄升麻汤〔误汗〕麻黄　升麻　干姜　白术　当归　知母　黄芩　玉竹　天冬　白芍　茯苓　甘草　桂枝　石膏

此系正方，如欲借治误汗风温，须去二麻、姜、术，用以收汗愈。

阳旦汤〔冬温〕桂枝　白芍　甘草　黄芩　姜　枣

此亦正方，如欲借治冬温，有三种加法，一加桔梗、茯苓，一加麻黄、石膏，一加厚朴。

升麻葛根汤〔发斑〕升麻　葛根　白芍　炙甘草各一钱半

犀角黑参汤〔又〕犀角　黑参　升麻　射干　黄芩　人参　甘草

黄芩加生姜汤〔温疟〕黄芩　白芍　炙草　大枣　生姜

人参白虎汤　〔又〕

犀角大青汤　〔斑不透〕　犀角　大青　元参　升麻　黄连　黄芩　黄柏　山栀　甘草

如脉虚热甚，去升麻、芩、柏，加人参、生地、柴胡，名消斑青黛饮。

犀角地黄汤　〔斑色紫〕　犀角　生地　白芍　丹皮

加藕节汁、扁柏汁、磨金墨汁和服。

荆防败毒散　〔温病初起〕　羌活　独活　柴胡　前胡　人参　赤苓　桔梗　枳壳　荆芥　川芎　防风各一钱　甘草五分

夏热病源流

夏热，少阴病也。经曰：冬伤于寒，夏必病热。则知热病之由于伏寒，与春温同。热病之伏寒伏于肾，亦与春温同也。春温之寒，伤于冬而发于春。夏热之寒，伤于冬而发于夏。同一伏寒，而发有异时者，人有强弱，邪有重轻，感触有异故也。同一伏寒，发于春而病名温，发于夏而病名热者，以春气温，故病当其时亦曰温。夏气热，故病当其时亦曰热也。春温之伏寒，伏于少阴，而发必由于少阳，以当春而病，少阳司令，故少阳即为伏寒所出之途。夏热之伏寒，伏于少阴，而发则由于阳明，以当夏而病，阳明司令，故阳明即为伏寒所出之途也。至兼见之经不一，温与热病同。温病主方用黄芩汤，以热尚浅，不必大为涤荡也。热病主方用白虎汤，以热更炽，故必重为清肃也。春温之外，有不必尽由伏寒，由现感春时之邪而病亦名温者。夏热之外，亦有不必尽由伏寒，由现感夏时之邪而病亦名热者。春温本自内达外，无表证，有表者为重感风邪，治法必先撤外邪，而后用黄芩汤。夏热亦自内达外，无表证，有表者为重感热邪，治法亦必先撤外邪，而后用白虎汤。此春温夏热，固为异病而同源也。兹据仲景《伤寒》书之言热病者详为论。仲景曰：伤寒脉浮滑，此表有热，里有寒，白虎汤主之。

盖以浮为风脉，知不独伤于寒矣。滑为里热，滑且浮，知不独热在里矣。故表有热，不言里而里之热可知，里有寒，乃所以发热之由，虽言里寒，而表里之皆热可知，故非白虎汤不能治也。仲景又曰：三阳合病，腹满身重，难以转侧，口不仁而面垢，谵语遗尿，发汗则谵语，下之则额上生汗，手足逆冷，若自汗出者，白虎汤主之。盖以腹满，热本病也。身重，又湿病也。口不仁等，又暍病也。此因中暑湿引动伏寒，齐出为病，故曰三阳也。如此热势自剧，故不可汗，而致津液外亡，不可下，而致阴竭于下，阳脱于上，故必仍自汗，方可用白虎。若误汗下而证如上，不得专用白虎也宜人参白虎汤。仲景又曰：伤寒脉滑而厥者，里有热也，白虎汤主之。盖以滑者，邪实也。而乃曰厥，是热深厥深之谓，故曰里有热。仲景又曰：伤寒脉浮，发热无汗，其表不解者，不可与白虎汤。渴欲饮水，无表证者，白虎加人参汤主之。盖以热病无不发热汗出者，今脉浮无汗，风邪袭表矣，故必先辛凉解表，然后热可治。渴欲饮，邪耗津液也。无表证，邪已解也。然其时元必虚矣，故必加人参。仲景又曰：伤寒无大热，口燥渴，心烦，背微恶寒者，白虎加人参汤主之。盖以热病无不燥渴且烦者。乃曰无大热，以背微恶寒也。背为太阳经位，恶寒必正气虚矣，故必加人参。仲景又曰：阳明病，脉浮而紧，咽燥口苦，腹满而喘，发热汗出，不恶寒，反恶热，身重。若发汗，则躁，心愦愦，反谵语。若加烧针，必怵惕烦躁不得眠。若下之，则胃中空虚，客气动膈，心中懊憹。舌上苔滑者，栀子豉汤主之。若渴欲饮水，口干舌燥者，白虎加人参汤主之。若脉浮，发热，渴欲饮水，小便不利者，猪苓汤主之。盖以热病而见伤寒浮紧之脉，以本由伏寒，止发于夏，故反恶热不恶寒，而为热病也。腹满等皆阳明证，以本由少阴之伏寒，故特见咽燥之本证也。紧而兼浮，其重袭风邪可知。若其时兼用栀子葱头解外，继用白虎治本，得其法矣。倘误汗以耗液，误烧针以燥血，误下以亡阴，自必变生诸证，渐至难救。观舌上苔滑，外邪尚在可知。渴而口干舌燥，外邪内入可知。故必用栀豉、白虎二汤也。其加人参，以误治必伤液也。若脉浮云云，则浮为虚，而热已入膀胱矣。治以猪苓汤者，此之小便不利。由于血分，故以阿胶补虚，滑石泄热，非如伤寒之小便不利，由于气分，必用白术等也。仲景又曰：阳明病，汗出多而渴者，不可与猪苓汤，以汗多胃中燥，猪苓汤复利其小便也。盖以汗多之故，而不用猪苓。因津液之耗，不可再泄也宜人参白虎汤。仲景又曰：伤寒病，若吐若下后，七八日不解，热结在里，表里俱热，时时恶风，大渴，舌上干燥而烦，欲饮水数升者，白虎加人参汤主之。盖以误为吐下，而热邪不但不衰，反为更甚，故阳外虚而恶风，阴内亡而躁烦大渴，故非本汤不可。仲景又曰：服桂枝汤，大汗出后，大烦渴不解，脉洪大者，白虎加人参汤主之。盖以误认为风，而妄投辛热之药，津液竭矣，故有如是之证，而必当用本汤也。以上皆仲景妙法，无可易者。其言热病，而皆冠以伤寒，何欤？盖以热病由于冬月伤寒之伏邪，虽发出而为热病，其原实由于寒，故冠以伤寒字，追其始也。其治法以白虎汤为主者，又以热病自下发上，自内发外，必经阳明，阳明必以石膏之辛凉，乘势升散，知母之苦寒，清少阴伏邪之原，甘草、粳米调养中州，良为妙法。今人不明此旨，误以白虎治伤寒，既非表药，又非下药，不大谬乎？总缘不知热病之为热病，伤寒之为伤寒，故冒昧若此也。盖所谓热病者，其时必夏至后，炎暑司令，相火用事之时也。其证则止发热身痛，而不恶寒，但大热，而不大渴之证也。伤寒之时，岂其时乎？伤寒之证，岂如是证乎？故益知仲景之法之妙也。然而热病之为证，更有可胪列者。如热病脉应洪大，反见浮紧，是又感夏时暴寒，其实内伏已发，故浮之则紧，若重按则应仍洪盛也宜通解散去麻黄、苍术，加葱白、香豉，或先以连须葱白香豉汤去姜以解外，次用白虎加人参法。如热病，凡客邪所感，不论脉浮脉紧，恶风恶寒，宜解不宜解者，有通治之法宜双解散去硝、黄，或再减白术、白芍、桔梗二三味，加葱、豉、知母最妥。如热病兼衄兼喘，药必兼治宜以白虎汤为主，衄加生地、丹皮，喘加花粉、厚朴、杏仁。如恶热烦渴腹满，舌黄燥或黑干，五六日不大便，须用下法宜凉膈散、三乙承气汤。如热病又兼暑湿，必兼清暑湿宜凉膈散合天水散用。并小便不利，兼利水宜竹叶石膏汤倍用石膏。如热病兼风痰，须先用探吐，再以凉药热饮，被覆取汗，百无一损之法宜双解散，煎好先以半碗探吐，再尽剂服之。如误用辛温药，致发斑，喘满，谵语昏乱，则解之宜黄连解毒汤加减用。如屡下后，热势独盛，不便再下，或诸湿内盛，小便黄涩，大便溏，小腹痛者，欲作利也，则解之宜黄连解毒汤。夫热病之证治，亦既备矣。若夫神明其间，勿致妄错，是在临证时悉心辨之，庶乎其可。此篇亦间采周禹载《热病论》。

【脉法】《灵枢》曰：热病脉静，汗已出，脉盛，一逆也，死不治。《医鉴》曰：热病得汗，脉安静者生，躁急者死，及大热不去者亦死。又曰：热病七八日当汗，反不得汗，脉绝者死。宜与春温脉法参看。

【夏热原由证治】 丹溪曰：夏至前发为温病，夏至后发为热病，谓之伏气伤寒。《正传》曰：治热病，切不可作伤寒正治。周禹载曰：热病七八日，脉微小，溲血，口干，一日半而死。脉代者一日死。热病七八日，脉不躁，或躁，不散数，三日中有汗，三日不汗，四日死。热病已汗，脉尚躁喘，且复热，喘甚者必死。热病不知痛处，耳聋，不能自收，口干，阳热甚，阴颇有寒者，热在髓，死不治。热病汗不出，大颧发赤，哕者死。热病泄甚，而腹愈满者死。热病目不明，热不已者死。热病汗不出，呕血下血者死。热病舌本烂，热不止者死。热病咳而衄，汗出不至足者死。热病热而痉者死。腰折瘈疭，齿禁龂也。陶节庵曰：冬月感寒不即病，至春夏时，其伏寒各随时气改变。为温为热者，因温暑将发，又受暴寒，故春变为温病。既变之后，不得复言其为寒矣。所以仲景有云：发热不恶寒而渴者，其理可兼温病也。暑病亦然，比之温病尤加热也。不恶寒，则病非外来，渴则明其热自内达，其无表证明矣。治温暑大抵不宜发汗，以过时而发，不在表也。其伏寒至夏，又感暴寒，变为暑病。暑病者，即热病也。取夏火当权而言暑字，缘其温热二证，从冬时伏寒所化，总曰伤寒。所发之时既异，治之不可混也。若言四时俱是正伤寒者，非也。此二者，皆用辛凉之剂以解之。若将冬时正伤寒药通治之，定杀人矣。辛凉者，羌活冲和汤是也。

【温热指归】 柯韵伯曰：《内经》论伤寒而反发热者有三义。有当时即发者，曰人伤于寒，即为病热也。有过时发热者，曰冬伤于寒，春必病温也。有随时易名者，曰凡病伤寒而成温者，先夏至日为病温，后夏至日为病热也。夫病温热，当时即病者不必论。凡病伤寒而成者，虽由于冬时之伤寒，而根实种于其人之郁火。《内经》曰：冬藏于精，春不病温。此是冬伤于寒，春必病温之源。先夏至为病温，后夏至为病热。申明冬不藏精夏亦病温之故。夫人伤于寒，则为病热，其恒耳。此至冬夏而病者，以其人肾阳有余，好行淫欲，不避寒冷，尔时虽外伤于寒，而阳气足御，但知身着寒，而不为寒所病。然表寒虽不得内侵，而虚寒亦不得外散，仍下陷入阴中，故身不知热，而亦不发热。所云阳病者，上行极而下也。冬时收藏之令，阳不遽发，寒愈久而阳愈匿，阳日盛而阴愈虚。若寒日少而蓄热浅，则阳火应春气而病温。寒日多而郁热深，则阳火应夏气而病热。此阴消阳炽，从内而达于外也。叔和不知此义，谓寒毒藏于肌肤，至春变为温病。夫寒伤于表，得热则散，何以能藏？设无热以御之，必深入脏腑，何以止藏于肌肤？且能藏者不能变，何以时换而变其所藏乎？不知原其人之自伤，而但咎其时之外伤，只知伤寒之因，不究热伤其本，妄拟寒毒之能变热。不知内陷之阳邪发见，其本来面目也。又谓辛苦之人，春夏多温热病，皆因冬时触寒所致，而非时行之气。不知辛苦，动摇筋骨，凡动则为阳，往往触寒即散。或因饥寒而病者有之，或因劳倦而发热者有之，故春夏因虚而感时行之气者不少矣。若夫春夏温热，由冬时触寒所致者，偏在饱暖淫欲之人，不知持满，竭津耗真，阳强不能密，精失守而阴虚，故遗祸至春夏也。《内经》论之脉证，治法甚详，学者多不得其要领，仲景独挈发热而渴，不恶寒为提纲，洞悉温病之底蕴。今《内经》冬不藏精之指热论，以口燥舌干而渴属少阴。少阴者，封蛰之本，精之处也。少阴之表，名曰太阳。太阳根起于至阴，名曰阴中之阳。故太阳病当恶寒，此发热而不恶寒，是阳中无阴矣。而即见少阴之渴，太阳之根本悉露矣。于此见逆冬气则少阴不藏，肾气独沉，孤阳无附，而发为温病也。温病证治，散见六经，如伤寒发热不渴，服汤已渴者，是伤寒温病之关。寒去而热罢，即伤寒欲解证。寒去而热不解，是温病发见矣。如服桂枝汤，大汗出后，大烦渴不解，脉洪大者，即是温势猖獗，用白虎加人参，预保元气于清火之时，是凡病伤寒而成温者之正法也。因所伤之寒邪，随大汗而解，所成之温邪，随大汗而发，焉得不虚？设不加参，则热邪因白虎而归，安保寒邪不因白虎而来耶？是伤寒者当补，治病必求其本耳。如服柴胡汤已渴者，属阳明也，以法治之。夫柴胡汤有参、甘、芩、枣，皆生津之品，服已反渴，是微寒之剂，不足以解温邪，少阳相火直走阳明也，是当用白虎加人参法。若柴胡加人参法，非其治矣。夫相火寄甲乙之间，故胆肝为发温之原。肠胃为市，故阳明为成温之薮。若夫温热不因伤寒而致者，只须扶阴抑阳，不必补中益气矣。且温邪有浅深，治法有轻重。如阳明病，脉浮发热，渴欲饮水，小便不利者，猪苓汤主之。瘀热在里不得越，身体发黄，刻欲饮水，小便不利者，茵陈汤主之。少阴病得之二三日，咽燥口干者，大承气汤急下之。厥阴病下利欲饮水者，白头翁汤主之。此仲景治温之大略也。夫温与热，偶感天气而病者轻，因不藏精者其病重，此为自伤。若再感风土之异气，此三气相合而成温疫也。温热利害，只在一人。温疫移害，祸延邻里。今人不分温热温疫，浑名温病，令人恶闻，以辞害义矣。吴又可《温疫论》，程郊倩热病注，俱有至理，愚不必复赘。

鳌按：此篇原本，温热俱作温暑，以热病当暑而发，故即言暑，非中暑、伤暑之暑病，其实夏热病也。今暑字俱改作热，欲令阅者不至混淆耳。

治夏热病方十一

白虎汤〔主方〕 石膏 知母 甘草 粳米

人参白虎汤〔通治〕 人参 石膏 知母 甘草 粳米

通解散〔感寒〕 麻黄 石膏 滑石 黄芩 苍术 甘草

连须葱白香豉汤〔又〕 连须葱白 香豉 生姜

水煎取汗，不汗加苏叶。

双解散〔宣解〕 防风 麻黄 川芎 连翘 薄荷 当归 白芍 大黄 芒硝各五钱 石膏 黄芩 桔梗各一两 炙甘草二两 白术 荆芥 山栀各二两 滑石三两

每取末三钱，加生姜三片煎。

凉膈散〔不大便〕 连翘 山栀仁 白芍 黄芩 大黄 芒硝各二钱 葱白一茎 炙草五分 枣一枚

三乙承气汤〔又〕 大黄 芒硝 厚朴 枳实 甘草

天水散〔暑湿〕

竹叶石膏汤〔利水〕 竹叶 石膏 半夏 人参 麦冬 甘草 粳米

黄连解毒汤〔误药〕 黄连 黄芩 黄柏 山栀各钱半

羌活冲和汤〔总治〕 羌活 川芎 防风 生地 细辛 白芷 黄芩 苍术 甘草

湿温证源流

湿温，暑湿病也。《活人书》所谓先伤于湿，又中于暑是也。盖中暑则速，湿温则缓，固知先受湿而后中暑也。湿因暑邪遏抑阳气，故必胫冷腹满。暑挟湿邪，郁蒸为热，故必头痛妄言多汗。其脉阳濡而弱，阴小而急，浮为阳，沉为阴也。湿伤血，故沉，按之则阴脉小而急。暑伤气，故浮，候之则阳脉濡而弱也。凡湿温证，切不可发汗，汗之名重暍，必死宜苍术白虎汤。如有寒热外邪，必加辛凉解表之药一二味。如湿气胜，一身尽痛，小便不利，大便反快，急宜祛湿宜苍术白虎汤加香薷、茵陈。如有寒物停滞，及中寒，则宜温之，必小便清白然后可。如赤涩而少，断不可温宜十味香薷饮、清暑益气汤、天水散。王宇泰曰：昔人治湿温，通身皆润，足冷至膝下，腹满，不省人事，六脉皆小弱而急，问所服，皆阴病药，此非病本重，乃药令病重耳，以五苓合白虎十余剂，少苏，更与清燥汤调理而安。凡阴病厥冷，两臂皆冷，今胫冷臂不冷，则非下厥上行，故知非阳微寒厥，而合用祛热药也。

【脉法】 仲景曰：太阳病，关节疼痛而烦，脉沉而细者，此名中湿，亦曰湿痹。其候小便不利，大便反快，但当利其小便。陶节庵曰：湿温之脉，寸濡而弱，尺小而急。

【湿温证治】 《活人书》曰：湿温与中暑同，但身凉不渴耳。《本事方》曰：一人季夏得病，胸项多汗，两足逆冷，谵语。予诊之，其脉关前濡，关后数，是湿温。盖先伤暑，后受湿也。先用人参白虎汤，次服苍术白虎汤，足渐温，汗渐止，三日而愈。方广曰：冒暑遭雨，暑湿郁发，四肢不仁，或半身不遂，或入浴晕倒，口眼歪斜，手足不仁，皆湿温类也，宜苓术汤、茯苓白术汤。陶节庵曰：素伤于湿，因时中暑，湿与热搏，即为湿温，其人胸腹满，身痛壮热，妄言自汗，两胫疼，倦怠恶寒，若发其汗，使人不能言，耳聋不知痛处，其身青，面色变，是医之杀人也。《叶氏医案》曰：病起旬日，犹然头胀，渐至耳聋，正如《内经》所云，因于湿，首如裹，此呃忒鼻衄，皆邪混气之象，况舌色带白，咽喉欲闭，邪阻上窍空虚之所，谅非苦寒直入胃中，可以治病，病名湿温，不能自解，即有昏痉之变，医莫泛称时气而已，宜连翘、银花、牛蒡子、马勃、射干、金汁。又曰：体壮有湿，近长夏，阴雨潮湿，着于经络，身痛自利发热。仲景言，湿家大忌发散，汗之则变痉厥。脉来小弱而缓，湿邪凝遏阳气，病名湿温。湿中热气，横冲心包络，以致神昏，四肢不暖，亦手厥阴见证，非与伤寒同法也，宜犀角、连翘心、元参、石菖、银花、野赤豆皮煎送至宝丹。

治湿温方二十二

苍术白虎汤 〔总治〕 苍术 石膏 知母 甘草 粳米

十味香薷饮 〔又〕 香薷 扁豆 厚朴 茯苓 甘草 木瓜 人参 黄芪 陈皮 白术

清暑益气汤 〔又〕 人参 甘草 黄芪 酒当归 麦冬 五味子 青皮 陈皮 神曲 酒黄柏 葛根 苍术 白术 升麻 泽泻 姜 枣

天水散 〔又〕 滑石六两 甘草一两

此即六一散。加薄荷少许名鸡苏散，能散肺。加青黛少许名碧玉散，能凉肝。加朱砂少许名益元散，能清心。

五苓散 〔又〕 肉桂 白术 茯苓 猪苓 泽泻

白虎汤 〔又〕 石膏 知母 甘草 粳米

清燥汤 〔又〕 苍术 白术 黄芪 人参 黄芩 黄连 黄柏 甘草 陈皮 猪苓 升麻 五味 神曲 生地 麦冬 柴胡 泽泻 茯苓

玉女煎 〔又〕 石膏 熟地 麦冬 知母 牛膝

苓术汤 〔又〕 赤苓 白术 干姜 泽泻 肉桂各一钱

茯苓白术汤 〔又〕 赤苓 白术 苍术 干姜 肉桂 甘草各一钱

至宝丹 〔又〕 犀角镑 朱砂飞 雄黄飞 琥珀研 玳瑁

镑，各一两　西牛黄五钱　麝香　冰片各一钱　水安息香一两，无灰酒熬成膏，如无，以旱安息香代之　金箔　银箔各十五片，研极细

将安息膏重汤煮，和入诸药，分作百丸，蜡护，人参汤下。

牛黄膏〔逐秽〕　牛黄二钱半　朱砂　郁金　丹皮各三钱　冰片　甘草各一钱

蜜丸，如柏子大，每一丸，新水下。

紫雪〔又〕　黄金　石膏　寒水石　滑石　磁石　升麻　元参　甘草　犀角　羚羊角　沉香　木香　丁香　朴硝　硝石　辰砂　麝香

两仪膏〔扶虚〕　人参　熟地

熬膏，白蜜收。

犀角地黄汤〔清营〕　犀角　生地　白芍　丹皮

三才汤〔补营〕　天冬　熟地　人参

复脉汤〔又〕

苍术石膏汤〔遏热〕　苍术　石膏　知母　甘草

半夏泻心汤〔治中〕　半夏　黄连　干姜　黄芩　人参　炙草　大枣

桂苓甘露汤〔开下〕　生地　熟地　天冬　麦冬　石斛　茵陈　黄芩　枳壳　甘草　肉桂　茯苓　枇杷叶

河间桂苓甘露饮，滑石、石膏、寒水石、甘草、白术、茯苓、泽泻、猪苓、肉桂，每服五钱。

张子和就河间方去猪苓，减三石一半，加人参、葛根、藿香、木香，亦名桂苓甘露饮。

二陈汤〔温气〕　茯苓　半夏　甘草　陈皮

藿香正气散〔又〕　藿香　紫苏　白芷　茯苓　大腹皮　白术　陈皮　半夏曲　厚朴　桔梗　甘草　姜　枣

阳毒阴毒源流

阳毒发斑，阳邪亢极病也。亦或有误服辛热而成者。《金

匮》云：阳毒之为病，面赤斑斑如锦纹，咽喉痛，唾脓血，五日可治，七日不可治，升麻鳖甲汤主之。此阳毒之病，所以昭揭于千古也，盖以人伤寒，皆为热病，然邪在阳经，久而炽盛则为毒，故有阳毒之病。其始阳热之气，淫于荣卫之间，因而结聚于胃，上冲咽喉，上焦之热极矣。而肝脾之阴，于是不交，其发现也。面为阳明之气所注，火热盛，故面斑如锦。咽与喉虽有阴阳之分，为火热所冲，故痛则俱痛。心本主血，阳经热盛，心火并之，故化为脓唾者，因其病在上焦也。夫阳邪成毒，其为病本非伤寒传经之比，然经脉递运，五日经气未遍，犹为可治。至于七日，阴阳经气已周而再行矣，安可治乎？仲景用升麻合生甘草以升阳散热为君，雄黄解毒为臣，鳖甲、当归以理肝阴为佐，蜀椒以宣导热邪为使，其制方之法，实因热邪与气血相搏，不容直折，故病虽见于阳，反以阴法救之，并非阳毒起于阴经，而用鳖甲之阴药也。况古人云：病在阳者，必兼和其阴。此仲景于阳毒而用鳖甲之旨乎！然而病之由来，其端不一。又有虚热炽甚而毒不化者宜阳毒升麻汤，便结去射干加酒大黄，热甚去人参加青黛。又有吐下未当，邪陷于内，而壮热，头项强痛，躁闷不安。或狂言詈骂，妄见妄闻，或亦面生斑纹，口唾脓血。或并舌卷焦黑，鼻如烟煤。或更下利黄赤，六脉洪大而数者宜犀角黑参汤、黄连解毒汤。切不可用下药。势甚者，以青布浸冷水搭病人胸膛，必喜，热即易之，须臾得睡。

【阳毒证治】《医鉴》曰：三阳病深，必变为阳毒，或有失于汗下，或本阳证误用热药，使热毒陷深，发为狂乱，面赤眼红，身发斑黄，宜黑奴丸、三黄石膏汤、消斑青黛饮。陶节庵曰：伤寒先观两目，或赤或黄赤为阳毒，脉洪大有力燥渴者，轻则三黄石膏汤、三黄巨胜汤，重则大承气汤下之。

鳌按：前源流论，是专言阳邪成病者，此引《医鉴》、节庵二则，皆是伤寒中之病，本各不同，然方药亦有可通用者，故亦附载于此。

阴毒发斑，阴邪深极病也。《金匮》曰：阴毒之为病，面目青，身痛如被杖，咽喉痛，五日可治，七日不可治，升麻鳖甲汤去雄黄、蜀椒主之。此又阴毒之病所以昭揭于千古也。盖阴毒云者，乃寒邪直中阴经，久而不解，斯成毒也。虽然，直中阴经，究何经欤，实中于肾也，中于肾，遂浸淫及于肝脾也，故面目为肝脾之精所布，土受寒侵，木乃乘之，是以色青，寒侵肌肉，寒至必疼痛。又与卫气相争，故痛如被杖。少阴脉上至咽，凡有伏寒者，咽必痛。喉虽属阳，似不宜痛，然咽与喉切近，咽之阴既为寒逼而痛，喉之阳亦因咽痛甚而气相应也。亦曰五日可治，七日不可治者，阴阳经气，总以周而再行，相传至深，则难治也。药即用阳毒方，而反去雄黄、蜀椒之温热者，以邪虽属阴，而既结成毒，则一种阴燥之气，自行于至阴之中。而阴既云燥，温之反有不可，即攻之亦罕有济，故与其直折而有过刚之患，不若辛平而得解散之功，此仲景所以单取鳖甲、当归走肝和阴以止痛，升麻、甘草从脾升散以化寒，而毋庸蜀椒之辛温，雄黄之辛锐，直而折之也。然而病之由来，其端不一。又有阴寒极盛而成阴毒者，与仲景言阴毒，自是两种，不可混也。盖惟阴寒至极，反大热燥渴，四肢厥逆，脉沉细而疾，或尺部短而寸口大，额上手背冷汗不止，其原由房后着寒，或内伤生冷寒物而犯房事，内既伏阴，又加外寒相搏，积寒伏于下，卫阳消于上，遂成阴盛格阳，阳气上脱之候也。后五六日，胸前发出红斑，其色淡，其点小，是为阴斑，虽盛暑，亦必须热药宜附子理中汤。甚至身重睛疼，额出冷汗，呕哕呃忒，或爪甲青，或腹绞痛，或面赤足冷，厥逆燥渴，不欲饮，或身发青黑色斑，口鼻灰色，舌黑而卷，茎与囊俱缩，脉沉细而迟，或伏而不出，或疾至八九至而不可数，急用葱饼子脐上熨之，内速服药宜附子散或人参三白合四逆汤。药之熨之，手足不和暖者死不治。总之，前一证纯阴之极，蓄热自深于内，法当如仲景之治。后一证则止阴寒凝结，非用回阳退阴之剂，内温正气，逼出外邪，断不能起死而回生也宜正阳散、复阳丹、还阳散、破阴丹、退阴散、回阳救急汤。赵以德又曰：古方书谓阳毒者，阳气独盛，阴气暴衰，内外皆阳，故成阳毒。阴毒者，阴气独盛，阳气大衰，内外皆阴，故成阴毒。二者或伤寒初得，便有是证，或服药后变而成。阳毒治以寒凉，阴毒治以温热，药剂如冰炭之异，仲景以一方治之，何也？且治阴毒去蜀椒、雄黄，反去其温热者矣，岂非一皆热毒伤于阴阳二经乎？在阳经络，则面赤如锦纹，唾脓血，在阴经络，则面青身如被杖，此皆阴阳水火动静之本象也。其曰七日不可治者，阴阳之津气血液，皆消灭也。伤寒七日经气已尽，而此加之以毒，至七日不惟消灭其阴，且火亦自灭矣。赵氏此说，是单就仲景所言之阳毒阴毒论之，但其曰一皆热毒伤于阴阳二经，虽于理不至大悖，究不免有语病。盖阴毒之由，乃是阴燥。阴燥者，阴极而反化燥，是其燥由阴出，非热邪伤及阴经之故也。若伤及阴经，则是外乘之热矣，而何能成阴毒之病乎？因益知医关生死，不可以躁心尝，不可轻心掉也，愿为医者勖之。

【阴毒证治】《入门》曰：三阴经病深，必变为阴毒，其证四肢厥冷，吐利不渴，静倦而卧，甚则目痛郑声，加以头痛头汗，眼睛内痛，不欲见亮，面唇指甲青黑，手背冷汗，心下结硬，脐腹筑痛，身如被杖，外肾冰冷，其脉附骨，取之则有，按之则无，宜甘草汤、正阳散。阳气乍复，或生烦躁者，破阴丹、复阳丹，不可用凉药。又云：此证多面青舌黑，肢冷多睡。《医鉴》曰：一人伤寒，四肢逆冷，脐下筑痛，身痛如被杖，盖阴毒也，急服金液丹、来复丹等药。其脉沉迟而滑，虽阴而有阳，脉可至，仍灸脐下百壮，乃手足温，阳回得汗而解。

鳌按：前阴毒源流，乃阴邪成病者，此引《入门》、《医鉴》二说，亦是伤寒中之病。然症状方药，亦有相通者，故又附录于此。神而明之，化而裁之，是在医者。

治阳毒方九

升麻鳖甲汤 〔总治〕 升麻　鳖甲　蜀椒　雄黄　当归　甘草

阳毒升麻汤 〔又〕 升麻　犀角　射干　黄芩　人参　甘草

手足汗出则解，不解重作。

犀角黑参汤 〔又〕 升麻　犀角　射干　黄芩　人参　甘草　黑参

此即阳毒升麻汤加黑参一味也。

黄连解毒汤 〔又〕 黄连　黄芩　黄柏　山栀各一钱半

黑奴丸 〔又〕 麻黄　大黄各二两　黄芩　釜底煤　芒硝　灶突墨　梁上尘　小麦奴各一两

蜜丸，弹子大，新汲水化服，须臾，振寒汗出而解，未汗再服。

此方能治阳毒发斑，烦躁大渴，脉洪数者。阳毒及坏伤寒，医所不治，精魂已竭，心下尚暖，斡开其口，灌药下咽即活。若不大渴不可与此药。

三黄石膏汤 〔又〕 石膏三钱　黄芩　黄连　黄柏　山栀各钱半　麻黄六分　香豉半合　姜三片　细茶一撮

消斑青黛饮 〔又〕 黄连　甘草　石膏　知母　柴胡　元参　生地　山栀　犀角　青黛　人参　姜一　枣二

水煎，入苦酒一匙服。大便实者，去人参，加大黄。

此陶节庵方也，治热邪传里，里实表虚，血热不散，热气乘于皮肤，而为斑也。轻则如疹子，重则如锦纹，重甚则斑烂皮肤。或本属阳证，误投热药，或当下不下，或下后不解，皆能致此，不可发汗，重令开泄，更加斑烂也。然而斑之方萌，与蚊迹相类，发斑多见于胸腹，蚊迹只在于手足。阳脉洪大，病人昏愦，先红后赤者，斑也。脉不洪大，病人自静，先红后黄者，蚊迹也。其或大便自利，怫郁气短，燥屎不通，又如果实餍者，卢扁不能施巧矣。凡汗不解，足冷，耳聋，烦闷，咳呕，便是发斑之候。

三黄巨胜汤〔又〕 石膏三钱 黄芩 黄连 黄柏 山栀各钱半 芒硝 大黄各一钱 姜一片 枣二枚

入泥浆清水二匙服。

大承气汤〔又〕 大黄 芒硝 枳实 厚朴

治阴毒方十三

升麻鳖甲汤〔总治〕 方详上。

附子理中汤〔又〕 附子 干姜 甘草 人参 白术

附子散〔又〕 附子 干姜 肉桂 当归 白术 半夏 生姜

人参三白合四逆汤〔又〕 人参 白芍 白术 白茯苓 生姜 附子 干姜 甘草 大枣

正阳散〔又〕 附子一两 炮姜 炙草各二钱半 皂角一挺 麝香一钱

每末二钱，水一盏，煎五分，连渣热服。一方用白汤调下。

此方兼治伤寒门之阴毒。

复阳丹〔又〕 荜澄茄 木香 吴萸 全蝎 附子 硫黄各五钱 干姜一钱

酒糊丸，每二三十丸，姜汤下，复以热酒送之取汗。

此方治阴毒面青，肢冷脉沉。

还阳散〔又〕 硫黄为末，每二钱，新汲水调下，良久，或寒一起，热一起，再服，汗出而差。

此方治阴毒面青，肢冷脉沉，心躁腹痛。

破阴丹〔又〕 硫黄五两 硝石 元精石各二两 干姜 附子 肉桂各五钱

各为末，用铁铫先铺元精，次铺硝石各一半，中铺硫黄末，又铺硝石末，再铺元精末，以小盏盖着，用炭三斤，烧令得所，勿令烟出，急取瓦盆合着地上，候冷取出，入余药同为末，糊丸，每二十丸，艾汤下取汗。

此方治阴毒脉伏，及阳脱无脉，厥冷不省。

退阴散 〔又〕 川乌 干姜等分

为粗末，炒令转色，放冷，再研细末，每末一钱，盐一捻，水少许，煎温服。

回阳救急汤 〔又〕 人参 白术 茯苓 陈皮 半夏 干姜 附子 肉桂 炙草 五味子各一钱 姜七片

甘草汤 〔又〕 炙甘草 升麻 当归 桂枝各一钱 雄黄 川椒各钱半 鳖甲二钱

水煎服，毒从汗出，未汗再服。

金液丹 〔又〕

来复丹 〔又〕 元精石 硫黄 硝石 五灵脂 陈皮 青皮

杂病源流犀烛 卷二十

瘟疫源流

瘟疫，时行病也。类于伤寒，春夏秋三时俱有，夏秋更甚，皆因天之风雨不时，地之湿热郁蒸，胔骼之气延蔓，人触之而病而死。于是更增一种病气死气相渐染，犯之者从口鼻入，抵脏腑，溷三焦，正闭邪盈，因而阳格于内，营卫运行之机阻于表。始必恶寒，甚而厥逆，迨阳郁而通，厥回而中外皆热，昏沉自汗，此时邪伏膜原，虽有汗热亦不解，必候伏邪溃，表气入内，精气达表，战栗大汗，邪气方出，脉静身凉。犹或伏邪未尽，亦必先恶寒，再发热。至于发出，方显变证，其证或从外解，或从内陷。外解者，发烦战汗。自汗内陷者，胸隔痞闷，心下胀满，腹中痛，燥结便秘，热结旁流，协热下利，或呕吐恶心，谵语，舌黄，及苔黑芒刺等证，脉则不沉不浮而数，日夜皆热，日晡更甚，头疼身痛，忌汗与下，宜透膜原之邪宜达原饮。若见各经，加引经药。感轻者舌苔薄，脉不甚数，此必从汗解，如不得汗，邪结膜原，表里不通，亦不可外逼强汗。感重者，舌苔如粉渍，药后反内陷，舌根先黄，渐至中央，邪渐入胃矣，须下之宜达原饮加大黄。若脉长洪而数大，此邪适离膜原，欲表未表也宜白虎汤。舌黄，兼里证，此邪已入胃也宜大小承气汤。邪之离膜原，每因元气厚薄为久暂，厚则邪易传化，薄则邪难传化。倘本有病又感邪，能感不能化，安望其传？不传则邪不得去，日久愈沉，切勿误进参芪。且疫之传有九，总不越表里之间。一为但表而不里，二为但里而不表，三为表而再表，四为表里分传，五为再表再里或再表里分传，六为先表后里，七为先里后表，八为表里各偏胜，九为不论表与里，其初发必重。此九者之名目既审，而九者之证治可详。曷言乎但表而不里也？其证头疼身痛，发热，似畏冷，谷食如常，无里证，此邪传外由肌表出，或斑消，或汗解，为顺，轻剂可愈。有汗不透而仍热者宜白虎汤。有斑不透而仍热者宜举斑汤。有斑汗并行俱不透者宜参用白虎、举斑二汤。曷言乎但里而不表也？其证胸膈痞闷，欲吐不吐，吐亦不快宜瓜蒂散。若邪传里之中下，心腹胀满，不吐不呕，或燥结便闭，或热结旁流，或协热下利，或大肠胶闭，甚或有再发三发者俱宜承气汤。曷言乎表而再表也？所发未尽，膜原尚有隐伏之邪，故隔数日再发热，脉洪大而数，及其解也。斑者仍斑，汗者仍汗，甚至于三发四发者宜清热解肌汤。曷言乎表里俱传也？其始邪伏膜原，尚在半表里，二证俱现，必先令里邪去，自能达表，或斑或汗，随宜升泄之，病退而热未除，膜原尚有未尽之邪也宜三消饮。若分传至再三，照前治之。曷言乎再表再里，或再表里分传也？此亦病气如此，非医之疏于救治，病家之失于调养也宜酌用清热解肌汤、三消饮、普济消毒饮子。曷言乎先表后里也？其始但有表证宜达原饮，其继脉大且数，自汗而渴，此邪离膜原，未能出表耳宜白虎汤。迨邪既从汗解，三四日后仍发热宜达原饮。至后反加胸满腹胀，烦渴不食等证，复传里矣宜达原饮加大黄。曷言乎先里后表也？其始发热，有里证，下之便愈。后又发热，反加有头痛身重，脉浮，必当汗宜白虎汤。服之不得汗，液枯也宜白虎汤加人参即解。若大汗大下后，表里证悉去，继而一身尽痛，身如被杖，脉沉细，此汗出太多，阳气不周，骨寒而痛，非表证也，不必治，阳回自愈。曷言乎表里偏胜也？膜原伏邪发时，若表证多而里证少，当治其表，里证兼之宜达原饮加枳实、大黄。若里证多而表证少，但治其里，表证自愈宜大柴胡汤。曷言乎不论表里，初发必重也？盖以邪有行有伏，正伤寒行邪也，故依次传经，或汗或下立解。若疫邪，则先伏后行，始伏膜原，营卫所不关，药石所难治，及其发时，邪毒张炽，内浸于腑，外淫于经，营卫受伤，诸证渐显，然后得而治之，方其浸淫之际，邪毒在膜原，此时但可疏利，使伏邪易出宜香苏散。邪既离膜原，乃观其变，或出表宜达原饮，或入里宜白虎汤，然后可导邪而出，邪尽方愈。不得初发方张，即为惊愕无措也。古人云：瘟疫莫治头，痨怯莫治尾。其始但使邪毒速离膜原，便是治法，全在后段识得表里虚实，缓急重轻，不致错治，自可全愈。若久病后，老年人，酒色辈，又加瘟疫，自难支矣，此瘟疫九传证治也。

而其详更有可条分缕析者，盖疫邪为病，有从战汗解者，有从盗汗自汗解者，有无汗而全归胃者，有大汗热渴终得战汗解者，有胃气壅抑必从下而得战汗解者，有汗解未尽三四日复发热者，有发黄因下而复热发斑者，有发斑即愈者，有里证急虽斑不愈者，凡此皆寻常之变。又有局外之变，男子犯房事，热邪乘虚陷下焦，以致夜热，便淋涩，小腹胀，用导赤、五苓不效者宜大承气汤，便如注而愈。女子经适来适止，失血崩带，及心痛疝气，痰火哮喘。凡此皆非常之变，要之，因疫而来他病，但治疫为要。有一二日舌苔白，早服达原饮，舌色变黄，并胸膈满痛，大渴烦躁，此伏邪传里也宜达原饮加大黄，下之，烦热稍减，晚又热躁，舌全黑刺，鼻黑煤，此邪毒瘀胃也宜大承气汤。抵暮大下，夜半当热退，次早舌刺如失。一日三变，因其毒甚，故传变亦速，用药亦必紧，缓剂则无救矣。有初起脉数，未至洪大，邪尚在膜原止宜达原饮，误用白虎汤者，必不能破结使愈。或邪入胃必宜承气汤，误用白虎汤，徒伐胃气，反抑邪毒，致脉不行，反变细小，勿更误认阳证阴脉，妄言不治，因不敢下急宜承气汤。有表里传变无定者，不得拘先解表后攻里之说，盖邪在里，里气结滞，不得外达，即四肢未免微厥，虽发汗不得愈，必解其里宜承气汤。里气一通，多有自汗解者。设下后脉浮而微数，身微热，神思不爽，此邪止浮于肌表也宜白虎汤。便色清，便蒸蒸汗解。若下后脉数而空，此则虚也宜人参白虎汤补之即汗解。下后脉数而浮，原当解，至五六日无汗，脉证不改，此因数下，血液枯正气微也宜人参白虎汤，以凉解，即得汗。里证脉沉，下之改浮，今不得汗，二三日脉更沉者，此膜原之邪仍瘀到胃也，更宜下之。或又脉浮宜白虎汤，自愈。或里证下之愈，几日复热，非关饮食劳役，乃膜原之邪复聚，仍当下之，但制轻剂耳。有应下失下，口燥舌干而渴，反热减，四肢时厥，欲就暖，此阳气伏藏也，既下，厥回。脉大而数，舌上生津，不思水饮，此里邪去而郁阳暴伸也宜柴胡清燥汤去花粉、知母，加葛根。有下后二三日，舌又生苔，邪未尽也，再下之，苔刺去，烦热留，更下之。已愈数日，复热，复苔，更下之，勿忌。生疑失治，但其间或间日一下，或三四日一下，或下二日间一日，其后轻重缓急，或应用柴胡清燥汤，或犀角地黄汤，或承气汤，与多与少，亦皆治法，若不明，必误事。有下后已愈，腹中有块，按之痛，常作蛙声，气之升降不利，此邪虽除，宿结未清也，不可攻，须善调养，常食粥，结块方下，或坚黑如石。又有病气促，月余块方消者，此无形之结也。有下后已愈，大便十数日不行，时呕，此名下膈，盖下不能通必及于上也，必使宿垢尽下宜调胃承气汤，呕自止，切不可补。总之，疫邪贵早下，但见舌黄，心腹胀满，乘气血未乱，津液未枯，即当下之宜承气汤。不得拘下不嫌迟之说，盖疫气多湿，未便即结，非如伤寒必俟结定而后攻也。凡疫邪传里，遗热下焦，小便不利，邪无输泄，经气郁滞，其传为瘅，身目如金，或用茵陈五苓散不效，乃胃家移热，必以大黄奏功宜茵陈蒿汤。凡疫邪胸满喜呕，腹不满，欲吐不吐，欲饮不饮，此邪与痰饮结滞也，必吐之宜瓜蒂散。凡疫日久失下，自利纯黑水，昼夜十数行，口燥唇干舌裂，此热结旁流也宜承气汤，去其宿垢顿止。凡胃热失下，经气为热所郁而为黄，热更不减，搏血为瘀，是因发黄而为蓄血，非因蓄血而至发黄也，但蓄血一行，热随血泄，黄随泄减矣治黄宜茵陈蒿汤，治蓄血宜桃仁承气汤去桂枝、甘草，加丹皮、当归、白芍。凡疫邪留血分，里气壅闭不下则斑不出，出则邪解矣。如下后斑出，更不可下。设犹有下证，宜少与承气缓服，若大下，则元气损，斑陷则危矣，必当托里宜举斑汤。如下后斑隐，反见循衣撮空，脉微宜举斑汤加人参三钱，或得补复发出，可不死。凡胃移热下焦气分，小便不利，热结膀胱也。若移热于下焦血分，膀胱蓄血也。夫蓄血证在小便利不利也，故昼稍减，夜热谵语者，瘀血也未行宜桃仁承气汤下之，后用犀角地黄汤调之。凡失下，循衣摸床撮空，肉惕，目不了了，邪热愈甚，元气将脱者，不可竟下，又不可不下宜陶氏黄龙汤，既下，急用生脉散加生姜、当归、白芍、知母、陈皮、甘草，皆死中求生法也。凡疫病邪不入胃，必终始能食，勿绝其食，只少少与之耳。凡大下后，须善调理宜清燥养荣汤。或有表留余热者宜柴胡养荣汤。或有痰饮积而胸膈不清宜瓜贝养荣汤。凡舌苔白，邪在膜原，变黄邪在胃，沉香色苔老白不可下，黄宜下，黑急下，下后苔不脱，舌刺，舌短，舌裂，舌硬，舌卷，白砂苔，黑硬苔，皆当下。苔虽白，倘别有下证宜达原饮加大黄，则下之。若大汗，脉洪大而渴未可下也宜白虎汤。惟目赤咽干，气喷如火，小便黄赤作痛，扬手掷足，脉沉数下之宜承气汤。有心下痛，腹胀满痛，头痛，下之立止。如初起，不可下，而有血液枯竭者，当用导法导之宜蜜煎法，以其为虚燥也。凡疫病，在现证或轻，虽有头疼身热自汗，而饮食不绝，力可行走，脉又不浮不沉而数，不得误认为劳倦伤脾，竟用补法，以致不救。凡疫痢相兼最危，疫属胃，痢属大肠，大肠病而失传送之职，故粪不行，下脓血，谷食俱留停在胃，直须大肠邪气退，胃气通。今大肠既病，粪尚不行，何能为胃载毒而出？毒既不行，最伤胃气，胃伤必死。

凡遇疫痢兼病，在痢尤宜吃紧宜槟榔顺气汤。凡孕妇疫发，设用三承气，须随证施治，不可过虑，慎勿生疑掣肘，必致母子两伤。倘应下之证，误用安胎补剂，热毒愈炽，胎愈不安，急当下之，以逐其邪，当子母俱安，若腹痛腰痛，必坠无疑矣，须预为病家言之也。凡妇人病疫，惟经水适来适断，崩漏产后，与男子不同，盖经水适来，邪不入胃而入血海，勿以胃实攻之，热随血下自愈宜小柴胡汤加赤芍、丹皮、生地。如结胸状者，血因邪结也，宜刺期门。经水适断，血室乍空，邪乘虚入，难治。与适来者，有虚实之分也宜柴胡养荣汤。新产亡血，冲任空虚，与素崩漏经气久虚者，亦如前治宜柴胡养荣汤。若药不行，须和其性宜加生姜。气虚不运，须助宣行宜加人参。凡疫行，小儿目吊惊搐，十指钩曲，角弓反张，切勿误认惊风，当与大人疫病同治，但药剂须轻小耳。凡里证下后，卧几日，汗不止，身微热，此表有余邪，邪尽汗自止。若不能止，小柴胡汤加广皮。呕加半夏，虚加人参，不可用芪、术。如已愈几日后，反得盗汗，宜略用补法。虚实之分，在有热无热也。下后邪去呕止，若复呕，胃虚也，稍进粥饮调之。凡感冒兼疫，先治感冒宜上清散，后治疫。凡疟疫相兼，治疫而疟自已。凡方食肉，病停积在胃，因承气连下，惟下旁流臭水，其病不退，加人参一味，即三四十日停积顿行。应下失下，真气虚微，及投承气，少顷汗出，额上发际痒，手足冷，甚则战栗心烦，坐卧不安，如狂，此中气已亏不胜药力，名曰药烦。如遇此证，须多加生姜，匀两次服防呕。以上治疫之法，既详且尽，更无挂漏矣。

而疫与伤寒异同处，更有当辨者。伤寒必有感冒之因，恶风恶寒，身疼头痛，发热，无汗。脉浮紧为伤寒，有汗脉浮数为中风。若瘟疫，无感冒之因，始觉凛凛，后但热不恶寒，虽饥饱劳役，焦思怒郁，皆能触发其邪，然无所触而自发者居多。伤寒药一汗即解，疫发散虽汗不解。伤寒不缠染，疫则缠染他人。伤寒邪从毛窍入，疫邪从口鼻入。伤寒感而即病，疫感而后发。伤寒汗解在前，疫汗解在后，伤寒可使立汗，疫必俟其内溃，方自汗、盗汗、战汗。伤寒不易发斑，疫多发斑。伤寒邪感在经，以经传经，疫邪感在内，邪溢于经，经不自传。伤寒感发甚暴，疫却有淹缠几日，渐加重，或忽加重。伤寒初起，必先发表，疫初起，必先疏利。此皆其异焉者也。而亦有其同焉者，皆能传胃，故必皆用承气导邪而出，故始异而终同也。伤寒之邪自外传内，原无根蒂，惟传法有进无退，故下之皆愈。疫之邪始匿膜原，根深蒂固，时发与营卫交并，客邪由经之处，营卫无不被伤，故曰溃，不溃则不能传，不传则邪不出，不出则病不愈。乃疫下后，或有不愈者，何也？盖疫邪多表里分传，因有一半向外，邪传留于肌肉，一半向里，邪传留于胃。惟传胃故里气结，里结，表气亦不通，于是肌肉之表，不即达肌表，下后里气通，表气亦顺。向郁肌肉者，或斑或汗，然后可谋治。伤寒下后无此法。虽曰终同，实不同也。至伤寒似阴者，伤寒与疫皆有之。若阴证似阳，惟正伤寒为然，疫必无此证。夫阳似阴，虽外寒而内必热，故小便必赤涩。若阴似阳，隔阳之证也，上热下寒，故小便清白。但以小便清白为据，万不失一，此又宜辨也。凡四损不可治，大劳、大欲、大病、久病后，此四者，气血俱虚，阴阳并竭，正气先亏，邪气自陷者是也。

且夫瘟疫，有发于内者，亦有见于外者，兹更举其证条列于下。一曰大头瘟，俗呼为狸头瘟，又雷头风，亦谓之时毒，头痛肿大如斗，此天行厉气也，因湿热伤高巅之上。其症状发于鼻面耳项咽喉间，皆赤肿无头，或结核有根，令人多汗气蒸。初则憎寒壮热，肢体重，头面俱痛，目不能开，上喘，咽喉不利。甚则堵塞不能食饮，舌干口燥，或恍惚不宁，不速治，十死八九宜人中黄丸，普济消毒饮子，便硬加酒大黄一二钱，缓服，作丸噙化尤妙，沈氏头瘟汤。至于溃裂脓出，必反染人，所以谓之疫疠。大约冬温后多有此证。若额上面部，焮赤肿痛脉数者，属阳明病宜普济消毒饮子加石膏，内实加大黄。若发于耳之前后，并额角旁红肿，此少阳也宜普济消毒饮子加柴胡、天花粉，便实亦加大黄。若发于头脑项后，并耳后，赤热肿痛，此太阳也宜荆防败毒散去人参，加芩、连，甚则砭针刺之，沈氏头瘟汤。一曰捻头瘟，喉痹失音，项大腹胀，如蛤蟆状，故亦名蛤蟆瘟宜荆防败毒败。而《正传》则谓天行一种大头瘟，从耳前肿起名为蛤蟆瘟，从颐项肿起名为鸬鹚瘟，此可参考。一曰瓜瓤瘟，胸高胁起，呕血如汁是也宜生犀饮，便结加大黄，渴加花粉，虚加盐水炒人参，表热去苍术加桂枝、黄连，便脓血去苍术、倍黄土、加黄柏，便滑以人中黄代金汁。一曰杨梅瘟，遍身紫块，忽然发出霉疮是也宜清热解毒汤下人中黄丸，并宜刺块令出血。一曰疙瘩瘟，发块如瘤，遍身流走，旦发夕死是也急宜用三棱针刺入委中三分出血，服人中黄散。一曰绞肠瘟，肠鸣干呕，水泄不通，是此类绞肠痧急宜探吐之，服双解散。一曰软脚瘟，即湿温证，便清泄白，足肿难移是也，不可轻下宜苍术白虎汤。总之，盛夏湿温之证，即藏疫疠，一人受之为湿温，一方传遍即为疫疠，以春夏间湿热暑三气交蒸故也。盖春主厥阴肝木，秋主阳明燥金，冬主太阳寒水，各行其政，惟春分后秋分前，少阴君火、少阳相火、太阴湿土三气合行其事。天本热也，益以日之暑。日本烈也，益以地之湿。三气交动，时分时合。其分也，风动于中，胜湿解蒸，不觉其苦。其合也，天之热气下，地之湿气上，人在气交中无可避，故病之繁且苛者，惟夏月为最，以无形之热蒸动有形之湿，即无病人感之亦为患，况素有湿热，或下元虚人，安得不患湿热证乎？是以其证忌发汗，汗则湿热混一，中气尽伤，必死。惟宜分解，先扶中气，使中气徐领其表里上下分消，故多愈也。至若疫气则邪正混合，邪胜正衰，转眼立死。苦寒则伤胃，温补则助邪，如人中黄之类方合法。别有瘴疫，如岭南春秋时月，山岚雾瘴之毒，中于人，发为寒热温疟，此其瘴毒，亦从口鼻入也宜苍术升麻汤。即如南方疫疠，亦有挟岚瘴溪源蒸毒之气者，其状热乘上焦，病欲来时，令人迷困，甚则发躁狂妄，或哑而不能言语，皆由败血瘀于心，毒涎聚于脾故也宜加味柴胡汤、太无神术散。夫伤寒之邪，先行身之背，次行身之前，次行身之侧，由外廓而入。瘟疫之邪，直行中道，流布三焦，甚者三焦相混，上行极而下，下行极而上。伤寒邪行中外廓，一表即散。疫邪行中道，表之不散。伤寒邪入胃府，则腹满便硬，故可攻下。疫邪布中焦，散之不收，下之复合，此与治伤寒表里诸法，有何涉哉！吴又可《温疫论》，治法精详，千古莫易，虽论疫证者甚多，皆莫越其范围，故此篇即就其书而裁窜之。

【脉法】《灵枢》曰：尺肤热盛，脉盛躁者，病温也。又曰：热病脉静，汗已出，脉盛，一逆也，死不治。《脉经》曰：阳脉濡弱，阴脉弦紧，更遇温气，变为瘟疫。《脉诀》曰：阴阳俱盛，病热之极，浮之而滑，沉之散涩，惟有温病，脉散诸经，各随所在，不可指名。脉法曰：温病二三日，体热腹满头疼，食饮如故，脉直而疾，八日死。温病四五日，头痛腹满而吐，脉来细而强，十二日死。温病八九日，头身不痛，目不赤，色不变，而反利，脉来涩，按之不足，举之却大，心下坚，十七日死。温病汗不出，出不至足者死。温病厥逆，汗自出，脉坚强急者死，虚软者死。《得效》曰：时疫之脉无定据，随时审思才得，未可轻议。《医鉴》曰：温病穰穰大热，脉细小者死。温病下利，腹中痛甚者死。又曰：热病得汗，脉安静者生，躁急者死，及大热不去者亦死。热病八九日当汗，反不得汗，脉绝者死。

【瘟疫原由证治】《三因》曰：凡时行病者，冬应寒反暖，春发温疫。其证发热，腰痛强急，脚缩不伸，胻中欲折，目中生花，或淅淅憎寒，复热。春合温反凉，夏发燥疫，其证身体战掉，不能自禁，或内热口干，舌破咽塞，声嘶。夏合热反寒，秋发寒疫，其证头重颈直，皮肉强痹，或蕴而结核，起于咽喉颈项之间，布热毒于皮肤分肉之中。秋合凉反阴雨，冬发湿疫，其证乍寒乍热，损伤肺气，暴嗽呕逆，或体热发斑，喘咳引气。

《入门》曰：疫疾，如有鬼疠相似，故曰疫疠。又曰：春发瘟疫，宜葛根解肌汤。夏发燥疫，宜调中汤。秋发寒疫，宜苍术白虎汤。冬发湿疫，宜甘桔汤。表证，宜荆防败毒散。半表里证，宜小柴胡汤。里证，宜大柴胡汤。宜补、宜散、宜降，用人中黄丸治之。《医鉴》曰：感四时不治之气，使人痰涎壅盛，烦热头疼身痛，憎寒壮热，项强睛疼，或饮食如常，起居如旧，甚至声哑，或眼赤口疮，腮肿喉痹，咳嗽稠粘喷嚏。《正传》曰：瘟病初证未端的，先以败毒散治之，看归在何经，随经施治。又曰：九味羌活汤治瘟疫，初感一二日间服之，大效。又曰：凡治温疫，切不可作伤寒证治，而大汗大下，但当从乎中治，而用少阳、阳明二经药，少阳小柴胡汤，阳明升麻葛根汤，即二方加减以治之可也。

【瘟疫论】 喻嘉言曰：人之鼻气通于天，故阳中雾露之邪者为清邪，从鼻息而上入于阳，入则发热头痛，项强筋挛，正与俗称大头瘟、蛤蟆瘟符也。人之口气通于地，故阴中水土之邪者，从饮食浊味，从口舌而下入于阴，入则其人必先内栗，足膝逆冷，便溺妄出，清便下重，脐筑湫痛，正与俗称绞肠瘟、软脚瘟符也。然从鼻从口所入之邪必先注中焦，以次分布上下，故中焦受邪，因而不治。中焦不治，则胃中为浊，营卫不通，血凝不流，其酿变即现中焦，俗称瓜瓤瘟、疙瘩瘟等，则又阳毒痈脓，阴毒遍身青紫之类是也。此三焦定位之邪也。若三焦邪混一，内外不通，脏气熏蒸，上焦怫郁，则口烂龈肿。卫气前通者，因热作使，游行经络脏腑，则为痈脓。营气前通者，因召客邪，嚏出声哑咽塞，热壅不行，则下血如豚肝。然以营卫渐通，故非危候。若上焦之阳，下焦之阴，两不相接，则脾气于中难以独运，斯五液注下，下焦不合，病难全矣。治法，未病前预饮芳香正气药，则邪不能入，此为上也宜屠苏饮、太仓公辟瘟丹、七物赤散。邪即入，则以逐秽为第一义。上焦如雾升而逐之，兼从解毒。中焦如沤，疏而逐之，兼以解毒。下焦如渎，决而逐之，兼以解毒。营卫即通，乘势追拔，勿使潜滋延蔓可也。

【大头瘟证治】 王海藏曰：大抵足阳明邪火太盛为实，少阳相火为炽，湿热为肿，木盛为通，多在少阳，或在阳明。阳明为邪，首大肿。少阳为邪，出于耳之前后。《精义》曰：大头瘟初发状如伤寒，五七日之间，乃能杀人。又曰：大头瘟，俗谓之时毒，常搐通气散于鼻中，取十余嚏作放。若搐药不嚏，不治。如嚏出脓血，治之易愈。每日用嚏药三五次，以泄毒，此是良法。左右看病之人，亦日用搐药，必不传染。又曰：经三四日不解，宜荆防解毒散。七八日大小便通利，头面肿起高赤，宜托里消毒散，兼针砭出血，泄其毒气。十日外，不治自愈。若五日以前，精神昏乱，咽喉闭塞，语音不出，头面大肿，食不知味者，必死。丹溪曰：大头瘟，此热气在高巅之上，切勿用降药。《入门》曰：大头瘟治法，当先缓而后急。先缓者，邪见于无形之处，至高之分，当用缓缓徐徐服之，寒药则用酒浸酒炒皆是也。后急者，邪气入于中有形质之所，此为客邪，故须急急去之。又曰：服药俱仰卧，使药气上行。又曰：东垣普济消毒饮子最妙，人中黄丸亦妙。

【瘟疫热病不治证】《灵枢》曰：此证不可治者有九：一汗不出，大颧发赤，哕者死；二泄而腹满甚者死；三目不明，热不已者死；四老人小儿，热而腹满者死；五汗不出，呕而下血者死；七咳而衄，汗不出，出不至足者死；八髓热者死；九热而痉者死。痉者，股折瘛疭齿噤龂也。

治瘟疫方四十七

达原饮 〔总治〕 槟榔二钱 厚朴 知母 白芍 黄芩各一钱 草果 甘草各五钱

白虎汤 〔未表〕 石膏 知母 甘草 粳米

大承气汤 〔入胃〕 大黄 芒硝 枳实 厚朴

举斑汤〔透斑〕 当归 赤芍各一钱 穿山甲二钱 柴胡 白芷各七分 升麻五分

瓜蒂散〔不吐〕 山栀二钱 赤小豆一钱二分 瓜蒂一钱，如无，淡豉二钱代

水煎分二服，缓下。

清热解肌汤〔发表〕 葛根三钱 黄芩 赤芍各钱半 甘草一钱

三消饮〔余邪〕

人参白虎汤〔正微〕 人参 石膏 知母 甘草 粳米

大柴胡汤〔治里〕

香苏散〔疏利〕 香附三钱 苏叶二钱半 陈皮一钱半 苍术 甘草各一钱 姜三片 葱白二个

柴胡清燥汤〔郁阳〕 当归 白芍 生地 陈皮 花粉 知母 甘草 柴胡 灯心

调胃承气汤〔宿垢〕

茵陈蒿汤〔胃热〕 茵陈二钱 大黄五钱 山栀一钱 姜三片

桃仁承气汤〔瘀血〕 桃仁十八粒 大黄四钱 芒硝二钱 甘草 桂枝各一钱

犀角地黄汤〔下血后〕 地黄一两 犀角 白芍 丹皮各二钱

黄龙汤〔元脱〕 人参 大黄 芒硝 厚朴 枳实 甘草 当归

生脉散〔又〕 人参 五味子 麦冬

清燥养荣汤〔下后〕 知母 花粉 当归 白芍 生地 陈皮 灯心 甘草

柴胡养荣汤〔余热〕 柴胡 黄芩 陈皮 甘草 生地 当归 白芍 厚朴 大黄 枳实 姜

瓜贝养荣汤〔痰饮〕 瓜蒌 贝母 花粉 当归 白芍

知母　苏子　橘红　姜

小柴胡汤〔邪入血海〕柴胡　黄芩　人参　半夏　甘草　姜

槟榔顺气汤〔疫痢〕大黄　厚朴　枳实　槟榔　白芍　生姜

上清散〔感冒〕元参　薄荷　荆芥　甘草　归尾　熟军　桔梗　陈皮　黄芩　枳壳　川芎

普济消毒饮子〔大头瘟〕酒黄连　酒黄芩各五钱　人参三钱　陈皮　桔梗　元参　柴胡　甘草各二钱　牛蒡子　马勃　板蓝根如无，用青黛　连翘各一钱　升麻　僵蚕各五分

共为末，取一半，白汤调和，时时呷之。一半蜜丸，弹子大，每丸，细嚼，白汤送下。或加防风、薄荷、川芎、当归，共锉，取末一两，水煎，分二三次服之亦可。肿甚宜砭刺出血。

泰和二年四月，民多疫疠，初觉憎寒，或发热，或不热身重，次传头面肿甚，目不能开，上喘，咽喉不利，舌干口燥。俗云：大头天行，染之多死。东垣曰：身半以上，天之气也。身半以下，地之气也。此邪热客于心肺之间，上攻头面，而为肿甚，遂制一方，名曰普济消毒饮子，服之皆愈，人谓之仙方。

沈氏头瘟汤〔又〕川芎一钱　桔梗　防风　荆芥穗各一钱半　柴胡七分　黄芩　归尾各二钱

此余自制方也。用以治大头瘟初起一两日者，无不愈。阳明邪盛者，加葛根、厚朴各钱半。

荆防败毒散〔捻头〕羌活　独活　柴胡　前胡　人参　桔梗　枳壳　茯苓　川芎　荆芥　薄荷　人中黄　大力子各一钱　防风一钱半

缓服。加金汁一匙尤妙。

生犀饮〔瓜瓤〕黄土五钱　犀角二钱　川连　苍术各一钱　金汁半杯，冲　岕片茶叶一大撮

日三夜二服。

清热解毒汤〔杨梅〕 人参 黄连 黄芩 白芍 生地各三钱 石膏 羌活 知母 生姜各二钱 甘草一钱半 升麻 葛根各一钱

水一斗，煎五升，每服一升，分日三夜二服。

人中黄丸〔又〕 大黄三两 人中黄如无，坑垢代之 苍术麻油炒 桔梗各二两 人参 黄连 防风各五钱 香附姜汁拌，不用炒，一两半

神曲糊丸，气虚四君子汤下，血虚四物汤下，痰甚二陈汤下，热甚童便下，通用清热解毒汤下，二三服。

人中黄散〔疙瘩〕 辰砂 雄黄各钱半 人中黄一两

每末二钱，薄荷、桔梗汤下，日三夜二服。

双解散〔绞肠〕 麻黄 薄荷 白芍 当归 大黄 防风 芒硝 连翘 川芎各五钱 黄芩 桔梗 石膏各一两 甘草二两 荆芥 山栀 白术各五钱 滑石三两

以上名防风通圣散。

滑石六两 甘草一两

以上天水散。

将通圣、天水二散各一半，和为粗末，每用二两，水煎，加姜三片，葱白二个热服取汗，即名双解散。

九味羌活汤〔初感〕 羌活 防风各钱半 苍术 川芎 黄芩 白芷 生地各钱二分 细辛 甘草各五分 枣二 葱白二

升麻葛根汤〔总治〕 葛根二钱 升麻 白芍 甘草各一钱 姜二 葱白二

葛根解肌汤〔春疫〕 葛根三钱 黄芩二钱 赤芍钱半 桂枝一钱 甘草八分 麻黄五分 姜 枣

调中汤〔夏疫〕 大黄一钱半 黄芩 白芍 葛根 桔梗 赤苓 藁本 白术 甘草各一钱

苍术白虎汤〔秋疫〕 苍术 石膏 知母 甘草 粳米

甘桔汤〔冬疫〕 甘草 桔梗

大柴胡汤　〔里证〕

托里消毒散　〔大头瘟〕　金银花　陈皮各三钱　盐黄芪　花粉各二钱　防风　当归　川芎　白芷　桔梗　厚朴　角刺炒　穿山甲炙，各一钱

苍术升麻汤　〔瘴疫〕　苍术一钱半　半夏一钱　厚朴　陈皮　枳实　桔梗　川芎　升麻　柴胡　木通各七分　黄连　黄芩　木香　甘草各五分　姜三

加味柴胡汤　〔又〕　柴胡二钱　黄芩　人参　半夏　甘草　枳壳　大黄各一钱　姜三　枣二

太无神术散　〔又〕　苍术三钱　陈皮　厚朴各二钱　石菖蒲　藿香　甘草各一钱　姜三　枣二

一方无菖蒲，有香附，名神术散气散。此专主山岚瘴气之妙方也。

屠苏饮　〔预防〕　白术两八钱　大黄　桔梗　川椒　肉桂各两半　虎杖根两二钱　川乌六钱

共锉，盛绛囊，十二月晦，沉井中，正月朔日早取药，入一瓶清酒中煎数沸，东向饮之，从少至老饮一杯，其余还沉井中，取水饮之。

太仓公辟瘟丹　〔又〕　苍术八两　白术　乌药　黄连　羌活各四两　川乌　草乌　细辛　紫草　防风　独活　藁本　白芷　香附　当归　荆芥　肉桂　甘松　三奈　白芍　干姜　麻黄　皂角　甘草各二两　麝香三钱半

枣肉丸，弹子大，每取一丸，烧之。

七物赤散　〔又〕　丹砂另研　川乌炮，各一两　花粉七钱半　细辛　羊踯躅　炮姜　白术各五钱

每末五分，温酒下。取汗解，不解，再服一钱。

通气散　〔嗃鼻〕　元胡索钱半　皂角　川芎各一钱　藜芦五分　踯躅花二分半

用纸捻蘸药，搐于鼻中取嚏，日三五次。

雄黄散 〔涂鼻〕 雄黄末水调，以笔浓蘸，涂鼻窍中，虽与病人同床，亦不相染。初洗面后，及临卧点之。

太乙流金散 〔佩烧〕 羚羊角一两 雄黄 矾石 鬼箭羽各七钱半

为粗末，三角绛囊盛一两，带心前，并挂户上。又青布裹少许，中庭烧之。

邪祟病源流

邪祟，内外因俱有病也。其因于内者，若癫邪、郁冒、卒死等证，皆缘自己元神不守，恍恍惚惚，造无为有，如有见闻，乃极虚之候，非真为鬼邪所侮也。其因于外者，若十疰、五尸、中恶、客忤、鬼击、鬼打、鬼排、鬼魅、鬼魇、尸厥等证，皆实有邪祟为患，不问其人虚实强弱，皆能犯之，性命悬于呼吸，不速救，俱能杀人。兹故条列之。何谓癫邪？凡人气血衰耗，元精不固，或挟痰火，瞀乱心神，遂至视听言动，悉乖常度，似癫非癫，似醉非醉，歌泣吟笑，不一其态，妄言妄见，多生恐怖，斯真元虚之极矣宜归神丹、加减镇心丹。何谓郁冒？凡人汗出太甚，或血少，气并于血，阳独上而不下，气壅滞而不行，虽平时无疾，身忽如死，不能引动，目闭口呆，不知人事，即微知人，亦恶闻声响，若有鬼神捕之，须臾气过血还，即便苏寤，若眩冒然者，妇人多有此证宜白薇汤、仓公散。何谓卒死？即《灵枢》三虚、三实之说是也。三虚者，乘年之衰，逢月之空，失时之和，因为恶风所伤。逢年之盛，遇月之满，得时之和，虽有贼风邪气，不能危之。而三虚相搏者，必见有五色非常之鬼，遂致暴病卒亡，亦皆由元神不完之故。故其卒死之时，口张目开，手撒遗尿，皆虚象也，治必补气。间亦有壮实人而卒死者，必目闭口噤手拳，此为有异，治又当散表，不得用补药宜备急丸、清心丸、至宝丹。以上皆内因病。何谓十疰、五尸？气疰、劳疰、鬼疰、冷疰、食疰、尸疰、水疰、土疰、生人疰、死人疰，此谓十疰。飞尸、遁尸、沉尸、风尸、注尸，此谓五尸。十疰、五尸，为病相似，或因人死三年之外，魂神化作风尘，着人成病。或逢年月之厄，感魑魅之精，因而疠气流行身体，令人寒热交作，昏昏默默，不能的知所苦，积久委顿，渐成痨瘵，肌肉尽削，以至于死，死后复传疰他人，惨至灭门，可胜痛矣宜十疰丸、桃奴丸、八毒赤散、太乙神精丹。何谓中恶？凡人偶入荒坟古庙郊野冷厕，及人迹罕到之处，忽见鬼物，口鼻吸着鬼气，卒然昏倒，不省人事，四肢厥冷，两手握拳，口鼻出清血白沫，狂言惊忤，与尸厥略同，但腹不鸣，心腹俱暖为异耳。慎勿轻动其尸，速令众人围绕，打鼓烧火，烧麝香、安息香，俟苏方可移归，服药治之宜桃奴丸、太乙神精丹。何谓客忤？即中恶之类，多于道路得之，亦由感触邪恶之气，故即时昏晕，心腹绞痛胀满，气冲心胸，不速治，亦能杀人，当急取盐如鸡子大许，青布裹，烧赤，纳酒中，顿服，当吐出恶物，然后服药宜备急丸、太乙神精丹。何谓鬼击、鬼打、鬼排？卒着鬼气，如刀刃刺击，或如杖打之状，胸腹间痛不可按，排击处亦痛，甚则吐衄下血，此等病，皆来之无渐，卒然而死者也宜朱犀散、太乙神精丹。何谓鬼魅？或为邪祟附着于体，沉沉默默，妄言谵语，乍寒乍热，心腹满，手足冷，气短，不能食饮宜八毒赤散、苏合香元。或为山林穷谷妖狐迷乱，精神减少，日渐羸瘦，能言未然祸福，毫发皆验，人有念起，即知其故宜辟邪丹、苏合香元。或妇女与鬼邪相交，每与交时，神思昏迷，口多妄语，醒则依然如故，面色娇红，日久腹中作痞，如抱瓮然，名曰鬼胎，须服药下之宜先服紫金锭，再服回春辟邪丹。何谓鬼魇？人睡则魂魄外游，或为鬼邪魇屈，其精神弱者，往往久不得寤，至于气绝，此证于客舍冷房中得之为多，但闻其人梦中吃吃作声，便叫唤，如不醒，乃鬼魇也，不得近前急唤，但痛咬其足跟，及大拇指甲边，并多唾其面，若本有灯，不可灭，若本无灯，不可用灯照，如再不苏，移动处些子，徐唤之，以笔管吹两耳，以半夏、皂角末吹鼻中，苏后服药治之宜雄朱散。其有鬼魇及卒鬼击，血漏腹中，烦满欲死者，雄黄末吹鼻中，又酒调一钱服之，日三，能化血为水。又有梦中被鬼刺杀排击，忽吐衄下血，甚而九窍皆血者，急须治之宜独活散。何谓尸厥？凡人卒中邪恶，与脏气相逆忤，忽手足厥冷，头面青黑，牙关紧闭，腹中气走如雷鸣，听其耳中，如微语声者，即是尸厥。言如死尸，只脉动，心胸暖气不绝耳，急以菖蒲汁灌之，再服药宜还魂汤、朱犀散。以上皆外因病，然邪必乘虚而入，苟元精充足，阳气壮盛，亦未见邪祟之能为祸也。故凡遇此等证者，审知其虚，必以补元为主。审知其邪，必以通神明，去鬼恶为主。其有挟寒、挟火、挟食、挟痰者，又当兼治之，而自无弗愈矣。

【脉法】《内经》曰：厥逆连脏则死，连经则生。注云：连脏者，神去故也。《千金》曰：脉来迟伏，或如雀啄，乃邪脉也。若脉来弱，绵绵迟伏，或绵绵不知度数，而颜色不变，此邪病也。脉来乍大乍小，乍短乍长，为祸祟脉也。两手脉浮，浮细微，绵绵不可知，但有阴脉亦细绵绵，此为阴跷、阳跷之脉，此亡人为祟也。脉来洪大而弱者，此社祟也。脉来沉沉涩涩，四肢重者，土祟也。脉来如飘风，从阴趋阳者，风邪也。一来调，一来速者，鬼邪也。《脉经》曰：尸厥呼之不应，脉绝者死，反小者死。又曰：卒中恶，腹大，四肢满，脉大而缓者生，紧大而浮者死，紧细而微者亦生。《得效》曰：欲知祟害，心脉虚散，肝脉洪盛，或浮沉长短大小无定，或错杂不伦。《纲目》曰：疰脉浮大可治，细数难治。《精义》曰：若脉沉沉泽泽，四肢不仁者，亡祟也。或大而愵愵者，社祟也。脉来乍大乍小，乍短乍长者，则鬼祟也。《回春》曰：有人得病之初，便谵语发狂，六部无脉，然切大指之下，寸口之上，却有动脉，此谓之鬼脉，乃邪祟为之也。不须服药，但符咒治之。

【邪祟证治】《内经》曰：邪客于手足少阴心、肾、太阴肺、脾、足阳明胃之络，此五络，皆会于耳中，上络左角，五络俱竭，令人身脉皆动而形无知也，其状若尸，名曰尸厥，以竹管吹两耳即苏。《纲目》曰：凡尸厥、郁冒、卒中、卒死之类，皆当发表。仲景云：郁冒欲解，必大汗出是也。《本事》曰：郁冒由血少气并者，亦名血厥。《遗篇》曰：凡暴亡，不出一时可救之，虽气闭肢冷，若心腹温，鼻微温，目中神彩不转，口中无涎，舌与阴卵不缩者，皆可治。立斋曰：鬼胎证，因七情相干，脾胃亏损，气血虚弱，行失常道，冲任乖违而致之者，乃元气不足，病气有余也。若见经候不调，就行调补，庶免此证，治法以补元气为主，而佐以雄黄丸之类行散之。《济阴纲目》曰：一妇人经闭八月，肚腹渐大，面色或青或黄，用胎证之药，不效。余诊视之曰：面青脉涩，寒热往来，肝经血病也。面黄腹大，少食体倦，脾经血病也。此郁怒伤脾肝之病，非胎也。不信，仍用治胎散之类不验，余用加味归脾、逍遥二药，各二十余剂，诸证稍愈。彼欲速效，遂服通经丸，一服下血昏溃，自汗恶寒，手足逆冷，呕吐不食，余用人参、炮姜二剂渐愈。

【却邪导引法】《保生秘要》曰：用一指认真点尻尾穴，而行泄法，后二指由胸至胁分之。

【运功】《保生秘要》曰：守黄庭或关元，注念太乙救苦默咒，以正其心，邪自不见。

治邪祟方二十二

归神丹 〔癫邪〕 朱砂二两，入猪心内，灯草缚定，酒蒸二炊久，另研　人参　枣仁　茯神　当归各二两　琥珀另研　远志姜汁制　龙齿各一两　金箔　银箔各二十片

酒糊丸，每服九丸至二九丸，麦冬汤下。

此方兼治癫痫，乳香、人参汤下。又治多梦不睡，枣仁汤下。

加减镇心丹 〔又〕 蜜黄芪　天冬　酒当归　熟地各一两半　麦冬　生地　山药　茯神各一两　五味子　姜远志　人参各五钱

蜜丸，另将朱砂一钱为衣，酒或米饮下五七十丸。

白薇汤 〔郁冒〕 白薇 当归各一两 人参五钱 甘草二钱半

每粗末五钱，水煎，温服。

仓公散 〔又〕 藜芦 瓜蒂 雄黄 白矾等分

为末，取少许吹入鼻中。

备急丸 〔卒死〕 大黄 巴霜 干姜各二两

蜜和，杵千下为丸，卒死者热酒化下三丸，口噤者灌之，温水亦可，能下咽即治。

此方乃急剂也，张易老名为独行丸。

牛黄清心丸 〔又〕 山药七钱 甘草五钱 人参 神曲 炒蒲黄各二钱半 犀角二钱 肉桂 大豆黄卷炒焦 阿胶各钱七分半 白芍 朱砂飞 麦冬 当归 黄芩 防风 白术各钱半 柴胡 桔梗 杏仁 茯苓 川芎各钱二分半 牛黄钱二分 羚羊角 麝香 冰片各一钱 雄黄八分 白蔹 炮姜各七分半 金箔百二十方，留四十方为衣

蒸枣肉研，加炼蜜为丸，每丸重一钱，每服一丸，温水送下。

至宝丹 〔卒死〕 犀角 朱砂 雄黄 琥珀 玳瑁各一两 牛黄五钱 冰片 麝香各钱半 金箔五十片，以半为衣 银箔三十片

安息香酒滤去渣土一两，熬膏为丸，每重一钱，每服一丸，参汤下，日二三服。少加蜜丸亦可。

十疰丸 〔尸疰〕 雄黄 巴霜各一两 人参 麦冬 细辛 桔梗 附子 皂荚 川椒 甘草各五钱

蜜丸，每五丸，温水下。

此方并能治一切鬼气。

桃奴丸 〔中恶〕 桃奴七个，另研 玳瑁镑细末，一两 安息香去渣，一两

上三味，同入银石器熬成膏。朱砂、犀角各五钱，琥珀、

雄黄各三钱，麝香、冰片、牛黄各二钱，桃仁十四个麸炒，安息膏和丸，芡实大，阴干，密器封固，安置静室中，每一丸，人参汤下。

八毒赤散〔鬼附〕 雄黄 朱砂 矾石 丹皮 附子 藜芦 巴霜各一两 蜈蚣一条

蜜丸，小豆大，冷水吞下十丸。

此方能治人一切染着鬼病。

太乙神精丹〔客忤〕 丹砂 曾青 雄黄 雌黄 磁石各四两 金牙二两半

将丹砂、二黄醋浸，曾青酒浸，纸封，晒百日，各研极细，醋拌干湿得宜，纳土釜中，六一泥固济，安铁脚环上，高搘起，以渐放火，其火勿靠釜底，一周时，候冷出之。其药精飞化，凝着釜上，五色者上，三色者次，一色者下，但如雪光洁者最佳。若飞不尽，再着火如前，以鸡翎扫取，枣肉和丸，黍米大。平旦空心服一丸，渐加一丸，以知为度。服此者，五日内必吐利，过则自安。初服如黍米，渐一丸至小豆大而止，不得更大。若服药闷乱，木防已汤饮之即安。若欲解杀药，吃烂煮肥猪肉。作土釜法，取瓦盆二个，可受二斗许者，以甘土涂其内，令极干。作六一泥法，赤石脂、牡蛎、滑石、黄矾、蚯蚓泥各二两，以好醋和甘土裹石脂等四种，火煅一伏时，取出，与蚯蚓屎同为末，醋和如稠粥用之。凡合此药，以四时旺相日，天气明，斋戒沐浴合之，治一切鬼气病，无不应验。

久疟变肿垂死者，服一丸即吐差，亦治疟母。癥瘕积聚，服一丸，浆饮送下。

诸卒死，心下微温者，抉开口，以浆饮调一刀圭与服。

以绛囊盛九刀圭，系臂上，以辟瘴疫时邪，最妙。

朱犀散〔鬼击〕 犀角五钱 朱砂 麝香各二钱半

每末二钱，新汲水调灌。

苏合香元〔鬼魅〕 木香 沉香 麝香 丁香 檀香 安

息香熬膏　白术　犀角　香附　荜拨　朱砂半为衣，各二两　乳香　冰片　苏合油入安息膏内，各一两

安息膏丸，每两分作四十丸，每取二三丸，水酒任下。

辟邪丹〔又〕　赤茯神　人参　鬼箭羽　菖蒲　远志肉　白术　苍术　当归各一两　桃奴五钱　朱砂　雄黄各三钱　牛黄　麝香各用一钱

酒糊丸，金箔为衣，每丸如龙眼大，临卧，木香汤下。

凡服此药者，诸邪鬼恶自然不敢近，若更以绛囊盛五七丸悬身上并床帐中，更妙。

紫金锭〔鬼胎〕　五倍子去虫、土，三两　山慈菇去皮，焙，二两　大戟洗，焙，两半　千金子去皮、油，一两　麝香三钱

糯米粥杵千下丸，每一料分作四十锭，每服半锭，病重者一锭，薄荷汤下。凡合此药，用端午、七夕、重阳或天德月德日，在静室焚香斋戒，勿令妇女、孝服人、鸡犬见之。一名太乙紫金丹。

回春辟邪丹〔又〕　虎头骨二两　朱砂　雄黄　鬼臼　芜荑　藜芦　鬼箭羽　雌黄各一两

蜜丸，弹子大，囊盛一丸，男左女右，系臂上，又于病者户内烧之，一切邪鬼不敢近。

此方兼治瘟疫，并治男妇与鬼交者。

雄朱散〔鬼魇〕　牛黄　雄黄各一钱　朱砂五分

每末一钱，于床下烧之，再以一钱，酒调灌下。

独活散〔又〕　独活　升麻　川断　地黄各五钱　桂皮一钱

每末二钱，白汤调下，日二服。

还魂汤〔尸厥〕　麻黄三钱　杏仁二十五个，去皮、尖　肉桂　甘草各一钱

水煎，口噤者，抉开口灌之，药下即醒。一名追魂汤。兼治中恶客忤，鬼击，飞尸奄忽，口噤气绝。

雄黄丸〔鬼胎〕　雄黄　鬼臼　莽草　丹砂　巴霜　獭肝

各五钱　蜥蜴一枚，炙　蜈蚣一条，炙

蜜丸，梧子大，每服二丸，空心，温酒下，日二服，即当利。如不利，加至三丸，初下清水，次下虫如马尾状无数，病极者下蛇虫，或如蛤蟆卵、鸡子，或如白膏，或如豆汁，其病即除。

此方专治鬼胎腹痛。

又方名斑元丸，专治惑于妖魅，状如癥瘕，并治一切气血痛亦效。斑蝥去头、足、翅，炒，元胡索，炒，各三钱，糊丸，酒下，或为末温酒调下五分，以胎下为度。

加味归脾丸　〔又〕

加味逍遥散　〔又〕

杂病源流犀烛卷二十一

痧胀源流

痧胀，风湿火三气相搏病也。夫痧胀之病，自古已有，痧胀之名，自古未立。考之方书，曰干霍乱，曰绞肠痧，曰青筋，曰白虎证，曰中恶，即皆痧胀之病也。特未专立痧胀之名，而其证亦偶一患之，未如近今之甚耳。故从古患此证者，北方多有，谓之曰青筋证，又曰马头瘟。今则南方遍行，谓之曰水痧，又曰水伤寒。江浙则为痧，闽广则曰瘴气，其实一而已矣。惟古已有此病，故凡方书所以治干霍乱、绞肠痧、青筋、白虎、中恶者，皆即治痧胀之方药。惟古未立此名，故凡后世焠刮刺等法，及所以治之之方剂，皆自古所未专详，后之医者，因得借口以为古书之所无，今人自不能治，以致患此证者，俱束手以视其毙，亦可憾矣。虽然，皇古无医书，自轩岐创法，历代名人各有撰述，因而一切之病着，一切之治法亦备。痧胀之病，特古未遍行，故治法遂略耳，迨后世其病既盛，其法又何尝不有人详论之耶？且痧胀至今时而始有人详论，不犹之一切病证，亦为古略而后详耶，是亦理有固然，无足怪已。夫所谓今时详论痧胀者何人？王养吾是也。养吾名凯，毗陵人，精于医，尤善痧证，曾详列七十二种正变痧，于康熙间刻《痧证全书》行于世，而其板惜早湮没，其书不甚传。向余于痧胀一证，曾遍稽古方书言干霍乱等证者，参以己见著为论，后得养吾书读之，详尽无遗，仍复理精词达，虽其言兼证、变证、类证处，未免头绪太烦，然掘柢搜根，发前人所未发。直觉养吾未有书，痧证如隐烟雾中，养吾既有书，痧证如显日月临照中，而人皆得共见也。视余向之所论，殊为简而未该矣。乃即养吾之言最精确者，采辑而条贯之，以著斯篇，又恐人不知余斯篇之实本于养吾，而反没养吾也，因于此特申之，亦不敢掠人之美云尔。

且余前言痧胀为风湿火三气相搏之病者，何也？风为厥阴风木，湿为太阴湿土，火为少阳相火，三气杂揉，清浊不分，升降不利，遂至胸腹胀急，或痛或不痛，而痧胀之证以成，此则病因之由于内者也。其实内三经之因，其发必由外感，而外感必分表里。其始感于肌表，人自不知，则入半表半里，故胸闷、呕吐、腹痛也，用焠法可愈，不愈，以药治之宜四号否象方、五号观象方。或感于半表里，人自不知，则入于里，故欲吐不吐，欲泻不泻。痧毒冲心，则心胸大痛。痧毒攻腹，则盘肠吊痛。用放血法自愈，不愈，以药治之宜十四号丰象方、十九号大畜方。或中于里，人自不知，则痧气壅阻，恶毒逆攻心膂，立时发晕，气血不流，放之亦无紫黑毒血，即有亦不多，此痧毒入深，凶兆也。但当审脉辨证，风寒暑湿气血食积痰饮，辨其何因，治之使苏，令气血流动，然后扶起放痧，如不苏，急以药灌之宜二十一号睽象方、三十三号巽象方、四十五号蒙象方。如此重证，当立时连进汤丸，方能有救，迟则必死。凡痧胀服药，但由痧气壅盛，而无食积瘀血，宜冷服。若痧气壅阻食积，而无血瘀，稍冷服。若痧毒盛而血瘀，微温服。若痧入气分而毒壅，宜刮痧。若入血分而毒壅，宜放痧。其大较也。且痧证必分凉热，如痧犯太阳，则头疼发热；犯少阳，则耳旁肿胀，寒热往来；犯阳明，则但热不寒，面目如火；犯太阴，则腹痛身凉；犯厥阴，则少腹或胁胸痛，亦身凉；犯少阴，则腰痛，亦身凉。

犯肺，则咳嗽痰喘微热，甚则鼻衄；犯心，则心痛，或心胀，头额冷汗如珠，而身或热或凉；犯膀胱，则小便血，甚则身热；犯大肠，则痢脓血，呕吐身热；犯肝，则沉重不能转侧，晡热内热，甚则吐血；犯三焦，则热毒内攻，口渴便结而身热。此痧犯六经脏腑，而寒热之外现者也。又有痧气壅盛，发为热证，或热而不凉，或日晡发热，或潮热往来，皆痧毒阻而不通，搏击肌表，发而为热。若误为外感传经热证，发汗温饮，虽慢痧迟缓，势必益盛，变出头汗发狂谵语种种重证。不知外感之脉浮数而紧，热证之脉洪数有力，痧证之脉终有不同，或有可疑，须看痧筋有无，辨之即明矣。而痧胀又必观其所起与其所伏。盖痧之发也，与中风、痰厥、昏迷相似。若脉不洪滑，便有可疑，非真痰矣。故证或口渴身热，而脉变为沉迟，证或不渴身凉，而脉变为紧数，皆为脉证不合，必取青紫筋色辨之，方有确见，不得误认为中风、痰厥、昏迷也。且其病源之起伏，更有显然者。如先吐泻而心腹绞痛，其痧从秽气而发为多也。先心腹绞痛而吐泻，其痧从暑气而发为多也。心胸昏闷，痰涎胶结，遍身肿胀，疼痛难忍，四肢不举，舌强不言，其痧从寒气久伏，郁为火毒而发为多也。则其源之所在，安可不详审哉？且夫治痧胀，与治他证之法异，欲治痧胀，必先明乎他证之所以异，何言之？如伤寒食未化，下之太早，反引寒邪入胃，变而为热，热邪固结，所食不能消化，乃成结胸。若痧证新食，固宜以吐为先，至所食既久，骤然痧胀，虽所食消化未尽，下之无害。盖痧胀非有寒邪入胃，变成热结之患，但因痧毒在肠胃部分，肌肉作肿作胀，盘肠绞痛，遍及脏腑，故外宜用刮放以泄毒于表，内可即下以攻毒于里，则肿胀自消，食积因之通利，原无结胸之可忧也。但下之必兼去食积，又宜以渐而进，中病即止。痧毒若犯咽喉，则痰喘如锯，先放其痧，急用薄荷、牛蒡、童便、山豆根之类以清之，兼用吹药宜二十号损象方。痧证危急，大便不通，急宜放痧，用药攻之宜润下丸。小便不通，亦急放痧，用药分利之宜四十四号未济方。枚举两三端，可见痧与他证之异也。即或有痧与他证相兼而发者，亦当首重治痧，兼医他证，以痧证急而他证缓也。惟胎前产后有痧，当并重处治。盖胎前宜补，痧证宜消，产后宜温，痧证宜凉也，此际最当斟酌。虽然，痧证之发，其表里寒热起伏，以及他证同异，固不可忽视。而痧气侵犯，要必先及十二经，故其发时，每随所犯之经而有十二经现证，必明乎此，方可随证寻经，因经设治。而十二经脉所起，及十二引经之药，俱不可不知，试条列焉。或腰背巅顶，连及风府，胀痛难忍，是足太阳膀胱经痧也，其脉起于足小指外侧之端，其引经药黄柏、藁本。或两目红赤如桃，唇干鼻燥，腹中绞痛，是足阳明胃经痧也，其脉起足次指外间，又一支入足中指外间，又一支入足大指端，其引经药葛根、厚朴、白芷少用。或胁肋肿胀，痛连两耳，是足少阳胆经痧也，其脉起足四指间，其引经药柴胡、青皮。或腹胀板痛，不能屈伸，四肢无力，泄泻不已，是足太阴脾经痧也，其脉起足大指端，其引经药酒炒白芍。或心胸吊痛，身重难移，作肿作胀，是足厥阴肝经痧也，其脉起足大指丛毛上，其引经药柴胡、青皮、川芎。或痛连腰与外肾，小腹胀硬，是足少阴肾经痧也，其脉起足小指下，其引经药独活、盐、酒。或咳嗽声哑，气逆发呛，是手太阴肺经痧也，其脉起手大指端，其引经药葱白、桔梗、白芷少用。或半身疼痛，麻木不仁，左足不能屈伸，是手太阳小肠经痧也，其脉起手小指端，循外侧上行，其引经药羌活，少用。或半身胀痛，俯仰俱废，右足不能屈伸，是手阳明大肠痧也，其脉起手食指端，其引经药白芷少用。或病重沉沉，昏迷不省，或狂言乱语，不知人事，是手少阴心经痧也，其脉起手小指内侧出其端，其引经药独活、细辛。或醒或寐，或独语一二句，是手厥阴心包络经痧也，又名手心主，其脉起中指端，其引经药柴胡、丹皮。或胸腹热胀，揭去衣被，干燥无极，是手少阳三焦经痧也，其脉起手无名指端，其引经药川芎少用。夫既因十二经现证而知何经之痧，即可因何经之脉所起之处以施针刺，再用药治之，宁患痧胀之不愈。或有谓针刺手足，无如指顶为妙者，法最简便，参用可也。

然而治痧莫要于手法，更有不可不明者。手法奈何，不外焠、刮、放三者而已。盖痧在肌表，有未发出者，以灯照之，隐隐皮肤之间，且慢焠，若既发出，有细细红点，状如蚊迹，粒如瘖麸，疏则累累，密则连片，更有发过一层，复发两三层者。焠法，看其头额及胸前两边，腹上，肩腰照定小红点上，以纸捻条或粗灯草，微蘸香油，点灼焠之，即时暴响。焠毕，便觉胸腹宽松，痛亦随减。此火攻之妙用也，此焠法也。痧在皮肤之里，有发不出者，则用刮法。若背脊，颈骨上下，胸前，胁肋，两肩臂湾，用铜钱或碗口蘸香油刮之。若在头额项后，两肘臂，两膝腕，用棉纱线或苎麻绳，蘸香油戛，见红紫血点起方止。大小腹软肉内痧，用食盐以手擦之，既刮出，痛楚亦轻矣。此刮法也。古人云：东南卑湿之地，利用砭。所谓针刺出毒者，即用砭之道也。但今放痧，俱用铁针，轻者一针即愈，重者数刺不痊，盖因痧毒入深，一经铁气，恐不能解，惟以银针刺之，庶入肉无毒，又何惧痧患之至深乎。此刺法也。夫治痧之手法既明，而放痧之要处宜悉。放痧者，即刺痧也。其可放之处有十：一在头顶心百会穴，只须挑破，略见微血以泄毒气，不用针入。二在印堂，头痛甚者，用针锋微微入肉，不必深入。三在两太阳穴，太阳痛甚者用之，针入一二分许。四在喉中两旁，惟蛤蟆大头瘟可用。五在舌下两旁，惟急喉风喉鹅痧可用，急令吐出恶血，不可咽下。六在两乳，乳头垂下尽处是穴，此处不宜多用，不如看有青筋在乳上下者刺之。七在两手十指头，其法用他人两手，扐下不计遍数，捏紧近脉息处，刺十指尖出血；一法，用线扎住十指根，刺指背近甲处出血，随人取用，若刺指尖，太近指甲，常令人头眩。八在两臂湾曲池穴，臂湾名曲池，腿湾名委中，先蘸温水拍打，其筋自出，然后迎刺。九在两足十指头，与刺手指同法。十在两腿湾，看腿湾上下前后，有青筋所在，名曰痧眼，即用针迎其来处刺之。如无青筋，用热水拍打腿湾，直刺委中便是，惟此穴可深入寸许。或谓刺腿湾痧筋法，细看腿湾上下，有筋深青色或紫红色者，即是痧筋，刺之方有紫黑毒血。其腿上大筋不可刺，刺亦无血，令人心烦。腿两边硬筋上不可刺，刺之筋吊。臂湾筋色，亦如此辨之，此说参看可也。以上刺痧要处，皆当紧切牢记。总之，凡痧有青筋紫筋，或现于一处，或现于数处，必须用针刺之，去其毒血。然用针必当先认痧筋，医者不识，孟浪用药，药不能到血肉之分，或痧证复发，痧毒肆攻，轻者变重，病家不能明其故，归咎于医，医者之名，由兹损矣。故放痧必须令其放尽，然亦有不尽者，何也？盖痧者，热毒也，或误饮热汤，其青筋反隐不现，即略现，放之或毒血不肯流，刮痧亦不出，热汤为之害也，当急饮冷水解之，然后可再放而血流，再刮而痧出。又有毒痧方发，为食物积滞所阻，与痧毒凝结于中，即放之不尽，刮之不出者，食物积滞为之害也，当先消食积而再刮放。或有痧毒痧滞，热极血凝，瘀血不流，阻于胸腹，刮放不尽者，当先散瘀血而后刮放。又有痧毒方发，兼遇恼怒，气逆伤肝作胀，故痧气益盛，而刮放俱难尽，又当先用破气药而再刮放。如此，痧毒皆可渐消矣。然而痧筋不同，有现者，有微现者，有乍隐乍现者，有伏而不现者。其现者，毒入于血分为多。乍隐乍现者，毒入于气分为多。伏而不现者，毒结于血分为多。微现者，毒阻于气分为多。现者人知放刺，微现者乃毒阻于肠胃，痧筋不能自显，虽刺无血，即微有血，点滴不流，治疗之法，但宜通其肠胃，痧筋自现，从而刺之可也。乍隐乍现者，又必待现而放之矣。至伏而不现者，虽欲放而无可放，必从脉不合证辨之。孰为所发之病在缓，孰为所见症候甚急，即证与脉相合，又必细辨其何痧治法：结于血者散其瘀，结于食者消其食，结于痰积者消其痰积，迨结散之后，痧筋必然复现，然后刺放，病其可得而理也。治痧之手法，宁有可不讲求之者乎？如果善用手法，使痧毒得泄于外，则必再求用药之法，以扩清其内。而治痧之药，大约以克削为主，不可用补益。盖以痧者，天地间疠气也。入气分，则毒中于气，而作肿作胀。入血分，则毒中于血，而为蓄为瘀。凡遇食积痰火，气血因之阻滞，结聚不散，此所以可畏也。故壮实者有痧证，忽饮热酒热汤而变者固然。即虚弱者有痧证，忽饮热酒热汤而变者，亦无不然。至如人有杂证，兼犯痧胀，是为杂病变端，亦畏热汤热酒，人不知觉，遂遭其祸，则痧证之发，又何论人虚实乎？夫惟实者犯之，固当以有余治。虚者犯之，亦即以有余治。盖其有余者，非有余于本原，乃有余于痧毒也，故药虽克削，病自当之，中病即已，于本原依然无恙。可见治痧之药，绝无补法，痧之有实无虚也明甚。然则有手法以泄毒于外，有药剂以清毒于内，痧不既治矣乎？乃竟有放血不出，用药不效者，宁遂无法以治之？盖痧筋隐隐，放之而血不流，即昏迷不醒，势在危急，若审其无食积血痰阻滞于中，急用阴阳水，或泥浆水，或晚蚕沙水，或白沙糖梅水，或细辛水，择一种用之，俟其稍醒，然后扶起再行别法疗治。有因血瘀放之不出者，用桃仁、红花、童便之类。有因饭后便犯痧证，多用盐汤，或矾汤冷饮，以吐去新食。食久痧胀，用菔子、山楂、麦芽消之。有积痧阻，用大黄、槟榔驱之宜七号晋象方。或痰血凝结，昏迷欲死，不省人事，用菜油二两、麝香一钱调下立醒。如是先去食积血痰之阻滞者，则痧筋自然复现，痧气自然散行，而后可刮即刮，可放即放，当药即药，盖缘痧证初发，未攻坏脏腑故也。总之，肌肤痧，用油盐刮之，则毒不内攻。血肉痧，看青紫筋刺之，则毒有所泄。肠胃及脾肝肾三阴痧，须辨经络脏腑在气在血，则痧气内攻者，可消可散可驱，而除其病根也。且凡病用药得宜，断无不效，独痧证竟有得宜亦不效者何故？夫痧，热毒也，热毒宜凉不宜温，宜消不宜补，汤剂入口，必须带凉，凉则直入肠胃，而肌肤血肉之间，虽有良剂，安能得至？故治痧者，莫先于刮放也。如刮放而肌肤血肉之毒已除，后将肠胃肝脾肾之毒，用药驱之，未有不效者矣。然有刮放过，药仍不效奈何？盖虽刮而刮有未到，虽放而放有未尽，则肌肤血肉之毒犹在，故药有不效也。若刮已到，放已尽，而痧证犹在，则毒惟在肠胃及肝脾肾三阴经络，非药将何以治之耶？

虽然，痧之治法，既已精详，而痧之名称，又当枚举。盖痧各有受病之由，其原虽不离七情六气，然不尽关七情六气也。有因粪秽所触而发，有因饥饱劳役而发，有因传染时行瘟疫而发。痧本无定脉，凡脉与所患之证不相应者，即为痧之脉。痧亦无定证，或感风感食感劳感痰，而以本证治之不效者，皆为痧之证。有其证即应有其名，有其名即应有其治。故养吾于有所感而独发为痧者，定为正痧三十六证，而以三十六方治之。又以痧之发，或兼他证，或类他证，或变他证，皆有必然之势，故复即此而定为变痧三十六证，而以二十八方治之。总计痧证共七十有二，治痧方六十有四。又以一证有兼用数方者，有一方或可治数证者，有有证而不必用药，因无方者。其方难于立名，遂取六十四卦象，定名编次。盖以证皆已析，方皆已造，从古无七十二痧之名，亦无六十四方之治也，今得取其方证而列陈之。曰风痧，头疼腿酸，身热自汗，咳嗽腹痛，此因时邪所感，不可同伤风治法，纯用疏风，当用刮法，后服药宜第一号乾象方。曰暑痧，头眩恶心，自汗如雨，脉洪拍拍，上吐下泻，腹痛或紧或慢宜第二号姤象方。而亦有暑胀不已者宜第三号遁象方，如竹叶石膏汤、六一散俱可用。曰阴痧，腹痛而手足冷者是也，宜用火焠，或因秽气所触而致宜第四号否象方。曰阳痧，腹痛而手足暖者是也，出血即安，或因郁气不通之故宜第五号观象方。曰红痧，皮肤隐隐红点，如瘖疹相似，痧在肌表，感受虽浅，热酒热汤，亦不可犯，外用焠刮宜第五号观象方。曰斑痧，头眩眼花，恶心呕吐，身有紫斑，痧在血肉，急用刮放，迟则渐入于里，必生变证宜第六号剥象方。曰乌痧，满身胀痛，面目黧黑，身有黑斑，毒在脏腑，气滞血凝，以致疼痛难忍宜第七号晋象方。曰吐痧，汤水入口即吐，急用伏龙肝研碎，水泡澄清饮即定，若汤药亦以此水煎之宜第四号否象方。曰泻痧，水泻不计遍数，不可下，不可涩，惟分理阴阳，用五苓散去桂，白术换苍术，加车前、木通之类宜五苓散。曰紧痧，其痛急，霎时晕倒，不消半刻即死，故曰紧，若知之者，急为放血焠刮宜涤痧丸，或可救。曰慢痧，紧痧只在顷刻，慢者十日半月死，甚或一月三四月死，然亦必速治，盖其死虽迟，久则痧毒延蔓肠胃经络，正多凶险。如痧毒结滞于身，或左右，或上下，或表里。其在内者，先坏脏腑。在中者，先损经络。在表者，先溃肌肉。一不治，便成死证。夫痧之有紧有慢，人多不识，未能逐证详明。如初犯，邪气胜，元气衰，或十日半月一发，或一月二月一发，久之则日近一日。盖由胃气本虚，故尔数犯，当用药以充其胃气，则毒自解而痧自断矣宜六十四号归妹方。曰晕痧，一时头眩眼暗，昏迷跌倒，乃毒痧所攻，毒血一冲，必至败坏脏腑，其势甚急，不能少延。盖因毒血与食积痰气，结聚心腹胸膈，而经络不转，气血不通，虽放而血不流，虽刮而痧不显。治法视其食积痰血气阻，及暑热伏热秽气之类，消之散之。俟胸膈一松，则昏迷自醒，然后验其青紫筋以刺之宜第八号大有方、第九号坎象方。曰绞肠痧，心腹绞切大痛，或如板硬，或如绳转，或如筋吊，或如锥刺，或如刀刮，痛极难忍。轻者亦微微绞痛，胀闷非常，放血可愈。若不愈，必审脉证何因，辨明暑秽食积血痰气阻治之，须连进数剂，俟其少安，方可渐为调理。此证多有放血不愈，不肯服药，遂致痧毒攻坏肠胃而死者，良可惜哉！本证右手脉伏宜放血，用第十号节象方、第八号大有方、十一号屯象方，服下，能熟睡即愈。如昏沉绞痛，口吐痰涎，宜先刺指头出血，用十二号既济方，冷砂仁汤调下，并一号乾象方加山豆根、茜草、金银花、丹参、山楂、菔子服之安。如盘肠绞痛，脉俱伏，宜十三号革象方、十四号丰象方。或饮之稍愈后复绞痛非常，叫喊不已，宜十五号明夷方、十六号师象方，必愈。曰抽筋痧，两足筋抽疼甚，忽一身青筋胀起如箸粗，必须处处大放毒血宜十七号艮象方。曰暗痧，心闷不已，不食，行坐如常，即饮温热，不见凶处，心腹腰背不痛，但渐渐憔悴日甚，不治，亦大害。此痧之慢而轻者，放之愈。更有头痛发热，心中胀，似伤寒。亦有往来寒热似疟，闷闷不已。又有咳嗽烦闷，似伤风。有头面肿胀，面目如火。有四肢红肿，身体重滞，不能转侧。此痧之慢而重者，误吃热物，遂乃沉重，或昏迷不醒，或痰喘气急，狂乱。如遇此等，必当审脉辨证果系何因，在表者刮，在中者放，在里者或煎或散或丸，须连进数服，俟其少安，渐为调理。一妇忽不省，颜黑，左脉洪大，右脉沉微，此暗痧也，刺腿湾青筋出紫黑血，不苏，次日用十号节象方稍苏，至五日又刮痧，用十八号贲象方，乃大苏。一老人六月发热昏迷，舌上黑苔芒刺，狂骂不已，六脉伏，此痧之极重者，刺之血不流，用十号节象方、十九号大畜方，稍冷饮之，又用三号遁象方，次日痧退少苏，但身重如石，黑苔不退，用六号剥象方而痊。一妇怀孕，失火急下楼，坠仆绝声，以惊治不效，安胎又不效，明日胎下，儿已死，诊之脉伏，细按如有一丝，但四体温软，如熟睡状，急为刺手足血，便呻吟，投涤痧散遂苏，更用十九号大畜方并二十号损象方而痊。曰闷痧，痧毒冲心，发晕闷地，似中风中暑，人不知觉，即时而毙，此痧之急者，如略苏，扶起放痧，不愈，审脉用药急投涤痧丸，如发晕不苏，扶不起，必须辨证的确，用药数剂灌苏，再放痧，再调治宜十号节象方、九号坎象方。曰落弓痧，忽昏不省，或痰喘，目上吊，如小儿落弓证，此暗痧难识，必须审脉辨证是何痧毒，再看身之凉热，唇舌润燥何如，然后治之宜十五号明夷方。如痧气未尽，宜二十一号睽象方加银花、山楂、丹参、菔子。一人常身热口微渴，饮热茶，忽昏迷，左尺沉细，动止不匀，右寸浮芤，乃肾虚而痧犯之。肾水之痧逆行于肺，故痰气壅盛而发晕也，用二十二号履象方加贝母、牛膝，入童便饮之，更用二十三号中孚方，然后扶起放痧愈。曰噤口痧，不语，语亦无声，乃痧气郁盛，热痰上升，阻逆气管，咽喉闭塞而然，宜先放血，审肺肾脾三经脉，次之推详余经，则知病之所由来矣。一女为后母所詈，痧胀昏沉不语，左关有力，右脉沉伏，乃伤气之痧也，陈香橼一个，煎汤微冷服，稍有声，次日左关弦长而动。盖因怒气伤肝，痧气尚阻肝经之故。刺委中三针，血出如注。又刺顶心臂指十余针，乃用十八号贲象方、二十四号渐象方加元胡索、香附，微温服之，乃痊。曰扑鹅痧，痰涎壅盛，气急发喘，喉声如锯，此三焦命门之痧也，当放臂指腿湾青筋紫黑血，不愈，服药宜十三号革象方、二十一号睽象方，外吹二十五号震象方，再服二十六号豫象方自愈。盖此证痛如喉鹅状，但喉鹅喉内肿胀，痧只如喉鹅之痛，而不肿胀，形如急喉风，但喉风痛而不移，痧则痛无一定。且痧有痧筋，喉鹅则无可辨也。曰角弓痧，心胸胀极，痧毒内攻，故头项向上，形如角弓反张，是脏腑已坏死证也。然反复试验，又得一治法，胸腹胀闷，自不必言，身难转侧，或手足拘挛不能屈伸，有时蜷缩，有时反张，急将毛青布一块蘸油烧，抹其手足拘急处，再口含火酒，喷其通体，少顷，定觉舒展松动，然后用药，或可回生宜十号节象方、十八号贲象方之类。曰瘟痧，寒气郁伏肌肤血肉间，至春而发，变为瘟证，是名瘟痧。又暑热伤感，凝滞于肌肤血肉中，至秋而发，亦名瘟痧。但春瘟痧毒，受病者少，不相传染，时或有之。秋瘟痧毒，受病者多，老幼相传，甚至一家一方俱犯。其发也，恶寒发热，或腹痛，或不痛，似疟非疟，或气急发喘，头面肿胀，胸鬲饱闷，或变下痢脓血，轻者牵连岁月，重者危急一时，治宜放血消食积为主，然后和解清理宜九号坎象方、二十八号恒象方加大黄一二钱。曰满痧，初起跌倒，牙关紧闭，不省人事，捧心拱起，鼻煽耳鸣，急为大放毒血宜七号晋象方、九号坎象方、二十九号升象方。曰脱阳痧，小腹急痛，肾缩面黑气短，出冷汗，名为脱阳，有似发痧，用连须葱白三茎研烂，酒四碗，煮二碗，作三服，又炒盐熨脐下气海穴，令气热自愈。曰羊毛痧，腹胀连背心，或腰胯如芒刺痛宜用烧酒瓶头泥研细，将烧酒和成团，带潮随痛处，将团上滚少顷，即有细细羊毛滚在团上，疼即止，屡用皆验。曰羊筋痧，腹胀，浑身板痛，此与上羊毛痧证，或胸前，或腰背，当用小针穿皮，提出筋毛自愈，只拣疼处看其有毫毛聚起者便是宜涤痧丸、普济消毒饮。曰紫疱痧，痧证不内攻，则外溃，即如为肿为毒之外，又有发为紫疱血者，此真痧之异者也，宜刺腿湾及手指头，令出毒血宜三十号井象方。曰疯痧，曾见一人犯大麻疯证，眉发俱脱，面目颓败，手足蜷挛，遇一老者为之放痧三次，曰痧疯也，传一方，日日服之，以渐而痊。疯者，天地之疠气。盖恶毒之气缠于血肉，散于肌表，留于经络，以成疯证，最恶候也。痧亦时行恶毒之气所钟，变为大疯，又何疑乎？老人所传奇方，金银花六钱，苦参四钱，牛膝三钱，赤芍、红花、生地各二钱，黄芩一钱半，皂角刺一钱，水酒各半煎。附虱痧，手湾内钻痒无比，此证无药吃，亦不多见，惟有急破去虱剥去皮一法耳。曾见一人遍身起大疱，其痒无比，用热水洗之稍解，尝欲眠于盐蒲包上，疱若破，内藏虱一包，如此数月而死。曰血痧，胸中胀闷，饮食俱废，两胁疼甚，口中尝涌出淡红色血沫如西瓜瓤宜用熏陆香为君，即丹阳零香，佐以茜草、刘寄奴之类，治之自愈。曰蛔结痧，痧毒攻胃故蛔死，入于大肠与宿粪相结，腹中大痛，是为蛔结。又有痧毒入胃，胃必热胀之极，蛔不能存，因而上涌，乘吐而出。或蛔结腹痛，不大便，或入大肠由大便而出，与伤寒吐蛔、伏阴在内者不同，法当清其痧胀为主，先用刮放，后服药宜二十六号豫象方、十五号明夷方、三十一号大过方。曰铜痧，浑身上下，头面眼珠，尽如姜黄色，直视，四肢僵直，六脉似有似无，一时又如沸羹，大小便闭，淹淹欲死，急投涤痧丸，刺指臂委中俱令出黑血宜三十二号随象方良。曰铁痧，头面手足十指如锅煤色，不治，以周身血凝聚也，急深刺委中，令多出黑血，用火酒擦身法。曰痧块，痧毒留于气分，成气痞块；留于血分，成血块痛；壅于食积，成食积块痛。盖因刮放稍愈，痧毒未尽，不用药消之故。治法，在气分者，用沉香砂仁之类。在血分者，用桃仁红花之类。由食积者，用槟榔菔子之类。或气血俱有余毒者，兼治之。更兼食积，并治之。又有痧证不忌食物，痧毒裹食，结成痧块，两胁下痛，其痧块变证多端，故难治。且治痧唯在初发，若不知，或饮温热，毒血凝结，即慢痧，不至杀人，亦成胁痛，瘀之日久，势必难散宜二十九号升象方，三十三号巽象方与九号坎象方加贝母、白芥子，七号晋象方，三十四号小畜方。曰身重痧，痧证初发，势虽凶暴，未必身重，若饮热汤热酒，痧毒即阻塞经络血肉之间，遍身重痛，不能转侧，或呕吐腹胀，脉伏，放痧之后，治先消瘀解毒宜三十五号家人方，如痧气渐减，再放痧，用三十六号益象方。曰心烦嗜睡痧，痧气冲于心胸，故心烦，或嗜睡，此等俱慢痧。若误以心烦嗜睡治之，必日甚。倘吃温热，必日凶，至不起，治法刺血为主，可不药而痊。曰遍身青筋痧，痧发，面色如靛，满身青筋胀起，粗如箸，痛自小腹起，攻上胸胁，困倦不堪，切不可误认作虚，急刺曲池、委中出黑血宜涤痧丸以火酒下。曰遍身肿胀痧，痧者，暑热时疫恶疠之气，攻于里，则为痰喘，为瘀血，昏迷不省。若元气实，内不受邪，即散其毒于肌肤血肉之表，为肿为胀。若误吃热汤酒，便成大害，此痧之暗者，宜从脉异处辨。一女手足俱肿，将及于腹，六脉弦细沉迟，此为慢痧变证，因不肯放血，数日愈肿，强之放二十余针，黑毒血出，用十号节象方，并散痧解毒消瘀顺气药十余帖安。一女久生疮，腹肿如鼓，手足肿，左脉微数，右脉歇止，夫疮毒脉必洪数，今脉证不合，此慢痧为患也，刺腿湾青筋五针，又刺指头十余针，用十号节象方并三十六号益象方，连进五服乃痊。以上三十六正痧也。试更即三十六变痧述之。曰伤寒兼痧，凡伤寒头痛寒热诸证，或当暑天，或触秽气，或感疫疠，忽犯痧胀，是惟认脉看筋辨之，必先治痧，痧退乃治伤寒。若误食温热汤酒生姜，立见凶危。一人伤寒发痧，昏沉，卧不能转。盖痧气冲心，故昏迷。痧毒入血分经络，故不能转侧。先放痧，用三十七号无妄方，痧退，治伤寒而痊。一女太阳伤寒，治之四日，面赤身热，心胸烦闷，六脉洪大无伦，此兼痧证也。刺青筋一针，流紫黑血。余有细筋隐隐，痧气壅阻之故，用三十四号小畜方二帖稍松，次日筋大见，刺九针，服二十三号中孚方少安。又早饮食，复发热面赤，又刺两足青筋，用小畜方二帖稍痊。偶饮温茶，立刻狂言，此痧未尽散，故又发耳，饮冷井水二碗，更服小畜方数帖，痧乃清，但病久身虚，服参芪始愈。曰痧证类伤寒，伤寒集中仅有四证类伤寒，至于痧证类伤寒，比四证尤凶暴，而方书不载，故医者不识。夫伤寒头痛，恶寒发热，是太阳经证，寒从肌表而入，故宜发散。若痧证头痛，是痧毒上攻头面三阳，不因外感，其恶寒发热，虽在肌表，是时行之气所感，由呼吸而入，搏击于肌表之中。作为毒热，内热则外寒，故亦恶寒。治宜先刺巅顶，放痧以泄其毒，用药惟以透窍解毒顺气为上。若误用麻黄、羌活，发表太甚，反助痧毒火邪，势必恶毒攻冲，作肿作胀，立时凶危。故痧与伤寒证虽同，而治各异。要知痧证宜清凉，则痧毒可内解。伤寒宜辛散，则寒气可外舒。固不可以治痧证者治伤寒，更不可以治伤寒者治痧证也，急刺腿湾指臂及顶心宜十号节象方、三十八号噬嗑方、三十九号颐象方、四号否象方。曰伤风咳嗽痧，痧从时气所感，因而咳嗽，肺经受伤，不可同伤风治。盖伤风以疏风为主，痧则当以刮放为先。用药以清喉顺气，凉肺散痧为上宜四十号蛊象方加前胡、山豆根。曰咳嗽呕哕痧，痧毒之气，上凌肺金，故气逆，发呛而咳嗽，痰涎上涌，或呕哕恶心，或面目浮肿，或心胸烦闷，此热毒入于气分，痧筋往往不现，当刮之。间有入血分者，必待痧筋方刺之，急宜清理其痧毒。若从伤风治，误矣宜十号节象方加童便，微冷服，又二十号损象方或一号乾象方加贝母、薄荷、童便。曰霍乱痧，痛而不吐泻者，名干霍乱，毒入血分也，宜放痧。新食宜吐，久食宜消，食积下结宜攻。痛而吐泻者，毒入气分也，宜刮痧，有痧筋则放，宜调其阴阳之气，须知肠胃食积，宜驱不宜止，止则益痛。若吐泻而后痛者，此因泻粪秽气所触，宜用藿香正气散，须防食积血滞，或消或攻，或活血，山药、茯苓不可乱施，燥湿之品，温暖之药，俱在所禁。干霍乱盘肠大痛，先放痧，后即服药宜十号节象方与润下丸妙。若上腹大痛，吐泻数十次痛更甚，宿食虽吐泻尽，乃毒入血分，血瘀作痛也宜二十号损象方、二十三号中孚方。曰痧痢，夏伤于暑，秋必疟痢，痢疾初发，必先泄泻，泻则肠胃空虚，虚则易触秽气，即成痧痛。或天气炎热，时行疫疠，感动肠胃，因积而发，亦致痧痛。夫痢不兼痧，积去便轻，若一兼犯，必绞痛异常，止治其痢亦不效。或变痢如猪肝色，或如屋漏水，或惟红血水，或变噤口不食，呕吐，凶危。或休息久痢，惟先治痧兼治积，则痧消而积易去，积去而痧可清矣，急宜刮放宜九号坎象方，砂仁汤下，或三十号井象方。或更发热胀闷沉重，痢下紫血，六脉洪大不匀，此痧气不清，毒尚盛也，急刮放宜三十五号家人方入童便饮，次以苏木、红花、茜草、五灵脂、乌药、香附、当归，以导其瘀。曰痧类疟疾，痧有寒热往来似疟，或昏迷沉重，或狂言乱语，或痰喘不休，或心胸烦闷，叫喊不止，或呕哕吐痰，睡卧不安，或大小便结，舌黑生芒，如此重极，脉必有变，不与疟同，宜细辨之。一人日晡潮热，昏沉胀闷，大便不通，苔厚舌焦，左脉浮大而虚，右脉沉细而涩，若是疟脉，不应虚且涩，视其乳下有青筋，刺出黑血，用散痧消毒活血之药，诸证退，又用润下丸三钱，大便通，惟寒热未除，用小柴胡汤愈。曰疟疾兼痧，疟疾连朝间夕，多因暑热相侵，心中迷闷，或感疫气兼犯乎痧，疟因痧变，势所必至，不可慢以为疟而忽视之，疟犹可延，痧必伤人，自非先治痧，决难全愈，兼痧之祸，可胜道哉宜十号节象方、八号大有方。又或有本患疟疾，日晡寒热，七八日后，忽壮热不已，昏沉不醒，左脉不匀，右脉虚涩，此非疟脉，乃为疟之变证，非痧而何，刺臂出毒血，不愈，服药宜五号观象方加藿香、菔子、厚朴、槟榔，并四十一号离象方，次日再刺指头，即观象方加大黄、枳实，俟热退，再用十八号贲象方运动其气。曰头痛痧，痧毒中脏腑之气，闭塞不通，上攻三阳巅顶，故痛入脑髓，发晕沉重，名真头痛，旦发夕死，夕发旦死，急刺破巅顶出毒血以泄气，药则惟破毒清脏为主。痧毒中脏腑之血，壅瘀不流，上冲三阳头面肌肉，故肌肉肿胀，目闭耳塞，心胸烦闷，急刺破巅顶及其余青筋，药宜清血分破壅阻为要气分宜四十二号旅象方，血分宜先冷服红花膏子半盏，再用四十三号鼎象方。曰心痛痧，痧毒冲心，属之于气，则时疼时止，痰涎壅盛，昏迷烦闷，此其候也，治宜刺手臂，服顺气药为主。痧毒攻心，属之于血，则大痛不已，昏沉不醒，此其候也，治宜刺腿湾，服活血药为主，迟则难救宜十一号屯象方。曰腰痛痧，痧毒入肾，则腰痛不能俯仰，若误吃热汤酒，必烦躁昏迷，手足搐搦，舌短耳聋，垂毙而已。故凡痧中于肾，脉或左尺虚微，右尺洪实，或兼歇止者，急刺腿湾出黑血宜十二号既济方连服。曰大腹痛痧，痧毒入大小肠，则小腹大痛不止，形如扳推，绞切不已，治之须分左右，二股屈伸为验。如小腹大痛，每每左卧，左足不能屈伸，小肠经痧也。或痧筋不现，先服药宜四十四号未济方两三剂，俟筋现，刺左腿湾二三针，出紫黑血，再服药宜二十三号中孚方，冷服愈。如大腹大痛，每每右卧，右足不能屈伸，大肠经痧也，急刺右腿湾青筋三四针，出毒血，服药宜三十二号随象方冷服。如夏月不头疼发热，但觉小腹痛，或心腹俱痛，胀痞，不能屈伸，此皆暑火流注脏腑，故先小腹痛，遍及心腹，急用药宜六和汤清解之，或四苓散加木瓜、紫苏、香薷和散之。或藿香正气散加山栀。或用炒盐和阴阳水，探吐痰涎亦可。曰头眩偏痛痧，痧气慢者，上升于三阳头面，常觉头眩内热，或半边头痛，心烦不安，宜刮痧，不愈，用清热下气之剂治之。曰流火流痰痧，痧毒传遍，不待时日，朝发于足而足肿痛，夕发于手而手肿痛，朝发于肌肤而红肿，夕发于里而痰喘不休，此等痧乍隐乍现，乍来乍去，按脉而痧脉又不现，最难识认。如痧毒所流及之处，热者似流火而非流火，肿者似流痰而非流痰，或痒痛不已，或但痛之极，又痧之变者也。欲知此痧，须看病势凶暴，不比流火流痰轻且缓者，验于痧筋发现，刺之无疑，然后凭脉所犯风暑湿食痰血气阻分治之，斯能有效。一女人日间左足小腿红肿大痛，夜即腹痛，而足痛止，次日左足小腿红肿大痛，腹痛又止，来去不常，痛无一定，但六脉如常，难据为痧，委中有青筋三条，刺之血甚多，反加痰喘，放痧未尽也，用二十六号豫象方加土贝母三钱，二帖少愈，次日又刺左委中痧筋一条，巅顶一针，用前方加牛膝三钱，痧退，又用二十三号中孚方，肿痛俱痊。一人晚间右腿红肿，痛之已，喉旁肿痛，初不觉其为痧，只见时证犯此者甚多，细看两臂痧筋，刺出毒血，用十六号师象方倍山楂、菔子，加大黄一钱饮之，食消便下而安。曰痰喘气急痧，先痰喘气急，痧胀因之，先治痧后治痰气，无令痧为本病之助，先痧胀后痰喘，气急因之，但治痧而痰气自愈。若痧有寒热不清，痰喘气急者，兼和解。痧有但热无寒喘急者，兼消食顺气。有二便不利喘急者，有痢脓血或赤白喘急者，但急攻里。有瘀血凝滞小便利，大便黑喘急者，当防痧毒攻坏脏腑。不痛者可治，痛不已者难治，服药不应者必死。一人发热头疼，胀闷昏迷，痰喘气急，六脉无根，因放痧，用十三号革象方、二十号损象方，稍冷服，又用四十五号蒙象方，胀平，再用一号乾象方加青皮、连翘、山楂、菔子、熟大黄，病痊。一妇喘急胀闷，刺乳下二针，出紫黑血，用二十八号恒象方，二帖愈。一人喘急，发热身重，腹中绞痛，刮放不效，用四号否象方、十四号丰象方加大黄，服之愈。曰半身不遂痧。心主血，痧毒中血分，故易攻心，此痧证所以发昏也。若慢痧冲激迟缓，留滞经络，或左或右，半身疼痛，或麻痹不仁，遂成半身不遂，总因痧毒为害也。见有青筋，急宜刺破，乃用药散毒活血消瘀，始得愈宜四十六号涣象方。曰臌胀兼痧，先臌胀，忽痧气乘之，臌胀益甚，在臌不可先医，在痧自宜早治。一人腹胀如鼓，脐突筋青，心口将平，知为血鼓证，其指头黑色，兼痧无疑，刺二十余针，腿臂出血，略松，遂服药宜十九号大畜方，脐下青筋渐退，后用鼓胀药导去恶水，日服治鼓香橼丸，二月余鼓证平，永不复发。曰痧变臌胀，痧者，毒也，慢痧之毒，迁延时日，留滞肌肤肠胃中，若不早治，即成真鼓。一人气急作胀，胸腹饱闷，脐下青筋突然起，心口将平，此慢痧成鼓也，出毒血二十余针，筋淡腹松，用十号节象方。曰老病兼痧，先患痰火咳嗽，忽喘急痰涎，喉声如锯，或头汗如油，喘而不休，心胸烦闷，莫可名状，虽是痰火危困，然有兼感时气，或触秽骤然势盛者，必宜察脉按证，先清痧，次治痰，渐补气血斯可耳。一妇素痰火，或痰壅喘急，六脉雀啄，此兼痧证，尚有救，刺出恶血，用散痧消毒豁痰顺气药，并用四十五号蒙象方，渐安，后惟大补气血愈。曰弱证兼痧，先患痨弱，或吐血，或干嗽，两颧唇口鲜红，或骨蒸热，一感时气或触秽，必兼痧证，或痰喘，或咽喉如哽，或心腹胀闷，烦躁发热，较之平时不足，益加沉重，此宜先治痧，令痧毒退尽，方治本证宜十号节象方，清茶下。曰内伤兼痧，人有内伤，讵无外感，外感不独风寒，即暑热时疫传染，秽恶触犯，一受之，亦如外感。然内伤，本病也。外感，标病也。内伤兼痧，宜先治痧，次治本病。一老妇夺产争殴，发热，咳嗽吐痰，胸中胀闷，知是内伤兼痧，刺痧筋二十余针，与十号节象方，少松，又用四十七号讼象方治其内伤，下黑粪瘀血，诸证除后，用六十二号谦象方，并前虚证亦除。曰痧变痨瘵，痧证有忌饮热汤者，有反喜热汤者，惟喜饮热，痧益难辨，慢痧所以渐成痨瘵也。原夫痧毒之始，入于气分，令人喘嗽吐痰，发热声哑。盖火毒伤肺，肺为娇脏，若不知治，变为百日紧痨，轻亦数年难愈，卒至危亡。入于血分，重者凶变在即，轻者岁月挨延。若乃毒瘀胃口，必须去毒而愈。毒瘀肝经，损坏内溃，吐血数发，势极凶危，毒瘀心包络，更加凶险，不待时日。毒瘀肾经，腰脊疼痛，嗽痰咯血，日甚难痊。凡痧毒遗患，总成痨瘵，治须识之于始，莫咎厥终。一人痧胀，不服药，但放痧三次，胃脘间成一块，嗽痰发热，不食日瘦，右关芤紧，余皆数，此内有瘀血，必吐出方解，用桃仁、苏木、泽兰、白蒺藜、香附、乌药，酒煎服，吐出紫黑血碗许，更用活血引下药，加童便酒服愈。曰痧变吐血衄血便红。痧毒冲心则昏迷。冲肺则气喘痰壅，甚则粪衄。入肝则胸胁疼痛不能转侧，甚则血涌吐出。流于大肠则大便血。流于小肠膀胱，则小便血。治宜先清痧毒，顺其所出之路，则气自顺而血自止矣。一人放痧不服药，变筋骨疼痛，十日后吐血甚多，疼痛不愈，脉芤，痧气已退，尚存瘀血，用三十六号益象方。一幼儿痧痛大便血，令放痧，用四十八号同人方。一女痧痛溺血，放痧不愈，用四十九号坤象方加益母草、金银花、牛膝、连翘。一人痧胀鼻衄，是痧气由衄而泄也，用六号剥象方。曰痧变发斑，痧粒不过红点而已，至有浑身成片斑斓，发热头晕者宜五号观象方。其有痧变发黄者，邪热攻乎脾胃，而土之本色见于外也。脾胃虽属土，又有湿热之分。盖脾阴脏属已土，主燥，观其纳甲于离宫可见。胃阳腑属戊土，主湿，观其纳甲于坎宫可知。一湿一燥，湿热熏蒸，如盦曲之状，故发黄也。其方治载铜痧条。曰犯痧小便不通，痧毒结膀胱，令便溺不利，小腹胀痛难忍宜四十四号未济方，并涤痧丸、润下丸。曰眼目怪证痧。痧者，火毒也。若犯痧证，适与心主之火相合，痧毒逆冲，须防攻心之患。今少阴心君不受邪，逆犯厥阴肝母，故两目红肿如桃，甚则眼珠突出。然他证患目，惟在于目。若因痧为患，必心中烦闷，而目疾因之，不早治，则痧毒已参阳位，其火炎极，轻则坏目，重则殒命，治宜先刺巅顶百会穴以泄毒气，用清火活血顺气药，加牛膝、石斛引火归原，良法也。若心中烦闷头眩，两目红肿大痛，眼珠挂出，左目尤甚，至晚即昏沉眩晕宜五十号复象方加童便服，眼珠始收。若两目通红，甚至起障生翳，此痧之余毒在肝宜五十一号临象方加灯心、白芙蓉叶，水煎温服。曰痧后牙疳，此痧毒入于胃也宜五十二号泰象方，神效。曰痧后胸膈痛，痧毒虽退，尚留瘀血在胸膈间，是积血作痛也宜失笑散。曰妇女倒经痧，经行之际，适遇痧发，经阻逆行，或鼻红，或吐红，肚腹肿胀，卧床不能转侧，肚腹不痛，亦为暗痧，若痧毒攻坏脏腑者不治，急放痧宜五十三号大壮方。曰胎前产后痧。孕妇犯痧，最易伤胎。产后犯痧，须防恶阻。较之平人更甚，当急救。若暗痧陡发，则胎前痧脉溷于有孕，产后痧脉杂于恶阻，又无心腹痛可据，须当究其症候，察其声色，看有痧筋，急宜刺破，肌肤痧壅，焠刮兼施，至若痧毒横行，肆攻脏腑，莫可挽回矣。曰胎前痧痛，毒气攻冲绞动，殒命伤胎，岂为细故？

至如安胎用白术、当归、茯苓之类，痧所大忌，以痧胀所宜，惟是破气破血之味。又胎孕所忌，斟酌其间。活血解毒用金银花、益母、丹参、红花、寄生，消瘀而不伤胎元。顺气用香附、陈皮、厚朴、砂仁、乌药，行气而不伤胎气。散痧用防风、荆芥、细辛，透窍而不动胎孕。消食积用山楂、卜子、谷芽、麦芽，宽中而不伐胎性。采择于中，最为稳当。然此等药，势盛难于速效，权用一二味克药，恐于胎气有妨，不可不慎宜五十四号夬象方。曰产后痧痛，产后用药必须温暖，痧证用药惟重清凉，既属相反，而处治之方，毋执产后一于温暖，亦毋执痧证一于清凉也，今统制一方，为临证之法，散痧用独活、细辛，破血用桃仁、红花，顺气用香附、乌药、陈皮，解毒用金银花、紫花地丁，消食用山楂、卜子、神曲、麦芽。如产后常用姜炭、肉桂以温血，是痧证所忌。痧证必用荆芥、防风以散痧，连翘、薄荷以清热，又产后所不宜也。况痧证胀极，尤贵大黄、枳实、槟榔以通积滞，而产后更不可用。盖痧而用温胀者益胀，产而用凉瘀者益瘀，惟取微温之气，则两不相妨，更加童便以清热消瘀，岂非良法乎？一产妇三日，腹胀绞痛，恶露不通。夫产后痛当在小腹，今大腹绞痛，非产后本病。脉洪数有力，兼痧无疑，先饮童便一杯，少苏，刺出毒血，用二十二号履象方，痧尽，恶露行。一妇产八日，恶露太多，忽寒热，胸中胀闷，脉洪大无伦，今恶露去尽，此脉不宜，放红紫痧筋二条，便不洪大，又刺臂指十余针，用五十五号需象方，四帖病痊。一妇产六日，身痛，寒热如疟，昏闷，脉歇止，指甲黑，乃兼痧证也，刺指七针，舌底一针，稍缓，用五十六号比象方愈。曰小儿夹惊痧，小儿一时痰涎壅盛，气急不语，眼目上翻，手足发搐，肚腹胀满，误作惊治不效，看有痧筋，速为出血，额现痧粒，急为火焠，先令痧退，然后治惊宜四十五号蒙象方。曰痘前痧，痘本先天，因时而发，必由外感，如痧亦时疫之气所感，作胀作痛，而胎元之毒因之俱发。凡痘未见点之前痧胀，必心胸烦闷，痰涎壅塞，甚至昏迷不省，此其候也。小儿滑疾之脉，类于痧证，厥厥动摇之脉，虽若疑似难明，然有痧筋可辨，单用药清之，痧自退，痘自起矣。若痘点既形，触秽痘隐者，痘科自悉不载。一儿痘初发犯痧，腿湾有痧筋二条，余曰，两目少神，四肢战动，痘之候也。隐隐微点，痘之形也。口热如炉，红紫之色，热之盛也。但是痰喘气急，腿湾痧筋，必痘因痧胀而发。治宜先透痧，或兼发痘，用五十七号兑象方一帖，稍冷服，痘乃发，十二朝而痊。曰痘后痧胀，痘后中气多虚，有感必伤，一遇暑热及秽恶即成痧胀，往往忽然生变，人多认为恶痘所致，竟不知痧之为害有如此也宜二十六号豫象方，合二十八号恒象方。曰痘前痘后痧，论凡痘前后，见有痧筋，止可辨其为痧，用药治之，切忌针刺，非不可针也，痘变不常，若一差池，为害不浅，故切切不可用针也。曰疮证兼痧。疮痛者，心火血热所致，故火盛而脓肿作痛。然脓疮虽痛，必渐渐而来，非若兼痧之骤。故凡疮疡兼痧，其肿痛必多可畏处。况疮脉多洪数，兼痧脉固不同，筋色又可辨验，不容混也。急刺指头及头顶宜五十八号困象方、五十九号萃象方。曰痧变肿毒，痧毒不尽，留滞肌肉腠理间，即成肿毒，急先放痧，用解毒散痧药以除其根，然后审毒所发，照十二经络脏腑，分阴阳寒热处治，轻则消，重则拓，虚则补，实则泻。若红肿甚者属阳宜五十九号萃象方。白色平肿不起发者属阴宜六十号咸象方。毒又有半阴半阳者宜五十八号困象方。凡毒穿破后，护之宜贴太乙膏。若肿毒无脓，止有毒水流出，或脓少血多须拔去毒水脓血宜飞龙夺命丹，研碎些些，填太乙膏中，毒水尽，但贴膏。有毒口难收者，收之宜掺红玉散。一人发背，疽黑烂，脉沉微，指头黑色，恶热饮，此痧变恶毒，用冷围药而成此疽也，令去围药，放痧讫，俟痧气绝，用六十号咸象方温托之，外敷如前法，另有六十一号蹇象方选用。曰痧后调理，痧退之后，痧气已绝，气血虚弱者，急补之宜六十二号谦象方、六十三号小过方。若屡患痧证者，待痧气既清，调理之宜六十四号归妹方。以上三十六变痧也。列正变之名目，考正变之症状，备正变之方治，痧焉廋哉，痧焉廋哉！以是知养吾之书，实能发前人所未发，足为轩岐之功臣也，余能不祖其说而述之哉？

【脉法】王养吾曰：痧证脉多微缓细涩，有时弦数，纵浮大亦虚而无力，疾徐不伦，或六脉俱伏，伏亦无妨。鳌按：又有或左或右一手伏者，有一部两部伏者。痧气一退，脉即渐还。假如头疼壮热，脉应洪实而反微迟者，痧也。如厥冷不语，脉应沉细，而反滑数者，痧也。大抵痧脉与他脉有异，脉证不符，便舍证而从脉。凡诊痧无过此，两言尽矣。且痧之毒气，冲激于经络血肉之分，或脉多洪数，或沉紧，或大而无伦，或洪实有力，若证脉稍有不合，便审痧筋有无。有则俟刮放后，再诊脉之来复如何，以断病之寒热虚实从治。无则凭脉断其寒热虚实用药。如伤寒杂病，自有本脉，若一兼痧，其脉必变病，必凶暴。然兼痧之脉，自可细考而知也。伤食之痧，脉多紧实。伤血之痧，脉多芤滑。伤暑之痧，脉多洪滑而数疾。伤风之痧，脉多沉微。触秽之痧，脉多变异不常。伤气之痧，脉多沉伏，或形如雀啄。伤寒湿之痧，脉多沉细耳。或有痧脉一似阴证者，尤不可不辨。盖痧毒之气，阻抑于经络血肉间，故多沉伏，即有别病兼痧者亦然。如伤寒脉沉迟无力，是直中三阴经之脉也，治用热药，固无疑矣。惟伤寒兼痧，痧脉与阴证相似莫辨，一服温补热药，痧毒变幻，悔无及矣。凡临伤寒证，见有沉微或伏之脉，一似直中三阴经，其外视症候，稍有不合者，便取痧筋验之，有则为痧，无则为阴证施治，或凉或热，万不失一。且刮放服药之后，血肉经络之分，通而无阻，即按其脉，便不复如前之沉微或伏矣。然后按脉辨证，治其伤寒，未有不效者。至如杂病兼痧，有沉微或伏之脉，亦以此法验之，诚为至当不易。是故凡痧察脉，可决死生。脉微细者生。实大急数者重。脉洪大无伦者凶。一部无脉者轻。一手无脉者重。两手无脉者死。六脉无根，放血服药不应者，不治。诸怪脉现，放血服药不应者，死也。总之，治病欲辨明虚实寒热之法，斟酌轻重缓急之宜，惟脉是恃。若诸脉伏，不可推测，医者将何以断验乎？

故必求他证以辨之，方有治法耳。当诸痛脉伏者，推验筋之青紫，识其为痧。即诸病不痛而脉伏者，亦必推验筋之青紫，识其为痧。盖因痧毒气壅血瘀于经络间，故尔脉伏。若刺放血流，气亦泄，毒无壅阻，而脉乃复其常。至于重痧，伤在三阴，针刺有所不到，血流有所不尽，惟从食积血痰所阻之毒以治之，脉且随药而复，乃知痧证脉伏，反为平常事耳。

【痧胀原由证治】 陶节庵曰：湿霍乱死者少，干霍乱死者多。以上不得吐，下不得利，上下不通，腹痛甚而头疼发热，此为干霍乱也。犯此死者多，因其所伤之邪不得出，壅塞正气，阴阳隔绝也，宜先用吐法，再服药。缪仲淳曰：绞肠痧属胃气虚，猝中天地邪恶秽污之气，郁于胸腹间，上不吐，下不泻，以致肠胃绞痛异常，胸腹骤胀，遍体紫黑，头顶心必有红发，急寻出拔去之。急以三棱鍉针刺委中，挤出热血，可立苏。次用新汲凉水入盐两许恣饮，得吐泻即止。委中穴在两膝下弯横纹中间两筋之中，刺入一分。王养吾曰：痛而绞动者，痧毒阻于食积之气分也。痛而不移者，痧毒壅于血分而有瘀也。发于头面上部者，痧之毒气上壅也。缠于手足下部者，痧之毒血下注也。上吐下泻者，痧气上下冲激也。烦闷气胀者，痧气壅塞于心膈也。恶寒发热者，痧气遏抑于肌表也。胸膈偏痛者，痧之毒血流滞于经络也。结滞肠胃者，食积瘀血为肿为胀也。吐血便血者，痧血泛溢而溃败也。咳嗽喘急者，痧毒壅于气分而生痰逆也。立时闷死者，痧之毒血攻心也。手足软而不能运者，痧入于血分，毒注下部也。腰胁俱痛者，毒阻于血分而有瘀也。半身偏痛者，毒阻于半身而血瘀也。身重不能转侧者，痧之毒血壅瘀，不能转运也。变成痈毒溃烂者，毒血凝滞，败坏肌表也。以上宜分表里。又曰：痧证之发，未有起于寒者，然亦有时为寒，非真寒也。盖因世人知痧之热，而服大寒之剂以致此。夫犯痧证，必其无食积血阻于中者，方可服寒饮而得效。若一有食积血阻而饮大寒，则食不消，血不散，积不行，痧毒反冰伏凝阻，未有得宁者。尝见高岩穷谷中，行旅感受暑气，渴饮涧水而即死者，是名寒痧。盖缘痧毒攻心，服寒饮太过，痧毒反凝结于心胸，多致不救也。若为放痧，毒血一行，便无阻滞，得有其命。故方书有服阴阳水者，不独取井水，以此故耳。是以久服凉饮之后，痧有未痊者，又当以微温之药施之，略用三香温和之剂，诚为权宜之术。若用桂附干姜吴萸参芪之属，则又误矣。又曰：治痧当辨身凉身热，身凉而内热者，宜攻其里，表热者，宜透其肌，用药随时活变，故不立主方。以上言宜分凉热。又曰：痧证危极，昏迷不醒，即扶不起，呼不应，虽欲刮放而不得，即当用药救之，以期必效。然痧证用药，必须带冷，虽未能即周于肌肤血肉间。其昏迷不省，乃痧之热毒冲于心胸，心即不能自主而昏迷。若药带冷入口，先从胸膈间顺流而下，则热毒之气在心膈间者，随药而消，故昏者复明，迷者复省，即有不省者，乃食痰血积所阻，若能攻而下之，未有不省者矣。以上用药法。又曰：痧胀有一等凶证，心胸高起如馒头者，不治。虽曾以升象方治活一妇人，胸前高突如拳大，坚如铁石者，亦偶也。背心一点痛者凶。角弓反张者死。腰肾一片痛者死。心胸左右有一点痛者不治。胁肋痛，四肢肿痛者难治。鼻如烟煤者死。舌卷卵缩者死。环口黧黑者死。头汗如珠，喘而不休者死。昏迷不省，放痧不出，服药不应者死。痧块大痛，服药不应者死。此皆实热为害固然耳。以上难治证。又曰：仲景《伤寒论》中，不及瘟疫，何况后世所云痧胀乎？夫伤寒原为传经热证，盖因六气阴阳同异不齐，风热火统乎阳，寒燥湿统乎阴，大抵六气由表及里，故云外感，乃肝脾胃肾与膀胱传变皆周，而病自解矣。至于痧，有由内而出者，有自外而入者，有无端而起者。或发于脏，何脏受之，或发于腑，何腑受之？或犯兼证，或犯变证，但止于一经而不传，原不拘拘经之手足也。故内受邪，则为绞刺，为胀急，为闷乱。外显于证，则为瘾疹，为斑黄，为吐泻。存中形外，自然之理耳。又曰：河间云，诸热瞀瘛暴喑，冒昧躁扰，狂越詈骂惊骇，胕肿疼酸，气逆冲上，噤栗如丧神守，嚏呕疮疡，喉痹耳鸣及聋，呕涌溢食不下，目眯不明，暴注卒泻，瞤瘛暴病暴死，皆属于火。已上诸证，今时痧胀十居八九。至如暴病暴死，河间但指中风痰厥，由今观之，暴病暴死者，于痧胀最为酷肖，想古时不立痧胀之名，未经说破故耳。则知痧之属火明甚。然火有君相之别。手少阴经君火也，右肾命门为手心主，乃手厥阴包络之脏，经言心之原出于太陵，凡刺太陵穴者，所以泻手心主相火之原耳。又有手少阳三焦合为表里，神脉同出，现于右尺一经，代君行令，故相火之为病居多，皆因火性最烈，其气上炎，以致三焦阻塞，六脉全乖，昏冒口不能言，痰喘声如曳锯。然相火作病，犹有可回。若犯少阴心君，确具死证，则殒在须臾，莫谓医工艺术之疏耳。又曰：事必师古，何况于医？丹溪治杂病，以气血痰三者为先，盖三者成疾，人身最多，能详审于三法之间，便可指下奏功。至于痧胀，又何能离此三者乎？痧有气塞者，为喘息，为胀满，为呕哕，为头目胀，其痛阵紧，脉必洪数，属阳。有气闭者，为昏冒不语，为口噤目翻，不省人事，上下厥冷，虽痛，口不能言，脉必沉伏属阴。痧有血热者，为烦躁，为紫斑，为头目赤，为衄，为口吐红沫，脉必实大，属阳。有血阻者，腰胁痛，攻心痛，手足青紫，脉必紧而牢，乍大乍小，属阴。痧有痰壅者，喉中沥沥有声，吐咯不出，呕吐酸水清涎，脉必弦滑，属阳。有痰厥者，卒倒僵仆，手足厥冷，肌肤芒刺，遍身青筋，坐卧不能转侧，脉必微细，似有似无，属阴。凡气血痰之为害于痧，有如此者，不得谓阳痧则生，阴痧则死也。即使阴痧，又不比伤寒直中阴经证，可用姜桂参芪也。痧胀有脉伏三日，亦得救活者。四肢厥冷，刺血投剂后，即时温暖者。目闭牙噤，刺血投剂后，即时睁眼认人，而言其所苦者。医工能识其窍则危者立安，失其机，虽得生全者亦死矣，可不深为究心，以救人生命乎？以上参集诸家名论。又曰：凡犯痧证，仰卧，将大公鸡一只，放肚上，鸡即伏好，疼止，即跳下而愈，此法试过亦验。又法，凡痧证属肝经者多，肝附于背第七骨节间，若犯痧，先循其七节骨缝中，将大指甲重掐入，候内骨节响方止，以盐涂之。如不响，必将盐重擦，必使透入，方能止疼。以上腹痛治法。又曰：治霍乱腹痛之甚，以新汲水百沸汤各半合饮之，甚效。盖上焦主纳，中焦腐化，下焦主出，三焦通利，阴阳调和，升降周流，则脏腑畅遂。一失其道，二气淆乱，浊阴不降，清阳不升，故发为呕吐霍乱之病。饮此汤即定者，分理阴阳，使得其平也。此即无病，凡夏月早起，或卧间，用一盏，亦能清暑调中消食。以上论阴阳汤之利益。凡痧证饮汤药，云稍冷者，九分冷一分温也。云微冷者，八分冷二分温也。云微温者，冷者四分之三，温者四分之一也。云冷服者，十分生冷也。云温者，四五分温也。以上汤药规则。又曰：痛时则不欲饮食，痛后亦有不喜食者，有食而作胀复痛者，或疑伤寒而饿坏者，其间饮食最要斟酌，宜忌不可不审也。夫发痧忌热汤热酒粥汤米食诸物，若饮热汤酒，轻必变重，重必至危。吃米物恐结成痧块，日久变生他疾，难于救治。如有食消不殒命者，亦幸耳。故痧病略松，胸中知饿，设或骤进饮食，即复痧胀，立能变重，必忍耐一二日，乃可万全。更见禅僧痧胀，愈后再不复发，以无荤腥故也。今后凡遇痧病得愈者，当知所戒，即无屡发之患。如伤寒不饮食至一候两三候不妨者，以邪气填胃口也。痧胀十日五日不饮食亦不妨者，以痧气满塞胸膈也。惟俟痧气尽，然后与之。生姜痧证大忌，切不可泡汤服，或作药引，犯之必死。今将宜忌食物开列，医家病家，各遵毋忽。食忌生姜、枣、圆眼、川椒、胡椒、辣酱、烟、茶、酒、滚汤、索粉、醋、面、面筋、猪肉、羊肉、鸡、鱼、葱、蒜、芥、菜瓜、茄、菱、糯米食、糖食、桃、梅、李、杏一切甜物。食宜黑沙糖、芋艿、食盐、荸荠、百合、藕、西瓜、灯心汤、山楂汤、莱菔子汤、芦根汤、陈香橼汤、阴阳水。然即所宜，亦必等痛止后，知饿方可吃。清水饭汤如米粥米糊亦宜少用，且须冷吃，不然，则复发。以上食物忌宜。

治痧胀忌宜诸药

忌药切勿犯人参　白术　山药　黄芪　熟地　白芍　甘草　茯苓　猪苓　半夏　白芷　苍术　升麻　肉桂　附子　吴萸　干姜　生姜　五味　木瓜　竹沥　杜仲　杞子　故纸　茯神　枣仁　苁蓉　巴戟　柏子仁

凡治吐证，用半夏、藿香。独痧证作吐，半夏性燥，须防益助火邪，切不可用。藿香惟取其正气，以治秽浊，倘肠胃中有食积瘀血，阻滞痧毒，骤用此以止吐，反有闭门逐盗之忧矣。

宜药须酌用陈皮　枳壳　荆芥　柴胡　葛根　薄荷　青皮　枳实　防风　前胡　厚朴　紫苏　细辛　独活　桔梗　香附　郁金　木香　砂仁　乌药　连翘　秦艽　栀子　贝母　天冬　杏仁　桑皮　赤芍　香橼　丹参　山楂　红花　苏木　桃仁　三棱　莪术　麦芽　神曲　麦冬　牛膝　牛蒡　泽兰　菔子　茜草　银花　香薷　地丁　甘菊　青黛　乳香　阿魏　胆星　雄黄　天竺黄　蚕沙　没药　角刺　牛黄　麝香　明矾　石膏　龟甲　僵蚕　童便　梅花　板蓝根　小青草即血见愁　红蓼子　紫荆皮　火麻仁　刘寄奴　益母草　地骨皮　穿山甲　白芥子　元胡索　五灵脂

痧证寒热，不由外感，其毒从鼻吸而入，搏击肌表，羌活、麻黄，俱在所禁。如荆芥、细辛善能透窍，盖恶毒之气由窍而入，故用以治痧，亦由窍而泄。若防风乃臣使之品，取为透窍之佐，不比麻黄、羌活专主发表，反有升发火毒之虑也。

忌宜相半药羌活　藿香　檀香　当归　黄连　元参　川芎　沉香　丁香　生地　黄芩　花粉　木通　大黄

凡忌宜相半之药，如必不得已而欲用之，轻者止可用半分至三分，重者亦只可四五分至钱许。

治痧胀方六十四

一号乾象方　防风　细辛　陈皮　枳壳　旋覆花　荆芥穗等分

水煎，稍冷服。

头面肿，加薄荷、甘菊。口渴加天花粉。手足肿，加威灵仙、牛膝、金银花。腹胀，加大腹皮、厚朴。吐不止加童便。内热，加连翘、知母。血滞，加茜草、丹皮。痰多，加贝母、瓜蒌霜。小腹胀痛加青皮。寒热，加柴胡、独活。赤白痢加槟榔。食积腹痛，加山楂、菔子。喉肿，加射干、山豆根。心痛，加莪术、延胡索。触秽，加藿香、薄荷。瘀血面黑，加红花、苏木。放痧不出，加苏木、桃仁，倍细辛、荆芥。

以上加减法，大同小异，余可类推，后不具载。

此方专治感风成痧之剂。

歌曰：乾象风痧腹痛频，嗽烦身热汗头疼，荆防细壳陈旋独，时气相干一服宁。

二号姤象方 香薷 薄荷 连翘各一钱 金银花 紫厚朴 木通各七分

水煎，冷服。此方专治伤暑成痧之剂。

歌曰：暑痧姤象止头眩，自汗如倾吐泻兼，荷泽翘通车藿朴，香薷瓜豆是更须。此首歌内有加味。

三号遁象方 香薷 紫苏 厚朴 山楂 枳壳 菔子 陈皮 青皮等分

水煎冷服。汗多者本方去紫苏。此方专治暑热成痧之剂。

歌曰：暑胀难当遁象名，香薷楂朴壳陈青，更加菔子苏随意，竹叶石膏汤亦灵。

四号否象方 藿香 香附各四分 薄荷叶七分 枳壳 连翘 山楂 元胡索各一钱

水煎，冷服。

此方专治阴痧之剂，腹痛而手足冷者是也。

歌曰：否象阴痧手足凉，腹疼秽气触而成，延胡壳木楂香附，砂藿连翘薄荷增。此首歌内有加味。

五号观象方 防风 荆芥各一钱 川芎三分 连翘 陈皮 青皮各八分

水煎，稍冷服。

食不消，加山楂、菔子。有积加槟榔。心烦热，去川芎，加山栀子。痰多，加贝母、白芥子。气壅，加乌药、香附。血壅，加桃仁、红花。郁闷不舒，加细辛。食积，加三棱、莪术。暑热，加香薷、厚朴。大便秘，加大黄、枳实。小便秘，加木通、泽泻。喉痛，加薄荷、射干、牛蒡子，去川芎。咳嗽，加桑皮、马兜铃。

此方专治阳痧之剂，腹痛而手足暖者是也。

歌曰：观象阳痧手足温，多因气郁痛相寻，荆防陈细槟翘郁，烦热栀香菔子青。

六号剥象方 地骨 薄荷 山栀 丹皮 天花粉 元参 细辛等分

水煎，稍冷服。

此方专退痧热之剂。

歌曰：斑痧剥象是良方，呕吐头眩发紫斑，地骨栀元花粉细，丹皮薄荷便身凉。

七号晋象方 元胡索 苏木 五灵脂 天仙子各一两 莪术 广皮 三棱 枳实 厚朴 槟榔 姜黄各七钱 乌药五钱 降香 沉香各三钱 阿魏二钱 香附四钱 菔子一两

水泛丸，每十五丸，砂仁汤下。

此方专治食积壅阻痧毒，瘀痛难忍，头面黑色，手足俱肿，胸腹胀闷等证。

歌曰：乌痧恶证痛难当，晋象丸方果是强，苏木延胡陈附朴，蓬棱阿魏菔槟榔，灵脂乌药天仙子，枳实姜黄沉降香，水泛为丸如绿豆，砂仁汤送月圆双。月圆双者，每服十五丸也。

八号大有方 沉香 槟榔各五钱 卜子 枳实 厚朴各七钱 山棱 蓬术 天仙子 广皮各六钱 蔻仁 乌药各四钱 木香三钱 姜黄五钱

水泛丸，每三十丸，砂仁汤稍冷服。

此方专治痧气急，胸腹胀痛，迷闷昏沉。

歌曰：晕痧大有救昏迷，厚朴天仙卜广皮，白蔻姜黄槟枳橘，蓬棱乌药木香齐。

九号坎象方 五灵脂 广皮各一两 青皮 天仙子 三棱 蓬术 姜黄各七分 枳实六钱 蔻仁 乌药各五钱 木香 沉香各二钱 阿魏一钱

制法、服法，同八号。

此方专治痧证气壅血阻，昏迷不省，偏身沉重，不能转侧。

歌曰：坎象同前气阻壅，青陈乌药实棱蓬，仙灵白蔻兼阿魏，更有姜黄沉木功。

十号节象方 郁金二钱 细辛一两 降香三钱 荆芥五钱

每末三匙，清茶稍冷服。

此方通治痧证之仙剂。

歌曰：绞肠痧痛病非常，节象仙方效最良，郁细降香荆芥穗，三匙细末和茶浆。以下七方俱属此条。

十一号屯象方 三棱 蓬术 白芥子 延胡索 卜子各一钱 枳壳 青皮 乌药各八分 红花七分 香附四分

水煎，稍冷服。

此方专治痧气内攻之剂。

歌曰：屯象祛痧气内攻，蓬棱白芥枳延红，卜青乌药同香附，任是盘肠一剂通。

十二号既济方 降香五钱 牛膝二两 大红凤仙花 红桃花 红花各七钱 白蒺藜一两

为末，砂糖调童便冲服。

此方专治痧毒中肾之剂。

歌曰：既济方除中肾痧，降牛桃蒺凤仙花，红花共末同调和，童便冲来效可夸。

十三号革象方 郁金 沉香 木香各一钱 乌药三钱 降香二钱 细辛五钱

每末三钱，冷水服。

此方专治痧气寒凝之剂。

歌曰：痧气寒凝革象方，郁沉乌降木辛将，共来为末三钱服，定使阴寒见太阳。

十四号丰象方 三棱 蓬术 卜子 青皮 乌药 槟榔 枳实各一钱

水煎服。

此方专治痧证因于食积者。

歌曰：丰象多缘食积因，青乌卜实与蓬棱，楂槟神曲能消食，水二煎成取八分。

十五号明夷方 细辛 大黄 枳实 厚朴 桃仁 青皮 火麻仁等分

水泛丸，每服一钱，重者二钱，再重者三钱，灯心汤稍冷下。

此方专治痧证大便干结，气血不通，烦闷壅盛昏沉者。

歌曰：明夷干结便难通，烦闷昏沉气血壅，蒌实将军辛厚朴，二仁水滴滞消融。此首歌内无青皮，有瓜蒌。

十六号师象方 三棱 蓬术 厚朴 山楂 枳实 卜子 连翘 青皮 陈皮 细辛等分

水煎，冷服。

此方专治痧证气食壅盛者。

歌曰：师象连前有七方，绞肠痧内疗多般，青陈楂朴蓬棱实，卜子连翘与细看。

十七号艮象方 五灵脂 菔子 山楂 神曲 青皮各一两 蓬术 厚朴各八钱 三棱 槟榔各七钱 蔻仁 乌药 姜黄各五钱 沉香 木香各三钱 阿魏二钱 丁香一钱

水泛丸，每一钱，紫荆皮汤下。

此方专治痧证食积成块，痛而不已，推上移下，日久叫喊，筋脉抽掣之证。

歌曰：艮象抽筋手足疼，青筋胀起筋粗痕，三香楂卜神灵蔻，乌药蓬棱朴实青，阿魏姜黄槟治块，丸吞十粒紫荆皮。三香，沉、木、丁也。

十八号贲象方 木香 檀香 沉香等分

为末，每服五分，砂仁汤微冷下。

此方专治过饮冷水痧不愈者。

歌曰：贲象皆由饮冷过，三香末服暗痧多，皆因暑热寒冰受，凝结于中毒阻何？

十九号大畜方 白蒺藜二两 泽兰 姜黄 卜子 山楂 茜草 土贝母各一两 元胡索 五灵脂各两五钱 槟榔七钱 金银花八钱 乌药 青皮各六钱 桃仁一两二钱

每末一钱，温酒下。

此方专治食积瘀血，痧毒凝滞成块，日久不愈之证。

歌曰：大畜能消积食瘀，毒凝成块久难除，泽兰白蒺姜黄菔，茜草青槟乌药俱，楂肉银花土贝母，桃仁胡索五灵脂。

二十号损象方 没药三钱 细辛四钱 白蒺藜 元胡索 桃仁各一两 降香三钱

每末一钱，酒下。

此方专治血郁不散之证。暗痧难识，为病亦多，故立贲、损、大畜三方。

歌曰：损象血郁不能散，细辛没药桃仁降，延胡白蒺酒水调。已上三方痧属暗。又歌曰：落弓痧胀最难医，痰喘昏迷不醒时，睽履中孚分辨治，放痧去血复何疑？

二十一号睽象方 枳实 菔子各一两 郁金二钱 乌药 连翘各八分

共为末，茶清稍冷下。

此方专治痧气郁闷之剂。

歌曰：睽象方原开郁闷，翘乌菔实郁金施，丹参楂肉银花佐，共末茶清冷服之。此首歌内有加味。

二十二号履象方 刺蒺藜 独活 桃仁 蒲黄 红花 元胡索 乌药各一钱 枳壳七分 香附三分

水煎，微温服之。

此方专治痧证因于血郁者。

歌曰：履象专攻血郁证，桃仁独活壳蒲黄，延胡白蒺乌香附，牛膝童尿贝母强。

二十三号中孚方 红花 青皮 蒲黄各一钱 香附四分 枳壳六分 贝母二分

水煎，温服。

此方专治血痰之证。

歌曰：中孚专治血痰疴，贝附青红枳壳蒲，已上落弓宜选用，昏沉发晕一时苏。

二十四号渐象方 陈皮 青皮 山楂 厚朴 乌药等分

水煎，冷服。

痰多，加贝母、白芥子。头汗，加枳实、大黄。口渴，加薄荷、花粉。血瘀，加香附、桃仁、延胡索。痧筋不现，加细辛、荆芥。

此方专治痧证因气阻者。

歌曰：痰潮噤口语无声，气阻咽喉闭塞成，渐象青陈楂紫朴，延胡香附可回生。又歌曰：痰涎壅盛扑鹅痧，莫认喉鹅药用差，震豫解方来救治，外吹内服妙堪夸。

二十五号震象方 天竺黄 硼砂各二钱 朱砂一分 元明粉八厘 冰片五厘

共为细末，吹喉中。

此方专治痧证咽喉肿痛。

歌曰：震象咽喉肿痛频，朱硼冰片竺元明，细研吹入喉中好，拽锯之声一旦宁。痧胀之害，甚于喉风。

二十六号豫象方 刘寄奴 荆芥 红花 茜草 丹皮 赤芍各一钱 乌药五钱 香附三分 蒺藜八分

水煎，温服。

此方专治血滞之证。

歌曰：豫象方医血滞凝，寄奴茜草蒺藜荆，红花赤芍丹皮共，香附还同乌药并。

二十七号解象方 牛蒡子 苏梗 薄荷 甘菊 贝母 金银花 连翘 枳壳各一钱 桔梗五分 乌药四分

水煎，微温，加童便服。

此方专治痧证咽喉肿痛。

歌曰：解象咽喉属命焦，牛蒡枳壳桔连翘，菊花苏梗金银贝，乌药须添肿即消。

二十八号恒象方 大腹皮黑豆汤泡洗 广皮 细辛 菔子 前胡 麦芽各一钱

山楂二两，先煎汤，代水煎药，稍冷服。

此方专治痧气食结，胸中饱闷，腹中绞痛。

歌曰：瘟痧为病有多端，恒象方中大腹前，细麦菔陈先六味，山楂浓汁更须煎。

二十九号升象方 苏木二两 刺蒺藜 元胡索 桃仁 红花各一两 独活三钱 降香 姜黄 赤芍各六钱 五灵脂七钱 大黄五钱 香附 乌药 三棱 蓬术 陈皮 青皮 角刺各四钱

每末二钱，酒下。

此方专治痧毒血瘀成块，坚硬突起不移者。

歌曰：满痧跌倒最希奇，紧闭牙关事不知，升象血瘀坚突块，延苏独活降灵脂，桃红赤芍二黄附，乌药青皮角刺宜，更有三棱蓬术等，共研细末酒相资。二黄，姜黄、大黄也。

三十号井象方 蓬术 红花 泽兰 桃仁 乌药 桔梗 川芎 牛膝

水煎，温服。

此方专治紫疱痧之剂。

歌曰：紫疱成痧怪异多，若求井象免沉疴，泽兰芎桔桃乌药，牛膝红花术用莪。

三十一号大过方 香附 菔子 槟榔 山楂 陈皮 薄荷 连翘各等分 木香磨二分

水煎，加砂仁末五分冲和，稍冷服之。

此方专治痧证食积气阻之剂。

歌曰：大过方医蛔结伤，皆因气食痛难当，槟陈楂菔砂香附，薄荷连翘与木香。

三十二号随象方 赤芍 陈皮 桃仁 枳实 茵陈 黄芩 瓜蒌仁 金银花 山栀 连翘各一钱 大黄三钱

煎，微温服。

此方专治痧证毒结于大肠之剂。

歌曰：铜痧遍体似姜黄，随象除瘀结大肠，青赤芩翘桃枳实，姜茵栀子大黄尝。

三十三号巽象方 木香 沉香各五钱 砂仁 卜子各八钱 檀香三钱 五灵脂六钱

水泛丸，每服五分，白汤下。

此方专治过服冷水痞满者。

歌曰：痧块成形痞闷多，单求巽象莫能过，三香卜子砂仁共，再入灵脂胁痛瘥。三香，沉、木、檀也。

三十四号小畜方 香附 红花各四分 桃仁 大黄 贝母 山楂 赤芍 青皮 五灵脂各一钱

水煎，微温服。

此方专治痧证因于血实者。

歌曰：小畜同前因血实，桃红贝附青楂赤，灵脂还共大黄煎，气滞血凝全没得。

三十五号家人方 归尾 枳壳 赤芍各一钱 山楂 菔子各二钱 厚朴八分

水煎，微冷服。

此方专能消食顺气和血。

歌曰：身重消瘀解毒先，家人气顺食消兼，朴楂卜壳同归尾，赤芍相和用水煎。

三十六号益象方 苏木 桃仁 红花各一钱 青皮八分 乌药四分 独活六分 刘寄奴一钱 白蒺藜钱二分

水煎，微温服。

此方专治血结不散之剂。

歌曰：益象同前因血结，桃仁苏木并红花，寄奴白蒺青乌独，转侧如常不用嗟。

三十七号无妄方 菔子二钱 槟榔 山楂 连翘 赤芍 金银花各一钱 防风 乌药 元胡索 炒枳壳 桔梗各七分

水煎，稍冷服。

歌曰：无妄兼寒食血成，防延桔壳菔楂槟，翘乌赤芍银花共，沉暑冲心痧发昏。

三十八号噬嗑方 桃仁 苏木 乌药 香附 白蒺藜末 独活 泽兰 山楂

水煎，微冷服。

此方专治痧证类伤寒。

歌曰：噬嗑头疼发热攻，类伤寒证最为凶，桃苏乌附泽兰蒺，独活山楂可奏功。

三十九号颐象方 柴胡 菔子 山楂 连翘 红花 枳实 荆芥 花粉 熟大黄二钱

水煎，冷服。

此方专治先因伤食，发热口干等证。

歌曰：颐象方因伤食先，口干身热证同前，柴翘楂菔红荆粉，枳实将军酒制煎。

四十号蛊象方 射干 马兜铃 桑皮 桔梗 薄荷 天花粉 元参 贝母 枳壳 金银花 甘菊等分

水煎，温服。嗽甚加童便冲服。

此方专治痧似伤风咳嗽。

歌曰：蛊象伤风咳嗽痧，兜铃桑桔贝银花，射干壳粉同甘菊，薄荷元参童便加。

四十一号离象方 青皮 厚朴 枳壳 柴胡 贝母 知母 藿香 槟榔 陈皮 葛根

水煎，温服。

此方专治痧证痰气壅盛。

歌曰：离象之痧疟疾兼，热寒迷闷壅痰涎，葛柴知壳青陈朴，槟藿祛除夏月天。

四十二号旅象方 贝母二钱 姜黄一钱 细辛 红花各八分 青皮 厚朴各七分 荆芥六分 乌药五分

水煎，冲砂仁末五分，微冷服。

此方专治痰气壅塞之痧。

歌曰：旅象真头痛有方，橘红朴细贝姜黄，青荆乌药同煎后，冲服砂仁更是强。

四十三号鼎象方 牛膝二钱 独活 枳壳 桃仁 连翘 泽泻 赤芍 山楂 姜黄 蒲黄各一钱

水煎，微冷服。

此方专散瘀毒，引火下行。

歌曰：鼎象同前瘀毒除，为因引火下行时，翘牛独枳楂桃泽，赤芍姜蒲次第施。

四十四号未济方 牛膝二钱 金银花 丹皮 连翘 细辛 延胡索 泽兰 白及 蒲黄 木通各一钱

水煎，冲童便微温服。

此方专治小肠经痧。

歌曰：小腹疼痧伸屈难，方推未济泽蒲黄，通延牛膝银花细，白及连翘并用丹。

四十五号蒙象方 天竺黄 胆星各三钱 雄黄 朱砂各五分 麝香 牛膝各三分

甘草汤泛丸梧子大，每服三丸，白汤下。

此方专治痰涎喘急之痰。

歌曰：蒙象痰涎喘急声，朱雄天竺胆南星，麝香研末牛黄共，甘草汤丸拔尽根。

四十六号涣象方 旋覆花 丹参 姜黄 橘红 元胡索 穿山甲 赤芍 泽兰 山楂 角刺

此方专治半身不遂痧。

歌曰：半身不遂毒来攻，涣象丹延泽橘红，角刺穿山楂赤芍，姜黄旋覆气平胸。

四十七号讼象方 泽兰 延胡索 赤芍 桃仁 陈皮 红花 乌药 独活 丹参

水煎，温服。

此方专治内伤兼痧。

歌曰：讼象兼属痧内伤，丹乌延赤泽为兰，陈桃独活银花取，不畏烦劳咳嗽痰。此首歌内加金银花。

四十八号同人方 归身 山楂 红花 枳壳 赤芍 川断 青皮 茜草 丹参 连翘

微温服。

此方养血和中之剂。

歌曰：同人吐衄便红增，养血和中此剂平，楂壳赤红翘茜草，归青续与共丹参。

四十九号坤象方 白蒺藜 荆芥炭 赤芍 薄荷叶 青皮 陈皮等分

水煎，微冷服。

此方专治痧证气血阻塞。

歌曰：坤象同前血阻明，肝心肺部患非轻，蒺藜赤芍薄荷叶，荆芥青皮又用陈。

五十号复象方 连翘 山栀 茜草 枳壳 丹皮 赤芍 牛膝 金石斛 金银花 草决明

水煎，冲童便服。

此方专治眼目怪证痧。

歌曰：眼目奇痧复象方，栀翘茜草决明当，银花石斛丹牛壳，赤芍还加童便良。

五十一号临象方 羚羊角 生地 黄连 木通 荆芥 谷精草 赤芍 生甘草 甘菊 大黄 木贼草 羌活 望月沙

水煎服。

此方专治痧毒在肝，目生障翳。

歌曰：临象同前用二生，连通菊贼芍羌荆，羚羊望月谷精草，一着将军眼倍明。

五十二号泰象方 人中白三钱 花粉 硼砂 青黛各一钱 生甘草 儿茶 薄荷叶 细茶叶 黄连各五分 冰片一分 牛黄 珠子各五厘

研至无声，先用浓茶洗去腐肉，吹之。

此方专治痧后牙疳。

歌曰：痧后牙疳泰象神，儿茶花粉黛官硼，牛黄珠子人中白，薄荷黄连一片冰。

五十三号大壮方 桃仁 红花 山楂 独活 细辛 香附 青皮

水煎，冲童便服。

此方专能行经散痧。

歌曰：倒经大壮妇人科，腹胀双红可奈何，独细青红香附米，楂桃多用便相和。双红，谓经水红及鼻红也。

五十四号夬象方 桑寄生 红花 香附 荆芥 菔子 益母草 细辛 神曲

水煎，冲砂仁末服。

此方专治胎前痧证。

歌曰：夬象胎前痧所侵，寄生益母附红荆，细辛卜子兼神曲，冲服砂仁药更灵。

五十五号需象方 独活 细辛 丹参 柴胡 牛膝 乌药

山楂　陈皮　金银花　益母草　金石斛

水煎，温服。

此方专治产后痧证。

歌曰：绞痛非常产后虚，消瘀需象独陈皮，柴丹益母辛牛膝，石斛楂乌即便除。

五十六号比象方　香附　姜黄　桃仁　苏木　山楂　丹参　牛膝　艾叶　柴胡　独活　金银花　益母草

水煎，稍温服。

此方专治产后痧证。

歌曰：比象同前苏木姜，楂桃益母艾柴香，银花牛膝丹参独，纵有诸邪亦不妨。姜，姜黄也。

五十七号兑象方　荆芥　防风　连翘　红花　青皮　卜子　桔梗　枳壳　山楂　牛蒡子

此方专治小儿痘前痧证。

歌曰：痘前痧胀用心专，兑象荆防桔梗看，青壳牛蒡楂菔子，红翘共剂自安痊。

五十八号困象方　羌活　红花　荆芥　木通　当归　牛膝　青皮　连翘　蝉退　牛蒡子

此方专治痧后热毒，流连不已，致成疮疡。

歌曰：困象疮疡热毒攻，羌防归膝芥翘通，青皮暗退红花合，肿痛兼痧一旦空。

五十九号萃象方　甘菊　荆芥　红花　甘草　木通　连翘　土贝母　金银花　牛蒡子　紫花地丁等分　胡桃肉一枚

水煎，温服。

此方专消痧后余毒，发为痈疡红肿，缘痧毒留滞肌肉骨膜间者。

歌曰：萃象同前毒发红，金银土贝菊翘通，荆防甘草地丁紫，引用胡桃肉一宗。

六十号咸象方　人参　当归　黄芪　甘草　牛膝　红花

贝母　角刺　白芷　山楂　金银花

加胡桃肉一个，水煎，空心温服。

此方专治痧后余毒，流连气血不能即溃者。

歌曰：咸象变成恶毒证，参芪归贝草银红，山楂角刺胡桃芷，莫使流连气血攻。

六十一号蹇象方　乳香　没药　贝母　雄黄　花粉　黄连各一钱　大黄半炒半晒　赤芍各二钱　牛蒡子钱二分　甘草七分　穿山甲土炒，七分

每细末五分，蜜汤下。

此方专治痧后热毒，发痈发疴，疼痛不已。

歌曰：蹇象痈疔不可当，川连乳没贝雄黄，将军赤芍穿山甲，细末还调是蜜汤。

六十二号谦象方　人参　茯苓　当归　白术　白芍　黄芪　陈皮　川芎　熟地　甘草

空心服。

此方痧后调理之剂。

歌曰：痧退调和谦象称，芎归熟地芍参苓，陈皮芪术生甘草，煎服空心气血平。

六十三号小过方　金银花　土贝母　牛蒡子　白扁豆子　山药　山楂　当归各一钱　人参四分　甘草三分　胡桃肉一枚　莲肉六枚

水煎，空心温服。

此方痧退后调理之剂。

歌曰：小过同前调理清，银花土贝草归参，蒡楂扁豆兼山药，莲肉胡桃引用明。

六十四号归妹方　炒盐　枯矾各一两　炮川乌　甘草各五钱　干姜三钱

饭丸，每服一钱，白汤温服。新犯痧者，一二服即愈。久犯痧者，十服全愈。盖用甘草以助胃，用姜、乌以充胃，用枯

矾以解毒，用食盐以断痧，五味之妙用，诚为千古之良方。若病人素本虚寒，必加倍多服，方能有效。

此方专治屡患痧证，必待全愈然后服之，以绝其根。若痧气未除，切不可服，恐甘者能作胀，热者反能助邪也。

歌曰：归妹常沾要绝根，待他全愈断痧灵，矾盐乌草干姜共，米饭为丸汤送温。

治痧胀应用古方十七

玉枢丹 山慈菇去皮，焙，二两，此味不真则药不效 五倍子洗净，焙，三两 千金子霜一两 红芽大戟去芦，焙干，一两半 麝香另研，和入三钱

上除千金、麝香另研，三味为末，和入二味，研匀，糯米浓汤和木臼内杵千下，分为四十锭。宜端午、七夕、重九日，于净室焚香修合，勿令女人、孝子、鸡犬见，其效如神。孕妇忌服。每用一锭，生姜汁磨薄荷汤服，井华水磨亦可，通利两次无妨，用温粥补之。

此方所治诸病，开列于后：

——治痈疽发背未破时，用井华水磨涂患处，并磨服之，良久，觉痒即消。

——治阴阳二毒伤寒，心闷狂言乱语，胸膈壅滞，邪毒未发，并瘟疫，山岚瘴气，缠喉风，并痧胀腹疼，冷水入薄荷一叶，同磨下。

——治急中风癫邪，喝叫乱走，鬼胎鬼气，无灰酒送下。

——治自缢死，落水死，心头温者及惊死鬼迷未隔宿者，并冷水磨灌下。

——治蛇犬蜈蚣伤，冷水磨涂伤处，并服尤妙。

——治新久诸疟，临发，桃柳枝煎。

——治牙痛，含药少许，吞下。

——治汤火伤，东流水磨涂患处。

——治扑跌损伤，炒松节无灰酒煎数沸下。

——治年深日近头疼太阳痛，酒磨涂纸上，贴太阳穴。

——治诸般痫疾，口㖞斜，唇眼掣，及夜睡多涎，言语謇涩，卒中风口噤，牙关紧急，筋脉挛缩，骨节风肿，手足疼痛，行立俱觉艰辛，风气疼痛，并用酒磨服。

——治小儿急慢惊风，五疳二痢，蜜水、薄荷叶同磨服。牙关急紧，磨涂并服。

普济消毒饮 酒黄连 酒黄芩各五钱 去白陈皮 生甘草 元参各二钱 牛蒡子三钱 连翘 板蓝板各二钱 马勃一钱 炒僵蚕 升麻 柴胡各七分 桔梗三分 薄荷五分 大青叶三钱 川芎 防风各八分

共为细末，半用汤调，时时服之，半用蜜丸，含化服尽良愈。

牛黄八宝丹 雄黄 元参瓦上焙，各五钱 炒羌活 土炒川连 羚羊角 犀角 炒贝母 乳香 没药各三钱 青黛二钱 珍珠四分 朱砂五钱 牛黄 冰片各二钱

共研细末，再将金银花、紫花地丁、甘菊各二两，甘草五钱，长流水五碗，砂锅内慢火煎至半取汁，渣绞干，桑柴火熬膏，入炼蜜盏许再熬粘箸，和丸，每丸重三分，幼者一丸，大人二丸，蜜汤服。

此方专治痧证发斑发狂，浑身赤紫，痧后恶毒疮疡，皆能消化。

仙方脑麝丸 黄药子 白药子各三钱 花粉二两 黄连一两，研末，筛，止用头末 木香三钱 沉香二钱 麝香五分 龙脑三分

猪胆汁丸，每丸重一分。

此方专治山岚瘴疠，解茶痰酒渴，除伏暑，退心热，止喉疼，开目雾，及赤白痢，一切火证，功效如神。并将兼治之证，开列于后：

——治瘴气痰渴，老年痰火，临卧含化三丸。

——三伏时行路，含一丸，口不渴，且消暑气。如感大热，用五丸或七丸，同好茶一撮，盐梅一个打碎，以井华水调服。

——治心热头疼，用三五丸含化。

——治赤痢，用七丸，茅根汁同捣服。白痢用七丸，同茶叶、盐梅捣服。

——治痧胀面赤身热，痰喘气急，不省人事，服之即愈。

郁金丸 醋炒五灵脂一两 元胡索八钱 木香 郁金真者，晒，研 雄黄各三钱 生矾 砂仁各五钱

神曲糊丸，每三十丸，或四十丸，用自己口中津唾咽下。

此方专治随常痧证腹痛，一服见效。兼治九种心疼。

润下丸 酒制大黄四两 黑丑头末，炒，二两

牙皂煎汁和丸，凤仙子大，每服一钱，或钱半至二钱，灯心汤服。

此方专治大肠燥实，二便秘结，痧毒壅盛者。

此丸不但润肠，兼利小便。

炼石丹 千年石即陈石灰，水飞，一两 松根石即真琥珀，三钱 水骨石即滑石，水飞，二钱

水泛为丸。表热躁烦者，青黛为衣。眩晕心闷者，朱砂为衣。每服二钱，垂头芦粟汤下。

如圣散 麸炒枳壳三两 微炒小茴三钱 盐砖铲上烧红，三分

每末二钱，温酒调下，如不能止，再服一钱。

此方可补痧胀方所不逮，兼治当心痛，遍身骨节牵疼，或呕吐恶心，不时发作者，并疝气劳根。

失笑散 五灵脂去砂土，炒 炒蒲黄等分

每末一二钱，温酒调服。

此方专治男妇惯发痧胀，服此永不再发。兼治血迷心窍，不省人事，妇人产后心腹绞痛，及腹瘀血作痛者。

白虎汤 熟石膏五钱 知母三钱 甘草一钱 粳米一撮

加竹叶，名竹叶石膏汤。

此方专治伤暑发痧，神效。兼治温病身热，自汗，口干，脉来洪大，及霍乱一切暑病。

解曰：病在阳明肌肉，则巨阳之表邪已解矣，故外不恶寒，又无头痛身疼之证，但自汗出而发热也。经曰：热淫所胜，佐以苦甘，以知母、甘草解热，盖热则伤气，用粳米、甘草之甘以益气，且治不得眠而烦躁也。烦者，肺也。躁者，肾也。以石膏为君，佐知母之苦以清肾之源。因石膏体坚而重坠，知母沉寒而走下，故用米草之甘以缓之，使不遽达于下焦也。名之曰白虎者，以白虎为西方金神，而司秋令，暑火之气，至秋而衰，且知母之苦寒，又能保太阴肺金之气，故名之曰白虎。以为三阳经一解表药耳，虽是三阳经解表，切记有汗当施，无汗当戒也。盖无汗者，必须柴葛升麻以解其表邪，不可见其身热，误用白虎以遏其热，而使之内陷也。

益元散 滑石六两 甘草一两

每末三钱，暑月凉水调服。加朱砂，名辰砂六一散。

此方专清暑热，利小便，止渴除烦，利窍之剂也。余治小儿身热咳嗽，微带惊风者，用灯心汤调服之，屡屡有效。

大羌活汤 防风 防己 羌活 独活 苍术 白术 黄芩 细辛 炙草各一两 川芎 知母 生地各二两

俱咀片，每用一两半，水煎，得清药一大盏热饮之，不解再服。

此解利两感神方也。若痧证与此相似，亦以此方加减而选用之。经曰：两感者，死不治。一日太阳与少阴俱病头痛，发热恶寒，口干，烦满而渴。太阳者，腑也，自背俞而入，人所共知。少阴者，脏也，自鼻息而入，人所不知也。鼻气通于天，故寒邪无形之气，从鼻而入。肾为水，水流湿，故肾受之。又曰：天之邪气，感则害人五脏，以是知内外两感，脏腑俱病，欲表之则有里，欲下之则有表，表里既不能一治，故死矣。然所禀有虚实，所感有浅深，虚而感深者必死，实而感浅者犹或可治，治之而不能救者有之矣，未有不治而得生者也。

治臌香橼丸 陈香橼四两 去白广皮 醋三棱 醋蓬术 泽泻 茯苓各二钱 醋香附三两 炒菔子六两 青皮去穰 净楂肉各一两

神曲糊丸，每服五六十丸米饮下。

此方或水或气或食俱治。

加味活命散 土炒穿山甲 金银花 大黄各三钱 去白陈皮 归尾各钱半 花粉 薄荷 赤芍 生地 白芷 乳香 甘草节 防风 贝母各一钱 没药 角刺各五分

水煎，空心服，忌醋并诸毒物。

此方专治痧后一切留滞热毒，发为肿毒，发背疔疽，其加法开列于后：

毒在背，加皂角刺一钱半。毒在面，加白芷一倍。毒在胸，加瓜蒌仁二钱。毒在头项手足，加金银花五钱。

此方之妙，即非痧后寻常发毒亦可用。

祛瘴辟瘟丹 厚朴 苍术 羌活 防风 陈皮 枳实 香附 牛蒡子各一钱 槟榔 白芷各八分 藿香 川芎各五分 细辛四分 甘草三分

加葱白。加减法，开列于后：

无汗，加苏叶、薄荷。口渴，加花粉、葛根。身重汗出，加防己、石膏。温疟，加柴胡、半夏。大便秘结，加大黄。头疼，加川芎。遍身疙瘩肿痛，加蓝叶、僵蚕、大黄。肌肉发红黑紫斑，加元参、青黛、连翘。先中热又中暑，加白虎汤、香薷。咳嗽、涕唾、头目昏眩，加旋覆花、荆芥。风温身体灼热，加黄芩、黄连、黑山栀。

此本方专治感受时行不正之气，瘟疫痧瘴，男妇老幼皆同者。

加减圣效散 厚朴 藿香叶 防风 制苍术 藁本 柴胡 独活 泽泻 枳壳 石菖蒲 细辛各五钱 槟榔 陈皮 炒砂仁

炒菔子　元胡索各八钱　草蔻仁去壳，十枚

共为粗末，每服五钱，不计时，煎温服，取遍身微汗即愈。时气不和，空心饮之可辟邪疫。原名圣散子，即东坡守杭时，设剂疗疫，全活万人之方也。如有痧证相类者，用此以治之，亦无不效。

此方专治伤寒时行疫疠，阴阳两感，表里未辨，或外热内寒，或外寒内热，肢节拘急，头项腰脊疼痛，发热恶寒，呕逆喘咳，鼻塞声重，及饮食生冷，伤在胃脘，胸膈饱满，肠胁胀痛，心下痞结，手足逆冷，肠鸣泄泻，水谷不消，小水不利等证。

硫矾丸　明矾　硫黄各四两

先将二味用豆腐渣，在砂罐内煮一日夜，取去豆腐渣仍入罐慢火熬至干燥，罐盛二药，埋地深三尺，三日夜取出，矾硫化紫金色，再下一层有泥渣不用，然后再将茯苓、山药各三两同蒸晒露一宿，酒炒当归、酒炒白蒺藜各四两，乌药略炒，熟半夏三两，杏仁焙一两半，去白陈皮、炒小茴各一两，枣肉丸，清晨盐汤下一钱半，临卧白汤下一钱。

此方为断除痧根之神剂。有人病痧十年，或十日半月，或一季半年，发则痛不可忍，叫喊惊人，随即晕死，或用探吐，或用醋炭熏鼻，并用华佗危病方，略得解醒，后用此丸全愈，遂得除根。此病已入骨髓，百无一救，今幸而得此，且余屡用而多效，真神方也。

附：华佗危病方　吴萸　木瓜　食盐各五钱，同炒焦

用砂罐盛，水三杯，煮百沸，随病人冷热，任意服之，即苏。

又痧胀随宜便用救急小方十九

阴阳水，凉水、滚水各半，或井水、河水各半。

细辛为末，砂仁汤冷调服此治气阻受寒痧。

晚蚕沙为末，白汤冷服。

羊粪一把，滚水泡盖一时，取上面清汤，冷极服之。

白砂糖搅梅水服，黑砂糖亦可。

童便连饮数碗。

泥浆水路上受暑痧，用仰天皮水搅，澄清饮之。

绿豆汤稍温服，做绿豆粉泔水亦可。

麻油一盏，灌下，牙关紧，抉口灌之。

芦根汤微温服。

菜油二两，麝香一钱，昏迷不省欲死者，灌下立苏。

萝卜菜作汤饮。

伏龙肝泡水饮。

生豆腐浆服碗许。

丝瓜叶捣汁饮之亦可治霍乱。

生黄豆细嚼，不豆腥气，可用辨试是否痧证。

芋艿连皮毛生嚼，是痧便不麻口，可用辨试。

烧盐汤待冷，不拘多少，灌下探吐以下二方，乃吐新食阻隔痧毒之法，必多饮方吐。

明矾研末，阴阳水调服二钱，亦可探吐，多则用至三钱。

以上六十四方、古方十七、小方十九，皆录养吾原本。

杂病源流犀烛卷二十二
面部门

面部病源流

人身之有面，犹室之有大门，人未入室，先见大门，人相对，先见其面。惟先见大门，故即其门之景象，可以知其家之贵贱贫富。惟先见面，故即其面之形色，可以知其病之虚实浅深。其理一也。何言之？面部地分，分隶五脏。额为天庭，属心。颏为地阁，属肾。左颊属肝。右颊属肺。鼻居面中，属脾。故察其色，可以辨其病之所在，此分隶而不可易者也。然而五色又可独决于明堂。明堂者，鼻也。明堂之色，青黑为痛，黄赤为热，白为寒。又两目内眦，又精明穴，就其穴而察五色，观五脏有余不足，六腑强弱，形之盛衰，可以参互决死生之变。又天中、天庭、司空、印堂、额角、方广，皆命门部位，可以占病之吉凶，此于分隶不易之外，又可相参而得者也。总之，面为诸阳之会，非他处可比。《灵枢》曰：手之三阳从手走至头，足之三阳从头走至足，窃考铜人图：手太阳之脉，从缺盆贯颈上颊至目锐眦；手少阳之脉，从缺盆上耳上角以屈下颊至䪼；手阳明之脉，从缺盆上颈贯颊交人中，上挟鼻孔。皆从下而上走于面。足太阳之脉，起于目内眦，上额交巅上；足少阳之脉，起于目内眦，上抵头角；足阳明之脉，起于鼻，交頞中，入齿，挟口环唇，倚颊车，上耳前，过客主人。皆从面而下走至足。此手足六阳之俱会于面也。若诸阴脉，则皆至颈项，无一上于面者，故人面独耐寒热。《素问》曰：人之十二经脉，三百六十五络，其血气皆上于面而走空窍，其精气上走于目而为睛，其别气走于耳而为听，其宗气上出于鼻而为臭，其浊气出于胃走唇口而为味，其气之津液皆上熏于面，而皮又厚，其肉坚，故大热大寒，不能胜之。此面所以为诸阳之会，而非他部之可比也。然六阳之经，虽皆至面，而手三阳则皆自下而上，面止为其经历之处。即足太阳少阳，亦皆起于目眦，而非居中以为主。独足阳明胃起于鼻，则既有居中驭外之势，而頞、而齿、而口、而唇、而颊、而耳，凡面部所有之处，其脉俱有以维络之，故面病专属于胃。如或风热乘之，则令人面肿，或面鼻色紫，或风刺瘾疹，或面热，或面寒，一皆胃之为病也。盖面热因于胃家郁热，或饮食不节以致胃病，渐至气短，精神少，而生大热，有时湿火上行，独燎其面宜升麻黄连汤。面寒因胃中有寒湿，或胃气虚，故皆不能耐寒宜升麻附子汤。面肿为胃风证，必饮食不下，形瘦腹大，恶风头冷汗，或麻木，牙关紧急，口不得开，目内蠕动，頞与颊车常如糊绷牢，触则痛，脉右关弦而缓，带浮宜升麻胃风汤、犀角升麻汤，皆由阳明经络，受风热毒气，故若此也。而亦有肾风证者，面庞浮肿疼痛，其色炲黑，多汗恶风，或兼手热，口干苦渴，小便黄，目下肿如卧蚕，腹中鸣，身重难行，少气时热，热时从胸背上至头，此病虽由于肾虚，然亦肿于面，与胃风证同治宜升麻胃风汤加肾家引经药。又有面戴阳证，一因浮火所冲，一因阳气怫郁于表，一因下虚。其因下虚者，面虽赤而不红活，忌用凉药，恐气消而成大病。其因阳气怫郁者，当发表，不可攻里，火郁则发之是也，疮疡亦然。仲景言伤寒少阴证，面戴阳，由下虚之故，宜通脉四逆汤加葱白九茎。用葱白者，通阳气也。腮肿亦名痄腮，因风热乘胃，或膏粱久积而作，甚有出脓血者宜外用醋调石灰敷之，内服加味消毒饮。小儿胎毒攻腮发肿，尤可畏宜大连翘饮。面上紫块如钱大，或满面俱有，乃火热所滞也宜擦面神丹。妇人颊疮，甚或每年频发，亦属恶证宜甘家秘方，至于风刺、粉刺、皯黯、痤疿、酒皶、肺风疮、热毒疮疖、鼻脸赤紫黑黡斑子、皮肤瘙痒等证，或由风客皮毛，或由痰渍脏腑，或由上焦火毒，或由脾肺风湿搏热，皆面上杂病也，治之俱当以阳明为主俱宜柏连散、清上防风汤、玉容散、连翘散、红玉散。然则面之为部，虽不盈尺，而所生病，不且烦多也哉！

【面见五色】《灵枢》曰：足厥阴之脉病，面尘脱色。足少阳之脉病，面微尘。手厥阴之脉病，面赤。足少阴之脉病，面黑如炭色。足阳明之脉病，面黑。又曰：太阳病终者，面色白，绝汗出。少阴病终者，面黑，齿长而垢。太阴病终者，面黑，皮毛焦。《难经》曰：肝外证，面青善怒。心外证，面赤善笑。脾外证，面黄善噫。肺外证，面白善嚏。肾外证，面黑善恐善唾。仲景曰：寸口脉微而涩，微者卫气衰，涩者荣血不足。卫气衰，则面色黄。荣血不足，则面色青。又曰：阴阳俱虚，则面色青白。

【面部凶证】扁鹊曰：病人面无光，齿龈黑者死。面肿色苍黑者死。病人荣卫竭绝，面浮肿者死。华佗曰：面黑唇青者死。面青唇黑者亦死。又曰：病人黑色，出于天中、天庭者死。丹溪曰：人有病，面上忽见红点者死。

【导引法】《养性书》曰：热摩手心，频拭额上，谓之修天庭，连发际，二三七遍，面上自然光泽，所谓手宜在面是也。

治面部病方十三

升麻黄连汤〔面热〕 升麻 葛根各一钱 白芷七分 白芍 甘草各五分 酒黄连四分 犀角 川芎 荆芥 薄荷各三分

食后，温服。忌酒面五辛。

升麻附子汤〔面寒〕 升麻 附子 葛根 白芷 蜜黄芪各七分 人参 草蔻仁 炙甘草各五分 益智仁三分

加葱白。

升麻葛根汤，乃阳明经主药也，加黄连、犀角、白芷、川芎、荆芥、薄荷以治面热，加附子、白芷、黄芪、人参、草蔻、益智以治面寒，良。以面热为胃热上熏，面寒为胃虚故也。

升麻胃风汤〔胃风〕 升麻二钱 甘草钱半 白芷钱二分 当归 葛根 苍术各一钱 麻黄五分 柴胡 藁本 羌活 草豆蔻 黄柏各三分 蔓荆子二分 姜 枣

犀角升麻汤〔又〕 犀角钱半 升麻 羌活 防风各一钱 白附子 白芷 川芎 黄芩 甘草各五分

加味消毒饮〔腮肿〕 防风 荆芥 枳实 甘草 连翘 羌活各一钱

擦面神丹〔紫块〕 野大黄四两，取汁 穿山甲十片，烧存性 川椒末五钱

生姜三两，取汁和研，生绢包擦。如干入醋润湿，数次如初。此方屡效。

甘家秘方〔颊疮〕 水银两半，猪脂揉擦令消尽，入黄矾石末二两，胡粉一两，再加猪脂，令和如泥，洗疮净涂之，别以胡粉涂膏上。

通脉四逆汤〔少阴〕

柏连散〔总治〕 炙黄柏 黄连 炒胡粉等分

为末，猪脂调涂。此治面上热毒恶疮。

清上防风汤〔又〕 防风一钱 连翘 白芷 桔梗各八分 酒黄芩 川芎各七分 酒黄连 荆芥 山栀 枳壳 薄荷各五分 甘草三分

竹沥五匙，冲服。

此方专清上焦火，治头面生疮，疖风热毒。

玉容散〔又〕 皂角一斤 升麻二两六钱半 楮实二两六钱半

白芷　白及　天花粉　绿豆粉各三钱三分半　甘松　砂仁　白丁香各一钱六分半　糯米三合半

共为细末，令匀，常用洗面。一方加樟脑二钱。

此方专治面上皯黵，或生小疮，或生痤痱、粉刺之类，日日洗之，自然光泽。

连翘散〔又〕　连翘　川芎　白芷　片芩　桑白皮　黄连沙参　荆芥　山栀　贝母　甘草各七分

水煎，食后服。一名清肺散。

此方专治面生谷嘴疮，俗名粉刺，及面上肺火肺风疮。

红玉散〔又〕　白芷　藿香叶　牙皂各二钱　甘松　三柰子木泽　白丁香　细辛　密陀僧　杏仁各一钱　天花粉　白茯苓各一钱半　樟脑五分　白及三分

上共为细末，临卧时，用津唾调，或乳汁调敷面上，明早用温水洗去，其面如玉。木泽未详。

此方专治一切酒刺、风刺、黑黡斑子。

面部诸疡，俱热毒病也。虽各由于经络，大约阳明之证居多。如发眉生左右眉棱，或头或尾生疡，在眉头则易攻入眼目，在眉后则易攻入太阳，最宜谨慎。或眉心生疽，名面风毒，由膀胱风热壅结，阴阳相滞所致宜消毒散，或蟾酥丸汗之。而眉疔，又名发眉毒，寒热先作，或痒或麻木，然后色黑痛甚宜追疔夺命汤、二活散。然凡疔之发皆如此，不独在眉也，宜知之。又如左右额赤疽，夫额与太阳相近，皆属要害处，若额疽肿满，太阳即成虚损，故始发时，不拘大小，急宜以药贴破，见脓即无害，破后尤宜速敛初起宜黄连消毒散、仙方活命饮，敛口宜外贴长肌膏。倘外伤风水，即能杀人，若七日刺不得脓，十日不穴者死。又如左右太阳穴痈疽，亦宜于五七日内破之宜追毒万应针头丸，否则毒气攻眼，眼合不开，破更伤风水，必伤目。又如鼻柱上生疽，乃肺经风热，及上焦郁火所成也宜漏芦汤、仙方活命饮加山栀、木通、薄荷。又如鼻下人中两傍及承浆生疽，名发髭，此由摘髭，风入孔窍而成也宜仙方活命饮。又如地角上生疽，名髭毒，由阳明风热也宜仙方活命饮加芩、连、元参、山栀、桔梗。又如颧骨疽，亦名面风毒，多由上焦阳明郁火所致宜仙方活命饮加升麻、桔梗、葛根，酒煎，仍服夺命丹汗之。而亦有由于心病者，《灵枢》曰：心病者颧赤，察其色赤，且诊其脉，病果属心，则急降心火宜黄连安神丸清之。有由于肾者，《灵枢》曰：肾病颧骨而黑，察其色黑，且诊其脉，病果属肾，则急滋肾水宜六味地黄丸。固不得概泥为阳明郁火也。又如腮脸生毒，发于肌肉，浮而不着骨，此名痄腮，乃阳明风热相乘，或因积热所致也宜白芷胃风汤、犀角升麻汤。其间更自有辨：近于下为发颐，由阳明蓄热。近于耳后，又属少阳热毒上攻宜急用仙方活命饮加元参、芩、连。若老弱人，不可全用攻泻宜黄芪内托散。至于腮颊上生疮，亦属阳明热证宜仙方活命饮加桔梗、升麻，或犀角升麻汤。又如游风毒，生于面上，亦阳明胃病，由平日多食辛辣厚味金石药也宜黄连消毒饮去人参，加山栀、薄荷叶。又如面上风癣宜祛风白芷散。及耳鼻面上，与下部诸窍生疮，随月盛衰，名月蚀疮宜月蚀疮散。眼胞上生疮瘤，名偷针眼宜偷针眼方。并小儿环口生疮，名羊须疮宜羊须散。小儿面上耳后生疮，多出水，名黄水疮宜药油、玉红膏。以上皆面疡之属也。虽然面生疮疽，其斑痕一时不易即退，宜用鲜橄榄切断，蘸麝香少许擦之，一二日即可无痕，此良法也，不然，面留疮疤，其何以使人见之哉？

【面疡证治】 薛立斋曰：痄腮属足阳明胃经，内热肿痛，宜升麻黄连汤、白芷胃风汤。外肿作痛，内热口干，犀角升麻汤。内伤寒凉，不能消溃者，补中益气汤。发热作渴，大便秘者，加味清凉饮。表里俱解而作肿痛者，欲成脓也，托里消毒散。脓成，托里散。其气虚血虚，倦怠恶食等证，照常用补中汤、六君子汤、十全大补汤、八珍汤选用，不可泥于风热，用克伐之剂。又曰：连耳上太阳部分，属风热，加羌活、防风。连耳下少阳部分，属怒火，加柴胡、山栀、丹皮。连耳后少阴部分，属相火，加知母、黄柏。齿牙俱肿，出血者，清胃散加石膏。陈文治曰：凡肿初起，宜黄连消毒散。若肿硬作痛，继以仙方活命饮一二剂。脉数而濡，乃湿热壅盛，故用黄连消毒散。肿硬作痛，故用仙方活命饮，并以甘温补益阳气，托里而溃腐之，不宜纯用苦寒伤胃气，反致不得腐化。凡疮易消散，易腐溃，易收敛，皆气血壮盛故也，可以类推。

自鼻直上发际曰天中。天中之下曰天庭，即额也。天庭之下曰司空。司空之下曰印堂。在两眉间，印堂之下曰山根，即两眼之间。山根之下曰鼻准，即明堂也。鼻准之下曰人中。人中之下曰承浆承浆穴名。承浆之下曰地阁，即颏也。两额角曰方广，亦曰太阳穴。《灵枢》曰：五色独决于明堂。明堂者，鼻也。明堂之色，青黑为痛，黄赤为热，白为寒。又曰：明堂者，鼻也。阙者，眉间也。庭者，颜也即额。蕃者，颊侧也。蔽者，

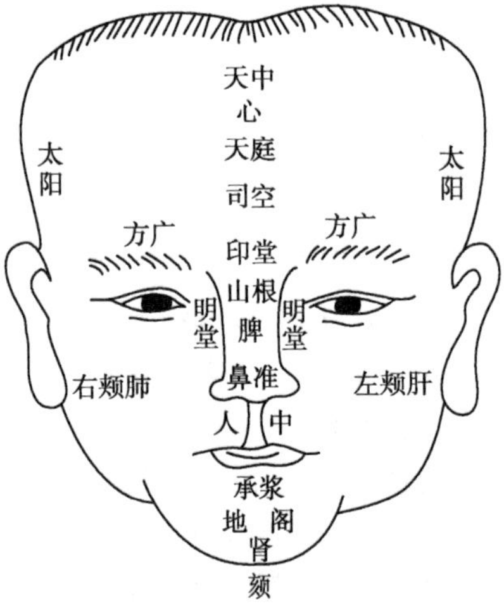

明堂部位

额为天庭属心，颏为地阁属肾，鼻居面中属脾，左颊属肝，

右颊属肺，此五脏部位也。察其色，自可以辨其病。

耳门也。其间欲方大，去之十步，皆见于外，如是者寿必百岁。又曰：庭者，额中也。阙中者，两眉之间也。下极者，两目之间也。直下者，两鼻而下也。方者，鼻隧也。面王者，鼻柱之端也。又曰：明堂之色，沉浊为内，浮泽为外，黄赤为风，青黑为痛，白为寒，黄而膏润为脓，赤甚为血，痛甚为挛，寒甚为皮不仁。五色各见其部，察其浮沉，以知浅深。察其泽夭，以观成败。又曰：目赤色者病在心，白在肺，青在肝，黄在脾，黑在肾，黄色不可名者，病在胸中。又曰：视其颜色，黄赤者多热气，青白者少热气，黑色者多血少气。《内经》曰：五脏六腑，固尽有部，视其五色，黄赤为热，白为寒，青黑为痛，此所谓视而可见者也。又曰：五脏已败，其色必夭，夭必死矣。注曰：夭，谓死生异常之候也，色者，神之旗，脏者，神之舍，故神去则脏败，脏败则色见异常之候也。又曰：切脉动静而视精明，察五色，观五脏有余不足，六腑强弱，形之盛衰，以此参互决死生之分。注云：精明，穴名，在明堂左右，两目内眦也。《纲目》曰：自额而下阙上，属首，咽喉之部分也。自阙中循鼻而下鼻端，属肺心肝脾肾，五脏之部分也。自目内眦挟鼻而下至承浆，属胆胃大小肠膀胱，六腑之部分也。自颧而下颊，则属肩臂手之部分也。自牙车而斜下颐，属股膝胫足之部分也。《内经》曰：精明五色者，气之华也。赤欲如帛裹朱，不欲如赭。白欲如翎羽，不欲如盐。青欲如苍璧之泽，不欲如蓝。黄欲如罗裹雄黄，不欲如黄土。黑欲如重漆色，不欲如炭。注云：精明，穴名，五气之精华者，上见为五色，变化于精明之间也。又曰：五脏之气，青如草滋者死，黄如枳实者死，黑如炲者死，赤如衃血者死，白如枯骨者死，此五色之见死也。青如翠羽者生，赤如鸡冠者生，黄如蟹腹者生，白如豕膏者生，黑如乌羽者生，此五色之见生也。又曰：生于心，如以缟裹朱。生于肺，如以缟裹红。生于肝，如以缟裹绀。生于脾，如以缟裹瓜蒌实。生于肾，如以缟裹紫。此五脏所生之外荣也。又曰：夫心者，五脏之专精也。目者，其窍也。华色者，其荣也。又曰：面黄目青，面黄目赤，面黄目白，面黄目黑，皆不死也。面青目赤，面赤目白，面青目黑，面黑目白，面赤目青，皆死也。华佗曰：病人面青目白者死，面青目黄者五日死，面赤目白者十日死，面赤目青者六日死，面黑目白者八日死，面白目黑者死，面黑目直视恶风者死，赤色出两颧大如拇指者，病虽少愈，必卒死。又曰：病人耳目及颊颧赤者死，黑色出于天庭、天中者死，耳目鼻黑色起入口者死，面黑唇青者、面青唇黑者，亦死。扁鹊曰：病人面皖白，直视肩息者，一日死。仲景曰：鼻头色青，腹中痛，舌冷者死。鼻头色微黑者，有水气。色黄者，胸上有寒。色白者，亡血也。设微赤非时者死。色青为痛。色黑为劳。色赤为风。色黄者，便难也。色鲜明者，有留饮也。丹溪曰：人有病，面上忽见红点者，多死。脐下忽大痛，人中如墨色者，多死。

治面部诸疡方

消毒散 〔眉疽〕 绿豆 五倍子

研末，醋调搽。

蟾酥丸 〔又〕 乳香 没药各二钱 轻粉 蟾酥各一钱 麝香五分 川乌 莲须 朱砂各钱半

追疔夺命汤 〔眉疔〕 蝉退四分 泽兰五分 青皮 金线重楼各七分 防风 细辛各八分 黄连 首乌 羌活 僵蚕 藕节各一钱

加葱、姜，水煎。临卧，入酒一杯服，衣覆取汗。如大便秘，加大黄一钱。

此方能治一切疔疮。

二活散 〔又〕 羌活 独活 当归 乌药 赤芍 连翘 酒洗金银花 花粉 白芷 甘草节各五钱 红花 苏木 荆芥 蝉退 葛根各三钱 檀香二钱

共为末，每三钱，用苍耳子煎汤调下。

黄连消毒散〔额疽〕 黄连　羌活　黄芩　黄柏　生地　知母　独活　防风　连翘　藁本　防己　归尾　桔梗各五分　黄芪　苏木　陈皮　泽泻　人参　甘草各三分

水煎。

此方专治一切痈疽，焮肿发痛，或麻木，诚疮家初起通用之良方。

仙方活命饮〔又〕 炒黄穿山甲　白芷　防风　赤芍　甘草　归尾　花粉　贝母　皂角刺　乳香　没药各一钱　金银花　陈皮各三钱

另将乳香、没药二味为末，将水酒各半煎药送下。不饮酒，水煎亦可。

此方专治一切疮疡，未成脓者自消，已成脓者即溃，止痛消毒，诚疮家初起通用之神方，故以仙方活命呼之。

长肌膏〔敛口〕 白烛油四钱　黄蜡　香油各八钱　大枫子去壳，研，五钱　番木鳖二钱　黄连　黄柏　枯矾　轻粉各三钱　密陀僧另研，五分

将前七味先煎，去渣，入矾粉僧三味拌匀，候凝，看疮口大小做薄饼，簪穿小孔十数贴疮，日易之，盐、茶汤洗净再贴。

此方兼治年久诸般烂疮。

追毒万应针头丸〔太阳〕 麝香二钱　血竭　蟾酥　轻粉　硇砂各三钱　全蝎　蜈蚣各一对，全用　片脑一钱

炼蜜丸，黍米大。疮头用针挑破，微有血出，以药一粒放进眼上，用绵纸盖之，周围以津唾粘定，不一日愈。

此方兼治一切脑背恶疮欲死，一粒可愈。

漏芦汤〔鼻疽〕 朴硝　大黄各一钱　黄芩　漏芦　炙草　麻黄去节　枳实麸炒　白芍药　白蔹　升麻各五分

水煎。

此方专治一切疔肿疮毒，初觉一二日，如伤寒头痛，烦渴

拘急，恶寒壮热，肢体疼痛，恍惚闷乱，坐卧不宁，大便秘涩，小便黄赤者，宜服此。

夺命丹 〔又〕 蟾酥 轻粉各五分 朱砂三钱 寒水石 枯矾 铜绿 乳香 没药 麝香各一钱 蜗牛三十一个

另研，和药末为丸，绿豆大，如干，加好酒，每一丸，用生葱白三四根嚼烂，吐手心包药，热酒连葱送下，约行六七里，汗出为效，重者再服一二丸。

此方专主诸般大肿毒。此与前蟾酥丸，皆少阴经药，皆为劫剂，用者当审阴阳轻重之分而择取之。若些小症候，勿用也。

黄连安神丸 〔清心〕

六味地黄丸 〔滋肾〕 地黄 山药 山萸 丹皮 茯苓 泽泻

白芷胃风汤 〔痄腮〕 白芷 升麻各二钱半 葛根七分 苍术八分 当归钱半 炙草一钱 柴胡 草豆蔻 黄柏 藁本 羌活各四分 蔓荆子 僵蚕炒去丝，各三分 麻黄去节，六分

此方专治气虚风热，面目麻木，或牙关紧急，眼目瞤动。

犀角升麻汤 〔又〕 犀角钱半 升麻 防风 羌活 白附子 川芎 白芷 黄芩各五分 甘草二分

水煎，漱服。

此方专治胃经风毒，血气凝滞，内热口干，鼻额口唇颊车发际连牙肿痛。

黄芪内托散 〔老弱〕 黄芪 当归 川芎 厚朴 桔梗 防风 甘草 人参 白芍各五分 肉桂三分

为末，温酒服。

祛风白芷散 〔风癣〕 白芷三钱 黄连 黄柏 黄丹各二钱 茯苓钱半 轻粉一钱

为末，香油调搽。一方加儿茶二钱，麝香二分。

月蚀疮散 〔月蚀疮〕 炒胡粉 枯矾 黄连 黄丹 轻粉各二钱 胭脂烧存性，一钱 麝香一字

共为末，以盐汤洗净干掺，或油调敷。

偷针眼方〔针眼〕 南星、地黄各三钱，研成膏，贴太阳两旁，其肿自消。

羊须散〔羊须疮〕 羖羊须 荆芥 干枣去核，各二钱

上烧炒存性，入腻粉五分，同研，先洗净，香油调涂。

药油〔黄水疮〕 松香 枯矾 槐树皮

共为末，纸卷为筒，藏药在内，蘸油燃火，有油滴下，收之，入轻粉少许搽。

玉红膏〔又〕 香椒即川椒，一两，另研末，筛细 松香八两，用好醋加葱头打碎，或取汁同煮 黄丹三两 枯矾二两半 轻粉七钱五分

共为末，先以猪肉汤洗净，菜油调涂。

升麻黄连汤〔痄腮〕 升麻 黄连 白芷 连翘 牛蒡子各一钱 川芎 当归各钱半

水煎服。如痛连太阳加羌活。痛连耳后加山栀、柴胡。

此方专治胃经热毒，腮肿作痛。

补中益气汤〔又〕 黄芪 升麻 柴胡 陈皮 甘草 人参 当归 白术

加味清凉饮〔又〕 炒大黄 赤芍 当归 甘草 黄芩 山栀

托里消毒散〔又〕 人参 黄芪盐水炒 酒当归 川芎 炒白芍 炒白术 茯苓各一钱 金银花 白芷各七分 炙草 连翘各五分

薛立斋本方加减法，开列于后：

高肿焮痛，热毒也，加黄连。

漫肿微痛，气虚也，去银花、连翘，加参、术。

头痛发热，邪在表也，加川芎、羌活，或去参、芪、芍、术。

外邪在表，而元气实者，暂用人参败毒散，即服本方。

头痛恶寒，表虚也，去银花、连翘，加参、芪。

发热饮冷便秘，内热也，去参、芪、归、术，加大黄。

发热饮热便秘，内虚也，去银花、连翘，加参、芪、归、术。

发热饮冷，小便涩滞，汗热也，去参、芪，加柴胡、山栀。

不作脓，脓不溃，气虚也，去银花、连翘、白芷，加参、术、肉桂。如不应，暂用十全大补汤，再服此。

肿赤作痛，血凝滞也，加乳香、没药。如不应，暂用仙方活命饮，再服本方。

脓出反痛，气血虚也，去银花、连翘、白芷，加参、芪、归、地。

肉赤而不敛，血虚有热也，去银、连、芷，加熟地、丹皮、参、芪。

肉黯而不敛，阳气虚寒也，去参、芪，加白蔹、官桂或肉桂。

漫肿不痛，或肉死不溃，脾气虚也，去银花、连翘，加人参、白术。如不应，加姜、桂。更不应，宜急加附子。

肉白而不敛，阳气虚也，去银花、连翘、白芷，加参、芪、归、术。

脓多而不敛，气血虚也，去银花、连翘、白芷，加参、芪、归、术、熟地。如不应，暂用十全大补汤，再服本方自效。

饮食少思而不敛，胃气虚也，去银、连、芷，加参、芪。如不应，暂用补中益气汤。

饮食难化而不敛，脾气虚也，去银、连、芷，加参、术。如不应，暂用六君子汤。又不应，佐以八味丸，仍兼服本方。

脓少而带赤，血虚也，去银、连、芷，加参、归、术。如不应，暂用八珍汤加丹皮。

忿怒晡热而出血，肝火血虚也，去银、连、芷，加丹皮、熟地、黑山栀。如不应，暂用八珍汤送六味地黄丸。

面青血胀而出血，肝气虚，不能藏血也，去银、连、芷，加山萸、五味子。如不应，兼用六味丸。

食少体倦而出血，脾气虚而不能摄血也，去银、连、芷，加参、芪、归、地。兼郁，少寐，加茯神、枣仁、远志、龙眼肉。如不应，暂用归脾汤，仍服此。

欲吐作呕，或外搽内服寒凉，或痛甚，或感寒邪秽气而呕，胃气虚也，去银、连、芷，加人参、白术、藿香。

饮食少思，肠鸣腹痛，腹冷泄泻，脾气虚寒也，去银、连、芷，加炮姜、木香。

手足逆冷，脾血虚寒也，去银、连、芷，加炮姜、木香、附子，煎送四神丸。

作渴饮冷，热毒也，加赤小豆、知母。如不应，暂用竹叶黄芪汤。

善食作渴，胃火也，加山栀、石膏。如不应，暂用竹叶石膏汤。

脓多作渴，气血虚也，去银、连、芷，加熟地、五味子。如不应，暂用十全大补汤加麦冬、五味。

口干舌燥，肾气虚也，去银、连、芷，加熟地、山药、山萸。如不应，兼用六味丸。又不应，佐以补中益气汤。

自汗内热口干，胃气虚也，去银、连、芷，加参、芪、归、术。如不应，暂用六君子汤。

盗汗内热口干，阴血虚也，去银、连、芷，加熟地、麦冬、五味。如不应，暂用当归六黄汤。

茎中痛而小便不利，精内败也，去银、连、芷，加山萸、山药、泽泻。如不应，佐以六味丸。

愈便则愈痛，愈痛则愈便，精复竭也，去银、连、芷，煎送六味丸。

食少体倦，口干饮热，小便黄短，脾肺虚热也，去银、连、芷，加五味、山萸。如不应，暂用六味丸。

劳役而小便黄，元气下陷也，去银、连、芷，加升麻、柴胡。

午后小便黄短，肾虚热也，去银、连、芷，加升麻、柴胡。不应，煎送六味丸。

口燥作渴，小便频数，肾水亏也，去银、连、芷，加熟地、山萸、山药、五味。不应，兼用六味丸。

四肢逆冷，肾气虚寒也，去银、连、芷，加附、桂。不应，佐以八味丸。

食少体倦作渴，胃气虚也，去银、连、芷，加参、芪、白术。不应，暂用补中益气汤。

体倦头痛，或眩晕，中气虚也，去银、连、芷，加升麻、柴胡。不应，暂用补中益气汤加蔓荆子。

日晡头或眩晕，阴血虚也，去银、连、芷，加熟地。不应，佐以六味丸。

梦泄遗精，头眩头痛，或痰喘气促，肾虚不能纳气也，去银、连、芎、芷，佐以六味丸。如不应，是虚寒也，用八味丸。面目赤色，烦热作渴，脉大而虚，血脱烦躁也，去银、连、芷，加黄芪、当归。不应，暂用当归补血汤。

身热恶寒，欲投于水，脉沉微细，气脱发躁也，去银、连、芷，加附、桂。不应，暂用附子理中汤。

多思不寐，体痛盗汗，脾血虚也，去银、连、芷、加茯神、远志、枣仁、圆眼。不应，暂用归脾汤。

寝汗出，肾气虚也，去银、连、芷，加五味子，煎送六味丸。

饮食时出汗，胃气虚也，去三味加参、芪、归、术、五味子。不应，暂用六君子汤。

睡后觉饱，出盗汗，宿食也，去三味，加参、术、半夏。不应，暂用六君子汤。

胸满多痰，脾气虚也，去三味，加桔梗、半夏。不应，暂用六君子汤加桔梗、枳壳。

晡热多痰，脾血虚也，去三味，加归、地、参、术。不应，暂用六君子汤加芎、归、熟地。

咳嗽唾痰，肾亏津液泛上也，去三味，加熟地、山药、山萸。不应，佐以六味丸。

忿怒胸痞，肝气滞也，加桔梗、山栀。不应，暂用补中益气汤加桔梗、枳壳。

倦怠胸痞，中气虚也，去三味，加参、术、茯苓。不应，暂用八珍汤加柴胡。

口苦，寒热往来，肝火血虚也，去三味，加柴胡、熟地。

因怒寒热往来，肝火血虚也，加柴、芩。不应，暂用八珍汤加山栀、炒枣仁、酒龙胆草。

体倦寒热往来，肝脾气滞也，去三味，加参、芪、归、术。不应。暂用补中益气汤。

内热晡热，或寒热往来，阴血虚也，去三味，加芎、归、柴胡、丹皮。不应，暂用八珍汤加丹皮。

畏寒或寒热往来，胃气虚也，去三味，加参、芪、白术、升麻。不应，暂用补中益气汤。

胁痛痞满，或寒热往来，肝气滞也，去三味，加青皮、木香。不应，气血虚也，更加芎、归、参、术。

妇人劳役恚怒，或适经行，发热谵语，或夜热甚，此邪在血分也，去三味，加生地、柴胡、丹皮。不应，暂用加味四物汤。

误服克伐药，或脓血太泄，或因吐泻，或误入房，或劳损元气，或梦泄遗精，或外邪感触，以致发热头痛，小便淋涩或滑数，便血，目赤，烦喘气短，头晕体倦，热渴，意欲投水，身热恶衣，扬手掷足，腰背反张，郑声自汗，此阳气脱陷之假热证也。

畏寒头痛，咳逆呕吐，耳聩目蒙，小便自遗，泻利肠鸣，里急腹痛，玉茎短缩，牙齿浮痛，肢体麻痹，或厥冷身痛，或咬牙啮唇，此阳气脱陷之真寒证也。以上假热真寒，勿论其脉，勿论其证，但有一二，急去三味，加桂、附补之，应有复生之理。又按加减六十二法，皆托里消毒之发挥也，即此意而消息，则得疡家之要矣。他如护心散十方，皆有益无损之药，故能托里消毒，故附录于后，在随宜取舍而已。

护心散 绿豆末一两 乳香五钱

每末一钱，食后，用生甘草汤调，细呷下，使常在膈间为妙。李氏云：凡患痈疽，蚤进护心散数服，使毒气外出，而无呕吐之患，否则咽喉口舌生疮，或黑烂如菌。若疮发四五日后，宜间别药而服，但此方专解金石发疽之品。若发热焮肿，饮冷而渴，必宜用也。若不喜饮冷，而喜热汤，及非因丹毒而发证者，则又不宜用。

阿胶饮子 橘红五钱 阿胶蛤粉炒 粉草各一两

分三剂，水煎服。此方专治一切痈疽疖毒。

国老膏 粉草不拘多少，河水浸二日，揉汁，砂器内煎膏，每一二匙，酒或白汤下。此方专治一切痈疽，消肿逐毒，更解丹毒，功难尽述，但元气虚弱者忌。

万金散 瓜蒌一个，研细 没药一钱，研末 甘草节二钱

先将二味酒煎，入没药末调服。此方专治痈疽已溃未溃，有消毒破血之功。

忍冬酒 忍冬藤生取，五两 甘草一两

水煎至半，入好酒一碗，再煎数沸，去渣，分三服，一日夜服完。重者连服二剂，至大小便通利为度。此方治一切痈疽初起甚效。

保安汤 瓜蒌新者一个，去皮，焙 没药二钱，研末 金银花 生姜各五钱

好酒五大碗，砂器内煎三茶杯，分三次服，毒微者一服即效。此方治疮疽托里，已成者速溃。

紫金锭 五倍子三两，打碎，洗净，焙干 山慈菇二两，去皮，研末 鹿香三钱，另研 千金子净霜 大戟去芦，焙，为末，各一两

糯米浓饮丸为四十锭，此药能应诸病，各有神效。若疮疽，用东流水磨涂并服，须端午日合。一方有全蝎、朱砂、雄黄各一两，名神仙追毒丸。凡一切痈疽恶疮，汤火虫蛇犬兽伤，俱宜服此。

单煮大黄汤 大黄酒浸去皮，水煎服。此孙真人传。凡痈疽热毒，大便秘结者，服此能宣热拔毒。但元气虚者，切不可用，须慎之。

楝子灰 川楝子七枚烧灰存性，酒服，次用十四枚，次用二十一枚，如此三服，虽成亦小。此方专治诸毒初起。

拔毒仙丹 冬瓜一个切去一头，合疮上，瓜烂切去，仍合之，瓜未完而疮愈。此方能治背发欲死。

鳌按：托里消毒散及护心散以下十方，俱治一切痈疽疮疡恶证，不独面部痄腮用之也。特首见于此，故详录之，凡临一切证者，酌取可也。

托里散 〔又〕 大黄 牡蛎 瓜蒌根 朴硝 连翘 皂角刺各三钱 赤芍 黄芩各二钱 金银花 当归各钱半

每末五钱，水酒煎服。

此方兼治一切恶疮痈肿便毒，始发脉洪弦实而数，肿甚者，三服见效。

补中汤 〔又〕

六君子汤 〔又〕

十全大补汤 〔又〕

八珍汤 〔又〕 人参 茯苓 白术 甘草 地黄 川芎 归身 白芍

清胃散 〔又〕 归身 生地 黄连 丹皮各钱半 升麻三钱 石膏二钱 细辛三分 黄芩一钱

目病源流

眉棱骨

肝发窍于目，故目病多由于肝。目又为五脏精华，故其地位，亦分隶脏腑。何言之？目有五轮。白珠属肺，肺主气，气之精曰气轮。乌珠属肝，肝主筋，筋之精曰风轮，肝为风也。内外眦属心，心主血，血之精曰血轮。上下胞属脾，脾主肌肉，肉之精曰肉轮。瞳人属肾，肾主骨，骨之精曰水轮，肾为水也。《得效》曰：气轮之病，因凌寒冒暑，爱饮寒浆，肌体虚疏，寒邪入内，其候或痛或昏，传在白睛，筋多肿赤，视目如隔雾，看物似生烟，日久不治，变成白膜，黑暗难开。风轮之病，因喜怒不常，作劳用心，昼视远物，夜读细书，其候眦头尤涩，睛内偏疼，视物不明，胞弦紧急，宜去风药。肉轮之病，因多食热物五辛，远道奔驰，食饱眈眠，风积痰壅，胞多赤肿，昏蒙多泪，倒睫涩痛，瘀血侵睛，宜醒脾药。血轮之病，因七情烦劳，内动于心，外攻于目，其候赤筋缠眦，白膜侵睛，胞肿难开昏涩，久不治，失明，宜洗心凉血药。水轮之病，因劳役过度，嗜欲无厌，又伤七情，多餐酒面辛热，因动肾经，逆于黑水，其候冷泪流于脸上，飞蝇趁于睛前，或涩或痒，结成翳障，常带昏暗，宜补肾药。目又有八廓。干天廓，属肺，位睛中间。坎水廓，属肾，位瞳人。艮山廓，属胆，位神光。震雷廓，属小肠，位白睛上截向小眦。巽风廓，属肝，位乌珠。离火廓，属心，位大小眦。坤地廓，属脾胃，位上下胞。兑泽廓，属膀胱，位白睛下截向大眦。《得效》曰：天廓之病，因云中射雁，月下看书，侵冒寒暑，其候视物生烟，眦疼难间。地廓之病，因湿积头上，冷灌睛轮，其候眼弦紧急，瘀血生疮。火廓之病，因心恐神怖，赤脉侵眦，血灌瞳人，其候睑头红赤而肿，睛内偏疼，热泪如注。水廓之病，因努力争斗，击棒开弓，骤骑努力，其候常多昏暗，睛弦泪多。风廓之病，因枕边窗穴，有风不避，脑中风邪，其候黑睛多痒，两睑常烂，或昏多泪。雷廓之病，因失枕睡卧，酒后行房，血脉满溢，风邪内聚，其候眦头赤肿，睑内生疮，倒睫拳毛，攀睛胬肉。山廓之病，因撞刺磕损，致令肉生两睑，翳闭双睛，若不早治，必致昏暗，瘀血侵睛。泽廓之病，因春不宣解，冬聚疡毒，多食辛热，致令脑脂凝聚，血泪渐流，有如雾障。目又有内外眦。俗云眼大头为内眦，太阳经脉所起也，血多气少。俗云眼梢头为锐眦，即外眦，少阳经也，血少气多。目上纲，亦属太阳。目下纲，阳明也。血气俱多。此足三阳经俱会于目，惟厥阴肝经连于目系而已。故张子和云：血太过者，太阳、阳明之实也。血不及者，厥阴之虚也。故出血者，宜太阳、阳明，以此二经血多故也。少阳一经，不宜出血，血少故也。刺太阳、阳明出血，则目愈明。刺少阳出血，则目愈昏矣。此五轮八廓内外眦之分配脏腑，而目之为病，所以不止由于肝也。然其部位虽各分属，而病之发于脏腑，又统全局言之，不必细分其部也。试观肺经壅热，则病白睛肿赤宜桑皮汤。心火上炎，则病目赤而寸脉数宜导赤散、清火止痛汤。脾胃不足，则病内障耳鸣，及多年目昏，不能视物宜益气聪明汤。肾水不足，则病视不分明，渐成内障宜熟地黄丸。肝血不足，则病目昏生花，久视无力，多眵宜养肝丸。与夫肝火盛，则病目赤涩痛宜龙荟丸、四物龙胆汤。肝经热邪上壅，则病目暴赤涩而肿痛宜汤泡散。肝经积热，肺受风邪，则病眼障昏花宜还睛丸。如此等证，虽亦有现于本经之部位者，然总不能尽拘矣。至病之所发，实有见于各经之部位者，又当随各经治之。如白睛变赤，为火乘肺也。上下胞赤肿，为火乘脾也。五色花翳遮瞳子，为肾虚也。睛被翳遮，为肝虚火旺也。目中血贯涩，火自甚也。盖以目之为病，皆属于火，断无由于寒者，故既见于各经，宜用各经药以泻之也。

虽然，目病大纲，约有三端。一为内障，总系足厥阴肝疾，亦有由肾虚者，盖通黑睛之脉者曰目系，而目系则属足厥阴、足太阳、手少阳三经。三经虚邪，从目系入黑睛内为翳。故内障为肝疾，兼肾心则肝肾之主也。其证每先患一眼渐及两眼，皆黑睛内有隐隐青白翳遮瞳人，不痛不痒，无泪无眵，如薄雾，如轻烟，或如金色，或如绿豆色，或见五花，日渐日增，比外障更难疗治。其属肝者，必由血少神劳宜养肝丸、生熟地黄丸。其属肾者，必由内伤色欲宜益阴肾气丸、滋肾明目丸。其肝肾俱病者，必由二经皆虚宜驻景丸、加减驻景丸。此则通治内障之法也。而其症状，实各有名目，共二十三种，今详考眼科家书，撮其要略。如：一曰圆翳，在黑珠上一点圆，日中见之差小，阴处见之即大，视物不明，转见黑花，此由肝肾两虚而得也宜补肝散、补肾元。二曰冰翳，如冰束坚实，傍观目，透于瞳人内，阴处及日中见之，其形一般，疼而泪出，此肝胆病也宜通肝散。三曰滑翳，有如水银珠子，但微含黄色，不疼不痛，无泪，遮蔽瞳人宜菊花散。四曰涩翳，微如赤色，或聚或开，两傍微光，瞳人上如凝脂色，无泪，时涩痛宜决明子散。五曰散翳，形如鳞点，或睑下生粟，日夜痛楚，瞳人最疼，常下热泪。此涩散二证，皆肝肺相传也宜八味还睛散。六曰横开翳，上横如剑脊，下微薄，不赤不痛，此病稀少。七曰浮翳，上如水光白色，环遮瞳人，生自小眦头至黑珠上，不痛不痒，无血色相潮。八曰沉翳，白点藏在黑珠下，向日细视方见，其白睛疼痛，日轻夜重，间或出泪宜空青丸。九曰偃月翳，膜如凝脂，一边厚，一边薄，如缺月，其色光白无瑕疵。此横开、浮、沉、偃月四证，皆难治。十曰枣花翳，周回如锯齿，四五枚相合，赤色，刺痛如针，视物如烟，昼则痛楚，多泪昏暗。十一曰黄心翳，四边白，中一点黄，在黑珠上，时下涩泪。此枣花、黄心两证，皆由肝肺风热宜还睛散、坠翳丸。十二曰黑花翳，其状青色，大小眦头涩痛，常泪，口苦，此胆受风寒也宜凉胆元。十三曰胎患，初生观物，转睛不快，至四五岁，瞳人洁白，昏蒙不见，及年高不治，此由胎中受热致损也。十四曰五风，五色变为内障，头痛甚，却无泪，日中如坐暗室，常自忧叹，此由毒风脑热所致。十五曰雷头风，此毒热之气冲入眼睛中，牵引瞳人，或微或大或小，黑暗全不见物。十六曰惊振，因病中再被撞打，变成内障，日夜疼痛，不能视三光。此胎患、五风、雷头、惊振四证，俱不可治俱宜八味还睛散。十七曰绿风，初患头旋，额角相牵瞳人，连鼻皆痛，或时红白花起，肝受热则先左，肺受热则先右，肝肺同病则齐发宜先服羚羊角散、羚羊角丸，后服还睛丸。十八曰乌风眼，虽痒痛而头不旋，但渐昏如物遮，全无障翳，或时生花，此肝有实热也宜泻肝散。十九曰黑风，与绿风相似，但时时黑花起，此肾受风邪，热攻于眼也，须凉肾。二十曰青风，不痛不痒，瞳人依然如无恙者，但微头旋，及生花，转加昏蒙。此黑风、青风相似俱宜还睛丸。二十一曰肝虚雀目，雀目者，日落即不见物也，此由肝虚血少，时时花起，或时头痛，久则双目盲，此则有初时好眼，患成雀目者，而亦有生成如此，并由父母遗体，日落即不见物，不必治，治亦无效宜雀目散，鲜地黄炒猪肝食亦妙。小儿每因疳病得之宜蛤粉丸、风疳丸。二十二曰高风雀目，与前证相同，昼明晦暗，但经年瞳子如金色，名曰黄风，不治宜还睛丸。二十三曰肝虚目暗，远视不明，眼花频起，眦目赤痛，有时看一成二，此宜与眼暗参看宜补肝散。

一为外障，总系足三阳病，按《纲目》本《灵枢经》曰：凡赤脉翳初从上而下，属太阳，主表，必眉棱骨痛，或脑项痛，或半边头肿痛，治法必当温之宜蜡茶饮，散之宜夏枯草散。赤脉翳，初从下而上，或从内眦出外，皆属阳明，主里，其证多热，或便实，治法当下之宜明目流气饮，寒之宜羊肝元、一味黄连饮。赤脉翳初从外眦入内，属少阳，主半表半里，治法宜和解之宜神仙退翳丸。《纲目》条析三阳是已，而又皆统于肺，以外障皆连遮白睛，而白睛则属肺，此则通治外障之法也。而其症状，亦各有名目，共二十七款，今复详考眼科家书，撮其要略。如：一曰混睛，白睛先赤，后痒痛，闭涩泪下，久则睛变碧色，满目如凝脂，赤脉横贯宜地黄散。二曰胬肉攀睛，必眼先赤烂多年，时痒时痛，两眦头努出筋膜，心气不宁，忧虑不已，遂成攀睛。或由用力作劳而得，或由风热冲肝而成俱宜二黄散、定心元。或由心经实热，必大眦赤，红肉堆起，或由心经虚热，必小眦赤，红丝血胀俱宜速效散。三曰两睑粘睛，即烂弦风也，由风沿眼系上，膈有积热，或饮食时挟怒气而成，久则眼沿因脓渍而肿宜还睛紫金丹点之。甚则中生细虫，年久不愈而多痒者是也，当去虫以绝根宜圣草散。亦有小儿初生，即两目赤而眶烂，至三四岁不愈者宜桑皮汤送消风散。四曰鸡冠蚬肉，由风热乘于脾经，后有所传，致翳生睑内，如鸡冠，如蚬肉，或青或黑，阻碍痛楚，怕日羞明，须翻出看之，用灯草轻轻刮去毫厘，血出，用银匙挑洗风毒药水按止之，并不时将药水点入，则不复肿，然后服药宜石决明散。五曰睑生风粟，由肝壅瘀血，致两睑上下初生如粟米，渐大如米粒，或赤或白，不甚痛痒，常泪出渗痛，当翻出以针拨之，兼服药以宣其风热宜消毒饮。亦有由脾经积热者，须分别治之宜加味荆黄汤。六曰胞肉胶凝，由风毒所注，或热积脾经，或过于伤胞，故上下胞肿如桃，时出热泪宜消风散、羚羊角散。七曰漏睛脓出，由心气不宁，风热客于眦睑间，致眦头结聚津液，脓出不止宜白薇元。或因患疮出脓血后，大眦头常出脓涎，不早治，必生黑点，侵损于目宜黄芪散。八曰风牵睑出，由脾受风毒，侵及于目，故上下睑俱赤，或翻出一睑在外，若久而睑内俱赤，则不治宜五退散。九曰睑硬睛疼，睑中红而坚硬，疼痛涎出，怕日羞明宜通肝散。亦有起翳障宜春雪膏点之。十曰蟹睛疼痛，由肝家积热，上冲于目，令目痛甚，黑睛上生黑子如蟹目，或大如豆，名曰损翳，极难治宜石决明散、羚羊角散。十一曰睛高突起，由风热痰饮，渍于脏腑，蕴积生热，热冲于目，致眼珠突出，是名睛胀，须用凉药泻肝宜泻肝散。一说云，黑睛胀当泻肝宜龙胆散。白睛胀当治肺宜清肺散。存参。十二曰血灌瞳人，由肝气闭塞，血无所归，致灌于瞳人，痛如针刺，视物不明，却无翳膜宜通血丸、车前散。又恐生花，须预防之服前药后，再服还睛散。倘生翳障，不可轻忽，急早治之宜地黄汁和大黄末，摊帛上二寸许，罨眼上，久则易之。十三曰痛如针刺，由热毒在心，忽然睛急疼，痛如针刺，坐卧不宁宜先服洗心散，再服还睛散。十四曰瞳人干缺，眼睛干涩，全无泪流，始而痛，后稍定，或白或黑，不能见物，不可治。十五曰辘辘转关，睛藏上下睑，不能归中也，亦不易疗，姑服药以治之，然不能决其必效也宜泻肝散、门冬饮子。若风寒直灌瞳人，攻于眼带，则瞳人牵曳向下，名坠睛眼，亦辘辘转关之类，若日久，即拽破瞳人，两眼俱陷，即不见物宜犀角散。十六曰风起㖞偏，由偏风牵引，双目㖞斜，频泪无翳，不痒不痛宜蝉花无比散。至如眼有偏视者，由风邪攻肝，牵引瞳人，故令偏视也宜槐子丸。十七曰鹘眼凝睛，轮硬而不能转动者是也，此不可治。十八曰神祟疼痛，本无根因，忽然疼痛，如针刺，如火炙，两太阳牵痛，日轻夜重，先当求祷，再服药宜石决明散。十九曰风赤疮疾，由脾脏风热蕴结，两睑似朱涂而生疮，黑睛端然无染，不治便生翳膜宜五退散，外以汤泡散洗之。二十曰小眦赤脉，由三焦积热，令小眦中生赤脉，渐渐冲睛，急当早治，并忌食热物及房事宜犀角饮。二十一曰拳毛倒睫，由内多伏热，致阴气外行，故始则两目紧急皮缩，渐生翳膜，泪出涔涔，睫倒难开，瞳人如刺，须先去其内热及火邪宜先服泻肝散，再服五退散，使眼皮缓，则毛自出，翳自退。或摘去拳毛，用虱子血点眼内，数次即愈。一法用木鳖子一个，去壳打烂，绵裹塞鼻中，左目塞右，右目塞左，一二夜，其睫即正。二十二曰冲风泪出，肺虚遇风，风冲于内，火发于外，风热相搏，遂至泪流不止，冬月尤甚宜白僵蚕散。亦有汗热甚而泪流，并两睑赤者宜食后吞当归龙荟丸。亦有肝虚客热，而迎风冷泪者宜木贼散。二十三曰痒极难当，由胆受风热，致瞳子及眦头皆痒，不能收睑宜驱风一字散。二十四曰天行赤目，由天行时疾，目忽肿赤痛涩，长幼相似宜泻肝散、石决明散，并以五行汤洗之。二十五曰被物撞打，目因撞打疼痛，瞳人被惊昏暗。眼眶停留瘀血宜石决明散，外贴地黄膏。若撞打睛出，而目系未断，即推入睑内，勿惊触四畔宜生地黄散，外以生地打烂厚敷。如目系断，睛损，不可治。其有瘀血者，以针刺出，且用眼药。二十六曰尘丝眯目，或为飞丝所侵，或为尘沙所苦，皆疼痛闭涩，眯眼不脱宜瞿麦散。二十七曰偷针眼，或太阳结热，或脾家积热，兼宿食不消，令目眦生小泡如疮，以针刺破即差。甚有发肿而痛者，用生南星、生地黄同研膏，贴两太阳穴，肿自消。

一为翳膜，总系肝受风热成病，轻则朦胧，重则厚起。《直指》云：翳虽自热生，然治之必先退翳而后退热，以先去热则血冷，而翳不能去也。旨哉斯言，其可知治翳之法乎。至如劳役过度亦生翳，当以补元为主宜益本滋肾丸。服凉药过多亦生翳，盖缘阳气衰，九窍不宣，故青白翳见大眦也，当益火之源，以消阴翳宜补阳汤。瘢痘后亦生翳宜决明元。风热眼病后亦生翳宜蝉花散、菊花散。翳之由来，良非一端，然总论之，不外肝气盛而发现在表。故始治之法，只宜表散宜羌活退翳汤。如反疏利，邪必内陷，而翳益深矣。故凡邪气未定，谓之热翳而浮，邪气已定，谓之冰翳而沉宜羚羊角散。邪气牢而深，谓之陷翳，当先焮发之宜羚羊角散。使邪气再动，翳再浮，乃用退翳之剂宜神仙退云丸。大约翳系久病，治之亦不能速效，故须积岁月除之。若眼睛上但有物如蝇翅之薄，则谓之肤翳，此翳之轻者也，用点药即愈宜乌贼骨散。此皆通治翳膜之法也。而其症状，亦各有名目，共一十四条，今更详考眼科家书，撮其要略。如：一曰肝脏积热，先患赤肿疼痛，怕日羞明，泪溢难开，忽生翳膜，初患一目，渐及两眼宜洗肝散、泻青丸。亦有由风热相侵者，大约风眼肿则软，热眼肿则硬宜《局方》密蒙花散。二曰膜入水轮，因黑珠上生疮稍安，其痕不没，故侵入水轮，此难治。三曰钉翳根深，由心肝留热，致目疼生翳，久则如银钉头入黑睛，不可治宜点药石决明散点之。四曰黑翳如珠，由肾虚受风热而得，如小黑豆，生黑睛上，疼痛泪出，不可用点药宜先服羚羊角散，次服补肾丸。五曰花翳白陷，由肝肺二脏积热，致睛上忽生白翳，如花白，如鳞砌宜先点磨翳膏，再服羚羊角散。六曰水瑕深翳，由五脏俱受热，致黑水内横深瑕盘青色深入，痛楚无时宜清凉散。七曰玉翳浮满，黑珠上浮玉色，不疼痛，翳根下红粒宜龙胆散，点磨翳膏。八曰顺逆生翳，凡翳自下而上者为顺，自上而下者为逆，顺则易愈，逆则难治宜车前散，点磨翳膏。九曰旋螺尖起，目痛翳生，尖起而赤，一似旋螺宜先服通肝散，次石决明散。十曰撞刺生翳，因撞刺伤目生翳也，或兼风热，更加疼痛昏暗宜先服经效散，次石决明散。十一曰赤眼后生翳，由暴赤后热流于肺，轻则朦胧，重则白睛红花，乃生云膜，极不易治宜服泻肝散，点地黄膏。十二曰暴风客热，由暴风热所攻，白睛起胀，渐覆黑珠，睑肿痒痛宜泻肝散、清肺散。十三曰黄膜上冲，由脾受风热毒，致黄膜从下生而上冲，黑暗，疼痛，闭涩，此犹可治宜犀角饮。十四曰赤膜下垂，由客邪所攻，致赤膜从上生而下遮黑睛，名垂帘膜，迎风出泪，怕日羞明，此为难治宜通肝散、观音梦授丸，以百点膏点之。以上论内障、外障、翳膜，皆目病所当缕析者。

此外又有眼昏、眼花、眼疼三端，各有由来，不可不察。盖眼昏者，视物不明也。《内经》曰：肝虚则目䀮䀮无所见。《灵枢》曰：足少阴之脉病，目䀮䀮无所见。又曰：气脱者，目不明。《难经》曰：脱阴者目盲。据诸经之言，是目昏皆由于虚，以五脏精皆聚于目，每一脏虚则一脏精明之用失，故皆能令目昏，此则其原也。然亦有由于目之玄府受热者。河间云：热气怫郁，玄府闭塞，而致气液血脉，荣卫精神，不能升降出入，各随所郁微甚，而为病之重轻，故热郁于目，则目无所见也。或目昏而见黑花，由热气甚也。据此，可知目昏不但为虚，而亦由热矣。试观伤寒证，热极则目盲不识人。且有病后余热未清，并有目昏，渐生翳膜者宜石决明散，点春雪膏，益可信也。若微昏者，至近则视难辨物，以近则光反隔也。目暴不见物者，气脱也。久病昏暗者，肾脏真阴虚也总治目昏，宜驻景丸、加减驻景丸、还睛丸。妇人目昏者，多由于郁怒伤肝也宜抑青明目汤。老人眼昏者，血气衰而肝叶薄，胆汁减也。前人云：童子水在上，故视明了。老人火在上，故视昏暗。旨哉言也宜夜光育神丸、明眼地黄丸。眼花者，眼光昏散也，皆由肾虚之故。盖肾主骨，骨之精为瞳子。肾水虚，骨枯，火得乘之，故瞳子散而视物杳冥也。如见黑花，或如飞蝇散乱，或如悬蟢空虚，皆肾虚也。见青花，胆虚也。见红花，火甚也。见五色花，肾虚客热也。东垣云：阳主散，阳虚则眼楞急而为倒睫拳毛。阴主敛，阴虚不敛，则瞳子散大，而为目暗眼花。然则昏花二证，舍阴虚其安属哉宜滋阴地黄丸、益本滋肾丸。眼疼者，一为目眦白眼疼，即经言白眼赤脉法于阳是也，惟其属阳，故日中更疼，点苦寒药则效。一为目珠黑眼疼，即经言瞳子黑眼法于阴是也，惟其属阴，故夜则更疼，点苦寒药反剧。何相反若是欤？盖以白眼疼由肝实热宜泻青丸、救苦汤。黑眼疼由肝虚热故也宜夏枯草散。至若男子读书过度，女子针绣太甚，以至眼疼发涩，此为肝劳过度，不必服药，时常闭目调养自愈。以上三端，又于内外障翳膜之外，所当详审而析治者也。总之，目为肝脏发窍，而肝实藏血，肝又主风，故目病多半由于虚实寒热，及内动外感之风邪。前既历详各种名目证治，兹更实指其由，以明病所从发。如由血虚，必目昏也宜明目地黄丸。由亡血过多，及久痛伤血，或年老血少，必羞明酸痛，不能视物也宜芎归明目丸。或虽养血安神，必两目昏花，不能久视也宜久患目疾方。失血后复受燥热，左目赤痛也宜叶氏荷叶汤。高年血络空虚，目昏日久，复又气血乘其空隙，攻触脉络，液尽而痛，当夜而甚，乃热气由阴而上也宜叶氏羚羊角汤。实热暴发，必赤肿疼痛也宜泻热黄连汤。风热攻目，至隐涩难开也宜羞明立胜散。风热壅珠，必眼白红障而痛也宜黄连汤。风热牵闭，目不得开也宜芎芷香苏散加前胡、葱白。风温上郁，目赤，脉左弦，当以辛散也宜叶氏夏枯草汤。秋风化燥，上焦受邪，目赤珠痛也宜叶氏连翘汤。热蒸湿郁，暑入气阻，当用淡渗以清中上之邪也宜叶氏茯苓汤。郁勃气火，翳遮目睛也宜叶氏山栀皮汤。或阴血虚而阳气盛，能远视不能近视也宜地芝丸。阳气虚而阴血盛，能近视不能远视也宜定志丸加茯苓。阳升不交于阴，竟夕无寐，而目珠赤痛也宜叶氏桑叶汤。阴伤火郁，左眼眶疼痛，或微寒，汗大出，不可作时邪治也宜六味丸去萸肉，加蔓荆子、丹皮、白芍。或肺有实热，而眵多结硬，肺有虚热，而眵稀不结也宜经效散。邪中脑项之精，精散视岐，见一为两也宜驱风一字散。肝肾虚而视一为两也宜肾气丸。肝胆气热，而目痛偏左，翳膜红丝，脉左弦涩也宜叶氏草决明汤。阳明空虚，肝阳上扰，而右目多泪，眦胀心嘈杂，当调补肝胃也宜叶氏肝胃汤。肝阴内亏，厥阳上越，左目痛，翳膜泪热，而脉细涩也宜叶氏补肝汤。焦烦郁勃，阳升化风，劫伤血液，而左偏头痛，先损左目，致瞳人散大也宜叶氏肝肾兼补丸。时行火邪，两目肿痛也宜白蒺藜汤。种种目疾，安可不详求治法哉？总之，暴病皆是风火为灾宜羌柴汤，外以洗眼汤洗之。久病则皆为虚候，必须壮水滋阴宜加味地黄丸、明目四神丸。或有过服寒凉，以致阳虚，其火转甚者，则当用温补，其火自降，目自明矣宜八味丸加目疾药。凡患目疾，切忌以冰片辛香金石等药搽点。俗语云：眼不医不瞎，盖谓此也。此篇参取危达斋《得效方》。

【脉法】《医鉴》曰：左寸脉洪数，心火炎也。关弦而洪，肝火盛也。右寸关俱弦而洪，肝木挟相火之势，侮肺金而乘脾土也。《回春》曰：眼本火病，心肝数洪，右寸关见，相火上冲。《类聚》曰：眼见黑花者，从肾虚而起，左手尺脉沉而数者是也。

【眼病皆火无寒】《直指》曰：凡眼为患，多生于热，治法以清心凉肝，调血顺气为先耳。《入门》曰：历考眼科之病，无寒而有虚与热，岂寒涩血而不上攻欤！

【目得血而能视】《内经》曰：人卧则血归于肝，肝受血而能视。又曰：肝虚则目䀮䀮无所见。《难经》曰：肝气通于目，肝和则能变五色。《直指》曰：肝者，目之外候，肝取木，肾取水，水能生木，子母相合，故肝肾气充，则精彩光明。肝肾之气乏，则昏蒙晕眩。心者，神之舍，又所以为肝肾之纲焉。盖心主血，肝藏血，血能热，凡热冲发于眼，皆当清心凉肝。《入门》曰：肝藏血，热则目赤而肿，虚则眼前生花。

【目病原由证治】东垣曰：因心事烦冗，饮食失节，劳役过度，故脾胃虚弱，心火太甚，则百脉沸腾，血脉逆行，邪害孔窍，故日月不明。脾者，诸阴之首。目者，血脉之宗。故脾虚则五脏精气皆失所司，不能归明于目矣。心者，君火也，主人之神，宜静而安，相火代行其令。相火者，包络也，主百脉皆荣于目，既劳役运动，损其血脉，故百病生焉。不理脾胃及养血安神，是治其标，不治其本，不明此理也。《入门》曰：五脏六腑，精华皆禀于脾，注于目，故理脾胃，则气上升而神清也。肝之系虽连于目，而照彻光彩，实肾精心神所主，故补精安神，治眼之本也。又曰：内障昏蒙，因脑脂下凝，乌珠转白，如脑脂凝结，瞳人反背者，不治。丹溪曰：凡昏弱不能视物，内障见黑花，瞳子散大，皆里病也。又曰：目疾所因，不过虚实。虚者昏花，由肾经真水之微也。实者瞳痛，由肝经风热之甚也。若虚实相因，则兼用滋阴散热，此内治法也。至日久热壅血凝，而为攀睛胬肉，翳膜赤烂等，则必须点洗外治之法。《正传》曰：雀目病，暮暗者，肝虚无血也。至晓复明者，木生于亥，旺于卯，绝于申酉戌。木气衰，故暗。至卯木气盛，故复明。至雀目终变为黄胀而死者，木绝于申，乃水土长生之地，木衰而土盛，始变为黄胀，宜平胃散以平土气，四物汤以补肝虚。《保命》曰：目病在腑为表，当除风散热。在脏为里，当养血安神。

【目病易治难治不治及凶证】《内经》曰：瞳子高者，太阳不足。戴眼者，太阳已绝。此决死生之要，不可以不察也。又曰：目内陷者，太阳绝也，死。《保命》曰：外障易治；内障难治。暴发为表，易治；久病为里，难治。《直指》曰：真珠翳状如碎米者，易散。梅花翳状如梅花者，难消。《入门》曰：瞳人干缺，痛涩无泪者，或白翳藏在黑水下，向日细看方见者，或两眼相传疼痛，昼轻夜重者，或内障五色相间，头痛无泪，日中如坐暗室者，或雷头风热毒气冲入睛中，或微或大，昏暗不见者，皆不治。《纲目》曰：戴眼者，目直视而目睛不转动也。若目睛动者，非直视也。伤寒直视者，邪气壅盛，脏腑之气，不上荣于目则直视，多难治。衄家不可发汗，发汗则目直视，不能瞬，不能眠，犹未甚也。追狂言反目直视，与直视摇头，皆脏腑气夺绝也，即死。

【目病导引法】《保生秘要》曰：对香静坐，灰心歇念，目含光意，觉香头有灰，以意吹之，又静，觉灰又吹，香尽为期，治一切云翳，胬肉扳睛，肾水枯，心火盛，皆效。

【运功】《保生秘要》曰：法行艮背，右旋上行，逾昆仑，经明堂，渐旋至眼，细圈入瞳人，撤散数十度，降胸臆，曲行大肠，出谷道，退火复归元位，左目运左，右目运右，左右齐患，则止从明堂位上分行双运。

【又导引法】《保生秘要》曰：先以手抱昆仑，仰头吐气，或嘘或呵，泻而复纳，次以二目转动，左右上下，转时先开后闭，闭而复开，随时行之不间，或动或运，二者兼之。

【运功】《保生秘要》曰：双瞳藏于两肾，想肾水浸洗，能退热，运彻四散，能去风，双目视二肾，存两道白水，运至眼中，着意圈洗磨剥，单去翳，想二乳下肺肋，推下脚股，吹吸之法，能退白上红，以双手向肩，厓两脚心悬空嘘吸，能退黑睛热，能泄肝经之火，常注念脐，绦取肾水，升洗覆脐，效。

眉棱骨痛　风痰湿火俱有病也。目系所过，上抵于脑，诸阳经挟外邪，郁成风热，毒上攻脑，下注目精，遂从目系过眉骨，相并不痛。若心肝壅热，上攻目精而痛，亦目系与眉骨牵连而痛。故其为证，有由风痰，眉骨痛连于目，不可开，昼静夜剧者宜芎辛导痰汤。有由痰火，眉心并眉梁骨痛者宜二陈汤送青州白元子。有由风热挟痰而痛者宜芷苓散。有中风寒侵犯而痛者宜羌乌散。有由湿痰，眉眶骨痛，而身重者宜芎辛导痰汤加川乌、白术。大约选奇汤、上清散二方，俱为总治眉棱骨痛之剂。戴复庵分为二证，皆属于肝。一为肝经伤，头痛，眼不可开，必昼静夜剧宜导痰汤加川乌、细辛。一为肝虚而痛，方见光明即发宜生地黄丸、熟地黄丸。

【眉棱骨原由】《医说》曰：眉属肝，故横生，禀木气，眉所生处之骨为眉棱骨，故其为病，亦属肝。

治目病方一百十七

导赤散 〔心火〕 生地 木通 甘草各一钱 竹叶七片

桑皮汤 〔肺热〕 桑皮 元参 枳壳 杏仁 升麻 防风 赤芍 甘菊 黄芩 炙甘草 旋覆花 甜葶苈

清火止痛汤 〔总治〕 川连 元参 甘菊 连翘 黄芩 木通 当归 丹皮 白芍药 木贼草 羚羊角 生地 谷精草

益气聪明汤 〔脾胃〕 黄芪 甘草 人参 升麻 葛根 白芍 黄柏 蔓荆子

熟地黄丸 〔肾虚〕 熟地 决明子 黄连 牛膝 酒黄柏 杞子 菟丝子 柴胡 生地 五味子

养肝丸 〔肝虚〕 当归 防风 川芎 楮实 熟地 蕤仁 白芍 车前子

龙荟丸 〔肝火〕 龙胆草 芦荟 当归 黑山栀 广木香 黄连 黄芩 麝香

蜜丸。

四物龙胆汤 〔又〕 龙胆草 川芎 当归 白芍 熟地

羌活　防风　防己

汤泡散〔肝热〕赤芍　当归　黄连各一钱

滚水泡洗。

还睛散〔又〕人参　茺蔚子　知母　桔梗　熟地　车前子　黄芩　细辛　元参　五味子

明目地黄丸〔血虚〕生地　熟地　牛膝　枳壳　防风　杏仁　金石斛

芎归明目丸〔亡血〕川芎　当归　白芍　地黄　牛膝　甘草　杞子　天冬　甘菊

外障加木贼，内障加珍珠。

久患目疾方〔久昏〕杞子　甘菊　地黄　白蒺藜

泻热黄连汤〔实热〕黄连　黄芩　升麻　柴胡　生地　龙胆草

羞明立胜散〔风热〕黄连　黄芩　防风　秦皮

黄连汤〔又〕决明子　甘菊　川芎　元参　陈皮　黄连　细辛　甘草　薄荷　蔓荆子

决明子散〔赤翳〕黄芩　甘菊　赤芍　石膏　川芎　羌活　木贼草　决明子　石决明　甘草　蔓荆子

拨云丹〔胬肉〕蔓荆子　木贼草　密蒙花　川芎各二钱　白蒺藜　当归各二钱半　甘菊二钱　薄荷五分　黄连　蝉退　楮实　花粉各六分　地骨皮八分　川椒七分　甘草四分

为末，空心水下。

无比丸〔赤烂〕茯苓　甘草　防风各四两　川芎　石决明　当归　羌活　赤芍　蝉退　苍术各二两　白蒺藜　蛇退各一两

甘菊汤〔又〕决明子　甘菊　当归　川芎　赤芍　甘草　防风　荆芥　蔓荆子

地芝丸〔近视〕生地　天冬　枳壳　甘菊

蜜丸。

乌金丹〔飞丝〕京墨一味，磨浓汁，点之即出。

羌柴汤〔甚痛〕 苏叶 防风 细辛各七分 荆芥 羌活 柴胡 藁本 白芷各一钱

白蒺藜汤〔时气〕 白蒺藜 青葙子 木贼草 白芍 草决明 山栀 当归各一钱 黄连 黄芩 川芎各五分 甘草三分

服此忌暴怒、酒色辛辣之物。

洗眼汤〔外洗〕 甘菊 玉竹各一钱 大黄 山栀 细辛 竹叶 苏叶各五分 甘草 青盐各三分

乘热洗。有障加蝉退。

加味地黄丸〔久病〕 熟地 山萸 山药 丹皮 茯苓 当归 黄连 泽泻 人参

明目四神丸〔又〕 杞子八两，酒水拌，分四股，一用小茴三钱炒，去茴；一用川椒三钱炒出汗，去椒；一用青盐三钱炒；一用黑芝麻三钱炒 白蒺藜四两 归头酒炒 熟地各三两 石决明 甘菊 桑叶 谷精草各二两

蜜丸，每三钱，开水送下。

八味丸〔温补〕 地黄 山药 山萸 丹皮 茯苓 泽泻 附子 肉桂

生熟地黄丸〔血虚〕 生地 熟地 元参 石膏各一两

蜜丸，空心，茶下。

益阴肾气丸〔肾虚〕 熟地二两 酒生地 萸肉各一两 山药 丹皮 柴胡 归尾 五味子各五钱 茯神 泽泻各二钱半

蜜丸，盐汤下。

滋肾明目丸〔又〕 川芎 当归 白芍 熟地 生地各一钱 人参 桔梗 山栀 白芷 黄连 甘菊 甘草 蔓荆子各五分

加茶叶、灯心。

驻景丸〔肝肾〕 菟丝子五两 车前子 熟地黄各三两

蜜丸。一方加杞子一两半，尤佳。

加减驻景丸〔又〕 菟丝子八两 楮实 杞子 车前子 五味子 川椒各一两 熟地 当归各五钱

补肝散 〔圆翳〕 羚羊角 防风各一两 人参 赤苓各七钱半 羌活 元参 黄芩 细辛 车前子各三钱七分半

每末二钱，米饮下。如筋脉枯涩，加夏枯草。

补肾丸 〔又〕 苁蓉 杞子各一两 巴戟 破故纸 山药 茴香 丹皮各五钱 青盐二钱半

通肝散 〔冰翳〕 山栀 枳壳 甘草 荆芥 白蒺藜各五钱 车前子 牛蒡子各二钱半

每末二钱，竹叶汤调下。

八味还睛散 〔散翳〕 草决明一两 白蒺藜 防风 木贼草 山栀 甘草各五钱 青葙子 蝉退各二钱半

每末二钱，麦冬或菊花汤下。

空青元 〔沉翳〕 防风 生地 知母各二两 细辛 石决明 车前子 五味子各一两 空青二钱

蜜丸，茶清下十丸。

坠翳丸 〔黄心翳〕 青羊胆 青鱼胆 鲤鱼胆各七个 熊胆二钱半 牛胆五钱 麝香三分 水飞石决明一两

面糊丸，茶下。

凉胆元 〔黑花翳〕 防风 芦荟各一两 黄连 荆芥穗 龙胆草 黄芩各五钱 地肤子 黄柏各二钱半

蜜丸，薄荷汤下三十丸。

羚羊角散 〔绿风〕 甘菊 防风 川芎 羌活 川乌 细辛 车前子各五钱 羚羊角 半夏曲 薄荷各二钱半

每末二钱，生姜、荆芥汤下。

羚羊角丸 〔又〕 羚羊角一两 犀角 石决明 车前子 草决明各七钱半 独活 防风 甘菊 蔓荆子 山栀 蓝实 甘草各五钱

蜜丸。

泻肝散 〔乌风〕 大黄 甘草各五钱 郁李仁 荆芥穗各二钱半

分二帖，空心，水煎服。

雀目散〔雀目〕雄猪肝竹刀批开，纳夜明砂，扎好，米泔煮七分熟，取肝细嚼，将汁送下。或雄猪肝煮熟，和夜明砂为丸亦可。

蛤粉丸〔小儿〕蛤粉　黄蜡等分

熔蜡和蛤粉丸，如枣大，用猪肝一片，二两许，批开入药一丸，扎好，水一碗，煮熟取肝，乘热熏眼，温食，以愈止。

风疳丸〔又〕青黛　黄连　天麻　五灵脂　川芎　夜明砂　芦荟各二钱　龙胆草　防风　蝉退各钱半　全蝎二个　干蟾头三钱

猪肝汁浸糕和丸，麻子大，每十丸，薄荷汤下，若用羊肝汁丸，尤妙。

还睛丸〔高风〕石决明水飞　覆盆子　茺蔚子各二两　槐实　人参　细辛　防风　柏子仁　茯苓　甘菊　川芎各一两

蜜丸。

补肝散〔圆翳〕柴胡钱半　白芍一钱　熟地　茯苓　甘菊　细辛　甘草各七分　柏子仁　防风各五分

蜡茶饮〔赤脉〕芽茶　白芷　附子各一钱　细辛　川芎　防风　羌活　荆芥各五分　盐少许

夏枯草散〔又〕夏枯草二两　香附一两　甘草五钱

每末三钱，食后茶清调下。夏枯草治黑睛疼，至夜甚者，最效。盖黑睛连目系，属厥阴之经，此物有补养厥阴血脉之功，故其效如此。

明目流气饮〔又〕苍术一两　草决明七钱半　大黄　川芎　细辛　恶实　甘菊　防风　白蒺藜　荆芥穗　元参　蔓荆子　木贼草　山栀　黄芩　甘草各五钱

共为末。

羊肝元〔又〕白羊子肝一具，去膜，黄连一两，先另研末，和同研，众手作丸，空心，水下三十丸，连服五剂差。青羊肝尤妙。

神仙退云丸〔又〕 酒当归两半 木贼草去节，童便浸，焙 川芎 荆芥穗 密蒙花 地骨皮 甘菊 白蒺藜 羌活各一两 川椒七钱半 蔓荆子 花粉 枳实 薄荷 草决明 炙甘草各五钱 蛇壳 蝉壳 黄连各三钱

蜜丸，每两作十丸。

地黄散〔混睛〕 生地一两 赤芍 当归 甘草各五钱

每末五钱，水煎服。

二黄散〔胬肉〕 大黄 黄芩 防风 薄荷各一钱二分半 蜜少许

同煎。

定心元〔又〕 麦冬一两 石菖 杞子 甘菊各五钱 辰砂二钱 远志二钱半

蜜丸。

速效散〔又〕 黄连 黄柏 黄芩 山栀 连翘 薄荷 柴胡 荆芥 当归 生地 地骨皮 花粉 蔓荆子 甘菊 甘草 恶实 白蒺藜 枳壳 石决明 草决明各五分

水煎，食后服。

还睛紫金丹〔烂弦风〕 白蜜二两 炉甘石一两，煅，淬水中十次，水浸半日 水飞黄丹六钱 乌贼骨去壳，一钱 麝香 硼砂研，水飞，入磁器中，重汤煮，令自干，各五分 白丁香二分半 轻粉一分

先于砂石器内慢火熬蜜，去沫，下甘石末，次下黄丹，柳枝搅，再下余药，不粘手为度，丸芡子大，每一丸，温水化开时点。

圣草散〔又〕 覆盆子叶捣汁，以皂纱蒙眼上，将笔蘸汁，画两眸子纱上，然后以汁滴之，当有虫出。

消风散〔又〕 荆芥 甘草各一钱 人参 茯苓 川芎 僵蚕 防风 羌活 藿香 蝉壳各五分 陈皮 厚朴各三分

每末二钱，水下。

石决明散　〔蚬目〕　石决明　草决明各一两　青葙子　木贼草　羌活　山栀　赤芍各五钱　大黄　荆芥各二钱半

每末二钱，麦冬汤下。又名大决明散。

消毒饮　〔风粟〕　煨大黄　荆芥穗各二钱　恶实　甘草各一钱

一名加味荆黄汤。

白薇元　〔漏睛〕　白薇五钱　防风　羌活　白蒺藜　石榴皮各二钱半

粉糊丸。

黄芪散　〔又〕　黄芪　黄芩　煨大黄　防风各一钱　地骨皮　酒远志　人参　赤苓　漏芦各五分

水煎，食后服。

五退散　〔风睑〕　川山甲　川乌炮　炙草各五钱　蛇退醋煮　蝉退纸　蝉退　猪蹄壳　荆芥穗各二钱半

每末二钱，食后，盐汤下。

春雪膏　〔睑硬〕　蕤仁去壳、皮，研，押去油，二两　冰片二钱半　生蜜六钱

研匀，以铜箸蘸点。

此方兼治一切目赤肿痛，泪出眦烂。此又专治烂眼风，多年连眶赤烂者，最效。

龙胆散　〔睛胀〕　龙胆草　山栀各二钱　防风　荆芥穗　川芎　元参　茵陈　甘菊　楮实　甘草各一钱

每末二钱，食后，茶清下。

清肺散　〔又〕　桑皮　片芩　甘菊　枳壳　防风　荆芥　柴胡　升麻　赤芍　归尾　元参　苦参　甘草　白蒺藜　木贼草　旋覆花　甜葶苈

水煎，食后服。

通血丸　〔血灌〕　川芎　归尾　防风　荆芥各一两　生地　赤芍　甘草各五钱

蜜丸，食后服。

车前散〔又〕 密蒙花 白蒺藜 甘菊 羌活 草决明 车前子 龙胆草 黄芩 甘草等分

为末，每二钱，米饮下。

洗心散〔针刺痛〕 麻黄去节 荆芥穗 当归 大黄 赤芍 甘草各一钱 白术五分 薄荷七叶

水煎服。

天门冬饮子〔辘轳〕 天冬 知母 茺蔚子各一钱 赤茯苓 人参 羌活各七分 五味子 防风各五分

水煎，食后服。

犀角散〔又〕 车前子 杞子各一两 槐子 五味子 牛蒡子 青葙子 茺蔚子 胡黄连各七钱半 羚羊角 犀角各五钱 兔肝一具，微炙

每末二钱，食后，槐子汤下。

蝉花无比散〔㖞偏〕 苍术童便浸一夜，切，晒 白芍药各一两 白蒺藜八钱 茯苓四钱 蛇退 皂角水浸，焙 荆芥 细辛各一钱

每末二钱，茶清下。

槐子丸〔又〕 槐子二两 覆盆子 枣仁 柏子仁 蔓荆子 车前子 茺蔚子 鼠粘子 白蒺藜去刺，各一两

蜜丸，酒下三十丸。

犀角饮〔黄膜〕 犀角二钱 羌活 黄芩 车前子各一钱 白附子 麦冬各五分

水煎，食后服。

白僵蚕散〔风泪〕 黄桑叶一两 木贼草 旋覆花 荆芥穗 甘草 僵蚕各三钱 细辛五分

每末二钱，荆芥汤下。或取末七钱，水煎服亦可。

当归龙荟丸〔又〕 龙胆草 当归 山栀 黄连 黄柏 黄芩各一两 大黄 芦荟 青黛各五钱 木香二钱半 麝香五分

蜜丸，姜汤下二三十丸。

驱风一字散 〔眼痒〕 川乌 川芎 荆芥各五钱 羌活 防风各二钱半

每末二钱，食后，薄荷汤下。

地黄膏 〔撞打〕 生地一合，取汁 黄连一两 黄柏 寒水石各五钱

上三味为末，和地黄汁作饼，以纸摊眼上。

此方兼治风热赤目，热泪出眦。

生地黄散 〔又〕 羚羊角 生地 川芎 大黄 赤芍 枳壳 木香各一钱

水煎，食后服。

瞿麦散 〔尘丝〕 瞿麦炒黄为末，鹅涎调和，逐时涂眦头，即愈。

益本滋肾丸 〔睛散〕 酒黄柏 酒知母等分

水泛丸，空心，盐汤下五七十丸。

决明元 〔毒攻〕 麦冬 当归 车前各二两 防风 枳壳 青葙子各一两 茺蔚子 细辛 杞子 泽泻 生地 石决明 黄连各五钱

蜜丸，空心，麦冬汤下五七十丸。

补阳汤 〔凉药多〕 柴胡钱半 羌活 独活 人参 甘草 熟地 白术 黄芪各五分 泽泻 陈皮 防风 白芍 生地 茯苓 当归 知母各三分 肉桂一分

清晨服此汤，临卧服连柏益阴丸。

连柏益阴丸 〔又〕 草决明 酒黄连 黄芩 盐酒黄柏 盐酒知母各一两 羌活 独活 五味子 当归 防风 甘草各五钱 石决明二钱

蜜丸，茶清下。宜多服补阳汤，少服此丸。

蝉花散 〔病后翳〕 蝉退 甘菊 川芎 白蒺藜 草决明 防风 羌活 山栀 荆芥穗 蔓荆子 谷精草 密蒙花 木贼草去节，童便浸，晒 苍术 炙草等分

为末，每二钱，茶下。

菊花散〔又〕甘菊四两　木贼草　羌活　蝉退　白蒺藜各三两　荆芥　甘草各二两

每末二钱，茶清下。

羌活退翳汤〔太阳经〕羌活钱半　防风一钱　薄荷　荆芥　藁本各七分　酒知母五分　酒黄柏四分　川芎　当归各三分　麻黄　酒生地各二分　川椒　细辛各一分

羚羊角散〔陷翳〕羚羊角　升麻各二两　甘草一两半

为末，半蜜丸，取末一钱，泔水煎送五十丸。

泻青丸〔肝热〕当归　龙胆草　川芎　黑山栀　煨大黄　羌活　防风各等分

蜜丸，芡子大，每一丸，竹叶汤同砂糖化下。一名凉肝丸。

乌贼骨散〔肤翳〕乌贼骨　冰片各一钱

为末，日点三四次。

洗肝散〔肝积热〕羌活　当归　薄荷　防风　炙甘草　大黄　川芎　山栀各一钱

加龙胆草一钱尤佳。

《局方》密蒙花散〔又〕密蒙花　白蒺藜　木贼草　石决明　羌活　甘菊等分

每末一钱，茶清下。

点药石决明散〔膜入水轮〕石决明　珍珠　西珀各七钱五分　乌贼骨五钱　冰片一钱

共为末，以铜箸蘸取大豆许，点眼，日三。

此方兼治一切疔翳，根脚极厚，久不瘥者。

补肾元〔黑翳〕熟地　杞子　山萸　山药　丹皮　补骨脂　核桃肉

蜜丸。

磨翳膏〔花翳〕蕤仁口含，去皮、壳，一两　冰片三钱　空青二钱研极细，取少许点。

清凉散〔瑕翳〕 蔓荆子 荆芥穗 苦竹叶 甘草各钱半 山栀七分半 薄荷七片

水煎。

经效散〔撞刺翳〕 柴胡二钱 大黄 当归 赤芍 犀角各一钱 甘草五分

食后服。

观音梦授丸〔赤膜〕 夜明砂 当归 蝉退 木贼草各三两 羊肝四两，煮烂，打膏为丸，空心，热水下五十丸，百日如旧。

百点膏〔又〕 黄连三钱，锉，水一碗，煎至半碗，入防风八分 归身 甘草各六分 蕤仁泥，三分

同熬至滴水不散，绞去渣，入炼蜜少许，再熬片时，令静心点之，日五七次，临卧点尤效。

此方兼可点一切翳膜。

春雪膏〔眼昏〕 硼砂三钱 冰片一钱 朴硝五钱

研极细，每用少许，口中津液和点，闭目片时，开眼泪出效。

抑青明目汤〔妇人〕 当归 白芍 生地 白术 赤苓 半夏 陈皮 柴胡 黄连 山栀 丹皮 蔻仁 甘草 龙胆草各七分 姜三 枣二

夜光育神丸〔老人〕 熟地 生地 川连 远志 牛膝 杞子 甘菊 枳壳 当归 菟丝子 地骨皮等分

蜜丸，空心，酒下五七十丸。

滋阴地黄丸〔眼花〕 当归五钱 生地七钱半 川连 熟地各一两 柴胡八钱 黄芩六钱 天冬 地骨皮 五味子各三钱 枳壳 炙草各二钱

蜜丸，茶清下百丸，亦名熟地黄丸。凡目渐昏，乍明乍暗，此失血之验也，宜此丸与定志丸间服。

救苦汤〔眼疼〕 苍术 龙胆草各钱半 当归 甘草各一钱 川芎六分 生地 川柏 知母 黄芩各五分 羌活 防风 升麻 柴胡 黄连 藁本各三分 桔梗 连翘 细辛 红花各二分

水煎，食后服。

叶氏荷叶汤〔失血〕 鲜荷叶 冬桑叶 赤苓皮 甘草 绿豆皮 稆豆皮

叶氏羚羊角汤〔高年〕 羚羊角 连翘心 夏枯草 丹皮 青菊叶 桂枝 全当归

叶氏夏枯草汤〔风温〕 夏枯草 桑叶 连翘 赤芍 草决明

叶氏连翘汤〔秋燥〕 连翘 薄荷 黄芩 山栀 桑皮 苦丁茶 夏枯草 青菊叶

叶氏茯苓汤〔热蒸〕 冬桑叶 谷精草 望月砂 苡仁 通草 绿豆皮 茯苓

叶氏山栀皮汤〔郁勃〕 山栀皮 夏枯草 谷精草 连翘 草决明 望月砂 丹皮 生香附

叶氏桑叶汤〔阳升〕 桑叶 丹皮 苡仁 川贝母 夏枯草 山栀

叶氏草决明汤〔肝胆热〕 草决明 冬桑叶 夏枯草 小胡麻 谷精草 丹皮

叶氏肝胃汤〔肝胃〕 黄芪三钱 当归 白芍各钱半 茯神三钱 煨姜一钱 南枣一枚

叶氏补肝汤〔肝阴〕 望月砂 制首乌 稆豆皮各三钱 炒杞子 小胡麻各钱半 冬桑叶 黄菊花各一钱 石决明一具

叶氏肝肾兼补丸〔焦烦〕 熟地 杞子 山萸 茯神 甘菊 生神曲 五味子 山药 谷精草

治眉棱骨痛方九

二陈汤〔痰火〕 茯苓 甘草 半夏 陈皮

青州白元子〔又〕 半夏七两 南星三两 白附子二两 川乌五钱

共为细末，清水浸，春五、夏三、秋七、冬十，朝夕换水，日数足，取纳绢袋滤过，渣再研滤，澄清去水晒，又为末，米饮丸，姜汤下三十丸。

羌乌散〔风寒〕 川乌童便浸二宿，炒，一钱 酒芩 炙草 细辛 羌活各五分

为末，分二服，食后茶下。

芎辛导痰汤〔风湿痰〕 半夏钱半 南星 川芎 细辛 赤苓 陈皮各一钱 枳壳 甘草各五分

生地黄丸〔肝虚〕 生地 黄甘菊 防风 枳壳 决明子 石决明 白芍 茯神

熟地黄丸〔又〕 金石斛 熟地 菟丝子 防风 茺蔚子 车前子 黄芪 覆盆子 肉苁蓉 地肤子 磁石煅，各一两 兔肝一具，炙干

蜜丸，空心，盐汤下。

芷芩散〔风热痰〕 白芷 酒黄芩等分

为末，每二钱，茶清下。

选奇汤〔总治〕 羌活 防风 半夏各二钱 黄芩钱半 甘草一钱 加姜三片

上清散〔又〕 川芎 郁金 赤芍 荆芥 薄荷 芒硝各二钱半 乳香 没药各五分 冰片二分半 研末嗃鼻。

杂病源流犀烛卷二十三

耳病源流

耳属足少阴，肾之寄窍也。耳所致者精，精气调和，肾气充足，则耳聪。若劳伤气血，风邪乘虚，使精脱肾惫，则耳聋，是肾为耳聋之原也宜益肾散、六味丸、肉苁蓉丸。然肾窍于耳，所以聪听，实因水生于金。盖肺主气，一身之气贯于耳，故能为听。故凡治耳聋，必先调气开郁。昔人用磁石羊肾丸以开关窍者，以聋之为病，多由痰火郁络，非磁石镇坠，乌桂椒辛，菖蒲辛散，以通利老痰，则郁火何由而开？《入门》谓愈后以通圣散和之是也。虽然，耳之聋，正自有辨，左聋属足少阳之火，其原起于忿怒宜龙胆汤。右聋属足太阳之火，其原起于色欲宜滋阴地黄丸。左右俱聋属足阳明之火，其原起于醇酒厚味宜酒制通圣散、清聪化痰丸。然三者之病，由于忿怒者更多，以肝胆之火易动也。以上皆耳聋之原也，由是而耳之为病，有不可胜言者矣。何言之？五脏六腑，十二经脉，有络于耳者，其阴阳经气，有时交并，并则脏气逆而厥，厥气搏入耳，是为厥聋宜流气散、当归龙荟丸。耳为宗脉所附，脉虚而风邪凑之，风入于耳，使经气否而不宣，是为风聋，必兼头疼之证宜防风通圣散。若风虚宜桂星散，若风热宜开痰散，皆从风聋例。有劳役伤其血气，淫欲耗其精元，瘦瘁力疲，昏昏愦愦，是为劳聋，能将息，使血气和平，则其聋渐轻。总之，或因房劳精脱宜益肾散、人参养荣汤加盐炒知、柏，或因肾经素虚宜烧肾散，或因肾气虚而久聋宜姜蝎散以开之，皆当分治。有大病后，耳触风邪，与气相搏，其声嘈嘈而鸣，眼见黑花，谓之虚聋宜四物汤加盐酒炒知、柏，肾气丸加磁石、黄柏、菟丝子、补骨脂。其劳役脱气者别治宜补中益气汤加知母、黄柏、茯苓、菖蒲，并盐水炒。其由阴虚火动者别治宜六味丸加知母、黄柏、远志、菖蒲，并盐水炒。有雨水入耳，浸渍肿痛，谓之湿聋宜凉膈散倍入酒大黄、酒黄芩，加羌活、防风、荆芥，或五苓散加陈皮、枳壳、紫苏、生姜，外用吹耳之法宜黄龙散。有肾气虚，风邪传经络，因入于耳，邪与正相搏，而卒无闻者，谓之卒聋，亦曰暴聋宜芎芷散、清神散。或由厥逆之气，如经云，少阳之厥，暴聋者，皆卒聋也，须用塞耳法宜蒲黄膏、龙脑膏。而此六者之外，又有怒气厥逆，气壅于上而聋者宜流气散、清神散。有气实而鸣且聋者宜神芎丸。有气闭而忽聋者宜甘草汤，再以甘遂丸塞耳。有肝胆火盛，耳内蝉鸣，渐至于聋者宜聪耳芦荟丸。有小儿即耳聋者，肾窍通耳，风邪乘三焦，邪随其经入耳内，邪正搏而气停塞滞也宜通鸣散。有肾热耳聋者宜烧铁投酒中饮之，以磁石塞耳，日易，夜去之。有火风侵窍而耳鸣者宜驱风清火汤。有暑邪窍闭而耳忽聋者宜鲜荷叶汤。有因大声喊叫，右耳失聪，以外触惊气，内应肝胆，胆脉络耳，震动其火风之威，致郁而阻窍成聋者，当治少阳，忌食腥浊宜清胆汤。有男子真阴未充，虚阳易升乘窍，致形体日瘦，咳嗽耳聋，左耳尤甚者，亦须清少阳宜清热解郁汤。有年久耳聋者宜胜金透关散。然耳聋者，音声闭隔，竟一无所闻者也。亦有不至无闻，但闻之不真者，名为重听，其证之来，或由风气壅耳，常觉重听，头目不清宜清神散、聪耳汤。或由肾经热，致右耳听事不真宜地黄汤，不得竟为耳聋，而以治聋方药投之，若乃耳鸣者，聋之渐也，惟气闭而聋者则不鸣。其余诸般耳聋，未有不先鸣者。夫鸣何以故？《灵枢》曰：上气不足，耳为之苦鸣。又曰：髓海不足，则脑转耳鸣。又曰：耳者，宗脉所聚，胃中空，则宗脉虚，宗脉虚，则下流，脉有所竭，故耳鸣。《内经》曰：一阳独啸，少阳厥也。注云：啸，谓耳鸣，一阳谓胆三焦，胆三焦脉皆入耳，故气逆上而耳鸣。《正传》曰：肾水枯涸，阴火上炎，故耳痒耳鸣，不治，必至聋聩。《医鉴》曰：痰火上升，两耳蝉鸣，渐欲聋。据此数说，亦可知耳鸣之所由来矣。总之，右耳属肾，左耳属肝，其鸣之故，必先由肝肾之气虚，又为风火痰气之所乘，故其鸣也。或如蝉噪，或如钟鼓，或如水激，不一而足。而其为治，亦有当分者。如正气与风邪相击而虚鸣，须先散邪宜芎芷散。肾气虚，宗脉虚，风邪乘入而鸣，须先祛邪下气宜五苓散加枳、橘、姜、苏，吞青木香丸。而后加以和养宜芎归饮。痰火升上而鸣，须理痰清火宜加减龙荟丸、通明利气汤、复聪汤。肾精不足，阴虚火动而鸣，须温肾益精宜补肾丸、滋肾通耳丸。大约由于痰火者其鸣盛，由于肾虚者其鸣微，此其辨也。肝家本来火甚，或为风乘痰客而鸣，须先清肝，兼治风痰宜加减龙荟丸。风热酒热，上贯于耳而鸣，须用扩清之法宜通圣散加柴、枳、荆、桔、青皮、南星。卒然而鸣，且失聪，须以开通为主宜蝎梢挺子。此则耳鸣之证也。

至于耳之杂证不一，可得而悉言之。若耳中本有津液，风热搏之，津液结硬成块，壅塞耳窍，气脉不通，疼痛不止，亦令耳聋，名曰耵耳宜栀子清肝汤、柴胡聪耳汤。耵耳由来，亦复有辨，不止风热相搏一端也。有风温之邪上郁，耳耵右胀者宜马勃散。有左耳耵痛，舌白脉数，由体质阴虚，挟受暑风，上焦气郁，须用辛凉轻药者宜菊叶、苦丁、山栀、飞滑石、连翘、淡竹叶。有暑热上郁，耳耵作胀，咳呛气热当清者宜六一散加杏仁、连翘壳、淡竹叶、川贝母、白沙参。有头重，耳耵胀，缘少阳相火上郁，须以辛凉清解上焦者宜羚羊角汤。有先起咳嗽，继而耵耳胀痛，延绵日久不愈，由本阴亏，风温相触，未经清理外因，伤及阴分，少阳相火陡起，至入暮厥痛愈剧，须先清降，后议育阴者宜益元散加菊叶、苦丁、川贝、金银花、绿豆皮、鲜荷梗叶。有诸般耵耳，出脓水且臭宜穿山甲烧存性、麝少许，吹之，日三四次愈。或干结不出者宜白蚯蚓入葱叶中，化为水，滴耳令满，不过数度，即易挑出。有劳伤气血，热气乘虚，入于其经，随郁而成耵耳，或出脓水者宜柴胡聪耳汤，外吹红棉散。此则耵耳之证也。耳肿耳脓者，乃风邪乘少阴经上入于耳，热气聚，则肿而生痛成脓宜蔓荆子散、荆芥连翘汤。或风热上壅肿痛，日久脓出，脓不去，则塞耳成聋宜鼠粘子汤、犀角饮子。或由肝气壅滞，三焦火动宜龙胆汤。然大人则有虚火实火之分，小儿则有胎热胎风之别。虚火若何？必耳内蝉鸣，或重听，出水作痒，外不焮肿宜金匮肾气丸加菖蒲，四物汤。实火若何？必耳根耳窍俱肿，甚则寒热交作，疼痛无时宜柴胡清肝汤。胎热若何？或洗沐水误入耳，作痛生脓，初起月内，不必治，项内生肿后，毒尽自愈，月外不瘥，治之宜红棉散敷之。胎风若何？初生风吹入耳，以致生肿出脓宜鱼牙散吹之。此外又有肝风郁滞，其内生疮有脓者宜东垣鼠粘子汤、抑肝消毒散，外以三仙散吹之。有耳出臭脓宜竹蛀屑、胭脂坯子等分，麝少许，共末吹之。或出血宜龙骨末吹之。或耳痟出脓者宜抱出鸡卵壳炒黄为末，油调灌之，疼即止。有耳出脓汁，或聋而鸣，属上焦风热者宜蔓荆子散。有耳中忽大痛，如有虫蠕动，或脓出，或血出，或水出，或干痛者宜蛇壳烧存性，以鹅翎管吹入，即止。有耳内湿疮肿痛，或有脓水者宜凉膈散加酒大黄、酒黄芩、荆、防、羌活，以解上焦风热，外用蛇床子、黄连各一钱，轻粉一字，为末吹之。有耳后忽然肿痛，悉属肝火者，此证恒见于妇女，急当平肝降火，兼舒郁宜柴胡清肝汤、龙胆泻肝汤。若有表证，兼发寒热，散之宜荆防败毒散。有耳后腮旁忽然肿痛，悉属阳明蕴热者宜清胃败毒散，或含化三清救苦丹。有耳根连牙床肿痛，悉属上焦风热郁抑者宜升麻、白芷、连翘、荆芥、防风、薄荷、甘草、桔梗、枳壳、酒芩、酒连、花粉、赤芍、牛蒡、生地等，若势甚，加蒸大黄。有风毒耳肿痛，出血宜柳蠹粪化水，取清汁，调白矾末少许滴之。或卒热肿痛宜木鳖仁一两，大黄、赤小豆各五钱，为末，每以少许，生油调涂之。或底耳肿痛，汁水不绝者宜桑螵蛸一个，烧存性，麝少许，研末掺入，神效，有脓先洗净，以愈为度。有风温发热，左耳后肿痛者宜干荷叶、苦丁、连翘、山栀。有耳热出汗作痒，由于痰火者宜元参贝母汤。有耳痒一日一作，直爬出血略愈，明日又作，悉属肾虚，致浮毒上攻者，此不可以常法治，必先忌酒面鸡鹅猪羊一切辛热之物，及房欲，至四十九日，服药乃有效宜透水丹、元参贝母汤。有耳内外生疮，由肝经血虚风热宜当归川芎汤、柴胡清肝汤、逍遥散。或肝经燥火风热宜柴胡清肝汤、栀子清肝汤，必寒热作痛宜小柴胡汤加山栀、川芎。甚有内热口干，属肾经虚火者宜加味地黄丸。有耳轮生疮，名耳发疽，属手少阳三焦经热者宜凉膈散。有耳生烂疮宜枣子去核，包青矾煅研，香油调敷，耳后月蚀疮宜烧蚯蚓粪，猪油和敷，两耳冻疮宜生姜汁熬膏涂，皆作肿痛者。以上皆发肿痛痒疮脓之证也。虽然，此皆由内发者，亦有外侵之患，可勿论诸欤。如飞虫之入耳也宜鸡冠血滴入，即出，胆矾末和醋灌，即出。蝼蚁之入耳也宜鲮鲤甲烧研，水调，灌入即出。蚂蝗之入耳也宜田中泥一盆，贴枕耳边即出。蚰蜒之入耳也宜牛乳少少滴入即出，若入腹饮一二升即化水，羊乳亦佳。蜈蚣之入耳也宜炙猪肪掩耳自出，亦治诸虫蚁入耳。蚤虱之入耳也宜菖蒲末炒热，绢袋盛，枕之即出。飞蝇之入耳也宜皂角蠹虫研，同鳝鱼血点之。诸物之误入耳也宜三寸长弓弦，一头打散，注着耳中，徐徐粘引而出。种种之害，虽非常有，然其治法，有不可不备者，故为遍考方书，类系于此。总之，耳病之原，风则肾脉必虚，热则肾脉必数，虚则肾脉必涩，气郁则肾脉必沉滞，此为久病之脉。暴病则必浮洪，若两尺相同，则阴火上冲矣。盖以肾发窍于耳，故耳病必以肾脉为消息，再兼诊他脉，此其大法也。

【脉法】《脉经》曰：左寸洪数，心火上炎，两尺洪数，相火上炎，其人必遗精梦泄，而耳或鸣或聋。又曰：病耳聋，脉大者生，沉细者难治。《医鉴》曰：肾脉浮而盛，为风；洪而实，为热；细而涩，为虚。《回春》曰：耳病肾虚，迟濡其脉，浮大为风，洪动火贼，沉涩气凝，数实热塞。久病聋者，专于肾责。暴病浮洪，两尺相同，或两尺数，阴火上冲。

【耳病原由证治】《纲目》曰：耳目之阴血虚，则阳气之加，无以受之，而视听之聪明失。耳目之阳气虚，则阴血不能自施，而聪明亦失。则耳目之聪明，必血气相须而始能视听也。《入门》曰：聋在右，男子多有之，以多色欲也。聋在左，女子多有之，以多郁怒也。聋兼左右，膏粱之家多有之，以多甘味也。又曰：久聋肾气虚，耳绝不闻者，难治。薛立斋曰：耳鸣脉数，黑瘦人属血虚，四物加山栀柴胡。右寸关大于左，无力倦怠，色黄白，属中气虚，补中益气汤加减。若气血俱虚，八珍汤加柴胡。若因怒便聋或鸣，属肝胆气浊，小柴胡加芎、归、山栀。又曰：耳聋耳鸣，须分新久虚实。忽因大怒大醉而聋或鸣者，属痰火，又分轻重治。中年及病后虚弱人，悉属虚，但分气血耳，治之必大补气血，滋阴制火，使虚火下伏，阳气上行，充塞流动，则九窍咸利，而聋鸣悉除。经曰：肾气通于耳，耳和则知五音矣。《疡科选粹》曰：耳中生毒，皆由足少阴、手少阳二经风热上壅所致，其证有五：曰耵耳，亦曰耳湿，常出黄脓。有耳风毒，常出红脓。有缠耳，常出白脓。有耳疳，生疮臭秽。有震耳，耳内虚鸣，时出清脓。虽证有五，而其源归一。又有耳蕈耳痔，不作脓，亦不寒热，外无臃肿，但外塞不通，缠绵不已，令人耳聋，用黄连消毒饮、仙方活命饮治之。若寒热间作，内外红肿，疼痛日增者，为耳痈，用活命饮加升麻、桔梗，或一粒金丹以下之。亦有寒热大作，痛不可忍者，疔也，以疔治之。又曰：肝火左脉弦数，其人多怒，耳鸣或聋，宜平肝伐木，龙胆泻肝汤。不已，龙荟丸。叶天士曰：肾开窍于耳，心亦寄窍于耳，心肾两亏，肝阳亢逆，故阴精走泄，阳不内依，是以耳鸣时闭，但病在心肾，其原实由于郁，郁则肝阳独亢，令胆火上炎，当早服丸料以补心肾，用熟地四两，龟板二两，麦冬、牡蛎、白芍、建莲、茯神各两半，五味、磁石各一两，沉香、辰砂各五钱，砂为衣，午服汤药。以清少阳，以胆经亦络于耳也，用女贞子三钱，生地二钱半，夏枯草二钱，赤苓钱半，丹皮、山栀各一钱，生甘草四分。又曰：七八十而耳聋，乃理之常也。盖老人虽健，下元已怯，是下虚上实，清窍不主流畅，惟固补下焦，使阴火得以潜伏，用磁石六味丸加龟甲、五味、远志。

【耳病导引法】《保生秘要》曰：凡搓掌心五十度，热闭耳门，空观，次又搓又闭又观，如此六度。耳重皆如此导法，兼以后功，无不应验。

【运功】《保生秘要》曰：用意推散其火，男则用逆，收藏于两肾之间，女则用逆，归藏于两乳之下，或耳中，或按耳门内，若蝉鸣，咽津液，降气安。

【耳重导引法】《保生秘要》曰：定息坐，塞兑，咬紧牙关，以脾肠二指捏紧鼻孔，睁二目，使气串耳，通窍内，觉哄哄然有声，行之二三日，窍通为度。

【运功】《保生秘要》曰：时常将两耳返听，于归元取静，或存闭口中气及鼻中气，使不妄出，单意想从耳中出，又收返听，耳自然聪矣。

【修养法】《养生书》曰：以手摩耳轮，不拘遍数，所谓修其城郭，以补肾气，以防聋聩也。又曰：养耳力者常饱。

治耳病方七十五

透铁关法 〔总治〕 活磁石二块，锉如枣核大，搽麝香少许于磁石尖上，塞两耳窍中，口内含生铁一块，候一时，两耳气透，飒飒有声为度，勤用三五次，即愈矣。

此方专治一切耳聋。

透耳筒 〔又〕 椒目 巴豆肉 石菖蒲 松脂各五分

共为末，以蜡熔化，和匀作筒子样，棉包纳耳中，日易一次，神效。

此方专治肾气虚，耳鸣如风水声，或如钟磬响，或卒暴聋，皆效。

通神散 〔又〕 蝎子全者，一个 土狗一个 地龙二条 白矾半生半枯 雄黄各五分 麝香二分半

共为末，用葱白蘸药入耳中，闭气，面壁坐一时，三日一用自愈。

此方大治耳聋。凡邪气闭塞，或由于虚而为聋聩者，当用透关通气之药，故特先列三方于前，以备采用。

益肾散 〔肾虚〕 磁石 巴戟 沉香 菖蒲 川椒等分

每末二钱，用猪腰一个细切，和葱白、食盐，纸包煨，空心酒下。

六味丸 〔又〕 熟地 山药 山萸 丹皮 茯苓 泽泻

磁石六味丸 〔老年〕 磁石 熟地 山药 山萸 丹皮 茯苓 泽泻

人参养荣汤 〔劳损〕 人参 茯苓 白术 甘草 当归 白芍 熟地 黄芪 远志 肉桂 陈皮 五味子 姜 枣

调中益气汤 〔病后〕 人参 黄芪 苍术 甘草 陈皮 木香 升麻 柴胡

此即补中益气汤去当归、白术，换木香、苍术也。

流气散 〔厥聋〕

防风通圣散 〔风聋〕 防风 荆芥 麻黄 连翘 薄荷 川芎 当归 白芍 白术 山栀 大黄 芒硝 黄芩 石膏 桔梗 甘草 滑石 姜 葱

酒制通圣散 〔右聋〕 即防风通圣散，诸药俱用酒炒，倍入酒煨大黄，再用酒炒三次，水煎，食后服。

磁石羊肾丸 〔耳聋〕 磁石三两，煅，再用葱白、木通各三两，同煮一伏时。取石研，水飞，用二两 川芎 菟丝子 白术 川椒

防风　枣肉　茯苓　细辛　草薢　远志　川乌　木香　当归　黄芪　鹿茸各一两　肉桂六钱半　石菖蒲两半　熟地二两　羊肾二对

酒煮烂捣，加酒糊丸，空心，温酒或盐汤下五十丸。

此方总治一切耳聋，补虚，开窍行郁，疏风去湿。

桂星散〔虚聋〕　肉桂二分　川芎五分　当归六分　细辛　木香　麻黄　甘草　木通　南星　白蒺藜各三分　菖蒲八分　白芷四分　紫苏五分

开痰散〔风热〕

芎芷散〔虚聋〕　川芎一钱半　白芷　细辛　陈皮　苍术　菖蒲　厚朴　半夏　木通　肉桂　苏叶　甘草各七分　姜三　葱白二

清神散〔气壅〕　甘菊　羌活　僵蚕各五分　木通　川芎　防风　荆芥　木香　甘草　菖蒲各四分

每末二钱，米汤下。

神芎丸〔气实〕　大黄　黄芩　牵牛子　滑石

水丸。

通鸣散〔小儿〕　菖蒲　远志各一两　防风　柴胡　麦冬各五钱　甜葶苈　细辛各二钱　杏仁十四个　磁石一钱

每末五分，葱汤下。

菖蒲丸〔又〕　菖蒲一寸，巴豆七粒研，分七丸，每一丸，绵包塞耳内。

滋阴降火汤〔右聋〕　生地　当归　黄柏　知母　川芎　赤芍　菖蒲　姜

风加防风，痰加胆星，火盛加元参。

当归龙荟丸〔左聋〕　当归　龙胆草　芦荟　甘草　甘菊花　黄芩　荆芥　生地　赤芍

痰加姜制半夏。

加减龙荟丸〔痰火〕　酒龙胆　酒当归　黑山栀　黄芩

青皮各一两　酒蒸大黄　柴胡　青黛各五钱　芦荟　胆星各三钱　木香二钱半　麝香五分

神曲糊丸，盐汤下二十丸，日三服，后用针砂酒以通气。

针砂酒〔又〕针砂三钱，铜铫内炒红，以陈酒一杯，将针砂淬入，待温，砂亦澄下，饮酒。

四物汤〔虚火〕川芎　地黄　白芍　当归

金匮肾气丸〔又〕熟地　山药　山萸　丹皮　茯苓　泽泻　附子　肉桂　车前子　牛膝

柴胡清肝汤〔实火〕柴胡　黑山栀各一钱半　黄芩　川芎　人参各一钱　连翘　桔梗各八分　甘草五分

食后，温服。

此方专治肝胆三焦风热怒火之证。

红棉散〔胎热〕干胭脂二钱　枯矾三钱　麝香一分半

共研末，先将绵卷去脓汁，再将棉蘸药末，卷入耳内。

凉膈散〔湿聋〕连翘　甘草　薄荷　山栀　黄芩　大黄　芒硝

五苓散〔又〕茯苓　泽泻　白术　白芍　肉桂

鱼牙散〔胎风〕江鱼牙煅，研，和冰麝少许，吹入。

蝎梢挺子〔卒鸣〕穿山甲一大片，以蛤粉炒赤　蝎梢七个　麝香少许

共为末，以麻油化蜡，和作挺子，棉裹塞之。

栀子清肝汤〔耵耳〕山栀　菖蒲　柴胡　当归　黄芩　黄连　丹皮　甘草　牛蒡子

先以生猪脂、地龙、百草霜为末，和葱汁，捏如枣核大，棉包塞耳几日，待软，挑出，后服此药。

荆防败毒散〔肿痛〕荆芥　粉草　连翘　川芎　羌活　独活　五加皮各七分　角刺　穿山甲炒　归尾　防风　苍术　酒防己　地骨皮各一钱　白鲜皮　金银花各钱三分　土茯苓一两

煎好加酒，食后服。

此方兼治杨梅疮初发者。

蔓荆子散〔热风脓〕 炙草 桑皮 升麻 木通 甘菊花 前胡 赤芍 生地 麦冬 蔓荆子 赤苓各七分 姜三 枣二

桃花散〔吹耳〕 石灰十两 麻油半盏 大黄一两，煎汁，半盏

石灰炒红，入油汁，慢火炒如桃花色。

抑肝消毒散〔疮脓〕 山栀 柴胡 黄芩 连翘 防风 荆芥 甘草 赤芍 归尾 灯心 金银花

渴加天花粉。

三仙散〔吹耳〕 胆汁炒黄柏 酒炒红花 冰片少许

龙胆泻肝汤〔肝火〕

清胃败毒散〔胃热〕 赤芍 归尾 甘草 黄芩 连翘 花粉 荆芥 酒大黄 金银花

三清救苦丹〔又〕 大黄二两 僵蚕一两

共为末，入枯矾一钱，蜜丸，弹子大，咽化。

此方兼治发颐。

肉苁蓉丸〔肾虚〕 肉苁蓉 山萸 石菖蒲 金石斛 巴戟 磁石 鹿茸 菟丝子 茯苓各二两 沉香 川椒各一两

聪耳芦荟丸〔肝胆火〕 熟大黄 芦荟 青黛 柴胡各五钱 龙胆草 当归 青皮 山栀 黄芩各一两 木香 南星各二钱 麝香五分

神曲糊丸。

黄连消毒饮〔耳痛〕

仙方活命饮〔又〕 穿山甲 白芷 防风 赤芍 薄荷 甘草 归尾 花粉 贝母 皂角刺各一钱 金银花 陈皮各三钱 乳香 没药各一钱

二味另研末，水、酒煎送乳没二味，水煎亦可。

一粒金丹〔又〕 沉香 乳香 木香各五分 巴霜一钱半

即玉枢丹。又名紫金锭。各为末，照末数和匀，用黑枣丸，

芡实大，每一丸，量人虚实，先呷水一口行一次，胃实人只可呷三四口，再用水下一丸，米饮止之。

磁石六味丸 〔老年〕 熟地　山萸　山药　丹皮　茯苓　泽泻　磁石

加味犀角饮 〔风热〕 犀角　木通　当归　甘菊　赤芍　元参各二钱　川芎　薄荷　甘草　蔓荆子各五分

滋阴地黄汤 〔色欲〕 熟地一钱　山药　山萸　当归　白芍　川芎各八分　丹皮　泽泻　茯苓　远志　菖蒲　酒知母　酒黄柏各六分

此方亦治大病后耳聋。

清聪化痰丸 〔两耳聋〕 去白橘红盐水洗　蔓荆子　赤苓各一两　酒黄芩八钱　酒黄连　酒浸煨白芍　酒生地　姜半夏曲　柴胡各七钱　人参六钱　醋青皮五钱　生甘草四钱

葱汤浸蒸饼丸，茶清下百丸。

烧肾散 〔肾虚〕 磁石醋淬，七次　附子炮　川椒炒　巴戟各一两

为末，每用猪肾一个细切，葱白、韭白各一钱，药末一钱，盐一匙，拌和，湿纸包煨熟，空心，细嚼酒下，十日效。

姜蝎散 〔久聋〕 全蝎四十九个，去毒，酒洗，焙　生姜切片，如蝎大，四十九片

共炒干为细末，向夕勿食，夜卧，酒调作一服，连至二更，徐徐尽量饮之，至五更，耳中闻百十笙竽响，自此闻声。

此方专治肾虚久聋，十年内者，一服即愈。

聪耳汤 〔重听〕 酒黄柏一钱　酒当归　酒白芍　酒生地　酒知母　酒羌活　酒独活　酒藁本　川芎　陈皮　乌药　白芷　防风　薄荷叶　蔓荆子各五分　细辛三分

水煎，食后服，服后低头睡一时。

地黄汤 〔又〕 活磁石煅淬，二两　酒炒生地一两半　枳壳　桑皮　防风　黄芩　木通各一两　生甘草五钱半

每末四钱，水煎服，日二。

芎归饮〔和养〕 川芎 当归 细辛各一钱 肉桂 菖蒲 白芷各七分 紫苏七叶 姜三片 枣二枚

补肾丸〔阴火〕 熟地 菟丝子各八两 归身三两半 肉苁蓉五两 山萸二两半 酒知母 酒黄柏各一两 补骨脂五钱

酒糊丸，空心盐汤下。

滋肾通耳丸〔又〕 酒洗生地 当归 白芍 川芎各一钱 酒知母 酒黄柏 酒黄芩 香附 香白芷 柴胡各七分

柴胡聪耳汤〔耵耳〕 连翘三钱 柴胡二钱 人参 当归身 甘草各一钱 姜三片

水二盏，煎一盏，去渣，入水蛭五分、虻虫三枚、麝香一分，再一沸，食远服。

荆芥连翘汤〔耳脓〕 荆芥 连翘 防风 当归 川芎 白芍 柴胡 黄芩 枳壳 山栀 白芷 桔梗各七分 甘草五分

食后，温服。

鼠粘子汤〔又〕 酒黄芩 酒山栀 连翘 元参 鼠粘子 桔梗 甘草 龙胆草 板蓝根各一钱

食后服，随饮酒一二杯。

此方专治耳内红肿如樱桃。

犀角饮子〔又〕 犀角 木通 元参 菖蒲 赤小豆 赤芍 甘菊各一钱 甘草五分 姜三片

东垣鼠粘子汤〔耳疮〕 桔梗一钱半 黄芪 柴胡各七分 鼠粘子 酒生地 连翘 归尾 炙草 黄芩 生草各五分 昆布 苏木 龙胆草 蒲黄 川连各三分 桃仁三个 红花酒炒，一分

食后服。

元参贝母汤〔耳痒〕 盐炒黄柏 防风 贝母 花粉 茯苓 元参 白芷 半夏 天麻 蔓荆子各一钱 甘草五分 姜三

透冰丹〔又〕 川乌二两 大黄 茯神 山栀 威灵仙 蔓荆子 茯苓 益智仁 天麻 仙灵脾 白芷各五钱 醋煅京墨

另研　麝香各钱一分

蜜和杵千下，丸芡子大，薄荷汁冲温酒下二三丸。

此方兼治风热上攻，头面肿痒，痰涎壅塞，口干胸烦，下疰腰脚，肿痛生疮，大小便闭，及左瘫右痪。

当归川芎汤〔耳疮〕　当归　川芎　柴胡　白术　赤芍各一钱　山栀钱二分　丹皮　茯苓各八分　甘草　蔓荆子各五分

水煎。肝气不平，寒热，去术加地骨皮。肝实，去术加柴胡、黄芩。气血虚，去柴胡、山栀、蔓荆子，加参、芪、归、地。脾虚饮食不思，去柴胡、山栀、蔓荆子，倍茯苓。肝气不顺，胸膈不利，小腹痞满，去当归、白术，加青皮。痰滞加半夏。肝血不足，胸逆，去山栀，加熟地。肝血虚寒，小腹时痛，加肉桂。

此方专治手足少阳经血虚疮证，及耳热耳痒，生疮出水，或妇女经水不调，胸膈痞闷。

逍遥散〔又〕　当归　白术　白芍　茯神　柴胡　甘草各一钱　姜三

小柴胡汤〔又〕　人参　半夏　柴胡　黄芩　甘草

加味地黄丸〔又〕　熟地　山药　山萸　丹皮　茯苓　泽泻　柴胡　五味子等分

八珍汤〔耳鸣〕　人参　茯苓　白术　甘草　川芎　当归　白芍　熟地

驱风清火汤〔火甚〕　连翘　黄芩　薄荷　甘菊　山栀　苦丁茶

鲜荷叶汤〔暑邪〕　鲜荷叶　青菊叶　夏枯草　黄芩　山栀　苦丁茶　蔓荆子　连翘

清胆汤〔惊触〕　青蒿叶　青菊叶　薄荷梗　连翘　苦丁　鲜荷叶汁

清热解郁汤〔真阴〕　桑叶　丹皮　山栀　连翘　象贝　青蒿汁

胜金透关散〔久聋〕 活鼠一个，系定，热汤浸死，破喉取胆，真红色者是也 川乌头一个，炮，去皮 细辛二钱 胆矾五分

为末，以鼠胆和匀，再焙干研细，入麝香半字，用鹅翎管吹入耳中，口含茶水，日二次，十日见效，永除根本。

马勃散〔聤耳〕 马勃 薄荷 桔梗 连翘 杏仁 通草

羚羊角汤〔又〕 羚羊角 薄荷梗 连翘 丹皮 牛蒡子 桑叶

鼻病源流

鼻为肺窍，外象又属土，故寒伤皮毛，则鼻塞不利。新者偶感风寒，必兼喷嚏，清涕，声重宜参苏饮、羌活冲和汤。若久而有根，略感风寒，鼻塞便发，必须清金降火宜凉膈散加川芎、白芷、荆芥。若风热壅盛，郁于肺中，亦致鼻塞声重，宜疏散之宜抑金散、川芎茶调散。肺火盛，反能塞鼻，必兼清解宜黄连清肺饮。鼻塞甚者，往往不知香臭宜荜澄茄丸。或始而鼻塞，又为风冷所伤，津液凝滞，其冷气入脑不消，结成硬痈，使脑气不宣，遂流髓涕宜南星饮、芎藭散。又有火郁清道，不闻香臭者宜鼻不闻香臭方。又有鼻痔者，始而鼻内生痈，窒塞不能闻味宜通草散。痈久不愈，结成息肉，如枣核塞于鼻中，气塞不通，由胃中有食积，热痰流注，故气凝结也宜星夏汤，外用瓜矾散、蝴蝶散。或由肺气热极而为息肉宜黄连清肺饮加海藻，外以辛夷膏塞之。或息肉结如榴子，渐至下垂，孔窍闭塞，气不得通，此由肺气不清，风热郁滞而成也宜辛夷消风散、黄芩清肺饮、辛夷荆芥散，外以瓜矾散塞之，必戒厚味嗜欲。甚有鼻中息肉，臭不可近，痛不可摇者，亦由膏粱气积，湿热蒸于肺门，如雨霁之地，突生芝菌也宜胜湿汤、泻白散，外以白矾末加硼砂少许，吹其上，顷之即化水，渐下而消。又有鼻渊者，即脑漏也，由风寒凝入脑户，与太阳湿热交蒸而成，或饮酒多而热炽，风邪乘之，风热郁不散而成。经云：胆移热于脑，则辛頞鼻渊。其证鼻流浊涕，或稠涕若脓血，腥臭

难闻，或流黄水，长湿无干，久必头眩，虚运不已宜奇授藿香汤、天麻饼子、辛夷消风散、辛夷荆芥散。又有鼻鼽者，鼻流清涕不止，由肺经受寒而成也宜苍耳散、川椒散。甚有鼻塞脑冷，清涕不止者宜细辛膏。又有鼻内生疮者，由脾胃蕴热，移于肺也宜凉膈散、消风散，外以辛夷末入冰麝少许，绵裹塞之。或鼻孔干燥，渐生疮肿痛，由肺本经火甚也宜黄芩汤。或口鼻生疳蚀烂，亦为肺脾胃三经之热宜青锭搽患处，日数次。又有鼻痛者，由风邪与正气相搏，窍道不通，故痛也宜通气驱风汤。如痰火冲肺，亦令鼻膈隐痛宜二陈汤加山栀、桔梗、麦冬、黄芩。又有鼻上红肿，似疮非疮，俗名酒皶鼻者，由饮酒，血热湿热上攻于肺，外御风寒，血凝不散而成也宜疏风散、荆防泻白散、赤鼻方。亦有不饮酒而色赤者，名肺风疮，由血热郁肺不散也宜清肺饮子，或四物、五苓二方合用，加黄芩、黄柏。又有粉刺者，与皶鼻、肺风三名同种。粉刺属肺，皶鼻属脾，二者初起俱色红，久则肉皰发肿宜枇杷叶丸，外以白龙散涂或洗，总皆血热滞而不散之故。又有面鼻紫黑者，面为阳中之阳，鼻居面之中，一身之血运到此，皆为至清，酒家则酒气熏蒸面鼻，血为极热，热血遇寒，污浊凝滞而不行，故色成紫黑也，急宜化滞血，生新血宜清酒四物汤，气弱加酒黄芪。鼻之为病如此。总之，肺和则鼻自无病，安可不急急于手太阴以图治哉？

【脉法】《正传》曰：左寸脉浮缓为伤风，鼻塞流涕，右寸脉浮洪而数，为鼻衄、鼻鼽也。

鳌按：鼻皶之脉，右亦洪数。

【鼻病原由证治】《正传》曰：鼻渊者，外寒束内热之证。又曰：鼻色青，腹中痛，苦冷者死。《灵枢》曰：鼻头色青为痛，色黑为劳，色赤为风，色黄为便难，色鲜明者留饮也。《三因》曰：鼻头微白者亡血也，赤者血热也，酒家多有之。《本草单方》曰：鼻中诸疾，有鼻渊鼻鼽鼻窒鼻疮，及痘后鼻疮，并用辛夷研末，入麝少许，葱白蘸入数次，甚良。其专治鼻渊脑泻，用藕节、川芎焙研为末，每二钱，米饮下。或脑崩流汁，鼻中时流黄水，脑痛，名控脑砂，有虫食脑中也，用丝瓜藤近根三五尺，烧存性，每一钱，酒下，以愈为度，又以儿茶末吹之良。其鼻中息肉，用狗头灰方寸匕，苦丁茶半钱，研末吹之，即成水，或同硇砂少许尤妙，又用地龙炒一分，牙皂一挺为末，蜜调涂，清水滴尽即除。其齆鼻作臭，用鸡肾一对，与脖前肉等分，入豉七粒，新瓦焙研，鸡子清和作饼，安鼻前，引虫出，忌阴人鸡犬见。其鼻疮脓臭，有虫也，用苦参枯矾一两，生地汁三合，水二盏，煎三合，少少滴之。又元参末涂之，或以水浸软塞之。其疳蚀口鼻，文蛤烧灰，腊猪油和涂。又人中白一钱，铜绿少许研敷。甚或穿唇透颊，数日欲尽，急用银屑一两，水三升，铜器内煎一升，日洗三四次。其鼻皶赤疱，用密陀僧二两研细，人乳调，夜涂旦洗，亦治痘疮斑黡。又桑黄能除肺热，故治赤鼻，及肺火成痈。其鼻擦破伤，猫头上毛剪碎，唾粘傅之。

【鼻病修养法】《养性书》曰：常以手中指，于鼻梁两边揩二三十遍，令表里俱热，所谓灌溉中岳，以润于肺也。常去鼻中毛，谓神气出入之门户也。

【鼻渊导引法】《保生秘要》曰：用中指尖于掌心搓令极热，熨搓迎香二穴，可时搓时运，兼行后功。此法并治不闻香臭。

【运功】《保生秘要》曰：归元念绦过命门，想肾水升上昆仑，降脐，次从左乳下经络，推至涌泉，嘘而吸之，又行鼻间运患处，则从左鼻助推至左涌泉，后又念脐绦过肾俞，想水灌顶，归覆脐，或颊红及鼻，但推红处撤散，升肾水洗肿，久自退矣。

【鼻血导引法】《保生秘要》曰：开二目，鼻朝天，吸气得法，咽吞，如此久吸久咽，血见津而自回，兼行后功，气脉自和也。

【运功】《保生秘要》曰：观鼻端定神，渐运入内，逆上顶门，转下于背，经元海，溯涌泉而定神。

治鼻病方三十三

川芎茶调散 〔风寒〕 川芎 薄荷 羌活 甘草 防风 荆芥 白芷 细辛

为末，茶调下。

抑金散 〔肺热〕 细辛 白芷 防风 羌活 川芎各八分 桔梗 陈皮 茯苓各七分 当归身一钱

黄连清肺散 〔肺火〕

通草散 〔鼻痈〕 通草 炮附 细辛

蜜丸，棉裹塞。

辛夷消风散 〔息肉〕 辛夷 黄芩 薄荷 甘菊 川芎 桔梗 防风 荆芥 甘草 生地 赤芍

黄芩清肺饮 〔又〕 天花粉 川芎 当归 赤芍 生地 防风 葛根 连翘 红花各一钱 黄芩二分 薄荷三分

辛夷荆芥散 〔又〕 辛夷一钱 荆芥 黄芩 南星 半夏曲 神曲 白芷 苍术各八分

蝴蝶散 〔又〕 蝴蝶一味，煅，棉包塞。

星夏汤 〔鼻渊〕 南星 半夏 苍术 神曲 细辛 白芷 甘草 黄芩酒炒 黄连酒炒

瓜矾散 〔痔〕 瓜蒂四钱 甘遂一钱 枯矾 螺壳灰 草乌灰各五分

麻油调作丸，每日一次，塞鼻内，令达痔上，即化水愈。

辛夷膏 〔又〕 辛夷二两 细辛 木通 木香 白芷 杏仁各五钱 羊髓 猪脂各二两

石器内慢火熬膏赤黄色，待冷，入冰、麝各一钱为丸，棉裹塞鼻，数日脱落即愈。

轻黄散 〔息肉〕 杏仁 轻粉各一钱 雄黄五分 麝香少许

卧时点鼻内。

凉膈散 〔鼻疮〕 桔梗 黄芩 防风 荆芥 花粉 山楂 枳壳 赤芍 甘草

疏风散 〔皶鼻〕 防风 荆芥 薄荷 黄芩 甘草 赤芍 归尾 灯心 白蒺藜

荆防泻白散 〔又〕 防风 荆芥 桔梗 连翘 元参 赤芍 甘草 生地 黄芩 桑皮 青黛 葛花 金银花

赤鼻方 〔又〕 枇杷叶 白果 芽茶 芭蕉根

蜜丸，黍米大，每二钱汤下。

四物汤 〔肺风〕 川芎 当归 白芍 生地

五苓散 〔又〕 白术 泽泻 茯苓 肉桂 猪苓

枇杷叶丸 〔粉刺〕 枇杷叶八钱 黄芩四钱 花粉二钱 甘草一钱

酒丸，每一钱五分，白汤下。忌火酒煎炒辛热之物。

真君妙贴散 〔又〕

奇授藿香汤 〔鼻渊〕 广藿香五钱水一碗，煎七分，加猪胆汁一枚和服，若将胆汁熬膏，入藿香末一两作丸，每二钱，汤下亦可。

天麻饼子 〔又〕

防风散 〔又〕 防风三钱 黄芩 麦冬 人参 甘草 川芎各二钱

羌活冲和汤 〔鼻塞〕

参苏饮 〔又〕

荜澄茄丸 〔又〕 薄荷叶二钱 荆芥穗一钱 荜澄茄二分

蜜丸，樱桃大，含化。

南星饮 〔又〕 南星二钱，沸汤泡二次，焙干 大枣七个 甘草少许

同煎，食后服，三四帖后，其硬物自出，脑气流转，髓涕自收，再以荜拔、香附、大蒜肉捣作饼，纱衬贴囟门，熨斗熨之。

芎䓖散〔又〕 芎䓖　槟榔　麻黄　肉桂　防己　木通　细辛　白芷　菖蒲各七分　木香　川椒　甘草各三分半　姜三片　苏叶七片

胜湿汤〔息肉〕 白术三钱　人参　干姜　白芍　附子　茯苓　桂枝　甘草各七分半　姜　枣

泻白散〔又〕 地骨皮　桑皮各二钱　甘草一钱

或加知母、贝母、生地、麦冬、桔梗、山栀亦可。

鼻不闻香臭方〔鼻塞〕 薄荷三钱　细辛　白芷　羌活　防风　当归　川芎　半夏　桔梗　赤茯苓　陈皮各一钱

黄芩汤〔鼻疮〕 酒黄芩　山栀　桔梗　赤芍　荆芥穗　桑皮　麦冬　薄荷　连翘各一钱　甘草三分

通气驱风汤〔鼻痛〕 乌药一钱半　川芎　白芷　桔梗　陈皮　白术　甘草各一钱　麻黄　枳壳　人参各五分　姜三　枣二

口齿唇舌病源流

口者，脾之窍也，能知五谷之味。又诸经皆会于口，病则口中之味随各经而异。如肝热则口酸，肝乘脾亦口酸宜小柴胡汤加龙胆草、青皮，甚者当归龙荟丸。心热则口苦，或生疮宜凉膈散、泻心汤。肝移热于胆亦口苦。《内经》言胆瘅是也。注云：肝主谋，胆主决，或谋不决，为之急怒，则气上逆，胆汁上溢故也宜龙胆泻肝汤。脾热则口甘或臭。《内经》言脾瘅是也。盖瘅者，热也宜泻黄散、三黄汤。胃热亦口甘，若虚则口淡热宜清胃汤，虚宜养胃进食汤。肺热则口辛宜甘桔汤、泻白散。更有甚而喉腥者宜加减泻白散。肾热则口咸宜滋肾丸。虚火郁热，蕴于胸胃之间，则口臭宜加减甘露饮。或心劳味厚之人，亦口臭宜加减泻白散。或肺为火烁亦口臭宜消风散、加减泻白散。或吐脓血，如肺痈状而口臭，他方不应宜升麻黄连丸。脏腑积热则口糜，口糜者，口疮糜烂也宜《局方》凉膈散。心热亦口糜，口疮多赤宜花粉末掺之。肺热亦口糜，口疮多白宜黄柏、荜拨末掺之，良久，以水漱口。膀胱移热于小肠，亦口糜宜移热汤、柴胡地骨皮汤。心脾有热，亦口糜宜升麻散。三焦火盛，亦口糜宜《回春》凉膈散。中焦气不足，虚火上泛，亦口糜，或服凉药不效宜理中汤。阴亏火泛，亦口糜宜四物汤加知柏。内热亦口糜，并咽喉肿痛宜冰柏丸。或口疮臭腐多脓宜赴筵散掺之。伤寒狐惑，虫蚀其脏，则上唇生疮。虫蚀其肛，则下唇生疮。是脏腑之病，未尝不应诸口。凡口疮者，皆病之标也，治者当推求其本焉，而所以推求之法，不外乎五味之异，以察五脏之属耳。别有内痈疮，生上腭，如莲蓬蒂下垂，初小渐大，必宜以小钩刀去其根，烧铁烙以止其血，然后以雄黄、轻粉、粉霜、白芷、白蔹为细末以敷之，仍以槐枝起其牙，一二时许，疮口自合，次日脓出，另当以药敷之宜生肌散。若上腭肿硬，内热体倦作渴，乃多骨疽也宜补中益气汤、肾气丸多服之，其骨自出也。夫多骨疽，多有发于手背足背等处，不专在上腭者。其证皆肿硬一块，久而脱去一骨者便是，其原均属肾虚，肾主骨也。或由疮疽溃久，不能收敛。总因气血不足，肾水素亏，复为寒邪所触，致患处之骨，肿突而起，日渐长高。先宜用葱熨法，使寒邪祛散，接补荣气，其骨自脱。骨脱之后，仍服补剂宜十全大补汤、肾气丸。若误用克伐药，则元日虚，邪反甚，取危之道也。此则统治多骨疽之法，特详悉于此。凡生他处者，依法治之可也。至取多骨有法，亦宜考求宜取朽骨法。又有悬痈，亦生上腭，状若紫葡萄，属肺三焦二经之病，亦发寒热，至口不得开，舌不得伸缩，惟欲仰卧，鼻出红涕，乃肺三焦积热所致宜黄连消毒饮，外以琥珀犀角膏敷之。缪仲淳以为疑即内痈疮，恐属二证，不得混视，大约内痈疮稍轻，悬痈较重。总之，人之口破，皆由于火，而火必有虚实之分，色淡色红之别。虚火血色淡白，斑点细陷，露龟纹，脉虚不渴，此由思烦太甚，多醒少睡，虚火动而发也宜四物汤，加知、柏、丹皮、肉桂以为引导。实火色红，而满口烂斑，甚者腮舌俱肿，脉实口干，此由饮酒厚味，心火妄动而发也宜凉膈散，外敷赴筵散。其余若饮酒口糜宜田螺煮汁饮。若天行口疮宜五倍子末掺之，吐涎即愈。若年久口疮宜天冬、麦冬、元参等分，蜜丸含化。若口疳臭烂宜先以蛇床子汤漱口，后以款冬花、黄连末等分，津调饼子敷之，少顷其疮立消。若口角烂疮宜燕巢泥研敷良。若鹅口白疮宜地鸡，即鼠妇，又名湿生虫，研水涂之愈。若吻上燕口疮宜箸头烧灰敷。若口舌烂疮，胸膈疼痛宜焦豉末，含一宿即瘥。若白口恶疮，状似木耳，不拘大小男女皆有宜五倍子、青黛等分，研末，筒吹之。若口齿气臭熏出，人不可近宜川芎、白芷等分，蜜丸含之，常以香薷煎汤漱口。种种杂病，皆当兼治者尤氏口齿唇舌治法，方药详载于咽喉门后，阅者互考之可也。

【脉法】《脉诀》曰：左寸洪数，心热口苦。右寸浮数，肺热口辛。左关弦数，胆虚口苦。倘若洪实，肝热口酸。右关沉实，脾热口甘，洪数则口疮，或重舌木舌。《回春》曰：口舌生疮，脉洪疾速，若见脉虚，中气不足。

【口舌生五味】《得效》曰：心气通于舌，能知五味。脾气通于口，亦知五谷之味。又曰：口之味，热胜则苦，寒胜则咸，宿食则酸，烦躁则涩，虚则淡，劳郁则臭，凝滞则生疮，以口之津液，通乎五脏，脏气偏胜，则味应于口。《入门》曰：伤胃阳虚，则口中无味。伤肾阴虚，则口中有味。《医鉴》曰：龙脑鸡苏丸，治胃热口臭，肺热喉腥，脾热口甜，胆热口苦，肝热口酸，及胸中郁热等证，大效。

【口病原由证治】《入门》曰：口臭者，胃热也。《直指》曰：口臭一证，乃热气蕴积胸膈之间，挟热而冲发于口也。《纲目》曰：小儿口疮，白矾或吴萸为末，醋调涂脚心效，此小儿之难用药者。又曰：小儿口疮，黄柏、青黛等分，冰片少许为末，竹沥调敷之，乳母宜服泻心汤、凉膈散。丹溪曰：小儿口疮，巴豆肉一粒研烂，黄丹少许，和捏作饼，外用纸护贴眉心，半刻许去之，立效。或以薄荷自然汁，拭口内亦效。

【口干导引法】《保生秘要》曰：左右足心，每搓三十六回，按时吐纳，津回即咽，六度，数周为定。

【运功】《保生秘要》曰：以舌卷上腭，凝玄雍穴，贯一窟凉水，渐提至口嘿齿。《黄庭经》曰：玉池清水灌灵根。注曰：玉池者，口也。清水者，津液也。灵根者，舌也。

齿者，肾之标，骨之本也。齿又为手足阳明经所过。上齿隶坤土，足阳明胃脉贯络也，止而不动，喜寒恶热。下齿属手阳明大肠脉络也，嚼物动而不休，喜热恶寒。故为病不一，甚则动摇，龈断袒脱，作痛不已。虚则齿豁，枯焦而摇落矣。然而齿之为病，大约有七。一为风热痛，由外风与内热相搏，齿龈肿痛，有脓水流出，且臭秽是也，急以荆芥煎汤含漱，内服药宜犀角升麻汤。二为风冷痛，虽痛而龈不肿，亦不蛀，日渐动摇是也宜温风散，并以开笑散含漱。三为热痛，由肠胃间积热，故龈肿烂臭秽宜凉膈散加酒大黄为君，知母、石膏、升麻为佐，噙咽效。又内有湿热，被风冷所郁而作痛宜当归龙荟丸。又胃中有热而痛，喜冷恶热宜清胃散、泻胃汤。又酒家因酒热，常患牙痛宜以冷水频频含漱。久年齿痛，黑烂脱落，必吸凉稍止，乃膏粱湿热之火所蒸也，必下之宜调胃承气汤加黄连。此等是也。四为寒痛，由客寒犯脑，故齿连头而痛宜羌活附子汤、细辛散。此与厥逆头痛略同，当参考。若寒热俱痛者，则为寒热痛宜当归龙胆散。五为痰毒痛，由素有热，热生痰，痰流毒，痰毒灌注经络，上攻牙齿而痛，更兼痰盛咳嗽宜二陈加细辛、枳壳、乌、姜、枣煎服，再以姜黄、荜拨等分煎汤，候温，以舌浸汤内，涎自流出。六为瘀血痛，由风热挟攻龈间，令血出瘀滞，故痛如针刺宜加减甘露饮加升麻，或以五灵脂醋煎，含漱效。若齿痛龋，数年不愈者，亦当作阳明蓄血治之。凡好饮者多致此疾宜桃仁承气汤料细末，蜜丸服之。七为虫蚀痛，由饮食余滓，积齿缝间，腐臭之气淹渍，致齿龈有孔，虫生其间，蚀一齿尽，又蚀一齿，至如疳䘌，必杀虫而愈宜一笑散、定痛散、蜂窝散。古方书又有齿龋者，谓齿蠹也。即齿虫蚀而痛也。而此七者之外，又有牙龈红肿面颊俱肿，头面尽痛者，实热也宜升麻石膏汤。有牙龈肿痛，头面不肿，或头面肿，牙龈反不甚红肿者，皆虚火也上一证宜滋阴抑火汤，下一证宜疏风散。有本阳明受风，引烟熏之，烦热，反致颊车连唇口多肿痛盛者宜犀角升麻汤。有肾经虚而黑烂肿痛者宜安肾丸。有胃家实火，上攻牙缝出血宜清胃散。或胃虚火动，牙缝腐烂，以致淡血常流不已者宜芦荟丸，人中白散掺之。有阴亏体质，被温邪之气上冲，齿痛连头巅者宜玉女煎。有厥阴火郁，而巅顶属厥阴地位，因致上结核龈肿痛者宜犀角、羚羊角、元参、知母、生草、连翘、黑山栀、夏枯草、金银花。有因服热药，上下齿痛不可忍，引脑痛，满面热，喜寒恶热者宜清胃散。有风痛者，遇风即痛，先发浮肿，随后作痛者宜消风散。有虚气攻牙痛，血出，或痒痛者宜骨碎补二两，切，瓦锅缓火炒黑，为末擦牙，吐咽俱可，且不独治牙痛，牙动将落者，擦之不复动。有风热积壅，一切牙痛，并口气者宜紫金散。有肿高而软者，内必有脓宜针刺，脓出自愈。有牙根腐烂，出血不止者宜犀角地黄汤，外擦人中白散。有牙宣露，痛而出血者宜干丝瓜藤煅搽即止，并以地骨皮煎汤漱。有齿缝中血渗出者宜苦参一两、枯矾一钱，研搽，日三，验。有牙根出血不止者宜含川芎，多瘥。有出血不止，甚至动摇者宜白蒺藜研末，旦旦擦之。有牙齿挺长出一二分者宜常咋生地，妙。有齿日长，渐至难食，名髓溢病者宜白术煎汤漱服效。有牙根肿，极痛，微赤有白泡，舌尖粉碎者宜儿茶散吹之。有疳匶牙龈，臭烂多脓，唇颊穿破不愈者宜胆矾散、血竭散、麝香散及秘方。有牙痈，名附牙，由阳明热毒者，必先刺出恶血，后服药宜清胃散、黄连消毒饮。有牙痈后颊车穴闭，口不能张，由体属阴虚内热，脉细数上出，其病在络，药饵一时难效者宜宣通络痹方。有骨槽风，又名穿腮毒者，由忧愁惊恐，悲伤思虑所致，初起生耳下及颈项，隐隐皮肤之内，有小核，渐大如胡桃，牙龈肿痛，寒热大作，腐烂不已，日增红肿，或左或右，或上或下，牙关紧急，不能进食，必用鹅翎探吐风痰，内速服药宜黄连解毒汤，仙方活命饮加元参、桔梗、柴胡、黄芩，忌刀针及点药。如破伤入风，虚火上升，呕吐血痰，臭秽不食，必至不可救矣。有肾元虚乏，牙龈宣露动摇者，必当大补宜八味丸、还少丹。小儿钻牙疳者，牙根尖穿出牙根外，内芒刺觜唇作痛，用针挑破牙面好肉，以手取去本牙，出血不止，以湿纸贴换二三次，其血自止，又戒厚味，牙可复生宜犀角地黄汤，外以百药煎、五倍子、青盐煅各钱半，铜绿一钱为末，日掺二三次神效，兼治一切牙龈疳蚀。又小儿牙疳，并小儿口疮，其色通白，及为风疳蚀透宜白僵蚕炒黄，拭去蚕上黄肉毛，研末，蜜和敷之，立效。他如齿壅，乃龈间长出努肉也，由好食动风物之故宜生地汁一杯，皂角数片，炙热淬汁内，再炙再淬，汁尽为度，晒为末，敷之愈。又如斗齿，乃被打伤动摇也宜蒺藜根灰敷之，动牙即牢。又如齿折多年不生宜雄鼠脊骨煅研末，日日揩之，甚效。又如齿龂，乃睡中上下齿相摩有声，由胃热故也宜取本人卧席下尘一捻，纳口中，勿令知，即差。又如齿齼，由多食酸之故宜嚼胡桃肉良。又如齿黄，其由积垢者勿论，大约脾肾二经之热所致也宜烧糯糠取白灰，日日揩擦。以上种种，皆齿所生病，不容忽视者也。

【脉法】《医鉴》曰：右关脉洪数，或弦而洪，肠胃中有风热而痛。尺脉洪大而虚者，肾家虚，主齿动疏豁，相火上炎而痛。《回春》曰：齿痛肾虚，尺濡而大，火炎尺洪，疏落豁坏。右寸关数，或洪而弦，此属肠胃，风热多涎。

【齿病原由证治】《灵枢》曰：胃恶热而喜清冷，大肠恶清冷而喜热。《入门》曰：胃络脉入齿上缝，其病喜寒饮而恶热饮；大肠络脉入齿下缝，其病喜热饮而恶寒饮。又曰：热牙痛怕冷水，冷牙疼怕热水，不怕冷热，乃风牙痛。东垣曰，胃有实热，上齿痛尤甚。《医鉴》曰：上爿牙痛，亦属肾经虚热，下爿牙痛，属手阳明虚热有风。又曰：齿龈宣露动摇者，肾元虚也。扁鹊曰：病人唇肿齿焦者死，脾肾绝也。又曰：病人齿忽变者十三日死，少阴绝也。又曰：病人阴阳俱竭，其齿如熟小豆者死。

【齿病修养法】《养性书》曰：齿宜朝暮叩以会神。一云：以集身神，若卒遇凶恶，当叩左齿三十六，名曰打天钟，若辟邪秽叩右齿，名曰击天磬。若存念至真，叩中央齿，名曰鸣天鼓。《千金方》曰：每晨起，以一捻盐纳口中，以温水含揩齿，及叩齿百遍，为之不绝，不过五日，齿即牢密。《类聚》曰：凡人患齿不能食果菜者，皆齿露也，为盐汤含漱，叩齿神效。

上唇隶肾，下唇隶脾，两腮牙根隶胃。唇病因火居多，但不可过用凉药，必兼消散，所谓火郁则发之也。其证有唇口瞤动，或生核者宜苡仁汤。有心脾受热，唇舌燥裂，口破生疮者宜泻黄饮。若兼大渴引饮，则热之极矣宜和中清热汤、竹叶石膏汤。有脾火盛而口唇生疮，或多食易饥者宜芍药汤。有唇黄泡肿者宜乌头炒灰研墨，香油调涂。然此皆唇病之常耳。更有茧唇一证，又名紧唇，又名渖唇，其状口唇紧小，不能开合，不能饮食，大是奇病，不急治，则死，而其证有为肿为实之分宜苡仁汤，外用黄柏散、白灰散敷之良。此皆唇病之属也。

【唇病证治】丹溪曰：唇疮久不差，八月蓝叶捣取汁洗，不过一二日愈。又白荷花瓣贴之神效，如开裂出血者，即止。缪仲淳曰：唇肿黑，痛痒不可忍，用四文大钱于石上磨猪脂涂之，不过数遍愈。又曰：口唇紧小，不能开合饮食，不治杀人，作大炷艾，安刀斧上烧令汗出，白布拭涂之，日五度，仍以青布烧灰酒服。又曰：渖唇紧裂，鳖甲及头烧研敷之。一法，屠几垢烧存性，香油或猪脂调敷之。《疡科选粹》曰：茧唇，用五倍子二钱，密陀僧、甘草各少许，各为细末，另用粗皮嫩黄柏一两，将三末水调涂黄柏上，炙干又换，以药尽为度，将黄柏劈开片子，临卧时，贴唇上，天明即愈。一方，以青皮烧灰敷之。

舌为心苗，舌本络于脾口，故舌病多属心。而其病之最重者有六：一为木舌，由心脾热壅，舌肿粗大，渐渐硬塞满口，气不得吐，如木之不和软者然，不急治，即塞杀人宜黄连汤、清热如圣散、琥珀犀角膏。外以针日砭八九次，令出血二三盏，自然肿消痛减。盖舌为心苗，心主血，故血出而愈，再用药敷之可也宜龙脑破毒散五分，指蘸擦，又硼砂末以生姜片蘸揩，少时即消。一为重舌，亦由心脾热盛，舌根下生形如小舌，口不能声，饮食不通，须急服药，先开关窍宜如圣胜金锭，再泻心火宜青黛散、一味黄连汤。外以针刺出恶血，以竹沥调黄柏末涂之。其有着颊里及上腭如此者，名曰重腭。其着齿龈上如此者，名曰重龈。皆刺去恶血，内服药宜青黛散。一为舌长舌短，舌吐长不能收，名曰阳强。舌缩短不能言，名曰阴强。阳强之证，如仲景言伤寒热病后，犯房得病，为阴阳易，舌出数寸而死。又如《医说》言伤寒热病后，舌出寸余，累日不收，必以片脑为末，掺舌上，应手而缩，须用五钱方效。又如《入门》言：一妇因产子，舌出不收，医以朱砂敷其舌，令作产子状，两女扶挟之，乃于壁外掷瓦盆于地作声，声闻而舌收是也。阴强之证，如《灵枢》言：足厥阴气绝，则舌卷而短。厥阴者，肝也，肝主筋，聚于阴器，而络于舌本，故肝绝则舌卷囊缩。又言：舌者，心之官，心病者，舌卷而短是也。一为舌上生苔，则由邪气传里，津液结搏之故。若邪在表者，舌无病也，方其邪初传里之时，胸中之寒与丹田热火相激，则苔生而滑。迨寒变为热，则舌苔不滑而涩，以热耗津液，滑者已干也。若热聚于胃，则舌苔便黄。至热已极，则舌苔黑色，黑为肾色，病已传入少阴。故《灵枢》曰：热病口干舌黑者死。《入门》曰：凡舌黑，俱系危证也。若舌色淡黑，如淡墨一般，乃肾虚火炎，为无根之火，与苔黑不同。一为舌生芒刺，皆由热结之故。或因心劳火盛，而生疮菌宜琥珀犀角膏。或因脾热，而舌苔干涩如雪宜冰柏丸。或因蓄热，而舌燥涩如杨梅刺宜厚片生姜蘸蜜丸揩立消。或因热结，而舌生红粟点宜竹沥调寒水石末涂之。一为自啮舌头。《灵枢》曰：自啮舌者，厥逆走上，脉气皆至也。少阴气至，则啮舌。少阳气至，则啮颊。阳明气至，则啮唇。据此，则舌颊唇各从其所属经气，逆而上啮也俱宜神圣复气汤。六者之外，又有舌心生疮，及破裂者宜黄连泻心汤。有舌头忽然肿硬如石，血出如涌泉者宜蒲黄散。有不硬，惟肿痛流血者宜凉血清脾饮、犀角地黄汤。有舌肿满口不能出声者宜蒲黄散。有舌卒肿大，如猪肝状，满口，不治则杀人者宜醋调釜底墨涂舌下，脱则更傅，须臾即消。有舌肿咽痛，咽生息肉者宜秤锤烧红，淬醋一盏，饮之效。有舌下忽高肿起核，名舌垫者宜舌垫方。有舌上无故出血者宜犀角地黄汤、黄连泻心汤。舌病之不一如此，夫安得不悉心求治哉？再由舌病推之，有因呵欠，颊车蹉跌，但开不能合者，令饮大醉，俟睡熟，以皂角末搐鼻令嚏，即自正。或以南星为末，姜汁调敷，以帛缚合，二宿当愈。有但合不能开者，速取盐梅二个，取肉擦牙，即当口开。若既开，又不能合，再用盐梅擦两牙，候能开合，即止不擦，服去风药宜冰柏丸，薄荷、蜜。如卒然牙关紧急，水不能入，亦同此治。又有颔骨脱离者，令伊坐稳，一人用手揉脸一二百下，令伊口张开，一人用两大拇指，入伊口内拿定牙，外用两指将下颔往上兜，即入口正矣。此皆前人妙法，故参取之。

【脉法】《脉诀》曰：右关洪数，为重舌木舌。《回春》曰：口舌生疮，脉洪疾速，若见脉虚，中气不足。

【舌病证治】《灵枢》曰：足太阴气绝，则唇反，唇反者死。唇者，舌之本，唇反者，肉先死也。《纲目》曰：舌卷而短，若唇青卵缩者必死，肝绝故也。《得效》曰：舌本烂，热不止者逆。《入门》曰：舌苔白而滑，以生姜蘸蜜擦之。若黄赤燥涩，以新青布蘸水频擦之，轻者易脱，重者难脱，必须大下之，津液还而苔自退矣。

【补断舌法】《回春》曰：舌头被人咬去，先以乳香、没药煎水噙口中，止痛后，即将水银、寒水石、黑铅、轻粉、硼砂研细抹上，即长全，有效。《入门》曰：跌扑穿断舌心，血出不止，以鹅翎蘸米醋频拭断处，其血即止，仍用蒲黄、杏仁、硼砂噙化而安。《医林》曰：大人小儿，偶含刀在口，割断舌头，已垂幸而未脱，急用鸡子白软皮袋好，用破血丹，即花粉三两，赤芍二两，姜黄、白芷各一两，研极细，蜜调，涂舌根断处。却以蜜调蜡，稀稠得所，敷在鸡子皮上，盖性软能透药性故也，当勤添敷，三日舌接住，方去鸡子皮，只用蜜蜡勤敷，七日全安。

治口病方三十三

冰柏丸〔内热〕 冰片一钱 川黄柏 薄荷叶 硼砂各五分

蜜丸，含化。

赴筵散〔臭烂〕 铜绿 白矾各一钱

为末，掺舌上，温醋漱之。

赴筵散〔多脓〕 黄芩 黄柏 黄连 山栀 干姜 细辛等分

四物汤〔虚火〕 川芎 当归 白芍 生地

龙脑鸡苏丸〔口臭〕

消风散〔又〕 荆芥 甘草各一钱 人参 茯苓 川芎 僵蚕 防风 藿香 羌活 蝉壳各五分 陈皮 厚朴各三分

加细茶，或为末，每二钱，茶下亦可。

凉膈散〔实火〕 防风 荆芥 桔梗 黄芩 山楂 花粉 枳壳 赤芍 甘草

小柴胡汤〔口酸〕 柴胡 黄芩 人参 半夏 甘草

当归龙荟丸〔又〕 当归 龙胆草 芦荟 甘草 黄芩 荆芥 生地 赤芍 甘菊

泻心汤〔口苦〕 黄连不拘多少，为极细末，每服二分半，或五分或一钱，温水下。

龙胆泻肝汤〔又〕 柴胡一钱 黄芩七分 甘草 人参 黄连 天冬 龙胆草 山栀 麦冬 知母各五分 五味子七粒

忌辛热物。

泻黄散〔口甘〕 山栀一钱半 藿香 甘草各一钱 石膏八

分　防风六分

三黄汤〔又〕　黄芩　黄连　山栀　石膏　赤芍　桔梗　陈皮　茯苓各八分　白术　甘草各三分　乌梅一个

清胃汤〔又〕

养胃进食汤〔口淡〕

甘桔汤〔口辛〕　甘草　桔梗

泻白散〔又〕　地骨皮　桑皮各一钱　甘草一钱

或加知母、贝母、桔梗、山栀、麦冬、生地亦可。

滋肾丸〔口咸〕　酒黄柏　酒知母各一两　肉桂心五分

水泛丸，汤下百丸。

加减泻白散〔口腥〕　桑皮二钱　桔梗钱半　地骨皮　炙甘草各一钱　黄芩　麦冬各五分　五味子十五粒　知母七分

日二服，忌酒面辛热物。

加减甘露饮〔口臭〕　熟地　生地　天冬　黄芩　枳壳　枇杷叶　茵陈草　金石斛　甘草各一两　犀角三钱

每取末二钱，水煎服。此方内犀角一味，甚有道理，有奇效。

升麻黄连丸〔又〕　酒黄芩二两　黄连一两　升麻　姜汁　青皮各五钱　生甘草三钱　白檀二钱

蒸饼丸，弹子大，每丸细嚼，白汤下。

《局方》凉膈散〔口糜〕　连翘二钱　大黄　芒硝　甘草各一钱　薄荷　黄芩　山栀各五分

加竹叶七片，蜜少许，同煎至半，入硝去渣服。

移热汤〔又〕　生地　木通　甘草　竹叶　茯苓　猪苓　泽泻　白术等分

煎服。此即导赤四苓二散合方也。

柴胡地骨皮汤〔又〕　柴胡　地骨皮各二钱半

《回春》凉膈散〔又〕　连翘钱二分　黄芩　黄连　山栀　桔梗　薄荷　当归　生地　枳壳　赤芍　甘草各七分

理中汤　〔又〕

生肌散　〔上腭〕　木香二钱　黄丹　枯矾各五钱　轻粉钱半

共末，猪胆汁拌晒，再研细，掺或吹。

此方乃解毒去腐搜脓之剂，非竟自生肌也，盖毒尽则肌自生耳。

十全大补汤　〔多骨〕　人参　茯苓　白术　炙草　川芎　当归　白芍　熟地　肉桂　黄芪　姜　枣

金匮肾气丸　〔又〕　熟地　山药　山萸　丹皮　茯苓　泽泻　附子　肉桂　牛膝　车前子

补中益气汤　〔又〕

取朽骨法　〔又〕　石胆　丹砂　雄黄　矾石　磁石等分

用瓦盒收贮，炭烧三日夜，启开，以鸡翎扫取盖上烟灰，注疮内，则恶肉破，骨尽出。

黄连消毒饮　〔悬痈〕

琥珀犀角膏　〔又〕　琥珀　犀角　辰砂各一钱　茯神　人参　枣仁各二钱

为极细末，另研冰片二分半，炼蜜调膏，每用弹子大一块，麦冬浓煎汤化下，一日五服，神效。

治齿病方三十四

升麻石膏汤　〔肿痛〕　升麻　石膏　防风　荆芥　归尾　赤芍　连翘　桔梗　甘草　薄荷　黄芩　灯心

热甚加酒大黄。

滋阴抑火汤　〔龈肿〕　当归　生地　荆芥　防风　黄柏　知母　丹皮　甘草　灯心　白蒺藜

火甚加丹参。

疏风散　〔不肿〕　防风　荆芥　薄荷　黄芩　归尾　赤芍　甘草　灯心　白蒺藜

清胃散　〔胃热〕　黄芩　黄连　丹皮　生地　升麻　石膏

姜黄散 〔风热虫〕 姜黄 细辛 白芷

为末，擦牙，须臾吐涎，盐汤漱口。

安肾丸 〔肾虚〕 茯蓉 白术 山药 桃仁 川乌 萆薢 巴戟 石斛 蒺藜 补骨脂

蜜丸。

细辛散 〔风蛀〕 荆芥 细辛各一钱 砂仁 鹤虱各五分 白芷 川椒 草乌各二分 皂角五钱 荜拨钱半

为末，揩牙。

芦荟丸 〔胃火〕 芦荟 银柴胡 川连 胡黄连 元参 牛蒡子 桔梗 山栀 石膏 薄荷 升麻 甘草 羚羊角

人中白散 〔又〕 人中白二钱 儿茶一钱 黄柏末 薄荷叶 青黛各六分 冰片二厘

漱净口吹之。若走马疳吹此药，涎从外出者吉，入里者凶。

玉女煎 〔阴亏〕 熟地 麦冬 牛膝 知母 生石膏

紫金散 〔风热〕 大黄瓶内烧存性，为末，早晚揩牙漱去，神效无比。

黄连消毒饮 〔牙痈〕

宣通络痹方 〔又〕 羚羊角 白僵蚕 川桂枝尖 煨明天麻 炒丹皮 黑山栀 钩藤钩

消风散 〔风痛〕 甘草 荆芥各一钱 人参 茯苓 川芎 僵蚕 防风 藿香 羌活 蝉退各五分 陈皮 厚朴各三分 细茶叶二分

煎服。或为末，每二钱茶下。

冰硼散 〔火痛〕

犀角地黄汤 〔龈烂〕 犀角 生地 赤芍 山栀 丹皮 甘草 黄芩 灯心

口渴加麦冬。

儿茶散 〔白泡〕 儿茶一味为末，加冰片少许吹。

胆矾散 〔牙疳〕 胡黄连五分 胆矾 儿茶各五厘

为末敷。

秘方 〔又〕 皂角用片瓦刮去外皮，每二钱，入盐钱二分，瓦上炙干，研末吹立效。

犀角升麻汤 〔风热〕 犀角一钱半 升麻 羌活 防风各一钱 川芎 白芷 白附子各五分

日二服。

温风散 〔风冷〕 当归 川芎 细辛 白芷 荜拨 藁本 蜂房各一钱

煎服，仍含漱吐之。

开笑散 〔又〕 白芷 细辛 良姜 荜拨 川椒 香附 蜂房等末

每末二钱，水煎，含漱或擦之。

凉膈散 〔热痛〕 桔梗 黄芩 防风 荆芥 花粉 山楂 赤芍 枳壳 甘草

当归龙荟丸 〔又〕 龙胆草 当归 芦荟 甘草 黄芩 荆芥 生地 赤芍 菊花

泻胃汤 〔又〕 当归 川芎 赤芍 生地 黄连 丹皮 山栀 防风 薄荷 荆芥 甘草各一钱

或加石膏亦可。

调胃承气汤 〔又〕

羌活附子汤 〔寒痛〕 麻黄 附子 白芷 防风 炒僵蚕各一钱 黄柏 羌活 苍术各七分 黄芪 升麻 炙草各五分

水煎，食后服。

当归龙胆散 〔寒热痛〕 麻黄 升麻 龙胆草 黄连 草蔻各一钱 生地 归梢 白芷 羊胫骨灰各五分

为末擦。

二陈汤 〔痰毒〕 茯苓 陈皮 半夏 甘草

加减甘露饮 〔瘀血〕 熟地 生地 天冬 黄芩 茵陈 枳壳 枇杷叶 金石斛 甘草各一两 犀角三钱

每末二钱，煎服。

桃仁承气汤 〔又〕

一笑散 〔疳䘌〕 川椒为末，巴豆一粒，研成膏，饭和作丸，棉裹安蛀孔内，即愈。

定痛散 〔又〕 当归 生地 细辛 干姜 白芷 连翘 苦参 川椒 黄连 桔梗 乌梅 甘草各一钱

水煎，噙漱后咽下。

蜂窝散 〔又〕 蜂房一个，每孔内入胡椒、川椒各一粒，用碗盛之，入水令满，加黄柏如指大三片于内，以碟盖，纸封固，重汤煮二炷香，取出候温，噙漱之，良久吐出。

治唇病方五

苡仁汤 〔唇核〕 苡仁 汉防己 赤小豆 炙甘草各钱半

竹叶石膏汤 〔大渴〕 竹叶 石膏 人参 半夏 炙草 麦冬 粳米

泻黄饮子 〔风热〕 白芷 升麻 黄芩 枳壳 防风 半夏 金石斛各一钱 甘草五分

和中清热汤 〔唇疮〕 知母 黄柏 青黛 桔梗 甘草 生地 赤芍 花粉 丹皮

上唇肿生疮，气实者加酒大黄，气虚者加酒川连。下唇肿生疮，亦加川连。

黄柏散 〔茧唇〕 黄柏二两 密陀僧 五倍子 甘草各二钱

将后三味末涂柏上炙干，刮片贴唇。

治舌病方十二

桃花散 〔生疮〕 延胡索一钱 黄连 黄柏各五分 青黛 密陀僧各三分

吹。

黄连泻心汤 〔舌心疮〕 姜黄连 甘草 生地 归尾 赤

芍　木通　连翘　防风　荆芥

蒲黄散〔舌血〕　海螵蛸　炒蒲黄各一钱

掺。

凉血清脾饮〔肿痛〕　生地　当归　黄芩　白芍　连翘　防风　薄荷　石菖　甘草

伤酒加青黛。伤厚味加大黄、枳壳、山楂。脾火加姜黄连。

犀角地黄汤〔又〕　犀角　生地　赤芍　山栀　丹皮　黄芩　甘草　灯心

口渴加麦冬。

舌垫方〔舌垫〕　防风　荆芥　白芷　细辛　羌活　独活　香附　陈皮　灯心

黄连汤〔木舌〕　酒黄连　酒当归　酒生地　山栀　麦冬　赤芍各一钱　犀角　薄荷　甘草各五分

食后服。

清热如圣散〔又〕　连翘钱半　恶实　黄连各一钱　山栀　花粉各七分　枳壳　柴胡　薄荷　荆芥各五分　甘草三分　灯心二团

稍冷服。

琥珀犀角膏〔又〕　人参　枣仁　茯神各二钱　犀角　琥珀　朱砂各一钱　冰片一分

蜜丸，弹子大，麦冬汤化，日三五丸。

青黛散〔重舌〕　黄连　黄柏各三钱　牙硝　青黛　朱砂各六分　雄黄　牛黄　硼砂各三分　冰片一分

先以薄荷末抹口中，再以药掺。

此方兼治咽疮肿。

冰柏丸〔舌苔〕　黄柏　薄荷　硼砂等分　冰片减半

蜜丸，弹子大，含化。

此方兼治口舌生疮粟。

神圣复气汤〔啮舌〕　酒黄连、酒黄柏、酒生地、枳壳各三分，另用新水浸。又取蔓荆子打碎、细辛、川芎各三分，另用新水浸。又取羌活、柴胡各一钱，藁本、甘草各八分，半夏、升麻各七分，当归六分，郁李仁、人参、防风各五分，炮姜、附子各三分，白葵花三朵去心打碎，水五大盏，煎至二盏，入黄芪、煨草蔻仁各一钱，橘红五分同煎至一盏，乃入前浸两药，再煎至一大盏，去渣，空心热服。

杂病源流犀烛卷二十四

咽喉音声病源流

咽喉证，皆火病也。少阴少阳君相二火经脉，并系咽喉。君火势缓，热结为痰为肿。相火势速，肿则为痹，痹甚则痰塞以死。火有虚实，实火因过食煎炒，蕴热结毒，其证烦渴，二便闭，风痰壅，将发喉痹，先三日必胸膈不利，脉弦而数，必用重剂润下，去其积热，大便下后，方可用去风痰解热毒之药，清利上焦。若大便闭结不通，难治。然壮盛者可用硝黄，微弱者但用滋燥润肠之剂，再虚者止用蜜煎导之。虚火因过饮，或善怒，或好色，痰火上攻，喉舌干燥，便涩，心脉虚数，肾脉微，此水不胜火，宜滋阴降火，不宜全用寒凉，取效一时，致上热未除，中寒复起，毒气乘虚入腹，胸前高肿，上喘下泄，手足指甲青黑，七日后全不进食，口如鱼口者，不治。喉证最忌发汗，误人不浅，或针砭出血，即汗之之义。若寒伤于肾及中肿者，尤忌用针，误针则不救。至如内伤虚损，咽喉失音，无法可疗。喉证过四五日为重，三日前可消。若非急证，一二日不发寒热，三日始发热。若头痛，则兼伤寒，须疏风散寒，必问二便，便利者乃浮游之火上攻，宜消风清热，降气解毒之剂宜清上丸。喉证初发，一寒战即生者，发后身凉，口不碎，又无重舌，或二便俱利，不可认作热证，皆由阴气虚寒而发。其痰不可吊尽，以此痰即身内精神所化，与舌后乳蛾蝵舌之痰毒聚一处，必以流尽毒而愈者不同，若亦流尽，则精神竭而必弊。先以吹药，或用水涣之法，使喉一通，即便服药，第一剂发散和解宜清心利咽汤，第二剂即温补资养以导火宜酌用八味丸、归脾汤。设三四日后，再发寒战，或心痛胁痛骨疼，难治。喉证发时，牙关紧，喉舌肿，口碎腥臭，重舌或舌有黄刺，便秘，即是热证宜石膏败毒散。若证不减，牙关反开，唇不肿，纹如无病人，不治。喉证舌肿满口，色如葡萄，如茄子，如朱砂纸，不治。喉证最忌口渴气喘，痰如桃胶，一颈皆肿，面红紫或青，或纯白无神，不治。喉证有寒伤于肾，致喉花肿者，关乎性命，以喉花即为蒂中，舌下紫筋为舌系，下通于肾，若白肿，不治。喉证无痰者不治。有痰声如曳锯者危，用吹药出痰三次，方可愈宜用金丹，痰不出，加制皂角少许。倘喉碎，先用长肉药，后用碧丹。若至穿烂，多用口疳药加珍珠、龙骨。喉证其痛连胸而红肿，脉浮洪而数者，系肺痈宜蜜调药加桔梗、百草霜。喉中无形红肿者，热也宜多用灯草灰。喉证虽凶甚，若发于外而不见死证，治之必愈。惟缠喉风及伤寒喉闭，为最重最险，难治。喉证凶者，面发肿，白亮无光彩，脉沉微无力，是神气外泄，无阳证也，不治。若面发红肿，脉洪大有力，证虽极重，是有元气火气，治之可愈。喉证腮口内肿烂，用箸缚丝棉蘸水轻搅患处，痛者，用药必愈。若不知痛，即系死肉，不治。喉证切忌半夏、生姜，最喜梨与柿子。妇人喉证肿痛，先问经水，有因经闭而致火上升为患者，宜内服通经药，经通而喉证自愈宜通经丸。以上言喉病之大略也。

兹举其证之可名者，而条列之。一曰喉痹。痹者，闭也，必肿甚，咽喉闭塞，为天气不通，乃风痰郁火，热毒相攻之证。火有微甚，证因有轻重，其总络系于肺胃，急清此二经之热宜牛蒡汤，外用通隘散。然虽属火热，内外表里虚实，不可不辨。

如恶寒，寸脉小，一时所患相同，属天行邪气，宜先表散宜牛蒡汤，大忌酸收，恐郁其邪于内，不得外散。其病之由来有二：一者少阳司天，三阳之气，民病喉痹，仲景用桔梗汤依阳毒施治。一者太阴湿胜，火气内郁，民病喉痹，又太阴在泉，湿淫所胜，病喉肿喉痹，或而青黑，仲景用半夏桔梗甘草汤，依阴毒施治。若不恶寒，寸脉大滑实，为阳盛阴虚，下之则愈宜酌用大小承气汤，亦可用胆矾等涩剂收之。外微而轻者，可缓治宜喉痹饮，徐徐服之，不可骤用寒凉，以痰实结胸，遇寒不运，渐至喘塞不治也。其有中气急，闭塞欲死者，此犹缓证宜僵蚕为末，姜汁调下立愈。或马兰根苗汁和醋，含漱立愈。或将鹅翎蘸马兰汁入喉探吐，拔去顽痰自愈。痰盛，饮汁亦妙。若甚而急，则用吹法、吐法、针法。吹法者，用硼砂、胆矾末吹患处，或以皂角末吹鼻喷嚏亦开。吐法者，用皂角揉水灌入，或新汲水磨雄黄灌入，即吐。又一法，喉病气闭不通，死在须臾，即用温汤半碗入桐油三四匙搅匀，用硬鸡鹅翎蘸探四五次，痰即涌出，再探再吐，以人醒声高为度，后再服药。针法者，用砭针于肿处刺血，若口噤针不能入，则刺少商穴穴在大指甲内，去甲韭菜叶许，左右皆刺二分，出血立愈。若畏针，急分开两边头发，捽住中间头发一把，尽力拔之，其喉自宽。此吹、吐、针三法，随证任用可也。又有阴虚阳气飞越，痰结在上，脉浮大，重取或涩者，此证最危，作实证治必死宜加减八味丸。其喉痹连项肿宜芩连消毒饮，口紧者宜急救方，皆危证。一曰缠喉风，喉肿而大，连项肿痛，喉内有红丝缠紧，势如绞转，且麻且痒，手指甲青，手心壮热，痰气壅盛如锯，手足厥冷，或两颐及项，赤色缠绕，发寒热亦是，皆由平日多怒之故。先两日必胸膈气滞，痰塞气促，最为急证。过一日夜，目直视，牙噤，喉响如雷，灯火近口即灭，此气已离根，有升无降，不治。喘急额汗，不治。治法不外喉痹斟酌服药宜喉痹饮。外用金、碧二丹，频吹。药内加牛黄更速效。若水浆不入，更危宜解毒雄黄丸。一曰乳蛾，有单有双，有连珠。单轻易治，双重难治，连珠尤重。一日痛，二日红，三日有形，会厌一边肿曰单，两边肿曰双，如白星上下相连曰连珠。酒色过度，郁火结成，治法亦不外喉痹宜喉痹饮，外先用碧五金一，后用金二碧三。一曰喉癣，肺热也，喉间生红丝如哥窑纹，又如秋海棠叶背纹，干燥而痒，阻碍饮食，是虚火上炎，痰壅肺燥所致，盐酱及助火等物，到喉则不救，痨病人多患此宜喉痹饮，青灵膏不时噙化，频吹碧丹。一曰喉菌，状如浮萍，色紫，生喉旁。盖忧郁气滞血热使然，妇人多患之，轻则半月，重则月余，宜守戒忌口宜喉痹饮，不时含化青灵膏，吹药初用碧五金一，后用碧三金二。一曰喉痈，喉间红肿而痛，无别形状，由过食辛辣炙煿火酒等物，热极而发，证在胃大肠二经，重者寒热头疼，四五日可愈宜犀角地黄汤，外用金十碧一，频吹之。一曰喉疮，层层如叠不痛，日久有窍，出臭气，废饮食宜枸橘叶汁冲烧酒，频频服。一曰喉杵，喉极肿而极痛宜甘桔射干汤，外点烧盐散。以上皆喉证之最鉅而有名可指者，其余如曰咽嗌痛，不能纳气与食，为地气闭塞。凡病喉痹，必兼咽嗌痛。凡病咽嗌痛，却不兼喉痹，由阴虚火炎也宜喉痹饮倍加荆芥、元参。曰喉燥痛，水涸火炎，肺金受克故也，难治，忌辛热收涩宜养金汤。曰喉中腥臭，肺胃热毒也宜黄芩射干煎。曰喉中结块，此危证，饮食不通宜百灵丸，重者不过两丸。如射干、海藻、牛舌叶汁，俱治。曰谷贼，由谷芒强涩，藏于米而误食之，滞于咽门，不能传化，又为风热壅聚，与血气搏，遂令刺肺也，不急治，亦能杀人宜多取鹅涎灌之。一曰尸咽，由阴阳不和，脾肺壅盛，风热毒气不能宣通，故令尸虫发动，上蚀于喉，或痒或疼，如䘌之候也，此与伤寒狐惑证同，当参考之。以上虽非如喉痹等证之鉅而可名，要皆喉证之可数而不可忽者也。亦有伏气病，名肾伤寒，谓非时暴寒，伏毒于少阴，始衰不病，旬日乃发，脉微弱而咽痛，次必下利，当辛热药攻其本病，顺其阴阳，则水火降而咽疼自已。又有少阳伤寒，不传太阳，寒邪抑郁，内格阳气为热，上行于咽门经会之处，寒热相搏，而成喉痹，用辛湿甘苦以制其标病，以通咽嗌。二者误用寒凉，多致不救。此外又有咽肿痰盛者宜清心利咽汤，外吹僵蚕散。又有咽痛不肿者宜甘桔射干汤。又有已汗下，余肿不消者宜元参解毒汤。又有久嗽喉痛者宜柿霜丸含化。又有喉肿如丸者宜龙脑丸含化。又有喉中如有物，不能吞吐者宜木香四七丸。又有喉中食噎如有物者宜含化丸。又有喉中痰涎壅盛者宜苏子降气汤。又有积饮停痰，蕴热膈上，至咽喉肿痛，胸膈不利，咳吐痰涎，舌干口燥，无表里证相兼者宜连翘散。又有走马喉痹者宜马勃、焰硝各一两，为末，每吹一字，吐涎血即愈。又有风毒咽肿，咽水不下，及瘰疬咽痛者宜水服莨菪子末二钱，神效。又有肺热喉痛，有痰热者宜甘草鼠粘汤。又有热病咽痛者宜童便含之效。又有悬痈喉痛，风热上搏者宜启关散。又有悬痈垂长，咽中烦闷者宜枯矾、盐花等分，研，箸头频点在上，去涎。又有喉中生肉者宜棉裹箸头拄盐揩之，日五六度。又有脾肺虚热，上攻咽喉生疮者宜麦门冬丸。又有喉痹已破，疮口痛者宜猪脑蒸熟入姜醋吃之愈。又有锁喉蛇瘴，岭南人多受朴蛇瘴气，项大肿痛连喉者宜赤足蜈蚣一二节，研细，水下愈。又有露地之物有天丝着上，食之咽喉生疮者宜白矾、巴豆烧灰，吹入即愈。又有咽喉微觉肿痛，声破难言者宜桔梗汤。又有喉痛因于相火，用凉药不愈者宜六味丸加桔梗、元参、知母、黄柏。又有七情气郁，结成痰涎，随气积聚，坚大如块，在心腹间，或塞咽喉如梅核粉絮状，咯不出，咽不下，每发欲绝，逆害饮食者宜四七汤、噙化丸。又有风火上郁，咽痛头胀或项肿，当用辛凉者宜滑石、连翘、桑皮、射干、杏仁、西瓜翠衣。又有肾液不收，肝阳上越，巅胀流涕，咽喉微痛者宜六味丸加生地、车前、五味。以上零星喉证，又各有治法如此。而更有总治一切喉中热毒之方宜清上丸，总治一切喉中生疮之方宜牛蒡汤，总治一切喉闭喉风，痰涎壅塞，口噤不开，汤水难进之方宜金锁匙吹之，痰自出，如痰未出，肿不消，当刺少商穴，斯三者备，喉证更无遗患矣。要之，咽喉者，心肺肝肾呼吸之门，饮食音声吐纳之道，关系一身，害人迅速，故曰走马看咽喉，言不可迟误也。

【脉法】《正传》曰：两寸脉浮洪而溢者，喉痹也，脉微而伏者死。《回春》曰：咽喉之脉，两寸洪溢，上盛下虚，脉忌微伏。

【咽喉会厌舌分别】《灵枢》曰：咽喉者，水谷之道也。喉咙，气之所以上下也。会厌者，音声之户也。悬雍者，音声之关也。《得效》曰：喉候气，咽咽物。咽接三脘以通胃，故以之咽物。喉通五脏以系肺，故以之候气。气喉谷咽，较然明白也。子和曰：喉以纳气而通于天，咽以纳食而通于地，会厌筦乎其上以司开合，掩其喉则食下，不掩之则其喉错，必舌抵上腭，则会厌能开其喉矣，四者交相为用，缺一则饮食废而死矣。《直指》曰：悬雍，生于上腭，虽不关于咽喉，其暴肿，亦热气也。又曰：悬雍谓之帝钟，其肿而垂下，有长数寸者，名帝钟风，宜用盐矾散，不可针破，针则杀人。《入门》曰：悬雍者，音声之关，若脏腑伏热上冲咽喉，则悬雍或长而肿。

【咽喉病原由证治】《内经》曰：一阴一阳结，谓之喉痹，痹与闭同。《入门》曰：一阴肝心包，一阳胆三焦，四经皆有相火，火者痰之本，痰者火之标也。《正传》曰：咽喉病轻重之异，乃火之微甚故也。《得效》曰：凡咽喉闭，毒气归心，胸前肿满，气烦促，下部洞泄不止者死。

附录：《尤氏喉科秘传》

吾邑尤氏，为喉科专家，世传秘法，

兹幸得之，故特附于此。

其书曰：喉证一二日肿痛，三四日势定，有形，每至三日必发寒热，或头痛，刻刻吹药，总不可缓，方有生机。喉痹者，总名，属风属痰属热，皆因火郁而兼热毒，致生乳蛾等证，大要去风痰，解热毒，其证自愈。单乳蛾多因酒色郁结而生，其证生喉旁，初起一日痛，二日红肿，三日有形，如细白星，发寒热者凶，四日凶势定，大约四五日可愈，吹青药五分，黄药一分，后黄二青三同吹，出痰，兼服煎剂宜喉证主方，俟大便走后，证自痊矣。如至三日，喉中但红肿而无细白星，即为喉痛，宜辨。双乳蛾，细白星左右俱有，药照前用。左属心，右属肝，煎药于主方内，左宜加黄连、犀角，右宜加赤芍、柴胡，双蛾则兼用之。大便闭加枳壳、元明粉。连珠蛾，二白星上下相连，又或状如缠袋，用药照前。单蛾轻，双蛾重，连珠更重。喉痛，过食辛辣炙煿厚味醇酒，感热而发，属肺，无形状，止红肿而痛，重者亦发寒热头痛，四五日可愈，用青药加黄药少许，内服药宜胶子蜜调药，喉证主方。喉癣为虚火上炎，肺金太旺，致攻咽喉，生红丝如哥窑纹，如秋海棠叶背后纹，饮食阻梗，咽痛，虽不丧命，不能速愈，用青药频吹，不时噙胶子药，再服主方，加土贝母下气。须戒忧思怒愤酒色，忌一切鲜食物，及动风动火之物，用药医治，一月可愈。若不守戒，不忌口，用药迟延，必至证重难愈，久则声哑，而肺金受伤，不治。喉菌属忧郁血热气滞，妇人多患之，状如浮萍略高，面厚紫色，生喉旁，初起用青九黄一，后黄二青三，内服主方，不可间断，亦难速效，轻则半月或二十日可愈，重则经月或月余，治之得法可愈，亦须守戒忌口。蟲舌喉痈，凡肥人感热性躁者，多患此，煎药犀角地黄汤加减，吹用黄药，但此须吹至舌根下两旁，时刻难间，方能速愈，喉内用青十黄一，亦须勤吹。凡舌下生如小舌样者为蟲舌，连喉肿痛即为喉痈，喉不痛者非痈也。大抵蟲舌兼喉痈而发者，十有六七，其势凶。喉闭，伤寒后发难治，为气闭不通，无形无声。缠喉风，曰缠者，自颐缠扰赤色，寒热，心中躁急而发，先两日必胸膈气紧，出气短促，忽然咽喉肿痛，手足厥冷，颈如绞转，热结于内，肿扰于外，且麻且痒，喉内红丝缠紧，手指甲白色，手心壮热，喉肿而大，风痰壅盛如锯是也，最为急证。初起一日，即用药频吹，更服药犹可治。若过一日夜，目直视，喉中雷鸣者不治。灯火近口即吹灭者不治。

若喘急额汗，危在旦夕矣。倘下药俱加牛黄。已上诸证，十难一生，不可轻治。伤寒后患连珠蛾及喉闭者，不治，其证喉项强硬，目睛上视，故多不治也。凡喉证非急者，一二日未必发寒热，证尚轻缓，至第三日必寒热，证必加重，须审二便通闭。如通，证亦可减，不过浮游之火，上攻咽喉，宜服消风清热降火解毒药，即愈。若二便闭，乃内有实火，非用降火解毒重剂，及通二便之药，火何从泄，病何从解，头痛不痛亦要问。凡治喉证，必吹药四五管，方可出痰，必出痰三四次，可以痊愈。初一管必用黄药多为要，宜对喉重口一吹，急提出管，恐痰即欲呕出故也，余俱轻口吹之。凡喉证先碎者，须先用长肉药吹之，后用青药。凡出痰，不但黄药多用，须单用青药吹入喉中，方能钓出顽痰。初起一二日用青药，渐渐多加黄药。势甚者，黄药为君，或单用青药。凡喉证，必大便去后，方可望痊，如闭结，不可轻许其愈。凡喉证无痰者，不治。喉闭多因先患劳病重证既久，虚火上升，荣血已竭，喉之上腭有红点，密密如蚊虫咬斑，此系危笃将殂，断不可治也。凡喉连胸红肿，此系肺痈之证，必用蜜调药，加百药煎为要。凡喉证初起，大便闭，宜大黄、元明粉下之，则火自降而易痊。若五六日后，不食而大便秘，用大黄、元明粉，反立毙。盖以病后胃虚，元气已弱，故禁用此二药，虽闭甚，只宜用蜜导法，此秘诀也。凡吹药，不但患处要吹，并四围好肉上亦要吹，方不延开，且易愈。凡吹喉内药，须用气和平，用管周围吹之为妙。凡用青药，看凶证，冰片多于甘草，将愈，甘草多于冰片。凡药入瓶须捺实，及用时，须将管发松，毋忽略也。

青药方 炼矾 牙硝各三分 百草霜 硼砂各五分 薄荷末二分 灯草灰 冰片各一分

炼矾法：明矾研细，入倾银罐内半小罐，将罐入炉，用桴炭火煨烊，以铜箸针入罐底搅之，无矾块为度，即将研细上好枪硝投入矾内十分之三，次将研细白硼砂投入矾内亦十分之三，少顷再投入生矾末，逐渐投下，候矾烊尽，照前投硝硼少许，如是逐渐逐层投完，直待矾铺出罐内，高如馒头而止，须加炭火，烧至矾枯干，然后用瓦片一大块，覆罐上一时，取起，将牛黄少许为细末，用水五六匙调和，以匙抄滴矾内，将罐仍入火内，烘干即取起，连罐覆合洁净地上，地上用纸衬罐子，罐上再用碗覆之，过七日收贮。须炼矾至轻松，无竖纹者佳，如坚实有竖纹，即不堪用。煅时火候，初起宜缓，亦不可太缓，恐矾僵定，不易熔化，致有竖纹，中后须用武火，若矾未烊尽即投硝硼，亦不能熔化，致有竖纹。凡银罐须要生者，先用炭火烘炉，然后入炉，不致炮碎，亦不可放湿炭上烘，使湿透入罐，经火亦必致炮碎矣。

煅灯草法：择肥白灯草一把，铺净桌上，清水喷湿，候至灯心内潮湿为度。将笔套一个，要完固不碎，两头厚薄相匀，用水湿管内，以湿红纸团塞紧一头，即将湿灯草捏入管内，以竹箸打实，倾去水，塞满后，再以湿纸团塞口，入桴炭火煅之，烟绝为度。取出放净砖地上，须以水预先喷湿地上，碗盖之待冷，剥去笔套灰及纸灰，拆开灯草灰，须黑水成团者佳。煅时勿笔套炮碎，碎则无用。不可煅过，过则灰无用，又不可煅生，生则灰不成。此药最轻，煅时极难得法，须平日多制，以备急用。

取百草霜法：即锅底灰也。烧茅柴者佳。须取近锅脐者可用，若锅底心、锅口边者，俱不用。先轻刮去上面一层。

配药法配成即碧丹：每炼矾三分，加百草霜半匙，研细，次入灯草灰一厘，研匀如瓦灰色，再入甘草末三匙，薄荷末二分，研，再入上好冰片半分，多加尤妙。研匀细，入磁瓶，纸塞紧口，勿令出气。用时以乌金纸包此药。须时配合，若合过五日即不效，五日内遇阴雨，亦无效也，不得草率。

如吹喉证，欲出痰，加猪牙皂角末少许。惟喉痈及单乳蛾轻证，单用青药即效。若遇重证，须兼黄药用之。若二药兼用，前后多少，最为要诀。凡初起，用青药九分，配黄药一分，吹过五管，次用青八黄二，再次用青七黄三。如证重，青黄对半用，用至三五次，痰涎必不壅，然后用黄六青四，将管直对喉中，重吹一次，立刻收管，即吊出痰，此要诀也。若证重甚，用黄八青二尤效。凡初起吹一次，须令患者低头开口，溜出痰涎。凡遇春夏时配药，青药多用薄荷，少用制矾。秋冬制矾多用，薄荷少用。此要诀。加硼砂少许，薄荷须二试者为妙，其梗叶细，味辛凉，若头试梗叶大，三试味薄，俱不堪用。青药，驱风消痰，清热解毒，真是良方，然性尚缓，不及黄药能消肿毒，除风热，开喉闭，出痰涎，最为神效。然证初起，黄药不可多用，因其能直透入内，且善走散，若初起即多用之，恐药与病不相入也。喉证即重，三日前尚未成脓，药能消散之，故尚无虑，至五日已成脓，必难消散，穿破后必烂成窠，为难愈耳，烂处须用口疳药多加龙骨、珍珠。

黄药方 蒲黄二分 硝九分 硼砂 冰片 薄荷叶各一分

制硝法：马牙硝长白厚大者，温汤蘸过，棉纸挹干，仍用纸包好，放灶上盐罐洞内五六日，自干，白如霜。或用柴灰置饭萝内，以硝一大块放灰上，水淋过，留盆内一宿，硝自凝结，捞出放热灰上收干，仍用纸包放盐罐洞内。倘未制就，急切要用，炒干亦可。生硝必提过则味淡而性平，且合药可以留久。每硝八两，水四饭碗，煎三碗，取起入尖底凸口砂盆内，将竹黄篮片做品字样，竹竿放在盆内，过一宿，硝自凝结于底，提起竹竿，则硝自起，此须十二月内制之为佳，此又一法也。僵蚕择其细直而腹小者，为雄，可用。粗而腹大者，为雌，不可用也。将牙刷蘸水刷去石灰，瓦上文火炙如酱色，又要折断中间无筋连者佳，研细。猪牙皂角，取坚小不蛀者，瓦上炙至色光明而脆为度，去两头研末。蒲黄生用，用罗绢筛细黄末，去粗褐色者。

配药法配成即金丹：每牙硝一钱，蒲黄四分，研细，次下僵蚕末一分，牙皂末一分半，共研极细，如淡鹅黄色，加上好冰片一分，研匀，此药可留久，虽经年可用，惟冰片临时加可耳。上药，姜能消肿出痰，若遇牙叉、穿牙疔，专用此药治之。如咽喉等证，则兼用青药。看证轻重，多少用之，证重者再加牛黄，如喉闭及缠喉风，加僵蚕、牙皂，余只用牙硝、蒲黄可也。

口疳药 上好薄荷叶研细，绢筛，三分 儿茶末二分半 制黄柏末一厘 白龙骨末二厘 坚细白芷末如肿痛用三四厘，如不肿痛用二厘半 生甘草末用五厘 珍珠细末五厘

共研极细，加上好冰片三厘，再研匀，入磁瓶封固，凡遇口碎及各种口疳，用此治之。若初肿起而热甚者，多加薄荷及冰片，取其辛凉能发散也。若患不肿热甚，且病，则宜以长肉为主，用长肉药。

长肉药 即前口疳药，多用儿茶末、龙骨末配成紫色。

凡治喉证碎者，亦用此长肉药。如治走马牙疳、穿牙毒。凡极重口疳，初生小儿胎毒口疳，本方加牛黄，倍珠末，无不奏效。若黑臭烂者不治。小儿黄色胎疳，如干橘囊者不治。如痧痘后口疳，去黄柏、龙骨，加牛黄，倍珠末。大抵遇极凶证难效者，或欲速愈见奇，加牛黄五厘，珠末六厘更妙，二味宜多加，痘后疳非此不除，余证加之，则效如神。此系口疳药秘诀。口疳重证药内加上好滴乳石少许，上好珍珠少许，入儿茶内研极细，此亦秘诀。

制黄柏法：先用荆芥穗为君，甘草为臣，煎浓汤，浸黄柏柔软为度，取起摊瓦上，慢火炙至金黄色，如焦色者去之，再以白蜜汤漉过，一次晒干听用。甘草须择细小坚实者。

胶子蜜调药 薄荷叶末为君 炼矾为臣 灯草灰 川贝母二味为佐 百草霜 冰片 甘草末三味为使

先将炼矾、百草霜研和，后入灯草灰再研，后入薄荷、贝母研极细，方入冰片再研和，配成青灰色，用白蜜调，治喉癣、

喉菌，须时时刻刻噙咽。若证重，兼服煎剂及用吹药。

喉证煎药主方 牛蒡子炒研 前胡 连翘 金银花 黑山栀 甘草 枯芩炒黑 元参 桔梗 花粉 薄荷

加灯心三十段，泉水煎。如发寒热加小柴胡。头痛加煅石膏。胸膈饱闷加枳壳。郁热而发加赤芍、贝母。口渴加麦冬、知母。

玉液上清丸 苏州薄荷叶十四两 柿霜五两 桔梗四两半 甘草三两半 川芎二两八钱 川百药煎五钱 防风两六钱 砂仁四钱半 福建青黛三钱 冰片 元明粉 白硼砂各二钱

此吴阳谷所传方也。研细末，蜜丸芡实大，每服一丸，不拘时噙化，专治风痰上壅，头目不清，咽喉肿痛，口舌生疮。服之生津液，化痰涎。昔宋神宗患喉痹，服此药一丸，立愈。

咽喉肿痛方 百草霜六钱 梅矾一两 甘草三钱 片脑不拘多少

此方兼治乳蛾牙叉等证。若治缠喉风、喉闭，一切急证，用梅矾一两，生甘草三钱，儿茶五钱，雄黄二钱，珍珠、琥珀各六分，自死僵蚕去头足炙脆为末，麝香少许，薄荷一两。又有时去雄黄，加蒲黄六钱。

制梅矾法 取大青梅圆嫩而脆者，先切下圆盖，好好去核，将白矾研细，捺入梅内，仍用圆盖覆上，以竹钉钉好，过一夜，明晨以炭火煅之，梅不用，其矾轻白如腻粉，味极平酸，收贮磁瓶听用。

通治咽喉口舌唇齿等证君臣佐使药味别名

君药四味金丹合 玉丹制 碧丹合 王丹制

臣药十味叠玉有二用 脆玉有二用 软玉同制 香玉另研 滴玉煅 碎金研筛 片金制 青霜研筛 绿霜飞 元霜研

佐药十味凉草研细 苦草研细 甜草研细 轻药煅 涩药炙脆 天虫炙脆 紫玉研细 赤土研 地虫酒炙脆 香草研

使药十味酉金煅　丑金研　辰金煅　红脆研　圆明煅或生研　酸果制　人霜煅　香脐研　象胆研细　麸炒研

金丹即黄药　玉丹即炼矾　碧丹即青药　王丹即制黄柏　香玉即冰片　轻药即灯草灰　酸果即梅矾　辰金即龙骨　碎金即蒲黄　香草即白芷　紫玉即儿茶　红脆即琥珀　赤精即朱砂　叠玉即明矾　天虫即僵蚕　甜草即甘草　香脐即麝香　青霜即青黛　软玉即硼砂　地虫即蜣螂　脆玉即牙硝　涩药即牙皂　元霜即百草霜　丑金即牛黄片金即黄柏　圆明即珍珠　苦草即黄连　人霜即人中白　赤土即血竭　绿霜即铜绿　酉金即鸡内金　滴玉即乳石　象胆即芦荟　凉草即薄荷　榍子即牛蒡子

以上皆《喉科秘传》也。但其书总论云，言咽喉，则牙舌即包罗于内，故口齿唇舌等证治，相连而及。并其方药，有即与喉科通者，余此书本各分门，然因尤氏之书杂举，不便采摘分隶于各门之下，故姑取口牙唇舌等治法，亦并录于喉证之后，庶方药可以类查，不至琐杂难稽也。

其书曰：颈痈，胸前红肿，形在外亦欲内攻，甚则喉肿而闭，出脓，外急以药敷之宜三黄散，内吹青药，服煎剂宜喉证主方。面痈与前证相仿，大抵属郁。托腮痈生于腮下，因过饮醇酒，多食厚味，热毒所结而生，治法如前。舌痈，舌红而肿大，属心经火盛，角额亦红肿，吹药用青黄对半，须吹至舌根方愈，煎药多加黄连、山栀、犀角。木舌，舌肿大如煮熟猪肝，不能转动，生舌根下，状如白枣，有青紫筋，不能速愈，半月可痊。如初起不疼，不发寒热，渐渐肿大，初起愈迟，则愈难疗。因忧郁而发，内服煎药宜舌证主方，外用青药加黄药，初起青黄对半，后单用黄药。舌菌属心经，多因气郁而生，舌上如菌状，或如木耳，其色红紫。紫舌胀属心火，内必烦躁闷乱，吹药单用青，内服药宜犀角地黄汤加减，一二日可愈也。悬痈生于上腭，有紫泡如豆大，用簪脚挑破，血出即愈，或用口疳药吹一次，亦可。牙槽风初起，先齿痛不已，后牙根肉浮肿，紫黑色，或出血，久则腐烂而臭，急用吹药宜用冰王方加牛黄、儿茶、珍珠，然不能速效，必至半月始愈。初治五日，紫色退至白色，再至五日，可长肉，再治五日，方可望痊。此证若久不愈，甚则齿缝出白脓，谓之牙漏，极难调治，须戒酒色，忌食一切辛辣炙煿，内服滋阴降火之剂宜犀角地黄汤加减，外用口疳吹药，方可渐愈。甚则齿落，上爿左边第一门牙落者，不治。已上二经，皆属胃火肾虚，内必须服煎剂为妙。牙痈，其初起有小块，牙根肉上，或上或下，或内或外，其状高硬，即用口疳药吹之，能消。牙菌生于牙根，紫黑色，高起如祟，用口疳药治之，此系火盛血热而兼气滞，宜内服煎剂。穿牙疔，先二日牙痛，发寒热，后痛不可忍，牙根上发一块，紫色，用黄药略加青药治之，内服凉血解毒，降火消疔之剂。此证初起未破，名穿牙疔，已破即穿牙毒，一证两名。穿牙毒用口疳药加牛黄，倍珠末、儿茶治之，内服煎剂，其色青者不治，红者可治。牙叉生于牙根叉中，齿不能开，牙关紧闭，用黄药吹之，须吹到牙叉中，肿块消散方止。此证初起势甚，至夜尤甚，然不难愈，亦不伤命。大凡患牙痈，牙根红肿，但牙关不紧，口能开合。若患牙叉，则牙根胀肿而大，牙关紧闭，口不能开，先用青黄二药吹入牙根，外用黄速香削成凿子样，渐搔进牙门，则牙渐开，方可吹进黄药。牙搔属胃火，如豆大，或内或外，先用黄药，后用口疳药多加薄荷、冰片，煎药内多加石膏、连翘。牙宣牙缝出血，上属肝，下属胃，实火上攻故也。亦有胃虚火动，腐烂牙根，以致淡血常常渗漏不已，内服清胃凉血之剂，外用珍珠散。又胃虚火动，腐烂牙根，外用长肉药吹之，内服扶脾清火之剂。鹅口，初生月内小儿，满口舌上生白屑如鹅口样，先用丝棉卷箸，水中蘸湿，缴去舌上白翳，用口疳药吹之，频缴频吹，自愈，内亦须服药宜犀角丸，或犀角汁，或化毒丸。马牙疳，初生小儿胎内受热，见风即生，但看牙根上有白色如脆骨者即是，先用温水青绢缴净口内，竹箸撬开牙根，将银簪脚浅浅挑碎，出血缴净，吹口疳药，立愈。此证初发，出胎即打喷嚏，含乳不吮，其病已深，若不急治，入腹即死，切勿误作黄疸之类，出胎便当看视，日日要挑，至三四日病即成，五六日坚硬难治，甚有发而又发者，大约百日外可免此患。小儿走马牙疳，及大人牙槽风，俱要防齿落，上爿左边门牙，为牙中之主，此牙落，则余牙尽落矣，最重难治。若此牙不落，余牙虽落无妨。凡治牙疳，俱用黄药多青药少，倘有碎处，先用长肉药吹一管，后用本药吹之，无虞。凡治口疳，用丝棉轻搅，切不可用青布，恐布硬，一触患处，以致疼痛也。凡唇上干，难吹药者，用蜜调敷上，或用汤水湿其患处，再用吹药。凡患口舌等恙，吹药后舌上无涎，干如橘囊者，不治。凡遇口舌腐烂无血出者，不治。

舌证主方 黄连 黑山栀 犀角 连翘 丹皮 生地 赤芍 麦冬 甘草 木通

如兼口唇必用煅石膏为君，以泻脾火。惟舌属心，故专泻心火。如有郁兼有积痰，加贝母。不拘咽喉口舌等证，如大便闭结，加枳壳、元明粉，引用灯心。凡病后忌用寒凉，恐妨大体。

牙证主方 元参 丹皮 知母 甘草 白芍 地骨皮 山栀 黄柏 车前子

如热甚加煅石膏为君，炒黑升麻为佐。如有风加荆芥穗。如虚加枳子、熟地，去山栀。如解毒加黄连、连翘。如穿牙疔毒，则用消肿解毒之药，加紫花地丁、甘菊。凡舌肿大，生蒲黄加冰片敷之。舌出血用炒蒲黄。蟗舌喉痈，大便秘，煎药内加大黄、元明粉。小便不利，煎药内加六一散甚效，此心法也。

齿乃肾之标，骨之余。足阳明胃脉贯络于齿上根，手阳明大肠脉贯络于齿下根，属肾热有风寒，亦有因肾虚。一儿两唇肿黑，势甚可畏，服药用连翘、牛蒡子、煅石膏、黄连、山栀、生地、丹皮、花粉、枳壳、元参、桔梗、甘草、木通。如热加薄荷、前胡，大便秘加元明粉一钱，通即去之，外用口疳吹药，多加薄荷、冰片。

口疳喉内结毒吹药　薄荷末一钱　儿茶八分　天灵盖煅，三分　珠末二分　朱砂　甘草末　牛黄　冰片各一分

如广疮结毒，加上好轻粉少许。一方加升丹、红粉霜。

三黄散　生大黄　姜黄各二钱　生蒲黄五分　冰片五厘　麝香二厘

共为细末，用白蜜调，加葱、姜汁二三匙敷患处，或芭蕉根汁，或扁柏汁和蜜调，俱可。

此方治颈痈、面痈、打腮痈等证，并治小儿丹毒，兼敷阴证。

人中白散　人中白制　鸡内金　挂金灯子　青黛　鹿角灰　蒲黄　薄荷　白芷　冰片　甘草

共为末吹之。治牙叉七日愈。治舌根痈五日愈。治重舌七日愈。治喉蛾三四日愈。治喉菌半月可愈。消肿用金、玉二丹，碎用碧丹。

制人中白法：取多年溺器一个，用水灌放火炉上，滚则倾出，如此三五次，去尽秽气，然后盐泥封固，大火煅之，半日取起，冷定，去泥壳，取溺器内淡红色者，置地上去火毒听用。

玉钥匙　用巴豆压油于纸上，取油纸捻成条子，点火吹灭，以烟熏入鼻中，一时口鼻流涎，牙关自开。

此方专治牙关紧闭。

黄袍散　薄荷叶一两　黄柏　甘草各三钱　黄连二钱　冰片不拘多少

此方专治一切口疳口碎，走马胎疳，痧痘后疳，口糜口腐等证。

蓝袍散　铜青水飞，净　生甘草各二钱　白芷一钱　硼砂二钱　楝子去蛀，打碎，炒黑研末，二钱

冰王散　冰片八分　人中白　黄柏　蒲黄各一钱　薄荷叶

黄连各钱半　甘草　青黛　硼砂　朴硝各五分　枯矾少许

共为末，内吹外敷俱妙。兼治丹毒。

犀角丸　犀角　粉草　朴硝各二钱　桔梗一两　赤苓　生地　连翘　新牛蒡子　元参各五钱　青黛一钱

蜜丸，龙眼大，每一丸，薄荷汤下。兼惊则朱砂为衣。

此方专治小儿走马牙疳。通治小儿诸疮，及痧痘后余毒并效。

十宝丹　梅矾　薄荷　儿茶各一两　甘草五钱　乳石三钱　血竭　珍珠　琥珀各二钱　冰片三分

此方口喉通用。

附录：杨氏咽喉十八证名目及咽喉看法

喉痹、缠喉风、单乳蛾，其形圆如箸头，生喉中左右，若生下关不能见者，难治宜罗青散。又方，不论单双蛾，用牡蛎粉四匙、陈醋一盏，砂锅煎数沸，待冷，不时噙漱，止痛平肿甚效。双乳蛾，两个生喉间关下是也，难治宜罗青散、消毒散。蝉舌风，舌下再生一舌也。牙蜞风，牙根肿甚，聚毒成疮是也。木舌风、舌黄风，舌上黄色肿痛。鱼口风，如鱼吸水是也，不治。悬蜞虫毒风，上腭肿，汤水难入，形肿如鸡卵。抢食风，亦名飞丝毒，生口中，或食鲤鲙恶物发泡是也。攦颊风，腮颊结肿，牙尽处肿破。喉风风，自颐缠绕赤色，寒热。松子风，口内满喉间，赤紫如猪肝，张口吐物，则气逆关闭，饮食不入。崩砂疳口风，自舌下牙根上赤肿，口内作嚳，如汤之热，牙根渐烂，齿牙渐脱。连珠风，自舌起，初起一个，又起一个，甚者三五七九个，连珠生起。蜂子毒，或在脸腮洋烂，或在喉关舌下作嚳，色黄如蜂。走注瘰疬风，颈项结核五七个，皮肤赤肿，作寒热。

【咽喉看法】初起红色肿痛，语声清朗，无表里证相兼者轻。如已成肿痛，咽喉半开半闭，咯吐痰涎，饮食稍进者顺。

咽喉肿闭，牙关紧急，言语不清，痰壅气急，声小者险。咽喉骤闭，痰涎壅塞，口噤不开，探吐不出，声喘者死。生疮之后，毒结喉间，肿痛腐烂，吐纳不堪，声哑者重。久嗽，痰火虚阳攻上，咳伤咽痛，但见声嘶面红者死。

音声病，肺家火热证也。盖声哑者，莫不由于肺热，宜降气清热，润肺生津，凉血益血宜郁金、生地、蒲黄、茅根、白及、阿胶、童便、知母。声重者，莫不由于肺热痰稠宜用前药加薄荷、竹沥。暴喑者，莫不由于火盛，宜降气发音声宜苏子、贝母、桔梗、枇杷叶、百部、竹沥、天冬、麦冬、梨汁、甘草、薄荷、元参、桑皮、童便。亦有寒包热而声哑者宜郁金汤。亦有风毒入肺而失音，或痰迷而舌强者宜防己、僵蚕、木通、菖蒲、竹沥、山栀、南星、半夏、荆芥、陈皮。亦有喉音如故，但舌本不能转运言语，由于体虚有痰者宜补虚汤。亦有中风病，而舌强、舌卷、不能言者宜大秦艽汤，若天热，加知母五分。亦有劳嗽失音，但喉声不清者宜诃子汤。亦有痰结喉中，语不出者宜玉粉丸。亦有久嗽失音者宜蛤蚧丸。亦有暴嗽失音者宜杏仁桑皮汤。亦有初感风邪，骤用参芪五味而喉哑者宜细辛、半夏、生姜。倘邪去仍嗽，肺管开也宜五味、乌梅，一敛即愈。大抵总治喉音哑，久嗽声哑，须用清滋之品宜清音汤。

【音声原由证治】《直指》曰：肺为声音之门，心为声音之主，肾为声音之根。风寒暑湿气血痰热邪气干于心肺者，病在上脘，随证解之，邪散则天籁鸣矣。若肾虚不能纳气归元，致气逆而上，咳嗽痰壅，或喘或胀，胸腹百骸，俱为牵制，嗽益重，气益乏，声益干矣。以上言声音出于肾。钱仲阳曰：大病后，及虚劳病，虽有声而不能言，又能进药，此非失音，乃肾怯不能上接于阳故也，当补肾，失音乃感风寒而卒病耳。以上言肾怯与失音相似。《内经》曰：中盛脏满，气胜伤恐者，声如从室中言，是中气之湿也。《灵枢》曰：病人语声寂寂然善惊呼者，骨节间病。语声喑喑然不彻者，心胸间病。语声啾啾然细而长者，头中病。《回春》曰：肝病声悲，肺病声促，心病声雄，脾病声慢，肾病声沉，大肠病声长，小肠病声短，胃家声速，胆病声清，膀胱病声微。东垣曰：湿胜则声音如瓮中出矣。以上言听音辨证。《灵枢》曰：寒气客于会厌，则厌不能发，发不能下，故无音也。《得效》曰：醉卧当风，使人卒失音。丹溪曰：风冷，能令人卒失音。以上言卒然无音。《纲目》曰：喑者，邪入阴分也，然有二证：一曰舌喑，乃中风舌不转运之类是也；一曰喉喑，乃劳嗽失音之类是也。盖舌喑，但舌本不能转运言语，而喉咽音声则如故也。喉喑，但喉中声嘶，而舌本能转运言语也。以上言喑哑有二。《得效》曰：五脏久咳则声嘶，嘶者，喉破也，非咽门病。《入门》曰：用力颤掉声嘶，乃气虚卫冷甚也。丹溪曰：咳嗽声嘶，乃血虚受热之故也。以上言声嘶。《内经》曰：不得卧而息有音者，是阳明之逆也。足三阳本下行，今逆而上行，故息有音也。阳明者，胃脉也，阳明逆，不得从其道，故不得卧也。夫起居如故，而息有音者，此肺之络脉逆也。络脉之病人也微，故起居如故，而息有音。以上言息有音。扁鹊曰：病人五脏已夺，神明不守，声嘶者死。《入门》曰：内伤虚损，因疮失音者不治。病人阴阳俱绝，失音不能言者，三日半死矣。以上言声音不治证。

治咽喉病方四十一

喉痹饮 〔总治〕 桔梗 元参 贝母 荆芥 薄荷 僵蚕 前胡 甘草 花粉 灯心 牛蒡子 款冬花

清心利咽汤 〔痰盛〕 黄连 黄芩 防风 荆芥 薄荷 桔梗 山栀 连翘 元参 大黄 朴硝 甘草 牛蒡子

吹药方 〔又〕 火硝钱半 硼砂五分 僵蚕二分半 冰片二厘

八味丸 〔又〕 熟地 山药 山萸 丹皮 茯苓 泽泻 附子 肉桂

归脾汤 〔又〕

石膏败毒散 〔热证〕

通经丸 〔经闭〕 桂心　青皮　大黄　姜炭　蓬术　干漆　当归　桃仁　延胡索

牛蒡汤 〔喉痹〕 升麻　牛蒡子　黄药子　元参　紫背浮萍　桔梗　甘草　天花粉

外用通隘散吹之。

通隘散 〔又〕 硼砂二分　儿茶　青黛　滑石　寒水石各一分　黄连　黄柏　蒲黄　枯矾各半分　冰片二厘

大承气汤 〔阳盛〕 大黄　芒硝　厚朴　枳实

芩连消毒饮 〔项肿〕 柴胡　羌活　黄芩　黄连　防风　荆芥　白芷　川芎　连翘　桔梗　枳壳　射干　大黄　甘草　牛蒡子等分

惟桔梗加倍。

急救方 〔口紧〕 马兰梗叶打汁，入醋少许滴鼻中，或灌喉中，痰自开。

解毒雄黄丸 〔喉风〕 雄黄　郁金各一两　巴豆十四粒

醋糊丸，绿豆大，醋磨，下七丸，吐痰即愈。不吐再服，或就肿处刺血，以牙硝吹点之，或刺手大指之少商穴。

青灵膏 〔喉癣〕 薄荷三钱　贝母一钱　百草霜　甘草各六分　冰片三分　玉丹二钱　元丹八分

共研细，蜜丸噙化。

犀角地黄汤 〔喉痈〕 犀角　生地　赤芍　山栀　丹皮　甘草　黄芩　灯心

口渴加麦冬。

甘桔射干汤 〔喉杵〕 桔梗二钱　山豆根　甘草　射干　连翘　防风　荆芥　元参　牛蒡子各一钱二分　竹叶十片

养金汤 〔咽燥〕 生地　阿胶　杏仁　知母　沙参　麦冬　桑皮　蜜

百灵丸 〔结块〕 百草霜，蜜丸，芡实大，新汲水化服。

元参解毒汤 〔余肿〕 元参　山栀　黄芩　甘草　葛根　桔梗　生地　荆芥

柿霜丸 〔嗽痛〕 柿霜　硼砂　天冬　麦冬各二钱　元参一钱　乌梅肉五分

蜜丸，含化。

木香四七丸 〔喉梗〕 木香五分　射干　槟榔　羚羊角　犀角　陈皮　厚朴　半夏各一钱　赤苓二钱　升麻　元参　桑皮各钱半　生姜

六味丸 〔相火〕 地黄　山药　山萸　丹皮　茯苓　泽泻

噙化龙脑丸 〔喉肿〕 冰片　射干各二分半　钟乳粉　升麻　牙硝　黄芪各一钱　大黄　甘草各五分　生地五钱

蜜丸。

含化丸 〔食噎〕 杏仁五钱　枇杷叶　官桂　人参各一两

蜜丸，含化，以愈为度。

四七汤 〔梅核气〕 苏叶　半夏　厚朴　赤茯苓　陈皮　枳实　南星　砂仁　神曲各一钱　青皮七分　蔻仁六分　槟榔　益智仁各三分　姜五片

苏子降气汤 〔痰塞〕 苏子　厚朴　半夏　陈皮　前胡　官桂各一钱　甘草五分

连翘散 〔痰饮〕 连翘　葛根　赤芍　黄芩　山栀　桔梗　升麻　麦冬　甘草　木通　牛蒡子

少阴甘桔汤 〔咽痛〕 甘草　桔梗　川芎　陈皮　柴胡　黄芩　元参　羌活　升麻

清上丸 〔热毒〕 熊胆一分　雄黄　薄荷　青盐各五分　硼砂一钱　胆矾少许

蜜丸，压舌下化。

僵蚕散 〔痰盛〕 僵蚕末，姜汁调灌，立愈。又方僵蚕炒研，生矾研，等分，白梅肉丸，皂子大，棉裹含化，咽汁良。

此方治急喉闭神效。

甘草鼠粘汤 〔肺热〕 炒甘草二两 桔梗米泔浸一夜，炒，一两 鼠粘根二两

每末二钱，水盅半，入阿胶一钱煎服。

启关散 〔悬痈〕 炒恶实 生甘草等分

水煎，含咽。

麦门冬丸 〔实热〕 麦冬一两 黄连五钱

蜜丸，每二十丸，麦冬汤下。

金锁匙 〔喉闭〕 火硝钱半 硼砂五钱 僵蚕一钱 冰片一分 雄黄二钱

共研末，吹之，痰自出。如肿不消，刺少商穴。

罗青散 〔乳蛾〕 蒲黄五分 罗青 盆硝各三分 甘草一分

冷蜜水调，细咽如吞，不下，以鹅翎蘸药扫入喉内。

金丹 〔总治〕 枪硝钱八分 生蒲黄四分 僵蚕一钱 牙皂分半 冰片一分

研细吹。

此方能消肿去痰。

碧丹 〔又〕 玉丹三分 元丹一厘 百草霜半匙 甘草炭三匙 冰片五厘 薄荷去筋，二分 牙皂少许

凡喉痹初起，金丹不宜多用，以其性善走，功能达内，证轻则不胜药力也。此碧丹消痰清热，祛风解毒，开喉痹，出痰涎最效，不比金丹之迅利。凡喉痹单蛾轻证，止用碧丹，重证金碧合用。初起碧九金一，吹过五管后，碧七金三。极重金碧各半。痰涎上壅，金六碧四。因证之轻重，以定药之多寡，最宜斟酌，无痰切莫乱用。

玉丹 〔又〕 即前尤氏方内之炼矾也。

元丹 〔又〕 即前尤氏方内之煅灯草灰也。

雪梅丹 〔又〕 即前尤氏方内之制梅矾也。

配合吹药 〔又〕 碧丹二分 元丹一厘 百草霜五厘 甘草 冰片各一分 薄荷末二分 牙硝研，三分 硼砂五厘

治音声病方八

郁金汤 〔寒包热〕 郁金 生地 知母 阿胶 牛蒡子 杏仁 童便 桔梗 沙参 蝉退

补虚汤 〔舌强〕 黄芪 白术 当归 陈皮各一钱 竹沥 姜汁各半盏

大秦艽汤 〔舌卷〕 秦艽 石膏 甘草 川芎 当归 白芍 羌活 独活 防风 黄芩 白术 白芷 茯苓 细辛 熟地 生地

诃子汤 〔音浊〕 诃子二个，一炙一生 桔梗五钱，半炒半生 甘草二钱，半炙半生

童便、水各半盏煎。三服愈。

玉粉丸 〔痰结〕 半夏五钱 草乌炮，二钱半 肉桂一分半

姜汁糊丸，每夜含化一丸。

杏仁桑皮汤 〔暴嗽〕 杏仁一两 桑皮五钱 姜汁 白蜜 砂糖各一两 五味子 紫菀各二钱 通草 贝母各四钱

蛤蚧丸 〔久嗽〕 蛤蚧一对，去口、足，温水浸去膜，刮了血脉，酥炙 诃子 阿胶 生地 麦冬 炙甘草 细辛各五钱

蜜丸，含化。

清音汤 〔总治〕 诃子肉 阿胶 天冬 盐知母各五钱 蜜炙黄柏 麦冬 茯苓 归身 生地 熟地各一钱 人参三分 乌梅二个 人乳 牛乳 梨汁各一盏

蜜丸，每一钱，含化。

杂病源流犀烛卷二十五 身形门

身形病源流

人之生也，得天地之气化以成形，是故头圆象天，足方象地，四肢象四时，五脏六腑象五行六极，八节九窍象八风九星，十二经二十四俞象十二时二十四气，三百六十五骨节象三百六十五度。推之眼目象日月，寤寐象昼夜，喜怒象雷电，涕泣象雨露，寒热象阴阳，血脉象水泉，毛发象草木，齿骨象金石。凡人所以备具于一身者，莫不与天地假合以成形，故前人屡申其旨，而人自不之察，故渺视其身，而不能与天地为昭也。惟其然，故天有阴阳寒暑之愆，人因有百疾之作，亦于是而相应。而百疾之作，由于气血之失常，其明者，能法阴阳，和术数，节饮食，慎起居，谨作劳，保精存液，以充其形，故能形与神俱，而百疾不作，否则一失其常，而或伤乎气，或伤乎血，气伤则馁，血伤则槁，种种病根，悉因乎此。又况风寒暑湿之感于外者，在可御不可御之间，饥饱劳役之伤于内者，在或知或不知之际，其来无端，其始无迹，又岂可以智计定哉！然而疾之未作，思有以预防之，疾之既作，必有以调治之，是故医者，可以通神明而扶造化。欲通神明而扶造化，则必先于身形大概，以知其故，而审其原。《灵枢》曰：人生十岁，五脏始定，血气始通，真气在下，故好走。二十岁，血气始盛，肌肉方长，故好趋。三十岁，五脏大盛，肌肉坚固，血脉充满，故好步。四十岁，五脏六腑十二经脉，皆大盛以平定，腠理始疏，荣华颓落，鬓发斑白，气血平盛而不摇，故好坐。五十岁，肝气始衰，肝叶始薄，胆汁始减，故目视不明。六十岁，心气始衰，善忧悲，血气解堕，故好卧。七十岁，脾气虚，故皮肤枯。八十岁，肺气衰，魂离，故言善误。九十岁，肾气焦，四脏经脉空虚。百岁，五脏皆虚，神气乃去，形骸徒具而已。《素问》又曰：人生四十，阴气自半，起居衰矣。年五十，体重，耳目不聪明矣。年六十，阴痿，气大衰，九窍不和，下虚上实，涕泣俱出矣。此人身气血盛衰之原也。臞仙曰：精者身之本，气者神之主，形者神之宅，故神太用则歇，精太用则竭，气太劳则绝，是以人之生者神也，形之托者气也，若气衰则形耗，欲长生者未之闻也。《类纂》曰：谷气胜元气，其人肥而不寿；元气胜谷气，其人瘦而寿。《悟真篇》注曰：一身之中，以精气神为主，神生于气，气生于精，修真之士，不过炼治精气神三物而已，此人身形存灭之故也。夫苟洞彻乎盛衰之原，以无戾乎生灭之故，则即身形之内，亦何至有疾病之乘！偶或乘之，亦何不可以治之哉？

【养生疗病要法】 太乙真人七禁文曰：一者少言语，养内气；二者戒色欲，养精神；三者薄滋味，养血气；四者咽津液，养脏气；五者莫嗔怒，养肝气；六者美饮食，养胃气；七者少思虑，养心气。人由气生，气由神旺，养气全神，可得真道。凡在万形之中，所保者莫先于元气。又曰：欲治其疾，先治其心，必正其心，乃资其道，使病者尽去心中疑虑思想，一切妄念，一切不平，一切人我，悔悟平生所为过恶，便当放下身心，以我之天，而合于所事之天，久之遂凝于神，则自然心君泰宁，性地和平，知世间万事皆空虚，终日营为皆是妄想，知我身皆是虚幻，祸福皆是无有，生死皆是一梦，慨然领悟，顿然解释，则心地自然清净，疾病自然安痊，能如是，则药未到口，病已忘矣。此真人以道治心疗病之大法也。

调养身形方二

三精丸 苍术，天之精。地骨皮，地之精。各净末一升。黑桑椹，人之精，二十升，揉烂袋盛取汁。将二药末入汁中，调匀，入罐内密封口，置棚上，昼受日精，夜受月精，待自然煎干，为末蜜丸，每十丸，酒汤任下。

此方久服轻身延年，面如童子。

延年益寿不老丹 何首乌，赤白各四两，米泔浸，竹刀刮去皮，切片，黑豆煎汁，浸透阴干，却用甘草汁拌，晒干捣末，不许蒸煮 地骨皮，酒洗晒干 白茯苓，酒洗晒干各五两 生地，酒浸一宿，晒干 熟地，酒洗晒干 天冬，酒浸三时，晒干 麦冬，酒浸三时，晒干 人参，各三两 蜜丸，酒下三五十丸。

此方千益百补，服之十日或一月，自己知为别等人。久服功难尽言，实作祖之初梯也。

附：周身诸穴分属十二经及督任二脉图

肺经诸穴

云门，巨骨下夹气户，旁二寸陷中，去中行任脉六寸。气户，巨骨下俞府两旁各二寸陷中，去中行任脉四寸，去膺窗四寸八分。俞府，巨骨下璇玑旁二寸陷中。璇玑，天突下一寸。天突，结喉下四寸宛宛中。上挨穴之法，由天突起至璇玑，由璇玑至云门，其法甚简，后俱仿此。

太阴肺分出中府，云门之下一寸许，云门璇玑旁六寸，巨骨之下二骨数，天府胁下三寸求，夹白肘上五寸主，尺泽肘中约纹论，孔最腕上七寸取，列缺腕侧一寸半，经渠寸口陷中取，

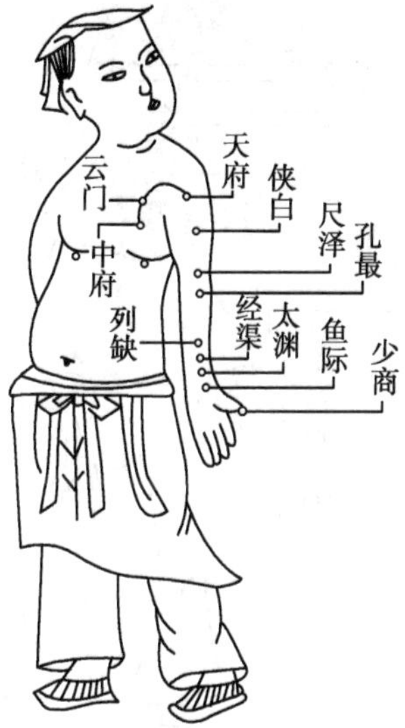

肺经诸穴图

太渊掌后横纹头，鱼际节后散脉举，少商大指端内侧，此穴若针病即愈。

大肠经穴

商阳食指内侧边，二间来寻本节前，三间节后陷中取，合骨虎口岐谷间，阳溪上侧腕中是，偏历腕后三寸安，温溜腕后去五寸，池前五寸下廉看，池前三寸上廉中，池前二寸三里逢，曲池曲骨纹头尽，肘髎大骨外廉近，大筋中央寻五里，肘上三寸行向里，臂臑肘上七寸量，肩髃肩端举臂取，巨骨肩央端上行，天鼎喉旁四寸直，扶突天鼎旁三寸，禾髎水沟旁五寸，迎香禾髎上一寸，大肠经穴自分明。

胃经诸穴

胃之经兮足阳明，承泣目下七分寻，四白目下方一寸，巨髎鼻孔旁八分，地仓挟吻四分迎，大迎颌下寸三中，夹车耳下八分穴，下关耳前动脉行，头维神庭旁四五，人迎喉旁寸五中，

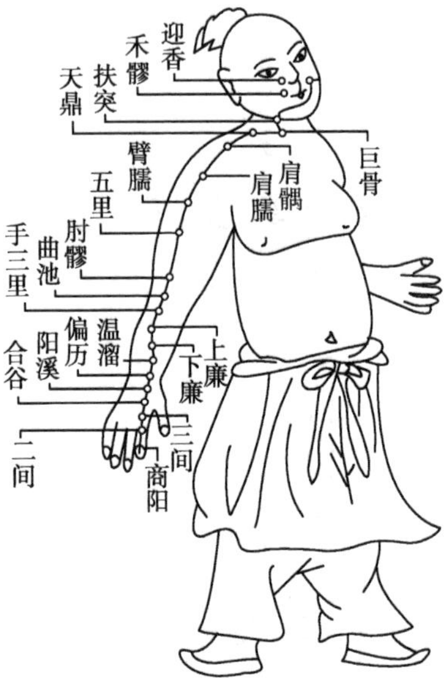

大肠经穴图

水突筋前迎下在，气舍突下穴相寻，缺盆舍下横骨内，各去中行半寸明，气户璇玑旁四寸，至孔六寸又四分，库房屋翳膺窗迎，乳中正在乳头心，次有乳根出乳下，各一寸六不相侵，却去中行须四寸，以前穴道与君陈，不容巨阙旁三寸，却近幽门寸五新，其下承满与梁门，关门太乙滑肉门，上下一寸无多少，共去中行三寸中，天枢脐旁二寸间，枢下一寸外陵安，枢下二寸大巨穴，枢下四寸水道全，枢下六寸归来是，共去中行二寸边，气冲鼠蹊上一寸，又去中行四寸专，髀关膝上有尺二，伏兔膝上六寸是，阴市膝上方三寸，梁丘膝上二寸记，膝膑陷中犊鼻存，膝下三寸三里至，膝下六寸上廉穴，膝下七寸条口位，膝下八寸下廉看，膝下九寸丰隆系，却是踝上八寸量，比那下廉处边缀，解溪去庭六寸半，冲阳庭后五寸换，陷谷庭后二寸间，内庭次指五间陷，历兑大指次指端，去爪如韭胃并判。

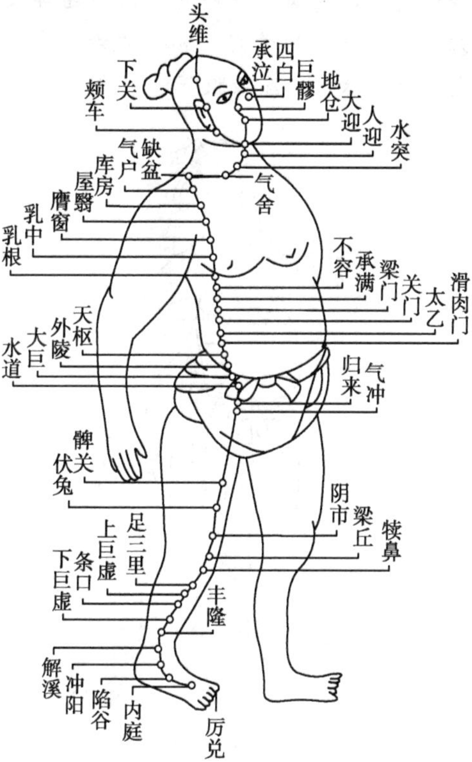

胃经诸穴图

脾经诸穴

期门，肝经穴，巨阙旁四寸五分。巨阙，任脉穴，脐上六寸五分。渊腋，胆经穴，与下脾经大包穴相连。中腑，肺经穴。

大指端内侧隐白，节后陷中求大都，太白内侧核骨下，节后一寸公孙呼，商丘内踝微前陷，踝上三寸三阴交，踝上六寸漏谷是，踝上七寸地机朝，膝下内侧阴陵泉，血海膝膑上内廉，箕门穴在鱼腹取，动脉应于越筋间，冲门期下尺五寸，府舍期下九寸看，腹结期下六寸八，大横期下五寸半，腹哀期下方二寸，期门肝经穴道现，巨阙之旁四寸五，却连脾穴休胡乱，自此以上食窦穴，天溪胸乡周荣贯，相去寸六无多寡，又上寸六中府断，大包腋下有六寸，渊腋腋下三寸绊。

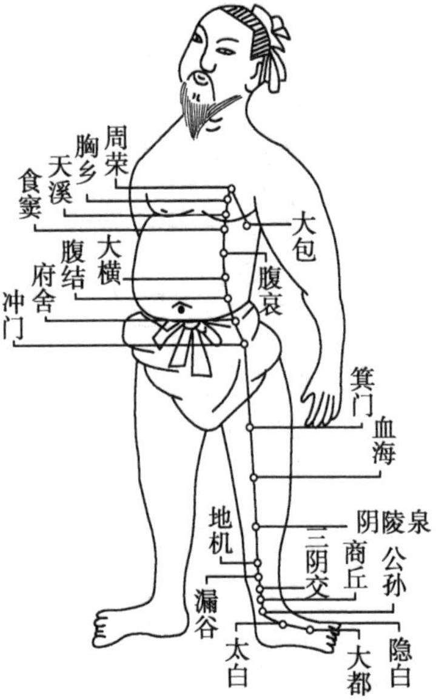

脾经诸穴图

心经诸穴

少阴心起极泉中，腋下筋间脉入胸，青灵肘上三寸取，少海肘后端五分，灵道掌后一寸半，通里腕后一寸同，阴郄腕后方半寸，神门掌后兑骨隆，少府节后劳宫直，小指内侧取少冲。

劳宫，心包络穴，在右手节后，与左手少府相对。

小肠经诸穴

小指端外为少泽，前谷外侧节前觅，节后捏拳取后溪，腕骨腕前骨陷侧，阳谷兑骨下陷讨，腕上一寸名养老，支正腕后量五寸，少海肘端五分好，肩贞髀下两骨解，臑俞大骨下陷保，

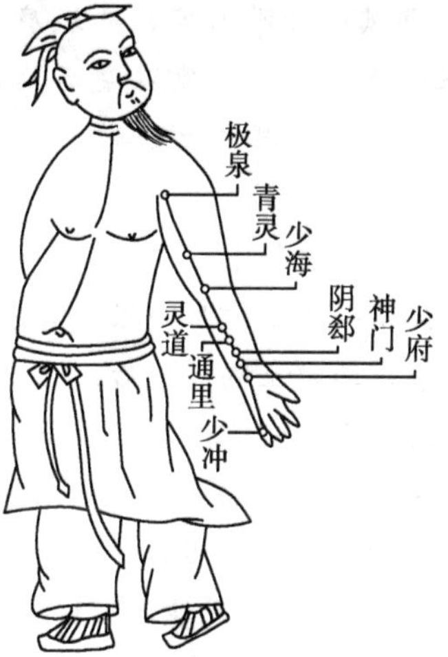

心经诸穴图

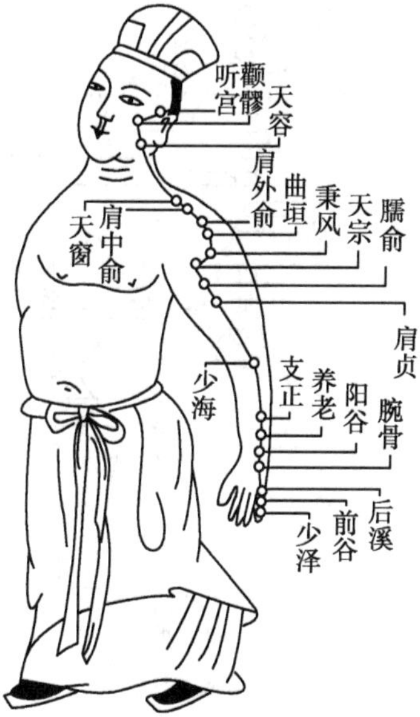

小肠经诸穴图

天宗秉风后骨陷，秉风髎外举有空，曲垣肩中曲胛陷，外腧胛后一寸从，肩中三寸大椎旁，天窗扶突后陷详，天容耳下曲颊后，颧髎面頄锐端详，听宫耳端大如菽，此为小肠手太阳。

肾经诸穴

足掌心中是涌泉，然骨踝下一寸前，太溪踝后跟骨上，大钟跟后踵中边，水泉溪下一寸觅，照海踝下四分安，复溜踝上前二寸，交信踝上二寸联，二穴止隔筋前后，太阳之后少阴前，筑宾内踝上腨分，阴谷膝下曲膝间，横骨大赫并气穴，四满中注亦相连，各开中行只半寸，上下相去一寸便，上隔肓俞亦一寸，肓俞脐旁半寸边，肓俞商曲石关来，阴都通谷幽门开，各开中行五分挟，六穴上下一寸裁，步廊神封灵墟存，神藏彧中俞府尊，各开中行计二寸，上下六寸六穴同，俞府璇玑旁二寸，取之得法有成功。

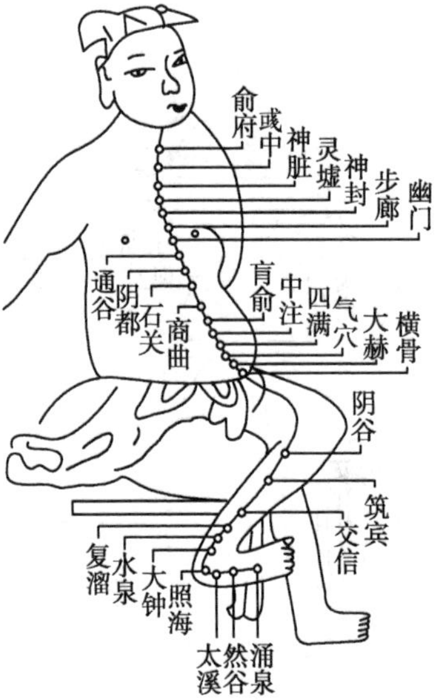

肾经诸穴图

膀胱经诸穴

足太阳兮膀胱经，目内眦角始睛明，眉头陷中攒竹取，曲差发际上五分，五处发上一寸是，承光发上二寸半，通天络郄玉枕穴，相去寸五调匀看，玉枕夹脑一寸三，入发二寸枕骨现，天柱项后发际中，大筋外廉陷中献，自此夹脊开寸五，第一大抒二风门，三椎肺俞厥阴四，心俞五椎之下论，膈七肝八十胆俞，十一脾俞十二胃，十三三焦十四肾，大肠十六之下推，小肠十八膀十九，中膂内俞二十椎，白环二十一椎下，以上诸穴可排之，更有上次中下髎，一二三四腰穴好，会阳阴尾尻骨旁，背部二行诸穴了，又从脊上开三寸，第二椎下为附分，三椎魄户四膏肓，第五椎下神堂尊，第六譩譆膈关七，第九魂门阳纲十，十一意舍之穴存，十二胃仓穴已分，十三肓门端正在，十

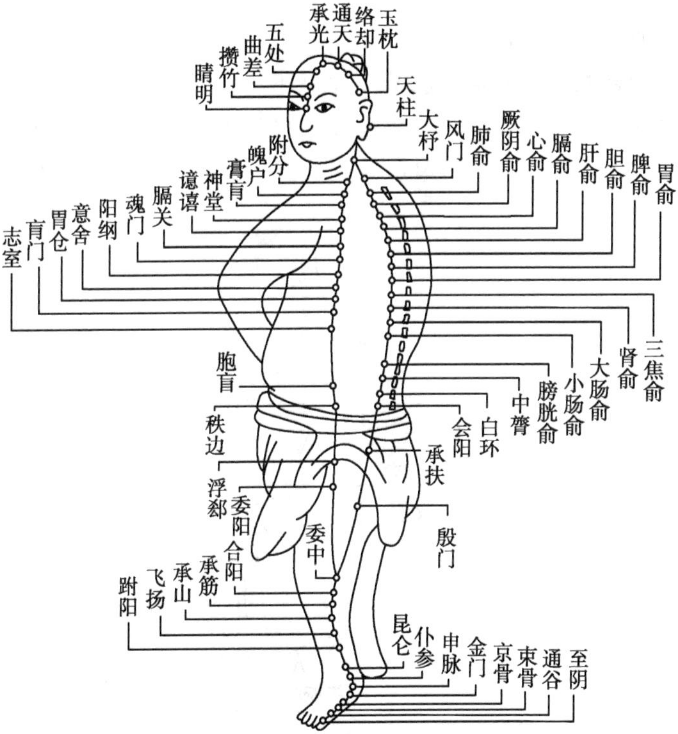

膀胱经诸穴图

四志室不需论，十九胞肓廿秩边，背部三行诸穴匀，又从臀下阴纹取，承扶居于陷中主，浮郄扶下方六分，委阳扶下寸六数，殷门扶下寸六长，腘中外廉两筋乡，委中膝腘约纹里，此下三寸寻合阳，承筋根脚上七寸，穴在腨肠之中央，承山腨下分肉间，外踝七寸上飞扬，跗阳外踝上三寸，昆仑后跟陷中央，仆参亦在踝骨下，申脉踝下五分张，金门申脉下一寸，京骨外侧骨际量，束脉本节后陷中，通谷节前陷中强，至阴却在小指侧，太阳之穴始周详。

按：魄户对肺俞，神堂对心俞，魂门对肝俞，意舍对脾俞，志室对肾俞。盖以肺藏魄，心藏神，肝藏魂，脾藏意，肾藏志，是谓五神藏也。白环俞即腰俞。

心包络经诸穴

心包起自天池间，乳后一寸腋下三，天泉曲腋下二寸，曲泽曲肘陷中央，郄门去腕方五寸，间使腕后三寸量，内关去腕只二寸，大陵掌后二筋间，劳宫屈中名指取，中指之末中冲良。

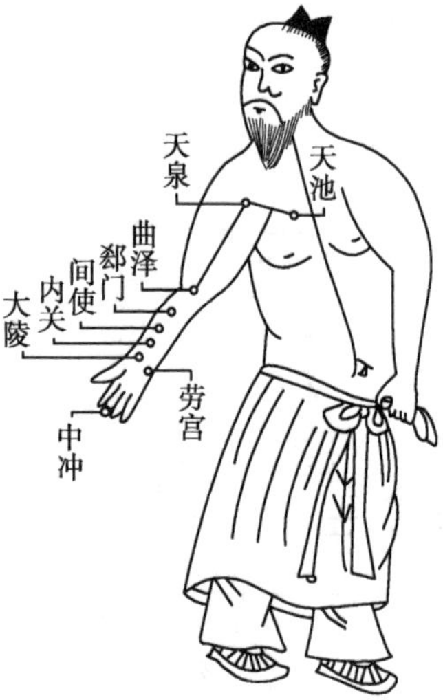

心包络经诸穴图

三焦经诸穴

无名指外端关冲，液门小指次陷中，中渚腋下去一寸，阳池腕上之陷中，外关腕后方二寸，腕后三寸开支沟，腕后三寸内会宗，空中有穴细心求，腕后四寸三阳络，四渎肘前五寸看，天井肘外大骨后，骨罅中间一寸摸，肘后二寸清冷渊，消烁对腋臂外看，臑会肩前三寸中，肩髎臑上陷中央，天髎缺盆陷处上，天牖天容之后存，翳风耳后尖角陷，瘈脉耳后青脉见，颅囟亦在青络脉，角孙耳廓中间上，耳门耳前起肉中，和髎耳后动脉张，欲知丝竹空何在？眉后陷中仔细详。

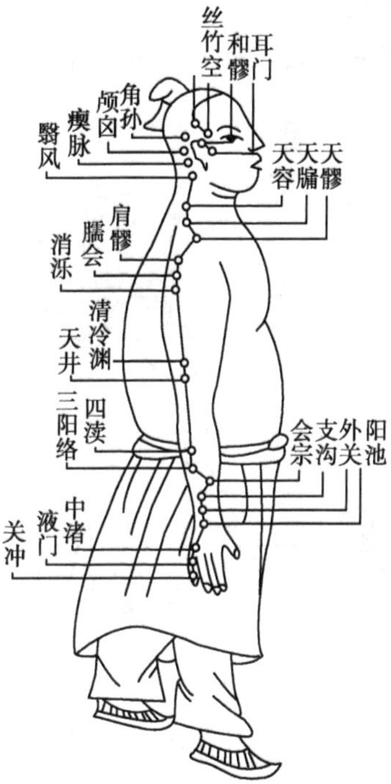

三焦经诸穴图

胆经诸穴

足少阳兮四十三，头上廿穴分三折，起自瞳子至风池，积数陈之依次第，瞳子髎近眦五分，耳前陷中寻听会，客主人名上关同，耳前起骨开口空，颔厌悬颅之二穴，脑空上廉曲角下，悬厘之穴异于兹，脑空下廉曲角上，曲鬓耳上发际隅，率谷耳上寸半安，天冲耳后入发二，浮白入发一寸间，窍阴即是枕骨穴，完骨之上有空连，完骨耳后入发际，量得四分须用记，本神神庭旁三寸，入发一寸耳上系，阳白眉上方一寸，发上五分临泣用，发上一寸当阳穴，发上半寸目窗贡，正营发上二寸半，承灵发上四寸摊，脑空发上五寸半，风池耳后发陷中，肩井肩上陷中求，大骨之前一寸半，渊腋腋下方三寸，辄筋期下五分判，期门却是肝之穴，相去巨阙四寸半，日月期门下五分，京门监骨下腰绊，带脉章门下寸八，五枢章下寸八贯，维道章下

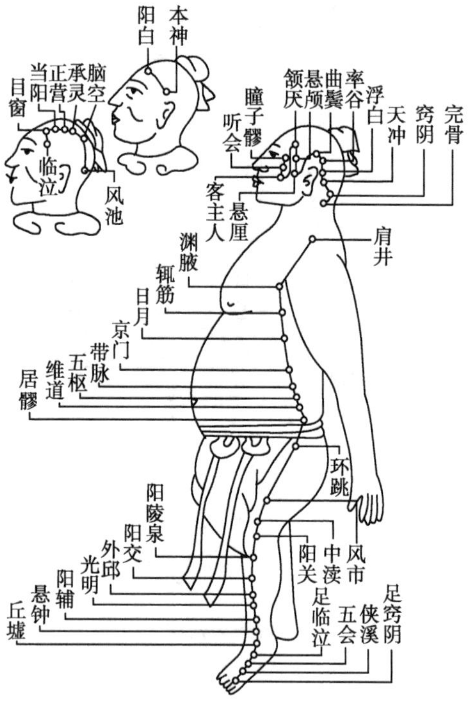

胆经诸穴图

五寸三，居髎章下八寸三，章门亦是肝经穴，下脘之旁九寸含，环跳髀枢宛宛中，屈上伸下取穴同，风市垂手中指尽，膝上五寸中渎论，阳关阳陵上三寸，阳陵膝下一寸从，阳交外踝上七寸，踝上六寸外丘用，踝上五寸光明穴，踝上四寸阳辅分，踝上三寸悬钟在，丘墟踝前之陷中，此去侠溪四寸五，却是胆经原穴功，临泣侠溪后寸半，五会去窍阴穴同。

头上二十穴次第共分三折

一童子髎二听会，三主人兮含厌四，五悬颅兮六悬厘，第七数分曲宾随。八率谷兮九天冲，十浮白兮之穴从，十一窍阴亦相继，十二完骨一折终。又自十三本神始，十四阳白二折随，十五临泣日下穴，十六目窗之穴宜，十七正营十八灵，十九脑户廿风池，依次细心量取之，胆经头上穴堪知。

肝经诸穴

足大指内侧为隐白，外侧为大敦。

足大指端名大敦，行间大指缝中存，太冲本节后二寸，踝前一寸号中封，蠡沟踝上五寸是，中都踝上七寸中，膝关犊鼻下二寸，曲泉曲膝尽横纹，阴包膝上方四寸，气冲三寸下五里，阴廉冲下有二寸，羊尖冲下一寸许，气冲却是胃经穴，鼠鼷之上一寸主，鼠鼷横骨端尽处，相去中行四寸主，章门下腕旁九寸，肘尖尽处侧卧取，期门又在巨阙旁，四寸五分无差矣。

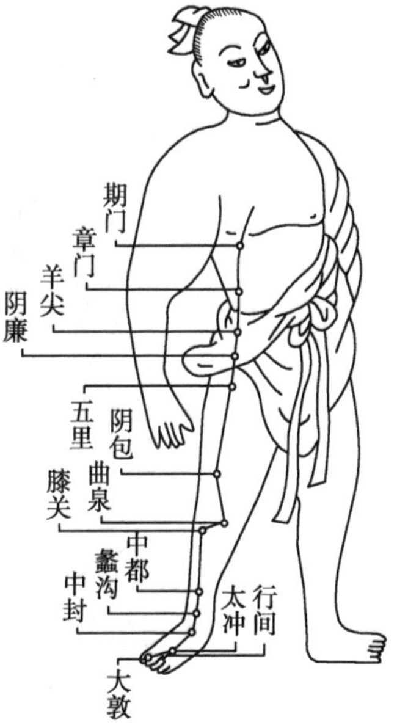

肝经诸穴图

督脉诸穴

督脉断交唇内乡，兑端正在唇端央，水沟鼻下沟中索，素髎宜向鼻端详，头形北高南面下，先以前后发际量，分为一尺有二寸，发上五分神庭当，发上一寸上星位，发上二寸囟会长，发上前顶三寸半，发上百会五寸央，会后寸半即后顶，会后三寸强间明，会后脑户四寸半，后发入寸风府行，发上五寸哑门在，神庭至此十穴真，自此项骨下脊骶，分为二十有四椎，大椎上有项骨在，约有三椎莫算之，尾有长强亦不算，中间廿一可推排，大椎大骨为第一，二椎即内陶道知，第三椎间身柱在，第五神道不须疑，第六灵台至阳七，第九身内筋缩思，十一脊中之穴在，十二悬枢之穴奇，十四命门肾俞并，十六阳关自可知，二十一椎即腰俞，脊尾骨端长强随。

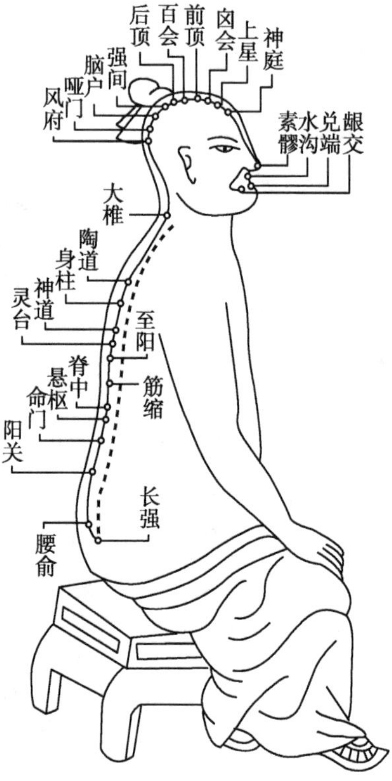

督脉诸穴图

任脉诸穴

督脉有穴名，无脏腑，所以统一身之阳合。任脉诸穴所称十四经始全矣。

任脉会阴两阴间，曲骨毛际陷中安，中极脐下四寸取，关元脐下三寸连，脐下二寸名石门，脐下寸半气海全，脐下一寸阴交穴，脐之中央即神阙，脐上一寸为水分，脐上二寸下腕列，脐上三寸名建里，脐上四寸中腕许，脐上五寸上腕在，巨阙脐上六寸五，鸠尾蔽骨下五分，中庭膻下寸六取，膻中却在两乳间，膻上寸六玉堂主，膻上紫宫二寸二，膻上华盖四八举，膻上璇玑五寸八，璇上一寸天突起，天突喉下约四寸，廉泉额下骨尖已，承浆颐前唇棱下，任脉中央行腹里。

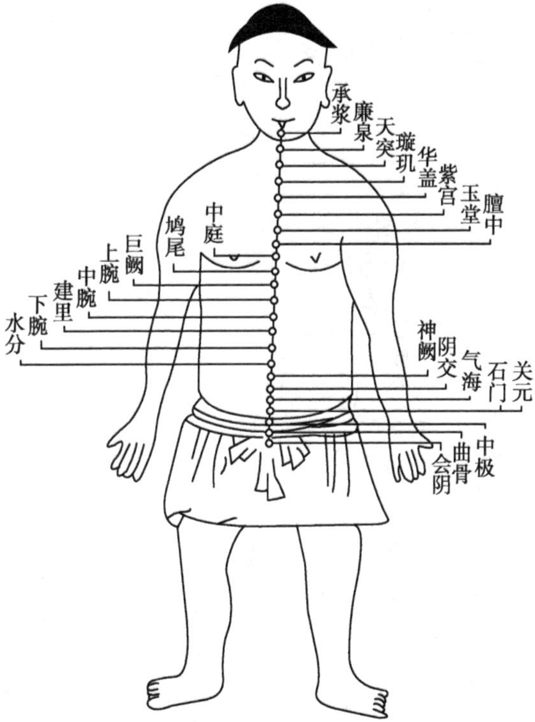

任脉诸穴图

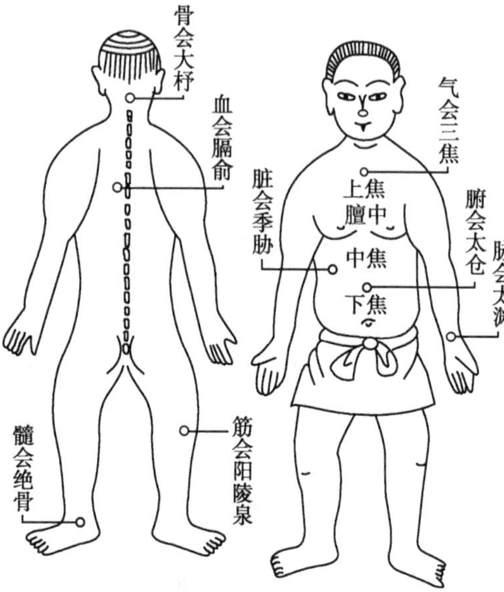

八会图

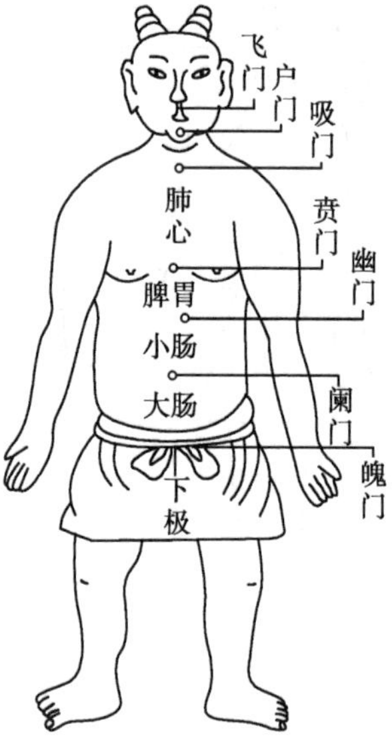

七冲门图

唇为飞门　齿为户门　会厌为吸门　胃为贲门　太仓下口为幽门　大小肠为阑门　下极为魄门

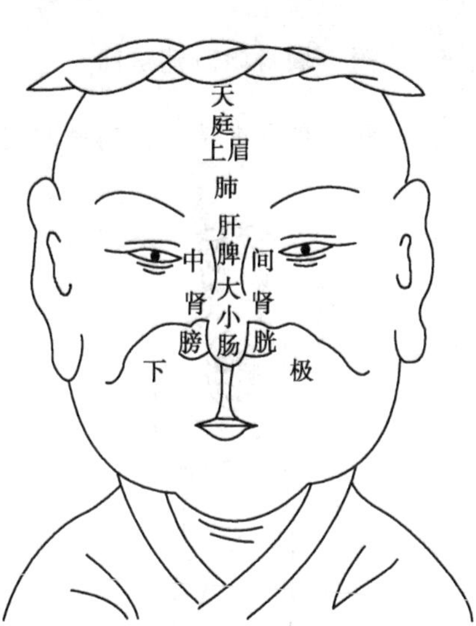
天
庭
上眉
肺
肝
脾
中
间
大
小肠
肾
肾
膀
胱
下
极

脏腑配面图

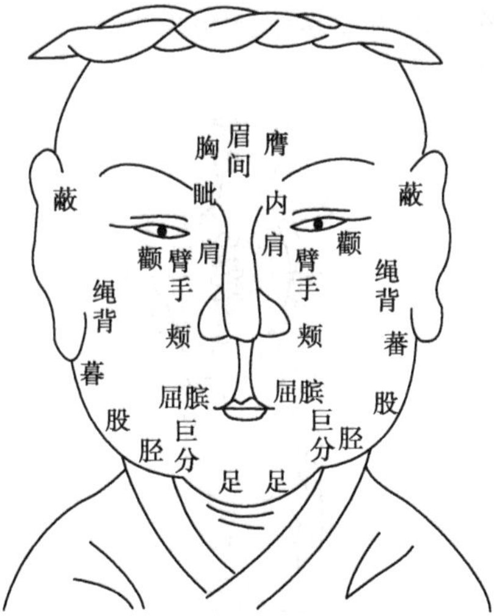
眉
间
胸
膺
蔽
蔽
眦
内
肩
肩
颧
颧
臂
臂
手
手
绳背
绳背
颊
颊
暮
蕃
屈膑
屈膑
股
股
巨
巨
分
分
胫
胫
足
足

肢节配面图

附：周身险难痈疽图

发背形如莲子，头多突出者是也。高肿脓溃者生，平塌阴陷者死。

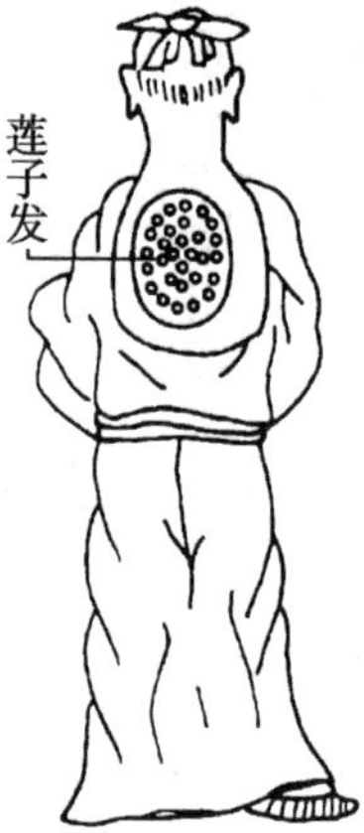

莲子发图

发背形如蜂窠，头含螺子，片片腐烂，孔孔流脓者是也。红活者生，黑陷者死。

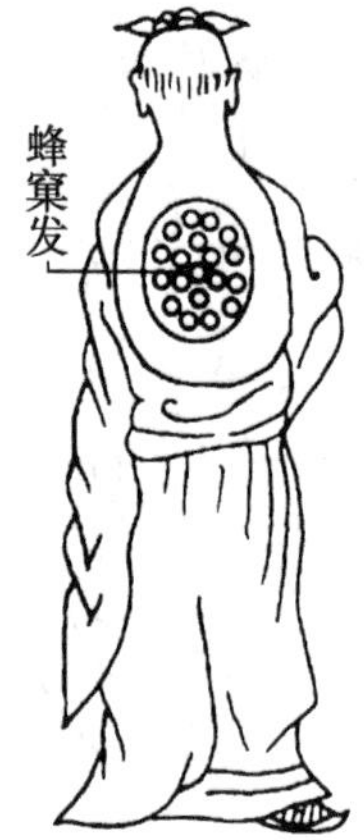

蜂窠发图

井疽，心火妄动而成。焮赤高肿者生，坚硬紫黑者死。

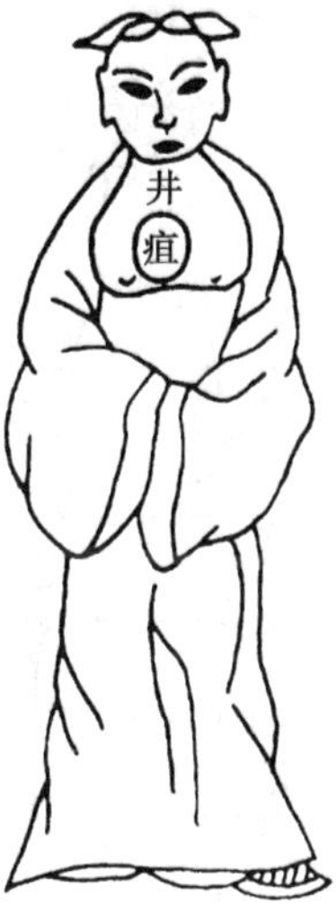

井疽图

玉枕疽，膀胱湿热凝结而成。红肿者生，黑陷者死。

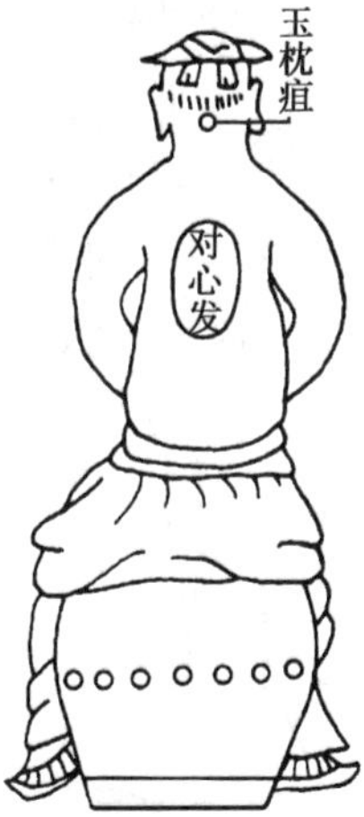

玉枕疽图

对心发，心火沸腾，湿热凝滞而成。肿高腐溃者生，软陷紫黑者死。

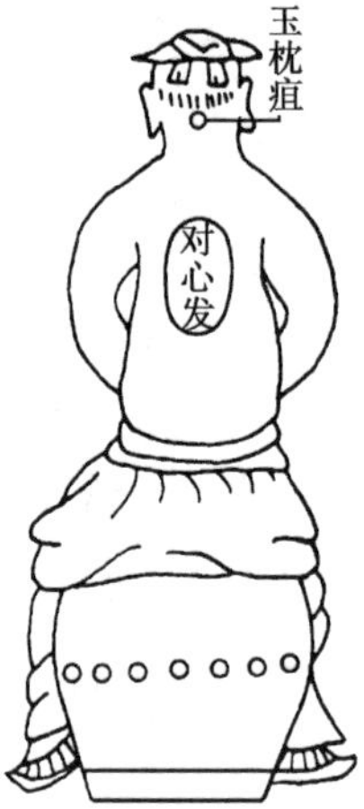

对心发图

夭疽，乃阳火炽甚而发。红赤高肿者生，紫黑平陷者死。

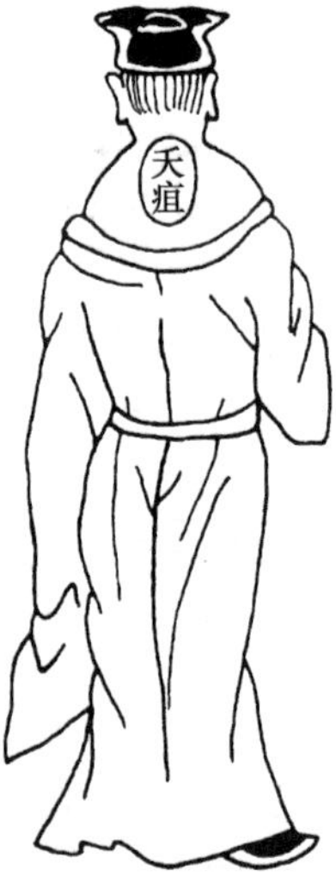

夭疽图

对口疽，太阳经湿热结聚而成。高肿易腐者生，平塌坚硬者死。

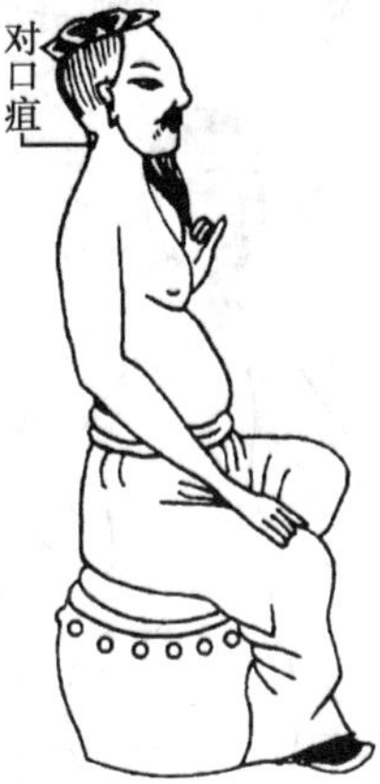

对口疽图

附骨疽，初起大腿筋骨作痛，久则漫肿。肿出黄稠者生，气败者死。

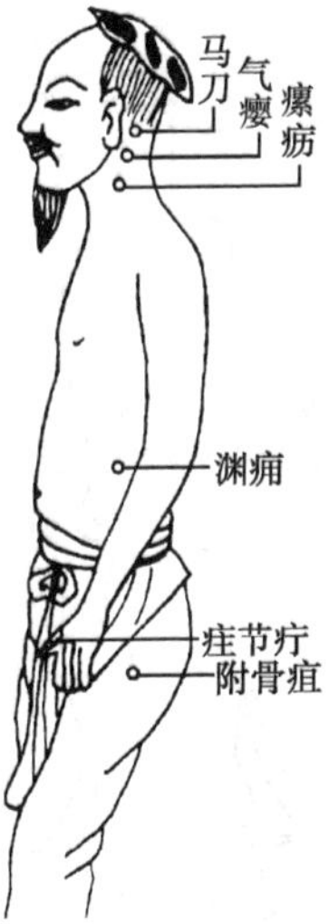

附骨疽　马刀　气瘿　瘰疬　渊痈　疰节疔

失荣生于耳之前后及项间，初如痰核，久则坚硬，渐大如石，破后无脓，惟流血水，坚硬仍作，肿痛异常，乃百死一生之证。

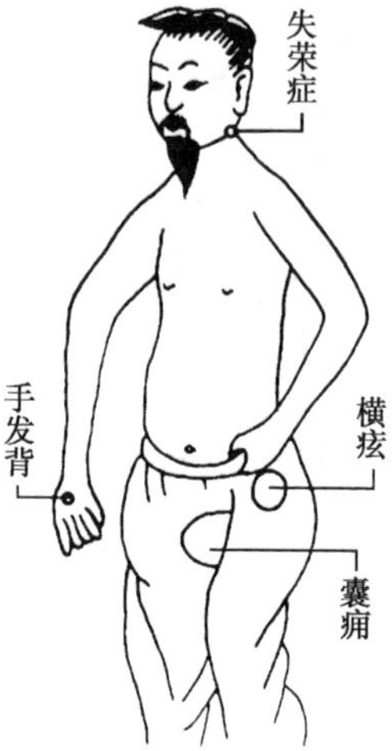

失荣证　手发背　横痃　囊痈

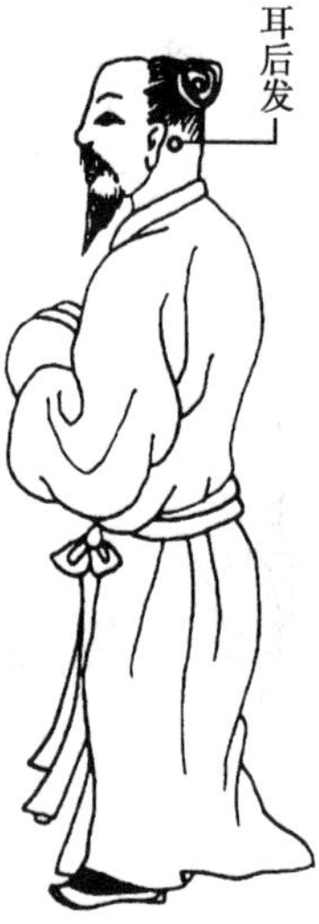

耳后发图

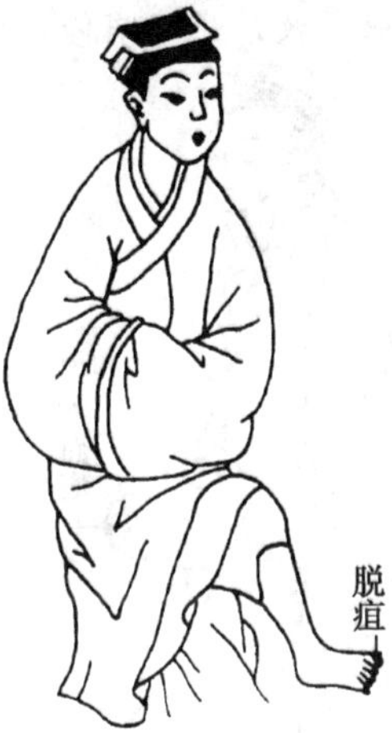

脱疽图

脾肚痈，乃饮食炙煿厚味酿成。红赤高肿溃烂者生，平陷紫黑者死。

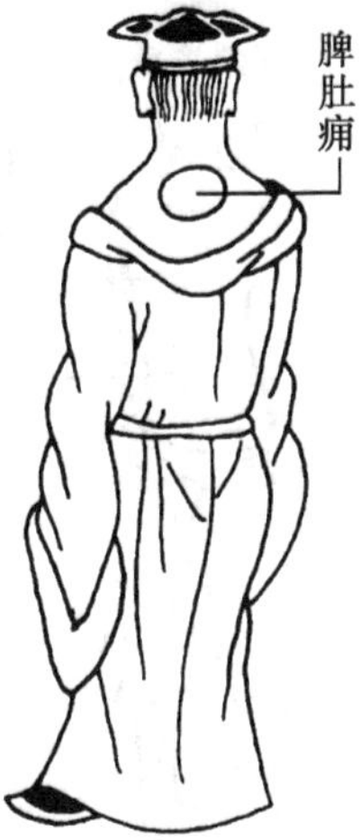

脾肚痈图

人面疮乃前生冤业所致，先以省修，方可医治。

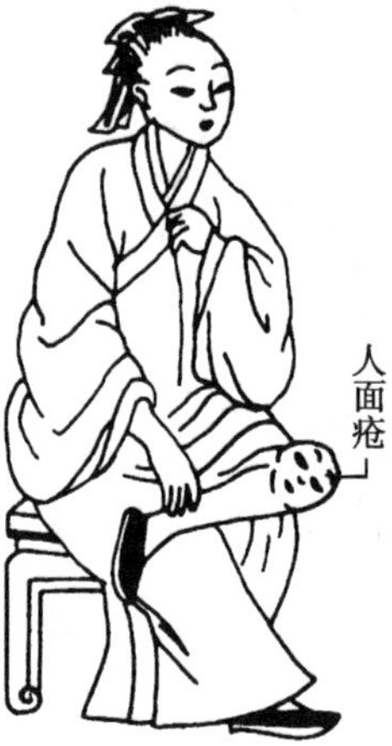

人面疮图

凡外证，高肿为痈，沉溃为疽。有脓者生，无脓者死。

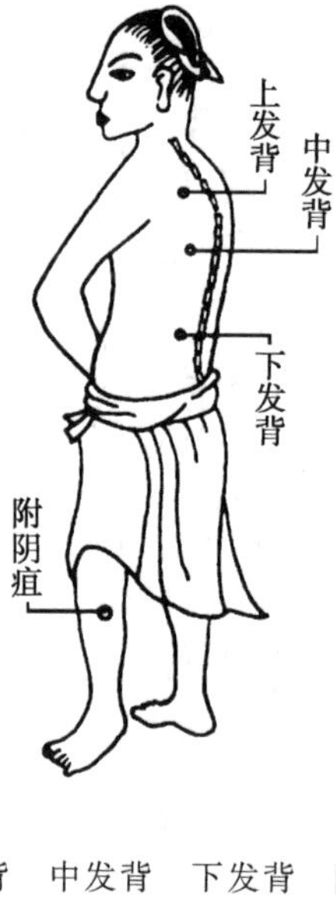

上发背　中发背　下发背　附阴疽

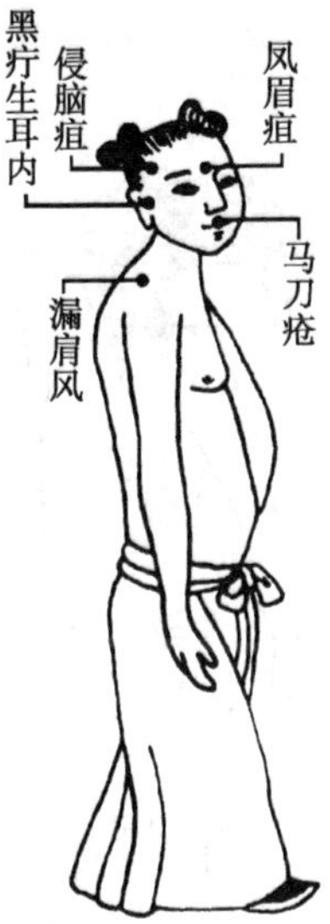

马刀疮　凤眉疽　侵脑疽　黑疔生耳内　漏肩风

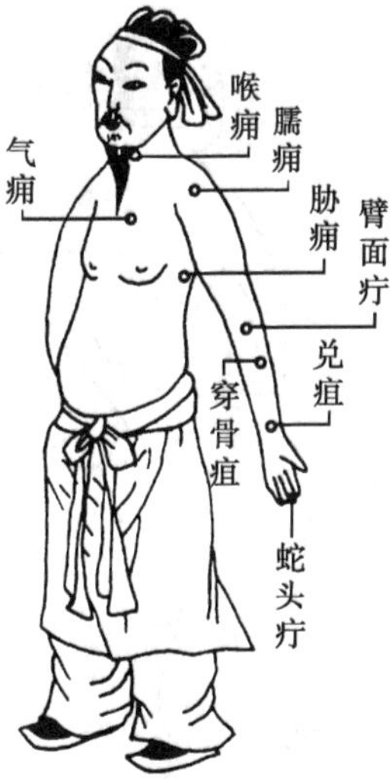

喉痈　气痈　胁痈　臂面疔　穿骨疽
兑疽　蛇头疔　臑痈

胃口疽，发在心胸之旁，有头为阳，无头为阴，乃饮食炙煿所致。

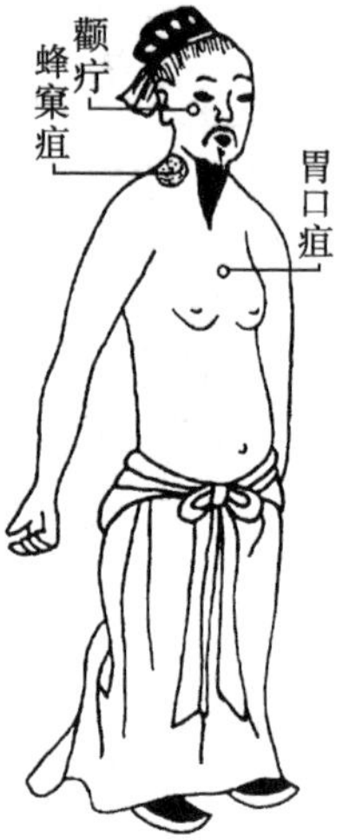

胃口疽

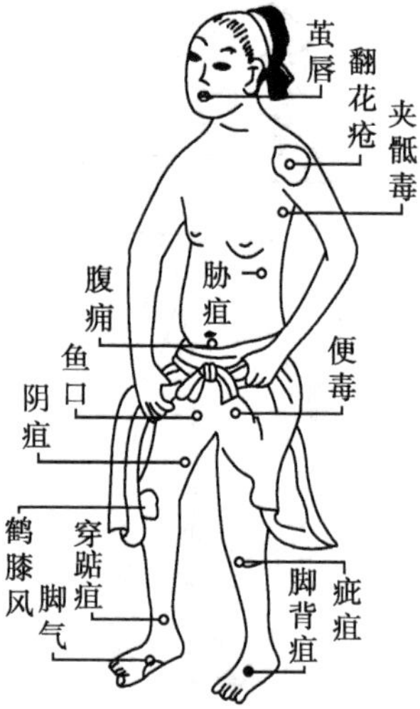

茧唇　翻花疮　夹骶毒　胁疽　便毒　疵疽　脚背疽
腹痛　鱼口　阴疽　鹤膝风　脚气　穿踮疽

唇疽生唇上，有头肿起，寒热交作，乃胃经积热所致。

流注所发，不论穴道，随处而生，漫肿无头，皮色不变，一二个起，至十一个止。

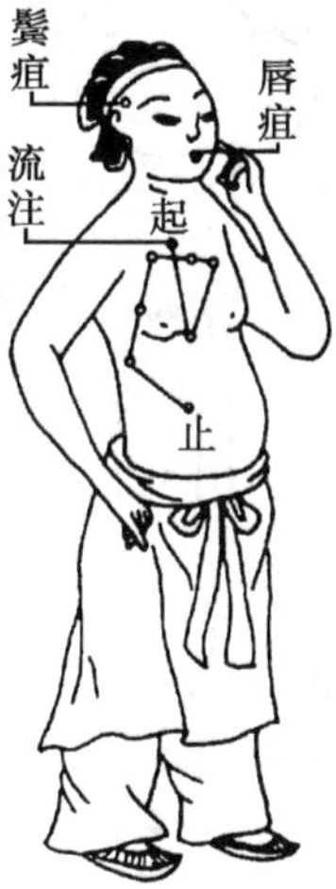

唇疽　流注

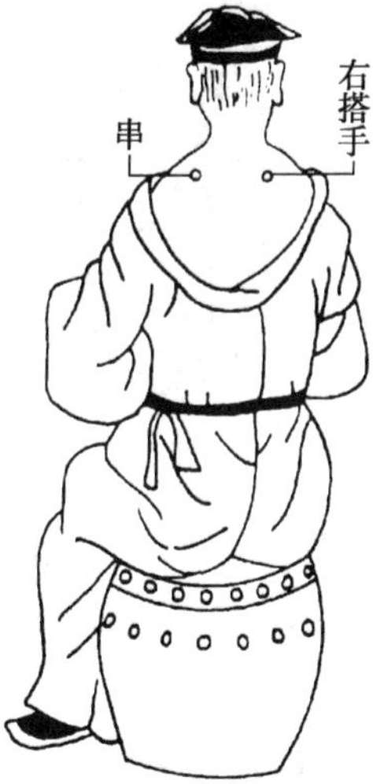

右搭手

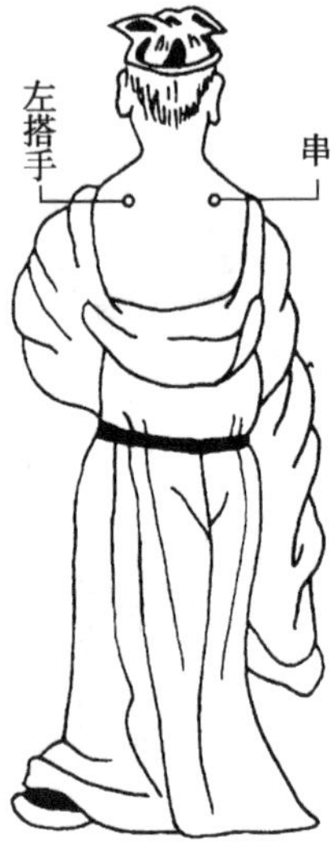

左搭手

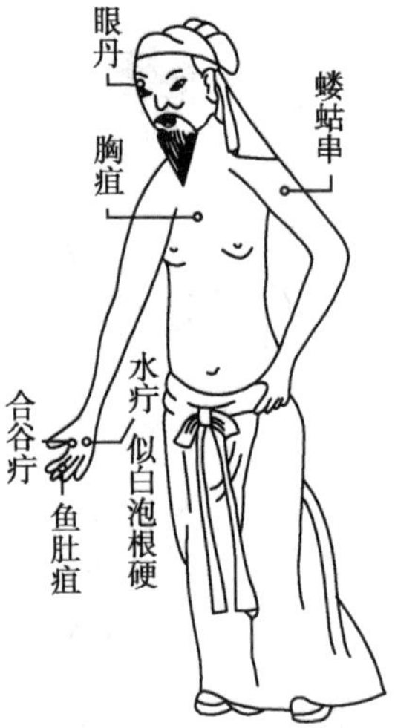

眼丹　胸疽　蝼蛄串　合谷疔　水疔　鱼肚疽

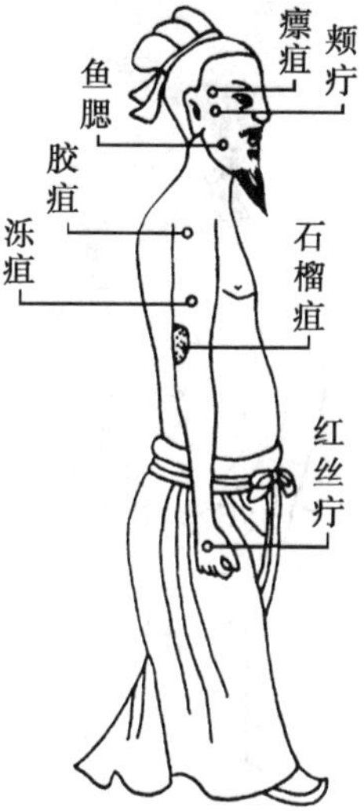

瘭疽　颊疔　鱼腮　胶疽　石榴疽　泺疽　红丝疔

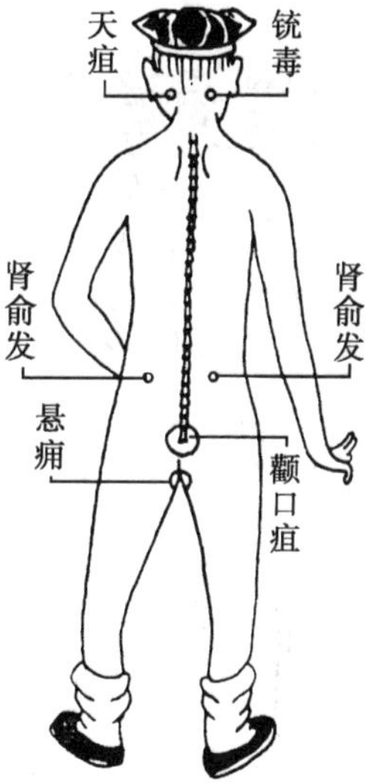

天疽　锐毒　肾俞发　鹳口疽　悬痈

小肠痈，腹痛脐突是也。

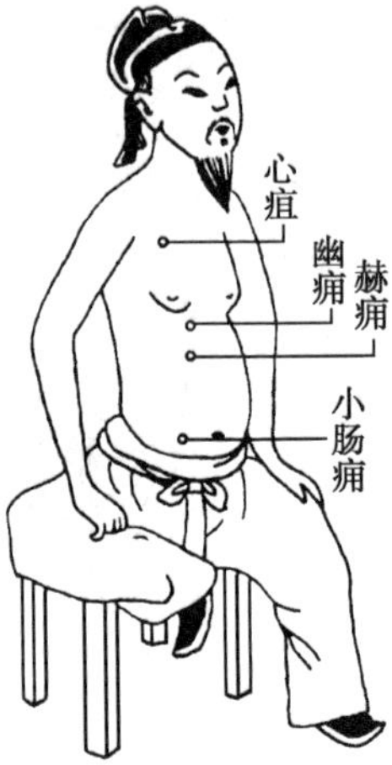

小肠痈　幽痈　赫痈　心疽

下马坐马二痈，又名臀痈。

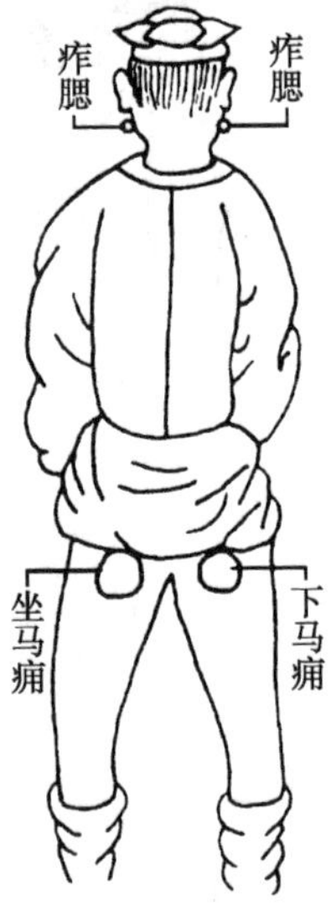

下马痈　坐马痈　痄腮

结毒，乃硬肿臭秽腐烂者是也。

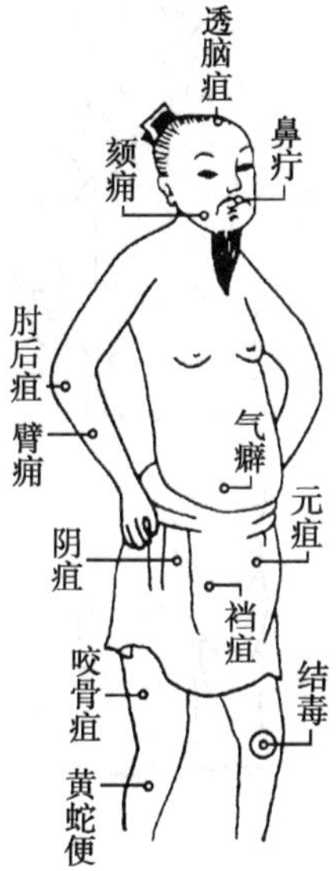

结毒　颏痈　透脑疽　肘后疽　臂痈
气癖　阴疽　元疽　裆疽　咬骨疽

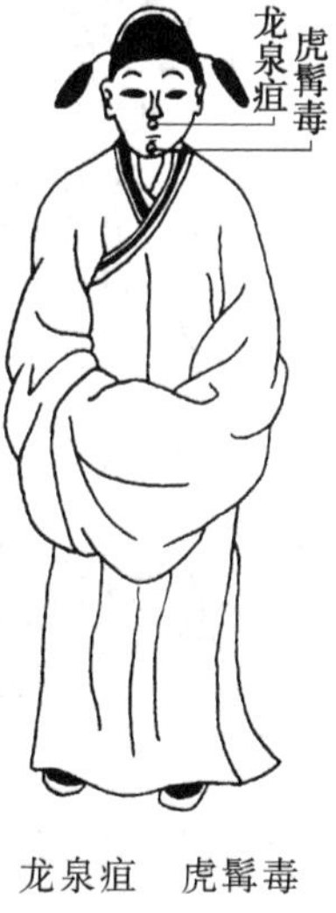

龙泉疽　虎髯毒

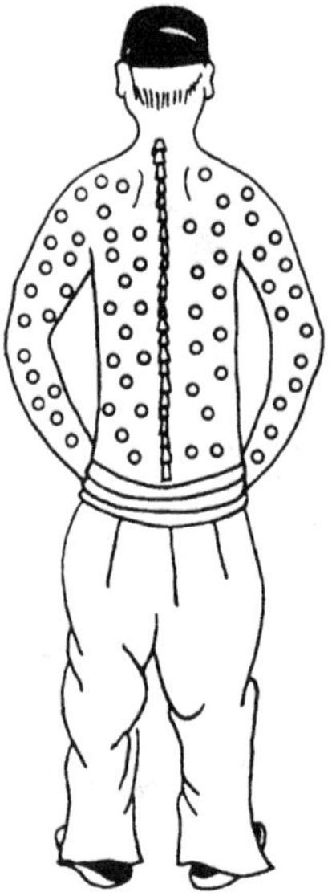

杨梅疮

纽扣风，项上如癣，作痒不止。臁疮，亦名裙风疮。

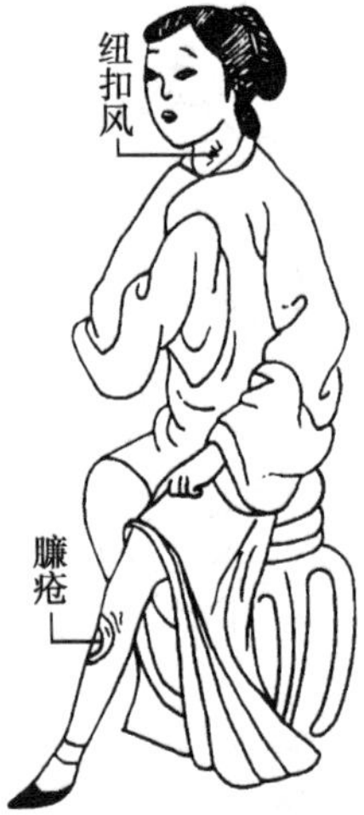

纽扣风　臁疮

乳岩，中空似岩，穴边肿，若泛莲，真死候也。

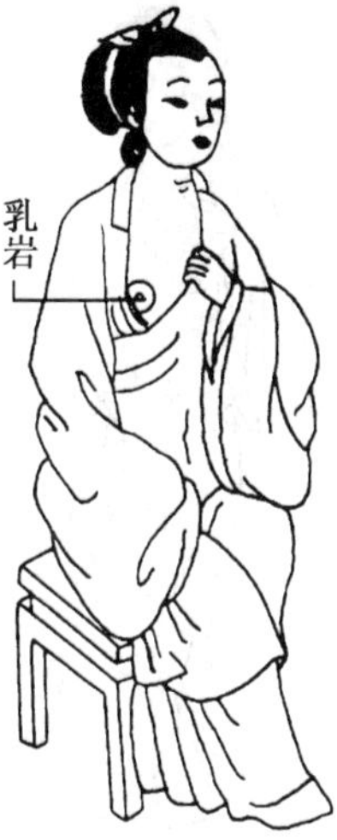

乳岩

乳痈，红肿发热疼痛是也。

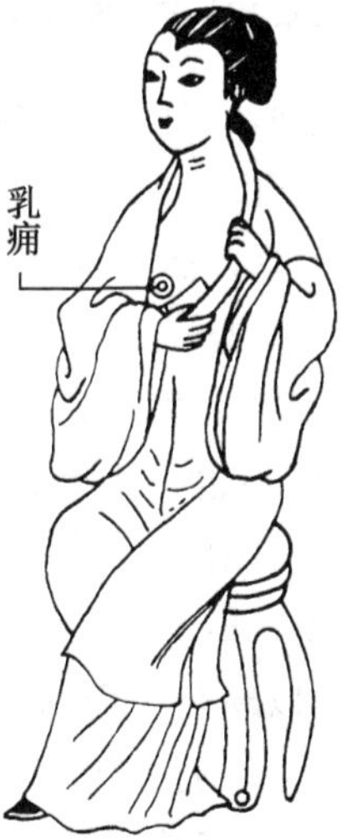

乳痈

乳疽，坚硬腐烂是也。

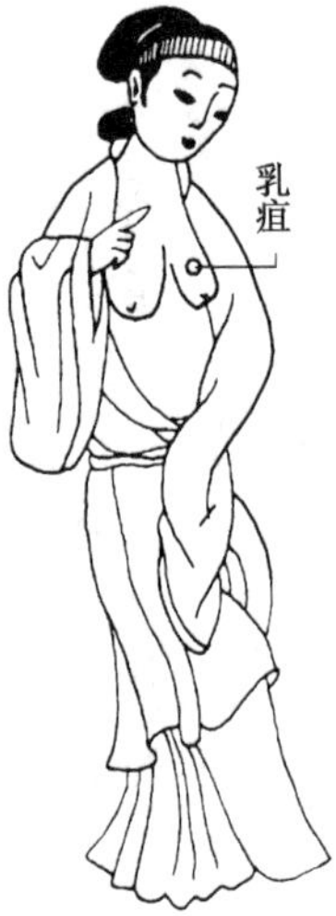

乳疽

筋骨皮肉毛发病源流

筋也者，所以束节络骨，绊肉绷皮，为一身之关纽，利全体之运动者也。其主则属于肝，故曰：筋者，肝之合。按人身之筋，到处皆有，纵横无算，而又有为诸筋之主者曰宗筋。《内经》注谓：阴毛横骨上下之竖筋，上络胸腹，下贯髋尻，又经于背腹，上头项者是也。筋之总聚处，则在于膝。《灵枢》云：诸筋者，皆属于节。节即膝也，所以屈伸行动，皆筋为之。然则筋之有关于人身，岂浅鲜哉！试详言筋病。曰筋急，曰筋缓，曰筋挛，曰筋痿，曰筋惕，曰筋伤，曰筋结，曰转筋，曰筋绝，其名目如此。《灵枢》皆以寒热分急缓之由，谓寒则反折而急，热则弛纵而缓。《得效》又以筋急为寒，急者坚强；筋缩为热，缩者短促；弛缓为湿，缓者宽长。又言但热不会受寒，亦使人筋缓，是其意实以缩即为拘挛之义。而但热之缓不过舒长，受湿之缓乃竟舒长无力，分析尤为细密。若仲景言血虚则筋急，此又筋急之原，由血脉不荣于筋之故也。丹溪以四物汤治筋急，《本事方》以养血地黄汤治筋急，盖本乎此。然观于筋急之原血虚，即可知筋缓之原血热，无足疑者筋急宜酒煮木瓜粥，筋缓宜五加皮散。若夫热胜风搏，并于经络，风火相乘，是以瞀瘈，此即筋挛之由也，故筋挛亦曰筋瘈。瘈者，瘈疭，即俗云搐是也，其证亦往往作痛宜祛风涤热汤。经曰：肝气热则胆泄口苦，筋膜干，筋膜干则筋急而挛，发为筋痿，思想无穷，所愿不得，意淫于外，入房太甚，宗筋弛纵，发为筋痿。则是筋痿实生于肝热也。胆附肝，惟肝热，故胆泄。筋膜干而成痿者，血液槁也宜紫葳汤。伤寒发汗过多，则伤其血，血虚无以荣筋，因拘急而惕惕然跳，且四体百骸，亦瞤瞤然动，是筋惕肉瞤，由于筋肉失养。陶节庵谓宜用四物汤去地黄，加人参、茯苓、半夏、甘草作剂，佐以五灵脂，入生姜、乌梅煎服，自有神效。以药专主生血，生血乃所以收汗宜真武汤，此仲景法。久行伤筋者，筋主运动，久行则太劳而致伤也宜养肝丸。肝之经脉不调，气血失节，往往有筋结之患，不论骸体间，累累然若胡桃块状是也宜以木杓打之三下，自散。丹溪以转筋属血热，恐但血热犹不至患转筋，必先血热于内，而又感风寒之故，其证并有始转于足大指，转上至大腿，且近腰者宜四物汤加酒芩、红花、南星、苍术。霍乱后转筋，缘胃大肠皆以荣宗筋，暴吐暴泻，则胃大肠之津液骤亡，宗筋失养，故轻则两脚转筋，重则至于遍体且入腹，手足逆冷，危在顷刻也宜木瓜汤、理中汤加石膏。《灵枢》曰：筋绝九日死。何以知之？手足爪甲青，呼骂不休。手足爪甲色青者，肝色也，则知筋绝肝亦绝矣。审是而筋之为病，其可忽哉！

【舒筋法】《得效》曰：此法治破伤后，筋挛缩不能伸，他病筋缩亦可。大竹管长尺余，两头钻一窍，系以绳，挂于腰间，每坐举足搓衮之，勿计工程，久当有效。一人坠马折胫，脚筋挛缩，不能行步，遇道人传以此法，数日便愈如常。

骨也者，所以为一身之撑架，犹屋之有梁柱然也。屋非梁柱不能竖，人非有骨不能立也。经言肾主骨，又言骨者髓之府，是惟肾气足，故髓充满，髓充满，故骨坚强也。骨有本，颧骨也。凡人一身骨骼，有大有小，骨大者颧必大，骨小者颧必小，验之人人。而《灵枢》之言益足信也。凡人一身之骨，最大者脊骨也。经言膂骨以下至尾骶，二十一頔，长三尺，脊节谓之頔，脊穷谓之骶，是不但为骨之最大，且居中丽正，一身之骨胥于是附，犹屋之正梁，且为一身之骨之主也。而其为病，约有四端：一曰寒，《内经》言：人有身寒，汤火不能热，厚衣不能温。然不冻栗者，以是人素肾气胜，以水为事。太阳气衰，肾脂枯不长，一水不能胜两火。肾者水也，而生于骨，肾不生，则髓不能满，故寒甚至骨也。所以不能冻栗者，肝一阳也，心二阳也，肾孤脏也，一水不能胜二火，故不能冻栗。病名骨痹，是人当挛节也。据经之言，骨寒之病甚深，非但浮浅恶寒之谓也宜温肾散加附子、肉桂、虎骨。一曰热，其热从骨间蒸发，按之虽不甚烙手，然觉有郁蒸不可耐状，有非饮汤引水所能解，其板齿必干燥，以齿者骨之余，板齿尤诸齿之门户，骨热故板齿干燥，即经言髓涸齿干，乃为骨热病者是也宜滋阴降火汤加鳖甲、地骨皮。其或因骨热至四肢，缓弱不举，骎骎成骨痿之证矣。一曰痿，《内经》言：肾气热则腰脊不举，骨枯而髓减，发为骨痿。有所远行劳倦，逢大热而渴，渴则阳气内伐，内伐则热舍于肾。肾者水脏也，今水不胜火，则骨枯而髓虚，故足不任身，发为骨痿也。据经之言，骨痿之病，由于骨热，非但寻常疲弱之谓也宜虎潜丸。一曰痛，人身之痛，或由风淫湿滞，或由血刺痰攻，浅不过肌肉皮毛，深亦止经络脏腑。若入里彻骨，作酸作疼，虽因寒因热有不同，要其损伤劳极，为至甚而无加矣宜虎骨散、二妙散。他如久立伤骨，骨伤之病，或亦有痛者，或渐至成痿者，当受伤之初，不可不急救也宜补骨脂、牛骨髓、鹿茸、骨碎补。迨至骨绝，齿必黄落，虽有药饵，不可救矣，经故断之为十日死也。

【骨病证治】《难经》曰：少阴者，冬脉也，伏行而濡骨髓者也。《直指》曰：骨为髓之藏，髓者，饮食五味之实秀也，髓虚则骨虚，势所必至也。又曰：骨热病，当与骨蒸门参看。《资生》曰：扁鹊云：病在腠理，汤熨之所及也；在血脉，针石之所及也；在肠胃，酒醴之所及也；其在骨髓，虽司命无奈之何矣。夫病在骨髓，扁鹊以为难，则骨髓有病，病亦惙矣。

皮也者，所以包涵肌肉，防卫筋骨者也。皮之外，又有薄皮曰肤，俗谓之枯皮。经言皮肤，亦曰腠理，津液渗泄之所曰腠，文理缝会之中曰理，腠理亦曰玄府。玄府者，汗孔也。汗液色玄，从空而出，以汗聚于里，故谓之玄府。府，聚也。皮之所主为肺，故凡风寒之邪袭人，肺先受之，以其先入皮毛也。邪着皮毛，腠理开泄，然后入于络脉，侵及于经，发而为病，其理然也。皮之为病，若瘢痧另详本条，若瘾疹另详本条，若痤疿另详本条，若麻木另详本条，若靥痣另详本条，皆皮之病。前既详言，兹可勿赘。其所常有者，无过痛痒两端，故经曰：痒痛生于皮毛。又曰：诸痒为虚，血不荣肌。又曰：诸痛皆属于火也。血虚之痒，如虫行皮中宜大料四物汤，兼用澡洗药。皮虚之痒，淫淫不已宜四物汤加黄芩煎水，调浮萍末服之。风邪之痒，痒甚难忍宜菊花散去石膏加薄荷。酒后之痒，痒如风疮，常搔至血出宜蝉脱散。心实之痛，深至肉间宜导赤散加减。火灼之痛，如欲炙手宜加减凉膈散。风热之痛，痒痛相间宜上清散。肺经火郁之痛，不可抚按宜泻肺汤。痒痛之因，内外各异如此。然为痒为痛，又有因于火之微甚者。河间云：人近火，微热则痒，热甚则痛，附近则灼而为疮，皆火之用。或云痛为实，痒为虚，非谓虚为寒，正谓热之微甚。此河间之论，又于痒痛所因之外，就火之一端以析痒痛者也。若乃丹毒者，亦皮之病。人身忽然变赤如丹涂，名赤瘤。或因疮而得焮赤者，名疮瘤。皆游走无定，状如云气，总缘恶毒热血，蕴结命门，遇君相二火合起，致发此证，其轻者亦缘风热所致总治宜四顺清凉饮，外涂拔毒散。又有皮肤忽起赤晕，或发热作痒，或搔破出水，名赤游风，亦谓之丹毒。然其证状，毕竟与丹毒稍异，宜临证分辨。而游风之因，起于脾肺气虚，腠理不密，风热相搏宜荆防败毒散。或专由风热宜小柴胡汤加防风、连翘。或专由血热所致宜四物汤加柴胡、山栀、丹皮。治之但宜凉血消风，清肝养血，则火自息，痒自止，切不可单用祛风之药，反燥肝血，使元气虚而别生他证。若素有病，面上忽见红点，多死。兹试举毒游风之属条列言之：有赤瘤丹毒者宜无名异末，葱汁调涂立消。有赤黑丹疥，或痒或燥，不急治，遍身即死者宜白瓷研末，猪脂调涂。有五色丹毒，俗名游肿，犯之多死者宜榆白皮末，鸡子清调涂。有火丹赤肿遍身者宜磨大黄汁频涂。有火焰丹毒从头起者宜生葱汁涂。有火丹发足胫以上者宜镜面草打汁服并敷。有火霞丹毒，从两脚起如火烧者宜五加皮根叶烧灰，煅铁槽中水和涂。有不拘何处，火丹发，而疼肿难忍者宜鳝头血涂。有烟火丹发从背起，或两胁及两足，其赤如火者宜景天草、珍珠各一两，和捣如泥，涂之。有萤火丹从头起，亦名热毒丹疮者宜慎火草捣和苦酒涂。有幼小火丹者宜黄芩末水调涂。有一切热毒丹肿腮痛者宜赤小豆末鸡子白和涂。有丹从脐起者宜槟榔末醋调涂。有身面卒得赤斑，或瘭子肿起，不治即死者宜羊角烧灰，鸡子白和涂。有身面丹肿如蛇缠状者宜马兰草和醋捣涂。有赤游丹发肿痛者宜瓜蒌末醋调敷。虽然丹毒之发又有辨焉，其痛者为丹毒，其痒者为风丹。有一切风丹发痒不止者宜炙穿山甲末一两，生甘草末三钱，米饮调涂。有冷风丹者宜白僵蚕散。有遍身风痒如瘾疹者宜凌霄花末，酒下一钱立效。有皮肤风热，遍身生如粟米者宜牛蒡子、浮萍等分，薄荷汁调，酒下二钱，日二次。有遍身本发瘾疹，后变成疮，又痒又痛者宜僵蚕焙末，酒服二钱立愈。有血风丹肿起疙瘩者宜浮萍汁和豆淋酒下。有因酒而得风丹，遍身痒者宜浮萍散。且夫丹毒之发，更有辨焉，其色赤者为丹，其色白者为瘼。如前言冷风丹，其色亦白，即瘼之类也。治瘼之法，前人以酒调土朱服之，得愈。盖瘨为脾病，土能入脾，朱能除白也白瘨宜消风散。至若小儿血热肌虚，风邪相凑，易发丹毒，得之百日内者，尤为危急宜消风散、黑神散二方兼服，外以金花散涂。总之丹毒游风之发，不问大人小儿，或发手足，或发腹上，总以自腹生出四肢者，为顺而易治，自四肢生入腹者，为逆而难治，不可不知也。夫丹毒之发甚暴，治丹毒之方甚多。古人有十二种单方，治一切丹毒，但得于十二味中水苔、生地、生松毛、蒴藋叶、慎火草、浮萍、硝石、豆叶，以上皆捣烂敷，豆豉、大黄、黄芩、山栀，以上皆为末水和敷，用一二味即能取效，良为简便，又不可不知也。然而皮之为病，且不特此也。如人身体皮肉变色赤者为紫癜风，白者为白癜风。紫由风与血搏，血不调和所生宜紫癜风方。白由风与气搏，气不调和所生宜追风丸、三黄散，总治紫白癜，宜加减何首乌散。又如面及颈项身体皮肉色变与肉色不同，不痛不痒，由肺风流注皮肤之间，久之不去，遂致浸淫遍体，为白驳宜白驳方。又如颈项胸前腋下，自生斑点相连，色微白而圆，或紫，不痛不痒，由风邪积热，居于肺腑，久之不散，流溢皮肤，为疬疡风宜乌蛇散。又如心常惊恐，言语无定，眼前见物如垂丝，皮肉中或如桃李瘾疹，色赤黑，手足顽麻，刺之不痛，身体生疮，痛痒如虫行，由恶风相触，及犯忌害，初即觉皮毛变黑，为乌癞，又名黑癞宜大黑神膏。又如语声嘶嗄，目视不明，四肢顽痛，身体发热，手足缓纵，背膂拘急，皮肉之内，似生瘾疹，其色正白，亦由风邪毒气，积久为白癞宜白花蛇散、苦参酒。又如肺气不荣，津液枯涸，皮聚毛落，爪枯甲错，肌肤干涩而不滑润，为索泽宜八珍汤。凡若此者，皆皮之病。凡属司命，所当一一详审者也。

【脉法】 仲景曰：脉浮而大，浮为风虚，大为气强，风气相搏，以成瘾疹。身体为痒，痒者名泄风，久久为痂癞。《正传》曰：脉浮而缓属湿，为麻痹；脉紧而浮，属寒，为痛痹；脉涩而芤，属死血，为木不知痛痒。滑伯仁曰：脉者，血之波澜，发斑者，血散于皮肤，故脉伏也。

【皮病证治】 河间曰：痒得爬而解者，爬为火化，微则亦能痒，甚则痒去者，谓令皮肤辛辣而属金化，辛能散火，故金化见，则火化解矣。《入门》曰：丹毒入里，腹胀则死，毒气所走之处，急以细针刺出恶血即消。又曰：沟渠中小虾捣敷妙，或伏龙肝鸡子白调涂，或鲤鱼血、鳝鱼血、芭蕉根汁、蓝叶汁、水中苔，涂之皆可。

肉也者，所以主一身之肥瘦，而验气血之盛衰者也。《内经》曰：肥而泽者，气血有余；肥而不泽者，气有余，血不足；瘦而无泽者，气血俱不足。此经但言其概也。其实人之肥者，血则实，而气必虚，故行动多喘促，气虚也，能耐寒而不能耐热，热伤气，损其不足之气，则阳愈弱而偏于阴，故不能耐热也。人之瘦者，气则实，而血必虚，故皮肤多燥涩，血虚也，能耐热而不能耐寒，寒伤血，损其不足之血，则阴愈亏而偏于阳，故不能耐寒也。此肥瘦之所以分也。肉之为病，最重者曰食㑊，饮食多而易饥，不生肌肉，如死人也，由胃中结热，消谷之故宜参苓元。其次曰肉苛，苛者，痛重也，由荣气虚，卫气实之故宜前胡散。其次曰肉痿，胃干而渴，肌肉不仁，无力以运，由脾经伤热之故宜清燥汤。其次曰肉脱，形肉瘦削而脱尽，不能行动。盖脱者，空也，谓肉消而皮与骨着，中空无有也，此亦死证，由真元内竭，谷气外衰之故宜谷灵丸。至如疮疡虽愈，有肉凸出，小如豆，大如李，长至数寸，名曰赘肉，亦曰胬肉宜乌梅肉捣作饼，贴肉上，即消去。又如手足忽生如豆，甚至三个五个，相连而生，由风邪搏于肌肉所致，名曰疣目宜乌鸡胆汁，日三涂之，或杏仁烧研涂之。又如肌肉间忽生红粒，抚之则痛如锥刺，血虚袭风所致，名曰肉刺，可不必治。以上皆肉病所及也，若夫耳聋舌短，背肿尿血，大便赤泄，则为肉绝之候矣，经故断之为六日死也。

【肉病证治】《内经》曰：䐃为肉标，䐃，膝后肉如块者。

《资生》曰：羸瘦固瘵疾，若素来清臞者，非有疾也。惟病后瘦甚，久不复常，谓之形脱，与夫平昔充肥，忽尔羸瘦，饮食减少，此为五劳六极之疾，宜服滋补药。

毛发也者，所以为一身之仪表，而可验盛衰于冲任二脉者也。夫毛发为血之余似已，然冲为血海，任为阴脉之海，二脉皆起胞中，上循腹里，其浮而外者循腹右上行，会于咽喉，列而络唇口。血气盛，则充肤热肉。血独盛，则渗皮肤，生毫毛。然则毛发之生，皆由二脉之盛也明矣。《内经》独以属肾者，肾主精，精即血也。毛者，统词，一身之毛及眉须髭髯，前后二阴之毛皆是。发者，专指但即生于头者言也。须发之有无荣悴，前人论之甚详，故不赘。其有左右发际疮起如粟米，头白肉赤，痛如锥刺者，为发际疡，皆因风热上攻之故，虽脓出无伤也宜防风通圣散。然妇人多患之，男子则少。鬓疽者，亦名鬓发，生鬓发中，初如虫咬瘾疹，肿痛难见，或由肝胆二经怒火，或由三焦相火，或由风热血虚，皆能生此证。但由三焦相火者，尤忌出脓，以是经血少气多也。甚则发热作渴宜柴胡清肝汤，肿高痛极宜仙方活命饮，迨大势已定，余毒未除，以参芪归术为主，佐以川芎、白芷、金银花，速成其脓。脓成，仍以参、芪等托而溃之。至生肌收敛，则全用补益脾虚加四君子汤，血虚宜四物汤加参、芪，气虚宜补中益气汤。小儿癞头白秃疮，亦生发中宜松脂膏。其一种状如葡萄，久而不脓者，名鬈毛疮宜苦楝根灰，猪油调搽。然若中陷，四边高，色如黄蜡者，乃是广疮，不可作鬈毛疮治也。

【毛发原由证治】《医说》曰：发属心，故上生，禀火气也。眉属肝，故横生，禀木气也。须属肾，故下生，禀水气也，《入门》曰：胆荣于须，肾华于发，精气上升，则须润而黑。六八以后，精华不能上升，秋冬令行，金削水枯，以致须发焦槁，如灰白色。养生者，宜预服补精血药以防之，如张天师草还丹、四物坎离丸、五老还童丹之类，染掠亦非上策。

治筋病方十

酒煮木瓜粥 〔筋急〕 大木瓜，酒水煮烂，研作膏，热裹痛处，冷即易，一宿三五度，便差。

五加皮散 〔筋缓〕 五加皮 油松节 木瓜

每末二三钱，酒下。

祛风涤热汤 〔筋瘈〕 薄荷 甘菊 牛蒡子 防风 荆芥穗 连翘 竹叶

紫葳汤 〔筋痿〕 紫葳 天冬 百合 杜仲 黄芩 黄连 萆薢 牛膝 防风 蒺藜 菟丝子

四物汤 〔筋惕〕 川芎 当归 白芍 生地

养血地黄汤 〔筋急〕 熟地 生地 白芍 当归 阿胶 麦冬 白术

真武汤 〔筋惕〕 附子 生姜 白芍 白术 茯苓

养肝丸 〔筋伤〕 川芎 当归 白芍 熟地 防风 羌活

蜜丸。

木瓜汤 〔转筋〕 木瓜四钱 吴萸二钱 茴香一钱 炙草四分 紫苏十叶 姜三片 盐一撮 乌梅一个

理中汤 〔又〕 人参 白术 甘草 干姜

治骨病方五

温肾散 〔骨寒〕 熟地钱半 牛膝 肉苁蓉 巴戟 麦冬 五味子 炙草各八分 茯神 炒杜仲 干姜各五分

水煎服，或为末，酒下二钱亦可。

滋阴降火汤 〔骨热〕 白芍钱三分 当归钱二分 熟地 白术 天冬 麦冬各一钱 生地八分 陈皮七分 蜜知母 蜜黄柏 炙草各五分 姜三 枣二

虎潜丸 〔骨痿〕 龟板 黄柏各四两 知母 熟地各二两 牛膝三两半 陈皮七钱 白芍一两半 干姜五钱 锁阳 虎骨 当

归各一两

酒糊丸。加附子尤妙。

虎骨散 〔骨痛〕 虎骨二两 白花蛇肉 天麻 白僵蚕 牛膝 防风 酒当归 乳香 肉桂各一两 全蝎 炙草各五钱 麝香一钱

每末二钱，酒下。一方有自然铜、白附子、槟榔、羌活、白芷、川芎各一两，地龙、没药、雄黄各五钱，治白虎历节风走痛，如神。

二妙散 〔又〕 制苍术 酒黄柏等分

姜汤下一钱。

治皮病方二十六

四物汤 〔皮痒〕 川芎 当归 白芍 地黄

菊花散 〔又〕 甘菊 防风 枳壳 羌活 旋覆花 石膏 甘草 蔓荆子

蝉脱散 〔又〕 蝉脱 薄荷等分

每末二钱，酒水调下。

上清散 〔皮痛〕 元参 薄荷 荆芥 甘草 归尾 桔梗 陈皮 黄芩 川芎 枳壳

或加制大黄亦可。

导赤散 〔又〕

加减凉膈散 〔又〕 连翘二钱 甘草钱半 山栀 黄芩 薄荷 桔梗 竹叶各五分

泻肺汤 〔又〕 地骨皮 桑皮各二钱 知母 贝母 山栀 桔梗 麦冬 生地 甘草各一钱

四顺清凉饮 〔丹毒〕 蒸大黄 当归 赤芍 炙草各钱二分 薄荷十叶

拔毒散 〔又〕 寒水石二两三钱 石膏一两 黄柏 甘草各二钱

水调涂之，芭蕉汁尤妙。

荆防败毒散〔又〕 荆芥 防风 羌活 独活 柴胡 前胡 人参 赤芍 桔梗 枳壳 川芎 甘草

小柴胡汤〔又〕 柴胡 黄芩 人参 半夏 甘草

白僵蚕散〔又〕 僵蚕 蝉退 防风 甘草 苍耳子 白芷 川芎 茯苓 荆芥 厚朴 陈皮 人参等分

每末二钱，豆淋酒下。

浮萍散〔又〕 浮萍五钱 防风 黄芪 羌活各三钱 当归二钱 干葛一钱 麻黄五分 生草四分

量疾重轻，分二三服，水煎。

消风散〔白瘼〕

黑神散〔小儿〕

金花散〔又〕 郁金 黄芩 山栀 甘草 大黄 黄连 糯米等分

为末，蜜水调敷。

紫癜风方〔紫癜〕 官粉五钱 硫黄二钱

为末，鸡子白调搽。

追风丸〔白癜〕 首乌 苦参 苍术 荆芥穗各四两

共为末，用皂角二斤去皮弦子，水煎膏，和丸，空心，酒茶任下三五十丸。

三黄散〔又〕 雄黄 硫黄各五钱 黄丹 天南星 枯矾 密陀僧各三钱

先以姜汁擦患处，再以姜片蘸药擦，后渐黑，次日再擦，黑散则无矣。

加减何首乌散〔紫白癜〕 首乌 石菖蒲 蔓荆子 苦参 荆芥穗 威灵仙 甘菊 杞子等分

每末三钱，蜜、茶调下。

此方兼治疬疡风，白驳，一切疥癣。

白驳方〔白驳〕 硫黄 草决明 生半夏 槲皮各一两 蛇

脱一条

二味烧研，共为末，清漆和调，薄涂患处，先用巴豆一粒，中截擦白处，再用药。

乌蛇散 〔疬疡风〕 乌蛇三两 犀角一两 防风 羌活 黄芩 苦参各二两 人参 丹参 元参 沙参 肉桂 秦艽 川芎 山栀 升麻 通草 枳壳 白蒺藜 白鲜皮各一两

每末二钱，酒下。

大黑神膏 〔乌癞〕 川乌 川芎 升麻 防己 黄柏 藜芦 黄连 明矾 雄黄 雌黄 胡粉各五钱 巴豆 杏仁各十四粒 松脂 乱发各如鸡子大一块

上锉如豆，用猪油二升同煎，以发烊为度，棉滤去渣，入雌雄黄、矾、胡粉搅匀，收瓷器中，每用涂疮，一日三四次，每用药以热盐汤洗过，然后涂之，毋及口眼。

白花蛇散 〔白癞〕 白花蛇酒浸 晚蚕蛾去头、足、翅 威灵仙 天麻 槐子 羌活 防风 枳壳 白鲜皮 蔓荆子各一两 炙草五钱

每末二钱，酒下，日二次，不拘时。

苦参酒 〔又〕 苦参五斤 蜂房五两 猬皮一具

水三斗，煮一斗，去渣，浸细面五斤，炊饭三斗，如常作酒，温饮一二杯。

八珍汤 〔索泽证〕 人参 白茯苓 白术 炙甘草 川芎 当归 白芍 地黄

治肉病方四

参苓丸 〔食㑊〕 人参 远志 赤苓 菖蒲 牛膝酒浸 地骨皮各一两

蜜丸，不拘时，米饮下。

前胡散 〔肉苛〕 前胡 白芷 细辛 官桂 白术 川芎各三两 吴萸 附子 当归各二两 川椒三钱

上锉，以酒茶三升拌匀，窨一宿，以猪油五斤，入药微煎，候白芷黄色，去渣煎成膏，摩病处，以热为度。

清燥汤〔肉痿〕 黄芪 白术各钱半 苍术一钱 陈皮 泽泻各七分 赤苓 人参 升麻各五分 生地 当归 猪苓 麦冬 神曲 甘草各三分 黄连 黄柏 柴胡各二分 五味子九粒

谷灵丸〔肉脱〕 黄芪 人参 牛膝 当归各一两 附子炮，一个 熟地 茯苓各五钱 杜仲 苍术 白术 肉桂 杞子各三钱

酒糊丸，参汤下百丸。

治毛发病方十

防风通圣散〔发际疡〕 滑石钱七分 甘草钱二分 石膏 黄芩 桔梗各七分 防风 当归身 川芎 赤芍 大黄 麻黄 薄荷 连翘 芒硝各四分半 白术 荆芥 山栀各三分五厘 姜三片

柴胡清肝汤〔鬓疽〕 柴胡 山栀各钱半 川芎 黄芩 人参各一钱 桔梗 连翘各八分 甘草五分

食后温服。

仙方活命饮〔又〕 穿山甲 白芷 防风 赤芍 甘草 归尾 花粉 贝母 角刺各一钱 陈皮 金银花各三钱 没药 乳香各一钱，二味另研

水、酒各半煎，送乳没二末。

四君子汤〔又〕 人参 茯苓 白术 炙草

四物汤〔又〕 川芎 当归 白芍 地黄

补中益气汤〔又〕 人参 黄芪 当归 白术 升麻 柴胡 陈皮 甘草

松脂膏〔白秃〕 松脂 黄连各七钱半 黄芩 苦参各一两 蛇床子二钱半 大黄 枯矾各五钱 水银两半 胡粉五钱，合水银入少水同研，令无星为度

共研匀，腊猪油调涂疮上。

张天师草还丹〔预防〕 地骨皮 生地 石菖蒲 酒煮菟丝子 牛膝 远志等分

蜜丸，空心盐汤下三五十丸。 修合忌铁器及女人、鸡、犬。

四物坎离丸〔又〕 熟地三两 生地两半，同酒浸，打膏 当归二两 白芍两半，同酒炒 知母一两 黄柏二两，同盐酒浸，炒 侧柏叶 槐子各一两，同炒 连翘六钱

蜜丸，盛磁盒内，放地上七日，晒干收之，酒下五六十丸。

五老还童丹〔又〕 茯神 赤石脂 川椒炒出汗，各一两 朱砂水飞 乳香 灯心同研，各一两

俱另为末，用鸡子二个，去清黄，只将朱砂、乳香各装一壳内，纸糊七重，清绢袋盛之，令精壮女人怀肚上，常令温暖，朱砂怀三十五日，乳香怀四十九日取出，再研前三药亦为末，和匀，蒸枣肉和丸，空心，酒下三十丸，参汤下尤妙，一月外加至四十丸。以甲子庚申夜静处修合，忌鸡犬女人见。又名遐龄万寿丹，本仙家方也。

附录：毛发杂方

眉毛不生方 芥菜子 半夏等分

为末，姜汁调搽，数次即生。

治人无发方 甜瓜叶捣汁涂之，即生。

病后发落方 鲜猴姜、野蔷薇嫩枝，煎汁刷之。

令发长黑方 桑叶 生麻油

煎过去渣，沐发令长数尺。

须发黄赤方 生地一斤，生姜半斤，各洗捣汁留渣用。不蛀皂荚十条，去皮弦蘸二汁炙，汁尽为度，同渣入罐，泥固煅存性，研末，铁器盛之。每末三钱，汤调，停二日，临卧刷染须发即黑。

秘传乌发方 五倍子半斤，研末，铜锅炒之，勿令成块，如有烟起，即提下搅之，从容上火慢炒，色黑为度，以湿青布包扎，足踏成饼，收贮听用。每用时，先以皂角水洗净须发，用五倍子末二两、酒炒红铜末钱六分、生矾六分、诃子肉四分、没石子四分、硼砂一分，共研极细，乌梅，酸榴皮煎汤调匀，碗盛，重汤煮四五十沸，待如饴状，以眉掠刷于须发上一时，洗去再上，包住，次日洗去，以桃核油润之，半月一染甚妙。

巫云散 胆矾 五倍子 百药煎 青胡桃皮 酸石榴皮 诃子皮 木瓜皮 猪牙皂角 何首乌 细辛等分

为末，蜜和如钱大，常放木炭内培养，勿令离炭，用时以热酒化开涂之。

金主绿云油 蔓荆子 没石子 踯躅花 诃子皮 覆盆子 白芷 沉香 防风 附子 零陵香 生地 芒硝 公丁香 旱莲草各一钱半 卷柏三钱

上锉，绢袋盛，将清香油八两浸入，封过七日，取擦头上，日三次。巫云散，治须发黄白不泽，此绿云油能生发。

头痛源流

眩晕 风头旋 头风 首风 脑风 脑疽

头痛，经气逆上，干遏清道，不得运行病也。统天气六淫之邪，人气六贼之逆，皆有之。经曰：风气循风府而上，则为脑风。新沐中风，则为首风。此盖以太阳之脉达风府，太阳受风，则脑痛而为脑风。又以沐则腠开，风伤于卫故也。经又曰：头痛数岁不已，当犯大寒，内至骨髓，髓以脑为主，脑逆，故头痛齿亦痛，名曰厥逆。此盖以大寒入脑，则邪深，故数岁不已。髓者，骨之充，齿者，骨之余，故头痛齿亦痛，是邪逆于上，故曰厥逆也宜羌活附子汤。经又曰：头痛巅疾，下虚上实，过在足少阴巨阳，甚则入肾。此盖以头痛本太阳病，太阳之脉交巅上，其直者从巅入络脑。下虚，少阴肾虚也。上实，太阳膀胱实也。肾虚不能摄太阳之气，故虚邪上行而头痛，其脉必举之弦，按之坚宜玉真丸。经又曰：头痛耳鸣，九窍不利，肠胃之所生。此盖以肠胃为卫门之道路，气之所以往来，气虚则不能上升于巅顶，故头痛宜补中益气汤。经又曰：头痛甚，则脑痛，手足寒至节，死不治。此盖以三阳受邪，伏而不去，则阳气败绝，故手足之寒，上至于节也。统而观之，经之论头痛，总不越风寒虚三者，其旨固了然也。虽然，各经所犯头痛，其为痛处，与其现证脉候，及应用之药，有不得不分辨者。太阳经痛在正巅，其证兼恶风寒，其脉必浮紧宜川芎、麻黄、羌活、独活。少阳经痛在耳前发际，其证兼寒热，其脉必细而弦宜柴胡、黄芩。阳明经痛在额间，其证兼自汗，发热恶寒，其脉必浮缓长实宜升麻、葛根、石膏、白芷。或发热，恶热而渴宜白虎汤加白芷。太阴经头痛，其证兼体重多痰，其脉必沉缓宜南星、半夏、苍术。或太阴痰厥，亦头痛宜柴胡、黄芩、黄连、半夏。少阴经头痛，其证足寒气逆，为寒厥，其脉必沉细宜麻黄附子细辛汤。厥阴经头痛，其证兼项痛，或吐痰沫冷厥，其脉必浮缓宜吴萸、干姜。或肝风虚动头痛，而兼目眩耳聋宜生熟地黄丸、钩藤散。或怒气伤肝而亦头痛宜沉香降气散。肾与膀胱经挟寒湿而头痛，其证亦下虚上实，气上而不能下宜玉真丸。心与小肠经挟湿热而头痛，其证兼烦心厥逆宜清空膏加麦冬、丹参。三阳经热郁头痛，不敢见日光，置水于顶上，汗吐下三法并行必愈。以上各经头痛之异如此，而尤紧要者，凡遇阴经为患，药必用辛温，如桂、附、干姜、吴萸之属皆可。至实痛、虚痛，尤不可混。盖六腑清阳之气，五脏精华之血，皆朝会于头。而六淫五贼之邪，皆能犯上为逆。或与正气相搏，郁而成热，则脉满而痛宜茶调散，或邪气留滞，亦脉满而痛宜菊花散，是为实也。正气衰微，寒湿侵害，虽不与搏而成热，但邪外袭，则血凝涩而脉挛缩，收引小路而痛，得温则痛减宜清空膏，是为虚也。夫虚实之辨既明，而气血风寒暑湿痰热之因自别。其因气虚痛者，遇劳更甚，耳鸣，九窍不利，两太阳穴痛甚，其脉大宜补中益气汤。如气上不下，厥而为痛，名气厥头痛宜芎乌散。因血虚痛者，善惊，眉尖后近发际名鱼尾，自鱼尾上攻头痛，其脉芤宜四物汤加薄荷。在气血俱虚痛者，兼有二证宜加味调中益气汤。因风痛者，抽掣，恶风或汗自出宜选奇汤。因寒痛者，绌急恶寒宜大川芎丸。因暑痛者，有汗无汗，总皆恶热宜香薷饮。因湿痛者，或冒雨侵露，头必重，天阴尤甚宜清空膏去黄芩、黄连，加苍术、茯苓。因痰饮痛者，必昏重，愦愦欲吐，或痰厥痛，每发时，两颊青黄，懒于言语，而兼眼黑头旋，恶心烦乱，此厥阴、太阴合病宜清空膏去羌活，加半夏、白术、天麻。因热痛者，名热厥头痛，必烦热，虽严冬亦喜风寒，则痛暂止，略见温暖，其痛更甚宜先服清上泻火汤，次服补气汤。因风热痛者，必兼目昏鼻塞宜石膏散、神芎散。因风痰痛者，吐逆目眩，胸满吐涎宜玉壶丸。因湿热痛者，必兼心烦，病在膈中，用吐法大妙宜清空膏。因风湿热痛者，上壅损目宜清空膏。因郁热痛者，头旋眼黑宜川芎散、安神散。审是病因，更察兼证，宁有妄治之过哉！外此更有伤食头痛，必胸满恶食，吞酸嗳腐宜红丸子，香砂枳术丸加山楂、神曲、麦芽、莱菔子。有伤酒头痛，必口渴神昏宜葛花解酲汤。有臭毒头痛，必烦闷恶心宜炒香附一味煎。有发散太过头痛，必神散气怯宜乳香落盏散。有肾虚头痛，必下元虚弱宜硫黄一两，胡粉一钱，饭丸，冷水服五钱，即止。有元阳虚头痛如破，必眼睛如锥刺宜川乌去皮炮，全蝎糯米炒，等分，韭根汁丸，每十五丸，薄荷汤下。有头痛欲裂宜当归二两煎，日再服。有卒然头痛宜僵蚕末，熟水下二钱。有头痛连睛宜牛蒡、石膏等分，为末，茶清调下。有年久头痛宜乌头、南星末等分，葱汁调涂太阳穴。有产后头痛宜川芎、乌药末，茶清下二钱。有因头痛，胸中痛，食少，咽嗌不利，寒冷，左寸脉弦急宜麻黄吴萸汤。知乎此，而头痛之病，更无余患矣。乃治之之法，古人多用风药者，以高巅之上，惟风可到，味之薄者，为阴中之阳，自地升天者也，故多以风药取效。然亦只大概言之，宜照前分六经治法，而加以风药方可。惟犯真头痛者，最为难治，乃天门真痛，上引泥丸，故旦发夕死，夕发旦死。以脑为髓海，真气所聚，本不受邪，受邪则不可治也。古法进黑锡丹，灸百会穴，猛用大剂参、附，可救十中之一。然天柱折，或手足青至节者，必死，固不容忽视之也。

【脉法】《脉诀》曰：头痛短涩应须死，浮滑风痰必易除。又曰：头痛阳弦，浮风紧寒，风热洪数，湿细而坚，气虚头痛，虽弦必涩，痰厥则滑，肾厥坚实。又曰：风寒暑湿，气郁生涎，下虚上实，皆晕而眩。风浮寒紧，湿细暑虚，涎弦而滑，虚脉则无。《纲目》曰：病若目痛，头痛，脉急短涩者死。《入门》曰：肝脉溢大，必眩晕，宜预防之。《正传》曰：寸口脉中短者，头痛也。《医鉴》曰：寸口紧急，或浮，或短，或弦，皆主头痛。丹溪曰：肾厥头痛，其脉举之则弦，按之则坚。又曰：头痛，左手脉数，热也，脉涩，有死血也；右手脉实，有痰积也，脉大，是久病。

【头痛证治】《内经》曰：头者，精明之府，头倾视深，精神将夺矣。《灵枢》曰：真头痛者，头痛甚，脑尽痛，手足寒至节，并不治。《入门》曰：伤寒头重不能举，有二证，太阳病及阴阳易，并皆头重不举，皆危证也。又曰：伤寒阳脉不和，则头摇。心藏绝，及痓病风盛，皆摇头，皆凶证也。有里痛而头摇者，亦重证也。又曰：头沉痛入泥丸，手足冷，爪甲青者，谓之真头痛。其连齿痛甚者，属少阴厥证，俱不治。《活人书》曰：三阳有头痛，三阴无矣，惟厥阴脉与督脉会于巅，故有头痛。少阴亦有头痛，但稀少耳。丹溪曰：头痛多主于痰，痛甚者，火多也，有可吐者，亦有可下者。诸经气滞，亦作头痛。又曰：头痛连目痛，此风痰上攻，须白芷开之。又曰：头痛必用川芎，如不愈，各加引经药，太阳羌活，阳明白芷，少阳柴胡，太阴苍术，少阴细辛，厥阴吴萸。东垣曰：风寒伤上部，入客于经络，令人振寒头痛，或风寒之邪，伏留阳经，为偏正头风。《得效》曰：真头痛者，其痛上穿风府，陷入泥丸宫，不可以药愈。盖头中人之根，根气先绝也。《医鉴》曰：头痛目痛，久视无所见者死，卒视无所见者亦死。

【头痛导引法】《保生秘要》曰：用手法百会穴掐六十四度，擦亦如之，寻用后功。

【运功】《保生秘要》曰：左疼意想左乳下一大肋，扯过右乳下。右疼则扯过左乳，每行十二度。

【头重目花导引法】《保生秘要》曰：观空，坐定，闭气，以两手心掩耳击天鼓，次擦涌泉穴，次以手按膝端而坐，呵气九口，如法定神。

【运功】《保生秘要》曰：意定玄雍，舌顶上腭，俟液徐生，频咽丹田，复想归脐，双睛运转，目无花矣。

眩晕　肝风病也。《内经》曰：头痛巅疾，下虚上实，过在足少阴巨阳，甚则入肾。又曰：狥蒙招尤，目眩耳聋，下实上虚，过在足少阳厥阴，甚则入肝。经言下虚，肾虚也，肾虚者头痛。经言上虚，肝虚也，肝虚者头晕。夫肾厥则巅疾，肝厥则目眩，此其所以异也。故《内经》又曰：诸风眩掉，皆属于肝。夫肝为风，风，阳邪也，主动，凡人金衰不能制木，则风因木旺而扇动，且木又生火，火亦属阳而主动，风火相搏，风为火逼则风烈，火为风扇则火逸，头目因为旋转而眩晕，此则眩晕之本也。若病发之故，则有由外因者：曰伤风眩晕，必恶风自汗，或素有头风而发宜芎藭散。曰火热上攻眩晕，必烦渴引饮，或暑月热甚而发宜大黄散。曰风痰闭壅眩晕，必胸膈痞塞，项急，肩背拘倦，神昏多睡，或心忪烦闷而发宜天麻五钱，川芎二两，蜜丸芡子大，食后清茶嚼下一丸，名天麻丸。曰风热上冲眩晕，必胸中不利，旋运欲倒，或感受时邪而发宜川芎、槐子末等分，茶下三钱。曰冒雨伤湿眩晕，必鼻塞声宜芎术汤。有由内因者：曰痰饮眩晕，眩而呕吐，头重不举，是痰宜清晕化痰汤。眩而心下悸，是饮宜茯苓半夏汤。曰气郁眩晕，必七情过伤，痰涎迷塞心窍，眉棱骨痛，眼不可开宜玉液汤。曰虚衰眩晕宜滋阴健脾汤。或内伤气虚宜补中益气汤。或肾虚气不归元，气逆奔上宜十全大补汤。或脾胃虚弱，兼呕吐泄泻宜归脾汤。曰失血眩晕，或吐衄太甚，或便血过多，或由伤胎，或由产后，或由崩漏，或由金疮跌扑，拔牙，往往闷绝，不省人事宜当归五钱，川芎二钱半，水、酒煎，日再服，名芎归汤。曰老人阳虚，每早起便晕，须臾自定宜黑锡丹。此则眩晕之由也。然而内因外因之感发虽殊，总必由于痰盛。故有风热痰作眩者宜玉壶丸、茶调散合用。有寒湿痰作眩者宜导痰汤加苍术、秦艽。有痰火兼虚作眩，并遍身眩晕者宜半夏、白术、天麻。有气血虚，挟痰作眩者气虚宜六君子汤，血虚宜二陈汤加芎、归。故曰无痰不作眩也。而又有不至于眩晕之甚，但头目不清利宜川芎散、防风散。或并耳鸣耳聋宜清神养荣汤。且精神不爽，咽干鼻塞者宜沃雪汤。皆由风湿热痰涎郁于精明之府也。

【眩晕原由证治】《灵枢》曰：上虚则眩。又曰：上气不足，目为之眩此言虚眩。又曰：脏腑筋骨血气之精，与脉并为目系，上属于脑后，宅于项中，故邪中于项，因逢其身之虚，其入深，则随眼系以入于脑。入于脑，则脑转。脑转则引目系急。目系急，则目眩以转矣此言风入而眩。《河间》曰：眩晕则呕吐，风热甚也。《医鉴》曰：眩晕者，痰因火动也。盖无痰不能作眩，虽因风者，亦必有痰。丹溪曰：痰在上，火在下，火炎上而动其痰，二陈汤加酒芩、山栀、黄连、苍术、羌活，可以治之此言痰眩。《入门》曰：眩晕或云眩冒，眩言其黑，晕言其转，冒言其昏，其义一也。又曰：眩晕皆称为上盛下虚。盖虚者，气与血也。实者，痰涎风火也。《正传》曰：眩晕者，中风之渐也。肥白人，四君子汤多加蜜黄芪，加陈皮、半夏，少加川芎、荆芥以清头目。黑瘦人，二陈汤合四物汤加黄芩、薄荷，入竹沥、姜汁、童便。又曰：凡眩晕语乱，汗多下利，时时自冒者，虚极难治。《回春》曰：泄泻多而眩晕，时时自冒者难治。

【头晕脑痛及痰滞导引法】《保生秘要》曰：单搭膝坐，二指点闭耳门，及口眼鼻七窍之处，躬身微力前努，使真气上升，脑邪自散矣。

【运功】《保生秘要》曰：注脐念想头上痛处，分两边，运至心口开下，念脐轮斡旋，通关，紧行至滞痰处，着意多运，周流遍腹，顾念脐。

【神晕头晕导引法】《保生秘要》曰：此证情欲所伤，气衰血少，心火上攻，痰饮串肺为患，日久变成劳瘵，于肩井穴掐九九，擦九九，兼用后功自愈。

【运功】《保生秘要》曰：紧闭地户，安神伏气，按脑及耳，大晕要倚坐，足掘勿交，神气自回，得法，因津咽下，定神。

风头旋 肝风病也。肝风盛则头自摇动，别无疾痛，不自觉知，治法与头风略同，总应以平肝为主也。

【风头旋证治】《纲目》曰：有一子，患七年摇头，三年下血，百方无效，予思之，乃肝家血液盛，外有风热乘之，肝木盛而克脾土，脾与肺是子母，俱为肝所胜，而血遂渍于大肠，故便血不止，遂处一方，但损肝驱风而益脾，用防风三两，花粉、蜜黄芪、羌活、白芍各五钱，犀角、甘草各二钱半，炙蛇壳、钩钩、麻黄各一钱，枣肉丸，食后薄荷汤下五七十丸，只二服头摇即止，十余服血止而下白，又二服乃愈。

头风 风寒入脑髓病也。凡人素有痰火，风寒客之，则热郁而闷痛，故妇人多患此者，无巾栉故也。总之，新而暴者为头痛，深而久者为头风。头风不速治必害眼，其痛有正有偏。丹溪曰：凡偏头风，左为风虚，右为痰热。丹溪虽分言之，其实总属于肝虚有痰。治之者，虽左风必用荆、防、羌、薄，左虚必用芎、归，右痰必用苍、夏，右热必用芩、膏，其实补肝豁痰之品，必当兼用补肝宜山药、木瓜、枣仁、羚羊角，豁痰宜南星、半夏、苍术、橘红，是所宜知者也。凡患偏正头风，有兼恶寒，头面多汗者宜茶调散加生黄芪，搐鼻出涎法，大妙宜透顶散。有兼鼻流臭涕，他药不效者宜芎犀丸。有头风冷者宜荞麦面二升作饼，更互合头上，微汗即愈。有头风热痛者宜山豆根末油调，涂两太阳。有头风项强者宜八月后取荆芥穗，作枕铺床下，立春日去之。有头风旋运，痰逆恶心懒食者宜零陵香、藿香叶、莎草根等分，每末二钱，茶下，日三服。有偏正头风，并夹头风，连两太阳穴痛者宜僵蚕末，葱茶下七八分，及沈氏头风丸。有偏正头风，气上攻不可忍者宜全蝎散。有偏正头风，痛不可忍者宜龙香散。有偏正头风，不拘远近，诸药不效者宜牛脑丹。有脑冷漏下者宜白鸡冠子，酒煎服效。有头脑鸣响，状如虫蛀，名曰天蚁者宜茶子末吹鼻效。有头风多白屑作痒者宜零陵香、白芷煎汁，入鸡子白搅匀，傅数十次，终身不生。各依证治之，自无不效。而半边头痛，另有仙方宜乩仙方及外治法宜蓖麻子纸卷，亦俱效。更有雷头风者，头痛而成核块，头面肿痛，憎寒壮热，状如伤寒，病在三阳，不可过用寒药诛伐宜沈氏荷叶汤。或头中如雷之鸣，为风邪所客故也，肿核宜刺出血宜清震汤。亦有因痰热者，痰热生风也宜祛痰丸。更有夹脑风者，两太阳连脑痛是也宜透顶散。更有大头风者，头大如斗，俗名大头瘟，天行时疫病也，感天地不正之气，甚而溃裂出脓，由邪客上焦之故宜普济消毒饮。其相类而病轻者，名发颐，肿在耳前后宜甘桔汤加薄荷、荆芥、连翘、黄芩、牛蒡子。

【头风证治】《医鉴》曰：头风之证，素有痰饮，或栉沐取凉，或久卧当风，以致贼风入脑入项，自颈以上，耳目口鼻眉棱之间，有麻痹不仁之处，或头重，或头晕，或头皮顽厚，不自觉知，或口舌不仁，不知食味，或耳聋，或目痛，或眉棱上下掣痛，或鼻闻香极香，闻臭极臭，或只呵欠而作眩冒之状，热者消风散，冷者追风散。头风发时闷痛，必欲棉裹者，热郁也，二陈汤加酒芩、荆芥、川芎、薄荷、石膏、细辛。妇人头风，宜养血祛风汤。叶天士曰：有气血皆虚，新凉上受，经脉不和，脑后筋掣牵痛，倏起倏静者，乃阳风之邪，宜荷叶边、苦丁茶、蔓荆子、甘菊、连翘。有内风头痛泪冷者，宜杞子、首乌、茯神、柏子仁、菊花炭、橹豆皮。有痛在头左脑后，厥阴风木上触者，宜细生地、白芍、炒杞子、柏子仁、茯神、甘菊。有暑风湿热，混于上窍，津液无以运行，凝滞而成偏头痛，舌强干涸者，宜连翘、石膏、滑石、甘草、荷梗、桑叶、羚羊角、蔓荆子。有失血过多，阴气大伤，阳气浮越，头痛筋惕，脉数虚而动，当用镇摄者，宜人参、阿胶、牡蛎、生地、白芍、天冬、炙草。

【正头风痛】《灵枢》曰：凡手三阳从手走头，足三阳从头走足，是手足六阳脉，俱上于头面也。又曰：足太阳脉上额交巅，直入络脑别下项，其病冲头痛，目似脱，项似拔，即正头痛也。

【偏头风痛】《灵枢》曰：足少阳之脉，起目锐眦，上抵头角，其病头角额痛。子和曰：头风之甚者，久则目昏。偏头风痛者，属少阳相火，久则目缩，小大便秘涩，皆宜出血而大下之。《入门》曰：偏头痛年久，大便燥，目赤眩晕者，此肺乘肝，气郁血壅而然，宜大承气汤大下之，外用大黄、芒硝为末，井泥调贴两太阳穴，乃能愈也。

【日行头风导引法】《保生秘要》曰：此证定宜先导引，次行右法，握固搭膝而坐，以手扪两耳塞兑，闭目，用意躬身前努，使七窍之气上攻，邪气自然退散矣。

【运功】《保生秘要》曰：手脚屈拳，闭口，存想，自泥丸而起，渐想至涌泉，候汗出而自愈。盖从头汗上而下出，邪气净降矣。

首风　风伤于卫病也，盖沐则腠理皆开，而风为阳邪，善行而易入，乘其腠之开，邪遂袭而入，则卫受之，故成首风，其证头面多汗，必恶风宜大川芎丸。或沐浴后眩晕头痛，亦首风类宜白芷丸。

【首风证】《医说》曰：不概入头风条例，而独立其名曰首风，见此证专由沐后而得，所以别于头风之由于六淫七情者也。

古人就病定名，意深哉。

脑风 风邪客脑病也。脑者，居于头，盖骨中百会穴分，即其部也。《灵枢》曰：脑为髓之海，髓海有余，则轻劲多力，不足则脑转耳鸣，胫酸眩冒，目无所见。经文此言，脑之本病也。若风邪入于风府，由风府而上入于脑，则有脑风之证，其状项背怯寒，脑户穴冷宜神圣散。亦有风邪但攻于上焦，而邪气上熏，令人日夜头痛不止者，亦为脑风宜太阳丹。宜分别治之也。

【脑风原由】《内经》曰：髓者，骨之充也，髓伤则脑髓消烁，体解㑊然不去也。注云：不去者，不能行去也。《入门》曰：脑者髓之海，诸髓皆属于脑，故上至脑，不至尾骶，皆精髓升降之道路。

脑疽 膀胱经积热病也。如初起肿痛甚，烦渴引冷，脉数有力者，由湿毒上壅。如漫肿微痛，渴不饮冷，脉虽数而无力者，由阴虚火炽湿毒宜黄连消毒饮，阴虚宜六味丸。若不成脓，不溃腐，阳气虚也宜四君子汤加归、芪。不生肌，不收敛，脾气虚也宜十全大补汤。然阳虚脾虚之患，凡外证皆然，不独脑疽已也，宜知之。又有脑烁，初起即如木橛，上起顶门，下至大椎，发肿如火烧，色青黑，不溃，只损外皮，如犬咬去肉一般，即溃，亦不敛，皆由阴精消烁之故，此死证也，古无治方。又有脑痈，皮薄易破，此轻证宜清热消毒饮，非如脑疽皮厚难治，急当内托也。薛立斋言：凡患肿毒欲成脓腐溃，生肌收敛并用，托里为主，此至言也，故立斋于托里消毒散一方，多设加减法加减法载在前，亦欲人知所以用之耳。仙方活命饮，亦痈疽初起之圣药。又有赤疽，发太阳穴，其形不拘大小，以速破见脓，既脓速敛为要，以额角近连太阳，皆要害处。若肿满太阳，即成虚损，难于收拾。若既破而伤风水，即能杀人。疡科书言此证，七日刺不得脓，十日不穴，必死，诚有见于此证之不易疗也。至若太阳穴生痈疽，与目相近，不于五六日内急破之，毒气攻眼，则眼合不开，破后更伤风水，则目睛必伤。其痈疽发于眉头者，亦必攻人眼目。发在眉后者，又必攻入太阳。皆要害处不可忽者。

【头疡证治】 陈文治曰：脑疽初起，宜黄连消毒饮。肿硬作痛，继以仙方活命饮一二剂。盖此病原属虚火，按之脉数而濡，乃湿热壅盛，故用黄连消毒饮。肿硬作痛，乃气血凝滞，故用仙方活命饮。并以甘温之剂，补益阳气，托里而溃腐之，不宜用苦寒伤其胃气，反致不得腐化。凡疮易消散，易腐溃，易收敛，皆气血壮盛故也，可以类推。又曰：昔杜碧清患脑疽，自药不愈，丹溪治之，令服防风通圣散。答曰：已数服。丹溪云：宜皆以酒制，杜悟，急服乃瘥。

治头痛方二十七

羌活附子汤 〔犯脑〕 羌活 附子 防风 黄芩 升麻 白芷 甘草 黄柏 麻黄 僵蚕 苍术

玉真丸 〔下虚〕 硫黄二两 石膏 半夏 硝石各一两

姜汁丸，每二十丸，姜汤下。寒甚者去石膏加钟乳粉，灸关元穴。

补中益气汤 〔气虚〕 人参 黄芪 归身 白术 升麻 柴胡 陈皮 炙草 姜 枣

白虎汤 〔阳明〕

麻黄附子细辛汤 〔少阴〕 麻黄 附子 细辛

生熟地黄丸 〔肝风〕 生地 熟地 枳壳 甘菊 防风 牛膝 羌活 杏仁 金石斛

蜜丸，每三钱，食前，用豆淋酒送下。

钩藤散 〔又〕 钩藤钩 陈皮 半夏 茯苓 麦冬 甘草 石膏 人参 甘菊 防风

沉香降气散 〔怒伤〕 沉香 木香 柴胡 白芍 细辛 青皮 陈皮 苏子

清空膏〔头痛〕 羌活 防风 柴胡 川芎 黄连 黄芩 甘草

每末三钱，临卧茶清下。

茶调散〔实痛〕 黄芩二两 川芎一两 细茶三钱 白芷五钱 薄荷二钱 荆芥四钱

巅顶及脑痛，加细辛、藁本、蔓荆子各三钱。为末，茶调下。

菊花散〔又〕 甘菊 旋覆 防风 枳壳 羌活 石膏 蔓荆子 甘草各钱半 姜三片

四物汤〔血虚〕 川芎 当归 白芍 地黄

加味调中益气汤〔气虚〕 黄芪一钱 人参 炙草 苍术各七分 陈皮 当归 川芎各五分 木香 蔓荆子 升麻 柴胡 细辛各三分

选奇汤〔因风〕 防风 羌活各三钱 黄芩一钱 甘草夏生冬炙，八分

香薷饮〔因暑〕 香薷 厚朴 扁豆 甘草

清上泻火汤〔因热〕 羌活 藁本 防风 荆芥 人参 当归 知母 黄柏 黄芩 黄连 黄芪 白术 升麻 细辛 甘草 生地 红花 蔓荆子

此方奇效之至。

芎乌散〔气厥〕 川芎 乌药等分

每末二钱，以烧秤锤淬酒下。

兼治产后头痛。

补气汤〔因热〕 升麻 黄芪 炙草 细辛 当归 木香

一方有麻黄，斟酌用之。

石膏散〔风热〕 石膏 麻黄 首乌 葛根

神芎散〔又〕 蔓荆子 青黛 川芎各钱二分 郁金 芒硝各一钱 石膏一钱半 细辛一钱 薄荷二钱 红豆一粒

为末，搐鼻。

安神散 〔郁热〕 黄芪 羌活 黄柏各一两 防风二钱半 酒知母 酒生地 柴胡 升麻各五钱 生甘草 炙甘草各三钱

每末五钱，水煎服。加蔓荆子五分，川芎三分，尤妙。

川芎散 〔又〕 薄荷 羌活 荆芥 柴胡 川芎 甘菊 细辛 槐子 茵陈 香附 石膏 生甘草

香砂枳术丸 〔伤食〕 木香 砂仁 枳壳 白术

红丸子 〔又〕 三棱 蓬术 干姜 青皮 陈皮 胡椒

醋糊丸，矾红为衣。

葛花解酲汤 〔伤酒〕 人参 茯苓 木香 陈皮 砂仁 神曲 葛花 蔻仁 知母 青皮 猪苓

乳香落盏散 〔过散〕 粟壳 陈皮 甘草 桔梗 柴胡 乳香

麻黄吴萸汤 〔寒冷〕 麻黄 吴萸 升麻 苍术 羌活 藁本 柴胡 黄芩 黄连 黄柏 半夏 川芎 细辛 红花 蔓荆子

治眩晕方八

玉壶丸 〔风热〕 南星 半夏各一两 天麻五钱 白面三两

蜜丸，每三十丸，先将水一碗煎滚下药，浮即熟，轻轻捞起，姜汤下。

茶调散 〔又〕 方详上。

导痰汤 〔寒湿〕 半夏四两 南星 枳实 赤苓 橘红各一两 炙草五钱

每末四钱，加姜十片，食后煎服。

十全大补汤 〔元虚〕 人参 黄芪 当归 白术 肉桂 白芍 熟地 茯苓 川芎 炙草 姜 枣

补中益气汤 〔气虚〕 人参 黄芪 当归 白术 柴胡 升麻 甘草 陈皮

四物汤 〔血虚〕 川芎 当归 白芍 熟地

六君子汤〔挟痰〕 人参 茯苓 白术 炙草 半夏 陈皮

二陈汤〔又〕 茯苓 半夏 陈皮 甘草

治头风方十九

茶调散〔偏正风〕 方详上。

透顶散〔搐鼻〕 细辛二茎 瓜蒂七个 丁香三粒 糯米七粒 冰片 麝香各分半

先研药细，后入冰麝研匀，每用豆许，随病人左右搐之，良久，出涎碗许乃愈。

芎犀丸〔臭涕〕 川芎 朱砂 石膏 片脑 人参 茯苓 炙草 细辛 犀角 山栀 麦冬 阿胶

沈氏头风丸〔两边痛〕 煨天麻 麸枳壳 酒白芍 炒黑瓜蒌仁 于术炭各一两 姜炒半夏曲 煅蛤粉 炒焦枣仁各两半 黄连 吴萸五钱，同炒，去萸 砂仁 甘菊 炙草各五钱 酒归身四两 沉香屑四钱 檀香屑三钱 金石斛三两

黑枣肉二十枚，煎汤代水泛丸，空心，大枣汤下二钱。

此余自制方也，用之屡效。

全蝎散〔气攻〕 全蝎二十一个 地龙六条 土狗二个 五倍子五钱

为末，酒调，摊贴太阳穴上。

龙香散〔痛极〕 地龙去土，焙 乳香等分

为末，每以一字作纸捻，灯上烧烟，以鼻嗅之。

牛脑丹〔头风〕 白芷、川芎各三钱，为末，抹黄牛脑子上，磁器内加酒顿熟，乘热食之，尽量一醉，醒则其病如失，甚验。

乩仙方〔半边痛〕 诗曰：辛本羌蚕荷半夏，防荆芎芷附天麻，三分苏草麻黄共，水酒煎时加细茶。

蓖麻子纸卷〔又〕 蓖麻子去壳，五钱 大枣去核，十五个

共捣如泥，涂纸上，用箸一只卷之，去箸纳鼻中，良久取下，清涕即止。

沈氏荷叶汤 〔雷头风〕 落帚子三钱 升麻 川芎 制茅术各一钱

先将鲜荷叶一张折叠，不得扯碎，水二碗半，煎至二碗，再入药，加生姜三片，煎七分服。此余自制方也，每用一二帖即愈。

清震汤 〔又〕 升麻 苍术 荷叶各四钱

食后服。

祛痰丸 〔又〕 姜制皂角 半夏各一两 大黄酒浸，纸包，煨，再浸，煨三次，二两 橘红 桔梗 天麻各五钱 片芩七钱 薄荷三钱 青礞石 白芷 甘草各一钱

蒸饼丸，临卧茶下。

普济消毒饮 〔大头风〕 黄连 黄芩各八分 人参 柴胡 桔梗各五分 元参 橘红 甘草各四分 牛蒡子 连翘 板蓝根各一分 马勃二分 僵蚕 升麻各三分 薄荷六分

便秘加酒大黄一钱。

甘桔汤 〔发颐〕 甘草 桔梗

消风散 〔热头风〕 荆芥 甘草各一钱 人参 白茯苓 僵蚕 川芎 防风 藿香 羌活 蝉蜕各五分 陈皮 厚朴各三分

加细茶一撮，每末二钱，茶下。

追风散 〔冷头风〕 炮川乌 熟石膏 炒僵蚕 荆芥穗 防风 川芎 甘草各五钱 制南星 制白附子 羌活 天麻 地龙 全蝎 白芷各二钱半 炮草乌 乳香 没药 雄黄各钱二分半

每末五分，临卧茶酒下。

二陈汤 〔热郁〕 茯苓 陈皮 半夏 甘草

养血祛风汤 〔妇人〕 当归 川芎 防风 生地 荆芥 羌活 细辛 藁本 石膏 半夏 甘草 旋覆花 蔓荆子各五分

姜三　枣二

大承气汤　〔偏头风〕

治首风方二

大川芎丸　〔首风〕　川芎四两　天麻一两

蜜和，每两作十丸，每丸细嚼，茶酒任下。

白芷丸　〔又〕　新白芷，不拘多少，锉，以萝卜汁浸，晒干为末，蜜丸弹子大，每一丸，细嚼，荆芥汤下。一名都梁丸。凡头风眩痛，服之令人目明。凡暴寒乍暖，神思不清，头目昏晕，并宜服之。

治脑风方二

神金散　〔脑风〕　葛根半生半炒　麻黄　细辛　藿香等等分

为末，每二钱，薄荷、荆芥汤下。

太阳丹　〔又〕　石膏二两　川乌　川芎　白芷　甘草各一两　冰片二钱

蜜同面糊丸，每两作十八丸，东丹为衣，食后，葱、茶汤嚼下二三丸。

治脑疽方八

黄连消毒饮　〔脑疽〕　酒黄连　酒生地　酒归身　羌活　黄芪　连翘各一钱　泽泻七分　酒防己　黄芩　黄柏　独活　防风　藁本　苏木　陈皮　桔梗各八分　酒知母四分　人参　甘草梢各五分

一名黄连消毒散。

此方治脑疽、背疽，焮肿疼痛，或麻木，膏粱之人，允宜用此。

六味丸　〔阴虚〕　地黄　山药　山萸　丹皮　茯苓　泽泻

四君子汤　〔阳虚〕　人参　茯苓　白术　炙甘草

十全大补汤 〔脾虚〕 人参 黄芪 当归 白术 白芍 肉桂 熟地 茯苓 川芎 炙草 姜 枣

清热消毒饮 〔脑痈〕 黄连 山栀 当归 连翘各一钱 川芎 白芍 生地各钱半 炙草八分 金银花二钱

此方治痈疽发于阳，肿痛发热作渴。

托里消毒散 〔总治〕 人参 盐黄芪 酒当归 炒白芍 川芎 炒白术 茯苓各一钱 白芷 金银花各七分 炙草 连翘各五分

此方治胃气虚弱，或因克伐，不能溃散，服此未成即消，已成即溃，腐肉自去，新肉自生。

仙方活命饮 〔又〕 穿山甲炒黄 白芷 防风 赤芍 甘草 贝母 角刺 归尾 花粉各一钱 陈皮 金银花各三钱 乳香 没药各一钱

二味另研，为末，先将药水、酒各半煎好，送二末。

酒制防风通圣散 〔脑疽〕

附录：《疡科选粹》治脑疽方二

羌活当归汤 酒黄连 酒黄芩 酒归身各二钱 羌活 黄柏 连翘各一钱 炙甘草五分 泽泻 独活 藁本各七分 山栀 防风各五分

水三酒七煎，食后服，日进三帖，三日乃愈。

追毒万应针头丸 麝香二钱 血竭 蟾酥 轻粉 硇砂各三钱 全蝎 蜈蚣各一对，全用 冰片一钱

蜜丸，黍米大。疮头用针挑破，微有血出，以药一粒放进挑破眼内，用棉纸盖之，周围以津唾粘定，不一时愈。

此丸治一切脑背恶疮欲死，一粒可愈。

杂病源流犀烛卷二十六

肩臑肘臂腕手病源流

按《铜人图》：项旁缺盆之上曰肩。肩下臂上通名曰臑，俗谓之膊。臑下臂上接处曰肘，肘即臂节。肘下手上名曰臂，臂有二骨。臂下手上接处曰腕。又云：掌后为腕。腕之下曰手，手有掌有指。五指各有名：一曰大指。二曰食指，又曰盐指。三曰长指，又曰中指。四曰无名指。五曰小指。上部肩至手曰肢，下部胯至足亦曰肢，两手两足因曰四肢。此自肩至手之部位名目也。试言其病：肩前属大肠经，故肩前痛为大肠经病，盖肩端两骨及前臑，皆大肠脉所贯，风热乘肺，肺气郁甚，肺先病，当泻风通肺气宜防风、羌活、升麻、柴胡、蔻仁、陈皮、桑皮、贝母。若面白气虚，必兼补宜加人参、黄芪。肩后属小肠经，故肩后痛为小肠经病，以小肠中感受风热，气郁不行，故致此宜羌活、防风、藁本、木通、蔓荆子。若心血虚，必养血宜当归、熟地。又有肾气逆上而痛者，必补肾壮阳气宜杞子、山萸、牛膝、补骨脂。挟痰饮者豁之宜导痰汤。当肩背一片冷痛，有热也，消之宜三棱、蓬术、枳实、槟榔。至于臂则为六经分布之处，故其为病，须即病处分别之。试以两手直伸，其臂贴身垂下，大指居前，小指居后，若前廉痛属阳明宜升麻、白芷、葛根，后廉痛属太阳宜羌活、藁本，外廉痛属少阳宜柴胡、黄芩，内廉痛属厥阴宜柴胡、青皮，内前廉痛属太阴宜升麻、白芷、葱白，内后廉痛属少阴宜独活、细辛，此六经分配之处，先不可不辨。其所以痛者，虽不外风寒湿热，而要惟邪之所凑，其气必虚，固有由来也。若其痛而果系风寒，则从风寒治之宜蠲痹汤。若由血不荣筋，瘦弱臂痛，则兼养血宜蠲痹四物汤。若由血燥筋挛，遇寒则剧，肝气虚弱，风寒客经络，脉紧细，必从肝治宜加味逍遥散为主，参用舒筋汤。亦有怒动肝火而臂痛者宜小柴胡汤加川芎、当归。亦有肾水亏，筋骨失养，以致痿痹者宜六味丸。若夫臂连肩背酸痛，两手软痹，由痰饮流入四肢也宜二陈汤、星香散合用。偶提重物忽痛，伤筋也宜劫劳汤，或八珍汤加官桂、丹皮、木瓜、姜黄、延胡、刘寄奴。因搐臂筋痛，伤于寒也宜舒筋汤。臂痛不能举，或痛无定处，由脾虚邪气相搏也，脉必沉细宜补中益气汤加威灵仙、桂枝、桑皮、姜黄。臂酸痛，手软麻，有痰滞也宜导痰汤加木香、片姜黄。臂痛不能举物，气血凝滞也宜舒筋汤。两臂流注走痛，似觉酸冷，爬搔不着难忍，寒湿痰流注也宜天仙藤散。臂胫疼痛，至于年久不愈，血虚不能养筋，且有客邪留着也宜虎胫骨酒、当归酒。痛起肩膊连臂渐下入环跳髀膝，由络虚也宜防风根汤。左指胀痛引肩，由血虚风动，病在肝也宜桑枝膏丸。肩膊筋缓，连臂不举而痛，阳明脉衰也宜黄芪、白术、防风根、当归、片姜黄、桑枝。如坐卧伤湿，或受寒而臂痛，为寒湿气痛也宜五积散。手肿痛，或指掌连臂膊肘腕俱痛，为手气也宜蠲痹汤。臂忽发热极痛，为风热也宜桑枝浓煎汤，多服。臂发热痛，从里彻外，为血衰也宜秦艽地黄汤。若夫手掌热，则病属心与心包。手热赤痒，两掌皮厚皴裂，则病属肝胆血燥宜加味逍遥散加熟地、钩藤。手与足心肿，病则属风宜花椒、盐醋和敷。手与足抽掣动摇，弄舌吐沫，其脉沉弱，病则属脾虚生风，不可遽作风火痰治宜归脾汤。手与足麻木，病则属脾肺气虚宜补中益气汤加茯苓、半夏、桑枝，外煎桑枝叶汤洗。手与足生紫斑白点，枯厚破裂，病则属血虚而燥宜二矾汤熏。手与足忽如火燃，起紫白黄泡，病则属血热，急针挑破，太乙膏贴之。若挑破又生，血热之极宜防风牛蒡汤。凡言手与足者，以种种皆手足俱有之病，非必一时手足齐患此病也。论手而言足，亦连类及之。后足病源流，可与此参看也。如以手指言之，大指属肺，食指属大肠，中指属心包，无名指属三焦，小指内侧属心，外侧属小肠。凡五指经脉所到，邪气盛则痛，正气虚亦痛，须分其经络，察其虚实以治之总治指痛，宜乌梅、鱼鲊，打烂傅之。其有手搐，内外发热者，其肝心二经之火乎宜泻青赤汤，素弱者抑肝导赤汤。有手搐，目动口瞤面肿者，其胃中有风乎宜胃风汤。有手搐，臂肘筋痛者，其伤于寒乎宜舒经汤。有手搐，觉衰弱或见弱证者，其元气虚乎宜续命煮散。有手搐，既愈，欲绝其根者，其非滋补不可乎宜六味丸间服加味逍遥散。总之，搐则有止时，若非筋挛为常病，无刻不拘急，但患搐者，皆不可以艾灼，或发表，以腠理开，邪愈易入也。夫搐虽非痛病所属，以其在手，故由手痛而连及。虽然，肩病、手病、臂病，不惮琐屑言之。而臑肘腕从略者，非略也，臑肘腕病，每与肩臂手相牵连，言此即可知彼耳。

【手掌候胃】《灵枢》曰：掌中热者，腹中热，掌中寒者腹中寒。《铜人图》曰：胃中寒，则手鱼际之络多青。胃中热，则手鱼际之络赤。其暴黑者，久留痹也。其有赤有黑有青者，寒热气也。又曰：大指本节后白肉际，名曰鱼，以其形似鱼也，有穴名鱼际。《回春》曰：伤寒手心热者，邪在里也；手背热者，邪在表也。手足温者，阳证也；手足冷者，阴证也。

【肩臑等病原由证治】《内经》曰：人有四肢热，逢风寒如炙于火者，是人阴气虚，阳气盛。四肢者，阳也。两阳相得，而阴气虚少，少水不能灭盛火，而独阳不能生长也。逢风而如炙于火者，是人当内烁也。又曰：四肢懈堕者，脾精之不行也。《灵枢》曰：胃不实，则诸脉虚。诸脉虚，则筋脉懈堕。筋脉懈堕，则行阴用力，气不能复，故为殚。殚，谓手足殚曳也。又曰：肺心有邪，其气流于两肘。《保命》曰：脾实则四肢不举，此谓膏粱之疾，其治宜调胃承气汤。若脾虚，则四肢不用。盖脾病不能与胃行其津液，其治宜十全大补汤。又曰：手屈而不伸者，病在筋；伸而不屈者，病在骨。《直指》曰：酒家之癖，多为项肿臂痛。盖热在上焦，不能清利，故酝酿日久，生痰聚饮，流走项臂，不肿则痛耳。《集要》曰：忽患手脚胸背腰胯，隐痛不可忍，连筋骨牵引钓痛，坐卧不宁，时时走易不定，疑是风证，或痈疽，皆非也，乃痰涎伏在心膈上下，变为此疾。《资生》曰：两肩头冷疼，尤不可忽，屡见将中风人，臂骨脱臼，不与肩相连接，多有治不愈者。要之，才觉肩上冷疼，必先灸肩髃等穴，毋使至于此极也。《入门》曰：留饮之证，四肢历节痛，气短脉沉，久则令人骨节蹉跌，宜导痰汤加减用之。扁鹊曰：病人爪甲白者不治，爪甲青者死，手足爪甲下肉黑者八日死，手掌肿无纹者死。

肩者，手足三阳交会之所。为风热蕴结，或负重伤损，则生肩疽宜仙方活命饮加柴胡、桔梗，乌金散。其恶血留结内外，荣卫不通，则两肩生疔疽，五日肿大，口禁寒战，十二日可刺，不治，二十日死宜四圣旋疔散、追疔夺命汤。陈干疽，亦生两肩，及两大臂连胛骨，十四日痛不止，不可动，五十日身热不赤，六十日可刺，刺无血则死宜仙方活命饮、飞龙夺命丹。痹痈，则生于肩及臑，色赤黑，令人汗出至足，不害五脏，宜急治宜化毒丹、内消丸。锁骨疽者，生肩前陷中，故又名缺盆疽，属胃、三焦两经之病宜紫金丹、夺命丹，证退或溃后，宜十全大补汤。若疮口不合者凶，太阳郁怒所结。疽生肩膊后骨上，曰上搭宜仙方活命饮加羌活、桔梗、柴胡，溃后宜人参养荣汤。心与心包风热所侵，毒生肩膊下隙内，曰夹肢痈，治宜分壮盛宜一粒金丹下之、老弱宜人参养荣汤。其有两臂肘起，在接骨下，引手至小骨上发痈者，此处连大小筋骨，举动不便，垂手坠痛，脓深彻骨，或致伤筋拳缩，治宜缓慢其筋脉宜白芷升麻汤。亦有臑臂表里俱赤，惟肘节处差小者，名藕包宜内消散，外涂油泥膏。又有肘之内生痈，由心肺包络郁火宜仙方活命饮、紫金丹、胜金丹，引经用黄连、升麻、柴胡。肘之外生痈，由胃大小肠积热郁毒者宜芩连消毒饮、紫金丹。此肘内外二证，皆当别老弱壮盛为治壮盛宜牡蛎大黄汤下之，老弱宜千金内托散补之。又有臂内生毒为鱼肚宜神效托里散。臂上节生毒，肿连肩髃，名臂风毒者宜仙方活命饮加羌活、独活、桂枝、桔梗。此臂间二证，壮盛者亦宜下宜内疏黄连汤。虚而漫肿无头，服败毒药不动者，亦宜补宜十全大补汤加桂枝、桔梗。至若毒发于腋下及臂，或两手掌中，憎寒壮热，咽干饮多，呕吐烦心，脉洪大数盛者，乃内疚疽也，七八日可汗，失汗者死宜初服内托荣卫汤汗之，继服黄连解毒汤散之。腕痈者，属手三阴经风热毒也，生手屈之处，焮肿疼痛宜玉枢丹少加蟾酥涂。两手背生痈，名手发背，漫肿无头，三阳经风热郁滞也宜仙方活命饮加芩、连、山栀、桔梗、升麻，寒加桂枝，热加姜黄。两手心发毒，名穿掌，又名穿窟天蛇。偏于掌边，名穿边天蛇，心包络经积热也宜仙方活命饮加桂枝、姜黄。此二证，壮实者宜酌表里汗下之有表证宜紫金丹汗之，有里证宜一粒金丹下之。老弱及既溃后，宜用参芪补托之宜黄芪木香散、十全大补汤。若乃风热积毒，结于大肠经分，致虎口发毒，焮赤肿痛，则名合谷疽，又名臂蟹毒，又名手丫刺宜仙方活命饮加桂枝、姜黄、升麻、桔梗。治之汗下补三法，酌同前例。至如毒之生于手指者，有五种：一曰大指疽，专生大指头上，初则小点如粟，颇觉痒痛，渐大如豆如桃如李，或青或紫，乍黄黑，或痒或麻或木，或彻心大痛，此专由肺经积热也，急发汗宜乌金散、紫金丹。壮实者急下宜五利大黄汤。此固大证，故人或患此，指色黑者，其指已死，宜截去之，不然黑至臂不治。若攻心痛，呕吐不食及牙缝出血者死。一名天蛇头，除大指外，不拘四指指头上生毒，焮赤肿痛，既脓，裂开如蛇头状，故名，此则由心包络积热也宜芩连消毒饮、仙方活命饮加羌活、柴胡、桔梗。

如既裂，急涂药疮口内宜蛇头疮方。一曰代指，不拘何指指头，先肿焮热掣痛，然后于爪中间结脓溃破，甚者爪甲俱脱。盖爪者，筋之余，筋赖血养，血热甚，注于指端，故成此证。俗谓之贡爪，病同大指疽，然无蕴毒，故不青黑，亦不杀人。丹溪以乌梅入醋研浸患处，立效。《入门》以蒲公英摘取白汁多涂立差。《纲目》以生鸡子开一孔，将指浸之，浸三个即愈。《医鉴》以忍冬藤、蒲公英浓煎汤浸，极妙。此皆治代指之法，以代指为小证，不必服药也。一曰鳅肚，生手指根节，或中节上，亦焮热，亦肿痛，亦酿脓，亦溃烂，较大指疽则轻，比代指则重，此则全由风热毒也宜清热消毒饮。一曰发指，俗谓之丫指，生两指中间相连处，其疼痛往往彻骨难当，亦由风热毒结聚也宜清热消毒饮，外涂拔毒散。夫自肩至手指，肿毒之多如此，安可不详求治法哉？乃若冬月冒受烈风寒冰，手足皲裂，血出作痛宜黄蜡膏、猪脑酒。虽非肿毒一例，然既在手，故类及焉，以见治法之不可略也是书所及遍身外证方论，虽多采前人医籍，然大半则以《疡科选粹》为主。

【一切疮疡总论】 陈文治曰：凡初发壅肿，未见脓者，其名有三，曰疖，曰痈，曰疽。疖初起，浮赤无根脚，微软皮薄，先出清水，后破脓。初生红肿突起，无头根，阔三四寸，发热恶寒，抽掣疼痛，四五日后按之微软，其名曰痈。然初时毒气浮浅，或汗或下，早治即散。脓成，另法治。一等皮色不变，但微肿，肌肉内痛，夜尤甚，发热恶寒，此热毒极深，其名为疽，能伤筋脉骨髓。初生一白粒如粟米，觉痒，亦痛，其痛应心，此疽之始兆也。大法，焮高肿痛，脉浮者，邪在表。焮痛发热，拘急头痛，或烦躁咽干，亦邪在表。俱宜散。肿硬痛深脉沉者，邪在内，宜下。烦躁饮冷焮痛，脉数者，邪在上，宜清。外无焮肿，内便调和者，邪在经络，宜调和荣卫。恶寒而不溃者，气实兼寒邪也，宜宣补。焮痛发热，汗多便秘谵语者，阳结证，宜下。肿痛不作脓者，邪气凝结，宜解。不作脓，但热不溃者，气血虚，宜补托。不作脓，或不溃，或不敛者，阳气虚，宜扶阳。治疮之法，大要先明托里、疏通、和荣卫三法。托里者，治其外之内也。洁古云：其脉浮大，当先托里，恐邪气入于内。盖以脉浮数，焮肿形证外显，恐邪气竭而内攻，故必先托里，宜内托复煎散。疏通者，治其内之外也。洁古云：若脉沉迟，当先疏其内，以绝其原。盖以其脉沉实，发热烦躁，外无焮肿赤痛，邪气已深入于内，故必疏通，用内疏黄连汤。和荣卫者，治其中也。洁古云：有在内外之中者，邪气遏于经络，故发痈肿。盖以外无焮赤，内脏宣通，知其在经，当和荣卫，故曰治其中，用当归黄芪汤。用此三法，虽未必无变，要使邪气峻减而易痊耳。然托里用温剂，疏通用凉剂，设或反投，助邪不浅，轻则危，重则死，不可不慎也。夫痈疽脓熟自溃，或针烙而溃，毒气已泄，即禀赋厚，不免气血亦亏，宜排脓内补。或脓出反痛，气血虚也，宜补托定痛。若毒未尽，慎勿生肌收敛，以致复肿。或肉赤不敛，血虚有热也。肉黯不敛，阳气虚寒也。肉死不溃，脾气虚弱也。肉白不敛，阳气大虚也。脓多不敛，气血俱虚也。他如不思饮食，胃气虚也。饮食不化，脾气虚也。脓少色赤，血虚也。亦有为秽气所触者，乳香没药和解之。有为风寒所逼者，桂枝防风温散之。若瘀肉已腐，脓不止，肿痛不已，定有筋隔住，致内脓不得出，必针挑引出之，如畏痛延挨，多致不起。若寒邪凝滞，气血不能荣卫，致肉白脓少，疮口不合者，最要避风，用艾汤日洗。丹溪云：诸经之疮，惟肝胆二经气多血少，肌肉难长，理宜预防，若用驱毒利药，伐其阴血，祸不旋踵。斯言宜切记之。若脓已出尽，正趋吉避凶之时，风入即为破伤风，水入即为破伤湿，仓卒不知其因，害人最速，宜先掺圣效散，毋使风湿攻搏而已。然疮或再合生脓，仍用通和药次第治之，不可造次失手。若脓出肉腐，急贴拔毒膏，内补气血，秋冬微加风寒药。若脓虽溃，根脚反赤晕开展，或大痛，毒未退也，总以补气血为主，解毒药佐之。

若破后不溃，疮口坚硬者，风也。矗肉不腐者，热毒结也。若疮口易收而皮嫩薄者，不可便去拔毒膏药。若脉紧数，脓未成，但数脓已成。手按大热有脓，不热无脓，外硬未脓，软鞹已脓。手足指梢乳上，宜令脓熟大溃，方可开之。若溃后发热头痛，脉紧而浮，虚而兼表邪也。溃后将敛，遍身作痒，脉浮，用消风托里之药。若脓溃后，脉涩迟缓易愈，有胃气也；脉沉细而直，里虚欲变证也；洪滑粗散，难治，正虚邪实也。若壮实人患疮，皆肿高色赤，易腐溃，脓稠易敛，怯弱人多不起发，不腐难溃，脓清不敛，如不审察，一概克伐，虚虚之祸不免。若疮疡皆由胃气不调而生，其溃由胃气腐化，其敛由胃气荣养。丹溪云：治疮疡，当助胃壮气，使根本坚固。诚哉是言也。此总论皆就原文而改窜之。

【痈疽恶候】 薛立斋曰：疮疡之证，有五善，有七恶，五善见三则瘥，七恶见四则危。如大渴发热，泄泻淋闭者，邪火内淫也宜竹叶黄芪汤。虚宜八珍汤加黄芪、山萸、麦冬、五味，不应，佐以加减八味丸料，煎服。如脓血既泻，肿痛尤甚，脓色败臭者，胃气虚而火盛也宜人参黄芪汤，不应，佐以十全大补汤加麦冬、五味子。如目视不正，黑睛紧小，白睛青赤，瞳子上视者，肝肾阴虚而目系急也宜六味丸料加山栀、麦冬、五味，不应，八珍汤加山栀、麦冬、五味。如喘粗气短，恍惚嗜卧者，脾肺虚火也宜六君子汤加姜、枣，不应，补中益气汤加麦冬、五味。如肩背不便，四肢沉重者，脾肾亏损也宜补中益气汤加山萸、山药、五味，不应，十全大补汤加山萸、山药、五味。如不能下食，服药而呕，食不知味者，胃气虚弱也宜六君子汤加木香、砂仁，不应，急加附子。如声嘶色败，唇鼻青赤，面目四肢浮肿者，脾肺俱虚也宜补中益气汤加姜、枣，不应，六君子汤加炮姜，更不应，十全大补汤加炮姜、附子。如腹痛泄泻，咳逆昏愦者，阳气虚，寒气内淫之恶证也宜先服托里温中汤，后用六君子汤加附子，或加姜、桂。此七恶之治法也。此外又有溃后发热恶寒作渴，或怔忡惊悸，寤寐不宁，牙关紧闭，或头目赤痛，自汗盗汗，寒战咬牙，手撒身热，脉洪大，按之如无，或又身热恶衣，欲投于水，其脉浮大，按之微细，衣厚乃寒，此血气虚竭，传变之恶证也。手足逆冷，肚腹疼痛，泄利肠鸣，饮食不入，吃呃呕吐，此阳气虚，寒气所乘之恶证也。又考《精要论》，呕逆之证，乃因初发时，不曾服内托散，而致伏热在心。亦有气虚脾气不正而呕吐者，丹溪则谓初发当作毒气上攻，溃后当作阴虚火逆，分先后而治，老年宜用参芪白术膏峻补，佐使之药，随时随证加减。河间则谓疮疡呕者，湿气浸于胃也，宜倍加白术。可见病之所见者，虽内之所因者各异，惟在人之体察耳。如有汗而不恶寒，或无汗而恶寒，口禁作冷，腰背反张，颈项强劲，此血气虚极，变痉之恶证也宜急用参、芪、归、术、附子以救之，或有可生者。如心火刑克肺金宜人参平肺散。阴火上炎伤肺宜六味丸料加五味子。溃后发热作渴，脓出愈多，由真气虚而邪气实，皆为恶候耳。然则脏腑无亏，气血充实，起居如常，其善岂止于五！若禀赋薄，毒气盛，误药受伤，证变不一，其恶岂止于七！医者但察其证之变，而酌量治之，斯得矣，奚必以善恶候之数目拘之哉？

治肩臑肘臂腕手病方二十六

导痰汤 〔痰饮〕 南星 半夏 赤苓 枳实 甘草 橘红

蠲痹汤 〔风寒〕 当归 赤芍 黄芪 姜黄 羌活 甘草 薄荷 桂枝

蠲痹四物汤 〔血衰〕 当归 赤芍 川芎 熟地 黄芪 羌活 甘草 白芍 僵蚕

加味逍遥散 〔血燥〕 茯苓 白术 白芍 当归 柴胡 甘草

以上逍遥散。加山栀、丹皮。

舒筋汤 〔又〕 姜黄二钱 赤芍 当归 海桐皮 白术各钱半 羌活 甘草各一钱 沉香二分

小柴胡汤 〔肝火〕 柴胡 黄芩 人参 半夏 甘草

六味丸 〔肾亏〕 熟地 山药 山萸 丹皮 茯苓 泽泻

二陈汤 〔痰注〕 茯苓 陈皮 半夏 甘草

星香散 〔又〕

劫劳汤 〔负重〕 人参 黄芪 当归 白芍 熟地 炙草 阿胶 紫菀 姜黄

八珍汤 〔又〕 人参 茯苓 白术 甘草 川芎 当归 白芍 生地

补中益气汤 〔脾虚〕 人参 黄芪 当归 白术 柴胡 升麻 陈皮 甘草

五积散 〔寒湿〕 茯苓 白芷 半夏 当归 川芎 甘草 肉桂 白芍 枳壳 麻黄 陈皮 桔梗 厚朴 干姜 苍术 姜黄

秦艽地黄汤 〔臂热〕 秦艽 丹皮 茯苓 白术 钩藤 甘草 生地 柴胡

二矾汤 〔斑点〕 白矾 皂矾各四两 孩儿茶五钱 柏叶八两

水煎浓，先用桐油搽患处，以桐油纸蘸点烟熏患处，再以汤洗之。

当归酒 〔年久〕 当归一味，浸酒常饮效。

虎胫骨酒 〔又〕 虎胫骨捣碎，炙黄 新白芍各二两 羚羊角屑一两

酒浸七日，秋冬倍之。每日空腹饮一杯。

天仙藤散 〔痰注〕 天仙藤 白芷梢 白术 羌活各三钱 片姜黄六钱 半夏五钱

每末五钱，加姜五片，煎服。

防风根汤 〔络虚〕 防风根 于术 当归 姜黄 生黄芪 桑枝

桑枝膏丸 〔肝病〕 制首乌 杞子 归身 三角胡麻 菊

花炭　柏子仁　刺蒺藜　桑枝膏丸。

归脾汤〔脾虚〕　人参　黄芪　当归　白术　茯神　枣仁　远志　木香　甘草　圆眼　姜　枣

防风牛蒡汤〔血热〕　防风　山栀　石膏　黄芩　苍术　木通　甘草　牛蒡子

泻青赤汤〔心肝火〕　龙胆草　青黛　羌活　防风　山栀　生地　黄芩　黄连　木通　甘草

加大黄亦可。

抑肝导赤汤〔素弱〕　钩藤　当归　白术　茯苓　木通　柴胡　川芎　羌活　防风　山栀　生地　生草　炙草

胃风汤〔胃风〕　白芷　葛根　藁本　黄柏　麻黄　升麻　苍术　当归　柴胡　羌活　草蔻　蔓荆子　姜　枣

续命煮散〔虚搐〕　独活　人参　葛根　生地　远志　防风　当归　细辛　白芍　川芎　半夏　甘草　荆芥　肉桂

汗多加牡蛎。

治肩臑肘臂腕手疡方四十二

仙方活命饮〔肩疽〕　白芷　防风　赤芍　甘草　归尾　贝母　花粉　穿山甲炒黄　皂角刺各一钱　陈皮　金银花各三钱　乳香　没药各一钱　二味另研，水、酒煎送二末。

四圣旋疔散〔肩疔〕　巴豆五分　僵蚕　轻粉　硇砂各二钱半

为末，醋调用。

此方专治疔疮生于四肢，其势微者，先以好醋调药，涂疔疽上，以纸护之，次服内托之药，其疔自出矣。

追疔夺命汤〔又〕　蝉退四分　泽兰五分　青皮　金线重楼各七分　防风　细辛各八分　黄连　首乌　羌活　僵蚕　藕节各一钱

大便秘加大黄一钱，加姜、葱。临卧，入酒一杯服，衣覆取汗。

此方专治疔疮。

飞龙夺命丹 〔陈干疽〕 蟾酥三钱，酒化 雄黄三钱 轻粉五分 乳香 没药 铜绿各二钱 麝香五分，另研 冰片五分，另研 胆矾 寒水石 辰砂 血竭各一钱 蜈蚣一条，去头、足，酒炙黄

共为末，用蜗牛二十个和药捣烂，入飞面为丸，每服一丸，势重人壮二三丸，以葱白三个同药嚼烂，好酒送下，于避风处，重衣盖定，约行五里，再服热酒数杯，以助药力，发热大汗为妙。

化毒丹 〔疽痈〕 乳香 没药各五钱，另研 巴豆四十九粒，去皮、心，另研 草乌头醋浸，炮制，其醋候用 浮石醋淬七次，醋候用，各一两

共为末，醋调，面糊丸，每服五七丸，食后冷酒下，忌热饮，利二三次，或吐出恶物为效。

此方治一切肿毒，初觉一二日，咳逆烦闷，或咽喉闭塞，发热恶寒者。

内消丸 〔又〕 青皮 陈皮各二两 牵牛八两，取头末，二两 皂角去粗皮，捣碎 薄荷叶各八两

二味共用水一斗煮揉汁，漫火熬膏，即以膏和丸，每三十丸，食后荆芥汤下。

此方专治疮肿初生，热毒郁滞，服之内消，大有神效。

紫金丹 〔缺盆疽〕

夺命丹 〔又〕 蟾酥 轻粉各五分 朱砂三钱 寒水石 枯矾 铜绿 麝香 乳香 没药各一钱 蜗牛三十一个，另研

为丸，如干加酒糊，每用一丸，用葱白三四根嚼烂，吐手心包药，热酒送下，约行六七里，汗出为效。重者再一二丸，但此为少阴经劫药，用者当量轻重。

此方兼治一切大肿毒，功与飞龙夺命丹相等。

十全大补汤〔又〕 人参 黄芪 当归 白术 白芍 熟地 茯苓 川芎 肉桂 炙草 姜 枣

人参养荣汤〔又〕 人参 黄芪 当归 肉桂 白术 陈皮 炙草各一钱 远志肉五分 白芍一钱半 熟地 茯苓 五味子各八分

一粒金丹〔夹支痈〕 沉香 乳香 木香各五分 巴霜钱半

上为末，照分数和匀，黑枣肉丸，芡子大，每服一丸，量人虚实，先呷水一口即行一次。胃气实者，只可三四口，后用水一口送下一丸，行数次，以米饮补之即止。

白芷升麻汤〔臂痈〕 白芷一钱半 升麻 桔梗各一钱 酒黄芩四钱 生黄芩三钱 红花 炙草各五分

水二酒一煎。

内消散〔藕包〕 皂角刺七个 桃仁四十九粒 炒黄穿山甲 炒羚羊角 大黄各一钱，俱为末 金银花 花粉 厚朴各一钱 乳香一钱

为末，水一钟，先将金银花、角刺、厚朴、花粉、桃仁五味，煎六分，调送四味末服。

此方未成脓即消，已脓从大便出。

油泥膏〔又〕 塘泥一倍，桐油三倍和匀，以鹅翎时时扫涂，勿令干。

胜金丹〔肘痈〕 制白砒 麝香各五分 蟾酥一钱 雄黄 辰砂 乳香 没药 血竭各钱半 炮全蝎 炙天龙去头、足 炒穿山甲各三钱 炒僵蚕五钱

上研末，秤匀，每三钱，砂糖调葱头酒下取汗。

芩连消毒饮〔又〕 黄芩 黄连 柴胡 羌活 防风 荆芥 白芷 川芎 连翘 桔梗 枳壳 射干 甘草 大黄 牛蒡子等分

惟桔梗加倍。

牡蛎大黄汤〔肘痈〕 煨大黄 牡蛎 木香各钱半

水煎，春夏露一宿，冬月于暖处一宿，鸡鸣时温服，得利后即勿服。

千金内托散〔又〕 金银花 人参 黄芪 当归 赤芍 川芎 花粉 白芷 桂皮 桔梗 防风 甘草各一钱

水煎，入酒半盏服，日三帖。服后疮口有黑血出，或遍身汗出，药之功也。

神效托里散〔鱼肚〕 黄芪盐水炙 忍冬藤 当归各五钱 粉草二钱

酒煎服，渣敷患处。

内疏黄连汤〔臂毒〕 黄连 白芍 当归 槟榔 木香 黄芩 山栀 薄荷 桔梗 甘草各一钱 连翘 大黄各钱半

姜、水煎，量人虚实用。

此方兼治一切疮疡，发热而呕，便结脉洪实。

内托荣卫汤〔内疚疽〕 黄芪 红花 连翘 苍术 酒归身 柴胡 羌活 防风 黄芩 人参 炙甘草各一钱 桂枝七分

《医学纲目》此方，用黄芪、桂枝各五钱，苍术、红花各三钱，防风、羌活、黄芩、当归各钱半，为末服。

此方专治风湿热郁于手足少阳，而致血脉凝逆，元气消弱，面色赤肿微黯，时多忿怒，疮色赤黯，肿硬奋然高起，脉洪缓而弦，用此发汗，以通荣卫，则邪气去矣。

黄连解毒汤〔又〕 炒黄柏 黄芩 黄连 山栀各钱半

此方专治疮疡焮肿，烦躁饮冷，脉洪数，发狂言。

玉枢丹〔腕痈〕 五倍子洗净，打碎，三两 山慈菇去皮，净末，二两 麝香三钱，另研 千金子霜 红芽大戟去芦，焙干，为末，各一两

糯米浓饮丸，每料作四十锭，此药能应诸病，各有神效。若疮疽用东流水磨涂并服，须端午日合。一方有全蝎、雄黄、朱砂各一两，名神仙追毒丸。此玉枢丹，即紫金锭也。

黄芪木香散〔手痈〕

乌金散〔大指疽〕 牙皂四分 制人信 麝香 蟾酥各五分 发灰 蛇壳煅 蜂房煅，各一钱 蝉退 血竭 乳香 僵蚕炒去丝，各二钱 穿山甲炙 朱砂 雄黄各二钱半 全蝎三钱，汤泡七次 天龙去头、足，四钱 川乌尖 没药各钱半

各为末，称准和匀，每服三钱，砂糖调葱头酒送下取汗。

此方能治一切无名肿毒。

五利大黄汤〔又〕 大黄根 黄芩 升麻各钱二分 黑山栀 芒硝各一钱

水煎，稍热服。

此方专治疮疽初发，年壮气盛，大小便秘，宜服此药。

蛇头疮方〔蛇头〕 雄黄 蜈蚣 全蝎各一钱

共为末，疮口开，入药在内，以小油抹帛拴住，如干，小油搽润。

清热消毒饮〔鳅肚〕 黄连 山栀 连翘 当归各一钱 川芎 白芍 生地各钱半 炙甘草八分 金银花二钱

此方专治痈疽发于阳，肿痛发热作渴。

拔毒散〔丫指〕 乳香 泥蜂窝多在壁缝间

为末，醋调涂，干以醋润，痛立止。

黄蜡膏〔皲裂〕 清油五钱煎沸，入黄蜡一块煎熔，入胡粉、五倍子末各少许，熬紫色，先以汤洗患处，敷药，以纸贴之。

猪脑酒〔又〕 猪脑子研烂，入热酒中，或洗或涂皆可。以兔脑生涂之更妙。

圣效散〔预防风湿〕 黄柏炒黑 穿山甲炒黄，各一两 槟榔 木香 鸡内金各五钱

每用末少许搽疮口，日五七次方见效。

此方治溃疡毒已尽，先以蛇床子汤洗，用此。

拔毒膏〔外贴〕 蓖麻子肉 铜青各一两，同研 大蓟汁一碗 豆油春夏三两，秋冬四两 松香一斤，水煮，滤净

先将油煎滚，入松香熔化，下大蓟汁，沸水尽，下水缸内，如绞糖法，入蓖麻、铜青，搅匀，以器盛之，如用，重汤煮化摊贴。

此方能呼脓长肉。

竹叶黄芪汤 〔邪火〕 生地 黄芪各二钱 当归 川芎 甘草 白芍 黄芩 花粉 人参 淡竹叶各一钱 熟石膏钱半 麦冬二钱 姜三

此方治痈疽大渴发热，小便如淋。

八珍汤 〔又〕 人参 茯苓 白术 炙草 川芎 当归 白芍 地黄

加减八味丸 〔又〕 熟地八两 山萸 山药各四两 丹皮 茯苓 泽泻各三两 肉桂 五味各一两

人参黄芪汤 〔胃虚〕 黄芪一钱 炒黄柏四分 当归 升麻 人参 麦冬 陈皮 白术 苍术各五分

六味丸 〔阴虚〕 熟地 山药 山萸 丹皮 茯苓 泽泻

六君子汤 〔虚火〕 人参 茯苓 白术 炙草 陈皮 半夏

补中益气汤 〔又〕

托里温中汤 〔阳虚〕 附子 羌活各四钱 干姜炒，三钱 炙甘草二钱 丁香 沉香 木香 茴香 陈皮 益智仁各一钱

此方治脓溃，元气虚寒，或过服克伐，致胃气脱陷，肠鸣腹痛，便泄神昏，此寒变内陷，为七恶之证，缓则不治。

人参平肺散 〔火克金〕 人参 陈皮 桑皮 甘草 地骨皮 茯苓各一钱 炒知母七分 五味子杵，炒 天冬 青皮各四分

此方专治心火克肺，为痈为痿，咳嗽喘呕，痰涎壅盛，胸膈痞满，咽嗌不利。

附录：疮疡外治杂方

乳香定痛散 乳香 没药各五钱 寒水石一两 冰片一钱

研末，搽患处，痛即止。此治溃烂后痛。

追毒散 全蝎五钱 五灵脂 川乌头炮 炮姜各一两

研细末，少许掺疮口。深者纸捻蘸药纴之，外贴膏药，恶证重证，以蒸饼浸透，丸作长细条子，纴入疮口，名追毒锭子。

此方治一切恶疮，脓水不快者。

翠霞散 滑石一两 铜绿五钱 轻粉二钱 冰片 麝香各三分 粉霜二分半

研末纴疮口，以膏贴之。

此方治一切恶疮，去毒生肌。

搜脓散 白芷一两 川芎二两 白芍三两 轻粉三钱

研末掺，疮口深者纴之。

此方能治年深不敛恶疮。

桃花散 白及 白蔹 黄柏 黄连 乳香另研 麝香 黄丹洗净，炒，等分

研末掺疮上，二三日即生肌平满。

此方专能生肌。

万应针头丸 麝香二钱 血竭如蜡一块者 轻粉 蟾酥辣者 硇砂各三钱 冰片一钱 蜈蚣一对，全用

炼蜜丸。如疮有头者，针挑见血，以黍米大药放疮口，用纸花周围津湿贴之，立愈。

此方治一切恶疮，生于脑背，毒大欲死者，一粒即愈。

针头散 乳香 蟾酥各一钱

研匀，入乳和如泥，磁盒收贮。如用，以津调一些点肿处，以膏贴之，毒自消，即发亦轻。

此方专治疮疡，焮肿木硬。

去腐散 麻虫 指甲 轻粉 飞面各五分 蟾酥少许

津调丸，麻子大，每三四丸入毒内，以膏贴。

此方能去败生新，神效。

替针丸 白丁香 硇砂 没药 乳香各一钱 糯米四十粒

用矿灰拳大一块，放碗内，入井水，待热气将息，以米排灰中，良久，米如水晶状，取出候用。上各另研末和匀，将灰内糯米研烂作丸，绿豆大，如不敷，量取饭粒研和，以一粒粘疮头上，以小膏贴，使不移动，其脓自溃。

透脓散 已出蛾大蚕茧一个，烧存性，酒服。若多用一个，则毒多生一孔，切记。此治疮毒无头者。

消蚀散 枯白矾一两 枯绿矾 雄黄 乳香 远志肉 胭脂各一钱

蜜水研膏，敷恶肉上，麻油调亦可。

此方能消恶肉淫虫朽骨。

雄黄散 雄黄末一钱，巴豆一个不去皮，共研如泥，再入乳香、没药各少许，再研细，点上恶肉自去。

此膏药内入雄黄、巴豆少许，不伤好肉，止去恶肉，诸痈疮有恶肉者，皆可去。

诸般败毒散 大黄四两锉细，先以当归一两切，用酒二碗煎八分，将大黄片拌一宿，晒干为末听用。每服时以白芷一钱，连翘六钱，酒煎八分，露一宿，调服大黄三钱，其毒尽从大便中出，出后以粥汤止之。上部毒，饱肚服，下部毒，空心服，用连酒和丸服亦可。

金箍膏 凤仙花子 大黄 五倍子各十两，为细末 人中白两半，如无，以皮硝代 陈小粉三年者，十三两

共入铁锅内炒至黄焦色，米醋调，肿毒初起，围之。

围药方 五倍子炒焦黑 陈小粉炒黄黑，各五斤 龟板烧 白及 白蔹 朴硝 榆树皮各十二两 白芷梢 大黄 南星 黄柏 半夏各八两 黄连 牙皂 蓖麻子各四两

醋调，瓦盆内慢火熬成膏。

此方专治一切痈疽、发背、便毒、吹乳、横痃及风湿疼痛，小儿热毒火丹、无名肿毒，初起者围之即散，已成者围之即生头出脓，定痛散毒，真圣药也。每用加白蜜、猪胆、醋三味，

和匀围肿处，中留一孔，绵纸贴之，如纸干以抿子刷上。

颈项病源流

颈项强痛，肝肾膀胱病也。三经感受风寒湿邪，则项强风热胜宜加味小柴胡汤，湿胜宜加味逍遥散。肝血虚，肝火旺，亦筋燥强急宜首乌汤。而其所属诸病，有项下卒肿坚硬者，由于肝肾之病，昆布海藻海带必用。外则于风热湿三者参之。有常惯项痛者宜六味丸间服和气饮。有感冒项强或痛者宜驱邪汤。有痰盛项痛者宜治风豁痰汤。有湿盛项痛者宜加味胜湿汤。有项筋急，不得转侧者宜木瓜煎。有肾气上攻，项筋连背痛不可转侧者宜椒附散。有腮项相连肿痛，发热便闭者宜防风通圣散。有项面肿，众人一般者，是疫疠宜普济消毒饮。有脑后肿者，恐是疽宜黄连救苦汤。若兼坚肿木硬，口燥舌干，恶心，烦渴，便秘宜石决明汤。有颈项肿痛，寒热头眩者，是气毒宜加味藿香散。有颈项结核浮肿，先寒后热者，此风寒所搏宜防风解毒汤。有颈项结核坚肿，色红渐热者，是热毒宜连翘消毒饮。有项强不能回顾，动则脑痛，脉弦数实者，是痰热客太阳经宜二陈汤加酒炒黄芩、羌活、红花。有伤寒后，项前后肿硬，作痛身热者宜柴胡葛根汤。有伤寒后项肿痛，却不红，身不热者宜牛蒡甘桔汤。有项强卒口噤，背反张，成痉病者宜乌药顺气散加羌活、独活、木瓜。以上皆项强之病。而又有项软者，天柱骨倒也宜健骨散、生筋散。小儿久患疳疾，体虚不食，及诸病后，往往患此，俗医谓之五软宜天柱元、五加皮散。颈项之为地虽小，其病亦如此之多，可忽视哉？

【颈项部位证治】《灵枢》曰：前曰颈，后曰项。又曰：缺盆之中，任脉也，名曰天突。一次任脉侧之动脉，足阳明也，名曰人迎。二次手阳明之脉，名曰扶突。三次手太阳之脉，名曰天窗。四次足少阳之脉，名曰天容。五次手少阳之脉，名曰天牖。六次足太阳之脉，名曰天柱。七次项中央督脉，名曰风府。风府，穴名也，在脑后。《资生》曰：《内经》云，巨阳者，诸阳之属也，其脉连于风府，盖为诸阳主气也，然则固伤寒之所自起也。北人皆以毛裹之，南人怯弱者，亦以帛护其项，故风府宜护也。《本草单方》曰：风袭项强，不得顾视者，穿地作坑煅赤，以水洒之，令湿，铺生桃叶于内，卧席上，以项着坑上，蒸至汗出，良久，即瘥。或以大豆一升蒸变色，囊裹枕之，亦愈也。

颈项疮疡 最重者莫如对口疮，生颈后脑下，缘督脉阳盛，火毒上炎所致。若焮赤肿痛者可治。如根脚大，精神愦，便属恶候，宜量其虚实。虚弱者汗之宜胜金丹。壮实者下之宜一粒金丹。或用内托内消法宜托里消毒散、仙方活命饮。气血虚者，尤宜补托宜托里散。外用围药围住，勿令毒走泄。如渐肿至肩上，或毒邪壅盛，鲜血瀑涌，或毒攻心腹，膨胀谵语，或溃后风入发搐，皆死不治。其次百脉疽，肿起环颈项，焮赤作痛，身灼热，不能食，上气咳嗽，其发引耳，其原由有所大惊恐也，十五日可刺，导引见血，否则八十日死宜神效托里散。其次夭疽，生颈上，肿大而色赤黑，不急治，则热毒前伤任脉，下侵渊腋，内入肝肺，十余日死宜仙方活命饮。其次夹疽，生喉两旁，由心肝脾三经火热上攻也。若溃内者死不治宜琥珀犀角膏、黄连消毒饮。其次猛疽，生嗌中，又名喉痈，由任脉及心小肠积热，忧愤所致宜琥珀犀角膏、黄连消毒饮。壮实人先用下法以泄毒宜一粒金丹。若过时不治，穿烂咽喉者死，脓不泄而塞咽亦立死。其次颈痈，三焦郁火所发也宜仙方活命饮加元参、桔梗。虚弱人或先汗之宜夺命丹，壮实人或先下之宜一粒金丹，老弱人必用补之宜人参养荣汤，神劳多怒者必当消解之宜八珍汤加柴胡、香附，费心过度者急培补之宜补中益气汤。更有妇人郁怒恚愤，颈项肿后，月水不通，小便如淋，则又关于血分矣，宜先调之宜椒红丸。俟经行肿消，补之宜六君子汤加柴胡、枳壳。以上皆颈项疮疡发之于暂者也。其有累月经年，久而不愈者，则曰痰核，曰瘰疬，曰马刀，曰瘿瘤。**痰核**者，湿痰流聚成块，不红不痛，不作脓，推动软滑，多生颈项宜专消痰核仙方、海带丸、消核丸。亦有生手臂肩背者，虽觉微痛，但肿不红宜二陈汤加防风、酒芩、连翘、川芎、角刺、苍术。亦有胸中胃脘至咽门，窄狭如线疼痛，及手足俱有核如胡桃者宜开气消痰汤。亦有咽喉结核肿痛，颈项不得回转，两腋下块如石硬者宜消解散。亦有风痰郁结而成核者宜消风化痰汤。亦有酒怒气发，肿痛溃脓，痰核生于腋下，久不能瘥者宜内托白蔹散。亦有生于耳后连项下，三五成簇，不红不肿，不作脓者宜含化丹。亦有项后少阳经中疙瘩，赤硬肿痛者宜山药膏。亦有痰核红肿寒热，状如瘰疬者宜石灰火煅为末，白果肉同捣贴。亦有枕后生痰，正则为脑，侧则为痹者宜轻虚白浮石，烧存性，入轻粉少许，研，麻油调涂，勿令手按，即涨，或加焙黄牛粪尤妙。总之，痰核一证，生在上体多兼风热，生在下体多兼湿热宜加味小胃丹、竹沥达痰丸。

瘰疬者，《内经》通谓之结核，如大豆，如银杏，连属者是也，多起于耳后。其原由怒火风热血燥，或肝肾二经精血亏损，虚火内动，或恚怒气逆忧思过度，风热之邪，内搏于肝，肝主筋，肝受病则筋缩，累累如贯珠也。故此证专属于肝，兼属胆与三焦，以肝为雷火，而胆、三焦皆有相火以为助也。虽然，瘰疬者其总名，而就形分类，则各有指名可按焉。排行成列，或绕遍项，或二三，或六七，或赤或白，或沉或浮，初如豆，久似梅，甚如鸡卵，此名蟠蛇疬，忧思劳力，则疼痛赤肿，早治为急宜栀子清肝汤、连翘散坚汤。颈项间止生一个者，名单窠疬，最为难治宜小犀角丸。外起一胞，中裹十数核块者，名莲子疬，手推能动，尚可用药宜内消丸、琥珀散，若坚硬如石，必发热躁渴，死不治。初则单生颈项左右，后则重叠而起，名重台疬，亦死证，且害人甚速。形似燕窝者，名燕窝疬，亦死证。初生在项，破后流注四肢，遍体结毒，如梅李状，不疗自破，孔窍相穿，寒热疼痛，脓汁淋漓，名流注疬，又名千岁疮，妇人多患之宜化气调经汤、夏枯草散。而治之之法，当细核其原由形证以用药。如脉沉数实，焮赤肿痛，由邪气之实，急当泄之宜消毒化坚汤。

如脉浮数，憎寒壮热，拘急肿痛，由邪气在表，急当表散宜荆防败毒散加减。如由于大怒，肝邪横逆，急疏肝行气宜小柴胡汤加青皮、青木香、桃仁、红花。如由气血虚，肿硬不溃，急补气养血宜益气养劳汤。如由气血虚，溃后不能收敛，急当调补宜先服益气养荣汤，次服十全大补汤加香附、贝母、远志。如由虚劳而致，急须补益宜先服补中益气汤，次服益气养荣汤。如脉数实，不消，或不敛，急当下之宜羌活连翘汤。如肿痛发寒热，大便秘结，当先下后托宜先服羌活连翘汤，次服仙方活命饮。如耳下核块肿痛，发寒作热，急发表宜荆防败毒散。表证退，急消毒宜散肿溃坚汤。如肿硬久不消，亦不作脓，服败毒散坚药不应，急灸肘尖肩尖，再服药宜益气养荣汤。如由血虚，脉大无力，溃后发热烦躁，急当补阴宜当归补血汤。总之，初觉憎寒壮热，咽项强急，肿结疼痛者，急为消散宜羌活连翘汤，又时服消疬丸。外以棱针刺出血，以拔毒汤令洗，一日内时刺时洗，至五六次，刺时放蟾酥少许于针处，上以膏贴宜琥珀膏，更贴内消膏，自然消散。若已溃不愈，然后用补益药宜益气养荣汤，或八物汤加柴胡、地骨皮、夏枯草、香附、贝母，多服取效。此先后之法，其用药大概，不可紊乱。推之凡属疮疡皆然，不独瘰疬已也。马刀者，亦属三焦肝胆浸淫于阳明太阳，流注于胸胁腋下，坚硬如石，形长如蛤者是也，不论已破未破，年近年远，总宜以夏枯草浓煎，食远温服，虚弱人熬膏服，并涂患处，以此草生血，乃治马刀瘰疬圣药也。久服恐嫌克伐，常以十全大补汤加香附、贝母、远志，相间而服。而其方药，又不可不详求以备急用宜连翘散坚汤、消肿汤、散肿溃坚汤、海藻溃坚丸、猫头丸、补中胜毒饼。如此则证虽险恶亦不患无法以治之也。**瘿瘤**者，气血凝滞，年数深远，渐长渐大之证。何谓瘿？其皮宽，有似樱桃，故名瘿，亦名瘿气，又名影袋。何谓瘤？其皮急，有似石榴，故名瘤，亦名瘤赘。是瘿瘤本异证也。其证皆隶五脏，其原皆由肝火。盖人怒动肝邪，血涸筋挛，又或外邪搏击，故成此二证。惟忧恚耗伤心肺，故瘿多着颈项及肩。惟有所劳欲，邪乘经气之虚而住留，故瘤随处皆有。陈文治曰：自筋肿起，按之如筋聚之状，而或有赤缕，名曰筋瘤，属于肝也宜六味丸，或四物汤加山栀、木瓜。自肌肉肿起，久而有赤缕，或皮色俱赤，名曰血瘤，属于心也宜四物汤加茯苓、远志。自肌肉肿起，按之实软，名曰肉瘤，属于脾也宜归脾汤、补中益气汤。自皮肤肿起，按之浮软，名曰气瘤，属于肺也宜补中益气汤。自骨肿起，按之坚硬，名曰骨瘤，属于肾也宜六味丸、补中益气汤。而《三因方》又于骨肉血三瘤之外，增脓瘤宜海藻丸、石瘤宜神效开结散，一并散、脂瘤宜治脂瘤方。谓瘤名有六，其初起皆作梅李状，皮嫩而光，渐如杯卵，不可决溃，肉瘤尤不可破，破则杀人。惟脂瘤粉红色，全是痰结，宜用针决去脂粉。或有如茄垂下，根甚小者，用药点其蒂五灰膏，俟茄落，即以生脂膏贴之自愈，须防其出血，如血出，急以药止之宜止血药、桃花散。《三因》之言，亦病日深变生多种之谓也，且不但此也。有手背生瘤，或如鸡距，或如羊角，向明照之，如桃胶，曰胶瘤者宜以排针十字刺破，按出黄脓如胶者二三匙，立平。有生于面曰粉瘤者宜海藻浸酒饮。有翻花瘤者宜马齿苋一斤，烧灰研细，猪脂调服。薛立斋曰：筋脉呈露曰筋瘿宜玉壶散、破结散。赤脉交络曰血瘿宜化瘿丹、四物汤合用。皮色不变曰肉瘿宜人参化瘿丹。随忧愁消长曰气瘿宜白头翁丸、消瘿散、海带丸。坚硬不可移曰石瘿宜破结散。《三因》言五瘿之名亦同，谓皆不可决破，破则脓血崩溃，多致夭枉如破，宜桃花散、止血药。其言是也。然西北方依山聚涧之民，食溪谷之水，受冷毒之气，其间妇女，往往生结囊如瘿，皮色不变，不痛不痒，余前游宣化府，曾立方治数妇人，皆得效，此方书所未及者宜沈氏瘿囊丸，故特志之。

【痰核证治】 丹溪曰：结核在皮里膜外，多是湿痰流注，作核不散，问其平日好食何物，吐下后，用药散核。《入门》曰：遍身有核，多是痰注，宜竹沥达痰丸。

【瘰疬证治】《外台秘要》曰：肝肾虚热则生疬。《病机》

云：瘰疬不系膏粱丹热之变，因虚劳气郁所致，宜补形气，调经脉，其疮自愈，不得妄汗妄下，致有虚虚之祸。陈文治曰：初觉憎寒壮热，咽项强痛，或寒热焮痛，乃肝火风热而气病也，便用栀子清肝汤、柴胡清肝汤以清肝火，加味四物汤以养肝血。若手推可动而软滑者，属痰也，以化痰为主，用二陈汤加防风、桔梗、黄芩、竹沥。见于少阳之分者，柴胡通经汤。见于阳明之分者，升麻调经汤。若寒热止而核不消，乃肝经火燥而血病也，用加味逍遥散以清肝火，六味丸以生肾水。或初用牡蛎大黄汤，疏下二三次，或服内消丸，外贴琥珀膏，内外兼治，必使消散。如此用药，卒不可退，其人面色痿黄，患处肿高稍软，皮肤壮热，脓已成也，宜以针刺核中，外贴琥珀膏，仍服托里之剂，三日后，取去核中稠脓，脓尽，又取核外薄膜，先破初起之核以绝其源，余核不消尽，如前法，次用龙珠膏、金宝膏除去其根，而服除风热之药，自是可愈。若已成瘘，则用蒜饼子灸法，疮口贴琥珀膏。先哲立法不一，而必效散、立应散、瓜蒌散大有奇效。又曰：男子患此，最怕咳嗽，潮热。女子患此，亦忌经闭，潮热。但以玉烛散和血通经，服之自消。经久闭者，用加味逍遥散、清肝益荣汤。丹溪曰：治瘰疬，以必效散与瓜蒌散相间而服，效验如神。然必效、立应二散，非王道药之剂，服后宜酌量调治。

【马刀证治】《入门》曰：生胸胁腋下，坚硬如石，形如马刀蛤者，曰马刀。又曰：患马刀者，取立应散一钱，浓煎木通汤调下，临卧服，毒从小便出，如粉片血块是也。未效，再服。斑蝥性毒，济以乌尖，或冲上麻闷，嚼葱白茶清下以解之。如尿涩，益元散或五苓散，灯心煎汤调下。宣毒后，继服薄荷丹解其风热。

【瘿瘤证治】《入门》曰：瘿瘤初起，通用十六味流气饮，久服蜡矾丸，外敷南星膏。疡科书曰：此疾宜补脾肺，滋心肾，令木得水而敷华，筋得血而滋润，多有可生。

【对口疮治法】疡科书曰：治对口疮，用鲜白茄蒂七枚，秤若干重，又用鲜首乌秤同茄蒂重，水钟半煎服，一服出脓，一服收口。如无鲜者，收取干者亦可。此为轻剂，不可以治重病耳。

治颈项病方二十二

加味小柴胡汤 〔风热〕 柴胡　黄芩　人参　甘草　川芎　白术　当归　黄芪　黄柏　知母各一钱　半夏五分

水煎，食前服。痛甚加黄连。

加味逍遥散 〔湿胜〕 白芍　白术各一钱　麦冬　茯苓　生地各六分　甘草　桔梗各二分　当归　地骨皮各八分　山栀　黄柏各三分

此方兼治外证，潮热虚甚者。

首乌汤 〔肝虚〕 首乌五钱　牛膝三钱　萆薢　泽泻　甘草各一钱

六味丸 〔常痛〕 熟地　山萸　山药　丹皮　茯苓　泽泻

驱邪汤 〔感冒〕 升麻　桂枝　杏仁　甘草　羌活　防风　独活　川芎　藁本　葛根　柴胡　白芷　生姜

治风豁痰汤 〔痰盛〕 黄芩　红花　茯苓　独活　葛根　半夏　羌活　陈皮　甘草　防风　白芷　柴胡　升麻　生姜

加味胜湿汤 〔湿盛〕 羌活　独活　藁本　防风　川芎　苍术　甘草　荆芥　黄柏　蔓荆子

木瓜煎 〔筋急〕 木瓜一个去瓤，没药一两研细，纳木瓜中，两半紧扎，饭上蒸三四次，研烂，地黄汁、酒下三匙。

椒附散 〔筋痛〕 附子一个，六钱以上者，炮，研，每用二钱　川椒二十粒　姜七片

水煎去渣，入盐少许。

防风通圣散 〔项肿〕 防风　白芍　薄荷　川芎　山栀　桔梗　黄芩　白术　荆芥　当归　麻黄　连翘　滑石　石膏

甘草　芒硝　酒大黄

普济消毒饮〔疫痨〕黄连　黄芩　陈皮　元参　柴胡　甘草　桔梗　连翘　升麻　僵蚕　大黄　牛蒡子

黄连救苦汤〔脑后肿〕黄连　葛根　升麻　柴胡　甘草节　赤芍　川芎　连翘　归尾　桔梗　黄芩　羌活　防风　忍冬藤

水、酒煎。

石决明汤〔又〕生石决明　僵蚕　防风　穿山甲　连翘　羌活各一钱　乳香　甘草　忍冬藤　黄连　归尾　大黄　花粉各八分

酒水煎，空心服，行过三次，方进饮食。

加味藿香散〔气毒〕藿香　甘草　桔梗　青皮　陈皮　柴胡　紫苏　半夏　白术　白芷　茯苓　厚朴　川芎　香附　夏枯草

防风解毒汤〔结核〕防风　荆芥　桔梗　连翘　甘草　石膏　薄荷　枳壳　川芎　苍术　灯心　牛蒡子　酒知母

连翘消毒饮〔热毒〕连翘　陈皮　桔梗　元参　黄芩　赤芍　当归　山栀　葛根　射干　花粉　红花　甘草

便秘加大黄。

柴胡葛根汤〔伤寒〕柴胡　葛根　花粉　桔梗　连翘　黄芩　石膏　升麻　甘草　牛蒡子

牛蒡甘桔汤〔不红〕桔梗　陈皮　黄连　花粉　川芎　赤芍　甘草　苏木　牛蒡子

健骨散〔项软〕僵蚕炒为末，每五分或一钱，酒泡薄荷下，日三服。

生筋散〔又〕木鳖子三个　蓖麻子三十粒

俱去壳，研匀，先抱病人头起，摩项中令热，作片贴之。

天柱元〔又〕蛇含石一大块，醋煅七次　郁金末少许

研细，入麝香少许，饭丸，荆芥、姜汤下。

五加皮散 〔又〕 五加皮一味，为末，酒调涂项骨上，干则易。

治颈项疮疡方八十六

胜金丹 〔对口〕 制白砒 麝香各五分 蟾酥一钱 雄黄 辰砂 乳香 没药 血竭各钱半 全蝎炮 天龙去头、足，炙 炙穿山甲各三钱 僵蚕炒，五钱

每末二钱，沙糖调葱头酒下。

一粒金丹 〔又〕 沉香 乳香 木香各五分 巴霜一钱半

各为末，照分数和匀，黑枣肉丸，芡子大，每服一丸，量人虚实，先呷水一口行一次，胃气实只可呷三四口，后用水一口送下，行后米饮止之。

托里消毒散 〔又〕 人参 盐黄芪 酒当归 炒白芍 川芎 焦术 茯苓各一钱 金银花 白芷各七钱 炙草 连翘各五分

加减法载在前。

仙方活命饮 〔又〕 穿山甲 白芷 赤芍 甘草 归尾 花粉 贝母 角刺各一钱 金银花 陈皮各三钱 乳香 没药各一钱

二味另研末，水、酒煎好，送下二末。

托里散 〔又〕 人参 炒黄芪各二钱 焦术 陈皮 当归 熟地 茯苓 白芍各一钱半

神效托里散 〔百脉疽〕 黄芪盐水炙 忍冬叶 当归各五钱 粉草二钱

酒煎服，渣敷患处。

此方兼治痈疽、发背、肠痈，乃托里消毒之良剂。

琥珀犀角膏 〔夹疽〕 琥珀 生犀角各一钱 辰砂 人参 茯神 枣仁各二钱 冰片二分半，另研

上各另研，和匀，炼蜜调成膏，每服一弹子大，麦冬汤化开，十五服。凡疮疡溃后不宜用。

黄连消毒饮 〔猛疽〕 黄连 山栀 当归 连翘各一钱 川芎 白芍炒 生地各钱半 炙草八分 金银花二钱

亦名清热消毒饮。

此方兼治一切痈疽发于阳，肿痛发热作渴。

夺命丹 〔颈痈〕 蟾酥 轻粉各五分 朱砂三钱 寒水石 枯矾 铜绿各一钱 乳香 没药 麝香各一钱

蜗牛三十一个，另研如泥，和为丸，绿豆大，每用一丸，生葱白三四根嚼烂，吐手心，包药在内，酒下，约行六七里，汗出为效。重者再服一二丸。

此方主诸般大肿毒，然劫剂也，用者当酌轻重阴阳之分。

人参养荣汤 〔又〕 白芍三两 人参 白术 甘草 黄芪 陈皮 肉桂各一两 茯苓 熟地 五味子各七钱 远志五钱

每帖取末三钱，姜水煎，空心温服效。虚甚者炼蜜丸，可常服。遗精加龙骨。咳嗽加阿胶、麦冬。挟火加知母、黄柏。

八珍汤 〔又〕 人参 茯苓 白术 甘草 川芎 当归 白芍 熟地

补中益气汤 〔又〕 人参 黄芪 当归 白术 升麻 柴胡 陈皮 甘草

椒红丸 〔又〕

六君子汤 〔又〕 人参 茯苓 白术 炙草 半夏 陈皮

专消瘰核仙方 〔瘰核〕 枳壳十四个，破开去子 大黄五钱，生研细 斑蝥十四个，去头、足、翅

每用枳壳两片，对合，入斑蝥一个，又将大黄末分十四份，第一份，入枳壳两片内，线扎紧，再将夏枯草六两铺大锅底，将枳壳排放在内，入水六宫碗，煮干水，取枳壳切片晒，或烘焙，去大黄、斑蝥，再将蓖麻子六十三粒，炒去油，打烂入药，米糊丸，早晚各用开水送下七丸，服至瘰核消去大半，即止不服，调养半月，自然平安而愈。

此方兼治瘰疬，真仙方也。

海带丸　〔又〕　海带　青皮　陈皮　贝母等分

蜜丸，弹子大，食后含化。甚者加昆布。

消核丸　〔又〕　盐水炒橘红　赤苓　酒煨大黄　连翘各一两　酒黄芩　山栀各八钱　半夏曲　酒元参　牡蛎童便淬，另研　花粉　桔梗　瓜蒌仁各七钱　僵蚕六钱　甘草节四钱

汤浸蒸饼丸，白汤下八九十丸。

二陈汤　〔又〕　茯苓　陈皮　半夏　甘草

开气消痰汤　〔又〕　便香附　桔梗　僵蚕各一钱　黄芩　陈皮　枳壳各七分　槟榔　前胡　半夏　枳实　羌活　荆芥　射干　威灵仙各五分　甘草四分　木香三分　姜三片

消解散　〔又〕　南星　半夏各一钱　陈皮　枳实　桔梗　柴胡　前胡　黄连　连翘　赤芍　防风　独活　苏子　蓬术　木通　白附子　甘草　蔓荆子各五分　姜　灯心

消风化痰汤　〔又〕　白附子　木通各一钱　南星　半夏　赤芍　连翘　天麻　僵蚕　天冬　桔梗　金银花　苍耳子各七分　白芷　防风　羌活　皂角各五分　全蝎　陈皮各四分　甘草二分　姜五片

内托白蔹散　〔又〕　赤芍　当归　连翘各一钱　酒黄芩　白芷　白蔹　瓜蒌仁各八分　川芎　天花粉　乳香各七分　防风　桔梗　柴胡各五分　白蒺藜　生草各四分

含化丹　〔又〕　酒蒸大黄　僵蚕　青黛　胆星　等分，蜜丸，食后含化。

山药膏　〔又〕　生山药一块　蓖麻子三个

各去皮，研匀摊贴，如神。

加味小胃丹　〔又〕　南星　半夏各二两半，俱用白矾、皂角、姜汁水煮十五次　桃仁　杏仁俱用白矾、皂角水泡　红花　陈皮　白术　白芥子　枳实矾水泡半日，炒　苍术米泔、白矾、皂角水浸一宿，炒，各二两

姜汁、竹沥煮神曲丸。

此方兼治中风痰痞积，眩晕，喉痹，淡姜汤下。瘫痪不语，浓姜汤下。痞块、头风、头痛，临卧、食后服，神效。

竹沥达痰丸〔又〕大黄　黄芩各八两　沉香五钱　人参　白术　茯苓　陈皮　甘草　半夏各三两　礞石焰硝煅过，一两

以竹沥、姜汁和如稀糊，磁器内晒干，又研细，又以竹沥、姜汁和晒，共三次，再研，仍以竹沥、姜汁和丸，每服百丸，米汤下。

此方治有痰而气弱者，能搜逐积痰从大便出，不损元气，孕妇忌用。

栀子清肝汤〔瘰疬〕山栀　柴胡　丹皮各一钱　茯苓　川芎　白芍　当归　牛蒡子各七分　甘草五分

此方专治三焦及胆经血虚，肝火风热，耳内疮或痒，或颈项胸乳等处作痛，或寒热晡甚，自汗口苦，或目唇搐动等证。

东垣连翘散坚汤〔又〕柴胡钱二分　龙胆草酒炒四次　土瓜根酒炒，各一钱　黄芩酒炒七次，七分　生黄芩　归尾　广皮　三棱酒炒　连翘　白芍各五分　炙草三分　黄连酒炒二次　制苍术各二分

水煎，食后卧下，足高头低乘热每含一口，作十数次咽下，务使药气上留，仍以十倍炼蜜作丸服。

此方治凡耳下至缺盆肩上生疮，坚硬如石，动之无根，名曰马刀，属少阳经，已破未破，并皆治之，及颈项瘰疬。

小犀角丸〔又〕犀角　黑牵牛半生半炒　青皮　陈皮各一两　连翘五钱

用皂角二条，去皮弦子泡捶，以布绞汁一碗，又用鲜薄荷二斤，打汁同熬膏为丸，每食后，连翘煎汤服三十丸，间以薄荷汤服。

此方常服能除根，诸疬并治，应效如神。

内消丸〔又〕青皮　陈皮各二两　牵牛八两，取头末，二两　皂角去粗皮，捣碎　薄荷叶各八两

二味共用水一斗煮揉汁，去渣，慢火熬膏为丸，每三十丸，食后荆芥汤下。

此方治疮肿初生，及瘰疬结核，热毒郁滞，服之内消，大有神效。

琥珀散〔又〕 白丑头末 滑石 僵蚕 黄芩各一两 木通 连翘各七钱 枳壳 赤芍 柴胡各五分 斑蝥去足、翅，炒，三钱 甘草三钱 琥珀二钱

锉作六帖，水煎服。

化气调经汤〔又〕 广皮二两 酒香附 羌活 白芷各一两 牡蛎 花粉 角刺 甘草各五钱

每末二钱，酒下，日二服。

此方兼治流注。

夏枯草散〔又〕 夏枯草末六钱 甘草末一钱

每二钱，茶清下。又方，取一两煎服，虚者多服益妙，兼服十全大补汤加香附、远志、贝母。

此方治瘰疬马刀，退寒热之圣药也。

消毒化坚汤〔又〕 炙草 龙胆草 薄荷各四分 黄芩五分 花粉 白芍 元参各六分 牛蒡子 昆布 羌活 升麻各七分 黄芪 当归 柴胡 桔梗各一钱 连翘钱半 陈皮八分

加姜二片，或加甘草节、知母、贝母、海藻更佳。

荆防败毒散〔又〕 羌活 独活 柴胡 前胡 人参 赤茯苓 桔梗 枳壳麸炒 荆芥 防风各一钱 甘草五分

小柴胡汤〔又〕 柴胡 黄芩 人参 半夏 甘草

益气养荣汤〔又〕 人参 茯苓 贝母 陈皮 川芎 当归 香附 盐黄芪 酒熟地 炒白芍各一钱 炙草 桔梗各五分 炒白术二钱

热服。不拘软硬赤白，或溃而不敛，皆可服。

十全大补汤〔又〕

羌活连翘汤〔又〕 羌活 连翘 防风 柴胡 夏枯草

昆布　枳壳　黄芩　川芎　甘草　薄荷　牛蒡子　金银花

散肿溃坚汤〔又〕黄芩一钱，酒洗，半生半炒　龙胆草酒洗，六分　花粉酒洗　酒黄柏　酒知母　苦桔梗　昆布　海藻各七分　柴胡六分　炙甘草　三棱酒炒　蓬术酒炒　连翘各五分　葛根　白芍　归尾各四分　酒黄连　升麻各三分

锉作一帖，水浸半日煎，食后去枕低头而卧，每一口作十次咽下，另捣一料蜜丸，每百丸，以二煎药汤送下。

当归补血汤〔又〕黄芪一两　酒拌当归三钱

作一服煎。

消疬丸〔又〕

琥珀膏〔又〕琥珀一两　木通　肉桂　当归　白芷　防风　松脂　朱砂各八钱　木鳖子肉五钱　丁香　木香各三钱

将珀、桂、朱、二香各为极细末，和匀，其余以麻油一斤半，煎药至黑色，去渣，照油实数，每油一斤，下淘净炒黄丹八两，膏成，稍温，下琥珀等末。

内消膏〔又〕

消肿汤〔马刀〕连翘二钱　黄芩　柴胡各钱二分　花粉　黄芪各一钱　归梢　甘草各七分　牛蒡子　黄连各五分　红花二分

海藻溃坚丸〔又〕神曲四钱　半夏二钱　海藻　昆布　龙胆草　蛤粉　通草　贝母　真松萝茶　枯矾各三钱

蜜丸，每三十丸，临卧白汤下，或含化，或酒调末二钱服，俱可。

此方治瘰疬马刀，坚硬形瘦，潮热不食，兼治一切瘿气。忌甘草、鱼、鸡、猪肉、五辛、生冷。

猫头丸〔又〕猫头骨一个，炙　蝙蝠一个，以朱砂末三钱入肚内，瓦上炙焦　南星　白矾各一两

黄蜡化丸，临卧，米饮下三十丸。

此方治瘰疬马刀，不拘已破未破，俱效。

补中胜毒饼〔又〕黄芪一钱　人参三分　甘草五分

以上三味调气补中，生地、熟地、白芍、当归各三分，以上四味和血生血凉血，惟白芍兼能益气之虚。连翘一钱，升麻、柴胡、防风各五分，陈皮三分，上研细末，汤浸蒸饼调捏作饼子，晒干，研米粞大，每三钱，白汤下。

六味丸〔瘿瘤〕 地黄 山药 山萸 丹皮 茯苓 泽泻

四物汤〔又〕 川芎 当归 白芍 地黄

归脾汤〔又〕 人参 黄芪 当归 白术 茯神 枣仁 远志 龙眼 木香 甘草 姜 枣

海藻丸〔又〕 海藻 川芎 当归 官桂 白芷 细辛 藿香 白蔹 昆布 枯矾各一两 海蛤 松萝茶各七钱半

蜜丸。

此方通治瘿瘤。

神效开结散〔又〕 沉香二钱 木香三钱 陈皮四钱 真珠四十九粒，煅 猪靥肉子生猪项下如枣大微扁色红者，四十九个，瓦上焙干

每末二钱，卧时，冷酒调和，徐徐咽下，轻者三五服效，重者一料全愈。

一井散〔又〕 雄黄 粉霜 硇砂各二钱 轻粉 乳香 没药各一钱 土黄三钱 麝香少许

研细末，津调涂瘤顶，以湿纸盖之，后小黄膏涂四围，间日一度上药。土黄乃造作所成，方用信石二两、木鳖仁二钱、去油巴豆五钱、硇砂二钱，各研为末，和匀，以石脑酒和成一块，油纸包裹，埋于地坑四十九日，取出，劈作小块，磁器装听用。

小黄膏〔又〕 黄柏 黄芩 大黄等分

研末，水调为糊，涂一井散四围，亦间日一度。凉肌退肿。

治脂瘤方〔又〕 用针决去脂粉自愈。

五灰膏〔又〕 枣柴灰 桑柴灰 荆芥灰 荞麦杆子灰 桐子壳灰各五两

以沸汤各淋汁一碗，共五碗，澄清，入斑蝥四十枚，穿山甲五片，煎二碗，磁器装，用时入新出窑石灰一两，乳香、冰片少许，调成膏敷瘤上。如稠，加清水，稀稀用之，神效。点瘤赘神效。

止血药〔又〕 陈京墨煅　百草霜等分

掞血处，以手按之。

桃花散〔又〕 石灰十两炒红，入麻油半盏，大黄一两，煎汁半盏内，和匀，慢火炒如桃花色，磁器收听用，神效。

此方能止百般出血，不但瘿瘤已也。

玉壶散〔又〕 海藻洗　海带洗　昆布洗　雷丸各一两　青盐　广皮各五钱

陈火酒丸，含化。

破结散〔又〕 神曲四钱　海藻　昆布　龙胆草　蛤粉　通草　贝母　枯矾　松萝茶各三钱　半夏二钱

蜜丸，葱白汤下三十丸，或酒下末二钱亦可。此即海藻散坚丸也。有人生瘿大如茄子，潮热形瘦，百治不效，得此方去松萝代真桑寄生一倍，服三五日，其瘿自消。

化瘿丹〔又〕 海带　海藻　海蛤　昆布以上俱洗净，焙　泽泻炒　连翘各五钱　猪靥　羊靥各十枚

蜜丸，芡子大，卧时含化一二丸，须忌油腻、面、酒。

人参化瘿丹〔又〕 海带　海藻　海蛤　昆布四味俱焙　泽泻炒　连翘各一两　猪靥　羊靥各十枚，切片，焙　人参八钱

蜜丸，含化。一说猪羊靥，即猪羊外肾，乃囊中之卵，存参。

白头翁丸〔又〕 白头翁五钱　昆布一钱　通草　海藻各七分　连翘　元参各八分　桂心三分　白蔹六分

蜜丸，酒下。

消瘿散〔又〕 海马酒炙　海带　海藻　海红蛤煅　海螵蛸　昆布　石燕各一两

为末，茶清下。

服此方须兼服含化丸。

含化丸 〔又〕 海蛤煅 海藻 海带 昆布 诃子 瓦楞子煅 文蛤即花蛤有斑者 五灵脂各一两 猪靥子十四个，焙干，另研

蜜丸，含化。

沈氏瘿囊丸 〔又〕 雄黄五钱，另研 青木香四钱，另研 海南槟榔切片，晒，研 昆布洗淡，焙，研 海蛤煅，研 白蔹酒炒，研 半夏曲姜汁炒，研，各八钱 肉桂心 白芥子各二钱半

每服二钱，食后，酒调下。忌大荤面食。此余自制方也。

栀子清肝汤 〔气病〕 山栀 柴胡 丹皮各一钱 茯苓 川芎 当归 白芍 牛蒡子各七分 甘草五分

水煎服。

柴胡清肝汤 〔又〕 柴胡 山栀各钱半 人参 黄芩 川芎各一钱 连翘 桔梗各八分 甘草五分

加味四物汤 〔又〕

柴胡通经汤 〔少阳〕 柴胡 归尾 连翘 生草 三棱 黄芩 牛蒡子 桔梗各二分 黄连五分 红花少许

食后，稍热服。

此攻里内消之剂。

升麻调经汤 〔阳明〕 升麻八分 酒龙胆草 葛根各四分 酒黄芩 酒广茂 酒三棱 炙草各五分 归尾 白芍各三分 酒黄柏二分 酒知母一钱

加味逍遥散 〔血病〕 白芍 白术各一钱 茯苓 麦冬 生地各六分 甘草 桔梗各二分 当归 地骨皮各八分 山栀 黄柏各三分

牡蛎大黄汤 〔疏利〕 牡蛎 木香 大黄煨，各钱半

水煎，春夏露一宿，冬月于暖处一宿，鸡鸣时服，得利勿服。

金宝膏〔外贴〕桑柴灰五碗，先以草纸一层，皮纸二层，垫箕底，放灰于上，以滚水十碗淋取汁，听用。穿山甲二两，信一钱另研，辰砂一字，粉霜钱半，麝香五分，杏仁七枚，同信末研，涂穿山甲上。将灰汁澄清煎滚，下甲末，煎至半，下麝，次下粉霜，干至九分，下辰砂，候成膏，下石灰炒研细一两，以成块为度，磁瓶收，不可见风。每取傅核上，再傅即去旧药并靥，即效。

龙珠膏〔又〕龙牙草五两　棘枣根五钱　海藻二钱半　苏木五钱

用水二十碗，煎十二碗，去渣，又用桑柴灰、炒石灰、桑耳草灰各碗半，先以草纸二层，皮纸二层，放箕底，放灰于上，以前所煎水热淋，取汁十碗，澄清煎成膏，入白丁香、石膏、轻粉各五钱，麝香一钱，搅匀，收磁瓶内，每敷药一日一换，并去靥再上新药，即消而愈。根小者只敷根上。

必效散〔总治瘰疬〕南硼砂二钱半　轻粉一钱　麝香五分　巴豆去皮、心、膜，五粒　斑蝥去头、足、翅，糯米炒米黄色，去米，四十个　白槟榔一个

研极细，以鸡子三个，去黄，留清调药，仍入壳内，以湿纸数重糊口，饭上蒸熟，取出晒干，再研细，壮者一钱，弱者五分，炒生姜煎陈酒，五更调服。如觉小腹痛，即用益元散一服，其毒从大便出，孕妇忌用。缪仲淳曰：此治瘰疬，气血无亏疬核不去者，服之大有神效。虽有斑蝥，然已炒熟，且有巴豆制之，弱者先服益气养荣汤数帖，壮者服后用益气养荣汤，屡试屡验。

立应散〔又〕连翘　赤芍　川芎　当归　甘草　滑石各五钱　黄芩三钱　斑蝥糯米炒，三钱　川乌尖七个　土蜂房蜜水洗，饭上蒸，晒干　白牵牛各二钱半

每末一钱，浓煎木通汤调下，毒从小便出，未效再服，继以宣热丹解其风热。若宣导痈疽恶毒，去黄芩。

宣热丹 〔又〕 何首乌　薄荷　皂角　连翘　三棱　荆芥　蔓荆子各一两

共作末，用热醋浸淡豆豉二两半，捣膏丸。每三十丸，熟水下，日一服。解瘰疬风热之毒自小便出。宣毒之后，病虽愈，常宜服之。

瓜蒌散 〔又〕 瓜蒌仁　青皮各一钱　石膏二钱　甘草　没药　归尾　角刺　金银花各五分　青橘叶取汁，二匙

水、酒煎，空心服。

玉烛散 〔又〕 酒大黄　当归　白芍　熟地　甘草　芒硝　黄芩　川芎等分

每末三钱，姜汤下，七八日见效。

清肝益荣汤 〔又〕 山栀　当归　茯苓　木瓜各一钱　柴胡　川芎　炒白芍各七分　白术二钱　炙草五分　龙胆草八分　熟地钱半

姜、水煎服。

此方治肝胆小肠经风热，血燥筋挛，结核，或耳项胸乳胁肋作痛。

薄荷丹 〔又〕 即宣热丹。

十六味流气饮 〔瘿瘤〕 人参　黄芪　当归各一钱　川芎　肉桂　厚朴　白芷　甘草　防风　槟榔　乌药　白芍　枳壳　木香各五分　桔梗三分　紫苏叶一钱半

水煎，食后服。若由忿怒者，加青皮一钱。

此方乃通行十二经药，病在一经者不用。

蜡矾丸 〔又〕 黄蜡二两　入明矾末四两

众手和匀作丸，每三十丸，酒水任下，日二服。

此方专治痈疽发背，瘰疬瘘疮，一切恶疮，卫护内膜，驱解诸毒，自然内消。如因药毒发疽，非此莫治。内疽肠痈尤妙。

南星膏 〔又〕 南星大者一枚

细研，入醋调膏，先将小针刺肿处，令气通，却以膏摊纸上，如瘤大小贴之，觉痒则频贴取效。

此方治头面瘤大如拳，小如栗，或软或硬，不痒不痛，宜用此药，切不可用针灸。

附录：颈项疮疡杂方

生肌干脓散 黄连 贝母 降香烧存性 白及 海螵蛸 五倍子炒黑 芸香各五钱 轻粉五分

共研末，先将药水洗患处，次掞此末，外贴膏。

此方专治瘰疬马刀，脓汁不干。

丹溪方 牡蛎四两 甘草二两

每末一钱，食后茶下，日二服，半月除根，其效如神。

此方专治瘰疬初发，头项肿硬未破者。

枯瘤方 砒 硇砂 黄丹 雄黄 轻粉各一钱 朱砂 乳香 没药各八分 斑蝥三十个，生用

糯米粥丸，棋子大，晒干，先灸破瘤顶，以药饼盖上，用黄柏末水调敷之，数日自落。

缩瘤法 甘草膏用笔蘸涂瘤之四围，干则又涂，凡三次之后，以大戟、芫花、甘遂末等分，醋调，另以笔妆点其中，不得近甘草，如是而渐渐收小，中点悉如旧法，自然焦缩。

系瘤法 芫花根净洗带湿，不得犯铁器，于木石器内捣取汁，用线一条浸一宿，取出系瘤，经宿即落。如未落，再换一二次。落后以龙骨、诃子末敷疮口自合，用之屡效。如无，根泡浓汁浸线亦妙。

化瘤膏 白蔹一两 大黄 川芎 赤芍 当归 黄连 黄芩 白矾各五钱 吴茱二钱半

鸡子黄调匀，摊帛贴之。

此方专治肉中肿起，生瘤渐大。

腋肤胁肋疮疡源流

腋肤胁肋痛，气血食痰病也。凡人肩下曰膊，膊下曰臑，

臑对腋，腋下为胠，胠下为胁，胁后为肋，肋下为季肋，即俗谓之肋梢，季肋之下则为腰，部分如此。然腋胠胁肋之病，虽其故皆由气血食痰，而其位实属于肝，故四者之病，已详于肝经门中，兹不必重赘，兹但即四者之地所患疮疡备列之。马刀，本发腋下，坚而不溃，其证治亦已详颈项篇中，不复赘。而腋下所发，有与马刀相似，虽坚而色赤，为米疽者，治之用砭石，欲细而长，疏疏砭之，外涂豕膏，内仍服药宜紫金锭、内消丸。内疚疽，亦发腋下，已详肩臂篇中，不复赘。惟胁下生疽名曰发胁，由肝与心包火盛，虚而有热所致，但不可过用阳药宜柴胡清肝汤、神效瓜蒌散。即至溃后，亦惟清热托里，兼滋肾水宜清热消毒饮去金银花，多加熟地黄。若自胁下至脐上，及膝下两旁一二寸发痈，填硬难脓，且难穴，穴后难敛，须先用暖内药宜排脓内补十宣散，外用热药贴令和软宜千金不易比天助阳补精膏，及寒疮热膏。若急切破之，必至脓出不止，故须缓破，使脓一涌而出，易于收拾也，虚弱人仍用大补之剂宜十全大补汤。又有胁下疮如牛眼状者，往往脓血出而不止宜以盐少许入牛耳，取其垢敷疮口，即瘥。又有自胁抵腰，肿赤如霞，名丹毒者宜榆白皮末，鸡子白和涂。甚至遍身青紫，当急砭出恶血宜羚羊角烧灰，鸡子白和涂，不应，服紫金丹、胜金丹汗之。肋上发痈，则曰发肋，初起肿盛，十数日不攻穴，即大如杯如碗，痛彻内肠，左患应右，右患应左，急以针刺出脓血，否则毒必内攻而多死也宜清心内固金粉散。若处荒僻，一时不得方药，则有简便之法，可使毒不内攻，不侵脏腑，不传恶证宜黄矾丸、牛胶饮，不可不知也。

【发肋论证】 刘涓子曰：发肋及两肩肘头，名曰夹荧疽，九日可刺。赤白脓相间，多出可治。全无赤白者不治。二十日之久，若仍不穴者，死不治。

治腋胠胁肋疮疡方十六

紫金锭 〔米疽〕 五倍子三两 山慈菇二两 千金子 大戟

各一两　麝香三钱

各药制法，详肩臂篇，服法亦详在前。糯米饮丸。

内消丸〔又〕青皮　陈皮各二两　牵牛八两，取头末，二两　皂角去皮，打碎　薄荷叶各八两

二味熬膏作丸，每三十丸，食后荆芥汤下。

柴胡清肝汤〔发胁〕柴胡　山栀各钱半　川芎　黄芩　人参各一钱　桔梗　连翘各八分　甘草五分

食后，温服。

神效瓜蒌散〔又〕当归五钱　生甘草五钱　乳香　没药各一钱　瓜蒌一个，子多者妙

水酒煎。一方有穿山甲、贝母。一方以各末入瓜蒌内，重绵纸封之，微火煅存性为末，每二钱，酒下。

清热消毒饮〔又〕黄连　山栀　连翘　当归各一钱　川芎　白芍　生地各钱半　炙草八分　金银花二钱

排脓内补十宣散〔胁痈〕酒当归　人参各八分　盐水拌炒黄芪　防风　桔梗各一钱　川芎　肉桂各三分　白芷　甘草各五分　姜厚朴六分

水煎，或为末，木香酒下。

此方宜于元气虚弱，风寒郁滞，不能溃散之人。若热毒壅滞，气血虚弱，又当用托里消毒散、参芪托里散。丹溪谓夏月不宜用此方，溃疡亦不宜用，只冬月肿疡，及些小痈疽可用耳。

托里消毒散〔又〕人参　盐黄芪　酒当归　炒白芍　炒白术　川芎　茯苓各一钱　金银花　白芷各七分　炙草　连翘各五分

参芪托里散〔又〕人参　黄芪　当归　川芎　麦冬　芍药　黄柏　知母　柴胡　甘草　金银花

寒疮热膏〔又〕归梢一两　杏仁百粒，去皮、尖　黄丹六两，飞炒　麻油一斤　肥嫩柳枝一两　肥嫩桃枝三两半，俱切寸许

先熬油，下二枝，半焦，以绵裹归梢、杏仁，同熬至二枝

焦黑，去渣极净，再煎沸入黄丹，熬滴水不散为度。其热疮寒膏同药，只归梢用全当归，二枝分量倒转即是。

十全大补汤〔又〕 人参 茯苓 白术 炙草 川芎 当归 白芍 熟地 黄芪 肉桂 姜 枣

紫金丹〔丹毒〕

胜金丹〔又〕 制白砒 麝香各五分 蟾酥一钱 雄黄 辰砂 乳香 没药 血竭各钱半 全蝎炮 天龙去头、足，炙 穿山甲炙，各三钱 炒僵蚕五钱

各研末秤准，每服三钱，砂糖调葱头酒送下。

千金不易比天助阳补精膏〔外贴〕 香油一斤四两 甘草二两 远志 牛膝 虎颈骨酥炙 川断 熟地焙 肉苁蓉 蛇床子 天冬 生地 菟丝子各一两 肉豆蔻面煨 川楝子去核 杏仁去皮、尖 谷精草各一两 紫梢花去草 大附子 官桂各四钱

入药油内煎黑色，去渣，下飞过黄丹八两，透明松香四两，用柳条不住手搅，不散为度，再下雄黄、硫黄、龙骨、赤石脂各二钱，再沸，又下沉香、木香、蟾酥、没药、母丁香、阳起石煅、阿芙蓉为末，再沸，即住火，将茶匙挑药，滴水不散为度，又下黄蜡五钱，将此膏收贮磁瓶，密封口，入水五日，去火气，然后用红绢摊匀，重七钱，贴六十日方换，其效如神，不可尽述。

清心内固金粉散〔发肋〕 辰砂另研 茯苓 人参 甘草各三钱 绿豆四两 雄黄 麝香 冰片各一钱，各另研 朴硝另研 蔻仁各五钱

每一钱半，蜜汤调下。

黄矾丸〔总治〕 明矾一两，生研 黄蜡五钱

以蜡熔化，入矾末，乘热为丸，每服十丸，渐加至二十丸，酒下。又名蜡矾丸。

此方治痈疽初起，未破内消，已破自合。如服金石药毒而发者，加矾末一两，但须日服百粒，方能御毒，不致内攻，最

能止痛，不动脏腑。有人遍身生疮如蛇头，服此即效。

牛胶饮 〔又〕 牛皮胶明者四两，水一碗，重汤煮化，加酒中，饮之至醉，不饮即用白汤。

此方治痈疽，能使毒不内攻，不传恶证，此有益无损之物。法宜酒煮，但恐气味难尝，不若锉碎为丸，以酒送下，亦权变之法。

杂病源流犀烛卷二十七

胸膈脊背乳病源流

胸痛，肝病也。膈痛，胆病也。肝血虚，肝气实，因而上逆于胸，所以痛。胸者，肝之分，肺心脾肝胆肾心包七经脉俱至胸，然诸经虽能令胸满气短，而不能使之痛，惟肝独令胸痛，故属肝病。凡人心下有膈膜，前齐鸠尾，后齐十一椎，周围着脊，所以遮隔浊气，不使上熏心肺。十二经脉，惟膀胱经不贯膈，余皆能令膈痛，今专属少阳胆者，以少阳相火，为胃腐熟水谷，而膈之下即为胃，故少阳相火为灾，每易侵及于膈，故属胆病。试言之，肝虚胸痛引腰，宜补肾，补肾所以补肝也宜六味丸加首乌、牛膝。肝实胸痛，不能转侧，善太息，宜疏肝宜宽胸饮。胸痛常欲蹈压其胸，先未痛，但欲饮热，名曰肝着宜旋覆汤。胸痛短气，是水气宜五苓散。胸痛痞塞，痰气为害宜二陈汤。胸痹急痛如锥刺，难于俯仰，汗出，或彻背上，不速治，或至死宜生韭汁。胸痹痛引背，喘息咳唾短气，寸沉迟，关紧数宜瓜蒌一个，薤白半斤，白酒七斤，煮二升，分二服，加半夏四两尤妙。膈痛者，痛不当心，横胸间是也宜宽中散。胸膈隐痛，肾虚不纳气，气虚不生血也宜补肝散。虚弱心膈痛，牵引乳肋肩背，自汗，人多患此，乃元气上逆宜十全大补汤。龟胸肺实，胀满有痰，肺虚也，忌破气发散，亦忌收涩，当降气消痰宜枇杷叶汤。至如胸痞与结胸有别，痞轻而结胸重也。痞有久患不愈者，结胸不可久也。大约胸满不痛者为痞，满而痛者为结胸。治法虽始终略同，自有重轻之异，先即胸痞明之。东垣曰：太阴湿土，主壅塞，乃土来心下而为痞也。伤寒下早亦为痞，乃寒伤荣血，心主血，邪入之，故为心下痞。仲景泻心汤数方，皆用黄连泻心下之土邪，其效如神。酒积杂病，下之过亦作痞。盖胸中之气，因虚下陷于心之分野，故心下痞，宜升胃气，以血药兼之，若全用导气，则气愈下降，必变为中满鼓胀矣。据此，则知痞之为患，只是胸膈饱闷而不舒畅，外无胀急之形，非若胀满之内胀而外亦有形也。要之，痞总由于气血不运，《内经》所谓太阴所至，为积饮痞膈，故知是土邪之为患也。然其致痞，亦各有因。因乎寒者为寒痞，脉必迟，口不渴宜枳实理中汤。因乎热者为热痞，脉必数，烦且渴宜黄连消痞丸、加味陷胸汤。因乎痰者为痰痞，脉必滑，胁下痛宜柴胡半夏汤。因乎虚者为虚痞，脉迟弱，大便利宜枳实消痞丸。因乎实者为实痞，脉洪实，大便秘宜厚朴枳实汤。又有痛痞，必喘急妨闷，其痛彻背宜瓜蒌实丸。又有食已即痞，必多痰火宜平补枳术丸。又有饮食不消痞，必调养脾胃，升降阴阳宜香砂养胃汤。又有积年累月久痞，必消痰调中扶脾宜黄连消痞丸。又有不论寒热，烦闷欲死之痞宜桔梗枳壳汤。又有内热中闷，夜不安卧，卧则愈闷之痞宜解郁和中汤。又有心下痞坚呕哕宜生姜、半夏，浓煎汤饮。又有膜外气痛痞塞，或有气块猪胰炙熟，蘸延胡索末频食。此各因其痞之由来而治之者也。若乃饮食伤脾，心胸痞满，兀兀欲吐者，则吐之宜瓜蒂散。其尤甚者，则下之宜枳实导滞丸加槟榔、木香。此又当临时酌量者。结胸之证，亦有辨。有大结胸，胸连脐腹痛硬，手不可按，日晡潮热，不大便者是也宜大陷胸汤、大陷胸丸。有小结胸者，正在心下，按之则痛者是也宜小陷胸汤。有寒实结胸，身不热，口不渴，别无热证，只心中胀硬而痛者是也宜枳实理中丸，甚者三物白散。有热实结胸，懊侬，烦躁而渴，心下满硬者是也宜加味陷胸汤、柴陷汤。有水结胸，身无大热，头与胁间微有汗出，心下满，揉之汩汩有声，由伤寒饮水过多，水停心下者是也宜赤茯苓汤、枳术汤，甚者参用大陷胸汤。有血结胸，胸腹痛连腰胁背膂，上下攻刺痛，痛不可忍，手不可按，甚而搐搦者是也，此惟妇人有之，因患伤寒，经血适来凝滞，或经血适去，尚有余血未散之故宜海蛤散、元胡索散。有阴毒阳毒结胸，伤寒阴阳二毒伏逆，变成结胸，或自利或不利者是也，此必服药令泄，方大汗而解，若心下已结，延至五日，便不可治阳毒宜活龙散，阴毒宜破结丹。有支结证，伤寒未曾下，而心下妨闷，不满不硬，非痞亦非结胸者是也宜柴桔汤、柴陈汤，胃虚宜半夏泻心汤、桂枝人参汤。此各因结胸之异而治之者也。总之，结胸之证，惟伤寒有之，余病则否，故仲景谓伤寒病发于阳，而反下之，热入，因作结胸。病发于阴，而反下之，因作痞。所以成结胸者，以下之太早之故。据此，即伤寒证，非下之太早，亦无结胸也。

【脉法】 仲景曰：脉阳微阴弦，则胸痹而痛。阳微故知在上焦，阴弦故知胸痹而痛。又曰：胸痹寸口脉沉而迟，关上小紧而数。《脉诀》曰：胸痞脉滑，为有痰结，弦伏亦痞，涩则气劣。《正传》曰：痞病右关脉多弦，弦而迟者，必心下坚。

【胸膈名义部位】 《灵枢》曰：胸腹者，脏腑之郭也。膻中者，心主之宫城也。《纲目》曰：膈者，心肺之分野也。《入门》曰：胸者，呼吸所经，饮食所过，失节则邪气聚，疾病交至胸中，乃有凶之兆，故曰胸。膈膜在心肺之下，与背脊胸腹，周围相着，如幕不漏。膈者，隔也，遮膈浊气，不使上熏心肺，故曰膈。又曰：胸之下，胃脘也。贯膈与肺系相并，在肺系后，其上即咽门。胃脘下，即胃之上口，名贲门。其膈膜相贴之间，亦漫脂相包也。又曰：胃脘贯膈，与心肺相通，膈膜相络也。又曰：心包络，在心下横膈膜之上，竖斜膈膜之下，与横膜相粘。黄脂漫包者，心也。漫脂之外，细筋膜如丝，与心肺相连，此包络也。《铜人图》曰：手太阴之脉上膈属肺，手阳明之脉下膈属大肠，足阳明之脉下膈属胃络脾，足太阴之脉上膈挟咽，其支者别上膈，注心中，手少阴之脉下膈络小肠，手太阳之脉下膈属小肠，足少阴之脉上贯肝膈，手厥阴之脉下膈历络三焦，手少阳之脉下膈偏属三焦，足少阳之脉贯膈络肝属胆，足厥阴之脉上贯膈，布胁肋。以上十一经，皆贯膈，惟足太阳之脉循下于背，独不贯膈。

【痞结胸证治】 丹溪曰：心下痞，须用枳实炒黄连。如禀实气实而痞，宜枳实、枳壳、青皮、陈皮、黄连。如禀弱气弱，饮食不化而痞，宜白术、山楂、陈皮、神曲、麦芽。如肥人痞，乃湿痰，宜苍术、半夏、砂仁、滑石。如瘦人痞，乃郁热，宜黄连、枳实、葛根、升麻，如感食不化而痞，宜藿香、草蔻、砂仁、吴萸。痞挟血成窠囊，宜桃仁、红花、大黄、香附。《活人书》曰：伤寒本无痞，应发汗，医反下之，遂成痞，枳壳理中汤最妙。审知是痞，先用桔梗枳壳汤尤妙，桔梗能行气故也。海藏曰：痞自血中来，治痞独益脾土，以血药佐之，其法无以加矣。《医说》曰：仲景云结胸脉浮大者，不可下，下之即死。又曰：结胸证悉具，烦躁者死。亦可知结胸之所以治，所以不可治矣。《入门》曰：结胸见阴脉阴证，及喘急呃逆者死。

脊痛，督脉病也。背痛，肺经病也。故经曰：督脉主脊。又曰：肺腧在背，二经虚，感受六淫之邪则害痛。试详之：脊以髓满为正，房欲过度，脊髓空则痛，宜补肾宜六味丸。膀胱经脉挟脊，分左右上项，贼风乘虚入，倔强不能屈伸宜羌活、前胡、防风、茯苓。先脊痛，及背与肩，是肾气上逆宜和气饮。脊痛项强冲头痛，寒风所搏宜羌活胜湿汤。腰脊酸削齿痛，手足烦疼，不能行动，骨弱也宜虎骨酒。以上脊病所属。背之为病有数端。盖背为阳，腹为阴，阳不足，则背冷而恶寒，或痛或不痛，阳衰阴必盛，阴盛故口中不和宜附子汤。若背微恶寒，渴燥心烦，乃阳气内陷，里实热也宜人参白虎汤。内伏寒痰，则寒从背起，冷如掌大一块，或一条如线，而寒起，或一片冰冷，皆是也。故仲景云：心下有留饮，其人背恶寒，冷如冰，茯苓丸主之宜导痰汤合苏子降气汤。而背寒又宜辨阴阳。如伤寒阳明证，背上恶寒者，必口中干燥。少阴证背上恶寒者，必口中和。此寒热之分也。又曰：背热，此则属肺。盖肺居上焦，故肺热则应于背而亦热也宜人参泻肺汤。又曰：背痛，肺腧在背，故肺病，令人逆气喘咳，肩背痛宜通气防风汤。若兼脊痛项强，腰似折，则另法治之宜羌活胜湿汤。而邪客于肾，亦令颈项肩背痛宜温肾散。寒湿中乎太阳，肩背痛，不可回顾宜通气防风汤。风热乘太阳，亦肩背痛，必小便数少宜通气防风汤。以上皆邪客于诸经而为病者也。若肩背沉重痛，是湿热宜当归拈痛汤。寒湿相合，则脑痛，脊骨胛眼痛，膝膑皆痛宜苍术复煎汤。素有痰，肩背痛，痛必带酸宜导痰汤。久坐脊背痛，虚弱之故宜补中益气汤。跌扑肩背痛，必多瘀血宜地龙汤。呵欠，伸背舒腰，脚痿劳倦，数欠，为阳虚不能胜阴宜补中益气汤。背心一点痛，寒所聚也宜三合汤。又曰：脊背强，《灵枢》云督脉之别，名曰长强，其病实，则脊强。又曰：足太阳之脉病，则腰脊强痛。此脊背强所由来也。而亦有手足太阳二经中湿，气郁不行，以致项强背脊俱痛者宜羌活胜湿汤。有膀胱肾间冷气，攻冲背膂腰脊，俯仰不利者宜乌沉汤。又曰：背伛偻，年老伛偻者甚多，皆督脉虚而精髓不充之故，此当用补肾益髓之剂。若少壮之人，忽患伛偻，并足挛，脉沉弦而细，皆中湿故也宜煨肾散，令上吐下泻。《内经》曰：湿热不攘，大筋緛短，小筋弛长，緛短为拘，弛长为痿。注云：大筋受热则缩短，小筋得湿则引长，故又有背伛偻，而腰脊间骨节突出者宜煨肾散，令上吐下泻。以上背病之属。

【脉法】《灵枢》曰：督脉缓甚，为折脊。《内经》曰：寸口脉中手促上击者，曰肩背痛。仲景曰：脉大者，心下有留饮，其人必背寒冷。丹溪曰：凡背恶寒甚者，脉浮大而无力，是阳虚也。

【脊背病形病】《内经》曰：背者，胸中之府，背曲肩随，胸将败矣。《正理论》曰：人背有三关，脑后名玉池关，夹脊曰辘轳关，水火之际曰尾闾关，乃精气升降之道路也。尾闾又名龙虎穴，尾闾穴之骨头圆如潼金，上有九窍，内外相连，即泥丸宫也，脊骨两傍，三条迳路上冲，直至泥丸宫，下降复至丹田，复至尾闾穴。

【背痛导引法】《保生秘要》曰：以掌擦之九九，乘热，交搭左右二肩，躬身用力，往来煽动九九之数，加以后功。

【运功】《保生秘要》曰：即行艮背大小圈法，后行手指至指甲散出滞气，于疼病亦如之，左疼行左，右疼行右，二肩手疼，分而行之效。

乳痛，肝气横逆，脾气消沮病也。乳房属胃，乳头属肝，人不知调养，忿怒所逆，郁闷所过，厚味所奉，以致厥阴阴血不行，遂令窍闭而不通，阳明之血壅沸，更令热甚而化脓。是以结核而成乳证，此固女子常患之，而男子则稍有异者。盖女子常损肝胃，男子常损肝肾，故有怒火房劳过度，以致肝燥肾虚，亦如女子结核肿痛者，此男女所以异而同，同而异也，当分别治之男宜十六味流气饮、清肝解郁汤。若女子乳病，则有肿而痛者宜牛蒡子汤。有始而但肿硬不痛，后微痛者宜解郁汤、鹿角散。有但痛不即肿者宜蒲公英汁冲酒服，以渣贴患处。然女子乳病，最重者莫如乳悬，因产后瘀血上攻，忽两乳伸长，细小如肠一般垂下，直过小腹，痛不可忍，此危证也，亦奇证也，遍考古法，急用川芎、当归各一斤，浓煎汤，不时温服，再用二斤逐渐烧烟，放桌子下，令病人曲身低头，将口鼻及病乳常吸烟气，未甚缩，再用一剂，犹不复旧，则用如圣膏贴顶上，无不愈。其次则有乳痈、乳岩、吹乳，此三者系外证，另详于后。又其次为妒乳，或由婴儿不能吮乳，或由儿口气所吹，或断乳之时，未能挤捻令尽，皆致乳汁停蓄，停蓄不去，又与血气相搏，便结恶汁于内，始而引热坚结肿痛，手不可近，大渴引饮，既而便成妒乳，却非痈也，急忍痛挤捋之，令乳汁出，皆如脓状，内服药宜连翘汤、橘皮散、胜金丹。至如乳头破裂，是为险候，必用大补之剂宜人参、当归、白术、白芍、川芎、连翘、甘草各一钱。妇人产前乳汁自出，名曰乳注，生子多不育，此亦先兆如此，非关疾病。产后不因儿吮，亦有乳汁自出者，由虚之故，亦必大补以止之。若产后乳汁不行，有由气血弱而枯涸者，当补宜通乳汤。有由气血盛而壅阻者，当疏宜漏芦散。有乳汁虽有，却不甚多者，以妇人之乳，资于冲任胃三经，或素有疾在冲任，饮食不调，乳汁必少，而芽儿食之，亦怯弱多病，当服通经药以动之，仍作羹臛以导之宜涌泉散。有屡产而总无乳者，由津液素亏之故，急服滋益药以补助宜涌泉散中加滋补药。有由气滞而乳少者宜漏芦散。有由气塞而乳少者宜涌泉散。总之，乳汁不行，虽各有故，而通利之法则一。或一时无医，不知所以，自有总治之法宜通乳汤、立效散、通草汤。其有富贵家已不乳子，及子死无人饮乳者，当消宜麦芽末三四钱，四物汤调下。乳病多端如此。总之，男以肾为重，女以乳为重。故如男子跌扑伤损肾，往往死。女子跌扑伤损乳，亦往往死。故《入门》曰：女人属阴，阴极则必自下而上冲，是以乳房而阴户缩。男人属阳，阳极则必自上而下降，是以阴茎垂而乳头缩。夫是故知女乳男肾，上下虽不同，而为性命之根则一也。

【乳病证治】 缪仲淳曰：乳之有病，或痛或肿，皆由肝经血虚，风热相搏，或郁火伤血，甚而乳内结核，且至肿溃不愈，此非清肝解郁汤不能治。

痈疽之发，或由脏腑，或由六淫，所发之处不同，所发之名亦不一，今试即胸膈脊背乳五处所生外证，而悉言之。如井疽者，发于胸者也，其候心躁如焚，肌热似火，唇焦口渴，欲饮冰水，多盗汗宜仙方活命饮加黄连、桔梗，或下宜内疏黄连汤、或汗宜胜金丹，斟酌为治。倘至恶候发现，尤当小心宜犀角解毒汤。夫胸两旁高处曰膺，亦曰臆。甘疽者，发于膺者也，其色青，其候苦寒热，治之之法，与上井疽同。夫胸之中曰心窝。心窝之上，两乳之间，曰膻中，为气海，能分布阴阳。膻中发者，发于膻中者也，其候焮热肿痛，缘脏腑中阴阳不和，七情郁结所致宜仙方活命饮加紫苏、薄荷汗之，或用胜金丹。脾发疽者，又生心窝下两旁者也，其候漫肿焮热，皆由过食炙煿，醉饱入房，脾土受伤所致，治法略同上数证，亦可汗下。膈本一膜，如纸厚，无余地，故亦无专疽。胸膈之后为背，背之中为脊。脊者，脊骨也，膂骨以下至尾骶，共二十一节，分上中下三段，每段各有七节。节又名椎，故不曰一节至二十一节，而曰一椎至二十一椎。其毒之生于脊骨间者，如十一椎脾俞之下，十四椎之上，其地为肾俞，肾俞下为腰俞，此两处皆属至虚。如痈疽发于肾俞为肾俞发，须防毒气内攻，须急用参芪归术等补得内气充实宜内托荣卫汤、内托复煎散加补肾药，方可放破，且易得溃。溃后尤宜峻补，勿稍淹延宜加味十全汤。致成漏管，不拘男妇，最要是绝欲。腰俞发毒，另详腰脐篇。毒发自胃俞下，至肾俞之地，名土龙疽，必大发寒热，身灼如火焚宜仙方活命饮、清热解毒汤，九日可刺，脓血者愈，脓青黑者死，失期不刺，必上下俱黑，二十日死。毒发自肺俞及肝俞，名特疽宜仙方活命饮，其色赤，肉起如椒子者死，八日可刺，如不穴，二十日死。毒发自心俞及心包络俞，名蜂疽宜仙方活命饮，其色赤黑，十日刺之，脓清者不治，二十日不穴死。毒发夹脊两边大筋上，其色苍，名筋疽，内必有痈在肥肠中，治之早，且得法，急用药解之宜神效托里散，如期八日刺之，或犹可生，不然，九十日死。夫诸俞皆属于脊，故所发痈毒亦属于脊。若乃背有三发，俱属于脊，以脊与背相附，其为处可分而不可分也。何谓三发？发于天柱骨下，其伤在肺，为肺后发。中发发于厥阴俞下，其伤在肝，为对心发。下发发于脾胃二俞下，其伤在肾，为对脐发。夫三发之为地，虽有上中下之分，而其为证，则不分上中下。而总上中下有阴阳之别，虚实之殊。如毒发壅盛，焮热如火焚，初如手掌大，五七日如盆如碗，四围赤晕，浮面渐溃，去紫瘀脓汁甚多，而肿仍不退，痛仍不止，发渴发呕，气逆喘急。浮浅开阔者，尤宜发脓托毒，此为阳证，属实初起宜仙方活命饮、托里散，继用托里消毒散、排脓内补十宣散。如毒气深沉，外面肿发，只大如盏口，其实内虚，毒已近膜，必至攻入脏腑，入四肢，或先攻头面，次攻手足，毒气流散，不可止遏，其候必声嘶气脱，眼黑睛小，十指肿黑干焦，此为阴证，属虚，为险证难治宜内托复煎散、神秘陷脉散。《精要》云：发背之名虽多，总不越阴阳两证。若初发一粒如豆，便身热焮赤，疽处肿大热痛，此外发也，属阳，虽如盆碗可治。初起身不热，觉倦怠，疽处亦不热，数日渐大，不肿不痛，却低陷而坏烂，此内发也，属阴，难治。据此，益可见阴阳两证，即外象亦属显然矣。乃缪仲淳又谓：发背有五，一曰阳毒，二曰阴毒，三曰服金石烧炼药毒，四曰酒食毒，五曰冒山岚瘴气毒。此言阳毒者，先因风热，或患热毒，消渴，或先患伤寒，余毒蓄积于背脊膂之间，不拘椎数，但从两夹脊起，满背焮热赤紫，或红如焰，脓毒难成，成后痛不除，数日间忽然平塌，昧者误为肿消，殊不知此是内攻内陷，不可复药矣。其言阴毒者，乃气冷而作，初如黍米隐痛，直应前心，头目昏重，寒热如疟，五七日后，始觉攻肿，脓毒深沉，迟缓未透，急宜以补气汤药内托，外以抽脓药贴之。其言金石烧炼药毒者，初如丹疹状，漐漐渐开，如汤火伤，面赤，心膈烦躁，多渴，嗜冷，其疮难起，起则惊人，更甚于阴阳二毒，须以解金石毒汤散，急治其内，方保无虞宜绿云散。其言酒食毒者，平时饥后饱食即睡，或过食酒食炙煿肥鲜，积于脏腑，恣意当风，脾虚不能承受，致毒发于背，不拘椎数，初起小弹子大，后如拳，坚如石，痛引手足，且拘急，口苦舌干，腹急便涩，十数日后，头面手足浮肿，便泄急痛如刺，初肿时，急用收肿发穴溃脓汤药，内实脏腑，外泄脓水，若治之迟缓，溃腐愈多，伤骨烂筋，复感外邪而致内败死矣。其言山岚瘴气毒者，触冒岚瘴，蓄之脏腑日久，及气血衰损而发，初肿色青黑，形如靴皮，附筋彻骨，顽如木石，引手加深，色变青白，如拳打状，寒战如疟，头动口歪，又若有风，手足厥逆，眼黑睛小白多，急宜破清血三五升，方出黄白脓，然其皮犹肿痛不止，直至青黑色退尽，方愈，此宜急急追赶脓毒出外，方为无害，否则必死。仲淳之言五毒，乃于阴阳两毒外，复为推类至尽者也。其阴阳两毒方治，已详在前，而金石毒宜绿云散、黄连解毒汤、犀角地黄汤，或以麻油一升，薤白三升，微火煎黑，去渣合酒，每饮二三合，至百日，气血充盛也，酒食毒宜托里散、寸金丹、黄连消毒散，山岚瘴气毒宜寸金丹、仙方活命饮、内消散、神效托里散，皆当考核方剂以治之，由是而证虽险恶无忧矣。他如酒毒发生，当背心肿痛，及麻木，累累如弹如拳，坚硬如石，由饮酒太过毒结也宜神效消毒散、黄连解毒汤加羌活、葛根。如老鼠撺，又名游走血脾痈，生背胁之间两三处，证属肝胆二经，由怒气热毒壅积也宜黄连解毒汤，或仙方活命饮加黄连、山栀。其治虽以顺气清热为主，而或汗宜紫金丹，或下宜五利大黄汤，或老弱宜补宜内托荣卫汤、加味十全汤，皆临时斟酌。如黄瓜痈，生背上，长径尺状如黄瓜，故名，疼痛引心，四肢麻木，难治证也宜急服仙方活命饮加羌活、柴胡，或紫金丹、胜金丹。如背上细瘤无数，浸淫开阔，如汤火伤，必烦躁口渴，亦即丹毒也宜黄连消毒饮。以上皆背疡之属。若夫乳痈者，因忿怒郁闷，或厚味太过，致厥阴之气不行，窍不得通，阳明之血沸腾于内，热甚化脓。亦或所乳之子，口气多热，含乳而睡，热气所吹，遂生结毒。若初起时，忍痛揉令稍软，吮令汁透，自可消散，失此不治，必成痈矣。古人治乳痈之法，必用青皮以疏肝滞，石膏以清胃热，甘草节以行瘀浊之血，瓜蒌实以消肿导毒，再加没药、角刺、橘叶、当归、金银花以少酒佐之，此治实之法也宜以一醉膏、芷贝散为主治。若气虚壅滞，不宜专任克伐宜四君子汤加芎归升柴。若忧思伤脾，必扶脾理气宜归脾汤加贝母、白芷、花粉、连翘、甘草节，水酒煎。若肝火郁结，成核肿痛，必理肝气解郁结，方为正治宜清肝解郁汤、万金一醉膏、神效瓜蒌散、内托升麻汤。虚者兼补宜托里消毒散。若初起焮痛寒热，当发散表邪宜内托升麻汤去肉桂，加薄荷、荆芥、羌活、白芷。肿焮痛甚，当清肝解毒宜连翘橘叶汤加柴胡。若胃气虚，或郁滞，饮食少进，急当扶胃宜茯苓开胃散。若将溃时，两乳间生黑头疮，顶下作黑眼，急托里宣毒，使无内陷宜内托升麻汤。若已溃而犹寒热不止，当疏导壅滞宜内托十宣散。若已溃而晡热内热，当清火解毒宜黄连解毒汤。若过劳肿痛宜八物汤倍参、芪、归、术，过怒肿痛宜八物汤加山栀，胃虚作呕宜六君子汤加干姜、藿香，病不一，治亦不一，其详究焉。若溃腐日久，而至传囊，则惟补其元气而已宜归脾汤。然或传囊至一半，必死，虽卢扁无济也。缪仲淳云：男子亦有患乳痈者，乃因房欲过度，肝虚血燥，肾虚精怯，不得上行所致宜瓜蒌散、十六味流气饮，余证仿佛女人所患，慎勿轻用清热败毒之剂，其言当切记也。乳岩者，乳根成隐核，大如棋子，不痒不痛，肉色不变，其人内热夜热，五心烦热，皆由忧郁闷怒，朝夕累积，肝气横逆，脾气消沮而成，至五六年七八年之久，方成疮陷，以其疮形凹嵌，似岩穴之状，故名。是时虽饮食如常，必洞见五脏而死。盖至此而不可治矣，诚恶证也。须于初起之时，多服疏气行血之剂，以攻散之，方为良法宜十六味流气饮或加味逍遥散。或以追风逐湿膏贴而散之，亦称神剂。鹿角胶一味，消岩圣药，隔蒜灸亦妙。总当以初起时选用。而丹溪治乳岩法，用青皮四钱，水盏半，煎一盏，徐徐咽之，日一服，论者谓此方还应加贝母、橘叶、连翘、自然铜等药，良是，但如体弱人，终当酌量施治也。吹乳者，乳房结核，日渐肿大，不早治，便成痈疖，出脓血，皆由肝胃二经郁热滞血所致。或所乳之子，膈有滞痰，口气热，含乳睡卧，热气吹入乳窍，亦成结核。患此者，亦当于初起时忍痛揉稍软，吮令汁透，亦自消散。然吹乳之生于产后者，名外吹乳，亦有生于产前者，名内吹乳，而治法则同宜芷贝散、橘皮散、立效散、神效瓜蒌散、蒲公英酒。

【五发最险】《直指》曰：发脑、发鬓、发眉、发颐、发背，是为五发，至险，其证皆令人头痛恶心，寒热气急拘挛。正脑上一处起为脑痈，皮起易得破穴，急破出脓，不害。又脑疽皮厚难得破穴，须急发内毒，使破穴方可。又脑烁，初起如横木，色青黑如靴，为发硬不见脓难愈。此三证，并在大椎骨上，入发际生。左右鬓生痈疽，是为发鬓，亦危笃。左右额角及太阳穴生皆同。左右眉棱生为发眉，亦重。鼻下人中及下颐发为发颐。又曰发鬓，亦害人。背后五脏俞分生痈疽，是为发背，最重。究其病原，有风，有气，有食，有药毒，有房劳。风则多痒，气则多痛，食则发寒热，药毒则坚硬，房劳则瘦弱。风气食三种易疗，药毒、房劳二者难医。五发皆用五香散、五香汤。

【发背证治】 薛立斋曰：发背属膀胱督脉经，或阴虚火盛，或醇酒厚味，或郁怒房劳，均可致之。脉洪肿痛者为热毒，易治。脉数无力，色黯作渴，为阴虚，难治。脉微细，不痛不肿，为甚虚，尤难治。又曰：肿焮作痛，寒热作渴，饮食如常，此形气病，气俱有余，先用仙方活命饮，次用托里消毒散。若头痛拘急，乃表证，先服人参败毒散，次用金银花散、神效托里散。焮痛肿硬，脉实，用清凉饮、活命饮。肿硬木闷，疼痛发热，烦躁引饮，便秘脉沉者，内疏黄连汤、清凉饮。大便已利，欲作脓者，活命饮、托里散。漫肿微痛，色不赤，不思饮食，此形气病，气俱不足，用托里散调补之。若不作脓，脓成不溃，阳气虚也，托里散加参、芪、肉桂。脓出而反痛，或脓消，气血俱虚也，八珍汤调补。恶寒不敛，阳气虚也，十全大补汤。晡热内热，或不收敛，阴血虚也，四物加参、术。作呕欲吐，或不收敛，胃气虚也，六君子加炮姜。食少体倦不收敛，脾气虚也，补中益气汤加茯苓、半夏。肉赤不敛，血热也，四物加山栀、连翘。肉白不敛，脾虚也，四君子加木香、酒炒白芍。又曰：若初起未发出，而寒热疼痛，作渴饮冷，此邪气蕴也，仙方活命饮。口渴饮热，漫肿微痛，元气虚也，托里消毒散。饮食少思，肢体倦怠，脾胃虚也，六君子汤，不应，加姜、桂。若真气虚，邪气盛，不能发出，亦有死者，在旬日外见之，若已发出，用托里消毒散，不腐溃，用托里散，不应，急补脾胃。若真气虚，不能腐溃，亦有死者，在二旬之外见之，若已腐溃，用托里散以生肌，不应，急温补脾胃。若脾气虚，不能收敛，亦有死者，在月余外见之，大抵初起邪气盛大，用隔蒜灸法，终不痛，但未溃以前，皆可灸，更用箍药围之，更用乌金膏点之，候有疮口，以乌金膏或翠青锭子纴之。又曰：治发背有火照方，名神灯照火方，并敷药二方，俱秘方也，千金不易。《精要》曰：凡痈疽初发，肿硬高起者，毒气却浅，此乃六腑不和，为痈证属阳，势急而易治。若初发如粟粒，如豆许，与肉平等，或作赤色，或觉痒甚，勿抓破，此乃五脏不调，为疽属阴，毒气内蓄，势缓而难瘳。

【乳痈乳岩证治】《千金方》曰：女人患乳痈，四十以下，治之多愈，四十以上，治之多死，不治，则自终其天年。《入门》曰：妇人积伤忧怒，致生乳岩，五七年后，外肿紫黑，内渐溃烂，滴尽气血方死，惟清心静养，始苟延岁月。丹溪曰：一妇年六十，性急多妒，忽左乳结一核，大如棋子，不痛，即以人参汤调青皮、甘草末，入姜汁细细呷，一日夜五六次，至六七日消矣。又一妇性躁，难于后姑，乳生隐核，以单煮青皮汤，间以加减四物汤，加行经络之药，治两月而安。此皆乳岩初起之证，故易治。单煮青皮汤用青皮四钱，水煎，日三服。

治胸膈脊背乳病方七十

六味丸〔补肾〕 熟地八两 山萸 山药各四两 丹皮 茯

苓　泽泻各三两

宽胸饮〔疏肝〕　柴胡　郁金　川芎　当归　降香　香附　陈皮　砂仁　甘草　延胡索

旋覆汤〔肝着〕　川芎　细辛　赤苓　前胡　鲜枇杷叶　旋覆花

五苓散〔水气〕　肉桂　白术　茯苓　猪苓　泽泻

二陈汤〔痰气〕　茯苓　陈皮　半夏　甘草

宽中散〔膈痛〕　木香　丁香　砂仁　厚朴　青皮　陈皮　香附　甘草　白蔻仁

补肝散〔又〕　五味子　山药　山萸　川芎　当归　黄芪　熟地　白术　木瓜　独活　枣

枇杷叶汤〔龟胸〕　苏子　贝母　桑叶　花粉　沙参　百合　薄荷　射干　前胡　枇杷叶

十全大补汤〔虚弱〕　人参　当归　黄芪　白术　白芍　熟地　茯苓　川芎　肉桂　炙草

枳实理中汤〔胸痞〕　人参　白术　茯苓　炮姜　枳实　炙草

蜜丸，每两作四丸，汤下。

此方如伤寒结胸，心胸痞满，手不可近，气欲绝，陷胸汤丸皆不效者，用此如神。

黄连消痞丸〔又〕　黄连　黄芩各六钱　枳实五钱　半夏四钱　姜黄　白术　泽泻各三钱　人参　陈皮　厚朴各二钱　猪苓钱半　砂仁　干姜　神曲　甘草各一钱

蒸饼丸，汤下百丸。

加味陷胸汤〔又〕　桔梗　枳壳各钱半　瓜蒌仁　黄连　黄芩　半夏　麦冬各一钱　姜五片

枳实消痞丸〔又〕　枳实　黄连各五钱　厚朴四钱　半夏曲　人参　白术各三钱　干姜　茯苓　麦芽　甘草各二钱

蒸饼丸，一名失笑丸。

柴胡半夏汤 〔又〕

瓜蒌实丸 〔又〕 瓜蒌仁 枳壳 半夏 桔梗各一两

姜汁糊丸，姜汤下。瓜蒌润肺降痰，枳实破滞气，半夏燥湿，桔梗开膈，可云善治痞闷之至矣。火动则痰生，本方加黄连尤妙。

平补枳术丸 〔又〕 白术三两 白芍两半 陈皮 枳实 黄连各一两 人参 木香各五钱

荷叶浓汤煮糊丸。白术补脾气为君，白芍补脾血为臣，陈皮、枳实消痞，黄连清热为佐，人参补气，木香调气为使，可云平补。

橘皮枳术丸 〔又〕 白术二两，补脾 枳实一两，消痞 陈皮一两，和胃

此方补泻简当。

香砂养胃汤 〔又〕 白术 陈皮 茯苓 半夏各一钱 香附 砂仁 木香 枳实 蔻仁 厚朴 藿香各七分 甘草三分 姜三 枣二

桔梗枳壳汤 〔又〕 桔梗 枳壳各二钱 甘草一钱 姜五

瓜蒂散 〔又〕

枳实导滞丸 〔又〕 大黄一两 枳实 神曲各五钱 茯苓 白术 黄连 黄芩各三钱 泽泻二钱

大陷胸汤 〔结胸〕 大黄三钱 芒硝二钱 甘遂末五分

分二帖，先煎大黄至半，入硝，一二沸，去渣，入甘遂末搅服，如已快利，即止后服。

大陷胸丸 〔又〕 大黄五钱 葶苈 杏仁各三钱 芒硝二钱半 甘遂末一分

蜜丸，弹子大，每一丸，水煎服。

小陷胸汤 〔又〕

三物白散 〔又〕 桔梗 贝母各三钱 巴豆去皮、心，炒，研如脂，二钱

每服五分，白汤下。虚人二分五厘，或吐或利，如不利，进热粥一碗，利不止，进冷粥一碗。

柴陷汤 〔又〕 半夏三钱 瓜蒌仁 柴胡各二钱 黄连 黄芩各一钱 人参七分 甘草五分 姜三片 枣二枚

此即小柴胡汤合小陷胸汤也。

赤茯苓汤 〔又〕赤苓 半夏各二钱 陈皮 人参 川芎 白术各一钱 姜三

枳术汤 〔又〕 白术四钱 枳实二钱

海蛤散 〔又〕 海蛤粉 滑石 甘草各一两 芒硝五钱

每末二钱，鸡子清调下。小肠壅，则膻中血不流，服此则小肠通，而膻中血自散矣。

元胡索散 〔又〕 元胡索 当归 炒蒲黄 赤芍 官桂各一钱 姜黄 木香 乳香 没药各七分 炙草五分 姜三片

活龙散 〔又〕 活地龙四条，大者，研烂，入蜜、姜汁、薄荷汁，各一匙，新汲水调，徐徐灌尽。热甚加冰片少许，服后稳睡一觉，即揉心下片时，再令睡，有汗即愈。

破结丹 〔又〕 辰砂 青礞石 葶苈 肉豆蔻 黑丑头末 木香 肉桂 附子巴豆各五钱 轻粉五厘 麝香五分 金箔五片

醋半盏，先研辰砂、黑丑、附子熬成膏，次入诸药末和丸，皂夹子大，轻粉为衣，每二丸，蜜汤下。

阴阳毒伏逆，变为结胸，五六日，大便结，攻之不可，达之不及，此主之。

柴桔汤 〔又〕 柴胡二钱 黄芩 枳壳 半夏 桔梗各一钱 人参七分 甘草五分 姜 枣

柴陈汤 〔又〕 柴胡二钱 黄芩 陈皮 半夏 赤苓各一钱 人参七分 甘草五分 姜 枣

桂枝人参汤 〔又〕 桂枝 甘草各二钱 人参 白术 干姜各一钱

半夏泻心汤 〔又〕

和气饮〔肾逆〕 干姜一分 葛根 升麻各二钱 熟大黄 枳壳各一钱半 桔梗 苍术各一钱 白芍七分 甘草八分 当归 半夏 白芷 茯苓各四分 小茴五分 川椒十五粒

乌沉汤〔脊强〕 乌药一两 沉香五钱 炙草四钱 人参三钱

每末一钱，姜、盐汤下。

羌活胜湿汤〔风寒〕 羌活 独活 藁本 防风 川芎 炙草 蔓荆子

导痰汤〔背寒〕 半夏二钱 南星 橘红 枳壳 赤苓 甘草各一钱 姜五片

人参泻肺汤〔背热〕 黄芩 山栀 薄荷 枳壳 连翘 杏仁 桑皮 桔梗 甘草 酒大黄各七分

三合汤〔背痛〕 麻黄 陈皮 乌药 川芎 僵蚕 白芷 桔梗 枳壳 甘草 干姜 茯苓 半夏 香附 苏叶 苍术

此即乌药顺气散、二陈汤、香苏散三方合而成剂，故名三合。三方之外，须要再加羌活。

苍术复煎汤〔又〕 苍术四两，水二碗，煎一碗，去渣，入羌活、升麻、泽泻、柴胡、藁本、白术各五分，川柏三分，红花一分，煎至半碗，去渣服。

虎骨酒〔骨弱〕 虎胫骨一具，炙黄焦，打碎，糯米三升，用曲作酒，封五十日饮之。

附子汤〔阳虚〕 人参 白术 白芍 茯苓 附子

人参白虎汤〔实热〕

通气防风汤〔风热〕 柴胡 升麻 防风 黄芪 羌活 陈皮 人参 甘草 藁本 青皮 蔻仁 黄柏

气虚人切不可服。

煨肾散〔伛偻〕 甘遂末一钱，入猪腰子内煨食之，令上吐下泻，三服无不愈。

当归拈痛汤〔湿热〕 羌活 防风 升麻 葛根 茯苓

猪苓　知母　甘草　苦参　泽泻　人参　当归　白术　苍术　茵陈草

温肾散〔脊痛〕　熟地钱半　牛膝　巴戟　肉苁蓉　麦冬　炙甘草　五味子各八分　茯神　干姜　杜仲各五分

补中益气汤〔虚弱〕　人参　黄芪　当归　白术　陈皮　炙草　升麻　柴胡

地龙汤〔瘀血〕　羌活　独活　肉桂　桃仁　甘草　黄柏　麻黄　苏木　归尾　地龙

乌药顺气散〔寒聚〕　麻黄　陈皮　乌药　僵蚕　炮姜　川芎　枳壳　桔梗　炙草　加羌活　半夏曲　茯苓

清肝解郁汤〔乳痛〕　当归　白术各一钱　贝母　赤苓　白芍　熟地　山栀各七分　人参　柴胡　丹皮　陈皮　川芎　甘草各五分

此方一切肝胆不和之证皆用之。

十六味流气饮〔又〕　苏叶钱半　人参　黄芪　当归各一钱　川芎　肉桂　厚朴　白芷　防风　乌药　槟榔　白芍　枳壳　木香　甘草各五分　桔梗三分

加青皮一钱。

牛蒡子汤〔又〕　牛蒡子　山栀　陈皮　甘草　黄芩　连翘　花粉　角刺　柴胡　青皮　瓜蒌仁　忍冬藤

解郁汤〔肿硬〕　陈皮　远志　生地　香附　白芍　川芎　当归　半夏　青皮　茯神　贝母　苏叶　桔梗　山栀　木通　甘草　姜

八珍汤〔因虚〕　人参　茯苓　白术　炙草　川芎　当归　白芍　熟地

归脾汤〔肝脾〕

神效瓜蒌散〔因虚〕　瓜蒌一个　甘草　当归各五钱　乳香　没药各一钱

加味逍遥散〔肝亏〕　甘草　当归　白芍　白术　茯苓

柴胡各一钱　桂皮　山栀各七分

连翘汤〔妒乳〕大黄一钱　连翘　射干　升麻　独活　桑寄生　沉香　木香　藿香　丁香　甘草各七分　麝香三分

水煎服，以利为度。

橘皮散〔又〕去白陈皮麸炒，为末　麝香

每末二钱，酒调服，一帖即止。

胜金丹〔又〕百齿霜，即木梳上垢，不拘多少，无根水丸，黄丹为衣，每三丸，倒流水下，左乳病左卧，右乳病右卧于温处，令汗出即愈。

通乳汤〔下乳〕雄猪蹄四只　通草　川芎各一两　穿山甲炒黄，十四片　甘草一钱

水五升，煎半，分三服，先以温葱汤洗乳房。

漏芦散〔又〕漏芦二钱半　蛇退一条，烧　瓜蒌煅，一个

每末二钱，酒调下，少顷食热羹汤助之。

涌泉散〔又〕瞿麦穗　麦冬　穿山甲炮　龙骨　王不留行等分

先吃猪蹄汤，后以温酒下药末一钱，仍用木梳梳左右乳上两三次。

立效散〔又〕桔梗二钱　瞿麦　柴胡　花粉各一钱　通草七分　木通　青皮　白芷　赤芍　连翘　甘草各五分

水煎，细饮，更摩乳房。又名通草汤。

立效散〔又〕莴苣子、糯米各一合细研，水一碗，入甘草末三分，搅匀煎，频频细口服。

五香散〔又〕木香　丁香　沉香　乳香　麝香等分

每粗末三钱，水煎服。一方无麝香，有藿香。

治胸膈脊背乳疮疡方四十九

仙方活命饮〔井疽〕穿山甲　白芷　防风　赤芍　皂角刺　甘草　归尾　花粉　贝母各一钱　金银花　陈皮各三钱　乳

香　没药各一钱

二味另研，为末，水、酒煎，送下二末。

内疏黄连汤〔又〕　黄连　白芍　当归　黄芩　槟榔　木香　山栀　薄荷　桔梗　甘草各一钱　连翘　大黄各钱半

姜水煎。此方须量人虚实而用。

胜金丹〔又〕　制白砒　麝香各五分　蟾酥一钱　雄黄　辰砂　乳香　没药　血竭各钱半　全蝎炮　天龙去头、足，炙　穿山甲炙，各三钱　僵蚕炒，五钱

各研末秤准，每服三钱，砂糖调葱头汤送下。

犀角解毒汤〔又〕　牛蒡子　荆芥　防风　黄芩　犀角　甘草

内托荣卫汤〔肾俞发〕　黄芩　红花　连翘　苍术　酒归身　柴胡　羌活　防风　茯苓　人参　炙甘草各一钱　桂枝七分

水酒煎。

此方兼治风湿热郁于手足少阳，致血脉凝逆，元气消弱，面色肿赤微黯，时多忿怒，疮色赤黯，肿硬奋然高起，其脉洪缓而弦，宜发汗以通荣卫，则邪气去矣。

内托复煎散〔又〕　地骨皮　黄芩　茯苓　白芍　人参　盐黄芪　白术　桂枝　炙草　酒防风　酒当归各一两

先以苍术一升，水五升，煎至四升，去苍术，入前药再煎至二升，终日饮之。加防己。

此方治疮疡焮肿在外，脉浮。若邪气胜，必侵于内，用此托之。

加味十全汤〔又〕　黄芪　地黄　川芎　当归　人参　芍药　茯苓　白术　陈皮各一两　甘草　肉桂　五味子各五钱　乌药七钱

每粗末一两，加姜、枣煎服。

此方治痈疽溃后，补气血，进饮食，为溃疡之要剂。丹溪云：此汤须看年纪老少，资禀壮弱，症候缓急，时令寒热，加

减用之。

清热解毒汤 〔土龙疽〕

神效托里散 〔筋疽〕 黄芪 忍冬叶 当归各五钱 粉草二钱

酒煎服，渣敷患处。

托里散 〔发背〕 人参 黄芪各二钱 白术 陈皮 当归 熟地 茯苓 酒白芍各钱半

托里消毒散 〔又〕 盐黄芪 人参 酒当归 白芍 川芎 白术 茯苓各一钱 金银花 白芷各七分 炙草 连翘各五分

排脓内补十宣散 〔又〕 酒当归 人参各八分 防风 炒桔梗各一钱 川芎 肉桂各三分 盐黄芪一钱 甘草 白芷各五分 厚朴六分

水煎服。或为末，木香汤或酒下亦可。

神秘陷脉散 〔又〕 黄芪 人参 赤芍 酒当归 川芎 乳香 没药各五分 甘草 橘红 地骨皮 五加皮 忍冬叶各七分

水、酒煎，调送乳没二味末。

此方治疮疡初起，托里消毒，行气破血，用五七服，甚效。

绿云散 〔又〕 凤尾草叶背有金星者炙干一两，酒一碗，煎五六沸，入冷酒一碗饮，以醉为度。生井中者尤佳。

此方治五发生于背脑，或手足疡，皆由于服金石者，服此大有奇效。

黄连解毒汤 〔又〕 黄连 黄芩 黄柏炒 山栀各钱半

此方治疮疡焮肿，烦躁饮冷，脉洪数，或发狂言。

寸金丹 〔又〕 粉霜 黄蜡各三钱 乳香 乌金石 轻粉 雄黄 狗宝 没药各一钱 硼砂五钱

水煎干方可用。

蟾酥二钱 狗胆一个，干用 鲤鱼胆一个，干用 金头蜈蚣七条，酥炙，黄色 头生子乳一合将蜡乳熬膏，和药为丸，大人绿豆大，小儿芥子大，用白丁香七个研烂，新汲水调下一丸，重者三丸，衣覆取汗，勿令透风，虽无头疮肿，三服立效，服后宜用白粥。

此方专治发背痈疽，附骨疼痛，烦渴发热，四肢沉重，身体壮热，虽至临危口禁，药可下咽，即能苏醒，故此方别名又曰返魂丹、百生丸、追命丹、延寿丸、来苏丸、知命丸、得道丸。

东垣黄连消毒散 〔又〕 酒黄连 酒生地 酒归身 羌活 连翘 黄芪各一钱 泽泻七分 黄芩 酒防己 黄柏 独活 防风 藁本 苏木 陈皮 桔梗各一钱 酒知母四分 甘草梢 人参各五分

水煎，入酒少许服。

此方专治背疽脑疽，肿焮疼痛，或麻木，膏粱之人，允宜用此。

内消散 〔又〕 穿山甲炒 羚羊角 乳香 大黄各一钱，俱为末 皂角刺七个 桃仁四十九粒 金银花 花粉 厚朴各钱半

水一钟，煎角刺五味至六分，调山甲等四味末。

此方未成脓即消，已成脓从大便出。

五利大黄汤 〔老鼠撺〕 大黄 黄芩 升麻各钱二分 山栀 芒硝各一钱

稍热服。

此方治疮疽初发，年壮气盛，大小便秘，宜用此方。

紫金丹 〔又〕

一醉膏 〔乳痈〕 甘草五钱 没药二钱半 瓜蒌一个，去皮，研烂

酒三碗，煎碗半，作两次温服。重者再进一服，以瘥为度。或加当归、白芷、乳香尤妙。

此方治痈疽发背乳痈初起，神效。如要宣毒，加角刺一钱。

芷贝散 〔又〕 白芷 贝母等分

每末一钱，酒调频服。结核以此为主，加川芎、当归、柴胡、升麻。

此方治一切乳证，频服不致溃脓。若无乳者，加漏芦，酒调服。

四君子汤〔又〕 人参 茯苓 白术 炙草

归脾汤〔又〕 当归 龙眼 枣仁 远志 人参 黄芪 白术 茯神各一钱 木香五分 甘草炙，三分 姜 枣

清肝解郁汤〔又〕 人参 茯苓 贝母 熟地各一钱 柴胡 陈皮 川芎 丹皮 白芍各八分 白术 山栀 当归各钱半 炙草五分

此方治肝经血虚风热，或郁火伤血，乳内结核，或为肿溃不愈。

神效瓜蒌散〔又〕 当归 生草各五钱 乳香 没药各一钱 瓜蒌一个，子多者良

水酒煎。一方有穿山甲。一方以此药为末，入瓜蒌内，重纸封，微火煅存性为末，每用末二钱，酒下。

内托升麻汤〔又〕 升麻 葛根 连翘各钱半 黄芪 炙草 当归各一钱 牛蒡子五分 肉桂心三分 黄柏二分

此方能治两乳间出黑头疮，疮顶陷下作黑眼子，并乳痈初起。

连翘橘叶汤〔又〕 川芎 连翘 角刺 金银花 橘叶 青皮 桃仁 甘草节各一钱

治吹乳初起。

茯苓开胃散〔又〕 茯苓一两 炙草五钱 麸枳壳三钱

每末一钱，盐汤下。

此方专治胃气郁滞，饮食不进。

八物汤〔又〕 川芎 当归 白芍 熟地 延胡索 苦楝子各一钱 木香 槟榔各五分

六君子汤〔又〕 人参 茯苓 白术 甘草 半夏 陈皮

瓜蒌散 〔男乳证〕 瓜蒌仁 青皮各一钱 石膏二钱 金银花 甘草 没药 归尾 角刺各五分 橘叶打汁，二匙冲

水、酒煎。

此方治乳痈，未溃者即散，已溃者去石膏、没药、角刺、金银花，将归尾换归身，加人参、黄芪、川芎、白芍。

十六味流气饮 〔又〕 人参 黄芪 当归各一钱 川芎 肉桂 厚朴 白芷 甘草 防风 乌药 槟榔 白芍 枳壳 木香各五分 桔梗三分 紫苏钱半

食后服。由忿怒，加青皮一钱。

此方通行十二经，若病在一经者不用。

加味逍遥散 〔又〕 甘草 当归 白芍 白术 茯苓 柴胡各一钱 桂皮 山栀各七分

此方治肝脾血虚，内热发热，遍身搔痒，寒热，肢体作痛，盗汗怔忡，食少不卧。

橘皮散 〔吹乳〕 去白陈皮麸炒，为末 入麝少许，研

每二钱末，酒调下，一服即效。

此方专治吹乳、妒乳、乳痈，未结即消，已结即溃，痛者即不痛，神效。

立效神散 〔又〕 生姜去皮，一两 大黄 甘草各五钱 瓜蒌一个

同捣一块，水一碗，煎七分，去渣，入乳香、没药末各一钱，调和作一服。

五香散 〔又〕 木香 沉香 丁香 乳香 麝香等分

每粗末三钱，煎服。一方无麝香，有藿香。

此方能治一切阴阳之气，郁结不消，结核肿痛，并痈疽使人发热头疼。

五香汤 〔又〕 木香 沉香 丁香 麝香 乳香 甘草各五分 人参 黄芪 犀角屑各一钱

此方专治一切因血凝气滞而生痈疽，以气血闻香则行，故

宜用此，透达经络。

人参败毒散 〔表证〕 人参 羌活 独活 柴胡 前胡 枳壳 桔梗 茯苓 川芎 甘草各一钱

金银花散 〔又〕 金银花 蜜炙黄芪 当归 甘草各二钱半

水煎，入酒半杯，食后，温服。

此方治乳脉不行，结成痈肿，疼痛不可忍者。

清凉饮 〔肿硬〕 大黄 赤芍 当归 甘草各二钱

此方治疮疡，烦躁饮冷，焮痛，脉实，便秘，尿赤。

八珍汤 〔调补〕 人参 茯苓 白术 炙草 川芎 当归 白芍 熟地

十全大补汤 〔阳虚〕

四物汤 〔阴虚〕 川芎 当归 白芍 熟地

补中益气汤 〔脾虚〕

乌金膏 〔外点〕

背疽照火方 麝香二分 雄黄 朱砂 血竭 没药各一钱

研细末，棉纸捻长尺许，每用药三分，真麻油润灼，离疮半寸许，自外而内，周围徐徐照之，火头上出，药气熏入，毒疮随气解散，自不内侵脏腑。初用三条，渐加至五六七条，疮势渐消，又渐减之，熏罢，随用敷药。治阴证为宜。

敷药方 连根车前草 五爪龙 豨莶草 金银花等分

打烂，加陈米粉调如浆，加飞盐少许，调敷疮上，留一孔拔脓出。若冬月用根。若蓄下干叶，醋调敷，其蓄草阴干者佳。五爪龙如一时无有，疮势又急，只用四味，亦能奏功。如初起，取草汁半盏，黄酒和饮，肿内消，毒自散。

又方 将雄黄狗下颔连皮毛肉瓦上烧存性，骨另烧存性，蚕豆、白蔹各二两，各煅过，与狗骨肉灰等分研末，醋调，鹅翎敷上，不必留孔，片时即痒，未脓立消，已脓即出而愈。已脓甚者，并醋调服，百治百效，经验独奇。

前照火方，每日照一次。

腰脐病源流

腰痛，精气虚而邪客病也。经曰：腰者，肾之府，转摇不能，肾将惫矣。此条言内伤房劳，阳气虚弱，不能运动，以致腰痛也。又曰：太阳所至为腰痛。又曰：巨阳虚，则头项腰背痛。此二条言膀胱之脉，挟脊抵腰，别下项，是经虚则六气之邪客之，以致痛也。而六气所害，惟寒湿居多。总之，凡人精耗肾衰，则膀胱之气亦不能独足，故邪易侵犯，则肾虚其本也，风寒湿热痰饮，气滞血瘀闪挫其标也。或从标，或从本，贵无失其宜而已。盖风痛者，左右无定处，牵引两足，脉必浮宜防风苍术汤，甚者加全蝎。一味杜仲，姜汁炒为末，酒下一钱，专治肾气腰痛，兼治风冷痛。牛膝酒亦可。寒痛者，腰间如冰，得热则减，得寒则增，脉必紧宜姜附汤加杜仲、肉桂。如兼湿，须用寒湿兼治之剂宜五积散加苍术、麻黄。湿痛者，久坐水湿，或着雨露，身重，天阴更甚，脉必缓宜肾着汤。若挟风宜独活寄生汤，挟寒宜加桂枝、桃仁，挟热宜羌活胜湿汤，须各分别用药。火热痛者，口渴便秘，脉必洪数宜干豆汤加天麻、川断。痰饮痛者，脉必滑宜二陈汤加南星、香附、乌药、枳壳。若脉有力，则痰必实宜二陈汤加大黄，或威灵仙为末，每二钱，入猪腰内煨食，以微下为度。气滞痛者，脉必沉宜乌药顺气散。死血痛者，转动若锥刀之刺，大便黑，小便或黄或黑，日轻夜重，脉必芤宜调荣活络汤。闪挫跌扑痛者，痛必甚宜乳香趁痛散，加全蝎效更速。不效，必有恶血宜四物汤加桃仁、大黄、穿山甲。劳役负重痛者宜十全大补汤下青娥丸。阻抑失志而痛者宜牛膝、杜仲、菖蒲、远志、茯苓、沉香、乳香。忧郁怒伤肝痛者宜乳香、菖蒲、木瓜、枣仁、桂枝、当归、牛膝。牵引足膝痛者宜续断丸。腰膝疼痛，或顽麻无力者宜牛菟丸。腰膝痛不可忍，似肾脏风毒攻刺者宜海桐皮酒。肾虚腰痛，不能反侧者羊肾丸。卒然腰痛，不可俯仰者宜炙鳖甲末，酒服方寸匕，日二。腰痛日久不止者宜丝瓜根烧存性，每末二钱，酒服，效甚捷。腰痛连环跳穴痛痹者宜沙苑子、桂枝、茯苓、桑寄生、炒杞子、炒茴香。腰髀环跳悉痛，脉涩，烦劳即发，下焦空虚，脉络不宣，所谓络虚则痛者宜归身、小茴、桂枝、木防己、牛膝、萆薢、沙苑子、生杜仲。老年腰膝久痛，牵引少腹，两足不堪步履，所谓奇经之脉，隶于肝肾为多者宜薄桂、当归、鹿角霜、肉苁蓉、小茴香、柏子仁。痛之为类不一，宜各治疗如此。总之，诸般腰痛，其源皆属肾虚。若有外邪，须除其邪，如无，一于补肾而已。腰肢痿弱，身体疲倦，脚膝酸软，脉或大或细，皆无力，痛亦隐隐而不甚，是其候也。然虽总属肾虚，其间又宜分寒热二患。脉细无力，短气溺清，是为阳虚而属寒，法当温补宜鹿茸、肉苁蓉、巴戟、补骨脂、川椒、茴香、附子、肉桂。脉大无力，火炎便赤，是为阴虚而属热，法当滋补宜六味丸加芎、归、知、柏、龟板、白芍、杜仲、丹参、续断。此其要法也。丹溪曰：若久腰痛，必用肉桂开之方止。亦是妙法，不可不知。

【脉法】《内经》曰：按之至骨，脉气少者，腰脊痛而身有痹也。又曰：尺脉沉，腰背痛。《脉经》曰：腰痛之脉皆沉弦，沉弦而紧者为寒，弦而浮者为风，沉弦而濡细者为湿，沉弦而实者为闪挫。丹溪曰.：腰痛脉必沉而弦，沉为滞，弦为虚，涩是瘀血，缓者是湿，滑者伏者是痰，大者是肾虚也。

【腰病原由证治】《入门》曰：腰者，肾之外候，一身所恃以转移开合者也。然诸经贯于肾，络于腰脊，虽外感内伤不同，必肾虚而后邪能凑之，故不可轻用凉药，亦不可纯用参芪补气也。又曰：腰痛有十，有肾虚，有痰饮，有食积，有闪挫，有瘀血，有风，有寒，有湿，有湿热，有气，凡十种。食积云者，因醉饱入房，湿热乘虚入肾，故腰痛难以俯仰也，合用四物、二陈，加麦芽、神曲、葛花、砂仁、杜仲、黄柏、桔梗、官桂、枳壳治之。仲景曰：病人身体重，腰中冷，如坐水，形如水状，反不渴，小便自利，饮食如故，腰以下冷痛，重如带五千钱，肾着汤主之。鳌按：此即肾着证也，亦属于腰，治法大抵与湿同。《医说》曰：腰痛病，面上忽见红点，人中黑者，死也。

鳌按：《古今医鉴》载有补肾汤一方，可为一切腰痛主治之剂，或随其风寒湿热痰食气血，略为加减可也。其方用炒破故纸、盐酒炒茴香、酒炒元胡索、酒洗牛膝、酒洗当归、酒炒杜仲、盐酒炒知母、盐酒炒黄柏各一钱，加姜三片，空心服。今议加减之法：如有风，加制草乌七分，天麻钱半。如有寒，倍杜仲，加桂枝、炮附子各一钱。如有湿，加苍术、白术、桃仁各一钱。如有热，去破故纸，加羌活一钱，黑豆三钱。如有痰，减知、柏一半，加制南星六分，制半夏二钱，茯苓三钱。如有食，倍故纸，加神曲、麦芽、枳实各一钱。如有气，减知、柏一半，加白蔻仁、白檀香各五分，乌药、青皮各一钱。如有瘀血，去知、柏，倍元胡，归身换归尾，加肉桂、柴胡各一钱，桃仁二钱，甚者加五灵脂一钱。如跌扑闪挫，去知、柏，倍元胡、归身，加羌活、独活、乳香、没药、桃仁各一钱，或加肉桂、赤芍，酌治分数。

【腰痛导引法】《得效》曰：病人正东坐，收手抱心，一人于前据蹑其两膝，一人于后捧其头，徐牵令偃卧，头到地，三起三卧，便瘥。

脐痛，肾经病也。《难经》曰：十二经脉，皆系于生气之源。所谓生气之源者，谓肾间动气，即下丹田也，此五脏六腑之本，十二经脉之根，呼吸之门，三焦之源也。故《正理论》曰：下丹田在脐下三寸，方圆四寸，着于脊梁两肾之间，右白左青，上赤下黑，中央黄色，名曰大海，贮其精血。据此，则知脐为一身所系，而关于肾也。故仲景特传脐筑证，谓脐筑湫痛，命将难痊。湫者，深也。脐为生气之源，筑痛者，生气已绝也。海藏亦谓脐下筑者，肾气动，理中汤去术加桂主之。肾恶燥，故去术。恐作奔豚，故加桂也。若悸者，加茯苓。海藏之法，诚能深体仲景者也。余尝治一少年，数日必患腹痛，痛连少腹，脐中常湿，甚则黄水流出，诊其脉，两尺皆虚，右关濡而且沉，知其有伤肾元，又为脾湿所遏故，因制方以药令填脐中宜沈氏填脐散，内服丸剂宜沈氏温脐丸，数月痊愈。盖欲治脐，必以治肾为主，或兼他证，乃可瘳也。小儿有脐风、脐肿、脐疮等证，皆由断脐后为风寒水湿所侵而成。脐风则必面赤喘急，啼声不出，脐肿突，腹膨胀，日夜多啼，不能饮乳，甚则发搐，噤口撮口宜调气益黄散，甚者宣风散。至如热在胸膛，伸引努气，亦令脐肿发风宜千金龙胆汤。凡脐边青黑，爪甲黑者死。大约初生七日内，见噤口、撮口、脐风三证者危，百日内见此证，手足蜷者亦不治。断脐后伤水湿，或入风冷，致成脐肿，必四肢不和，多啼不能乳宜柏墨散、五通膏。脐中血水汁出，或赤肿痛，乃脐疮也宜龙骨散掺之。脐之为病如此。

【脐病证治】《内经》曰：脐者，齐也。言其上下齐也。天枢之穴，正当脐两旁各二寸，是为身半也。《集要》曰：病人脐肿反出者死。脐反出，此为脐先死。凡人脓从脐中出者，肚痈也。丹溪曰：水肿脐突出者死。东垣曰：肠痈为病，绕脐生疮，或脓从脐出。

连肾发者，即下搭也，生十四椎旁，腰肾之间，其发也，寒热百节痛，口渴宜仙方活命饮、黄芪内托散，不治，溃烂透膜而死。若咳嗽呕哕，腰间似折，不能俯仰者，亦死。此皆由房劳太过，有伤肾水所致也。若腰胯之间，疽发如石，经月不溃，名石疽，由肝胃二经积热，邪毒固结，元气弱，不足以起发之，故经月不溃也，急服药以发之宜仙方活命饮加羌活、独活、柴胡、黄芩，或汗之宜胜金丹，或下之宜一粒金丹，或老弱者补之宜人参养荣汤、十全大补汤，各随所宜。呕哕不食，神昏脉散者，亦死也。缠腰火丹者，即火带疮，由心肾不交，肝火内炽，流入膀胱，缠于带脉，故腰间生疮，累累如珠，如束带者然，急宜服药以解之宜仙方活命饮，壮实者下之宜内疏黄连汤，外用清热解毒药敷之，不早治，毒由脐入，亦膨胀死也。蛇缠疮亦往往生腰间，如蛇盘之状宜醋调雄黄末涂之，仍酒调服。流注者，不尽生腰间，或四肢关节，或胸腹腿臀皆患之，以腰间亦生此证，故详于此，生他处者，可一例治也。其原皆由脾胃伤损，或由房劳阴阳凑，或由营气逆于肉里，或由邪客腠理，或由暴怒伤肝，或由郁结伤脾，或由湿痰流走，或由跌扑血瘀，或由产后恶露凝滞，种种之由，要必成于元气亏损。其为证也，有结块者，有漫肿者，有肿硬作痛者，方其未溃，急急消之，先服行气散血之剂宜疮科流气饮，一两帖，随服消散药宜沈氏流注散，则自愈矣。若已成者，当溃，宜托之宜托里消毒散。久而不敛者，当益气补血宜人参养荣汤。内有脓管而不敛者，必腐化其管宜针头散。一切流注，皆如此治法，不独腰间流注也。脐膀紫黑，先厥后热，少腹痛如刀刮，二便皆涩，两足筋缩者，有肠痈之虑。至于脐疮，已详上篇不赘。

【流注之属】 薛立斋曰：有马瘼串者，名走散流注，外形微肿，骨内疼痛，因风热走散四肢，治当疏风散热，不可针烙。缪仲淳曰：马瘼串，名不一种，但有热者用去热散，有表者用荆防败毒散，有里者用内疏黄连汤，有表又有里者用追疔夺命汤。又曰：马瘼，有热未成，服药退之。已成者，但出脓，其热方退。若生堆核四五，必尽出脓方退。若溃烂者，依溃疡法治之。

治腰脐病方二十六

防风苍术汤 〔风痛〕 防风　苍术　桔梗　陈皮　桃仁　白芷　川芎　当归　枳壳　厚朴

姜附汤 〔寒痛〕 杜仲　干姜炮　附子炮

肾着汤 〔湿痛〕 干姜　茯苓　白术　甘草

独活寄生汤 〔风湿〕 独活　牛膝　杜仲　秦艽　细辛　白芍　人参　茯苓　当归　熟地　防风　甘草　桑寄生

五积散〔寒湿〕 白芷 半夏 白芍 枳壳 桂枝 当归 茯苓 川芎 甘草 麻黄 陈皮 桔梗 厚朴 干姜 苍术

加葱。

羌活胜湿汤〔湿热〕 羌活 防风 苍术 甘草 黄连 黄柏 泽泻 猪苓

甘豆汤〔热痛〕 黑豆二合 甘草二钱

二陈汤〔痰饮〕 茯苓 陈皮 半夏 甘草

乌药顺气散〔气滞〕 白术 白芷 青皮 茯苓 乌药 陈皮 人参 甘草

调荣活络汤〔死血〕 大黄 牛膝 赤芍 当归 杏仁 羌活 生地 红花 川芎 桔梗

乳香趁痛散〔闪跌〕 龟板 赤芍 没药 当归 防风 血竭 官桂 白芷 牛膝 天麻 羌活 槟榔 乳香 虎胫骨 自然铜 白附子 苍耳子 骨碎补 五加皮

每末一钱，酒下。

四物汤〔恶血〕 川芎 当归 白芍 生地

十全大补汤〔劳役〕 人参 茯苓 白术 炙草 川芎 当归 白芍 熟地 黄芪 肉桂 姜 枣

青娥丸〔又〕 补骨脂 杜仲 胡桃肉

同蜜丸。

续断丸〔牵引〕

六味丸〔补阴〕 熟地 山萸 山药 丹皮 茯苓 泽泻

牛菟丸〔顽麻〕 牛膝 菟丝子各一两

同入银器内，酒浸一寸五分，晒为末，将原酒煮糊丸，空心，酒下。

海桐皮酒〔痛极〕 海桐皮 苡仁各二两 生地十两 牛膝 川芎 羌活 地骨皮 五加皮各一两 甘草钱半

浸酒二斗，冬十四日，夏七日，空心，饮一盏，日饮三次，常令醺醺，禁毒食。

此方治湿热而痛者。方内药味分量，切不可添减，方效。

羊肾丸 〔肾虚〕 鹿茸 菟丝子各一两 茴香五钱

为末，以羊肾二对，入酒煮烂，捣泥和丸，阴干，每三十五丸，酒下，日三服。

沈氏填脐散 〔脐湿〕 大附子一个 甘遂研，钱半 蛇床子研，筛，一钱 麝香五厘

先将附切一盖，挖空，将二末装人，以盖盖好，线扎，用火酒半斤，入罐内，将附子并挖下屑俱放在内，细火同煮，罐口竹纸封好，盖上放糯米七粒，米熟取出，切片烘干，并屑亦烘干，同研细末，入麝香再研，每用一匙填脐内，外用膏药贴之。此余自制方也，用之奇效。

沈氏温脐丸 〔内服〕 补骨脂五钱 巴戟 白术 杜仲 乌药 苡仁各一两 菟丝子两半 苍术 小茴 青盐各四钱

神曲糊丸，空心，米汤下。此亦余自制方也，用之效。

调气益黄散 〔脐风〕 金头赤足蜈蚣一条，酒浸，炙 蝎尾四个 白僵蚕七个，炒 瞿麦五分

每末一字，吹鼻取嚏，啼哭则可治，仍用薄荷汤调一字服。

千金龙胆汤 〔又〕

柏墨散 〔脐肿〕 黄柏末 釜下墨 乱发灰等分

为末，干掺之，或油调敷。

五通膏 〔又〕 生地 生姜 葱白 萝卜子 田螺肉

共打烂，搭脐四围，一指厚，抱住，下屁泄而愈。

龙骨散 〔脐疮〕 龙骨煅 枯矾少许

掺之，油调敷亦可。

治腰脐疮疡方十一

仙方活命饮 〔下搭〕 穿山甲炒 白芷 防风 赤芍 甘草 归尾 花粉 贝母 角刺各一钱 金银花 陈皮各三钱 乳香 没药各一钱，另研末

水酒煎，送下二末。

黄芪内托散〔又〕 黄芪 当归 川芎 厚朴 桔梗 防风 人参 甘草 白芍 白芷各五分 官桂三分

为末，酒服。

此方治溃后内虚气虚，初发亦可用。

胜金丹〔石疽〕 制白砒 麝香 蟾酥各一钱 雄黄 辰砂 乳香 没药 血竭各钱半 全蝎炮 天龙炙，去头、足 穿山甲炙，各三钱 炒僵蚕五钱

每三钱，砂糖调葱头酒下，取汗。

一粒金丹〔又〕 沉香 乳香 木香各五分 巴霜一钱半

枣肉丸，芡子大，每一丸，量人虚实，先呷水一口，行一次，胃气实者只可呷水三四口，后用水一口送下，行数次，米饮补之。

人参养荣汤〔又〕 人参 陈皮 黄芪 肉桂 当归 白术 炙草各一钱 远志五分 白芍钱半 熟地 五味子 茯苓各八分

十全大补汤〔又〕 人参 茯苓 白术 炙草 川芎 当归 白芍 熟地 黄芪 肉桂

内疏黄连汤〔火带〕 黄连 白芍 当归 槟榔 木香 黄芩 山栀 薄荷 桔梗 甘草各一钱 连翘 大黄各钱半

水煎，量人虚实而用。

疮科流气饮〔流注〕 人参 桔梗 肉桂 当归 甘草 黄芪 厚朴 紫苏 白芍 乌药 枳壳 防风 槟榔 川芎 白芷 木香 生姜

痛加乳香、没药，流注加羌活、独活，气滞加香附，胃虚加陈皮。不可多服，致气血虚耗，不能成脓。

此方主恚怒气结块核肿硬，及风寒湿热搏结经络，或血气不和成肿块，漫肿木闷者，神效。

沈氏流注散〔又〕 木香钱半 雄黄五分 朱砂六分 蝉退

全虫各七个　金银花子五钱

共为末，分三服，酒下。

此余自制方也，用之无不效。

托里消毒散〔又〕人参　盐水炒黄芪　酒炒当归　炒白芍　川芎　白术　茯苓各一钱　金银花　白芷各七分　炙甘草　连翘各五分

针头散〔又〕乳香　蟾酥各一钱

研匀，以儿乳汁和如泥，入磁盒安放。每用以唾调一些，点肿处，以膏药贴之，毒气自消，即发亦轻。

杂病源流犀烛卷二十八

腹少腹病源流

腹痛，五脏俱有病也。脾胃内舍心腹，肺心内舍胸膺两胁，肝内舍胠胁少腹，肾内舍少腹，腰脊大小肠冲任脉皆在少腹，此脏腑所舍之部位也。后世医者，都以腹分三部，大腹属太阴脾，脐腹属少阴肾，少腹属厥阴肝。窃按脏腑部位，膈下即为胃上口，曰贲门，胃下口曰幽门，传入小肠处，计胃长二尺六寸，则当脐正属胃之地分。又考十二经筋脉所到，心脾筋结脐，胃筋脉亦挟脐，至肾之筋脉从腰贯脊，并不及脐，则以大腹少腹属脾肝，犹未尽然，而以脐腹属肾，尤不可解。然则脐腹何属？属之胃而已。胃与脾表里，属胃仍属之脾而已。故《难经》曰：脐上痛，心证也。脐下痛，肾证也。脐右痛，肺证也。脐左痛，肝证也。脐之上下左右，《难经》既分属心肾肺肝，土居中央，则脐腹非属之脾与胃乎。脐腹者，当脐也，当脐痛而用肾药，大谬。盖以腹痛而分属五脏，犹厥心痛，五邪相乘，而病亦异也。冲任大小肠亦属腹，每部各有气血虚实，内伤外感，当细察之。更有五脏之疝，不于睾丸，止在腹痛者，亦宜察之。总之，腹痛之病，先分寒热虚实，再详虫血食痰，治法备矣。腹痛多寒，亦有因热者。寒痛脉必沉迟，或伏，痛绵绵无增减，得寒愈甚，得热稍缓宜干姜、肉桂、吴萸、草蔻仁、木香、厚朴、陈皮、甘草、香附、麦酒炒白芍，方用厚朴温中汤、桂香散。热痛脉必洪数，腹中常觉有热，时痛时止，痛处亦热，手不可近，口干舌燥，小便赤涩，肛门如烧，此为积热宜白芍、黄连、山栀、甘草、滑石、木通，方用调胃承气汤下之，或四顺清凉饮。辨虚实之法不一，而总以可按属虚，不可按属实为准。故有按之似痛，重按之却不痛，大便利者，为虚寒证宜理中汤、桂香散。其或按之痛甚，手不可近，大便坚者，为实热证宜调胃承气汤。今人但知诸痛属实，宜破结疏利，因用枳实、青皮、槟榔、大黄等，苟其得当，亦验。若遇虚寒，必更甚矣。故惟稔知壮实与初病，当下之。虚弱与久病，当和之。而治虚之法，又必分气血。痛时常觉虚豁，似饥非饥，呼吸无力，属气虚也宜六君子汤加广木香。若偎偎作痛，如细筋抽引不宁，又如芒刺牵引，属血虚也宜四物汤加陈皮、木香。以上寒热虚实之辨也。若食痛者，脉必弦，食得寒则滞，得热则行，宜用温散法，如干姜、苍术、白芷、川芎、香附、姜汁之类，不可妄用攻下峻利药，更兼行气快气药助之，自愈。或面黄腹痛，宿食不消，吞酸腹痛，痰滞伤食，法亦同之宜丁香脾积丸，平胃散加草蔻、枳实、半夏。痰痛者，脉必滑，小便必不利，饱则暂止，饿则又痛，宜导痰解郁法宜二陈汤加香附、苍术、川芎、枳实、姜汁。盖清痰能作痛，必胸腹有声宜芎术散。湿痰亦作痛，由阻塞气道之故宜四合汤。虫痛者，不吐不泻，心腹懊憹，往来上下，痛有休止，或腹中块起，按之不见，五更心嘈，牙关强硬，恶心，吐涎沫，或清水，腹热善渴，食厚味或饱则止，面色青，白赤不定，蛔虫攻咬，面必黄宜杀虫丸。验虫之法，以面上白斑唇红，能食心嘈，颜色不常，脸上有蟹爪路，是其候也，小儿虫痛证最多。死血痛者，脉必芤涩，痛有定处，或由负重努伤，或由跌扑损伤，或妇人由经来瘀闭，或由产后恶露未尽，皆成死血宜消血饮、万灵散，或桃仁承气汤加当归、苏木、红花、童便、酒。以上食痰虫血之辨也。他如脾血虚而痛，按之则止，宜益气补血宜人参、炙草、圆眼、枣仁、麦冬、石斛、白芍、大枣。中气虚而腹寒痛，宜补中益气宜人参、黄芪、白术、沉香、五味子、益智仁。阳气虚而络空，冷气乘之，当脐微痛，手按则止，不可破泄真气宜茯苓、煨姜、白术、肉桂。脾阳郁伤，每痛必周身寒栗，吐涎沫而痛止，宜升阳散郁宜半夏、厚朴、苏梗、生姜、延胡索、草果、金铃子。阴浊腑阳不通，脉沉微，腹痛，欲大便，宜以辛热通阳宜生白术、吴萸、良姜、厚朴、半夏、川熟附、茯苓、小茴、益智仁、姜汁。郁伤肝脾之络，致败血瘀留，遇劳役动怒，腹痛即发，宜辛通润血宜桃仁、桂枝、韭白、穿山甲。营分虚寒，当脐腹痛嗳气，遇冬必发，过饥动怒亦发，宜温通营分宜肉桂、当归、炮姜、茯苓、炙草。暑伤气分，长夏腹胀，食减，微痛，宜调脾疏肝宜人参、广皮、白芍、茯苓、谷芽、益智仁。阴毒腹痛厥逆，唇青卵缩，六脉欲绝，宜宣通阳气宜鸽子屎一合，研冲热酒一盏，澄清顿服。肾脏虚冷，气攻脐腹及两胁，痛不可忍，宜祛散冷结宜定痛丸。腹内热毒绞结作痛，甚至下血，宜培土和中宜干黄土煮数沸，去渣，暖服一二升。湿热腹痛，按之愈甚，宜升提，利小便宜升麻、柴胡、防风、葛根、木通、黄连、黄芩、滑石、车前。不愈，微利之宜加熟大黄，即土郁则夺之之义。久受风露积冷攻刺痛，淹延岁月，百药不效，宜祛散沉寒宜和剂抽刀散。过饮酒浆，成积作痛，宜醒脾解湿宜木香茵陈汤。伤湿腹痛，小便秘，大便泄，宜燥湿利水宜胃苓汤。痰积腹痛，下白物，时眩，喜热汤，脉滑，宜消痰暖内宜星半安中丸。气滞塞腹痛，大胀，脉沉，宜开通疏利宜木香顺气散。腹痛而兼呕吐，阳不得降，而胸热欲呕，阴不得升，而下寒腹痛，为升降失常，宜调燮阴阳宜黄连汤。腹脐绞痛，有时止，妨食，发欲死，宜宣通气血宜七气汤。搅肠痧腹痛，四肢冷急以矾汤探吐。甚者昏倒不省人，急刺委中，或十指出血宜藿香正气散加木香、砂仁，或以马兰根叶细嚼咽汁，即安，或服童便立止。疝气腹痛，即五脏疝不于睾丸者，宜通调脏气宜腹疝汤。失血后腹痛，或连少腹，宜补养营血宜四物汤加炮姜。以上皆腹痛之由也。士材云：腹痛以白芍、甘草主之。盖甘者，己也。酸者，甲也。甲己化土，此仲景之妙方也。若脉缓伤水，加桂枝、生姜。脉洪伤金，加黄芩、大枣。脉涩伤血，加当归。脉弦伤气，多加白芍。脉迟伤火，加干姜。绵绵痛欲热手按，脉迟者，寒也，香砂理中丸。士材加增之法，良为仲景功臣。余又按一切腹痛，以黑神丸主之，无不效。虽然，腹之为病，有不止于痛者，如腹中鸣也，《灵枢》以为中气不足，《内经》以为脾气虚，又以为病本于胃，合而推之，全属土病宜平胃散。而脏寒有水亦能鸣宜五积散。火欲升，水欲降，亦相击而多鸣宜二陈汤加芩、连、山栀。如腹中窄狭也，在肥人则由湿痰流灌脏腑宜二陈汤加苍术、香附。瘦人则由湿热熏蒸脏腑宜二陈汤加苍术、黄连。虽为痰为热不同，而原于湿则一，故丹溪以为此证必用苍术，能燥湿也。甚有神昏性躁，心神不敛者宜二陈汤加远志、麦冬、枣仁。有兼血虚气弱者宜六君子汤加川芎、当归。总能除湿利气，使升降自如，自然平复。如腹皮麻顽或痛也，凡人夏月洗浴后，往往露腹当风，其腠理开，邪因入皮毛，适与卫气相值，因搏击而为麻顽不仁宜多煮葱白食之，自愈。肾虚不能行水，加以喜食酒面，酒与水交聚腹中，而面毒复缠滞其气，故水渗于腹皮而作痛也，必先疏泄大便宜以钱氏宣风散，蜜水煎，送下神保元。然后令脾肾气复，自然向安宜以青木香元一分，安肾丸二分，用二陈汤空心下之。如腹中有水而为涌水证也，《内经》言，肺移寒于肾为涌水，涌水者，按之腹不坚，水气客于大肠，疾行则鸣，濯濯如囊裹浆水也宜葶苈丸。如腹皮绷急或硬也，脾气素虚，又伤风与食，交固不散，日久而腹皮渐急而坚硬，即俗名单腹胀也，单云者，以四肢不胀，单胀急在腹也宜调中健脾丸。以上诸款，皆腹所生病也，而要岂止于痛而已哉！若少腹痛，疝病为多，然有不尽由于疝者，其为证可辨。如痛而喜按，虚也宜温补汤。痛不可按，实也宜温气汤。痛而小便不利，湿热也宜五苓散加大黄、滑石。痛而胀急，小便反利，死血也宜和血汤。痛连阴茎，按之则止，肝血虚也宜补血清热，用当归、生地、白芍、艾草、牛膝、麦冬、丹皮、童便、甘菊，有汗加人参、黄芪、枣仁、五味子。痛如绞急，不可忍耐，小便如淋，诸药不效，酒欲过度也宜黄芩、木通、甘草三味，煎服立止。痛而按之有块，时胀闷，其痛不移处，瘀血已久也宜元胡索、肉桂、香附、归尾、桃仁、砂仁。少腹之为病又如此。

【脉法】《脉经》曰：脉细小紧急，腹中刺痛，阴弦，亦是腹痛。尺脉紧，脐下痛，弦急，小腹痛。尺脉伏或实，小腹痛。心腹痛不得息，脉细小迟者生，坚疾者死。腹痛脉反浮大而长者死。《脉诀》曰：心腹痛脉沉细宜，浮大弦长命必殂。《医鉴》曰：尺脉弦，则腹痛。

【腹痛原由证治】《内经》曰：寒气客于脉外，则脉寒，脉寒则缩绻，缩绻则绌急，绌急则外引小络，故卒然而痛。因重中于寒，则痛久矣。寒气客于背俞，其俞注于心，故相引而痛。寒气客于厥阴之脉，则血涩脉急，故胁肋与小腹相引痛。寒气客于五脏，厥逆上泄，阴气竭，阳气未入，故卒然痛死不知人，气复反，则生矣。又曰：热气留于小肠，小肠中痛，瘅热焦渴，则坚干不得出，故痛而闭不通矣。又曰：肾虚则胸中痛，大腹小腹痛，清厥意不乐。寒气客于经脉之中，与炅气相搏，则脉满，满则痛而不可按也。寒气客于夹脊之脉，则深按之不能及，故按之无益也。《正传》曰：从心下至小腹硬满而痛者，是邪实也，须以大陷胸汤下之。若小腹硬满而痛，小便利，则是蓄血之证。小便不利，则尿涩之证。《直指》曰：寒热死血痰饮食积腹痛，每每停聚不散，惟虫痛则乍作乍止，去来无定，又或呕吐清沫，此为可验耳。

大腹外证，名腹痈。小腹外证，名冲疽。腹痈因于膏粱厚味，及七情火郁，脾虚气滞，毒聚热壅所致。其证生于肚腹之皮里膜外，如腹痛特甚，左关洪数，乃即腹痈之兆，其治以未脓已脓分法。漫肿坚硬，肉色不变，是脓尚未成之候也宜托里散、仙方活命饮。焮肿痛甚者，邪气实也宜仍用仙方活命饮、托里散或黄连消毒散。此未脓前治法。若肿起而软，皮色红，是脓汁已成之候也，急速其溃宜托里消毒散。倘因气血俱虚，不即自溃，或已有白头宜急用替针丸，或未有白头宜急用针刺，总当速令出脓，切不可误服克伐凉药，致肿痛不溃，溃不能敛，甚而壮者弱，弱者死。盖以腹皮厚而脂膜脆，使淹延日久，肿不即溃，溃不即敛，易至内腐，洞肠见腑，为患不小。故当其未脓，必以扶元解毒为主，佐以行经活血之药。及其已脓，亦必以健脾胃壮气血为主，佐以排脓敛口之方宜十全大补汤、托里当归汤。此已脓后治法。若发于小腹疼痛寒热，其名冲疽，由心火炎炽，流入肾经，故疽发于肾部位也宜仙方活命饮，或胜金丹、夺命丹选用。此证五日变色便可刺，亦以速去毒脓，速敛疮口为主。若失治，必五十日死，以小腹之为地，与大腹同一要害也。

治腹少腹病方三十七

厚朴温中汤〔寒痛〕 炮姜二钱 厚朴 陈皮各钱半 赤苓 草蔻煨，各七分 木香 炙草各五分 姜三片 枣二枚

四顺清凉饮〔热痛〕 大黄 当归 赤芍 炙草各一钱二分 薄荷十叶

理中汤〔虚寒〕

六君子汤〔气虚〕 人参 茯苓 白术 炙草 陈皮 半夏

四物汤〔血虚〕 川芎 当归 白芍 熟地

丁香脾积丸〔食积〕 三棱 蓬术各一钱 青皮钱半 良姜醋炒 丁香 木香 巴霜各钱七分 皂荚一片，烧灰 百草霜一匙

糊丸，麻子大，白汤下二三十丸。

平胃散〔又〕 苍术 厚朴 陈皮 甘草

二陈汤〔痰痛〕 茯苓 陈皮 半夏 甘草

芎术散 〔又〕 川芎　苍术　香附　白芷等分

姜汁磨木香点热汤，调下二钱。

四合汤 〔又〕 陈皮　半夏各钱半　厚朴　枳壳　赤苓　苏叶　香附　郁金各七分　甘草五分　姜五片

杀虫丸 〔虫痛〕 鹤虱　雷丸　芜荑　槟榔　乌梅　苦楝根　使君子肉

消血饮 〔死血〕 元胡索　归尾　苏木　桃仁　红花　赤芍　五灵脂　没药

桃仁承气汤 〔又〕

万灵散 〔又〕 当归一两　生地六钱　肉桂　蓬术各五钱　木香三钱

每末二钱，空心酒下。

此方兼治妇人少腹痛，小便淋沥，是血也、气也、热也，或大小产后遗经败血所致。

五积散 〔寒痛〕 白芷　茯苓　当归　半夏　炙草　川芎　陈皮　肉桂　枳壳　白芍　厚朴　桔梗　干姜　苍术

如虚，加人参、白术、香附、砂仁。

姜桂汤 〔又〕 干姜　肉桂　良姜　枳壳　陈皮　砂仁　吴萸　厚朴　香附　木香　元胡索　小茴　甘草　乳香

桂香散 〔又〕 草豆蔻煨　良姜炒　白术　缩砂仁　炙草　煨姜　厚朴　枣肉各一两　青皮　诃子肉各五钱　肉桂二钱半

水一碗，同煮令干，杵作团，晒研粗末，每三钱，入盐少许，沸汤点服。

此方治脾脏久冷腹痛。空心腹痛，最难得药，此特能止痛，理不可知。

定痛丸 〔又〕 干蝎七钱半，焙为末，以酒及童便各三升，煎如稠膏丸，每二十丸，酒下。

藿香正气散 〔又〕 茯苓　白芷　藿香　紫苏　大腹皮　厚朴　白术　陈皮　桔梗　甘草

调胃承气汤 〔积热〕

木香茵陈汤 〔酒积〕 木香 槟榔 枳壳 蓬术 黄连 黄柏 大黄 牵牛 香附 当归 田螺壳

和剂抽刀散 〔积冷〕 白姜五两，入巴豆肉二钱二分半，同炒黑，去巴豆 良姜五两，入斑蝥二十五个，同炒黑，去斑蝥 石菖蒲五两，不炒 糯米六两，炒黄

每末二钱，酒下。

和气汤 〔虚痞〕 木香 紫苏 槟榔 陈皮 半夏 香附 青皮 甘草 乳香 没药

胃苓汤 〔湿痛〕 苍术 厚朴 陈皮 甘草 白术 肉桂 赤苓 猪苓 泽泻

星半安中丸 〔痰积〕 胆星 半夏 香附 滑石 枳壳 青皮 木香 苍术 山栀 砂仁 茯苓 橘红 甘草

二陈平胃散 〔宿食〕 茯苓 陈皮 半夏 甘草 苍术 厚朴 山楂 神曲 砂仁 草果 枳实

壮人加木香、槟榔、蓬术、枳壳、黄连、大黄、香附、当归。

黄连汤 〔升降〕 黄连一钱 人参钱半 半夏二钱二分 干姜 桂枝各八分 甘草五分 姜 枣

木香顺气散 〔气滞〕 木香 香附 槟榔 青皮 陈皮 厚朴 苍术 枳壳 甘草 砂仁

七气汤 〔绞痛〕 人参 肉桂 半夏 乳香 甘草 元胡索

腹疝汤 〔五脏疝〕 人参 黄芪 茯苓 白术 炮附子 沉香 木瓜 羌活 川芎 紫苏 甘草

加姜。

香砂理中丸 〔寒痛〕

黑神丸 〔总治〕 胡芦巴 石菖蒲各四钱 皂角去皮、弦，二钱

面糊丸，每服一钱半。

大陷胸汤〔下剂〕

温补汤〔虚痛〕 人参 白术 川芎 当归 白芍 熟地 肉桂 木香 小茴 香附 元胡索

温气汤〔实痛〕 青皮 香附 小茴 木香 木通 槟榔 川楝子 元胡索

五苓散〔湿热〕 白术 肉桂 茯苓 猪苓 泽泻

和血汤〔死血〕 桃仁 红花 归尾 赤芍 生地 青皮 香附

治腹少腹疮疡方九

仙方活命饮〔腹痈〕 穿山甲炒黄 白芷 防风 赤芍 甘草 归尾 花粉 贝母 角刺各一钱 陈皮 金银花各三钱 乳香 没药各一钱

二味另研末，水酒煎送二末。

托里散〔又〕 人参 黄芪各二钱 白术 陈皮 当归 熟地 茯苓 白芍各钱半

黄连消毒散〔又〕 酒黄连 酒生地 酒归身 连翘 羌活 黄芪各一钱 泽泻七分 黄芩 黄柏炒 独活 防风 酒防己 藁本 苏木 陈皮 桔梗各一钱 酒知母四分 人参 甘草梢各五分

水煎，入酒少许服。

托里消毒散〔又〕 人参 盐黄芪 酒当归 炒白芍 川芎 白术 茯苓各一钱 金银花 白芷各七分 甘草 连翘各五分

替针丸〔又〕

十全大补汤〔又〕 人参 茯苓 白术 炙草 川芎 当归 白芍 熟地 黄芪 肉桂

托里当归汤〔又〕 当归 黄芪 人参 熟地 川芎 白

芎各一钱　柴胡　甘草各五分

胜金丹〔冲疽〕　麝香　制白砒各五分　蟾酥一钱　雄黄　辰砂　乳香　没药　血竭各钱半　全蝎炮　天龙炙，去头、足　穿山甲炙，各三钱　僵蚕炒，五钱

每末三钱，砂糖调葱头酒下。

夺命丹〔又〕　蟾酥　轻粉各五分　朱砂三钱　寒水石　枯矾　铜绿各一钱　蜗牛三十一个，另研　乳香　没药　麝香各一钱，各另研

将蜗牛泥为丸，量添酒糊亦可，绿豆大，每用一丸，生葱三两根，嚼烂放手心裹药，酒下，行六七里汗为效。重者再服一二丸。

此方能治诸般大肿毒。

前阴后阴病源流

前阴诸疾，肝、任、督三经病也。《内经》曰：足厥阴之脉，入毛中，过阴器，抵少腹。是前阴为肝脉所过也。又曰：督脉者，起于少腹以下骨中央，女子入系廷孔循阴器，男子循茎下至篡，与女子等。是前阴又为督脉所过也。又曰：任脉起于中极之下，以上毛际，循腹里。是前阴又为任脉所过也。惟为三脉所过，故前阴之病皆系于三经，而以三经为主焉。夫前阴之病，最重者莫如诸疝，已另立篇于任脉病后，兹不必赘，兹故但详前阴外见之疾。一曰阴痿，凡人色欲过度，精髓耗败，伤于肾元，遂致阴痿不起宜五精丸。又有精出非法，或强忍房事，有伤宗筋，亦致阴痿不起宜上丹、还少丹。又有阴湿伤阳，阳气不能伸举，亦致阴痿不起宜九仙灵应散。又有失志之人，抑郁伤肝，肝木不能疏达，亦致阴痿不起宜达郁汤加菖蒲、远志、杞子、菟丝子。一曰阴冷，大约下部阳虚阴寒之气，凝结于肾，致成此疾宜金匮肾气丸加鹿茸。又有命门火衰，元阳虚惫，常痿不起，亦成此疾宜加减内固丸。又有因寒疝厥冷，及小肠膀胱奔豚等证，

亦成此疾宜十补丸。又有因厥疝上逆，囊寒卵缩，亦成此疾宜吴茱黄汤。又有阳气怫郁，卒然阴结，亦成此疾宜助阳散、回春散。一曰阴肿，多因坐地触风受湿，或虫蚁吹呵，遂令外肾肿大，茎物通明，或痛或不痛，小儿患此者尤多宜蝉退散。又有囊肿茎不肿，不痛，如水癀之类，当别新久新发宜三白散、橘核散，久者宜橘核丸。一曰阴纵，亦名阴挺，由前阴受热，则玉茎挺长不收，或肿胀而痿，或与股相磨难行，甚至两胁气逆上，手足倦弱宜柴胡清肝汤，或小柴胡汤加黄连，作大剂行其湿热，少加黄柏降其逆上之气，当渐收，外以丝瓜汁调五倍子末敷之，即愈。妇女阴挺，则阴中突出一物，如菌、如鸡冠，四围肿痛，由肝郁脾虚下陷所致宜先以补中益气汤加山栀、茯苓、车前、青皮以清肝火升脾气，更以归脾汤加山栀、茯苓、川芎调理，外涂藜芦膏。或阴中挺出一条，长尺许，痛坠，且尿涩宜早服补中益气汤，晚服龙胆泻肝汤，外涂藜芦膏。或阴中生一物渐大，牵引腰腹膨痛，由多服热药，或犯非理房事，或意淫不遂所致宜一捻金丸或洗心散二钱，地黄汤下。一曰阴缩，凡人一身之筋，皆以宗筋为主，宗筋在毛际，系阴器，寒邪乘之，则宗筋急而阴必缩，经故曰：足厥阴之筋，伤于内则不起，伤于寒则阴缩也宜茱黄内消散。阴囊之缩，亦由于寒，与伤寒热病之热入厥阴囊卵缩者有异，盖彼由于热，此由于寒也。夫知阴囊之缩亦由寒，则可知阴囊之纵亦由热矣。妇人亦有阴缩之病，则阴户急，痛引入小腹是也宜加味逍遥散加知母、地骨皮、车前子。妇人一切阴户诸疾，详后疮疡条中，当参看，兹不赘。一曰脱阳证，凡人大吐大泻之后，元气不接，四肢逆冷，面黑气喘，冷汗自出，外肾缩搐，不省人事，须臾不救，与伤寒阴阳易证同，急服药救之宜大固阳汤。此急证也，不得缓图。

【脉法】《纲目》曰：肾脉大甚为阴痿。

【前阴属宗筋】《内经》曰：前阴者，宗筋之所聚，太阴阳明之所合也。注云：宗筋挟脐下合于阴器，太阴脾脉，阳明胃脉，皆辅近宗筋故云合也。又曰：宗筋谓阴毛中横骨上下之竖筋也。

后阴诸疾，大小肠病也。后阴，即肛门，亦为谷道，而其病之最重而难愈者，惟肠风及痔两大端。如脱肛、肛门痒痛、肠澼等，亦皆后阴病。而肠风脏毒已详诸血篇，肠澼已详痢疾篇，脱肛、肛门痒痛已详大肠篇，皆可勿赘，试专举痔病言之。仲景曰：大肠有热，必便血。小肠有热，必痔。故痔非外邪成病，乃由脏内湿热风燥四气相合而成，故《入门》云：肠头成块者，湿也。肠头坠肿者，湿兼热也。出脓血水者，热胜血也。作大痛者，火热也。痒者，风热也。大便秘者，燥热也。小便涩者，肝脏湿热也。其分别原由，至为详细。仲淳又谓疮头向上硬者，热多。疮头向下软者，湿多。无非本于肝脾肾三经之虚。又曰：大便作痛者，则润燥除湿。肛门坠痛者，则泻火除湿。小便涩滞者，则清肝导湿。已成漏者，则补精养血。其言治法大概，亦颇精当。虽然，痔之病不同，而痔之名亦不一。有五痔，牡痔、牝痔、肠痔、脉痔、血痔是也俱宜五痔散、神应散。有九痔，牛奶、鼠奶、鸡心、鸡冠、莲花、翻花、蜂窝、穿肠、外痔是也俱宜槐角丸、神应黑玉丹。此皆古人随证而定之名。《三因》又即五痔而增气痔、酒痔、瘘痔之名，共有八痔。痔之病虽多，大约可以此八者概之矣。且古人定名之义，莫不各因其证之大小形似以为断，而要之毒深者其形大，毒浅者其形小，形虽异而实则同，固非别有所感也。故治痔之法，总以凉血为主，槐花、槐角、生地、地榆所必用也。又必和血生血，故阿胶、川芎、当归、桃仁所宜用也。又必宽肠行气，故枳实、枳壳、蒺藜、木香所宜用也。又必清热，故丹皮、山栀、黄芩、连翘所宜用也。又必逐湿，故黄柏、防己、茯苓、泽泻所宜用也。又必润燥，故麻仁、大黄、瓜蒌、当归所宜用也。又必疏风，故防风、荆芥、秦艽、羌活所宜用也。又必止痛，故乳香、没药、雄黄、黄连所宜用也。虽应病之药正多，而治之之法，不外是矣。然而痔不分于大小，要当别其内外，八痔之名，已足概痔之病。而八痔之为内为外，则有所当知者。大约肠痔、脉痔、气痔、血痔、酒痔，此五者皆属内。牡痔、牝痔、瘘痔三者皆属外。何以见其然也？肠痔结核肛内，发则寒热往来，登厕肛即脱下血出宜独虎散、缩砂散。脉痔肠口瘤发颗颗，且痒且痛，下血淋漓宜神应黑玉丹，或钓肠丸、皂角刺丸。气痔忧愁毒怒，适临乎前，立时肿痛，气散即愈宜加味香苏散。血痔每大便，有清血随下如线而射出宜凉血地黄汤、柏叶汤、黄连汤。酒痔每过饮酒辄发，痛肿或下血宜干葛汤、槐角元。所谓内痔五种也。牡痔肛边发露肉珠，状如鼠奶，时溃脓血宜加味槐角丸、秦艽苍术汤、五痔散。牝痔肛边一枚，生疮陷入宜良方、五痔散、痔疮方。瘘痔浸淫湿烂，岁积月累，虫生其间，蚀肠穿穴，与痔漏约略相同宜大偻丸、骨碎补丸。所谓外痔三种也。即此八法以为治，痔其无弗瘳乎。虽然，更有杂治之法。如内痔流血不止也宜猪脏丸。如不拘内外痔出血，里急疼痛，将欲成漏也宜猬皮丸。如湿热内甚，饱食肠澼，发为诸痔，久而成瘘也宜加味连壳丸。或痔由血热蕴结，壅滞不通，或一身尽热，或日晡肌热，或夜发热也宜四顺清凉饮。如并无酒色之害，平时但饱食久坐而成痔也宜三神丸。如不拘内外痔，下血不止也宜川归丸。如患痔而痛甚便燥也宜止痛丸。如肠痔生核，且肿且痛寒热不休也宜皂角煎丸。如由气滞而发痔也宜荆芷汤。如痔头向上，是大肠热甚，收缩而上也宜四物解毒汤。如痔发疼痛，坐卧不得，叫喊难忍也宜椒子散。如痔中生虫，蚀啮疼痒也宜独叶丹。如富贵人酒色过度，喜怒不常，生痔如鼠奶连珠，或肛门肠肿脓血，痛如刀割也宜神效散。或外痔如莲实鼠奶，痛极之际，扫上此药即愈也宜茄柯汤。如痔溃，腐如烂桃，多脓血也宜去毒散。如翻花痔，肿溃不堪也宜荆芥汤、木鳖子散。如痔发破溃，其状如鸡冠也宜黄连、赤小豆末敷。如风痔肿痛，发歇不定也宜僵蚕炒为末，乌梅丸，每五丸，姜、蜜汤空心下。如诸痔有时发痒彻心，爬搔不得，极难忍也宜全蝎炒烟熏。治痔之法，亦既详且备矣。而又有痔漏者，酒色之徒，其所患痔疮，绵延不愈，湿热郁久，乃败坏肌肉，销损骨髓，甚者穿肠透穴而成漏管，久则内如槁白，外如黑腐，涓涓流水，清而带黄，初则湿热，久则湿寒矣，此与瘘痔相似而不同，以瘘痔乃痔中一种，痔漏乃不拘何痔，皆能成漏也。故丹溪谓痔轻而漏重，痔实而漏虚。治痔之法，不过凉血清热。治漏之法，则初宜凉血清热宜凉血饮，久宜涩窍杀虫宜莲花蕊散、猬皮丸、辰砂膏，兼乎温散宜苦参丸。盖初则肠胃气实而为热，久则肠胃气虚而为寒也。据此，则方书有云，痔漏专以凉血为主者，固非。有云痔漏即瘘痔者，亦非矣。故患此证者与诸毒成漏者，总宜大补气血，佐以凉血清热燥湿，方为正治宜加味槐角丸、脏头丸，久则黑玉丹、钓肠丸、苦参丸、蜡矾丸。若久而成管，必用毒药腐烂，而后新肉可生。此其大略也。若夫无痔之人，肛门左右，别生一窍，流出脓血，名为草漏，与本有痔漏，肛边别生一块，作脓，穿痔孔而出，乃食积注下也俱宜连槐散。此二种与痔漏，其为患又依约相似。夫东垣以痔疾为本于肝脾肾三经之虚，丹溪又以为风热燥归于大肠，故不列于疡科，而归于内病也，医者其知之。

【脉法】《脉经》曰：䘌蚀肛阴，其脉虚小者生，紧急者死。《正传》曰：凡痔脉沉小实者易治，浮洪而软弱者难愈。

【痔病原由证治】《内经》曰：因而醉饱，筋脉横解，肠澼为痔。《三因》曰：肠澼为痔，如大泽中有小山突出为痔。又于九窍中，凡有小肉痔出，皆曰痔，不特于肛门边者。有牙痔、眼痔、鼻痔等类，其状不一。故曰：痔者，峙也。汉避吕后讳，号痔疾为野鸡病。《医鉴》曰：凡痔因酒色风气食五事过度，而变成二十四证。歌曰：痔证分三八，凭名仔细看，莫教年月久，见者胆心寒，菱角看形怪，莲花不可观，穿肠并鼠奶，酒色两相干，莫愿翻花怨，蜂窠亦不宽，雌雄同气血，子母及肠盘，元珠尤可怪，钓肠痛苦钻，核桃与流气，见者便心酸，栗子于中大，鸡心在外安，珊瑚形可恶，那更脱肛难，内痔红不出，搭肠里内蟠，垂珠更难治，日久有鸡冠，切莫轻刀火，令君性命残，用功无半月，去病更除根。东垣曰：痔核已破，谓之痔漏。《本草》曰：瘘痔亦谓虫痔，日久虫蚀其间，痛痒不堪，或肛门间射血如线，乃虫痔也，虫痔宜熏猬皮艾。《入门》曰：痔疾有兼下疳疮者，有茎中出白津者，有兼疝者，皆肝肾不足变出，勿单用寒凉。《正传》曰：治法以苦寒泻火，芩、连、栀子、槐花之类。以辛温和血，当归、川芎之类。风邪在下，秦艽、防风、升麻之类提之。燥热怫郁，大黄、枳壳、麻仁之类润之。又曰：初发便服槐角丸，热实服汤药疏利脏腑，及浴洗熏熨以取内消。若变成痔漏，须用寸金锭子三五次，痊愈。《甲乙经》曰：久痔与阴相通者死，痔漏成穴，大小便相通者亦死。《纲目》曰：痔根本是冷，慎冷饮食及房事，鸡肉最毒，而房事尤甚，荞麦面亦须忌。

前阴后阴近处，所发疮疡有七种。一曰便痈，生小腹腿胯上下合缝之间，《直指》所谓上不在腹，下不在腿，介乎其中是也。发于左名鱼口，发于右名便毒，总名曰便痈，又名曰骑马痈。此冲任督脉之坠道，故为三经之病。又其处为厥阴肝经之络所在，厥阴经少气多血，故此实为血疝。有一边发者证轻，有两边发者证重，皆由房欲不节，或淫心不遂，败精搏血，留聚经隧所致。亦有交合不洁，淫火冲动，肤腠开通，一时受毒而成者。其来也不同，其发也则一。初起时，寒热交作，结核肿块，四边浮肿，相并伏硬，青黑，或卒然而起，或先患下疳疮而发。一两日内，当先辨其有表里证与否。如有表，肿痛发热，急散之宜荆防败毒散、双解散。如有肝家湿热，急清之宜八正散，甚者仙方活命饮。如有里，焮痛，大小便秘，脉洪实有力，急泻之宜龙胆泻肝汤。如有小便不利，肝脉数，急解之宜加味龙胆泻肝汤加山栀、黄柏。或服克伐药而致大便不利，急培之宜十全大补汤。如表里俱无，但气血虚弱，急补托宜参、芪、归、术，兼用排脓，清肝火宜白芷、角刺、柴胡、泽泻、山栀、甘草节。溃后，更须补养宜十全大补汤。若不但气血虚，并遗精滑精，大便不利，腰脚沉重，此并下元虚矣，急须温补宜先用六君子汤加补骨脂、肉豆蔻数帖，再用十全大补汤。此大概必用之法。妇人亦患便毒，于两拗肿痛，腹内有块，不时上攻，小便不利，属肝脾气滞宜四君子汤加芎、归、柴胡、山栀，或间以龙胆泻肝汤、加味逍遥散。识此而便毒无难治矣。二曰下疳，生阴茎上，属肝经湿热，或阴虚火燥，或交接过度，或受不洁妇人污秽之毒，均能致此。而斯证之发，又当以阴虚火燥为本，肿痛寒热为标。试详其治：肿痛发热者，挟有表也宜四物汤加柴胡、山栀。肿痛寒热者，肝经湿热也宜小柴胡汤加黄连、泽泻、木通、茯苓、龙胆草。肿痛便涩者，湿热壅滞也宜龙胆泻肝汤。肿痛腐溃者，气血虚而有火也宜小柴胡汤加参、术、芎、归。日晡倦怠者，阳气虚而下陷也宜补中益气汤。经久不愈者，肾水不能生肝木也宜六味丸。筋纵痒痛出白津者，此即筋疝也宜龙胆泻肝汤，或间服清心莲子饮。脾虚，补中益气汤加山栀、龙胆草。有肉突出，久不愈者，必成广疮也宜荆防败毒散以防之。有二便俱秘者，火热胜也宜八正散。至外治法，不过用药水净洗宜甘草大豆汤，再用药或敷或掺之宜博金散、丁泥散、炉甘石散、黄柏散、香珠散。若至腐溃绵延，痛在茎之窍，或在茎之标，则由小肠膀胱不利，热毒传入肝经，故色变紫黑，多溃蚀也。若蚀尽玉茎，则死。刘涓子谓如遇此等证，须用张子和泄水丸导其湿毒，先泄其根，次治其标，用葱白、黑豆汁渫洗拭干，外以药敷掺宜服泄水丸。后用敷药。或内溃，脓不出，用追脓散，仍用子和泄水丸。按：涓子此法甚善，不可不遵。三曰囊痈。丹溪云：囊痈但以湿热入肝施治，而佐以补阴，虽溃脱，可愈。盖此证之生，属厥阴肝经，不但湿热下注，亦由阴虚所致也，故法宜消毒为主，兼用补剂，若专攻其疮，致阴道愈虚，必生他患，此囊痈所以为治，大概然也。若其详悉为治，又有可得举者。初起时，但觉赤肿胀痛，小便涩滞，寒热作渴，当即清肝火分，消湿热宜以黑龙汤吞滋肾丸。如因入房太甚，或淫邪不轨，囊肿如斗，小腹胀急，小便结涩，寒热大作，口渴痰壅，则危同反掌，治之急急宜肾气丸料煎吞滋肾丸。渗利湿热，肿痛仍在者，宜补阴托里，以速其脓而针之。若至便秘，乃热毒壅滞也宜托里消毒饮。或不减，是热毒未解也宜清肝益荣汤。若脓已成，急托脓解毒宜仙方活命饮。或溃后皮脱，并睾丸悬挂，甚至脱出，其玉茎半腐，亦无害，惟宜大补气血，大补脾胃宜托里散加黄芪、故纸、五味子、菟丝子，或四物汤加参、术，吞肾气丸，外仍涂药宜白蜡膏，自然平复，切不可专用寒凉攻伐，及渗利损阴，乃促之死矣。如皮脱者，以鲜荷叶包之，其皮自生。四曰阴头痈，生阴头上，属厥阴肝经湿热，兼注肾经之病，法与囊痈相似宜加味泻肝汤、清肝益荣汤，外以鳖甲烧灰，鸡子白敷之，自然痊愈，切不可用攻伐损肾伤肝之药。五曰悬痈，阴囊之后，谷道之前，为任脉别络，督冲二脉之会，其地肉理如缕，毒生其间，往往易溃难合。若三阴亏损之人，又挟湿热壅滞其地，便生悬痈。悬痈云者，痈形倒垂如悬物也，初觉肿痛，或小便涩滞，可药以散之宜仙方活命饮、龙胆泻肝汤并加制甘草。即或不散，虽成亦轻，虽溃亦浅，其不脓不溃者，可药以补之宜八物汤。其脓成者，急为针刺。如不能收敛，或因肾虚宜肾气丸，或因血虚宜四物汤加参、术，或因气虚宜四君子汤加芎、归，或因脾虚宜补中益气汤，各随其虚而补之，自然毒散肌生。久成漏者，亦当药以补塞宜十全大补汤、蜡矾丸，始终宜服国老膏，若误用寒凉消毒之剂，必致不能收口，沥尽气血而死，重则肉溃即殒，最轻亦成漏管。六曰痔痈，生谷道左右，初起急宜发穴宜发穴散，破后急用排脓宜抽脓膏，脓尽急当收口宜《精义》桃花散、平肌散，始终服药以大补脾脏为主，亦不可迁延时日，使成漏管。七曰肛内痈，俗名盘肛痈，生肛门口，乃蕴积热毒于大肠之间，或多食煎煿毒物，或湿热流注日深，皆致此证，初起亦可消散宜仙方活命饮，若既溃破，恐腐烂难堪，必致殒命也。大约此证必以驱毒为急宜肛内痈方，清热次之宜槐花散，毋轻视也。

阴疮，此疮有四种。一湿阴疮，其原由肾虚风湿，邪气乘之，瘙痒成疮，生于隐处，浸淫汁出，状如疥癣宜活血驱风散、蒺藜散。二妒精疮，由壮年久旷房室，大欲不遂，败精流入茎内，阴上生疮，赤肿溃烂，作臼，痛痒妨闷，初发则如粟粒，拂之即痛，或流清汁，并有生于玉门内，极似疳蚀疮，但不痛为异宜凉血解毒丸。三阴蚀疮，由热结下焦，经络涩滞，或妇人子宫有败精停留，或月水未断，即与交合，交合后，又不洗沐，污秽沾滞，遂令阴茎连睾丸肿痛，小便如淋，此所以成是疮也宜消疳败毒散、凉血解毒丸，并以大豆甘草汤洗。若不早治，经久溃烂，侵蚀肌肉，脓血不止，即为下疳，又不愈，必为杨梅疮，宜服药预防宜仙遗粮汤或荆防败毒散。而下疳治法，已详于前，今不另赘。然则下疳固有不由于阴蚀疮始者，而阴蚀疮既久，未有不成下疳者也。四肾脏风疮，由肾虚有火，血燥所成，初起两足时热，脚根作痛，多于内胫，或臁上，生疮如癣，大痒，搔破成疮，失治渐延腿股，并遍身者有之，其证或兼晡热盗汗，口燥咽干，吐痰体瘦，腰脚倦怠，总以补肾为主宜肾气丸为主，佐以四生散。脾胃虚者，必须补脾养胃宜补中益气汤为主，佐以肾气丸、四生散，外用敷药宜白胶香散。迨至疮生遍身，脓水淋漓，必两腿更甚，体倦，作痒难熬，或至经年不愈，乃肾中虚火炎炽也宜八味丸，外敷猪秽散、白胶香散。患此证者，每兼耳鸣目痒，鼻赤脉浮，指缝白色等恙宜补泻丸。另有下疰疮，与肾脏风疮相类，生于脚胫，或打扑而成，其疮口小，皮内瘄得极宽，皮之薄却如竹膜，极痒而痛，黄水时流，经年不愈，又易染他人，须忌房欲宜活血驱风散，外敷槟榔散。妇人血风疮，亦与肾脏风疮相类，乃三阴经风热郁火，血燥所致，瘙痒不常，脓水淋沥，潮热盗汗宜当归拈痛汤，外涂大马齿膏。世俗竟以阴囊湿痒为肾脏风，真属大谬。盖阴囊湿痒者，由于精血不足，内为色欲所耗，外为风冷所乘，风湿毒气乘虚而入，囊下湿痒，或生疮皮脱，下注则两脚亦生疮癣，或耳鸣眼昏宜沐浴长春散，外涂牡矾丹、乌龙丸、椒粉散，不可不知分别。至妇女亦有患阴疮者，其为类亦不一。大约阴户生疮，皆七情郁火损伤肝脾，又兼湿热下注也，故妇人阴内，亦有下疳疮，以月后便行房事，秽浊伏流阴道，遂生疳疮，与男子妒精疮略同，用黄丹、枯矾、萹蓄、藁本各一两，硫黄、荆芥、蛇床子各五钱，蛇壳一条煅，共为末，别煎荆芥、蛇床子汤洗拭，香油调涂之。妇人又有阴中䘌疮，少阴脉滑而数，阴中或痛或痒，如虫行状，脓水淋沥，亦有阴蚀几尽者，皆由心神烦郁，脾胃虚弱，致血气留滞耳，当补心养胃宜补心汤、藿香养胃汤、阴内生疮方，外以药洗之宜溻肿汤、塞之宜雄黄锐散。甚或生虫，痒不可忍，发寒热，若蚀入脏腑即死，急用蛇床子汤洗拭，外以药掺之宜铜绿散，或用梓树皮焙作末，枯矾四分之一，麝香少许敷之，立效。妇人又有阴蚀疮，肿痛湿疮，常出汁水宜洗溻汤、疳湿散。妇人又有阴肿，因胞络素虚，风邪客之，乘于阴部，血气相搏之故。若气血虚弱，则补之宜补中益气汤。若肝经湿热则清之宜龙胆泻肝汤。或阴肿痛极，便秘欲死宜加味逍遥散，外用枳橘熨法。或肿痛，阴户不闭，寒热尿涩宜加味逍遥散，外用枳橘熨法。或肿已消而阴户仍不闭宜补中益气汤。或时常阴中作痛宜四物汤加防风、藁本。或但肿作痛宜四物汤加柴胡、山栀、丹皮、龙胆草。或不闭而小水淋沥，腹中如有一物攻动而胀痛宜逍遥散加柴胡、山栀、车前子。或肿痛而至溃烂宜逍遥散。或忧思过度肿痛，而又湿痒出水宜归脾汤加柴胡、山栀、丹皮、白芍、甘草。或阴户两傍肿痛，手足不能舒伸宜四物汤料，入乳香末，同捣成饼纳阴中，立效。总之，阴户肿痛，薛氏谓即妇人便毒，方书谓之瘭痃，俗名嗜子。故其肿痛，有在两拗小腹者，由肝经湿热壅滞宜龙胆泻肝汤。有在玉门内外肿胀者，由肝火血虚宜龙胆泻肝汤加木香，及加味逍遥散。阴肿之为病，为治不同如此，若概投散血攻毒之药，其可乎？妇人又有阴痒，《大全》

卷二十八

云：妇女阴痒者，是虫蚀所为，三虫在肠胃之间，因脏虚，三虫动作，蚀于阴内，其虫作，微则痒，重乃痛。按：此阴痒之虫，当属肝风内煽所化，与阴疮之虫有异，故治法亦必以清肝为主，以清其内宜柴胡清肝汤、逍遥散。外用药纳阴中以制其虫宜桃仁泥，或雄黄末，或鸡肝纳阴中。且阴痒而有虫，止是一端。有痒而竟无虫者，或由郁怒伤于肝脾，致阴中闷痒，必兼胸膈不快，内热作渴，饮食无味，肢体倦怠，小水赤涩宜归脾汤加山栀，逍遥散加山栀。或由肝脾气虚，湿热下注，致阴内痛痒，不时出水，食少体倦宜归脾汤加丹皮、山栀、白芍、甘草。或由肝脾郁怒，元气亏损，兼有湿热，致阴中痒痛，内热倦怠，饮食少思宜参、苓、归、芍、芪、术、升、柴、丹皮、山栀、车前、陈皮。此皆但痒而无虫者也。亦有下疳，痛痒难当，腐烂生蛆，所下如柿汁臭秽，及心中疞痛，闷绝虚烦，甚者则不治。妇人又有阴冷，由肝经有湿热，风冷又外乘之也。如冷而小腹痞痛，小便赤涩宜龙胆泻肝汤。如冷而内热寒热，经候不调宜加味逍遥散。如冷而寒热体倦，饮食少思宜加味四君子汤。如冷而郁怒发热，少寐懒食宜加味归脾汤。如冷而口苦胁胀寒热，小便黄涩，必先祛利湿热宜龙胆汤，再调补气血宜加味逍遥散。如冷而寒热，胁胀，呕吐苦水，两股肿痛，小便赤涩宜先用小柴胡汤加山栀，次用龙胆泻肝汤，即效。如冷而小便澄清，腹中亦冷，饮食少思，下元虚冷，大便溏泄宜八味丸服一两月，自愈。或又谓阴冷之证，因劳伤子脏，风冷客之之故，此亦有然也。妇人又有阴癞，硬肿如卵状，极痛难忍，皆由湿凝血结之故，宜用攻散之剂宜随证之左右，取穿山甲之左右边炒为末，酒下二钱。妇人又有阴吹，由胃虚，其浊气下泄，注于阴中甚喧，若放屁连声不绝者宜乱发洗净，鸡子大三团，猪油四两熬膏，每三钱，开水下。妇人又有交接出血，阴痛，乃房事有伤，肝火动脾而不能摄血也宜补中益气汤。若血出过多而见他证，只当调补肝脾。或交接时，阳道违理，及他物所伤犯，血流沥不止宜釜底墨纳之。或童女交接，阳道违理，血出不止宜发灰、青布灰涂之。妇人又有阴痔，凡人九窍有肉突出者，皆名为痔，今阴中有肉突出，故即名阴痔，俗谓之茄子疾，往往心躁，如连绵黄水出者易治，白水出者难治宜枳壳末煎汤熏洗，将帛包渣入阴中，即日渐消。妇人产后又有阴脱，由努力太过，如脱肛状，逼迫肿痛，清水续续，小便淋露，急用补托宜当归黄芪饮，外以药敷宜硫黄、乌贼骨各五钱，五倍子二钱半，为末敷患处，即效。妇人又有阴挺，已详前阴后阴病篇中，不赘。

至于臀痈，臀居少腹之后，属膀胱分野，阴中之阴也。道则远，位则僻，虽膀胱经本属多血，然气运不到，血亦罕至，比之他处，尤为吃紧。中年以后，最忌此处生痈，若参之脉证，见有虚弱，便当大补气血，方可保全。若用寻常疡科家驱热解毒之药，恐担延事势，虚虚之祸不免。故初起未成脓者，用隔蒜灸法，庶乎可散。若欲作脓，则必溃矣宜内托羌活汤，痛甚者宜仙方活命饮。若肿硬作痛，形气虚，邪气实也宜托里消毒散、仙方活命饮。若至溃后，尤宜补养宜加味十全汤、人参养荣汤，以固其根本。倘失补养，其患尤在结痂之后，设使变证多端，则成恶候。其或胃气脱陷，肠鸣腹痛，神昏便溏，所谓寒变内陷，缓则不治者有之宜托里温中汤。其或脾胃虚寒，手足厥冷，饮食不入，呕逆吐泻者有之宜附子理中汤。其或真阳亏损，或误下，或脓血过多，失于补托，致上气喘急，自汗盗汗，气短头晕者有之宜姜附汤。其或气血虚，胃火盛而发渴者有之宜竹叶黄芪汤。其或命门火衰，不能生土，致脾胃虚寒，不思食，食不化，脐腹疼痛，夜多漩溺者有之宜加减八味丸。其或中气虚，诸药不应，或用药失宜，耗伤元气，虚证蜂起，但用此补中气，诸证自退者有之宜参术膏。其或元气本弱，又因凉药伤胃，饮食少思，或作呕泻等恙者有之宜托里健中汤。其或脾土素虚，且寒水反侮土，致饮食少思，呕吐泄泻者有之宜托里益黄汤。其或一切不足之证，不脓不溃，溃后发热恶寒，肌肉消瘦，饮食少思，睡卧不宁，盗汗不止者有之宜托里养荣汤。其或六郁内伤，脾胃受制，饮食不进，倦怠不安者有之宜托里越鞠汤。其或毒邪深固，色变紫黑者有之宜回毒金银花汤。其或肾水竭，口燥舌干者有之宜五味子汤。其或热毒上攻，致咽喉口舌生疮者有之宜犀角膏。其或溃破后，毒热未退，大疼不止，日夜坐卧不安者有之宜止痛神功散。以上种种，皆属恶候，其方药亦随证施治，无不各当者。但种种恶候，一切痈疽肿毒，皆能变生至此，不独臀痈为然也，虽详于此，固贵当局之通变耳。总之臀痈一证，必旬日收敛，方保无虞，若不慎房室，不节饮食，绵延成漏，则为终身之患。至臀痈之属，有骗马坠，生垂珠左右两处，此处微实，皮薄而纹紧，口亦难合，易成漏管，初起急宜消散宜散毒饮子。有腆脉，近骨难愈，防成漏管。有锐疽，生臀尖上，疡科书所谓发于尻者是也，其状赤而且坚，不急治，三十日死。有穿裆发，生背脊尽处，亦易成漏，当急治。有挽疽，俗名秤钩疮，生骶骨上，初发如小豆，后大亦不过如樱桃，酸疼之甚，身便弯折，不能直立，宜用围药移逼偏旁处，方可刺脓。以上臀痈所属五证，皆为要害吃紧，皆防成漏，甚则杀人，其治法于初起时，总当急为消散俱宜仙方活命饮加羌活、黄柏或金线重楼。或肿痛甚，尺脉紧，按之无力，用内托法宜内托羌活汤。其壮实人，或汗宜胜金丹、或下宜一粒金丹。老弱用补宜十全大补汤。各随所宜，不可拘执。不幸而竟至脓溃，其治法总与臀痈相仿，是在医者神而明之也。

【脉法】 疮疡脉论曰：脉沉实，发热烦躁，外不焮肿赤痛，其邪乃深伏在里，宜先疏通。浮大以数，焮肿在外，当先托里，恐邪入内。脉不沉不浮，内外证，宜审其经，当和荣卫。脉数身不热，为内有痈脓。脉数应发热，而反恶寒者，若有痛处，即此处发痈。若脉数不时见，当生恶疮。

鳌按：此段脉论，凡一身疮疡之脉皆然，不特指前阴后阴外证言也，医者知之。

治前阴后阴病方七十三

五精丸〔阴痿〕 秋石 茯苓 山药 阳起石 鹿角霜等分

酒糊丸。

上丹〔又〕 五味子八两 菟丝子 蛇床子 百部根 杜仲 茯苓 防风 巴戟 肉苁蓉 山药 远志 杞子 柏子仁各二两

蜜丸，空心，盐汤下五七十丸。

还少丹〔又〕 熟地 杞子各两半 山药 牛膝 远志 山萸 巴戟 茯苓 五味子 菖蒲 肉苁蓉 楮实子 杜仲 茴香各一两

枣肉丸，空心，盐汤下三五十丸。亦有郁火甚而致痿者，非还少丹所能起，当服黄柏、知母清火坚肾之药。

九仙灵应散〔又〕 炮附子 蛇床子 紫梢花 石菖蒲 远志 海螵蛸 丁香 木鳖子各二钱 小茴钱半

每粗末五钱，水三碗，煎碗半，温洗，并阴囊，日二次，留水再温洗，多洗尤妙。

达郁汤〔又〕 升麻 柴胡 川芎 香附 刺蒺藜 桑皮 橘叶

金匮肾气丸〔阴冷〕 熟地 山药 山萸 丹皮 茯苓 泽泻 附子 肉桂 牛膝 车前子

加减内固丸〔又〕 肉苁蓉 巴戟 山药 山萸 菟丝子各三两 破故纸二两半 金石斛 胡芦巴各二两 小茴一两 附子五钱

蜜丸，盐汤下。

十补丸〔又〕 附子一两，切如豆大，用防风一两，盐四两，黑豆一合，同炒，以附子裂为度，去诸药，只取附子 胡芦巴 木香 巴戟 肉桂 川楝子肉 元胡索 荜澄茄 茴香 破故纸各一两酒、糯米粉糊丸，朱砂为衣，酒下三五十丸。

吴茱萸汤 〔又〕 川乌 细辛各七分半 吴萸五分 良姜 当归 肉桂 干姜各二分半

回春散 〔又〕 歌曰：一钱白矾八分丹，二分胡椒细细研，焰硝一分共四味，好醋调匀手内摊，男左女右合阴处，浑身是汗湿衣衫，此方用者如神效，不义之人不可传。

助阳散 〔又〕 干姜 牡蛎各一两为末，火酒调稠，搽手上，用双手揉外肾，妇人揉两乳。

蝉退散 〔阴肿〕 蝉退五钱，水煎，洗肿处，日三次，内服五苓散合三疝汤，加青槟榔、木通，空心，煎服。

五苓散 〔又〕 白术 肉桂 茯苓 猪苓 泽泻

三疝汤 〔又〕 车前子二钱四分 茴香钱六分 葱白钱二分 砂仁八分

三白散 〔又〕 白丑头末，二两 桑白皮 白术 陈皮 木通各二钱半

每末二钱，葱白或姜汤下。

橘核散 〔又〕 橘核钱半 桃仁十五粒 山栀一钱 川乌 吴萸各五分，各炒

橘核单止痛。乌头散寒郁。山栀除湿热，又引乌头速下，不令胃中停留。用之甚捷。

橘核丸 〔又〕 橘核炒 海藻盐、酒炒 昆布盐、酒炒 海带盐水洗 桃仁麸炒 川楝子炒黄，各一两 元胡索酒炒 厚朴姜汁炒 枳实 肉桂 木香 木通各五钱

酒糊丸，酒或盐汤下。久不消，加醋煮硇砂二钱，此指㿗疝卵肿不消言。

柴胡清肝汤 〔阴纵〕 柴胡 山栀各钱半 人参 黄芩 川芎各一钱 连翘 桔梗各八分 甘草五分

食后，温服。

小柴胡汤 〔又〕 柴胡 黄芩 人参 半夏 甘草

补中益气汤 〔妇人阴挺〕 人参 黄芪 当归 白术 柴胡 升麻 陈皮 炙草 姜 枣

归脾汤 〔又〕 人参 黄芪 当归 白术 茯神 远志 枣仁 圆眼 木香 甘草 姜 枣

龙胆泻肝汤 〔又〕 柴胡 青皮 山栀 龙胆草 大黄 白芍 木通 连翘 黄连 滑石等分

藜芦膏 〔又〕 藜芦为末，猪油调涂，一日一易。

此方专消一切胬肉，如菌突出。

一捻金丸 〔又〕 延胡索 茴香 吴萸 木香 川楝子各二两

粳米糊丸，空心，木通汤下，仍用片脑五分，铁胤粉一钱，水调刷，傅阴挺上。

洗心散 〔又〕 麻黄 当归 大黄 赤芍 甘草 荆芥穗各二钱 白术五分 薄荷七叶

吴萸内消散 〔阴缩〕 山萸 吴萸 马兰花 小茴香 青皮 木香 山药 肉桂

加味逍遥散 〔妇人阴缩〕 白术 白芍 知母 当归 茯苓 麦冬 生地 山栀 黄柏 桔梗 甘草

大固阳汤 〔脱阳证〕 炮附子一个，切八片 白术 炮姜各五钱 木香二钱半

冷灌一服，须臾又进一服，神效。

五痔散 〔诸痔〕 猪左悬蹄甲 露蜂房 鳖甲 猬皮各五钱 蛇退一条

各烧存性为末，每二钱，入麝香少许，空心，井水调下。一名五灰散，五味各等分。按：蹄甲主肠痔，鳖甲主牝痔，猬皮主牡痔，蜂房主脉痔，蛇退主气痔。

神应散 〔又〕 黄牛角鰓一枚，捶碎 蛇壳一条 猪牙皂角七个 穿山甲七片 猬皮一两

各锉，入缸内，黄泥固济，火煅通红，候冷，研细，临卧

细嚼胡桃一个，同酒一盏咽下，便睡，五更以酒调下药末三钱，辰时更进一服，虽久病，不过三服立效。

槐角丸 〔又〕 槐角四两 地榆 黄芩 防风 当归 枳壳各二两

酒糊丸，空心，米饮下。

神应黑玉丹 〔又〕 猬皮四两 猪悬蹄二十五只 牛角鳃三两 乱发 败棕各二两 槐花两半 苦楝根两二钱半 脂麻 雷丸各一两

各锉置缸内，火煅存性，为末，入乳香五钱，麝香二钱，酒糊丸，先嚼胡桃一枚，以酒吞下三五十丸，日三服，除根。

独虎散 〔肠痔〕 五倍子五钱，水三碗，煎半，入焰硝、荆芥各一钱，乘热熏洗，另以五倍子末掺。

缩砂散 〔又〕 砂仁 黄连 木贼等分

每末二钱，米饮下。

钓肠丸 〔脉痔〕 猬皮 瓜蒌各一个 胡桃肉七个，俱烧存性 鸡冠花二两半 生白附子 生南星 生半夏 诃子皮 枳壳各一两 生附子 煅绿矾 枯矾各五钱

醋糊丸，酒下。

皂角刺丸 〔又〕 皂角刺二两，烧存性 防风 槐花各七钱半 蛇床子 枯矾 白蒺藜 槐角子各三钱 羌活五钱 蜂房炒焦 五倍子 枳壳炒，各五分

醋煮绿豆粉糊丸，苦楝根汤空心下五十丸，仍用热童便入白矾浇洗肛门。

此二方均治脉痔痛且痒，时有脓血。

加味香苏散 〔气痔〕 陈皮 枳壳 川芎 槐花各一钱 苏梗 槟榔 木香 桃仁 香附 甘草各五分 姜三 枣二

一名橘皮汤。

凉血地黄汤 〔血痔〕 知母 黄柏各钱半 熟地 当归 槐花 青皮各七分

柏叶汤〔又〕 侧柏叶 当归 生地 黄连 枳壳 荆芥穗 地榆各一钱 炙草五分 姜三 乌梅一

黄连汤〔又〕 黄连 当归各二钱 甘草一钱

干葛汤〔酒痔〕 葛根 枳壳 半夏 赤苓 杏仁 生地各一钱 黄芩 甘草各五分 黑豆百粒 姜三片 白梅一个

加味槐角元〔牡痔〕 槐角 生地各二两 当归 黄芪 黄连 黄芩 枳壳 秦艽 连翘 防风 地榆 升麻各一两 阿胶 川芎 白芷各五钱

酒糊丸，米饮下。

秦艽苍术汤〔又〕 皂角仁烧存性 秦艽 桃仁泥各一钱 苍术 防风各七分 酒黄柏五分 酒当归 泽泻 槟榔各三分 大黄二分

上除槟榔、桃仁、皂角三味为末，余作一帖，煎好去渣，入三味末，再煎四五十沸，空心热服，以美膳压之，一服即愈。

良方〔牝痔〕 当归 生地 枳壳 连翘 槐角黑牛胆制 升麻 黄芩 黄柏 黄连 陈皮 荆芥穗 防风 地榆

共十三味，前五味多用，中六味减些，后二味少用。三黄，冬用五分，夏用钱半，秋用七分。

痔疮方〔又〕 人参 黄芪 生地 川芎 当归 升麻 黄芩 枳壳 黄连等分

水煎或为丸，俱可。

此方有凉血、和血、生血、凉大肠之功。

大偻丸〔瘘痔〕 羌活 防风 细辛 附子 甘草 川芎 续断 白芍 白术 当归 麻黄 肉桂 熟地 黄芪等分

蜜丸，空心，盐汤下，与骨碎补丸间服。

骨碎补丸〔又〕 骨碎补 补骨脂 熟地 当归 菟丝子 川断 石南 金石斛 牛膝 杜仲 萆薢 附子 白芍 川芎 沙参 羌活 防风 独活 黄芪 火麻仁等分

蜜丸，空心，盐汤下，与大偻丸间服。

猪脏丸〔流血〕 槐子一两 牙皂七分 黄连四两 糯米半升

共为末，用猪大肠一条，洗净，将药入内，两头扎住，砂罐内煮烂捣丸，米饮下。此即脏头丸。

猬皮丸〔将成漏〕 艾叶炒黄 槐花 枳壳 地榆 当归 川芎 黄芪 白芍 贯众 枯矾各五钱 猬皮一两 发灰三钱 雄猪蹄甲炙焦，十个 皂角一个，醋炙

蜜丸，米饮下。

加味连壳丸〔湿热〕 黄连一两 枳壳 厚朴各五钱 当归四钱 木香 黄柏各三钱 荆芥二钱 猬皮一个

糊丸，每三十丸，温水下。

四顺清凉饮〔血热〕 当归 白芍 甘草 大黄等分

三神丸〔饱饮〕 枳壳 皂角煅 五倍子炒，等分

蜜丸，每三十丸，温水下。

川归丸〔下血〕 川芎 当归 黄芪 神曲 地榆 槐花各五钱 阿胶 荆芥 发灰 木贼草各一钱

蜜丸，米饮下。

止痛丸〔便秘〕 羌活一两 大黄八钱 槟榔 木香 肉桂 川芎各五钱 郁李仁两半

蜜丸。

皂角煎丸〔肠痔〕 满尺皂角三枚，去弦、核，醋煮 猬皮一两，炙 枯矾一两 雄猪后悬蹄甲十个，烧存性 桃仁去皮，炒 川芎 甜葶苈炒 桔梗各五钱 苡仁 白芷各一钱

蜜丸，桑皮汤下五十丸。

荆芷汤〔气滞〕 荆芥穗 枳壳 槐花 紫苏 炙甘草 香附等分

每末二钱，空心，米汤下。

四物解毒汤〔大肠热〕 枳壳 白术 槐角 秦艽等分

水煎服。

椒子散 〔痛甚〕 川椒子为末，掺少许棉花片上，放患处坐，可止痛。

独叶丹 〔虫蚀〕 桃叶二十片，杵烂，塞粪门即愈。

神效散 〔富贵人〕 苦参 川椒 槐花 枳壳 苦葫芦 荆芥 白芷 连翘 独活 金银花 小茴 麻黄 椿树皮 煅牡蛎 芫荽子 威灵仙各一钱 葱白三茎

水五碗，煎五七沸，去渣，以盆盛之，坐上熏洗，大效。一方加大黄茄打碎二个。

茄柯汤 〔外痔〕 陈茄柯 陈槐花 冬瓜皮 枳壳等分

煎汤熏洗，洗后以新水调熊胆末。

去毒散 〔烂痔〕 血余炭三分 儿茶 黄连 血竭 乳香各五钱 蜂房三分 胆矾分半 黄丹四分 没药五分 鸡内金烧灰，一分

共为末，先将葱、盐热汤洗净，敷患处，三五次愈。

荆芥汤 〔翻花痔〕 荆芥 防风 朴硝

先将此三味煎汤洗，次用下木鳖子散调敷。

木鳖子散 〔又〕 木鳖子 郁金

共研末，入冰片少许，水调敷之，若有熊胆和入，尤妙。

凉血饮 〔痔漏〕 人参 黄芪 黄连 生地 川芎 当归 槐角 黄芩 升麻 枳壳各一钱

莲花蕊散 〔痔漏〕 莲花蕊 黑丑头末，各两半 当归五钱 矾红二钱

先忌食肉六七日，然后空心食肉一顿，将温酒下药末三钱，取下脓血或虫是效。

辰砂膏 〔又〕 制砒一钱 白矾二钱 辰砂 密陀僧各五钱

先研砒铺锅底，次用矾末铺砒上，火煅烟尽为度，次将僧、砂二末，白糕和作挺子，如小麦大，取一粒塞漏孔内，去败肉尽，贴生肌散。

生肌散 〔又〕 龙骨煅，五钱 寒水石煅 轻粉各一钱 干

胭脂四分半

为末，干掺之。

加味槐角丸〔又〕 槐角 生地各二两 当归 黄芪各一两 阿胶 川芎各五钱 黄连 黄芩 秦艽 枳壳 防风 连翘 地榆 升麻各一两 白芷各五钱

蜜丸，每五十丸，渐至七十丸，酒下。

黑玉丹〔又〕 猬皮 牛角䚡各八两 雄猪蹄甲一百枚 雷丸 芝麻各二两 槐角三两 乱发灰 败棕灰各四两 苦楝根二两五钱

俱入罐内烧存性，取出，入乳香一两，麝香四钱，酒糊丸，先嚼胡桃一枚，酒下十五丸，日二服，甚者三服，忌别药。与前神应黑玉丹相仿。

苦参丸〔又〕 苦参二两 防风 荆芥 川乌 白芷 赤芍 首乌 川芎 独活 山栀 赤苓 皂角 山药 蔓荆 蒺藜 黄芪 羌活 白附子各五钱 草乌钱半

蜡矾丸〔又〕 黄蜡 生白矾等分

连槐散〔又〕 黄连 阿胶 山楂 神曲 桃仁 连翘 槐角 犀角等分

为末，以少许放掌中，时时舔之，津液咽下。如三分消二，即止不服。

治前阴后阴疮疡方八十九

荆防败毒散〔便痈〕 荆芥 防风 羌活 独活 柴胡 前胡 人参 赤苓 桔梗 枳壳 川芎各一钱 甘草五分

双解散〔又〕 辣桂 甘草各一钱 大黄三钱 牵牛子炒 白芍 泽泻 桃仁各二钱 姜五片

八正散〔又〕 大黄 瞿麦 萹蓄 山栀 木通 车前子各二钱 滑石二两 甘草一钱

水煎。

仙方活命饮 〔又〕 穿山甲　白芷　防风　甘草　赤芍　归尾　花粉　贝母　角刺各一钱　陈皮　金银花各三钱　乳香　没药各一钱

二味另研末，水、酒煎，送下二末。

龙胆泻肝汤 〔又〕 龙胆草　柴胡　青皮　山栀　大黄　白芍　木通　连翘　黄连　滑石等分

十全大补汤 〔又〕 人参　茯苓　白术　炙草　川芎　当归　白芍　熟地　肉桂　黄芪

六君子汤 〔又〕 人参　茯苓　白术　炙草　半夏　陈皮

四君子汤 〔又〕 人参　茯苓　白术　炙草

加味逍遥散 〔又〕 白芍　白术各钱二分　知母　当归　地骨皮各一钱　茯苓　生地　麦冬各八分　山栀　黄柏各五分　桔梗　甘草各三分

四物汤 〔下疳〕 川芎　当归　白芍　熟地

小柴胡汤 〔又〕 柴胡　黄芩　人参　半夏　甘草

补中益气汤 〔又〕

六味丸 〔又〕 熟地　山萸　山药　丹皮　茯苓　泽泻

清心莲子饮 〔又〕 黄芩　黄芪　赤苓　人参　麦冬　甘草　地骨皮　车前子　石莲肉

甘草大豆汤 〔又〕 甘草三两　赤皮葱三根　大豆一合

水三升，槐条一把同煮，豆熟为度，滤清汁热淋，如冷再热，淋一二时，大效。

博金散 〔又〕 密陀僧另研，去渣，沙锅内火炮　白矾各五钱　白垩二钱　黄丹淘　乳香各五分　麝香二分半

共研末，先用槐枝、葱白、盐、甘草煎汤，淋洗一二时，拭干掺此药，不过三五次，但用时须沐浴，以免生疮。

此方专治下疳烂臭。

丁泥散 〔又〕 孩儿茶钱半　珍珠五分　乳香　没药各二分　冰片一分　丝线烧，存性，七分

洗掺如上法。掺此药约厚一文钱，以纸裹缚，如结痂即已，有水出再洗掺。

炉甘石散 〔又〕 轻粉 黄柏各一钱 黄连 韶粉 炉甘石煅 黄连汤淬五次，各二钱 冰片三分

苦茶洗干，掺。一方加龙骨、人中白、血竭、儿茶。

黄柏散 〔又〕 黄柏三钱 猪胆炙 橄榄核烧，存性 陈螺蛳烧，存性，各二钱 儿茶 轻粉各钱半 甘草洗净

掺之。

香珠散 〔又〕 血竭 轻粉各五分 珍珠 冰片 麝香各一分

洗净，麻油调搽，或加飞丹少许。

子和泄水丸 〔又〕 大戟 芫花 甘遂 海带 海藻 郁李仁 千金子各五钱 樟柳根一两

枣肉丸，每五七十丸熟水下。

此丸汤药太峻，虚弱人切忌，不可用。

服泄水丸后敷药 〔又〕 黄连 滑石各五钱 定粉三钱 轻粉五分 乳香一钱 密陀僧二钱

干掺。

黑龙汤 〔囊痈〕 龙胆草炒黑 柴胡 木通 当归 甘草节 金银花 皂角 赤芍 吴萸水拌炒 防风 黄连等分

水煎一服，肿痛止后，加川芎、茯苓。

滋肾丸 〔又〕 黄柏盐酒炒 知母酒浸，各一两 肉桂五钱

蜜丸，盐汤下。

金匮肾气丸 〔又〕 熟地 山药 山萸 丹皮 茯苓 泽泻 肉桂 附子 牛膝 车前子

托里消毒饮 〔又〕 人参 盐黄芪 酒当归 炒白芍 川芎 白术 茯苓各一钱 金银花 白芷各七分 炙草 连翘各五分

清肝益荣汤 〔又〕 白术一钱 熟地钱半 当归 山栀 木

瓜　茯苓各一钱　龙肝草　川芎　白芍　柴胡各七分　甘草五分

托里散〔又〕人参　黄芪各二钱　白术　陈皮　当归　熟地　茯苓　白芍酒炒，各钱半

白蜡膏〔又〕生地　当归各一两　麻油一两

煎药枯黑，去渣，入白蜡一两，熔化搅匀，冷即成膏。

此方兼治一切痈疽、发背、汤火等证，去腐生肌，止痛补血，续筋又与新肉相直，其效如神。加乳香、没药、龙骨、血竭、儿茶、轻粉，尤妙。

加味泻肝汤〔阴头痈〕龙胆草　车前子　当归　泽泻　生地　黄柏　知母　白芍　黄连　防风各一钱　甘草梢五分

食前服，外敷乌金散。

乌金散〔又〕麸炭　紫苏叶等分

为末，香油调涂。

八物汤〔悬痈〕

蜡矾丸〔又〕方详上。

发穴散〔痔痈〕

抽脓散〔又〕黄芪　当归　金银花　白芷　连翘　防风　甘草

精义桃花散〔又〕滑石四两　寒水石炒，二两　小豆粉一两　乳香　轻粉各一钱

干掺。若血不止，和灯草贴疮口上，以膏药封之。

平肌散〔又〕密陀僧煅赤色　花蕊石煅赤色　白龙骨各一两　黄丹　乳香另研　黄连各二钱半　轻粉一钱

干掺。

肛内痈方〔肛内痈〕蜈蚣　穿山甲　血余炭　血管鹅毛　新鹿角

俱煅存性研，每五钱酒下。

槐花散〔又〕当归　地榆各一钱　槐花　阿胶　枳壳各八分　生地　白芍　黄芩　升麻各七分　防风　侧柏叶各五分

活血驱风散〔阴疮〕 白蒺藜 当归 川芎 白芷 细辛 槐角 桃仁 半夏 白芍 五灵脂 生甘草各六分 苍术 杜仲 肉桂 苡仁 天麻 橘红 槟榔 厚朴 枳壳各二分 姜五片 枣二枚

煎好，入乳香末一分，空心服。

蒺藜散〔又〕 制草乌 白蒺藜各五钱 白芷 白附子生 苍术 荆芥各二钱半

米糊丸，酒下。

凉血解毒丸〔又〕 苦参四两 黄连二两 连翘一两半 大黄两二钱半 恶实 生地 白芷各一两 防风 石膏各五钱

荆芥汤打糊丸，空心水下。

消疳败毒散〔又〕 柴胡钱半 黄柏 赤芍 赤苓 龙胆草 木通各九分 连翘 荆芥 黄连 知母 苍术各七分 防风 独活各六分 甘草三分 灯心五根

仙遗粮汤〔又〕 土茯苓七钱，湿者一两 防风 木瓜 木通 苡仁 白鲜皮 金银花各五分 角刺四分

日三服。

四生散〔又〕 白附子 白蒺藜去刺 黄芪 羌活等分

每末二钱，盐酒下。一方用独活。

白胶香散〔又〕 白胶香 赤石脂 枯矾各五钱 黄丹淘 乳香 没药 轻粉各二钱

如有脓水，再加轻粉一钱，湿疮干掺，干疮香油调敷。

八味丸〔又〕 熟地 山药 山萸 丹皮 茯苓 泽泻 附子 肉桂

猪秽散〔又〕 猪粪煅 槟榔各五钱 冰片五分 花椒 龙骨各一分

如有脓水，加轻粉一钱。

补泻丸〔又〕 黄芪一两 木通 甘草 黑丑各五钱 斑蝥七个，去翅，同炒焦黑，去斑蝥

蒸饼糊丸。

槟榔散〔又〕 槟榔二枚，劈开，用黄丹三钱合定，湿纸包煨 全蝎六枚 蛇床子 硫黄各四钱 麝香少许 轻粉 青黛各五分

清油调搽，一名硫槟散。

当归拈痛汤〔血风疮〕 防风 羌活 升麻 葛根 茯苓 猪苓 知母 甘草 泽泻 茵陈 人参 苦参 白术 苍术 当归

大马齿膏〔又〕

沐浴长春散〔囊湿〕 牡蛎 蛇床子 破故纸 紫梢花 干荷叶 官桂等分

每二两，水煎，入葱白三茎再煎，去渣，先熏后洗，再用后药。

枯矾一两 黄丹 蛤粉各五钱

为末，搽患处。

牡矾丹〔又〕 牡蛎 炒黄丹各二两 枯矾四两

临卧，即以此末擦，一夜三四次，二三日即愈。

此方治阴囊两边生疮，湿水浸淫，痒入骨髓，无可奈何，兼治脚汗、腋汗。脚汗先擦透，再装药于鞋底，脚板上涂药，扎之。

乌龙丸〔又〕 川乌 草乌各一两

将二味以黑豆半升煮透软，去皮脐切，晒干，入白附子、天麻、地龙各五钱，酒糊丸，空心盐汤下。

椒粉散〔又〕 麻黄根二钱 贯众 蛇床子各一钱 川椒 归梢 猪苓各六分 斑蝥四枚 轻粉 红花各少许

干掺，避风冷。

补心汤〔妇人阴疮〕 人参 茯苓 前胡 半夏 川芎各三分 陈皮 枳壳 桔梗 紫苏 甘草 干姜各五钱 当归 白芍各一两 熟地一两半

每粗末四钱，加姜、枣煎服。

藿香养胃汤〔又〕 藿香　苡仁　乌药　神曲　半夏　砂仁　茯苓　白术　人参各五分　荜澄茄　甘草各三分半

加姜、枣煎。

阴内生疮方〔又〕 升麻　白芷　黄连　木通　当归　川芎　茯苓　白术

更用塌肿汤洗之。

塌肿汤〔又〕 甘草　干漆各三钱　黄芩　生地　当归　川芎各二钱　炙鳖甲五分

雄黄锐散〔又〕 桃仁一钱　雄黄　苦参　青葙子　黄连各二钱半

生艾汁和如小指尖大，绵裹塞。

洗溻汤〔又〕 龟甲五两　黄芩　生地　当归　白芍各二两　干漆　甘草各一两

水七升，煎一半，以帛洗拭，干掺疳湿散。

疳湿散〔又〕 五月五日蛤蟆炙，一个　青木香　硫黄　铁精　麝香各如蛤蟆分量相等

干掺。

枳橘熨法〔妇人阴肿〕 枳实、陈皮各四两，炒极热，绢袋盛，周身从上至下及阴肿处，频熨，冷即换，直至喉中觉枳实气，则痛止、肿消、便利矣。

逍遥散〔又〕 白术　白芍　茯苓　柴胡　当归　麦冬各一钱　甘草　薄荷各五分　姜三片

归脾汤〔又〕

柴胡清肝汤〔妇人阴痒〕 柴胡　山栀各钱半　人参　黄芩　川芎各一钱　连翘　桔梗各八分　甘草五分

食后温服。

加味归脾汤〔妇人阴冷〕

当归黄芪饮〔阴脱〕 酒黄芪三钱　人参　当归　升麻各二钱　甘草一钱

水煎，日三服。

加味羌活汤 〔臀痈〕 羌活 黄柏 陈皮 防风 藁本 肉桂 连翘 炙草 苍术

加味十全汤 〔又〕 黄芪 地黄 当归 川芎 人参 茯苓 白芍 白术 陈皮各一两 甘草 肉桂 五味各五钱 乌药七钱

每粗末一两，加姜、枣煎。

此方须视年之老少，质之壮弱，证之缓急，时令之寒暖，加减用之。

人参养荣汤 〔又〕 人参 肉桂 白术 陈皮 黄芪 炙草 当归各一钱 远志五分 白芍钱半 熟地 茯苓 五味各八分

此方多服，不变他证。

托里温中汤 〔胃陷〕 附子 羌活 干姜 炙草 丁香 沉香 木香 茴香 陈皮 益智仁各一钱

附子理中汤 〔脾寒〕 茯苓 白芍 人参 附子各三钱 白术四钱

姜附汤 〔阳损〕 人参 附子各五钱 炮姜 白术各二钱半

竹叶黄芪汤 〔胃火〕 竹叶五分 黄芪 麦冬 当归 川芎 黄芩 炙草 人参 白芍 半夏 石膏煅，各七分半 生地二钱

加减八味丸 〔命门衰〕 熟地八两 丹皮 茯苓 泽泻各三两 肉桂 五味子各一两 山萸 山药各四两

蜜丸，盐汤下。

参术膏 〔中虚〕 人参 白术各八两

新汲水煎膏，白蜜三两收，每三四匙，开水调服，日三次。

托里健中汤 〔元弱〕 半夏 炮姜各一钱 炙草五分 黄芪钱半 肉桂三分 人参 白术 茯苓各二钱

加姜、枣。

托里益黄汤 〔脾虚〕 人参 白术 茯苓 陈皮 半夏各

一钱　炮姜　丁香　炙草各五分　姜　枣

托里养荣汤〔不足〕　人参　黄芪　酒当归　白芍　白术　川芎各一钱　麦冬　生地酒拌，蒸半日　甘草　五味子各五分　姜

托里越鞠汤〔六郁伤〕　人参　白术各二钱　陈皮　半夏各一钱　山栀　川芎　香附　苍术各七分　炙甘草五分　姜　枣

回毒金银花汤〔毒邪〕　金银花连梗，二两　黄芪四两　炙草一两

酒三碗，重汤煮三个时辰服。

五味子汤〔水亏〕　五味子　生黄芪　麦冬　人参　炙甘草各一钱

水煎，昼二服，夜五服，温饮。

犀角膏〔热毒〕　犀角　琥珀各一钱　人参　茯神　辰砂　枣仁各二钱　冰片二分半，另研

共研末，炼蜜调成膏，磁瓶收贮，每服一弹子大，麦冬汤化下，日五服。溃后不宜用。

止痛神功散〔溃后痛〕　大黄三钱　没药五钱　甘草节四钱　绿豆粉　苏木　乳香各二钱

每末一钱，白汤下。

散毒饮子〔骗马坠〕　黄芪二两　炙草　天罗　山药　鬼系腰石上者用，木上者不用，各五钱

每末三钱，水煎七分，入酒三杯，再煎三沸，去渣服。

胜金丹〔取汗〕　制白砒　麝香各五分　蟾酥一钱　雄黄　辰砂　乳香　没药　血竭各钱半　全蝎　天龙去头、足，炙　穿山甲炙，各三钱　炒僵蚕五钱

每末三钱，砂糖调葱头酒下。

一粒金丹〔取下〕　沉香　乳香　木香各五分　巴霜钱半

枣肉丸如芡实大，每服一丸，量人虚实，先呷水一口，行一次，胃实人只可呷三四口，后用水一口送下药一丸，行数次，即以米汤补之。

附录：前阴后阴疮疡杂方

敷便毒肿毒方　雄黄　乳香各二钱　黄柏一钱

研末，新汲水调敷。

丹溪治便毒方　紫花射干二寸　生姜指大一块

同捣，取顺流水煎一沸即服，以泻为度。又用牛皮胶，醋煮化，涂患处。

肾脏风痒方　吴萸　蛇床子等分

煎汤洗。

肾脏阴汗方　苋菜根茎叶，烧存性，研末，抓破敷之，再以蛇床子、苍耳草煎汤洗。

阴囊湿疮方　密陀僧　干姜　滑石等分

研末擦之。

菖蒲散　菖蒲　当归各二钱　秦艽七钱半　吴萸五钱

每末三钱，空心葱汤下，更以枳实炒热频熨。若阴内脓水淋漓，或痒或痛，则以升麻、白芷、黄连、木通、当归、川芎、白术、茯苓，煎服，仍用塌肿汤洗。

此方专治妇人阴户肿痛，月水涩滞。

阴毛际生虫作痒方　桃仁，捣烂搽之。

女人阴疮方　蛇床子研末，和白粉少许，绵裹枣大，纳阴中。

下疳小便肿胀方　冰片分半　大黄一钱　黄柏二钱二分　轻粉一钱

研田螺肉，捣膏涂之。

制甘草方　连节大粉草四两，取山涧东流水一碗，以甘草浸而炙，炙而浸，水完止，研末，入皂角灰少许，分四服，汤调下，大有神效，或酒煎服，久自消。

此方专治谷道前后生痈。

偷粪老鼠方　瓦上晒白猫屎，炙研，酒下。

加味地黄丸 熟地 黄芪各两半 槐花 黄柏 杜仲 白芷各一两 山萸 独活 山药各八钱 丹皮 茯苓 泽泻各六钱 白附子二钱

蜜丸，空心米汤下五十丸。

此方为五痔滋阴必用之药。

杂病源流犀烛卷二十九

腿股膝膑踝足病源流

按《铜人图》，膝上曰髀，膝上骨曰髀骨，髀骨与髋骨接处曰髀枢穴名，髀内曰股，髀外曰腿，腿下胫上接处曰膝，膝之盖骨曰膑，膝下曰胫（一名曰骭），膝下之骨曰胻骨，胻骨之外骨曰辅骨，胫之后鱼腹曰腨，胫下跗上相接处曰腕，腕骨曰踝，足通谓之脚。据此，则腿股膝膑踝等，皆属于足。凡腿股膝膑踝之病，以足居下部，皆当从下部治之也。夫足之为病，其大端有三。曰厥，厥者，气逆上之名，不论寒厥热厥，皆从手足逆起，虽厥之因不一，大约由于肾虚，经故曰：肾虚则清厥，意不乐。又曰：下虚则厥也，另详诸厥篇，兹不赘。曰痿，痿者，手足痿弱，不能运动，足为尤甚，五脏虽各有痿，由于下焦虚冷，以致脚膝无力，阳事不行者实多宜羊肾一枚，煮熟，和米粉六两，炼成乳粉，空腹食之。并有新娶后得软脚病，且痛甚者宜杜仲切一两，酒、水各半盏煎服，三日能行，又三日愈矣。至如感受寒湿，亦能令脚痿，行步不稳宜萆薢二十四两，杜仲八两，捣末，每旦酒服三钱，忌牛肉。其详在诸痿篇中，兹亦不赘。曰脚气，脚气者，全由受湿成病，其间又有风湿、寒湿、湿热之别，并有食积、流注之因。东垣以为有南北之异，南方多外感寒湿，北方多内伤湿热是也。《千金方》云：脚气初起甚微，饮食如故，人多不觉，惟卒然脚屈弱，或肿痛，发则经旬累月，往来寒热，大似伤寒疟疾，此可见脚气之为病矣。而其为病，又有干有湿。筋脉局缩挛痛，枯细不肿，为干脚气，干即热也，当润血清燥。筋脉弛张而软，或浮肿，或生臁疮，为湿脚气，当利湿疏风。而其肿处，则又分属诸经，前廉属阳明宜白芷、升麻、葛根，后廉属太阳宜羌活、防风，外廉属少阳宜柴胡，内廉属厥阴宜青皮、川芎、吴萸，内前廉属太阴宜苍术、白芍，内后廉属少阴宜萆薢、牛膝。脚气之候，必身痛发热，恶食呕逆，或腹痛下利，或少腹不仁，或二便闭，或惊悸昏愦，或壮热，或身冷疼，或转筋，或上肿下不肿，或顽痹，或缓纵，或挛急，或两胫肿赤，便当以脚气治。其风寒暑湿所胜，亦各有证状宜辨。风胜者，必自汗，走注，脉浮弦宜越婢加术汤。寒胜者，必无汗，挛急掣痛，脉沉涩宜牛膝丸。暑胜者，必身热烦渴，脉洪数宜清暑益气汤。湿胜者，必肿痛重着，脉濡细宜除湿汤。至脚气为壅疾，当疏下，然太过则损脾，不及则病不去。如脚气初发，一身皆痛，便溺阻隔，当先用导气之法宜羌活导气汤，再用方药以除之宜当归拈痛汤。脚气饮食不消，心下痞闷，必以开解为主宜开结导饮丸。脚气欲吐，必每旦饱食，午后少食，日晚不食，若饥，可食豉粥，觉不消，欲致霍乱者宜高良姜一两，水三升，煮一升，顿服即消。脚气攻注腿胫痛宜田螺捣敷两股，便觉冷趋至足而安。脚气发作，筋骨引痛宜金银花末每二钱，热酒下。脚气不论男妇，骨节皮肤肿疼痛宜五加皮丸。脚气肿痛，成疮肿烂，不能步履，脉沉缓，由于寒湿为患宜沈氏脚气汤。脚气由于寒湿，未至成疮，但腿膝疼痛，行步无力宜胡芦巴丸。脚气上攻，结成肿核宜甘遂末，水调敷，即浓煎甘草汤服，即消。脚气风肿不仁宜蓖麻叶蒸捣裹之，日二三易。脚气胀满，非冷非热，或老弱人病此宜槟榔末茶调二钱服，甚利。脚气湿疮极痒，有虫宜乌臼根为末傅，少时有涎出良。脚气由于酒毒，危甚宜巴黄丸。脚气成漏，跟有一孔，深半寸许，其痛异常宜人中白煅研，有水出，滴入疮口。脚气病致腿肚转筋宜蒜擦足心令热，即安，仍以冷水食一瓣。脚气膝浮宜甘松香煎汤淋洗。脚气入腹，胀闷喘急宜威灵仙末，每二钱，酒下，痛减一分，药亦减一分。脚气入腹胁作痞块，大如石，闷绝且死，困不知人，搐搦上视宜杉木节汤。脚气冲心，为火气上逆，急以附子末津调涂涌泉穴，内仍服汤剂宜四物汤加炒黄柏。脚气冲心，闷乱不识人宜白槟榔十二个，分为二服，空心，暖小便五合调下，日二服，或姜汁同酒服。脚气上冲，亦有由于虚热者宜金匮肾气丸。以上皆治脚气病之大法也。至如一切腿股胫膝杂病，又可进详之。如湿郁脚酸痛，并引少腹及腰宜蚕砂、防己、杏仁、滑石、厚朴、草果、萆薢、茯苓皮。如老年膝痛，牵引两足，不堪步履宜鹿角霜、当归、苁蓉、薄桂、小茴、柏子仁。如足膝肿痛，久不止，内热宜生虎骨、牛膝、萆薢、当归、仙灵脾、金毛狗脊。如腿骨麻疼，由于劳力伤损宜生虎骨丸。如痛着右腿，深入筋骨，肌肉不肿，夜分势笃，由邪留于阴，必从肝治宜归须汤。如足大拇指硬强而痛，并呕逆吐涎宜吴萸、附子、独活、细辛、当归、汉防己。如两足皮膜抚之则痛，脉弦而数，由于肝邪犯胃，胃厥所致宜川楝子、青皮、橘红、楂肉、延胡索、归须、桃仁、黑山栀。如血热而少，以致两腿筋不舒展，时觉微痛宜沈氏苎根汤。虽自腿至足，为病正多，而从此类推，庶可无误矣。

【脉法】 仲景曰：脚气之脉，其状有四，浮弦为风，濡湿气，迟涩因寒，洪数热郁。又曰：尺脉虚弱，缓涩而紧，病为足痛，或是痿病。《正传》曰：微滑者虚，牢坚者实。《三因》曰：脚气之脉，浮为风，紧为寒，缓细为湿，洪数为热。又曰：沉而弦者为风，沉而紧者为寒，沉细为湿，沉数为热。

【脚气古今异名】《医鉴》曰：脚气者，古名缓风，又谓之厥，后人谓之脚气。后又以脚肿者名湿脚气，不肿者名干脚气，渐而至于足胫肿大如瓜匏者有之。

【脚气原由证治】《纲目》曰：脚气之疾，实水湿之所为也，其为病有证无名，脚气之称，自苏敬始，关中河朔无有也，惟南方地下水寒，其清湿之气中于人，必自足始。故经曰：清湿袭虚，则病起于下是也。《灵枢》曰：脾有邪，其气流于两股；肾有邪，其气流于两腘。东垣曰：水性润下，注之于足，积久而作肿痛，此饮食下流之所致也。《内经》曰：太阴之胜，火气内郁，流散于外，足胫附肿，饮发于中，附肿于下，加之房事不节，阴盛阳虚，遂成痼疾。孙真人云：古人少有此疾，自永嘉南渡后，衣冠士人多有之亦此意也。《千金方》曰：凡脚气之病，起始甚微，多不令人识也，食饮嬉戏，气力如故，惟卒起脚屈伸不能动作异耳。又曰：脚气之疾，皆由气实而死，终无一人以服药致虚而殂，故其病皆不得大补，亦不可大泻，纵甚虚羸，亦须微微通泄，宜时取汗也。《入门》曰：脚气外证，全类伤寒，但初起脚膝软弱，顽痹转筋，赤肿，乃为异耳。又曰：湿热在三阳，则宜神秘左经汤。在太阳，麻黄左经汤。在少阳，半夏左经汤。在阳明，大黄左经汤，或加味败毒散。通宜槟苏散。湿热在三阴，则宜羌活导滞汤、搜风丸、枳实大黄汤、开结导引丸、当归拈痛汤。气血虚者，独活寄生汤、羌活续断汤。寒湿盛，则宜捉虎丹。病久者，卷柏散。热甚者，加味苍柏散。肿甚者，胜湿饼子、桑白皮散。《直指》曰：脚气为病，虽起于足，实周乎身，或壮热头痛，或百节拘挛，或十指走注，或转筋急痛，或小腹不仁，以至胸满喘息，烦闷怔忡，昏愦羞明，腹痛下利，呕哕痰涎，恶闻食气，二便秘涩，自腿至膝，自胫及踝，屈弱顽痹，挛急酸疼，或焮不焮，或肿不肿，皆其候也。其传足六经外证，与伤寒颇类，但卒然脚痛为异耳。又曰：治法大要，疏导大便，使毒气得泄而后愈，其用汤淋洗，皆医家之大戒也。《医鉴》曰：脚气治法，用苍术、白术以治湿，黄芩、黄柏、知母以治热，当归、白芍、地黄以调血，槟榔、木瓜以调气，羌活、独活以利关节而散风湿，兼用木通、防己、牛膝引诸药下行，此为治之大法。清热泻湿汤亦可。《医说》曰：人黑瘦者易治，肥大肉厚赤白者难愈。黑人耐风湿，赤白人不耐风湿。瘦人肉硬，肥人肉软，肉软则受病难愈。

【脚气恶候】《千金》曰：脚气病，但觉心下急，气喘不停，或自汗出，或乍热乍寒，其脉促短而数，呕吐不止者死。上气脉数，不得卧者亦死。上气肩息，胸胁逆，脏急者亦死。脚气脉浮大而紧，此最恶候之脉也。若细而紧，同是恶脉。又曰：脚气病，其小腹顽痹不仁者多不肿。小腹顽后，不过三五日，即令人呕吐，名曰脚气入心，死在旦夕。丹溪曰：入肾则腰脚肿，小便闭，气上喘急，尺脉绝，目皆黑光，以肾乘心，水克火，死不旋踵，急以八味丸去山药救之。《入门》曰：脚气入腹，喘急欲死，宜木萸汤、杉节汤、三将军元、乌药平气汤救之。

【禁忌法】《外台秘要》曰：第一忌嗔，嗔则心烦，脚气发。第二禁大语，大语则伤肺，亦发动。又忌露足当风、入水、以冷水洗足。东垣曰：凡饮食后，宜缓行二三百步，疲倦即止，如此则不能成壅也。凡饮食酒面勿过度，过度则脚气发。欲不可纵，嗜欲多，则脚气亦发。以上言未发脚气，平日保养法也。《千金》曰：脚气之病，极忌房室，勿食牛、羊、鱼肉，葱、蒜、韭、菘菜、酒、面、酥油、猪、鸡、鹅、鸭，惟食粳粟酱豉姜椒生果子，犯禁者病不差。《入门》曰：最忌热药蒸泡，恐逼邪入经络也。以上言已发脚气后保养法也。

【脚气按摩法】《养生书》曰：涌泉穴在足心，湿气皆从此入，日夕之间，常以两足赤肉，更次用一手握指，一手摩擦，数目多时，觉足心热，即将脚指略略动转，倦则少歇，脚力强健，无痿弱酸痛之疾矣。

疮疡之发，下部为多，以下部易于伤湿，湿郁生热，风邪时毒又易相侵，故多发外证也。试即腿以下至足胕，详言其证其治。发于腿髀及阴股者，名曰阴疽，其初起，必腰胯发强口渴，数欲饮而水不能多宜仙方活命饮。若至七日，发坚肿胀，恶心烦躁者不治。发于腿上筋骨之内，痛如锥刺，皮肉全无赤肿突起者，名附骨疽，俗谓之贴骨腿痈，外由风露寒湿所侵，内由醇酒厚味所注，与积痰瘀血相搏而成，初起痛不能转侧，寒热无汗宜青草苍柏汤、漏芦饮子，若得微汗便愈。或至经久寒郁为热，便成脓汁，急用火针，使毒不得内溃，内急服药宜内消升麻汤。或有至于便秘者宜漏芦饮子、五香连翘汤下之。如体弱不可下，须用分经内托法。或发在足尖宜内托羌活汤。或发在腿内，近膝股，漫肿木硬宜内托芪柴汤。或发在腿外宜内托酒煎汤。或发在左腿外侧，漫肿长阔，行走作痛，以手按至骨，大痛宜黄连消毒散。或初起大痛，而肉色不变宜三生散、槟苏散。或漫肿作光色宜三生散，或以神应膏为丸，酒下三十丸。或坚硬漫肿，不辨肉色，重按大痛，此候多见于足少阳之分宜东垣柴胡鼠粘子汤。足少阳分者，左腿外侧也。若大腿近膝股内，便属足厥阴分。或脓成，便当针刺。若待全熟，则内溃益甚，收敛愈难。或溃后，亦可以狗头烧烟熏之宜平肌散。或起于伏兔穴，则死不治，穴在腿外膝盖上六寸。至于未成骨疽，但环跳穴痛不已，即宜预防之宜青草苍柏汤，不效，加麻黄一钱，用二三帖。然附骨疽与缓疽、石疽、贼风三者颇相类，不可不辨。盖缓疽、石疽，皆由寒气伏于骨髓之间而成，其热势缓慢，积日不溃，久方紫黑。皮肉俱烂者，名缓疽宜内托酒煎汤。其肿与皮肉相似，疼而坚硬如石者，名石疽宜生商陆根打烂，和盐少许涂敷，日换一次即软，甚有肿痛，口干烦热，四肢拘急者宜沉香汤。由石疽推之，又有石痈，结硬发热，毒气攻冲不定，疼痛者是也宜黄连散。贼风则由风邪搏于骨髓，故其痛亦彻骨，遇寒则更甚，外证恶寒有汗，痛处常欲热熨，失治则变为挛曲偏枯宜越婢汤。然此三者，虽与附骨疽相类，究竟有别也。发于大股之内，阴囊之侧者，在左名上马痈，在右名下马痈，在肛门旁为肛门痈，俱属厥阴经湿热，及七情忧愤而成宜内补黄芪汤、内托羌活汤、十全大补汤。缪仲淳云：大抵疮疡初发，必肿痛，气血郁积，蒸肉为脓，其痛宜也。溃脓之后，肿散肌宽，故痛则渐减。若痛还不止，是气血不足，宜大补之。丹溪、河间有虚甚之说。仲淳此言，盖指凡属疮疡言之，不独股疽也。发于腿外侧胯下，名伏兔发，即前所云起于伏兔穴者是也，必寒热大作，疼痛无头，属足阳明胃经病，固为不治之证，然急早治之，或可希冀万一。速用隔蒜灸法，灸而疱起者犹可治，先汗下之宜紫金丹，随用止痛消毒药宜仙方活命饮。发于膝者名疵疽，其状大而肉色不变，寒热而坚，按之如石者，死证也。若肌肉稍温，按之不至如石，急用生商陆根擦之宜犀角汤去升麻，加酒牛膝。发于膝上，或有在臂膊者，名人面疮，状如人面，眼目口鼻皆具，古书云是冤业所生，须清心悔过乃得宜十六味流气饮，久者大苦参丸、肾气丸。昔有人患此疮，以物饷之皆能食，灌以酒，面亦赤，医者历试诸药，皆无苦，至贝母，其疮乃聚眉闭口，因即取贝母末和水灌入口中，数日成痂而愈。发于两膝，壅肿，内外皆痛，寒热间作，腿日瘦削，膝独肿大，如鹤之股膝者，名鹤膝风，多由足三阴经亏损，风邪乘之所致，初起即当用葱熨法，令其内消为要着，否则内热食减，肌肉渐瘦，肢体挛痛。其证有寒热齐作者宜五积交加散加乌药、僵蚕。有倏忽发热者，乃无根虚火也宜十全大补汤。有脐腹疼痛，溺频头晕吐痰者宜八味丸。有血虚甚，而发热大渴，面赤脉大者宜归芪汤。有阴虚形瘦发热者宜肾气丸。有挟湿热者宜苍龟丸、二妙苍柏散。有食少面黄者宜六君子汤。有津液干，中气不足者宜补中益气汤加五味子。有至成脓溃烂者宜独活寄生汤、大防风汤。有脓清而肌肉不生者宜八味丸。皆当随证施治。而总治宜用隔蒜灸法，内服大防风汤，切不可针刺，以致伤生。而其由来，亦有因脚软痛难行，渐成此证者，然其名则曰痢风。亦有因伤寒余毒，不能发散，风寒湿气，结于经络而成此证者，亦即鹤膝风之原委。而其为治则一。虽然，鹤膝风必两膝壅肿，其大概也。若一膝引痛，上下不甚肿而微红，则名膝游风，而不谓之鹤膝风矣宜防风通圣散加木瓜、牛膝，或换骨丹。若但膝之两旁肿痛，憎寒壮热，昼夜偏剧，肿处手不可近，则名膝眼毒，而不谓之鹤膝风矣宜胜金丹、紫金丹、仙方活命饮加牛膝。若膝盖上肿痛，亦发寒热，则名膝痈，而不谓之鹤膝风矣宜胜金丹、紫金丹、仙方活命饮加牛膝。固知膝膑肿痛之病，有非一端，所当辨析以治之者也。发于足小肚上半，三四寸许大，红肿坚硬如石，痛甚者，名黄鳅痈，由肝脾二经湿热或积怒所致宜五香汤，流气饮加牛膝、木瓜、防己、黄柏，壮实者下之宜万病解毒丹。又有足小肚下半生疽，寒热烦躁，名腓腨疽，属肾水不足，积热所致宜仙方活命饮加淮牛膝、木瓜、黄柏，或八珍汤加牛膝，壮实者下之宜一粒金丹，虚极老弱者补之宜金匮肾气丸。又有似疽非疽，似疮非疮，生于胫上，名曰兔啮，其状如赤豆，根至骨，不急治则杀人宜仙方活命饮加牛膝。又有足胫之间生疮，状如牛眼，或紫或黑，脓水淋漓，止处即烂，名湿毒流注，缘风雨雾露寒湿邪气，侵入腠理所致也宜防风通圣散加牛膝、木瓜、防己，或当归拈痛汤加牛膝。发于臁骨正面及内外两臁者，名臁疮，而以臁骨正面者为重，以其骨上肉少皮薄，难治也。由本有湿热下注，瘀血凝滞，又适为搔伤，或磕扑破损而成，又日逐步履，多所伤动，又午后气多下坠，愈觉肿痛，是以累年不愈，致成顽疮。女人患此，或经水往来，或裙风相扇，更难调治，故其名曰裙风裤口疮。总之，臁疮之治当分正面、内、外三处。其在正面，漫肿作痛，或不肿不痛者，三阴虚也，甚则寒热交作宜八物汤、十全大补汤。又有脾虚挟表邪者宜补中益气汤加桔梗、白芷。又有脾虚湿热，流脓口干，食少者宜补中益气汤加茯苓、白芍，甚则晡热宜前方加熟地、炒黑黄柏。或挟怒气宜前方加山栀、川芎。或更有郁宜归脾汤加山栀、柴胡。皆当酌治。又有患处黑黯，肢体恶寒，饮食少思者，肝肾虚败也宜八味丸效，甚则内热口干宜肾气丸，或肾脏虚风宜四生散、黄芪丸，或日久不愈宜大苦参丸，皆宜酌治，若妄投攻伐之剂，亦能杀人。其在外臁，有因风湿者宜洗以葱汤，贴龙骨膏。有因风热者宜马齿膏。有因湿热者宜窑土膏。有因血气凝滞者宜小驻车丸，加乳香少许掺之。皆当酌治。其在内臁，初起时宜以盐汤洗贴蜡矾纸。势甚重者宜桐油膏。或痒甚者宜蕲艾膏。或久不愈者宜先以炉灰膏点去瘀肉，后贴黄蜡膏。皆当酌治。总之，臁疮有虫必去虫宜取虫方。臁疮有恶血，必去恶血宜针法。臁疮极臭烂，必去臭治烂宜粉麝散。而总治臁疮，必使其去腐生肌，数日可愈宜沈氏二蜡膏。至于禁忌，第一房欲，第二辛热毒物，第三多行履，守此禁忌自愈，不然，虽药何益矣。发于内胫，或臁上，其疮如癣，初起两足时热，脚跟作痛，失治则延及胫股及遍身者，名肾脏风疮，已详前阴疮条内，互参可也。

发于足者，名足发。其原有二：一由三阴经精血亏损，其色微赤，虽肿而脓清宜八味丸。一由三阳经湿热下注，其色赤肿痛而溃脓，急用隔蒜灸，内服药，以先解壅毒宜仙方活命饮，然后再补气血宜补中益气汤、六味丸。若色黯黑，不肿不痛，不溃脓，烦热作渴，小便淋沥者，乃为阴败，末传恶证也。着肉用桑枝灸，以行壅滞，更服八味丸、十全大补汤，以壮脾胃，滋化源，多有得生者。若专攻其证，重伤元气，立毙之道也。发于足旁者，名疠疽，其状不大，初从足小指生起，急宜治之宜东垣柴胡鼠粘子汤，牛膝汤下。若觉有异者，不可消宜托里消毒散加牛膝，不治，必死。发于足趺者，名阳疽宜仙方活命饮加牛膝，十日可刺，二十日不消者死。赤白脓血不多，疮上痒，及赤黑者亦死。发于足指，溃则指自脱者，名脱疽，俗名脱骨疽。或云惟足大指名脱疽，余指则名敦疽，此因手大指生疡名脱疽，故在足亦云然也，存参。但此疽究为难治之证，赤黑者必死，救之之法，惟见赤黑，即急去其指，与手大指疽同法，内服仙方活命饮加牛膝。如未赤黑，可治也。如初起焮肿宜万病解毒丹，必先外解其毒，或未成而肿痛，急用隔蒜灸，内服药宜仙方活命饮、人参败毒散加牛膝、大黄、白芷、金银花，不可令见黑色，则愈。其轻者只如蛇伤瘴气治之可也宜五神散。发于脚膝，始而肿，继乃溃烂成疮者，名脚气疮，由肾虚为风湿所搏，攻于腿下足上，或由气血壅滞，湿毒在肤腠，不得宣通所致。若风毒不散，其疮渐出黄水，肿痛身热，延迟太久，亦能伤生。至本证方治，已详前脚气条，兹不赘。发于足指，四边焮肿，黄水出，浸淫相染，五指俱烂，渐渐引上足趺者，名甲疽疮，又名嵌甲。由足三阴经起于足指，气血沮而不行，结于指甲之间，此经络之所流注，非但肌肉之病也。或又因裁剪指甲所伤，或又因脚长履小，研损肉分，皆令气血阻遏，至于溃烂成疽宜绿矾散、胜金散。但足居下极，足指下而更远，气血易阻，药力一时难到，稍涉虚弱，尤宜大补，方得敛口，尤忌寒凉敷散。又有脚指间湿烂，或指甲角入肉刺损作疮，不可着履者，须用药蚀去恶肉，生长好肉宜枯矾三钱，黄丹五分，研掺，细细割去甲角便差。又有因穿窄履而生肉刺在指间碍痛，不得着履者宜大枣肉打烂敷贴，候烂剔去。凡此皆甲疽之属也。发于足指头，渐肿热痛，爪甲结脓，甚至爪甲俱脱者，名代指，由热气所壅故也，宜乌梅核中仁为末，米醋调成膏，先以芒硝煎汤洗净，浸指于膏内。或以猪脂和蚯蚓粪捣敷，亦效。发于足背，焮赤肿痛者，名足跗发，又名足面疽，俗名脚发背，此处为肝胃二经之会，多因湿热乘虚下注也宜百草膏，仙方活命饮加木瓜、牛膝、肉桂，脓清者不易治宜托里温中汤、十全大补汤。发于足跟者，名足跟疽，又名兔啮，与胫间所生兔啮名同证异。足跟乃足太阳经部分，足跟骨下，又阴阳二跷发源之所，又为肾经所过之地，若患疮毒，则气不能发生，肾气亦由此而泄。若三阴亏损者，久不能敛，必沥尽气血而亡。故凡漫肿寒热，体倦少食，由脾虚下陷也宜补中益气汤。晡热头痛，目不清，由脾虚阴火炽也宜逍遥散佐以六味丸。咳嗽有痰，水亏金耗也宜十全大补汤、八味丸。此皆当滋其化源，勿徒治其外也。妇人足跟足指肿痛，足心发热，皆因胎产或经行，失于调理亏损，足三阴虚热所致。故有肿痛或出脓者宜六味丸为主，佐以八珍汤。有胃虚少食者宜六味丸佐以六君子汤。有寒热内热者宜六味丸佐以消遥散。晡热甚，头目不清者宜六味丸佐以补中益气汤。大凡发热、晡热、内热，皆阴虚假热。丹溪云：火起九泉，阴虚假热也，酒色过度多患之。陈文治亦云：妇人血虚，两足发热晡热，月经过期，足跟作痛，肝脾血虚也。胸痞吐痰，饮食不思，脾胃气虚也。盖胃为五脏之根本，胃气一虚，诸病悉至矣宜补中益气汤加茯苓、半夏，必服药使胃气渐复，然后补之宜补中益气汤佐以六味丸。大约此证，八珍汤是最要之药。发于足掌心者，名涌泉疽，与足发、足趺发证治大略相似。足心热者，由于阴虚宜四物汤加知、柏。饮食不思者，由于脾亏宜补中益气汤。肾虚脾亏，最为此证要治，若专治疮者，往往致死。然而此证又有难治易治之分：如两足心发彻骨者，难治；如脚心皮微破，穴不深，脓不多者，易治。汤药通用仙方活命饮，托里消毒散加牛膝、槟榔、杜仲，补中益气汤，肾气丸。至于溃后，则用大防风汤，十全大补汤，八味丸。盖此固非轻证也。虽然足之为病，正有不可忽者。如人走长路，被石块垫肿脚底，不能行步，痛不可忍，名脚垫毒，将旧草鞋浸尿桶内半日，烧红新砖，放草鞋在上脚踏之，令火逼尿气入里，即消。若不早治，必烂入脚，亦能杀人。盖此证古方书罕载，惟《疡科选粹》有此方，故录之。至寻常走路脚肿痛者，亦可用此法治之。如脚跟皴裂者，用桐油一碗，男发一握，熬至发化，收贮，毋令尘入，每用以百沸汤洗令软，敷上即安。如脚指缝搔痒成疮，血出不止者，用多年粪桶箍蔑，烧灰敷之。如脚指缝患沙疮者，以燕窝土略炒，黄柏末、香油调敷，痛者加乳香。如脚裂缝者，以五倍子末同牛骨髓填缝内愈，或以蒸藕研成膏敷之亦愈。手裂亦然。如脚皴裂，至春夏不愈者，用生姜、细糟、白盐、腊猪油研烂，擦入皴内，一时虽痛，少顷皮合，再用则安矣。

【腿足疮疡原由证治】 丹溪曰：附骨痈热在血分之极，初起时，先以青皮行气，甘草节消毒，继而养血，诚万全之法也。薛立斋曰：凡毒在下部，药气难达，势重者砭患处，去毒血，仍服当归拈痛汤，虚者大补之。陈文治曰：方书相传治臁疮夹膏等方，或效或不效，盖由气禀与所感不同也，要之，必因其人或属阴虚，或属脾虚，或属阴火，或属肝火，或脾气下陷，湿热滞于下部，必内服汤剂，用升举之法，然后外贴膏药，则经络调和，皮肤自合。立斋又曰：脱疽赤色作痛自溃者，易治。色黑不溃者，不治。盖色赤作痛者，元气虚而湿毒壅盛也，急以隔蒜灸，次活命饮、托里散，次用十全汤、加减八味丸自效。色黯不痛者，肾气败而虚火盛也，亦用隔蒜灸加用十全汤、加减八味丸，则毒气不至上侵，元气不至亏损，庶可保生。其有因修手足口咬者，惟避汤火风毒，服药自愈。华佗曰：治嵌甲，用硼砂、乳香各一钱，腻粉五分，橄榄核三枚烧存性，黄丹一钱，真麻油调，先用盐汤洗净拭干敷之，二次效。丹溪曰：嵌甲即甲疽，又名陷甲，割甲成疮，久不瘥，用黄柏、乌头尖等分为末，洗净敷贴。缪仲淳曰：足跟疽，由脏腑积热所致，忌毒药敷贴，宜隔蒜灸之，服活命饮加牛膝、肉桂。又曰：脚跟疮久不愈，毒气攻注，用白术为细末，先以盐浆水温洗，干掺上，二日一换，即能负重涉险。又曰：腿肚上疮，初生如粟，以后渐大，爬搔不已，相沿成片，黄水流出，痒不可忍，久成痼疾，难愈，先用贯众煎汤洗，后用百药煎为末津调，逐渐涂敷。又曰：脚胫生疮，名曰袴口，或因磕损而成，其疮外狭内宽，皮薄，极痒又痛，黄水长流，延蔓而生，甚则十余年不愈，且易染人，须忌酒色，用韭菜地干蚯蚓粪为末，入轻粉、清油，或取白狗血调敷自效。

附录：一切痈疽兼证方论

【发烦渴】 刘涓子曰：热毒方盛，或发大渴，此乃毒气攻心，令舌干烦渴，但补心气即止。薛立斋曰：疮疡作渴，焮肿发热，二便调和者，热在上焦也竹叶石膏汤。肿痛发热，大便秘涩者，内脏热也四顺清凉饮。焮肿痛甚者，热毒蕴结也仙方活命饮。漫肿微痛者，气血虚壅也补中益气汤。胃火消烁，而津液短少者竹叶黄芪汤。肾水干涸作渴，口苦干燥者，加减八味丸。疽愈后发渴，最恶候，惟加减八味丸最妙，盖痈疽多因虚而得，疽安发渴，宜服此丸，未渴先服，永不发渴。《回春》曰：痈疽发渴，乃气血两虚也黄芪六一汤。

【寒热】《得效》曰：痈疽未愈之间，先呕痰而寒热，汗出而止，或连日，或间日加味不换金正气散。薛立斋曰：痈疽证，口苦，寒热往来，肝火血虚也托里消毒散去白芷、连翘、金银花，加柴胡、熟地。因怒而寒热，肝火气虚也前方加柴胡、黄芩，不应，八珍汤加山栀、枣仁、龙胆草。体倦寒热，肝脾气虚也前方去金、翘、芷，加参、芪、归、术，不应，补中益气汤。内热晡热而寒热，阴血虚也前方去三味加芎、归、丹皮、柴胡，不应，八珍汤加丹皮效。畏寒者，胃气虚也前方去三味加参、苓、术、升麻，不应，补中益气汤。胁痛痞满而寒热，肝气滞也前方去三味加青皮、木香，不应，属气血两虚，加参、归、术。

【作痛】《入门》曰：痈疽不可不痛，亦不可大痛。未溃时痛，为热毒，甚或便秘内疏黄连汤。脓胀痛者，针之。已溃脓出而反痛，虚也宜归芪汤。《精义》曰：痈疽寒热虚实，皆能为痛。若热毒痛，以寒凉折其热。若寒邪痛，以温热熨其寒。虚痛补之。热痛泻之。《纲目》曰：秽气触而痛，和解之乳香、芍药之类。风冷逼而痛，温散之防风、桂枝之类。《回春》曰：脓血既泄，肿痛尤甚人参黄芪汤。薛立斋云：疮疡之作，由六淫七情，其痛因气血凝滞，如热毒在内，便秘作痛，导之内疏黄连汤。热毒炽甚，焮肿作痛，解之黄连解毒散，不应，用仙方活命饮。瘀血凝滞作痛，和之乳香定痛散。作脓而痛，排之托里消毒散。脓胀而痛，针之。脓溃而痛，补之人参黄芪汤去苍术、神曲。气虚而痛，益之四君子汤加归、芪。血虚而痛，养之四物汤加参、芪。肾虚而痛，滋之六味丸。

【呕逆】丹溪曰：未溃时呕，当作毒气上攻治之乳粉托里散。溃后，当作阴虚补之。老年人溃后呕，不能食，虚也参苓白术膏。河间谓疮疡呕者，湿气侵于胃也多用白术。《回春》曰：食不能下，服药而呕六君子汤加木香、砂仁。薛立斋曰：作呕，难泥毒气上攻，而概用败毒等药。如热甚焮痛而呕，邪气实也，解之仙方活命饮。作脓焮痛而呕，胃气虚也，补之托里消毒散。脓热胀痛而呕，气血虚也，泄之先用托里散、替针丸泄之。焮痛便秘而呕，热蕴于内也，导之内疏黄连汤。又有因寒热伤胃而呕者托里健中汤。有胃寒少食而呕者托里益中汤。有中气虚寒而呕者托里温中汤。有肝木乘脾而呕者托里抑青汤。有胃脘痰停而呕者托里清中汤。有因脾虚而呕者托里益黄汤。有郁结伤脾而呕者托里越鞠汤。当各究其原而施治之。丹溪虽有肿疡作毒气上攻，溃疡作气虚之说，亦大概言之耳。大约热毒内攻者少，胃气虚寒而呕者多。

【烦躁】 缪仲淳曰：面目赤色，烦热作渴，脉大而虚，血脱发躁也托里消毒散去连、芷、银花，加归、芪，佐以当归补血汤。身热恶衣，欲投凉水，脉沉微，气脱发躁也前方去三味，加附、桂，或用附子理中汤。

【头痛眩晕】 薛立斋曰：初肿时头痛发热，邪在表也托里消毒散加川芎、羌活。头痛恶寒，表虚也前方去银花、连翘，加参、芪。倦怠眩晕，中气虚也前方去三味，加升、柴，或补中益气汤加蔓荆子。日晡头痛，血虚也前方去三味，加熟地，佐以六味丸。梦泄遗精，头晕痛，或痰喘气促，肾虚不能纳气也前方去三味并川芎，佐以六味丸，不应，大虚寒也，用八味丸。

【喘急】 陈文治曰：痈疽喘急，恍惚嗜卧，肺脉洪数无力，此心火刑肺金也，当理气化痰清肺人参平肺散。若兼发热作渴，脉洪数有力，此为火克金之恶候加金解毒散。面赤者不治。

【痰多】 陈文治曰：胸膈多痰，脾气虚也托里消毒散去三味，加桔梗、半夏，不应，六君子汤加枳、桔。晡热多痰，脾血虚也前方去三味，加归、地、参、芪。咳嗽吐痰，肾亏津液泛上也前方去三味，加山萸、山药、熟地，佐以六味丸。

【胸痞】 薛立斋曰：胸痞有由气滞者托里消毒散加桔梗、山栀，或补中益气汤加枳、桔。若倦怠胸痞，气虚也前方去三味，加参、术、茯苓，不应，八珍汤加柴胡。

【自汗盗汗】 薛立斋曰：体痛不寐而汗，脾血虚也托里消毒散去三味，加茯苓、远志、枣仁、龙眼。寐而汗出，肾气虚也前方去三味，加参、芪、归、术、五味子。

【目斜上视】《疡科选粹》曰：痈疽目斜视上，黑睛紧小，白睛青赤，乃肝挟火邪，故肝脉弦紧洪数，必祛肝经之火邪泻青丸。甚至有泻利者前方去大黄，加荆芥，或用黄连泻心汤一二帖。

【四肢沉重】《疡科选粹》曰：此乃七恶中之五恶也胃苓汤。若服此汤，脾气醒，湿气除，必须大补参苓白术散。

【大便秘结】 东垣曰：疮疡热毒深固，呕哕心逆，发热而烦，脉沉而实，肿硬木闷，大便秘结，此毒在脏腑，宜疏通之，故曰疏通其内，以绝其源内疏黄连汤，甚则用五利大黄汤。又曰：疮疡及诸面赤，虽有伏火，不得妄攻其里。若阳气怫郁，邪气在经，宜表发以去之，故曰火郁则发之白芷升麻汤。缪仲淳曰：凡痞胀，大便不通，乃直肠干涸，导之猪胆汁法。或肠胃气虚，血涸不通，培养之十全大补汤。若溃疡见此证，因气血亏损，肠胃干涸，法当大补为主，若不审虚实，一于疏利，必致大误。

【泻利】《直指》曰：痈疽泄泻，宜乳粉托里散，再以木香、茯苓煎汤调下，加味不换金正气散佐之。《回春》曰：腹痛泄泻，咳逆昏愦，急用托里温中汤。薛立斋曰：脾气虚寒，肠鸣泄泻，腹冷，托里消毒散去三味，加炮姜、木香。手足逆冷，虚寒日甚，本方去三味，加附子，煎送四神丸。《疡科选粹》曰：疮疡大便泄泻，或因寒凉克伐，脾气亏损；或因脾气虚弱，食不克化；或因脾虚下陷，不能升举；或因命门火衰，不能生土；或因肾经虚弱，不能禁止；或因脾肾虚寒，不能司职。主治之法，若寒凉伤脾六君子汤加木香、砂仁，送二神丸。脾虚下陷补中益气汤送二神丸。命门火衰八味丸料送四神丸。肾虚不禁姜附汤加吴萸、五味子。脾肾虚寒参附汤送四神丸。凡肠鸣泄泻，多属脾气虚寒，法宜温补，治如前法，多有可生。

【小便淋閟频数】 缪仲淳曰：疮疡小便淋閟频数，或茎中涩痛者，肾经亏损之恶证也，宜补阴加减八味丸。足胫逆冷者，宜补阳八味丸。若小便频而黄，宜滋肾四物汤加参、术、麦冬、五味子。若小便短少，宜补脾肺补中益气汤加山药、麦冬、五味子。若热结膀胱而不利，宜清热五淋散。若脾气燥而不能化，宜滋阴黄芩清肺饮。若膀胱阴虚，阳无以生六味丸。若膀胱阳虚，阴无以化滋肾丸。肾虚之患，多传此证，非滋化源不救，若用知柏，反泻其阳，以速其危。若老人阴痿思欲，精内败，茎中涩痛不利者加减八味丸加牛膝、车前，不应，更加附子。薛立斋曰：茎中痛，小便不利，内败也托里消毒散去三味，加山萸、山药、泽泻。愈便愈痛前方去三味，煎送六味丸。食少体倦，口干饮热，小便黄短，脾肺虚热也前方去三味，加山萸、五味，佐以六味丸。劳役便黄，元气陷也前方去三味，加升、柴。午后小便黄短，肾虚热也前方去三味，加升、柴，煎送六味丸。

【出血】《疡科选粹》曰：疮疡出血，因五脏之气亏损，虚火动而妄行也犀角地黄汤为主。气血俱虚十全大补汤。阴火动六味丸。气虚补中益气汤。又曰：疮疡出血，烦躁，脉洪大无力当归补血汤，或八珍汤加黄芪、山栀，尤妙。又曰：血脱补气，此阳生阴长之理四君子汤加芎、归、熟地。若用凉血降火沉阴之剂，则脾土复伤，不但血不归原，而命亦不保矣。薛立斋曰：脓多带赤，血虚也托里消毒散去三味，加归、地、参、术，不应，八珍汤加丹皮。忿怒后晡热血出，肝火血虚也前方去三味，加丹皮、山栀、熟地，不应，八珍汤。面青胁胀而出血，肝气虚而不能藏血也前方去三味，加山药、山萸、五味子，兼用六味丸。食少体倦出血，脾气虚而不能摄血也前方去三味，加参、术、归、地，不能寐加茯神、枣仁、远志、龙眼，或兼用归脾汤。

【阳气脱陷】 薛立斋曰：疮疡阳气脱陷，或因克伐太过，或因脓血大泄，或吐泻之后，或因误入房室。若发热头痛，小便淋涩，或滑数便血，目赤烦喘，气短自汗，头晕倦怠，恶寒，汗出如水，此为无根虚火之假热证。若畏寒头痛，喘咳呕逆，耳聩目蒙，小便难，肠鸣泻利，里急腹痛，玉茎缩，冷汗牙疼，此为阳气脱陷之真寒证，勿论其脉，勿论其疮，急宜参、附补之。

以上十七条，本遍身一切痈疽之兼证，不独腿足疮疡为然也，今附录于后者，亦欲人易于观览耳。

治腿股膝膑踝足病方三十五

越婢加术汤　〔风胜〕　麻黄　石膏　生姜　甘草　白术　大枣

牛膝丸　〔因寒〕　牛膝二两　川椒五钱　附子一钱　虎胫骨六钱

蜜丸，酒服。

清暑益气汤　〔因暑〕　人参　黄芪　白术　苍术　麦冬　茯神　升麻　葛根　黄柏　青皮　归身　五味子

除湿汤　〔因湿〕　半夏　苍术　厚朴　藿香　陈皮　甘草　白术　茯苓　木瓜　槟榔　白芷　姜　枣

羌活导气汤　〔导气〕　羌活　独活　防己　枳实　大黄　当归

开结导饮丸　〔开结〕　陈皮　白术　茯苓　半夏　泽泻　麦芽　枳实　神曲　干姜　青皮

四物汤　〔冲心〕　川芎　当归　白芍　地黄

金匮肾气丸　〔虚热〕　熟地　山药　山萸　丹皮　茯苓　泽泻　附子　肉桂　牛膝　车前子

五加皮丸　〔肿湿〕　五加皮四两，酒浸　远志四两，酒浸

晒研，酒糊丸，空心，酒下四五十丸。

沈氏脚气汤　〔疮烂〕　萆薢五钱　茯苓　桑枝各三钱　苍术　苡仁　牛膝各二钱　秦艽　泽泻各钱半

此余自制方也，用之无不效，重者不过三四服愈。

胡芦巴丸〔寒湿〕 葫芦巴酒浸一宿，焙 破故纸各四两

共研，以木瓜切顶去瓤，安药在内令满，顶签合，蒸烂捣丸，每七十丸，空心，酒下。

巴黄丸〔酒毒〕 巴戟五钱 糯米炒米微转色去米 大黄一两，炒

蜜丸，水服，仍须禁酒。

杉木节汤〔入腹〕 杉木节一升 橘叶切，一升，无叶则以皮代之 槟榔七枚

童便三升，煮一升半，分二服，若一服得快，即停后服。此方兼治霍乱，上气闷绝者。

生虎骨丸〔麻疼〕 生虎骨四两 金毛狗脊八两 五加皮 仙灵脾 牛膝 白茄根 油松节各二两 独活一两

归须汤〔右痛〕 生杜仲一两 归须 穿山甲各二钱 干地龙 小茴各一钱 北细辛三分

沈氏苎根汤〔腿痛〕 炒杜仲三钱 炒当归 酒川断 核桃肉 酒杞子 白苎根各二钱 炒桑枝四钱

二煎加秦艽、桃仁、红花各二钱。将药渣用绢袋乘热包，在不舒展处运之，四五服愈。此余自制方也，用之无不效。

神秘左经汤〔三阳〕 麻黄 肉桂 枳壳 黄芩 柴胡 半夏 羌活 赤苓 防风 厚朴 小草 白姜 防己 麦冬 葛根 细辛 甘草各五分 大枣

此方专治风寒暑湿流注足三阳经，脚膝拘挛肿痛。

加味败毒散〔又〕 人参败毒散一两，加大黄、苍术各一钱，姜三片，薄荷七叶。或人参败毒散加羌活、独活、柴胡、前胡、枳壳、桔梗、川芎、赤苓、人参、甘草各一钱。

此方专治三阳经脚气流注，脚踝焮热、赤肿，寒热自汗。

槟苏散〔又〕 苍术二钱 香附 苏叶 陈皮 木瓜 槟榔 羌活 牛膝各一钱 甘草三分 姜三片 葱白二茎

此方专治风湿脚气，肿痛拘挛，用此疏通气道。

羌活导滞汤 〔三阴〕 酒煨大黄二钱四分 羌活 独活各二钱二分 防己 归尾各七分 枳实五分

微利即止。

此方专治脚气初发，一身皆痛，或肢节肿痛，便尿阻隔，先以此导之，后用当归拈痛汤除之。

当归拈痛汤 〔又〕 羌活 茵陈 酒黄芩 炙草各一钱 知母 泽泻 赤苓 白术 猪苓 防己各六分 人参 苦参 升麻 葛根 当归 苍术各四分

水二盏，浸药时许，煎半，空心，临卧各一服。

搜风丸 〔又〕 黑牵牛子生取，头末，二两 大黄 枳实 槟榔各五钱

糊丸，米饮下。

枳实大黄汤 〔又〕 酒大黄三钱 羌活钱半 当归一钱 枳实五分

空心服。

开结导引丸 〔又〕 陈皮 白术 泽泻 茯苓 神曲 麦芽 半夏各一两 枳实 青皮 干姜各五钱 巴霜钱半

蒸饼糊丸。

此方能治脚气挟食积流注，心下痞闷。

独活寄生汤 〔肝肾虚〕 独活 白芍 当归 桑寄生各七分 熟地 川芎 人参 茯苓 牛膝 杜仲 秦艽 细辛 防风 肉桂各五分 甘草三分 姜三片

此方能治肝肾虚弱，筋挛骨痛，脚膝偏枯，缓弱冷痹。

羌活续断汤 〔又〕 羌活 防风 细辛 白芷 杜仲 酒牛膝 秦艽 川断 熟地 人参 白芍 当归 赤苓 肉桂 川芎各五分 姜三片

前方桑寄生无真者，则用此方。

捉虎丹 〔寒湿盛〕 五灵脂 白胶香 草乌黑豆同煮，去豆

木鳖子　地龙各两半　乳香　没药　当归各七钱半　麝香　京墨煅，各三钱五分

糯米糊丸，芡子大，空心，酒下一丸，赶到脚面，赤肿下散，赶至脚心，中出黑汗，乃除根。又名一粒金丹。

此方专治脚气走注，疼痛不可忍。

卷柏散〔久病〕卷柏东向者，先用盐水煮半日，再用淡水煮半日，焙干　黑牵牛子头末　甘遂　槟榔

上各为末，不得相杂，每服各称一钱，惟槟榔末二钱，五更初，浓煎葱白汤调下，至辰巳时，取下恶物如鱼冻，虚人减半，随吃淡物，更服汤药，如清热除湿汤调理之。

此方主远年脚气不愈者，惟服此特效。

清热泻湿汤〔又〕盐酒炒黄柏　苍术各一钱　紫苏叶　赤芍　木瓜　泽泻　木通　防己　槟榔　枳壳　香附　羌活　甘草各七分

痛加木香。肿加大腹皮。热加黄连、大黄。

加味苍柏散〔热甚〕苍术一钱　白术八分　知母　黄柏　黄芩各六分　当归　白芍　生地各四分　木瓜　槟榔　羌活　独活　木通　汉防己　牛膝各三分　甘草一分　姜三片

胜湿饼子〔肿甚〕黑丑二两，取头末，五钱　白丑二两，取头末，五钱　甘遂五钱

荞麦面两半，水调，和药作饼子，如钱大，饭上蒸熟，每空心茶嚼一饼，以利为度。

此治远年脚气，足胫肿如瓜瓠。

桑白皮散〔又〕赤苓二钱　木香　防己　槟榔各钱二分　桑皮　郁李仁各一钱　苏叶　木通　大腹子　青皮各七分　姜三片

木萸汤〔入腹〕木瓜　槟榔各二钱半　吴萸钱半

三将军元〔又〕吴萸　木瓜　大黄等分

糊丸，枳壳汤下。

此治脚气冲心，大便不通。

乌药平气汤〔又〕 乌药一钱 茯神 人参 白术 五味子 川芎 木瓜 当归 白芷 苏叶各七分 甘草三分 姜五片 枣二枚

此方专治脚气上攻，昏迷喘促。

治腿股膝膑踝足疮疡方六十七

仙方活命饮〔阴疽〕 穿山甲 白芷 防风 赤芍 皂角刺 甘草 归尾 贝母 花粉各一钱 金银花 陈皮各三钱 乳香 没药各一钱

另研末，水、酒各半煎，送下二末。

青草苍柏汤〔附骨疽〕 苍术 黄柏各三钱 青皮钱半 甘草五分

加姜汁少许，虚人加牛膝一钱。夏加黄芩八分。冬加桂枝五分。痛甚无汗加麻黄二分。此能治环跳穴痛不已。

内消升麻汤〔又〕 大黄 升麻 枳实 黄芩 当归 白芍各一钱 炙草八分

稍热服。

漏芦饮子〔又〕 漏芦 白蔹 黄芩 麻黄 枳实 升麻 白芍 甘草 朴硝各五分 大黄一钱

五香连翘汤〔又〕 沉香 木香 丁香 藿香 麝香用少许 连翘 射干 独活 升麻 炙草 大黄 桑寄生各五分

一方有黄芪、木通。水煎，取利为效。

此方兼治诸疮，初觉一二日，厥逆，咽喉塞，发寒热。如不用五香，名七味连翘汤。

内托羌活汤〔又〕 羌活 黄柏各一钱 防风 藁本 连翘 炙草 苍术 陈皮各八分 肉桂五分

内托芪柴汤〔又〕 黄芪二钱 柴胡一钱 羌活五分 连翘钱半 归尾七分半 肉桂三分 生地 黄柏各二分 土瓜根酒洗，

钱二分

水二盏，酒一盏，煎热服。二服即效，验过。

此方能治足太阴厥阴经分疮，生腿内近膝股，或痈或附骨疽，初起肿痛势大。

内托酒煎汤〔又〕 黄芪 归尾各二钱 柴胡一钱半 连翘 肉桂 牛蒡子 白芷各一钱 升麻七分 黄柏 甘草各五分

水、酒各半煎。

此方能治足少阴经分痈，生腿外侧，或因寒湿，得附骨疽，或微侵足阳明经分，坚硬肿痛，不能行。

黄连消毒散〔又〕 酒黄连 酒生地 酒归身 羌活 连翘 黄芪 黄芩 黄柏 独活 酒防己 防风 藁本 苏木 陈皮 桔梗各一钱 酒知母四分 甘草梢 人参各五分

水煎，入酒少许服。

此方兼治脑疽、背疽，焮肿疼痛，或麻木。

槟苏散〔又〕 苏梗 香附各二钱 甘草 陈皮 槟榔 木瓜各一钱 姜 葱

三生散〔又〕 露蜂房 蛇退 头发洗净，等分

各烧灰存性，研细，酒下三钱。

神应膏〔又〕 当归两一钱 赤芍 大黄各两半 白芷 官桂各一两 元参两三钱 川断两二钱 莪术九钱 生地两二钱

真香油二斤浸药，春五、夏三、秋七、冬十日，熬黑去渣，夏用黄丹二十两，冬十五两，渐下，不住搅，滴水沉为度。

此药本治漏疮，塞孔内，并作贴子护。

柴胡鼠粘子汤〔又〕 连翘 肉桂各一钱 黄柏 炙草各五分 归梢 黄芪各二钱 柴胡 鼠粘子各钱半

酒煎，空心服，服后即饭，不使热药犯上焦也。

平肌散〔又〕 密陀僧煅赤色 花蕊石煅赤色 白龙骨各一两 黄丹炒 乳香另研 黄连各二钱半 轻粉一钱，研极细

干掺。

此方兼治诸疮久不敛。

沉香汤〔石疽〕 沉香 木香 防风各七钱半 羚羊角 麦冬 当归 枳壳 升麻 元参 赤芍 地骨皮 生甘草各一两，炒 大黄二两

每末四钱，水煎服。

黄连散〔石痈〕 黄连 大黄 牙硝 白蔹 黄柏各一两 血竭 青盐各五钱 赤小豆半合 杏仁去皮、尖，四十九粒

蜜水调涂，干即易之。

越婢汤〔贼风〕

内补黄芪汤〔股疽〕 黄芪二钱，盐水炒 熟地 人参 茯苓 炙草各五分 白芍 川芎 官桂 远志 当归各八分 麦冬五分 姜三片 枣三枚

十全大补汤〔又〕 人参 茯苓 白术 炙草 川芎 当归 白芍 熟地 黄芪 肉桂 姜 枣

紫金丹〔又〕

犀角汤〔疵疽〕 犀角 木香各七钱半 山栀仁 连翘 射干 当归 赤芍 升麻 元参 枳壳 生甘草各一两 大黄二两

每末三钱，水煎服。

此兼治痈疽，肿硬如石，久不作脓。

十六味流气饮〔人面疮〕 人参 黄芪 当归各一钱 川芎 肉桂 厚朴 白芷 甘草 防风 槟榔 乌药 白芍 枳壳 木香各五分 桔梗三分 紫苏钱半

水煎，食后服。若因怒，加青皮一钱。

大苦参丸〔又〕 苦参二两 防风 荆芥 白芷 生川乌 赤芍 首乌 川芎 独活 蔓荆子 山栀 皂角 赤苓 山药 羌活 黄芪 白蒺藜 白附子各五钱 炮草乌钱半

面糊丸，空心，酒、茶任下。

金匮肾气丸〔又〕 熟地 山药 山萸 丹皮 茯苓 泽泻 附子 肉桂 牛膝 车前子

五积交加散 〔鹤膝风〕 白芷 当归 茯苓 半夏 川桂枝 川芎 白芍 甘草 枳壳 麻黄 陈皮 桔梗 厚朴 干姜 苍术 人参 羌活 独活 柴胡 前胡

此即五积散合人参败毒散也。

此方兼治寒湿，身体重痛，腰脚酸疼。

八味丸 〔又〕 熟地 山药 山萸 丹皮 茯苓 泽泻 附子 肉桂

归芪汤 〔又〕 当归一钱 黄芪五钱

苍龟丸 〔又〕 苍术 白芍 龟版各二两半 黄柏五钱

粥丸，每五十丸，四物汤加陈皮、甘草煎汤下。

此方兼治痢后脚弱渐小。

二妙苍柏散 〔又〕 苍术盐炒 黄柏酒炒，各五钱

水煎服。二物皆有雄壮之气。如气实，加酒少许。气虚加补气药。血虚加补血药。痛加姜汁。或为末、为丸皆可。

此方兼治一切风寒湿热脚气，骨间作热，或腰膝疼痹肿痛，令人痿躄，用之神效。

六君子汤 〔又〕 人参 茯苓 白术 炙草 半夏 陈皮

补中益气汤 〔又〕

独活寄生汤 〔又〕 独活 桑寄生 白芍 当归各七分 熟地 川芎 人参 茯苓 牛膝 杜仲 秦艽 细辛 防风 肉桂各五分 甘草三分 姜三片

大防风汤 〔又〕 熟地 防风 杜仲姜汁炒 当归 黄芪 白芍各一钱 附子 川芎各七分半 羌活 人参 酒牛膝 炙草各五分 白术钱半 姜 枣

空心服。此方芎、归、芍、地以补血，参、芪、术、草以补气，羌、防以散风湿、利关节，杜仲、牛膝以补腰膝，附子以行参、芪之气而走周身脉络，乃治气血两虚，挟风湿而成痿痹之圣药，岂但治鹤膝而已，但不可以之治有余耳。

防风通圣散 〔膝游风〕 赤芍 芒硝 川芎 滑石煅 大

黄　桔梗　荆芥　石膏　麻黄各四分半　山栀　白术　连翘　当归　薄荷　甘草　黄芩　防风各八分

表里实，二便秘，方可用。

胜金丹〔膝眼毒〕白砒制　麝香各五分　真蟾酥一钱　雄黄　辰砂　乳香　没药　血竭各钱半　全蝎炮　天龙去头、足，炙　穿山甲炙，各三钱　僵蚕炒，五钱

每末三钱，砂糖调葱头、酒送下，取汗。

五香汤〔黄鳅痈〕青木香　藿香　沉香　丁香　熏陆香各一两

流气饮〔又〕人参　肉桂　桔梗　当归　黄芪　甘草　厚朴　紫苏　白芍　乌药　枳壳　防风　槟榔　川芎　白芷　木香　生姜

痛加乳香、没药，气滞加香附，胃虚加陈皮，流注加羌活、独活，此乃行气散血之剂，不宜多服，以致气血虚耗，反不能成脓也。此又名疮科流气饮。

此方主恚怒气结，成核肿硬，及风寒湿热搏结经络，或血气不和，结成肿块，漫肿木闷者，神效。

当归拈痛汤〔湿毒〕

一粒金丹〔腓腨疽〕沉香　木香　乳香各五分　巴霜钱半

枣肉丸，服法详在前。

八物汤〔臁疮〕

归脾汤〔又〕

黄芪丸〔又〕黄芪　乌药　地龙　茴香　川楝肉　川椒　防风　赤小豆　白蒺藜　海桐皮　威灵仙　陈皮等分

酒糊丸，空心，酒下三十丸。

此方专治肾脏虚风，攻注手足头面，麻痹痛痒，或生疮疥，臁疮焮肿。

四生散〔又〕生白附子　生黄芪　生独活　生蒺藜各五分

共为末，以不落水猪腰子批开入药末，湿纸包煨熟，空心，

连腰子细嚼，盐酒下。

此方兼治风癣疥癞，血风等疮。

龙骨膏〔又〕 龙骨 密陀僧 乳香 没药各二钱 海螵蛸钱半 肥皂子烧，存性，五个

香油调，用棉纸作夹膏，以针刺眼，缚贴疮上，间日一翻，两面贴之。

马齿膏〔又〕 马齿苋煎汁一锅，去渣，入黄蜡五两，漫火熬膏，涂疮上。

窑土膏〔又〕 多年窑灶土或只用灶心土 黄丹 轻粉 黄柏 乳香 没药 赤石脂等分

清油调成膏，用伞纸夹住，茶清洗过贴之，以绢缚，虽痒不可动，直待成痂方揭，未愈再贴。

小驻车丸〔又〕 黄连六钱 阿胶三钱 当归二钱 干姜一钱

醋糊丸。

蜡矾纸〔又〕 麻油二两，川椒四十九粒，铜杓内煎黑，入一寸长槐枝四十九段，煎黑，入黄蜡一两，轻粉研二钱，枯矾研一钱，候化，将棉纸照疮大剪十二块，四角用纸钉住，投油内渗透为度，勿使纸黄，先以槐枝、葱、椒煎汤洗，将纸贴上，外用油纸包裹，红绢紧扎一周时，揭起，去近内纸一层，十二日揭尽疮愈。

桐油膏〔又〕 桐油 百草霜 发灰 黄丹 乳香 鹿角灰各三钱

共为细末，熬膏涂油纸上贴之，血虚痛甚者尤宜。如年久紫黑者，先用炉灰膏去瘀肉。

蕲艾膏〔又〕 蕲艾 川椒各五钱 黄丹三钱，水飞 水粉一两 轻粉一钱

熟麻油调膏，隔纸贴。

炉灰膏〔又〕 响糖炉内灰一升半，风化石灰一升炒红，

盛箕内，用滚汤三碗，徐徐淋汁，漫火熬如稀糊，先下巴霜，次下蟾酥各二钱，白丁香研末五分，炒石灰一钱，搅匀，再熬如面糊，磁器盛，勿泄气，每用以簪头挑少许，口呵气令化，以针拨开患处贴之。

此方治一切无名肿毒恶疮，及外痔瘰疬，兼除瘤点痣，有脓去脓，无脓即散，惟好肉及眼上忌用。如点瘰疬，去蟾酥加轻粉一钱，痛者加乳香、没药各一钱，瘤痣只用灰膏，不必用药。

黄蜡膏 〔又〕 香油一两，入胎发梅大一团熬化，入白胶香、黄蜡各一两化，再入龙骨、赤石脂、血竭三末各一两，搅匀，候冷，磁器收，每用捏作薄片贴疮上，外以绢缚，三日后翻贴外面，又以活血药煎汤洗。

取虫方 〔又〕 生鳝鱼数条，以清油涂腹下，置疮上盘屈，以帛系定，少顷痒不可忍，然后取视，腹下有小窍，皆虫也。未尽再敷，死人胫骨烧灰油调敷。

针法 〔又〕 臁疮色紫黑，先以三棱针去恶血，冷水洗净，乃贴膏药，忌日光、火气、阳气。如黑肿未尽，可再出血，以紫黑血尽为度。

粉麝散 〔又〕 生龟壳一个，醋一碗涂炙，醋尽为度，火煅放冷为末，入轻粉、麝香各一钱，和匀，先以葱汤洗，后涂上。

沈氏二蜡膏 〔又〕 真菜油四两，入连须葱白三个，川椒十四粒，熬至二物色枯，去渣，再入白蜡、黄蜡、白矾各二钱，熔化离火，俟沸稍定，入东丹三钱，急急搅匀，倒在碗内，放阴土地上一日夜去火毒，然后将生矾五六分，滚水泡一碗，将疮洗净拭干，将药涂上如钱厚，以油纸贴，外以粗草纸略揉软盖上，绢帛缚之，每日一洗一涂，缚扎如法，数日即愈矣。但疮虽愈，四边必多水泡，痒极切不可爬搔，若搔碎，即又成疮矣，故虽愈仍将药照旧洗涂，并水泡亦涂在内，如是三四日，全愈不痒矣。

此余自制方也，屡试屡验，并治下部湿毒疮。

托里消毒散 〔疠疽〕 人参 盐水炒黄芪 酒当归 炒白芍 炒白术 川芎 茯苓各一钱 白芷 金银花 连翘各七分 炙草五分

万病解毒丹 〔又〕 五倍子捶碎，洗净，焙干，三两 山慈菇去皮，净末，二两 千金子去壳，油净霜 大戟去芦，焙干，为末，各一两 麝香三钱，另研

糯米浓饮丸，分为四十锭。此药能应诸病，各有神效。若疮疽，用东流水磨涂并可服，须端午日合。一名玉枢丹。一名紫金锭。一名万病解毒丸。一名神仙万病解毒丸。一方有全蝎、朱砂、雄黄各一两，名神仙追毒丸。

人参败毒散 〔脱疽〕 人参 羌活 独活 柴胡 前胡 桔梗 枳壳 茯苓 川芎 甘草各一钱

五神散 〔又〕 金线钓葫芦 紫河车各二钱 千金子霜 雄黄各一钱 麝香少许

醋调涂之。

此方兼治一切蛇蝎伤，瘴毒气。毒盛者以刀割去死肉，以末掺之。

绿矾散 〔甲疽〕 绿矾煅过，五钱 芦荟钱半 麝香一字

共研末，照指作绢袋，盛药套指上，以线扎住，久而自愈。制绿矾法，用绿矾三两，铁盘内炭火封煅，火炽矾熔，流出液汁如熔金者，汁尽去火，俟冷，取其赤似黄丹者用之。或以此矾为主，入乳香三分之一为末，盐汤洗净，拭干敷之，治伤甲肌，浸淫肿痛，流出黄水，渐引上脚，四边肿烂如火烧疮。内服胜金散。

胜金散 〔又〕 牡蛎厚头生研为末，每二钱，酒研靛花下，日三服。已溃者以绿矾散敷之。

百草膏 〔足跗发〕 羊粪三十粒，瓦上炙烟尽，覆地存性，

研筛，先用椒汤洗净，麻油调敷。痒加轻粉少许。痛加麝香少许。以山茶叶裹之，绢缚。

托里温中汤〔又〕 附子 羌活各四钱 炒干姜二钱 炙甘草二钱 丁香 益智仁 沉香 木香 茴香 陈皮各一钱 姜

此方专治疮疡脓溃，元气虚寒，或过服克伐，以致胃气脱陷，肠鸣腹痛，大便溏泻，神思昏愦，此寒变内陷，缓则不治。

逍遥散〔足跟疽〕 柴胡 白芍 白术 茯苓 当归身 麦冬各一钱 甘草 薄荷各五分 姜

六味丸〔又〕 熟地 山药 山萸 丹皮 茯苓 泽泻

加减八味丸〔脱疽〕 熟地八两 茯苓 丹皮 泽泻各三两 肉桂 五味子各一两 山药 山萸各四两

蜜丸，一方五味二两，山萸、山药、丹皮各一两，茯苓、泽泻、肉桂各五钱，生地二两，酒蒸捣膏。

附录：一切痈疽兼证方

竹叶石膏汤〔烦渴〕 淡竹叶 石膏 桔梗 木通 炙甘草 薄荷各一两

水煎。

四顺清凉饮〔又〕 大黄 当归 赤芍 炙草各钱二分 薄荷十叶

仙方活命饮〔又〕 穿山甲 白芷 防风 甘草 赤芍 花粉 归尾 贝母 角刺各一钱 陈皮 金银花各三分 乳香 没药各一钱，另研

水、酒煎送二末。

补中益气汤〔又〕 人参 黄芪 归身 白术 陈皮 甘草 升麻 柴胡

竹叶黄芪汤〔又〕 生地 黄芪各二钱 竹叶 当归 川芎 甘草 白芍 黄芩 人参 花粉各一钱 熟石膏钱半 麦冬二钱 姜三片

此方治痈疽大渴发热，小便如淋。

加减八味丸〔又〕 熟地 茯苓 丹皮 泽泻 肉桂 五味子 山药 山萸

分量见前。

黄芪六一汤〔又〕 黄芪盐水炙，六两 甘草一两，半生半熟

每末一两，水煎，加人参尤妙，或白汤下二钱。

加味不换金正气散〔寒热〕 苍术 橘红 半夏曲 藿香叶 厚朴各钱二分半 炙草一钱 茯苓 川芎各七分半 木香五分 姜五 枣二

托里消毒散〔又〕 人参 黄芪 当归 白芍 白术 川芎 茯苓各一钱 白芷 金银花各七分 炙草 连翘各五分

内疏黄连汤〔作痛〕 黄连 黄芩 山栀 白芍 薄荷 当归 槟榔 桔梗 甘草 木香各一钱 连翘 大黄各钱半

水煎，量人虚实而用。

人参黄芪汤〔又〕 人参 麦冬 苍术 当归 神曲 白术 甘草 陈皮 五味各一钱 蜜黄芪二钱 黄柏 升麻各四分 姜 枣

此方专治脓血大泄，臭败作痛。薛云：此证乃七恶中之二，宜治以此方。亦有溃后虚而发热或作痛者，尤妙。若痛止而大便不实，去黄柏、麦冬。

黄连解毒散〔又〕 黄连 黄芩 黄柏 山栀

归芪汤〔又〕 黄芪 当归 瓜蒌 甘草 角刺 金银花各一钱

水煎好，去渣，入乳香加酒再煎服，或加贝母、花粉、穿山甲尤妙。

四君子汤〔又〕 人参 茯苓 白术 甘草

四物汤〔又〕 川芎 当归 白芍 熟地

六味丸〔又〕 熟地 山药 山萸 丹皮 茯苓 泽泻

乳香定痛散〔又〕 乳香 没药各五钱 寒水石 滑石各一

两　冰片一钱

共为末，擦患处立止。加南星、半夏，能止痛，加蓖麻仁尤佳。

乳粉托里散〔呕逆〕　绿豆粉四钱　乳香一钱

共为末，每二钱，甘草汤调，时时呷下。一名护心散，一名内托散，一名内托香粉散。一方，治痈疽疔疮恶疮，须服以预防毒气攻心。迷闷呕吐，喉舌生疮，用绿豆粉四两，乳香一两，朱砂三钱，每末二钱，甘草汤调下，名乳香护心散。

参苓白术膏〔又〕　人参　茯苓　白术　山药　炙甘草各一两　苡仁　莲肉　桔梗　砂仁　白扁豆各五钱

六君子汤〔又〕　人参　茯苓　白术　炙草　半夏　陈皮

托里健中汤〔又〕　半夏　炮姜各一钱　炙草五分　黄芪钱半　人参　白术　茯苓各二钱　肉桂三分

托里益中汤〔又〕　人参　白术　茯苓　陈皮　半夏　炮姜　木香　炙草　姜　枣

托里温中汤〔又〕　附子　羌活各四钱　炒干姜三钱　炙草二钱　丁香　益智仁　木香　沉香　茴香　陈皮各一钱　姜　枣

托里抑青汤〔又〕　人参　白术　茯苓　半夏各一钱　柴胡　白芍　甘草各五分　陈皮八分　姜　枣

托里清中汤〔又〕　人参　白术　茯苓　陈皮各一钱　半夏八分　桔梗七分　甘草五分　姜　枣

托里益黄汤〔又〕　人参　白术　茯苓　陈皮　半夏各一钱　炮姜　丁香　炙草各五分　姜　枣

托里越鞠汤〔又〕　人参　白术各二钱　半夏　陈皮各一钱　山栀　川芎　香附　苍术各七分　炙甘草五分　姜　枣

当归补血汤〔烦躁〕　黄芪一两　酒当归三钱

八味丸〔头痛晕眩〕　熟地　山药　山萸　丹皮　茯苓　泽泻　附子　肉桂

人参平肺散〔喘急〕　桑皮　知母各七分　杏仁　紫苏　地

骨皮　橘红　半夏　茯苓　青皮　人参各一钱　五味子二十一粒　甘草五分　姜三片

如金解毒散　〔又〕

泻青丸　〔目斜〕　川芎　当归　山栀　羌活　防风　大黄　龙胆草等分

蜜丸，芡子大，竹叶汤下一二丸，日进三四服，如泻者，去大黄加荆芥。

黄连泻心汤　〔又〕

胃苓汤　〔四肢〕　厚朴　陈皮　白术　甘草各一钱　茯苓钱七分　白芍　泽泻　木香各一钱　官桂五分　竹叶二十片　苍术二钱　姜三片　枣三枚

参苓白术散　〔又〕　人参　茯苓　白术　莲肉　砂仁　苡仁　山药各二两　桔梗　甘草　扁豆炒，各一两

每末二钱，石菖蒲汤下。

五利大黄汤　〔大便秘〕　大黄　黄芩　升麻各钱二分　芒硝　山栀各一钱

水煎，稍热服。

白芷升麻汤　〔又〕　白芷七分　升麻　桔梗各五分　甘草生　黄芩生　归梢　生地各一钱　肉桂　红花各分半　酒黄芩　连翘各二钱

水、酒各半煎。

十全大补汤　〔又〕

二神丸　〔泻利〕　破故纸四两　肉豆蔻二两　红枣四十枚　生姜四两

煮丸，食前白汤下。

此方主五更泄泻，大便不实，不应，乃命门火衰，急佐以八味丸，补火生土。

四神丸　〔又〕　破故纸四两　肉豆蔻　五味子各二两　吴茱萸二两　红枣百枚　生姜八两

煮丸，食前白汤下。

此方主脾气虚弱，大便不实，饮食不健，小腹痛。

姜附汤〔又〕 人参 附子各五钱 炮姜 白术各二钱半

此方专主疮家真阳亏损，或误行汗下，或脓血出多，失于补托，以致上气喘急，自汗盗汗，气短头晕等证。

参附汤〔又〕 人参 附子各五钱 姜五片

水煎服。

五淋散〔淋沥〕 甘草 当归各钱半 山栀 赤芍各二钱 赤苓二钱半

煎加灯心。

此方专主膀胱有热，水道不通，或小便如豆汁，或如砂石，或如冻膏，或溲热便血。

黄芩清肺饮〔又〕

滋肾丸〔又〕 酒知母 酒黄柏各一两 肉桂二钱

水丸。

此方主肾阴虚，发热作渴，便赤，足热腿软。凡不渴而小便秘者，热在下焦血分，最宜此药。

犀角地黄汤〔出血〕 犀角 生地 赤芍 丹皮各钱半 升麻 黄芩炒，各一钱

如怒伤，加柴胡、山栀。如脾虚不能摄血，用归脾汤。如肝脾火动而妄行，用加味逍遥散。如血虚有火，用四物汤加炮姜。如肾经有火，用六味丸。

归脾汤〔又〕

加味逍遥散〔又〕 白芍 白术各钱二分 知母 当归 地骨皮各一钱 茯苓 麦冬 生地各八分 山栀 黄柏各五分 桔梗 生甘草各三分

水煎服。

杂病源流犀烛 卷三十

跌扑闪挫源流

跌扑闪挫，卒然身受，由外及内，气血俱伤病也。何言之？凡人忽跌忽闪挫，皆属无心，故其时本不知有跌与闪挫之将至也，而忽然跌，忽然闪挫，必气为之震，震则激，激则壅，壅则气之周流一身者，忽因所壅而凝聚一处，是气失其所以为气矣。气运乎血，血本随气以周流，气凝则血亦凝矣，气凝在何处，则血亦凝在何处矣。夫至气滞血瘀，则作肿作痛，诸变百出。虽受跌受闪挫者，为一身之皮肉筋骨，而气既滞，血既瘀，其损伤之患，必由外侵内，而经络脏腑并与俱伤，其为病，有不可胜言，无从逆料者矣。至于打扑，有受人谴责者，有与人斗殴者，虽不尽无心，然当谴责斗殴之时，其气必壅，其血必凝，固与跌闪挫无异也。其由外侵内，而经络脏腑之俱伤，亦与跌闪挫无异也。故跌扑闪挫，方书谓之伤科，俗谓之内伤，其言内而不言外者，明乎伤在外而病必及内。其治之之法，亦必于经络脏腑间求之，而为之行气，为之行血，不得徒从外涂抹之已也。古来伤科书甚多，莫善于薛立斋分证主治诸法，及陈文治按处施治之法，今特即二家书，采其语之切要者着为篇，而伤科之治，无遗法矣。

陈氏曰：凡治颠扑迷闷急宜酒化苏合丸灌醒，颠扑损伤急宜酒苏木调服苏合丸，大法固以血之或瘀或失，分虚实而为补泻，亦当看伤之轻重。轻者，顿挫气血，凝滞作痛，此当导气行血而已。若重者，伤筋折骨，必须接续，但欲接续，非数月不为功。倘使气血内停，沮塞真气不得行者，必死，急泻其血宜鸡鸣散、下瘀血方，通其气宜和气饮、乌药顺气散，庶可施治。大凡损伤，寒凉药一毫俱不可用，盖血见寒则凝也，若饮冷，致血入心即死。惟看有外伤者，当内外兼治，若外无所伤，但内有死血，惟用苏木等治血之药，可下者下之，鸡鸣散是也。亦有血迷心窍，而致昏沉不知人事者宜花蕊石散童便调服。有神魄散失，一时不知人事者，惟在临期斟酌。大抵跌扑之病，全要补气行血，若自然铜之类，虽有接骨之功，而燥散之害，甚于刀剑，丹溪备言之矣，故初伤只用苏木活血，黄连降火，白术、当归和中补血，加童便制炒为要。又有损伤瘀血攻心，不能言语者宜消上瘀血汤、消下破血药，次以复元活血汤调理之。又有损伤出血太多，头目晕眩者，先用当归、川芎煎服，次加白芍、熟地、续断、防风、荆芥、羌活、独活、南星，加童便服，切不可用酒煎，酒煎则气逆上，恐头目益眩也。如出血少，内有瘀血，以生料四物汤一半，和独圣散一半煎服。皮血未破者，煎成少加酒服。又有堕伤内有瘀血，腹胀满不痛，或胸胁痛者，宜用破血药、清心药，及通利之剂。其痛不止者宜独圣散，用乳香、没药，极散血止痛，故此二味，损伤药中，断不可缺。又酒煎苏木和童便服，乃伤科单方，大妙。止痛兼补，宜当归补血汤。若皮肉不破损，瘀血停滞者，先用独圣散，次服破血药，随宜加减。以上言伤科大概要法也。若陈氏逐处施治，其法又有可条析者。如脑骨伤破，用轻手撙捺平正。不破，以膏药贴之宜退肿膏。若骨不损，而但皮破肉伤者，护之先掺封口药，外以散血膏贴。血流不止者，止之宜掺止血散，慎勿见风，致成破伤风，便又费手。虽然，脑骨伤损，在硬处犹易治，在太阳穴，则不可治，须依上用药。若欲洗之，须用熟油和药水洗，或温茶洗。诸处法亦略同。如面伤青黑，宜用敷药宜一紫散，或贴膏药宜紫金膏。伤重者，亦宜贴膏宜补肉药。既治外，然后随宜服药以治内。至于脑两角及眉棱耳鼻等处，与治面数法略同。如跌磕损伤牙齿，或落或碎，皆宜外内兼治外宜掺补肌散及掞封口药，内服破血药，用水煎，不可用酒。或伤齿而未动宜掺芙蓉膏末，或已动宜蒺藜根烧存性，擦之即固，俱不同治。如胸脯骨为拳捶所伤，外肿内痛外宜贴定痛膏，内宜服破血药，利去瘀血。如胁肋伤重，血不通，用绿豆汁、生姜汁和服，使壮力人在后挤住，自吐出血，再服药宜破血药。如跌扑胁痛，血归肝也宜破血消痛汤、乳香神应散，亦利去恶血。总之，颠扑压坠，专怕恶心，必有恶血在内，先要清心宜清心药，打血宜破血药，通利大小肠，次第服之，每服加童便一杯入药，立效。其颠扑伤重者，先服清心药，次可服清小便药，再次服去血药，令血从疮口出。或结在内，则打入大肠而泄出。或恶血未积者，打入四肢。或归脏腑，或归上膈，从口中出。或归中膈，入大肠出。用此急救，随服止痛药宜二十五味药，方中加减用。盖以伤重与伤轻者不同治，伤轻止须通气活血便愈，伤重则非急速治之，且重药治之勿效也伤重者，急宜以姜汤、灯心汤调二十五味药服，立效。其发热体实宜疏风败毒散，恶寒体弱者宜五积交加散，始固不同治，后之调理略同服败毒、五积后，俱宜用黄白红黑四末子，用补损丹调治。如老人跌堕，不可转侧，其治与壮盛人有异宜先用苏木、参、芪、芎、归、陈皮、甘草煎服，后即以此汤调四末子，或补损丹、活血丹。如小儿跌扑疼痛，止须顺气宜萝卜子煎服，又与老人有异。以上言跌扑损伤之在皮肉气血间者，未及于筋骨也。若在筋骨，陈氏施治之法，又有可条析者。如脑骨破碎，已详在前。如胸骨筋断，必须接之宜先用破血药，后贴定痛膏、接骨丹。若但皮破，止贴补肉膏。如伤腹肠出，急以麻油润疮口，轻手纳入，以吹药少许吹鼻宜通关散，令喷嚏，其肠自入，用桑白皮线，将腹皮缝合，以封口药涂伤处，外用药敷贴宜鸡子清调补肌散，或散血膏尤妙。线上用花蕊石散敷之。总之，腹内被伤，皆当急利大小肠，不可使其秘结，以致重患。如手足骨折断，缚之，中间要带紧，两头略放松，庶乎气血流利。若如截竹断，却要两头紧，中间宽，使气血来聚。断处俱用药敷贴夹缚宜定痛膏、接骨丹。如手指跌扑损伤，及刀斧打碎，用鸡子黄油润之，次掞封口药，外贴膏药宜散血膏，绢片缚定。若咬伤，则另治宜泽兰散敷之。若有寒热，又另治宜敷退热散，寒热已，即去之。如脚有六出臼，四折骨，凡脚板上交胻处，或挫出臼，须用一人拽正，自摸其骨，或突出在内，或出在外，须用手力整归窠。若只拽，不用手整，便成痼疾。整后用药敷贴宜定痛膏、接骨丹。四折骨用正副夹缚，六出臼只以布包，不可夹。手臂出臼，与足骨同。如脚大腿出臼，此处身上骨是臼，腿根是杵，或前出，或后出，须用一人手把住患人身，一人拽脚，用手尽力搦令归窠。或是挫开，可用软绵绳从脚缚，倒吊起，用手整骨节，从上坠下，自然归窠，再用膏药敷贴夹缚。凡出臼，急与挼入臼中，若血浸臼中，即难治。总之，腰腿脚骨等伤，甚难整，当临时相度，随其伤处，用法整顿归元，先用麻药与服宜麻药方，令不知痛，然后用手，药加杜仲。又以手足筋脉最多，时时要曲直，不可定放，又时时看顾，恐再致出窠也。如手脚骨被压碎者，以麻药与服，或用刀刮开尖骨，用剪刀剪去骨锋，或粉碎者去之，免脓血之祸，后用大片桑皮以补肉膏、定痛膏糊在桑皮上，夹贴骨肉上，莫令不正，致有差错，三日一洗，勿令臭秽，徐用药治。如皮里有碎骨，只用定痛膏、接骨膏敷贴夹缚，如十分伤，自然烂开肉，其碎骨自出，然后掺补肌散，外以补肉膏敷贴。如骨断皮破者，不可用酒煎药。或损在内而破皮者，可加童便在破血药内和服。若骨断皮不破，可全用酒煎药。若只伤而骨不折、肉不破，宜用药治宜消肿膏、定痛散。如损伤平处，骨断碎，皮不破者，用接骨、定痛等膏敷贴夹缚，若手足曲直伸缩处，只用包裹，令时时转动。指骨碎者，只用苎麻夹缚，腿上用苎绳夹缚，冬用热缚，夏冷缚，余月温缚，束缚处须药水以时泡洗，夏二、冬四、春秋三日，洗去旧药须仔细，勿惊动损处。洗讫，仍用前膏敷缚。其束缚之法，用杉木浸软去粗皮，皮上用蕉叶或薄纸摊药，移至伤处，杉木为夹，再用竹片去黄用青为副夹，疏排周匝，以小绳三度缚，缚时相度高下远近，使损处气血相续，有紧有宽，说见前条。二三日一次换药，一月之后方另以膏贴之宜补益膏，仍用正夹夹住，令损处坚固。如敷贴后，疼痛不止，可量加乳香、没药、白芷、南星、枫香、肉桂、独活等味令温暖，痛即止。刀斧伤，去肉桂、南星、独活。如伤重者，麻而不痛，须拔伸捺正，或用刀开皮，二三日方知痛，且先匀气。如折骨出臼，不可用下瘀血之药及通利药，宜疏风顺气，匀血定痛，补损而已。如换药，切不可生换，用手巾打湿溻润，逐片取脱，随手荡洗换上，又不可停留一时，须预先摊贴，随手换上。如服损药，不可食冷物。若服草药，所生之骨必大。又损药必热，能生气血以接骨，忌用火炙。损药用酒忌灰酒。然重伤便用酒，反承其气，作腹胀胸满，必须稍定方用酒，或酒水煎。如敷贴等草药，必新采鲜的为效，平时采取末之，听用可也。如跌伤出血，痛不可忍，乃风寒所着，宜用葱杵入盐少许炒热罨之，痛即止，冷则再温之。又法，凡伤痛，取大葱新折者入灰火煨，擘葱内腻汁，罨伤处，续续多罨，只要热者，三四易即痛止，捣烂仍封损处，即跌杀等伤，气未绝者，取葱白炒大热，遍敷伤处，顷再易，其痛自止。以上皆陈氏逐处损伤施治之法也，医者各随其处所伤，又即所兼证，参以薛氏分证主治之法，于伤科亦奚难哉？

按薛氏法：如伤家胁肋胀痛，若大便通和，喘咳吐痰者，肝火侮肺金也宜小柴胡汤加青皮、山栀。若兼胸腹痛，大便不通，喘咳吐血者，瘀血停滞也宜当归导滞散。若肝火之证，本脉必大，两胁热胀，但多饮童便，再服药宜小柴胡汤加黄连、山栀、归尾、红花。又肝脉浮而无力，以手按其腹反不胀者，此血虚而肝胀也宜四物汤加参、苓、青皮、甘草。若肝脉洪而有力，胸胁胀痛，按之亦痛，此怒气伤肝也宜小柴胡汤加芎、归、青皮、白芍、桔梗、枳壳。总之，此证不论受害轻重，去血曾否，但被扭按甚重，恚怒努力，伤其气血，血瘀归肝，多致此证，甚则胸胁胀满，气逆不通，或致血溢口鼻而危矣。如伤家腹痛，若大便不通，按之甚痛，瘀血在内也，必下之宜加味承气汤。既下而痛不止，瘀血未尽也宜加味四物汤。若腹痛，按之却不痛，气血伤也，必补而和之宜四物汤加参、芪、白术。倘下之而胁胸反痛，肝血伤也，当议补宜四君子汤加芎、归。或既下而发热，阴血伤也宜四物汤加参、术。既下而恶寒，阳气虚也宜十全大补汤。既下而恶寒发热，气血俱伤也宜八珍汤。既下而作呕，胃气伤也宜六君子汤加当归。既下而泄泻，脾肾伤也宜六君子汤加肉果、破故纸。既下而手足冷，昏愦汗出，阳气虚寒也宜急用参附汤。若手足冷，指甲青，脾肾虚寒甚也宜急用大剂参附汤。甚至口噤手撒，遗尿痰壅，唇青体冷，虚极之坏证也宜急投大剂参附汤。曾有一人跌坠，腹停瘀血，用红花、大黄等不下，反胸膈胀痛喘促，薛氏用肉桂、木香末各二钱，热酒调服而下黑血，再服而愈，此因寒药凝滞而不行，故以辛温散之也。如伤家小腹引阴茎作痛，或兼小便如淋，肝经有郁火也宜小柴胡汤加大黄、黄连、山栀，再用养血药，不可误认为寒，投以热剂，至使二便不通，诸窍出血。如伤家肌肉间作痛，荣卫之气滞也宜复元通气散。或筋骨作痛，肝肾之气伤也宜六味丸。或内伤下血作痛，脾胃之气虚也宜补中益气汤。或但外伤出血作痛，脾肺之气虚也宜八珍汤。大凡下血不止，皆脾胃气脱，吐泻不食，脾胃气败也，须预调脾胃。如伤家瘀血作痛，或兼焮肿，发热作渴，阴血受伤也，必砭去恶血，再服药以清肝火宜四物汤加柴、芩、山栀、丹皮、骨碎补。或瘀血肿痛不消，以萝卜汁调山栀末敷之，其破处则以膏贴宜当归膏，更服活血之药。凡患处肿黑重坠者，即系瘀血，法当重砭去恶血，看证用药，总以大补气血为主。如伤家血虚作痛，或兼热渴，烦闷头晕，阴血内热也宜八珍汤加丹皮、麦冬、五味、肉桂、骨碎补，兼服地黄丸。如伤家青肿不消，气虚也宜补中益气汤。或肿黯不消，血滞也宜加味逍遥散。或焮肿胀痛，瘀血作脓也，急当内托宜八珍汤加白芷。或脓反痛，气血虚也宜十全大补汤。或骨骱接而复脱，肝肾虚也宜地黄丸。或肿不消，青不退，气血俱虚也，急先用葱熨法，内服药宜八珍汤。倘单用行血破血，脾胃愈虚，卫气愈滞。若敷贴凉药，则瘀血益凝，内腐益深，难以收拾矣。如伤家腐肉不溃，或恶寒而不溃宜补中益气汤。或发热而不溃宜八珍汤。或服克伐药而不溃宜六君子汤加当归。或内火蒸炙，外皮坚黑而不溃宜内服八珍汤，外涂当归膏。凡死肉不溃，新肉不生，皆失于预先补脾胃耳。如伤家新肉不生，或患处夭白，脾气虚也宜六君子汤加芎、归。或患处绯赤，阴血虚也宜四物汤加参、术。或恶寒发热，气血虚也宜十全大补汤。或脓汁稀白，脾肺气虚也宜东垣圣愈汤。或寒热交作，肝火动也宜加味逍遥散。日晡发热，肝血虚也宜八珍汤加丹皮。或食少体倦，胃气虚也宜六君子汤。脓汁臭秽，阴虚而有邪火也宜六味丸。或四肢困倦，精神短少，元气内伤也宜补中益气汤，夏月调中益气汤，作泻清暑益气汤。如伤家出血，或血出患处，或血出诸窍，皆肝火炽盛，血热错行也，急清热养血宜加味逍遥散。或中气虚弱，血无所附而妄行宜加味四君子汤、补中益气汤。或元气内脱而不能摄血，急当回阳宜独参汤加炮姜，不应，加附子。或内有蕴血而呕吐宜四物汤加柴、芩。皆出血之重证也。总之，凡伤损劳碌，怒气，肚腹胀闷，误服大黄等药，致伤阳络，则有吐血、衄血、便血、尿血等证。伤阴络，则为血积、血块、肌肉青黯等证。此皆脏腑亏损，经隧失职也，急补脾肺，亦有得生者。如伤家瘀血，流注腰膂两足至黑，急饮童便酒，砭出旧血，先清肝火宜小柴胡汤去半夏，加山栀、黄芩、骨碎补，次壮脾胃宜八珍汤加茯苓。如伤家昏愦，其伤重者，以独参汤灌之，虽有瘀血，切不可用花蕊石散内化之，恐因泻而亡阴也。元气虚者，尤当切戒。凡瘀血在内，大小便不通，用大黄、朴硝不下者，用木香、肉桂末二三钱，热酒下，血下乃生，假其热以行寒也。如伤家眩晕，或因失血过多宜十全大补汤。或元气不足，不能摄气归源，宜参、苓、芪、草、芎、归、熟地、陈皮、山药、山萸、五味、麦冬等味。如伤家烦躁，或由血虚宜当归补血汤，或兼日晡发热宜四物汤加知、柏、柴胡、丹皮、地骨皮。如伤家发热，或出血太多，或溃脓后脉洪大而虚，按之如无，此阴虚发热也宜当归补血汤。脉沉而微，按之软弱，此阴盛发热也宜四君子汤加姜、附。或因亡血宜圣愈汤。或汗出不止宜独参汤。如伤家胸腹痛闷，凡跳跃捶胸，举重闪挫，而胸腹痛闷，喜手摸者，肝火伤脾也宜四君子汤加柴胡、山栀。其怕手摸者，肝经血滞也宜四物汤加柴胡、山栀、红花、桃仁。或胸胁刺痛，发热晡热，肝经血伤也宜加味逍遥散。如此而不思饮食，肝脾气伤也宜四君子汤加柴、栀、川、归、丹皮。若胸腹胀满，不思饮食，脾胃气滞也宜六君子汤加芎、归、柴胡。若胸腹不利，食少不寐，脾气郁结也宜加味归脾汤。若痰气不利，脾肺气滞宜二陈汤加白术、青皮、山栀、芎、归。如伤家作呕，或因痛甚，或因克伐伤胃宜四君子汤加半夏、当归、生姜，或因忿怒伤肝宜小柴胡汤加茯苓、山栀。若因痰火者，急消痰宜二陈汤加山栀、姜黄连。若胃气虚者，急扶胃宜补中益气汤加半夏、生姜。若因出血太多，或溃后者宜六君子汤加当归。若因胃火者，急清胃宜清胃汤加栀、芩、甘草。或因打扑伤损，败血入胃，呕吐黑血如豆汁宜百合汤、百合散。如伤家喘咳，凡出血过多而黑，胸胀膈痛发喘气虚，瘀血乘于肺也宜二味参苏饮。若咳血衄血，气逆血蕴于肺也宜十味参苏饮加芩、连、山栀、苏木。如伤家作渴，或因出血过多宜四物汤加白术，不应，重用参、芪、归、地，或因胃热伤津液宜竹叶黄芪汤，或因胃虚津液不足宜补中益气汤，或因胃火上炽宜竹叶石膏汤。若烦热，小便淋涩，乃肾经虚热也宜地黄丸。如伤家创口痛，或至四五日不减，或至一二日方痛，欲作脓也宜托里散。若兼头痛，时作时止，气虚也，再兼眩，则属痰，当生肝血，补脾气。以上皆薛氏之法，所当详审而熟究，合之陈氏条以为伤科玉律者也。倘不此之求，而或恃单方，或信草药，以为伤家有伤，只须攻打，初不问其脉其证，而概用克伐，独自诩为和伤妙诀，有不致陷人死地者几何矣，吾故重其科，而独立为篇此篇采取薛立斋、陈文治两家方论。

【脉法】《脉经》曰：从高颠仆，内有瘀血，腹胀满，其脉坚强者生，小弱者死。又曰：破伤有瘀血停积者，其脉坚强实则生，虚细涩则死。若亡血过多者，其脉虚细涩则生，坚强实则死。皆以脉病不相应故也。《医鉴》曰：打扑损，去血过多，脉当虚细，若得急疾大数者死，《入门》曰：凡折伤，外损筋骨者可治。内损脏腑里膜，及破阴子，其脉急疾者，不可治。《得效》曰：如伤脏腑致命处，一观其脉虚促，危矣。

【跌扑闪挫证治】《得效》曰：凡堕压死者，急安好处，以袖掩其口鼻上一食顷，候眼开，先与热小便饮之。若初觉气绝，急擘开口，以热小便灌，利去瘀血。《纲目》曰：卒堕扑压倒打死，心头温者，皆可救，将本人如僧打坐，令一人将其头发控放低，以半夏末或皂角末吹入鼻内，如活却以姜汁、香油灌之。《入门》曰：若取药不及，急挖开口，以热小便多灌。《医鉴》曰：人为刀斧所伤，或堕落险地，或扑身体，损伤筋骨皮肉，皆出血不止，或瘀血停积，若去之不早，则有入腹攻心之患。又曰：治损伤肿痛，瘀血流注紫黑，或伤眼上，青黑不散，大黄为末，生姜汁调敷患处即消，名将军膏。又曰：一人落马，被所佩锁匙伤破阴囊，二丸脱落，悬挂未断，痛苦无任，诸药不效，予教漫漫托上，多取壁钱敷贴伤处，日渐安，其囊如故。又曰：接指方，苏木为末，敷断指间接定，外用蚕茧包缚完固，数日如故。又曰：自行颠仆，穿断舌心，血出不止，取米醋以鸡翎刷所断处，其血即止，仍用蒲黄、杏仁、硼砂少许，为末，蜜调噙化而愈。又曰：治擦落耳鼻，用乱发灰末，乘急以所落耳鼻蘸发灰缀定，以软帛缚定。有人为驴所咬下鼻，一僧用此缀之，神效。丹溪曰：跌扑损伤，须用苏木活血，黄连降火，白术和中，以童便煎服妙。伤在上，宜饮韭汁。又曰：凡损伤专主血论，肝主血，不问何经所伤，恶血必归于肝，流于胁，郁于腹，而作胀痛，实者下之，宜通导散、桃仁承气汤、夺命散，虚者复元活血汤、当归须散调之。又曰：凡出血过多，而又呕血不止者，难治，宜用苏木煎汤调蜂霜散服之。《得效》曰：凡扑跌压伤，或从高堕落，皆惊动四肢五脏，必有恶血在内，专怕恶心，先用通二便药和童便服之，立效，大小肠俱通利，则自无烦闷攻心之患矣。又曰：苏合香元，治打扑堕落挟惊悸，气血错乱，昏迷不省，急取三五丸，温酒童便调灌，即苏。又曰：头上有伤，或打破，或金刃伤，用药糊缚，不可使伤风，慎之。又曰：凡手脚各有六出臼，四折骨，每手有三处出臼，脚亦三处出臼，手掌根出臼，其骨交互相锁，或出臼，则是挫出锁骨之外，须是搦骨于锁骨下归窠，若出外则须搦入内，若出内则须搦入外，方入窠臼，只用手拽，断难入窠，十有八九成痼疾也。又曰：骨节损折，肘臂腰膝出臼蹉跌，须用法整顿归元，先用麻药与服，使不知痛，然后可用手法。又曰：搦骨归窠，须用竹一片，生柳木板片尤佳，夹定一边，一边不用夹，须存屈直处，时时拽屈拽直，不然则愈后屈直不顺。又曰：凡骨碎者，用接骨药火上化开，糊骨上，然后夹定，外用夹骨法，活血散、接骨丹，内服接骨散、自然铜散、接骨紫金丹，淋洗用蔓荆散。《回春》曰：凡斗殴被打，成破伤风，头面肿大发热，以九味羌活汤热服取汗，外用杏仁捣烂入白面少许，新汲水调敷疮上，肿即消。又曰：治跌扑，亦散被殴瘢痕。麻油、清酒各一碗，同煎数沸服之，服了，卧火烧热地上一夜，痛止肿消无痕，有被伤者，仇家阴令术士以此治之，次日验审，了无一毫伤痕。《圣惠方》曰：打扑伤肌肤青肿，茄子种极黄极大者，切片瓦上焙为末，临卧酒调二钱服，一夜消尽无痕。鳌曾治一人，脑髓震动，气海郁塞者，其人因倒坠下楼，跌伤肩臂，服和伤药，损伤已愈，但患头昏眼黑，竟不能俯仰，时有气从脐下而上，便身耸肩息，其气直从喉上出方止，日数十次，诊其脉诸部皆平，但觉右寸指外滑数，二三十至一止，右寸近关半指沉涩，因知其倒坠时，头项先着地，故脑髓为之震动，又和身倒坠，身地相击，必气为之并，因遂凝抑气海中，不得调畅也，因与茯神三钱、白及四钱、便香附二钱、菟丝子三钱、朱砂五分，一块绢包，线挂罐中，不令着底，煎好调真琥珀末五分服，二帖病减半。又前方加磨沉香五分，愈七八分，又前方加沉香，再加归身二钱，二帖全愈。

治跌扑闪挫方九十

苏合香丸 〔急救〕

鸡鸣散 〔下瘀〕 大黄一两 杏仁二十一粒，去皮、尖，另研

上为末，酒煎，鸡鸣时服，至晓下瘀血愈。

此方治从高坠下，木石所压，瘀血凝积，痛不可忍。此用杏仁者，因血入气也，此用药妙处。

下瘀血方 〔又〕 归梢 川芎 乌药 赤芍 苍术 青皮 陈皮 枳壳 苏木 红花 桃仁 肉桂 大黄

水煎服。

活血和气饮 〔通气〕 川芎三钱 青皮二钱 炙草 白芍 滑石各一钱 丹皮五分 桃仁七粒，去皮、尖，研

水煎。

此方治因跌扑，瘀血入内。

和气饮 〔又〕 苍术 葛根 桔梗 当归 茯苓 白芷 枳壳 甘草 陈皮 白芍

乌药顺气散 〔又〕

花蕊石散 〔血迷〕 花蕊石四两 硫黄一两

为末，入瓦罐内，盐泥固济，晒干安方砖上，以炭巳午时煅至一夜，候冷，取出研细，每一大匙，童便、酒煎热服。

此方专治一切金刃斫伤，打扑损伤，牛马咬伤，或至死者，急于伤处掺此药，其血化为黄水，再服药便活，更不疼痛。如脏腑有瘀血内损，烦闷欲死，服此药则化为黄水，或吐或下泄出。

消上瘀血汤 〔攻心〕 羌活　独活　连翘　桔梗　枳壳　赤芍　山栀　当归　黄芩　甘草　川芎　桃仁　红花　苏木　生地　大黄

水煎，和酒、童便服。此方主上膈被伤。

消下破血汤 〔又〕 柴胡　川芎　大黄　赤芍　五灵脂　当归　黄芩　桃仁　枳实　山栀　木通　泽兰　红花　苏木　赤牛膝　生地

水煎，加酒、童便服。此方主下膈被伤。

复元活血汤 〔又〕

独圣散 〔痛不止〕 香附一味，姜汁浸一宿，炒研，每二钱，白汤调服。此因气滞血凝，香附行气通血。

退肿膏 〔脑骨〕 白芙蓉叶　地薄荷　耳草叶　泽兰叶　金桐叶　赤牛膝　大黄另研，等分

捣敷伤处，中留一孔出气。

此方兼治一切破伤肿痛。

封口药 〔皮肉〕 乳香　没药　当归　儿茶　杉木炭各一钱　麝香五厘　冰片一分　虎聍叶即耳草叶一钱如无以葛叶代之各研称合和，次入麝，次入水，匀之，磁器收，一应耳断唇缺，俱可随方施补，用此药掺之，每日药水轻洗去，搽油换药。

散血膏 〔又〕 虎聍叶　泽兰叶

生捣烂，冷敷伤处，先用金毛狗脊毛，薄薄铺患口，次掞封口药，再贴此膏，四围用截血膏敷贴，令血不潮。

截血膏 〔又〕 花粉三两　姜黄　赤芍　白芷各用一两

为末，茶调，敷患口四边。如伤头面，血不止，急以此敷颈上周围。伤手者敷臂，伤足敷腿，伤各处敷疮口周围，能截

住血，使不来潮。如疮口肉硬不消，被风所袭也，可加独活，以热酒调敷。如又不消，则风毒已甚，肌肉结实，加紫金皮和敷，必消。

止血散〔又〕 血竭末一味掺之。一方有白胶香、松香、白芷末。金疮血不止，黄丹、白矾末掺。

一紫散〔面伤〕 紫金皮童便浸七日，晒干 生地等分

捣烂，茶清调敷，余处伤不必便制。又芙蓉叶、生地同捣，名一绿散，同治眼伤胞，青黑紫色肿痛。

紫金膏〔又〕 白芙蓉叶二两 紫荆皮一两

生采，同生地捣敷，或为末，鸡子清和蜜匀，入生地捣敷之。

此膏兼一切伤肿赤焮热。

补肉药〔又〕 香油一两 黄蜡八钱 密陀僧五分 乳香 没药各一钱

熬膏。

补肌散〔伤齿〕 点椒五钱 兽脑骨 红内消 白芷各二钱

为末，掺即安。或已落有血丝未断，掺齿龈间，亦可复牢。

破血药〔又〕 柴胡 黄芩 当归 枳实 五灵脂 赤芍 川芎 生地 桃仁 红花 大黄 朴硝 苏木

水煎，入童便、酒。皮破血流者，不用酒。

此方主治皮肉不破，瘀血积滞内攻，不能言语，谵妄，宜此攻利。若皮破血流，宜作金疮亡血过多治之。

芙蓉膏〔又〕 紫荆皮 南星各一两 芙蓉叶二两 独活 白芷 赤芍各五钱

姜汁、茶清调温贴。紫黑不退，加肉桂五钱。

此方专治跌打损伤，肿痛紫黑。

定痛膏〔胸脯〕 芙蓉叶二两 紫荆皮 独活 天南星 白芷各五钱

上为末，生采马兰菜、墨斗菜各一两，打烂和末匀，葱汁

和酒，炒热罨缚。

此方专治跌扑损筋折骨。

破血消痛汤〔胁痛〕 羌活　防风　官桂各一钱　连翘　苏木　当归各二钱　麝香一字　水蛭三钱，炒令烟尽，另研，为末

作一服，酒两大碗，水一盏，煎一碗，另研香、蛭二味，稍热调服，立止。

此方能治跌伤脊骨胁痛。

定痛乳香神应散〔又〕 乳香　没药　雄黑豆　桑皮　独颗栗子　当归各一钱　水蛭五钱　破故纸炒，二两

为末，每五钱，醋一杯，瓦石器煎，入麝少许。

此方主跌扑损伤，疼痛难忍，并腹中痛。

清心药〔恶心〕 丹皮　当归　川芎　赤芍　生地　连翘　黄芩　黄连　山栀　桃仁　甘草　灯心　薄荷

入童便服。

此方总治跌扑损伤，腹皮破伤，损折重者。

二十五味药〔伤重〕 白芷醋炒　紫荆皮醋炒　破故纸醋炒　草乌醋炒，孕妇不用　刘寄奴　当归　黑牵牛　赤芍　川牛膝　生地　川芎　乳香　没药　木通　自然铜骨不碎不用　木香　藿香　川乌火煨，孕妇不用　骨碎补　木贼草　官桂　羌活　独活以上各一两　炒熟地　杜牛膝各五钱，炒

蜜丸，弹子大，每一丸，酒磨下。金刃所伤，内损重者，以薄荷汤，或木瓜汤、姜汤皆可服。金刃伤挫臼者，去自然铜，惟骨碎骨折者用之，然此方须于临好时用之，早用或生他故。

此方主治跌扑筋断骨碎折，刺痛。

疏风败毒散〔又〕 当归　川芎　白芍　熟地　羌活　独活　桔梗　枳壳　柴胡　茯苓　白芷　甘草　紫苏　陈皮　生地　香附　姜

水煎，入酒服。

此方主治损伤而感风寒者。

五积交加散〔又〕 当归 川芎 白芍 生地 苍术 厚朴 茯苓 陈皮 半夏 桔梗 羌活 独活 前胡 柴胡 干姜 枳壳 肉桂 甘草 生姜

有热去姜、桂。

败毒五积散〔又〕

黄末子〔又〕 炮川乌 醋草乌 降香 枫香 松香 乳香 肉桂 姜黄 没药 细辛各五钱 当归 赤芍 羌活 独活 川芎 骨碎补 蒲黄 白芷 桔梗 苍术 五加皮 牛膝 何首乌各一两

为末酒下，将好时加自然铜一两服，只骨折者便可用之。

此四末子，专治打扑跌伤，刀斧伤，诸般风瘫顽麻，妇人血风，浑身疼痛。

红末子〔又〕 独活 首乌 白芷 南星 骨碎补 当归 羌活 苏木 牛膝 赤芍 川芎 红花各二两 细辛 桔梗 川乌炮 降真香 枫香 乳香 没药 血竭各一两

为末，酒下。加法同上。治亦同上。

黑末子〔又〕 雄鸡毛烧存性 桑柴炭 松节炒，另研末 松心 侧柏叶醋煮，各四两 全当归 牛膝 首乌 黑豆酒煮 南星 骨碎补 熟地 赤芍 羌活 独活 白芷 川芎各二两 细辛 肉桂 川乌炮 草乌 木鳖子 南木香 降真香 五灵脂 百草霜 枫香 乳香 没药各一两

为末，酒下。加法同上。治亦同上。

白末子〔又〕 白芷 白术 白芍 白杨皮 白蔹 白茯苓 南星 桔梗 羌活 独活 何首乌 川芎 当归 苡仁 牛膝 骨碎补 续断 川乌 肉桂 细辛 枫香 乳香 没药各一两

为末，酒下。加法同上。治亦同上。

散血定痛补损丹〔又〕 当归 川芎 赤芍 生地 白芍 牛膝 杜仲 川断 白芷 南星 羌活 独活 防风各两半 骨

碎补　五加皮各两六钱　官桂　乳香　没药各一两　南木香　丁皮　大茴各五钱

为末，酒下。

此方专治诸般伤损肿痛。

活血丹〔又〕青桑炭一斤　当归　牛膝　川芎　赤芍　熟地　黑豆酒煮　首乌　南星制　白芷　松节烧　杜仲　破故纸　羌活　骨碎补　独活　苍术　桔梗　防风　荆芥　川断各四两　草乌醋煮　川乌炮　肉桂　大茴　地龙　白蔹　白及　细辛　降香　檀香　松香　枫香　京墨煅　血竭　乳香　没药　木鳖子　五灵脂各二两　栗间四两

醋煮秫米糊丸，弹子大，晒干，以生漆抹手上，挪漆为衣，阴干，以袋盛挂当风，久而不坏，用时以当归酒磨下。治法同四末子。

接骨丹〔又〕南星　木鳖子各四两　乳香　没药　官桂各一两

生姜一斤，去皮捣汁，米醋少许，白面为糊，摊纸上贴伤处，以帛缠之，用杉木片夹定，缚之。

通关散〔吹鼻〕

泽兰散〔指伤〕芙蓉叶　泽兰叶　地薄荷　白佛桑叶　耳草叶

捣敷伤处，留口通气。

此方兼治一切跌咬所伤。

退热散〔又〕黄芪　柴胡　黄连　黄芩　甘草　赤芍　生地　苍术　当归　地骨皮　升麻

接骨丹〔脱臼〕生南星四两　木鳖子三两　白芷　紫荆皮　芙蓉叶　独活　官桂　松香　枫香各一两　乳香　没药　麦面各五钱

为末，姜汁、酒、醋调匀摊贴，夹缚如法，冬月热缚，夏月冷缚。

此方专治伤折出臼。

整骨麻药〔麻法〕 草乌三钱 当归 白芷各二钱半

每末五分，热酒调下，即麻木不知痛，然后用手整骨。或用草乌散亦可。

草乌散〔又〕 白芷 川芎 木鳖子 乌药 半夏 猪牙皂角 当归 紫荆皮 川乌各二两 草乌 茴香各一两 木香五钱

共为末。诸骨碎折出臼者，每服一钱，酒下，即麻倒，然后开皮剪骨，整顿安平，用夹板束缚，然后医治。或箭入不出，亦用此麻之，庶可钳出箭。若欲麻醒，以盐汤或盐水灌之。

此方治伤骨节不归窠者，用此麻之。

消肿膏〔伤肿〕 芙蓉叶 紫荆皮各五两 白芷 当归 骨碎补 独活 首乌 南星各三两 橙橘叶 赤芍各二两 石菖蒲 肉桂各五钱

为末，姜汁、热酒调涂肿处，须乘热再用葱汁、茶清调和温缚。如动筋折骨，加山樟、毛银藤皮及叶各五两，同前为末，酒调暖敷缚定。

此方并治胸胁跌伤肿痛，或动筋骨。

定痛散〔又〕 当归 川芎 白芍 赤芍 熟地 牛膝 羌活 独活 杜仲 白芷 川断各二两 川乌炮 肉桂 乳香 没药各一两 大茴 丁皮 南木香各五钱

为末，酒服。

此方专治一切损伤肿痛。一名定痛当归散。

补益膏〔损伤〕 人参 茯苓 山药 熟地 当归 地骨皮

洗药水〔又〕 顽荆叶一两 白芷 细辛 蔓荆子 川芎 肉桂 丁皮 防风 羌活各五钱

盐半匙，连须葱五根，浆水五升，煎三升，去渣淋洗，冷即易，要避风处。一名洗药荆叶散。

此方治从高坠下，及一切伤损瘀血凝滞者。

小柴胡汤〔喘咳〕 柴胡 黄芩 人参 半夏 甘草

东垣当归导滞汤〔腹痛〕 大黄 当归伤在上、中、下部用分头、身、尾，酒浸，洗，焙干，各五钱

酒煎。

此方治跌扑损伤，瘀滞不行。

四物汤〔肝胀〕 川芎 当归 白芍 地黄

加味承气汤〔大便秘〕 大黄 朴硝各二钱 厚朴 枳实 当归 红花各一钱 甘草五分

水酒煎，加减药味，量人虚实。

此方专治瘀血在内，胸腹胀痛，大便不通。

加味四物汤〔既下〕

四君子汤〔肝伤〕 人参 茯苓 白术 甘草

十全大补汤〔阳虚〕 人参 茯苓 白术 甘草 熟地 白芍 川芎 当归 黄芪 肉桂 姜 枣

八珍汤〔气血虚〕 人参 茯苓 白术 甘草 川芎 当归 白芍 地黄

六君子汤〔胃伤〕 人参 茯苓 白术 甘草 半夏 陈皮

参附汤〔虚寒〕 人参 附子

复元通气散〔荣卫滞〕 穿山甲酥炙 木香 大茴香 青皮 陈皮 白芷 甘草 漏芦 贝母等分

每末钱半，酒下。

此方治跌扑闪挫，或怒气滞血作痛之良剂。经云：形伤作痛，气伤作肿。又云：先肿后痛者，形伤气也；先痛后肿者，气伤形也。凡人元气素弱，或因伤叫号，血气损伤，或敷寒凉之药，血气凝结者，用温补气血为善。

六味丸〔肝肾伤〕 地黄 山药 山萸 丹皮 茯苓 泽泻

补中益气汤〔脾胃虚〕 人参 黄芪 白术 甘草 当归 陈皮 升麻 柴胡

当归膏〔肿破〕 当归 生地各一两 黄蜡七钱 白蜡五钱 麻油四两

先煎归、地黑，去渣，下二蜡。

加味逍遥散〔血滞〕 白芍 白术 麦冬 茯苓 生地 甘草 桔梗 地骨皮 当归 山栀 黄柏

东垣圣愈汤〔脾肺虚〕 酒熟地 酒生地各钱半 川芎二钱 人参五分 酒拌当归一钱半 盐水炒黄芪一钱

水煎。

调中益气汤〔元伤〕 人参 黄芪 白术 甘草 当归 白芍 升麻 柴胡 陈皮 五味子

清暑益气汤〔又〕 人参 黄芪 白术 甘草 当归 苍术 升麻 陈皮 神曲 泽泻 青皮 麦冬 葛根 五味子

加味四君子汤〔中气虚〕

独参汤〔回阳〕 人参一味

当归补血汤〔阴虚〕 当归 川芎 白芍 熟地 防风 连翘 羌活 独活 杜仲 川断 白芷 乳香 没药 生地

用水煎，取汤煎药，入童便服，不可用酒。补血须用参、芪，此止用四物，乃活血，非补血也，况以羌、独、防、芷之耗散乎，用者审之。

此方专治金刃跌磕所伤，去血太多，服此妙。若皮肉不破，宜作瘀血停积治。

加味归脾汤〔脾郁〕

二陈汤〔痰气〕 茯苓 半夏 甘草 陈皮

清胃汤〔胃火〕 黄连 生地 当归 丹皮 升麻

百合汤〔呕吐〕 百合水浸半日 川芎 当归 白芍 荆芥各二钱

百合散〔又〕 百合 川芎 当归 赤芍 生地 侧柏叶

炒　荆芥　犀角　丹皮　黄芩炒　黄连　山栀　郁金　大黄

水煎，加童便服。大便利者，去大黄。

二味参苏饮〔喘咳〕人参　苏木二两

水煎。

十味参苏饮〔又〕人参　柴苏　茯苓　半夏　陈皮　桔梗　葛根　前胡　枳壳各一钱　炙甘草五分

加姜三片。

竹叶黄芪汤〔胃热〕生地　黄芪各二钱　当归　竹叶　川芎　甘草　白芍　黄芩　人参　花粉各一钱　煅石膏钱半　麦冬二钱半　姜三片

竹叶石膏汤〔胃火〕竹叶　石膏　桔梗　木通　薄荷　甘草　加姜　等分

地黄丸〔肾虚热〕

托里散〔欲脓〕黄芪　人参各二钱　白术　陈皮　当归　熟地　茯苓　白芍各钱半

桃仁承气汤〔下实〕

夺命散〔下实〕水蛭五钱，石灰拌炒焦　黑牵牛头末　大黄各二两

每末二钱下，不效，再一服。

复元活血汤〔补虚〕酒大黄一两　柴胡五钱　穿山甲　当归　花粉各三钱　红花　甘草各二钱　桃仁去皮、尖，五十个，另研，共为末

每一两，水一、酒二煎服，以利为度。利后痛未尽除，再服乳香神应散。

此方专治从高坠下，血流胁下，疼痛难忍。

乳香神应散〔又〕乳香　没药　桑皮　雄黑豆　独颗栗子　破故纸炒　当归各一两　水蛭五钱，炒烟尽

每末五钱，醋一盏，煎六分，入麝少许，温服。此方治跌扑后胁下痛。

当归须散〔又〕 归尾钱半 赤芍 乌药 香附 苏木各一钱 红花八分 桃仁泥七分 官桂六分 甘草五分

水、酒煎服。如腰膝痛，加青皮、木香。胁痛，加柴胡、川芎。

此方专主打扑气凝血结。

蜂霜散〔又〕 蜂壳粉 百草霜等分

每末二钱，糯米饮调服。

活血散〔骨碎〕 绿豆粉铫内炒令紫色，用热酒热醋调成膏，敷贴损处，用纸盖，以杉木一二片缚定，神效。

此方治一切跌打伤折。

接骨丹〔又〕 乳香 没药 当归 川椒 自然铜火煅，醋淬三次 龙骨 川芎 赤芍 骨碎补酒炙 败龟版酥炙 白芷 郁李仁各一钱

黄蜡五钱化，为丸，弹子大，每一丸，热酒一碗化开，向东南搅散，热服。

丹溪接骨散〔又〕 乳香 没药各二钱半 自然铜五钱，醋淬七次 滑石一两 赤石脂 白石脂各一钱

上为细末。以好醋浸没，煮干炒燥，临服入麝少许，挑一小茶匙在舌上，酒下。如骨已接而痛犹不止，去龙骨、石脂，多服尽好。

自然铜散〔又〕 乳香 没药 苏木 降香 川乌 松节 自然铜醋淬七次，各五钱 地龙炒 水蛭炒焦 生龙骨各二钱半 血竭钱半 土狗五个，油浸，焙

每末五钱，酒下，自顶心寻病至下，两手两足，周遍一身，病人自觉骨力习习往来，遇病处则飒飒有声。此治筋骨折伤。

接骨紫金丹〔又〕 土鳖虫去足，焙干，净末 乳香 没药 自然铜醋淬七次 骨碎补 大黄 血竭 硼砂 归梢各一钱

为末，瓷器收，每服七八厘，热酒下，其骨自接。一方加红花一钱。

此方专治跌打损伤骨折，瘀血攻心，发热昏晕，不省人事，此药神效。

附录：跌扑闪挫杂方

脑伤方 跌打伤，脑子偏，不能活，头晕呕吐，立不直者，将伤人头扶起，立直，用细带一条圈头，看偏在左右何边大，即偏何边，将余带约三四尺长，扶直人身，将余带系在柱上，用细棍敲带之中，一时即正而愈。此方是即时急救方。

此系蒙古医法，最妙。

熏拓方 当归 红花 桃仁 川断 杜仲各五钱 羌活 独活 乳香 没药 牛膝下部伤用，上部不用 秦艽各三钱 食盐二两 牛骨髓三两 奶酥油二两半 麝香一钱，酒一斤

水煎浓汁，滤渣，再入乳、没，临用加麝，用新布三块，长二尺，同煮热，将布绞干，于痛处更换拓，更用手掌揉之。

此方专治跌扑闪挫，筋缩，骨出臼不入。兼治一切风湿痛强，及小儿龟胸龟背初起，将此药熏拓，亦能平也。

神效方 丝瓜叶，花时清晨带露摘取，不老不嫩，肥厚者，阴干研末掺上，消肿止痛，续筋即愈。

此方专治跌打损伤及金疮，大效，并一切恶疮恶疖亦治。

跌打损伤方 韭地上蚯蚓大者四条，去泥，阴干 雄土鳖切断，自续者用十个，将当归、红花末喂养，色变透红，干为末 自然铜三钱，醋淬，手捻得碎为度 乳香去油 没药去油，各一钱

下部伤少加牛膝。共研末，酒服，极重者壮人五厘，弱者二三厘，服后用单被覆之，四人四角按之，勿使轻动，出声即活。虽极渴欲饮，不得与汤水，两时后方与饮。

跌伤方 五加皮半斤，酒洗净，鸡一只，去毛杂，入加皮于肚内，缝好，水酒煮烂，食鸡存骨，五加皮共炙为末，酒糊丸，每三钱，酒下。

此方专治跌伤筋骨痛，不能行步，服之神效。

坠马伤神方 十字街头尿桶内尿二担，大锅煮热，待温，扶伤人入尿内，即时不痛，即饮尿一碗，一日止，即愈，终身不发，伤无痕。

双龙膏 脆蛇 赤芍 羌活各四两 没药三两 象皮 白芷 防风 荆芥 黄芩 乌蛇 山栀各二两 金银花 赤石脂 独活 连翘 僵蚕 全蝎 蝉退各一两 斑蝥 穿山甲 乳香 儿茶各五钱 蜈蚣十条 头发一把 黄丹四两

麻油八斤熬膏，用槐、桑、柳枝三根，不住手搅，药枯去渣，下丹，滴水不散为度。此方专治跌打损伤。

以上七方，皆业师孙庆曾先生所传，大有奇效。

通导散 大黄 芒硝各二钱 当归 苏木 红花 桃仁各一钱 厚朴 陈皮 木通 枳壳 甘草各五分

水煎，空心服。

此方治损伤极重，二便秘，腹胀闷，用此下瘀血。

双乌散 川乌 草乌各三钱，略炮 当归 白芍 苏木 大黄 生地 炒红曲各五钱 麝香少许

为末，人瓦瓶以酒煮，放冷服，如觉麻痹，无害。但草乌生用恐太狂，故略炮。

此方专治诸伤百损，久后时常疼痛，及新被伤作痛亦宜。

补损当归散 川芎两半 肉桂 川椒 当归 甘草各七钱半 炮附子 泽兰各二钱半

每末二钱，温酒下，效如神。

此方治坠扑折伤，疼痛叫号，服此不复大痛，三日筋骨相连。

糯米膏 糯米一升 皂角切碎，半斤

铜钱百个，同炒焦黑，去钱为末，酒调膏贴患处，神效。

此方专治扑伤，筋断骨折。

大乳没散 白术 当归 白芷 炙草 没药各三钱，研匀

乳香三钱，另研　桂心钱半

和匀，再研极细，每三钱，温酒下。一方无桂，有参、羌。

此方专治一切跌扑损伤，痛不可忍。

人中白散　人中白醋淬为末，每五分，酒服。

此方治闪挫跌扑，伤骨极重者，大效。

破血消痛汤　羌活　防风　官桂各一钱　苏木钱半　柴胡　连翘　归梢各二钱　麝香少许，另研　水蛭炒烟尽，另研，三钱

水、酒煎，调麝、蛭二末服，二服愈。

此治跌破脊骨，恶血流胁下作痛。

接骨如神丹　半夏每一枚配土鳖一个同捣烂，炒黄，一两　自然铜二钱，醋淬三次　古钱文三钱，醋淬三次　乳香　没药各五钱　骨碎补去皮，用七钱

每细末三分，用导滞散二钱，热酒下，药到患处，其痛即止。次日再服，仍用药三分，导滞五分，重者三服，轻者一二服即愈。

消肿定痛散　无名异炒　木耳炒　大黄炒，各五分

蜜水调涂。若腐处，用当归膏敷。此治跌扑肿痛。

地黄膏　生地不计数打如泥，木香末以膏随肿大小，摊纸上，掺木香末一层，再加摊膏，贴患处，不过三五换即愈。

此方治损伤及一切肿痛，未破可以内消。

羌活乳香汤　羌活　归身　独活　川芎　丹皮　赤芍　荆芥　防风　红花　桃仁　陈皮　续断　生地

水煎。有热加柴胡、黄芩。

此方治伤折筋骨，发热疼痛，挟外邪者。

理伤膏　黄蜡　猪油各四两　乳香　没药各一两　松节　麻油各一斤

上以折伤木皮一两，切碎，入油煎数沸，去渣，入密陀僧、黄丹各三钱，熬成膏，次入松、蜡熔化，再熬，滴水成珠，却入乳、没、自然铜末，摊贴。

此方专治跌扑伤，兼治刀斧伤。

大紫荆皮散 紫荆皮 降香 补骨脂 无名异酒淬七次 琥珀另研 川断 酒牛膝 桃仁去皮 蒲黄 当归各一两 煨大黄 朴硝另研，各一两五钱

每末二钱，煎当归、苏木酒下。

此方治跌打伤，肺胀。

闪挫腰痛方 西瓜青皮，阴干为末，盐酒调服三钱。

折伤筋骨方 无名异 甜瓜子各一两 乳香 没药各一钱

每末五钱，热酒服，服毕，以黄米粥纸上掺牡蛎末裹之，竹片夹住。

拯伤接命丹 紫金皮 官桂 大茴香 甘草节 川乌姜汁炒透 草乌姜汁炒透，等分

为末，砂糖调酒下。年壮而又伤重者，每服三钱。老弱而又伤轻者，每服钱半。妇人临时酌减。

此方专治跌打损伤，命在危急者，一服如神，多亦不过二服，服后身上应少发麻，不得疑畏，须避风出汗为度，神剂也。此方系扬州教师郑老七传。

跌打损伤方 团瓜子炒存性研末，每二钱，或五钱，砂糖调陈酒下，便下瘀血即愈，极重者不过两三服。

跌打损伤方 乳香末 五倍子末 狗骨煅，研末，各一钱 釜底墨 小麦面各五钱

酒调敷患处。如烂者，只以凤尾草捣罨患处，并煎汤洗。

跌打损伤方 干冬瓜皮 真牛皮胶各一两

锉，入锅内炒存性研末，每五钱，热酒下，仍饮一瓯，厚盖取微汗，痛即止，一宿如初，极效。

十三太保 海金沙 红花 枳壳 当归 延胡索 地骨皮 广皮 丹皮 五加皮 青皮 自然铜 乳香去油 没药去油，各三钱，轻者各钱半 山羊血一分半

水酒煎，去渣，下乳没熔化，热服盖暖，重者不过二服。

金疮杖伤夹伤源流

金疮、杖伤、夹伤，亦由外及内，气血俱伤病也。古方书言，金疮俱指临阵对敌，刀剑箭簇所伤言之是已。然如斗殴金刃之伤，工作误斫之伤，自行刎勒之伤，跌磕金铁之伤，皆金疮也。如是则金疮之为患正多，非临阵对敌已也。而要其治法，则大约相仿。自古治金疮多从外涂抹，所留传方剂大约非敷即掺，虽未尝不见功效，但一切金伤之人，呼吸生死，且既受伤，神思不免昏乱，若出血过多，因至愦瞀者，往往而是，其为伤及气血也必矣。试详言之，凡金刃伤天窗穴名，眉角脑后，臂里跳脉，髀内阴股，两乳上下，心鸠尾，小肠，及五脏六腑俞，皆死处。又破脑出髓而不能语，戴眼直视，喉中如沸声，口急唾出，两手妄举，皆不治。又腹破肠出，一头见者，不可复连，若腹痛短气，不得饮食，大肠三日半死，小肠三日死。以上诸款，皆属不治，固不必言。其余如肠断两头见者，可速续之，以麻缕为线，或桑白皮为线，以药敷线上宜花蕊石散，从里缝之，肠子则以清油捻活，放入肚内，乃缝肚皮，不可缝外重皮，用药待生肉宜金伤散，或血竭末敷之亦妙。又有伤破肚皮，肠与脂膏俱出者，先用汤药与服宜活血散、芎归汤，用手擘去膏不妨，此是闲肉，放心去之，然后推肠入内，用线缝之，仍服通药，勿使二便闭涩宜导滞散。又有金疮出血不止，宜白芍炒为末，酒或米饮服二钱，渐加之，仍以末敷疮上大妙。或血出不止，成内漏宜雄黄半豆大纳之，仍以小便服五钱，血皆化水。或瘀血在腹宜葱白二十根，麻子三升打碎，水九升，煮升半，顿服，当吐出脓血而愈，未尽再服。或出血闷绝宜蒲黄半两，热酒灌下。或被斫断筋宜旋覆根汁滴疮中，渣敷口，日三易，半月断筋自续。或被斫断指宜接上，苏木末敷，蚕茧包缚固，数日如故。或发肿疼痛宜蔷薇根灰，白汤下一钱，日三服。或被刀刃所伤而犯内，血出不止宜取所交妇人裤带三寸，烧末水服。或中风角弓反张宜蒜一斤，去心，酒四升，煮烂食之，须臾得汗愈。甚至痉强欲死宜干葛末，竹沥调水送下，每服三钱，多服取效。或伤湿溃烂，不生肌肉宜寒水石煅一两，黄丹二钱，为末洗傅，甚者加龙骨、儿茶各一钱。或疮口久不得合宜象皮烧灰，和油敷之。或针刺人肉宜乌鸦羽三五根，炙焦，醋调敷，数次即出。或箭簇入骨宜涌铁膏。或在咽喉胸膈不得出宜蝼蛄捣取汁滴，三五度自出，如在他处，以蝼蛄捣烂涂伤处。或但被箭射伤宜女人经衣，烧灰敷患处。或拔箭无血，其人将死宜活取羊心，割一口子，对伤口吸住，其血即流。或中药箭，才伤皮肉，便觉闷脓沸烂而死宜多服粪汁，并粪涂。凡若此者，皆金疮必兼之证，皆不可忽，而其大要，总须调血为主。盖金刃所伤，必有瘀血停积，必先逐去瘀血宜夺命散、花蕊石散、导滞散、破血消痛汤、鸡鸣散、复元活血汤。若血去过多，其人当若渴，然须忍之，当令干食，或与肥脂之类，以止其渴。又不得多饮粥，则血溢出杀人。又忌嗔怒，及大言笑，大动作，劳力，及食盐醋热酒热羹，皆能使疮痛冲发，甚者且死。并不可饮冷水，血见寒则凝，入心即死也。其治法，亡血甚者，必当大补气血宜八珍汤、人参黄芪汤、人参养荣汤、十全大补汤。若有变证，又当于疡科恶候诸条参酌以为治。而其伤处，又当详审轻重用药，轻者只用止痛生肌宜补肌散，或通用封口药，重者必须先掞封口药，四围另用药宜截血膏箍住，使心血不潮，最是要诀秘诀也。至若下蚕室，疮口流血不合，以所割势煅研为末，酒调服，不数日愈。即非下蚕室，或自割其势，或误伤落其势者，治亦同。以上金疮、杖伤之患，本属外因，治之一也。然立斋云：人之胆气有勇怯，禀赋有壮弱，怀抱有开郁，或敷药虽可同，而调理之药则少异，然亦不外乎大补气血。旨哉斯言，凡治杖疮者，所当于补气血药中，而察其禀赋胆气怀抱之不同，临时酌剂制方者也。但丹溪又云：杖疮只是血热作痛，用凉血去瘀血为先，须服鸡鸣散之类，外贴药宜五黄散，或大黄、黄柏为末，生地汁调敷，或黄柏、紫金皮、生地同捣敷。是丹溪之法，又专以凉血清热为主。总而言之，朱、薛两家之法皆当，皆不可拘，只在医者神明通变而已。大抵初杖者，以行血解毒为主宜行血解毒汤、散血瓜蒌散、乳香散、乳香膏、椒鳖丸，外治宜血竭散，三日后宜托里排脓宜托里消毒散、神效当归膏。心境抑郁者，开其怀抱，解其郁结宜木香、香附、郁金、砂仁。气血虚弱而有瘀血，必于补中行滞宜花蕊石散。痛甚者，急为定宜服乳香定痛散，随以热酒尽量饮，外贴黄蜡膏，或敷贴五黄散。或有瘀血壅肿作痛，先刺出恶血，然后乃贴膏药。或服凤仙叶捣贴，干则易，一夜血散即愈。冬月收取干者，水和涂之。他如杖疮青肿宜湿棉纸铺伤处，以烧过酒糟捣烂，厚铺纸上，良久痛处如蚁行，热气上升即散，又豆腐切片贴之，频易。杖疮未破宜干黄土、童尿入鸡子清调涂，干即以热水洗去，复刷复洗数十次，以色紫转红为度，仍刷两胯，防血攻阴。杖疮已破宜鸡子黄熬油搽。杖疮血出宜猪血一升，石灰七升，和煅，再以水和丸煅，凡三次，为末敷之效。杖疮忽干黑陷，毒气攻心，恍惚烦闷呕吐者，乃死不治。或有杖疮溃烂，久不愈者宜补气生血汤。或有受杖责后，疔甲烂肉，疼痛难忍，不能起动者宜乌龙解毒散，速去疔甲，取鸡子清入麝少许，以银簪打成稀水，用簪尖轻轻点上，不多时，其疔甲化烂取去，一日一换，贴膏药，化尽死肉，数日如故矣。大概杖疮通滞血药，皆当以酒调服。盖血滞则气壅瘀，气壅瘀则经络满急，经络满急故肿且痛。推之打扑跌磕着肌肉，多肿痛者，皆以经络伤，气血不行，故如是。至于未杖之先，亦有服药保护，并能使打着不痛之法宜寄杖散、无名异散，不可不知。以上杖伤。夹伤之患，消瘀散毒，治法亦与杖伤相似。故初夹之时，尤当调理宜八厘丸，宜取小蛤蟆四五个，皮硝三分，生姜一两，酒糟一碗捣敷，其肿者加红内消，或用绿豆粉炒令紫色，以热酒或热醋调敷伤处，如神。或以飞面、山栀末水调敷伤处，外护以纸，死血自散。其有筋伤骨损者，速补筋骨宜补骨散。有恶血在骨节间者，急逐瘀宜芸台散。如此治之，无不痊可。以上夹伤。

【杖伤夹伤证治】 种吉曰：凡杖毕即用童便、好酒各一钟，合而温服，免血攻心，甚妙，实者鸡鸣散下之，虚者当归须散加柴胡、羌活煎服，仍用葱白捣烂，炒热搭杖处，冷则易，能止痛散瘀如神。丹溪曰：杖疮用野苎根嫩者，洗净同盐捣敷，神效。《千金》曰：杖疮宜服乳香散、化瘀散。

治金疮方三十七

花蕊石散 〔续肠〕 花蕊石四两　硫黄一两

为末，入瓦罐，盐泥固济，晒干安方砖上，以炭火从巳午时煅经宿，候冷，取出研细，每一大匙，童便入酒，煎热调服。

金伤散 〔缝肚〕 五日早朝，使四人各出四方，采草木茎叶各半把，至午时，入石灰一斤同打极烂，凿大桑木三两株，作孔纳药，实筑，以桑皮蔽之，油调石灰密涂之，勿令泄气，更以桑皮填固，至九月九日午时取出，阴干百日，捣筛细末，如遇伤掺之，神效。

活血散 〔肠肚伤〕 黄芪　当归　川芎　白芷　炮附子　川断　赤芍　鹿茸　黄芩　细辛　干姜等分

每末三钱，酒下，日三，立验。

芎归汤 〔又〕 川芎　当归

导滞散 〔通药〕 大黄一两　当归二钱半　麝少许

每末三钱，热酒下。

涌铁膏 〔箭簇〕 鼷鼠头一个，入油内熬　土消虫十个　芫青　蝼蛄各四十九个　巴豆　信　马肉内蛆焙干　酱蛆焙干　硇砂　夏枯草　磁石　黄丹　地骨皮　蜣螂虫焙干　苏木各一两　石脑油三两　蒿柴灰汁三升

上为细末，将石脑油、蒿灰汁文武火熬成膏，入各末搅匀，收磁瓶，遇有箭簇入骨者，以药贴之，良久自出。

此方兼治针刺入肉。

夺命散 〔逐瘀〕 水蛭以石灰拌，炒焦，五钱　黑牵牛头末　大黄各二两

每末二钱，热酒调下，过数时无效，再一服，以下恶血为度。

破血消痛汤〔又〕 水蛭炒烟尽，另研，三钱 柴胡 连翘 归尾各二钱 苏木钱半 羌活 防风 桂皮各一钱 麝香少许，另研

水煎，去渣，入蛭、麝末空心服，两帖愈。水、酒各半煎更妙。

此方兼治损伤堕落，恶血流于胁下，痛楚不能转侧。

鸡鸣散〔又〕 酒大黄五钱 归尾三钱 桃仁十四粒，去皮、尖

酒煎，鸡鸣时服，次日下瘀血愈。

复元活血汤〔又〕 大黄二钱半 当归钱七分 柴胡一钱半 穿山甲炒，研 花粉 甘草各一钱 桃仁十个，为泥 红花五分

水酒煎。

八珍汤〔亡血〕 人参 茯苓 白术 炙草 川芎 当归 白芍 地黄

人参黄芪汤〔又〕 黄芪一钱 炒黄柏四分 人参 当归身 升麻 麦冬 陈皮 白术 苍术

人参养荣汤〔又〕 人参 陈皮 黄芪 肉桂 当归 白术 炙草各一钱 远志 白芍各五分 茯苓 熟地 五味子各八分 姜 枣

十全大补汤〔又〕

补肌散〔生肌〕 点椒五钱 兽脑骨 红内消 白芷各二钱

为末掺。

封口药〔又〕 乳香 没药 儿茶 当归 杉木炭各一钱 麝香五厘 冰片一分 葛叶一钱二分

各研称合和匀，入麝，次入冰匀之，掺之。

截血膏〔又〕 花粉三两 姜黄 赤芍 白芷各一两

茶清调敷。加减法详跌扑条。

五黄散〔杖疮〕 黄丹 黄连 黄芩 黄柏 大黄 乳香等分

为末，新水调，红绢摊贴，日三易。

行血解毒汤〔初杖〕 人参 白术 黄芪 归尾 生地 熟地各一钱 羌活 独活 茯苓 川芎 陈皮 炙草各八分 苏木 红花各五分 金银花二钱 乳香 没药各一钱 杏仁泥 桃仁泥各六分

水煎，入童便、酒各一杯，以杏桃泥、乳、没末用药调膏，以药送下，渣再煎，杏仁等四味，或分二服，或另加一倍俱可。

散血瓜蒌散〔又〕 瓜蒌一个 忍冬藤 乳香各一钱 苏木五钱 没药三钱 甘草二钱

水五碗，煎二碗，隔汤顿热，加童便一杯服，一日用尽。渣为细末，酒糊丸，朱砂为衣。

乳香散〔又〕 乳香 没药各三钱 茴香四钱 归尾五钱 自然铜醋煅七次，二钱

每末五钱，温酒调下。

乳香膏〔又〕 大黄 黄连 黄芩 黄柏 乳香 没药各一钱 冰片少许

为末，水调，摊红绢贴。

椒鳖丸〔又〕 胡椒八两 木耳灰 归尾各六两 土鳖虫一百二十个 乳香 没药 杏仁 桃仁 发灰 血竭各两半 自然铜醋煅七次，二钱

上研末，另用胡椒三两煮浓汁，调面糊作丸，每责十板，服二钱，热酒下，轻责者不必用。

血竭散〔又〕 血竭四两 大黄两二钱 自然铜醋煅七次，二钱

姜汁调涂。

托里消毒散〔又〕 人参 黄芪盐水炒 酒当归 白芍 川芎 白术 茯苓各一钱 金银花 白芷各七分 炙草 连翘各

五分

神效当归膏〔又〕 当归 生地各一两 黄蜡七钱 白蜡五钱 麻油四两

煎归、地至黑，去渣，入二蜡不住手搅至冷，收瓷罐候用。

乳香定痛散〔痛甚〕 当归 生地 丹皮 赤芍 川芎 白术 甘草 乳香 没药等分

每末一钱，酒、童便调下，一名活血止痛汤。

黄蜡膏〔又〕 香油一两，入油发如梅大一团，熬消，入白胶香三钱，黄蜡一两，龙骨、赤石脂、血竭各三钱二分，搅匀候冷，瓷器收，每用捏作薄片，贴疮上，绢缚，三日后翻过贴之。

补气生血汤〔溃烂〕 人参 白术 茯苓 白芍 当归 陈皮 香附 贝母 熟地 桔梗 甘草各一钱

水、酒煎。

乌龙解毒散〔疔甲〕 木耳炒，存性，四两

每末五钱，热酒服，服后少顷，药力行至疮上，从肉里透如针刺，痒甚，不时流血水，即以药水洗净，贴膏药。

寄杖散〔预服〕 白蜡一两，细切，滚酒泡服，虽打着不痛。

无名异散〔又〕 无名异末，临杖时服三五钱，则杖不痛，亦不甚伤。

八厘丸〔初夹〕 土鳖虫头足，全纸包，焙燥 自然铜醋煅七次 血竭 无名异 乳香 没药 归梢三钱 硼砂 甘草汁飞，四钱 巴霜十五粒

酒糊丸，每丸湿重一分，干重八厘，量所责之数服多寡，总不过五丸。

芸台散〔又〕 藕节阴干 荆芥各二两 马齿苋阴干 芸台子 芒硝各一两

每末二钱，用苏木五钱，酒煎服。

补骨散 〔补骨〕 古钱二百，铜丝穿，桑柴烧红，米醋淬七八十次，取碗底沉下铜锈屑，就以醋洗净炭灰，瓷瓶收。用时以黑雄鸡一只，清水煮熟，去肉用骨，醋炙为末，加乳香、没药各一两研，铜屑亦研细和匀，取患人顶心发一缕，烧灰和药末二分五厘，酒下，止一服，如吐再一服，痛止不可再用，但终身忌食荸荠。但成药止用二分五厘，乳、没何必各用一两，今特斟酌良法，莫若各末各自收贮，临时配合，骨一分，乳、没末各六厘，铜末三厘为妙，或作丸，临时酒化服亦可。兼治跌扑。

当归须散 〔杖疮〕 归尾钱半 赤芍 乌药 香附 苏木各一钱 红花八分 桃仁七分 甘草五分

水、酒煎。

化瘀散 〔又〕 苏木 归尾各三钱 大黄 红花各二钱

每末三钱，酒、童便下。

附录：金疮杖夹伤杂方

少保戚公保赤膏 刘寄奴 当归 生地 熟地 合欢树皮 男子黑发洗净，各一两 乳香 没药 血竭各五钱 黄蜡 白蜡各八钱 龙骨童便煅，一钱

麻油四两，煎前六味至发化去渣，入二蜡不住手搅，离火仍搅，至温，将乳香四味研极细，慢慢投之，搅匀候冷，瓷器收之，遇有伤者涂敷，以帛包裹，不可见风。

定痛乳香散 乳香 没药各二钱 败龟版一两 紫金皮二两 虎骨酥炙 骨碎补 归梢各五钱 炮穿山甲二钱半，两钱五枚，醋淬

每末一钱，甚者二钱，酒下，分上下部服。

蚕蛾散 晚蚕蛾 归头 白芷 陈石灰等分

为末，敷伤处即愈。

此方专治刀斧伤，止血定痛生肌，一上即愈。

蒲黄散 蒲黄 生地各两半 当归 黄芪 川芎 白芷 川断各一两 炙草五钱

每末三钱，空心酒下，日三四服，血化为水而下。口噤者，抉开灌之。治金疮血出不止，腹胀。

桑白皮散 桑白皮四两 密陀僧二两 乌贼骨 煅龙骨 枯矾各五钱 炒黄丹二钱半

研敷，定血如神。

洗药 桑皮 荆芥 黄连 黄柏 当归 白芷 赤芍 连翘 生地

水煎洗。

麻药 川乌 草乌 半夏 南星 川椒

研末，唾调搽。

方剂索引

三画

四画

五画

六画

七画

八画

九画

十画

十一画

十二画

十三画

十四画

十五画

十六画

十七画

十八画

十九画

二十画

二十一画

二十三画